中华医学
百科全书

公共卫生学

放射卫生学

国家出版基金项目
NATIONAL PUBLICATION FOUNDATION

中国协和医科大学出版社
北　京

图书在版编目（CIP）数据

中华医学百科全书·放射卫生学 / 樊飞跃，刘强主编 . —北京：中国协和医科大学出版社，2021.4
ISBN 978-7-5679-1603-6

Ⅰ . ①放…　Ⅱ . ①樊…②刘…　Ⅲ . ①放射卫生学　Ⅳ . ① R14

中国版本图书馆 CIP 数据核字（2021）第 066294 号

中华医学百科全书·放射卫生学

主　　编：樊飞跃　刘　强

编　　审：郭亦超

责任编辑：李元君

出版发行：**中国协和医科大学出版社**
（北京市东城区东单三条 9 号　邮编 100730　电话 010-6526 0431）

网　　址：www.pumcp.com

经　　销：新华书店总店北京发行所

印　　刷：北京雅昌艺术印刷有限公司

开　　本：889×1230　1/16

印　　张：30

字　　数：880 千字

版　　次：2021 年 4 月第 1 版

印　　次：2021 年 4 月第 1 次印刷

定　　价：450.00 元

ISBN 978-7-5679-1603-6

《中华医学百科全书》编纂委员会

总顾问　吴阶平　韩启德　桑国卫

总指导　陈　竺

总主编　刘德培　王　辰

副总主编　曹雪涛　李立明　曾益新　吴沛新

编纂委员（以姓氏笔画为序）

丁　洁	丁　樱	丁安伟	于中麟	于布为	于学忠	万经海
马　军	马　进	马　骁	马　静	马　融	马安宁	马建辉
马烈光	马绪臣	王　伟	王　辰	王　政	王　恒	王　铁
王　硕	王　舒	王　键	王一飞	王一镗	王士贞	王卫平
王长振	王文全	王心如	王生田	王立祥	王兰兰	王汉明
王永安	王永炎	王成锋	王延光	王华兰	王旭东	王军志
王声湧	王坚成	王良录	王拥军	王茂斌	王松灵	王明荣
王明贵	王金锐	王宝玺	王诗忠	王建中	王建业	王建军
王建祥	王临虹	王贵强	王美青	王晓民	王晓良	王高华
王鸿利	王维林	王琳芳	王喜军	王晴宇	王道全	王德文
王德群	木塔力甫·艾力阿吉	尤启冬	戈　烽	牛　侨	毛秉智
毛常学	乌　兰	卞兆祥	文卫平	文历阳	文爱东	方　浩
方以群	尹　佳	孔北华	孔令义	孔维佳	邓文龙	邓家刚
书　亭	毋福海	艾措千	艾儒棣	石　岩	石远凯	石学敏
石建功	布仁达来	占　堆	卢志平	卢祖洵	叶　桦	叶冬青
叶常青	叶章群	申昆玲	申春悌	田家玮	田景振	田嘉禾
史录文	冉茂盛	代　涛	代华平	白春学	白慧良	丛　斌
丛亚丽	包怀恩	包金山	冯卫生	冯希平	冯泽永	冯学山
边旭明	边振甲	匡海学	邢小平	达万明	达庆东	成　军
成翼娟	师英强	吐尔洪·艾买尔	吕时铭	吕爱平	朱　珠
朱万孚	朱立国	朱华栋	朱宗涵	朱建平	朱晓东	朱祥成
乔延江	伍瑞昌	任　华	任钧国	华　伟	伊河山·伊明
向　阳	多　杰	邬堂春	庄　辉	庄志雄	刘　平	刘　进
刘　玮	刘　强	刘　蓬	刘大为	刘小林	刘中民	刘玉清
刘尔翔	刘训红	刘永锋	刘吉开	刘芝华	刘伏友	刘华平

刘华生	刘志刚	刘克良	刘更生	刘迎龙	刘建勋	刘胡波
刘树民	刘昭纯	刘俊涛	刘洪涛	刘献祥	刘嘉瀛	刘德培
闫永平	米玛	米光明	安锐	祁建城	许媛	许腊英
那彦群	阮长耿	阮时宝	孙宁	孙光	孙皎	孙锟
孙少宣	孙长颢	孙立忠	孙则禹	孙秀梅	孙建中	孙建方
孙建宁	孙贵范	孙洪强	孙晓波	孙海晨	孙景工	孙颖浩
孙慕义	严世芸	苏川	苏旭	苏荣扎布	杜元灏	杜文东
杜治政	杜惠兰	李飞	李方	李龙	李东	李宁
李刚	李丽	李波	李勇	李桦	李鲁	李磊
李燕	李冀	李大魁	李云庆	李太生	李曰庆	李玉珍
李世荣	李立明	李永哲	李志平	李连达	李灿东	李君文
李劲松	李其忠	李若瑜	李泽坚	李宝馨	李建初	李建勇
李映兰	李思进	李莹辉	李晓明	李凌江	李继承	李森恺
李曙光	杨凯	杨恬	杨勇	杨健	杨硕	杨化新
杨文英	杨世民	杨世林	杨伟文	杨克敌	杨甫德	杨国山
杨宝峰	杨炳友	杨晓明	杨跃进	杨腊虎	杨瑞馥	杨慧霞
励建安	连建伟	肖波	肖南	肖永庆	肖培根	肖鲁伟
吴东	吴江	吴明	吴信	吴令英	吴立玲	吴欣娟
吴勉华	吴爱勤	吴群红	吴德沛	邱建华	邱贵兴	邱海波
邱蔚六	何维	何勤	何方方	何绍衡	何春涤	何裕民
余争平	余新忠	狄文	冷希圣	汪海	汪静	汪受传
沈岩	沈岳	沈敏	沈铿	沈卫峰	沈心亮	沈华浩
沈俊良	宋国维	张泓	张学	张亮	张强	张霆
张澍	张大庆	张为远	张世民	张永学	张华敏	张宇鹏
张志愿	张丽霞	张伯礼	张宏誉	张劲松	张奉春	张宝仁
张建中	张建宁	张承芬	张琴明	张富强	张新庆	张潍平
张德芹	张燕生	陆华	陆林	陆小左	陆付耳	陆伟跃
陆静波	阿不都热依木·卡地尔		陈文	陈杰	陈实	陈洪
陈琪	陈楠	陈薇	陈士林	陈大为	陈文祥	陈代杰
陈尧忠	陈红风	陈志南	陈志强	陈规化	陈国良	陈佩仪
陈家旭	陈智轩	陈锦秀	陈誉华	邵蓉	邵荣光	武志昂
其仁旺其格	范明	范炳华	林三仁	林久祥	林子强	林江涛
林曙光	杭太俊	郁琦	欧阳靖宇	尚红	果德安	
明根巴雅尔	易定华	易著文	罗力	罗毅	罗小平	罗长坤
罗颂平	帕尔哈提·克力木		帕塔尔·买合木提·吐尔根			

图门巴雅尔	岳伟华	岳建民	金 玉	金 奇	金少鸿	金伯泉
金季玲	金征宇	金银龙	金惠铭	周 兵	周永学	周光炎
周灿全	周良辅	周纯武	周学东	周宗灿	周定标	周宜开
周建平	周建新	周春燕	周荣斌	周福成	郑一宁	郑志忠
郑金福	郑法雷	郑建全	郑洪新	郑家伟	郎景和	房 敏
孟 群	孟庆跃	孟静岩	赵 平	赵 群	赵子琴	赵中振
赵文海	赵玉沛	赵正言	赵永强	赵志河	赵彤言	赵明杰
赵明辉	赵耐青	赵临襄	赵继宗	赵铱民	赵靖平	郝 模
郝小江	郝传明	郝晓柯	胡 志	胡大一	胡文东	胡向军
胡国华	胡昌勤	胡晓峰	胡盛寿	胡德瑜	柯 杨	查 干
柏树令	柳长华	钟翠平	钟赣生	香多·李先加		段 涛
段金廒	段俊国	侯一平	侯金林	侯春林	俞光岩	俞梦孙
俞景茂	饶克勤	施慎逊	姜小鹰	姜玉新	姜廷良	姜国华
姜柏生	姜德友	洪 两	洪 震	洪秀华	洪建国	祝庆余
祝㻛晨	姚永杰	姚克纯	姚祝军	秦 川	袁文俊	袁永贵
都晓伟	晋红中	粟占国	贾 波	贾建平	贾继东	夏照帆
夏慧敏	柴光军	柴家科	钱传云	钱忠直	钱家鸣	钱焕文
倪 健	倪 鑫	徐 军	徐 晨	徐云根	徐永健	徐志云
徐志凯	徐克前	徐金华	徐建国	徐勇勇	徐桂华	凌文华
高 妍	高 晞	高志贤	高志强	高金明	高学敏	高树中
高健生	高思华	高润霖	郭 岩	郭小朝	郭长江	郭巧生
郭宝林	郭海英	唐 强	唐向东	唐朝枢	唐德才	诸欣平
谈 勇	谈献和	陶广正	陶永华	陶芳标	陶·苏和	陶建生
黄 钢	黄 峻	黄 烽	黄人健	黄叶莉	黄宇光	黄国宁
黄国英	黄跃生	黄璐琦	萧树东	梅 亮	梅长林	曹 佳
曹广文	曹务春	曹建平	曹洪欣	曹济民	曹雪涛	曹德英
龚千锋	龚守良	龚非力	袭著革	常耀明	崔 蒙	崔丽英
庚石山	康 健	康廷国	康宏向	章友康	章锦才	章静波
梁 萍	梁显泉	梁铭会	梁繁荣	谌贻璞	屠鹏飞	隆 云
绳 宇	巢永烈	彭 成	彭 勇	彭明婷	彭晓忠	彭瑞云
彭毅志	斯拉甫·艾白		葛 坚	葛立宏	董方田	蒋力生
蒋建东	蒋建利	蒋澄宇	韩晶岩	韩德民	惠延年	粟晓黎
程 伟	程天民	程仕萍	程训佳	童培建	曾 苏	曾小峰
曾正陪	曾学思	曾益新	谢 宁	谢立信	蒲传强	赖西南
赖新生	詹启敏	詹思延	鲍春德	窦科峰	窦德强	赫 捷

蔡　威　　裴国献　　裴晓方　　裴晓华　　廖品正　　谭仁祥　　谭先杰
翟所迪　　熊大经　　熊鸿燕　　樊飞跃　　樊巧玲　　樊代明　　樊立华
樊明文　　樊瑜波　　黎源倩　　颜　虹　　潘国宗　　潘柏申　　潘桂娟
薛社普　　薛博瑜　　魏光辉　　魏丽惠　　藤光生　　B·吉格木德

《中华医学百科全书》学术委员会

主任委员　巴德年

副主任委员（以姓氏笔画为序）

汤钊猷　　吴孟超　　陈可冀　　贺福初

学术委员（以姓氏笔画为序）

丁鸿才	于是凤	于润江	于德泉	马遂	王宪	王大章
王之虹	王文吉	王正敏	王邦康	王声湧	王近中	王政国
王晓仪	王海燕	王鸿利	王琳芳	王锋鹏	王满恩	王模堂
王德文	王澍寰	王翰章	毛秉智	乌正赉	尹昭云	巴德年
邓伟吾	石一复	石中瑗	石四箴	石学敏	平其能	卢世璧
卢光琇	史俊南	皮昕	吕军	吕传真	朱预	朱大年
朱元珏	朱晓东	朱家恺	仲剑平	刘正	刘耀	刘又宁
刘宝林（口腔）		刘宝林（公共卫生）		刘敏如	刘景昌	刘新光
刘嘉瀛	刘镇宇	刘德培	闫剑群	江世忠	汤光	汤钊猷
阮金秀	孙燕	孙汉董	孙曼霁	纪宝华	严隽陶	苏志
苏荣扎布	杜乐勋	李亚洁	李传胪	李仲智	李连达	李若新
李钟铎	李济仁	李舜伟	李巍然	杨莘	杨圣辉	杨宠莹
杨瑞馥	肖文彬	肖承悰	肖培根	吴坚	吴坤	吴蓬
吴乐山	吴永佩	吴在德	吴军正	吴观陵	吴希如	吴孟超
吴咸中	邱蔚六	何大澄	余森海	谷华运	邹学贤	汪华
汪仕良	沈竞康	张乃峥	张习坦	张月琴	张世臣	张丽霞
张伯礼	张金哲	张学文	张学军	张承绪	张洪君	张致平
张博学	张朝武	张蕴惠	陆士新	陆道培	陈子江	陈文亮
陈世谦	陈可冀	陈立典	陈宁庆	陈在嘉	陈尧忠	陈君石
陈育德	陈治清	陈洪铎	陈家伟	陈家伦	陈寅卿	邵铭熙
范乐明	范茂槐	欧阳惠卿	罗才贵	罗成基	罗启芳	罗爱伦
罗慰慈	季成叶	金义成	金水高	金惠铭	周俊	周仲瑛
周荣汉	赵云凤	胡永华	胡永洲	钟世镇	钟南山	段富津
侯云德	侯惠民	俞永新	俞梦孙	施侣元	姜世忠	姜庆五
恽榴红	姚天爵	姚新生	贺福初	秦伯益	贾继东	贾福星
夏惠明	顾美仪	顾觉奋	顾景范	徐文严	翁心植	栾文明
郭定	郭子光	郭天文	郭宗儒	唐由之	唐福林	涂永强
黄洁夫	黄璐琦	曹仁发	曹采方	曹谊林	龚幼龙	龚锦涵

盛志勇　康广盛　章魁华　梁文权　梁德荣　彭名炜　董　怡

程天民　程元荣　程书钧　程伯基　傅民魁　曾长青　曾宪英

温　海　裘雪友　甄永苏　褚新奇　蔡年生　廖万清　樊明文

黎介寿　薛　淼　戴行锷　戴宝珍　戴尅戎

《中华医学百科全书》工作委员会

主任委员　吴沛新

副主任委员　李　青

顾问　罗　鸿

编审（以姓氏笔画为序）

　　司伊康　　张之生　　张立峰　　陈　懿　　陈永生　　呼素华　　郭亦超
　　傅祚华　　谢　阳

编辑（以姓氏笔画为序）

　　于　岚　　王　霞　　尹丽品　　孙文欣　　李元君　　李亚楠　　吴翠姣
　　沈冰冰　　陈　佩

工作委员

　　蔡洁艳　　谢　阳　　张　凌　　左　谦　　韩　鹏　　张　宇　　吴　江
　　李志北　　陈　楠

办公室主任　吴翠姣

办公室副主任　孙文欣　沈冰冰

公共卫生学

总主编

　　李立明　　北京大学公共卫生学院

本卷编委会

主　编

　　樊飞跃　　中国医学科学院放射医学研究所

　　刘　强　　中国医学科学院放射医学研究所

副主编

　　苏　旭　　中国疾病预防控制中心辐射防护与核安全医学所

　　曹建平　　苏州大学医学部放射医学与防护学院

编　委（以姓氏笔画为序）

　　万　骏　　苏州大学医学部放射医学与防护学院

　　马吉增　　中国原子能科学研究院

　　王　芹　　中国医学科学院放射医学研究所

　　王　彦　　中国医学科学院放射医学研究所

　　王继先　　中国医学科学院放射医学研究所

　　文万信　　苏州大学医学部放射医学与防护学院

　　邓大平　　山东省医学科学院放射医学研究所

　　朱建国　　山东省医学科学院放射医学研究所

　　刘　强　　中国医学科学院放射医学研究所

　　刘芬菊　　苏州大学医学部放射医学与防护学院

　　江　波　　中国医学科学院放射医学研究所

　　许玉杰　　苏州大学医学部放射医学与防护学院

　　孙　亮　　苏州大学医学部放射医学与防护学院

　　纪凯华　　中国医学科学院放射医学研究所

　　苏　旭　　中国疾病预防控制中心辐射防护与核安全医学所

　　杜利清　　中国医学科学院放射医学研究所

李全太　　　山东省医学科学院放射医学研究所

李福生　　　山东省医学科学院放射医学研究所

杨　巍　　　苏州大学医学部放射医学与防护学院

杨小勇　　　江苏省疾病预防控制中心

杨占山　　　苏州大学医学部放射医学与防护学院

杨国山　　　军事科学院军事医学研究院辐射医学研究所

吴锦海　　　复旦大学放射医学研究所

何宁宁　　　中国医学科学院放射医学研究所

何　玲　　　四川省疾病预防控制中心

余宁乐　　　江苏省疾病预防控制中心

张良安　　　中国医学科学院放射医学研究所

张保国　　　苏州大学医学部放射医学与防护学院

陈英民　　　山东省医学科学院放射医学研究所

岳保荣　　　中国疾病预防控制中心辐射防护与核安全医学所

周菊英　　　苏州大学附属第一医院

赵万欣　　　辽宁省职业病防治院

赵永成　　　中国医学科学院放射医学研究所

娄　云　　　北京市疾病预防控制中心

徐文清　　　中国医学科学院放射医学研究所

徐　畅　　　中国医学科学院放射医学研究所

涂　彧　　　苏州大学医学部放射医学与防护学院

曹建平　　　苏州大学医学部放射医学与防护学院

龚平生　　　吉林大学分子酶学工程教育部重点实验室

龚守良　　　吉林大学公共卫生学院

常学奇　　　中国辐射防护研究院

崔凤梅　　　苏州大学医学部放射医学与防护学院

蔡崇贵　　　苏州大学医学部放射医学与防护学院

樊飞跃　　中国医学科学院放射医学研究所

樊赛军　　中国医学科学院放射医学研究所

学术秘书

赵永成　　中国医学科学院放射医学研究所

前　言

《中华医学百科全书》终于和读者朋友们见面了！

古往今来，凡政通人和、国泰民安之时代，国之重器皆为科技、文化领域的鸿篇巨制。唐代《艺文类聚》、宋代《太平御览》、明代《永乐大典》、清代《古今图书集成》等，无不彰显盛世之辉煌。新中国成立后，国家先后组织编纂了《中国大百科全书》第一版、第二版，成为我国科学文化事业繁荣发达的重要标志。医学的发展，从大医学、大卫生、大健康角度，集自然科学、人文社会科学和艺术之大成，是人类社会文明与进步的集中体现。随着经济社会快速发展，医药卫生领域科技日新月异，知识大幅更新。广大读者对医药卫生领域的知识文化需求日益增长，因此，编纂一部医药卫生领域的专业性百科全书，进一步规范医学基本概念，整理医学核心体系，传播精准医学知识，促进医学发展和人类健康的任务迫在眉睫。在党中央、国务院的亲切关怀以及国家各有关部门的大力支持下，《中华医学百科全书》应运而生。

作为当代中华民族"盛世修典"的重要工程之一，《中华医学百科全书》肩负着全面总结国内外医药卫生领域经典理论、先进知识，回顾展现我国卫生事业取得的辉煌成就，弘扬中华文明传统医药璀璨历史文化的使命。《中华医学百科全书》将成为我国科技文化发展水平的重要标志、医药卫生领域知识技术的最高"检阅"、服务千家万户的国家健康数据库和医药卫生各学科领域走向整合的平台。

肩此重任，《中华医学百科全书》的编纂力求做到两个符合。一是符合社会发展趋势：全面贯彻以人为本的科学发展观指导思想，通过普及医学知识，增强人民群众健康意识，提高人民群众健康水平，促进社会主义和谐社会构建。二是符合医学发展趋势：遵循先进的国际医学理念，以"战略前移、重心下移、模式转变、系统整合"的人口与健康科技发展战略为指导。同时，《中华医学百科全书》的编纂力求做到两个体现：一是体现科学思维模式的深刻变革，即学科交叉渗透/知识系统整合；二是体现继承发展与时俱进的精神，准确把握学科现有基础理论、基本知识、基本技能以及经典理论知识与科学思维精髓，深刻领悟学科当前面临的交叉渗透与整合转化，敏锐洞察学科未来的发展趋势与突破方向。

作为未来权威著作的"基准点"和"金标准"，《中华医学百科全书》编纂过程中，制定了严格的主编、编者遴选原则，聘请了一批在学界有相当威望、具有较高学术造诣和较强组织协调能力的专家教授（包括多位两院院士）担任大类主编和学科卷主编，确保全书的科学性与权威性。另外，还借鉴了已有百科全书的编写经验。鉴于《中华医学百科全书》的编纂过程本身带有科学研究性质，还聘请了若干科研院所的科研管理专家作为特约编审，站在科研管理的高度为全书的顺利编纂保驾护航。除了编者、编审队伍外，还制订了详尽的质量保证计划。编纂委员会和工作委员会秉持质量源于设计的理念，共同制订了一系列配套的质量控制规范性文件，建立了一套切实可行、行之有效、效率最优的编纂质量管理方案和各种情况下的处理原则及预案。

《中华医学百科全书》的编纂实行主编负责制，在统一思想下进行系统规划，保证良好的全程质量策划、质量控制、质量保证。在编写过程中，统筹协调学科内各编委、卷内条目以及学科间编委、卷间条目，努力做到科学布局、合理分工、层次分明、逻辑严谨、详略有方。在内容编排上，务求做到"全准精新"。形式"全"：学科"全"，册内条目"全"，全面展现学科面貌；内涵"全"：知识结构"全"，多方位进行条目阐释；联系整合"全"：多角度编制知识网。数据"准"：基于权威文献，引用准确数据，表述权威观点；把握"准"：审慎洞察知识内涵，准确把握取舍详略。内容"精"："一语天然万古新，豪华落尽见真淳。"内容丰富而精练，文字简洁而规范；逻辑"精"："片言可以明百意，坐驰可以役万里。"严密说理，科学分析。知识"新"：以最新的知识积累体现时代气息；见解"新"：体现出学术水平，具有科学性、启发性和先进性。

《中华医学百科全书》之"中华"二字，意在中华之文明、中华之血脉、中华之视角，而不仅限于中华之地域。在文明交织的国际化浪潮下，中华医学汲取人类文明成果，正不断开拓视野，敞开胸怀，海纳百川般融入，润物无声状拓展。《中华医学百科全书》秉承了这样的胸襟怀抱，广泛吸收国内外华裔专家加入，力求以中华文明为纽带，牵系起所有华人专家的力量，展现出现今时代下中华医学文明之全貌。《中华医学百科全书》作为由中国政府主导，参与编纂学者多、分卷学科设置全、未来受益人口广的国家重点出版工程，得到了联合国教科文等组织的高度关注，对于中华医学的全球共享和人类的健康保健，都具有深远意义。

《中华医学百科全书》分基础医学、临床医学、中医药学、公共卫生学、军事与特种医学和药学六大类，共计144卷。由中国医学科学院/北京协和医学院牵头，联合军事医学科学院、中国中医科学院和中国疾病预防控制中心，带动全国知名院校、科研单位和医院，有多位院士和海内外数千位优秀专家参加。国内知名的医学和百科编审汇集中国协和医科大学出版社，并培养了一批热爱百科事业的中青年编辑。

回览编纂历程，犹然历历在目。几年来，《中华医学百科全书》编纂团队呕心沥血，孜孜矻矻。组织协调坚定有力，条目撰写字斟句酌，学术审查一丝不苟，手书长卷撼人心魂……在此，谨向全国医学各学科、各领域、各部门的专家、学者的积极参与以及国家各有关部门、医药卫生领域相关单位的大力支持致以崇高的敬意和衷心的感谢！

《中华医学百科全书》的编纂是一项泽被后世的创举，其牵涉医学科学众多学科及学科间交叉，有着一定的复杂性；需要体现在当前医学整合转型的新形式，有着相当的创新性；作为一项国家出版工程，有着毋庸置疑的严肃性。《中华医学百科全书》开创性和挑战性都非常强。由于编纂工作浩繁，难免存在差错与疏漏，敬请广大读者给予批评指正，以便在今后的编纂工作中不断改进和完善。

刘德培

凡　例

一、《中华医学百科全书》（以下简称《全书》）按基础医学类、临床医学类、中医药学类、公共卫生类、军事与特种医学类、药学类的不同学科分卷出版。一学科辑成一卷或数卷。

二、《全书》基本结构单元为条目，主要供读者查检，亦可系统阅读。条目标题有些是一个词，例如"烟羽"；有些是词组，例如"放射性白血病"。

三、由于学科内容有交叉，会在不同卷设有少量同名条目。例如《肿瘤学》《放射卫生学》都设有"放射生物学"条目。其释文会根据不同学科的视角不同各有侧重。

四、条目标题上方加注汉语拼音，条目标题后附相应的外文。例如：

zìfā lièbiàn
自发裂变（spontaneous fission，SF）

五、本卷条目按学科知识体系顺序排列。为便于读者了解学科概貌，卷首条目分类目录中条目标题按阶梯式排列，例如：

六、各学科都有一篇介绍本学科的概观性条目，一般作为本学科卷的首条。介绍学科大类的概观性条目，列在本大类中基础性学科卷的学科概观性条目之前。

七、条目之中设立参见系统，体现相关条目内容的联系。一个条目的内容涉及其他条目，需要其他条目的释文作为补充的，设为"参见"。所参见的本卷条目的标题在本条目释文中出现的，用蓝色楷体字印刷；所参见的本卷条目的标题未在本条目释文中出现的，在括号内用蓝色楷体字印刷该标题，另加"见"字；参见其他卷条目的，注明参见条所属学科卷名，如"参见□□□卷"或"参见□□□卷□□□□"。

八、《全书》医学名词以全国科学技术名词审定委员会审定公布的为标准。同一概念或疾病在不同学科有不同命名的，以主科所定名词为准。字数较多，释文中拟用简称的名词，每个条目中第一次出现时使用全称，并括注简称，例如：甲型病毒性肝炎（简称甲肝）。个别众所周知的名词直接使用简称、缩写，例如：B超。药物名称参照《中华人民共和国药典》2020年版和《国家基本药物目录》2018年版。

九、《全书》量和单位的使用以国家标准GB 3100—1993《国际单位制及其应用》、GB/T 3101—1993《有关量、单位和符号的一般原则》及GB/T 3102系列国家标准为准。援引古籍或外文时维持原有单位不变。必要时括注与法定计量单位的换算。

十、《全书》数字用法以国家标准GB/T 15835—2011《出版物上数字用法》为准。

十一、正文之后设有内容索引和条目标题索引。内容索引供读者按照汉语拼音字母顺序查检条目和条目之中隐含的知识主题。条目标题索引分为条目标题汉字笔画索引和条目外文标题索引，条目标题汉字笔画索引供读者按照汉字笔画顺序查检条目，条目外文标题索引供读者按照外文字母顺序查检条目。

十二、部分学科卷根据需要设有附录，列载本学科有关的重要文献资料。

目　录

fàngshè wèishēngxué

放射卫生学 （radiological hygiene；radiation health） 研究辐射源及放射性物质产生的电离辐射对生物机体所造成的危害作用，以及如何对这种危害作用进行防护，以避免或尽量减少电离辐射危害作用的一门综合性学科。放射卫生狭义的理解，是从卫生学的角度探讨如何避免或尽量减少电离辐射危害作用。广义放射卫生的研究内容包括电离辐射源的源项、生物机体的解剖结构和生理功能、电离辐射作用于生物机体所产生的生物效应及作用机制、放射工作人员健康监护、公众辐射防护、放射工作场所及环境的卫生防护、核和辐射事故医学应急、辐射损伤人员医学救治、相关卫生标准制定等。放射卫生学的研究领域涉及核物理学、放射化学、放射生物学、辐射剂量学、辐射遗传学、辐射血液学、放射医学、放射毒理学、核医学、放射治疗学等学科。

发展历史　19 世纪末，随着 X 射线和天然放射性物质的相继发现，电离辐射源和放射性物质在人类生产和生活实践中不断地得到广泛的应用。电离辐射源和放射性物质的广泛应用恰似一柄双刃剑，既对人类社会文明的进步和发展起到了积极的推动作用，同时也对人类生产生活环境造成了一定的损害。人类在不断利用各种电离辐射源和放射性物质的过程中逐步认识到了电离辐射对人类健康的危害作用，并同时开展了电离辐射生物效应及防护措施的研究，在此基础上逐步形成了放射卫生学。

在人类开展各类电离辐射源应用的早期，对于新生事物，人们往往只关注其有利于人类社会的积极的一面，而忽视其可能存在的危害作用。由于缺乏对电离辐射生物损伤效应的认识，没有采取必要的防护措施，因而造成了不应有的灾难，人类为此付出了巨大的代价。1895 年伦琴发现了 X 射线，这一发现首先被用于医学实践，而不幸也就接着发生了。第 2 年就有 96 例 X 射线机研制和操作人员手部皮肤烧伤的文献报道。1902 年有人报道了 X 射线引起慢性皮肤溃疡并继而诱发皮肤癌症的报告。1911 年又有人报道了电离辐射引起的 94 例皮肤癌和 11 例白血病的资料。1937 年为表彰和悼念在放射线工作中作出杰出贡献而受害的先辈们，国外出版了专集纪念册，纪念册中记载了欧美 15 个国家 168 人，其中有 52 人患皮肤癌；1959 年第二版专集纪念册中 360 人，有 157 人患皮肤癌；这些人员在早期接触电离辐射时，徒手操作，没有相应的防护措施。天然放射性核素–镭的发现者居里夫人，由于长期在缺乏防护的条件下，从事镭和其他放射性物质的研究工作，受到了过量电离辐射照射，双眼几乎失明，机体造血组织受到严重损伤，晚年死于恶性贫血。20 世纪初，放射性核素镭被用于夜光表发光涂料，描绘表盘的女工习惯用唇舌舔弄笔尖而将镭摄入体内，十几年后这一人群贫血和骨肉瘤的发病率明显增高。在铀矿山和铀、镭含量较高的一些矿山，在井下工作的矿工由于接触高浓度的氡和氡子体，其肺癌的发病率明显增高。惨痛的代价换来了人类对于电离辐射危害作用的认识，也促使人类开始考虑如何兴利避害地正确应用电离辐射源和放射性物质。

从 20 世纪 40 年代开始，原子能技术的军事应用带动了原子能工业的发展，也为人类深入认识电离辐射损伤作用开启了另外一扇窗。第二次世界大战结束前夕，美国为了加速日本投降，尽早结束战争，将本国仅有的两枚原子弹投放在日本广岛和长崎。巨大的爆炸威力造成了二十余万人当场死亡，日本投降了，二战结束了。但是对于广岛和长崎原子弹爆炸幸存者来说，他们的灾难并没有结束。原爆后 1 年零 9 个月广岛出现第一例白血病，原爆后 2 年零 3 个月长崎出现第一例白血病，原爆后第 3 年白血病发病率开始增高。原爆后第 6 年，即 1951 年，广岛和长崎原子弹爆炸幸存者白血病发病率达高峰期，比预期值高 11 倍。与此同时，胃癌、肝癌、肺癌等各种实体瘤的发病率在日本原子弹爆炸幸存者中也明显增高。

原子能发电是原子能的和平利用的成功典范。世界上第一座核电站于 1954 年 6 月在苏联建成，标志着核工业进入了一个新的发展时期。核电事业的发展无疑给人类社会带来巨大利益，但是同时也存在着发生核事故的潜在危害。1979 年 3 月 28 日，美国宾夕法尼亚州的三里岛核电站发生事故，第 2 组反应堆堆芯损毁 3/4。事故发生后，全美震惊，核电站附近的居民惊恐不安，约 20 万人撤出这一地区。美国各大城市的群众和正在修建核电站的地区的居民纷纷举行集会示威，要求停建或关闭核电站。美国和西欧一些国家政府不得不重新检查发展核动力计划。时至今日，美国一直放弃核电站建设。1986 年 4 月 26 日，乌克兰苏维埃共和国境内切尔诺贝利核电站发生事故，该电站第 4 发电机组爆炸，核反应堆全部炸毁，大量放射性物质泄漏，造成严重核事故。事故所造成的辐射危害严重，导致事故后前3个月内有31人死亡，方圆30km地区的约11.5万民众被迫疏散。为消除事故后果，耗费了大量人力物力。为消除辐射危害，保证事故地区生态安全，乌克兰和国际社会一直在努力。2011年3月11日东日本大地震引发海啸，导致日本福岛第一核电站电力系统全部失灵，核反应堆冷却机瘫痪，堆芯熔毁。发生氢气爆炸，摧毁了厂房，造成了放射性物质外泄的核事故。考虑到放射性物质污染造成的危害，日本政府紧急疏散了福岛核电厂周围居民，撤离范围从5km半径增加到10km，后又改为30km。

人们在核能的应用过程中，不断加深着对于电离辐射生物效应及卫生防护理论和重要性的认识。尽管电离辐射能够造成生物机体的损害甚至死亡，但是核能所带来的巨大政治、军事及经济效益，使得核能事业不断发展。时至今日，原子能技术的应用已经渗透到人类生产和生活实践的各个领域，因而正确认识和理解电离辐射生物效应，探讨和研究合理有效的对应措施及防护方法，以避免或降低电离辐射损伤效应，保障人类生产和生活的正常进行，具有十分重要的意义，这也正是放射卫生工作的主要任务。

放射卫生工作的起步和发展，始终伴随着核技术的应用进程，经历过探索和兴盛，也经历过徘徊和再崛起。早在上世纪初期，面对电离辐射引起人类辐射损伤效应的事实，人们开始寻找、研究和建立有效的防护体系和防护措施，国际上先后成立了相应的专门机构。1928年，国际X射线和镭防护委员会成立，1950年更名为国际放射防护委员会（International Commission on Radiological Protection，ICRP）。ICRP是民间发起的社会公益性团体，旨在促进辐射防护科学发展，该委员会先后出版了一系列用于制定相应辐射防护措施基本原则和定量基础的建议书，为在国际上形成统一的辐射防护基本标准做了大量的工作。ICRP的建议书已经成为各有关国际组织和各有关国家制定辐射防护标准的基础。1955年由联合国大会决定成立联合国原子辐射效应科学委员会（United Nations Scientific Committee on the Effects of Atomic Radiation，UNSCEAR），1986年中国加入该委员会。UNSCEAR由来自27个国家的科学家组成，是审议和评价电离辐射照射水平和健康危害的国际科学团体。国际原子能机构（Internatioanal Atomic Energy Agency，IAEA）于1957年7月成立，是联合国系统内的一个专门机构，其宗旨是加速和扩大原子能的和平利用，并尽可能地限制原子能的军事应用。这些国际组织为综合评价电离辐射危害效应、合理制定辐射防护标准进行了大量卓有成效的工作，为核能和平利用贡献了积极的作用，成为世界公认的权威机构。

中国的放射卫生工作起步于20世纪50年代。主要是配合国家"两弹一星"工程，从核辐射损伤效应及其卫生防护研究方面积极开展工作。一批专业科研院所和院校学系先后成立，如军事医学科学院放射医学研究所、中国医学科学院放射医学研究所、苏州医学院放射医学系、第二机械工业部第七研究所、卫生部工业卫生实验所等。经过几代人的共同努力，中国的放射卫生工作取得了显著的成绩。无论是在辐射损伤机制研究、辐射损伤危害评价、辐射损伤临床救治、抗辐射损伤药物研究、核事故医学应急管理等方面，都付出了艰辛努力并获得了丰硕的成果，同时培养了一批国际知名的杰出科学家和本领域的专业人才，他们当中有中国的两院院士，有国际各专业权威机构（ICRP，IAEA，UNSCEAR）的曾任和现任专家委员，更有一大批奋战在放射卫生一线的科研和管理人员。放射生物学研究中，辐射损伤效应，特别是辐射损伤剂量-效应关系的研究，是辐射危害评价的基础，也是辐射防护相关标准与法规制定的科学依据。世界各国尤其是核大国在积极开展电离辐射损伤效应及其防护措施研究的同时，也在开展相关标准和法规的制定工作。1980年国家卫生部组织成立全国卫生标准技术委员会。1981年卫生部（81）卫工护字第20号文决定，在全国卫生标准技术委员会下，设立放射病诊断标准分委员会和放射卫生防护标准分委员会，从体制上明确了放射卫生相关标准的研制工作。先后制定和颁布了放射病诊断标准50余项，放射卫生防护标准100余项。相关标准的制定为放射卫生法规制定奠定了技术支撑的基础。

研究对象 研究人类社会发展过程中职业性放射工作场所及人类生活环境中电离辐射源项及辐射水平，关注职业受照人群及公众接受电离辐射后所产生的辐射生物效应，特别是有害的辐射损伤效应。寻找有效的电离辐射损伤防护措施，保障职业性工作人员及公众正常生产、生活的安全和健康。

研究目的　系统阐明职业性放射工作场所及环境中电离辐射源分布及辐射水平。尽可能准确地估算受照射人员的受照射剂量，为辐射损伤的医学救治提供必要的剂量数据。深入开展辐射损伤机制研究，提高辐射损伤临床救治水平。

研究内容　随着人们对辐射损伤危害效应认识的不断深入，放射卫生研究工作也在向全面系统方向发展。国内在此方面开展工作堪比国际同领域研究工作，原子弹爆炸放射综合损伤研究，放射性落下灰生物损伤效应及防护措施研究，铀及贫铀、钚和超钚核素毒理学研究，辐射致癌分子机制研究，电离辐射造成各组织、器官的损伤效应，小剂量和低水平辐射生物效应，非靶效应等方面的研究都取得了大量的成果。中国人辐射流行病学调查研究的许多结果都被有关国际权威机构所认可和引用，如广东阳江高本底天然辐射公众照射流行病学调查，医用 X 射线工作人员随访观察，矿山职业照射研究，室内氡研究等项目。放射病临床诊治研究紧跟国际发展趋势，在不断发展传统的抗出血、抗感染的治疗手段的同时，更加注重造血干细胞移植及各种造血刺激因子应用研究。同期，辐射损伤防护药物研究，分别针对外照射预防、治疗药物和针对放射性核素内污染的阻吸收、促排药物开展了大量工作，寻找并确定了一批有效药物，为放射损伤临床救治和核事故医学应急技术储备提供了保障。

研究方法　放射卫生学是一门综合性的学科，开展放射卫生研究必须融合各相关研究领域的理论和技术方法。放射卫生的两大研究领域——放射医学与辐射防护，体现了既相对独立，又互相融合。放射医学主要研究电离辐射生物效应及其机制，辐射损伤临床救治研究。开展相关研究的方法包括临床实践、实验动物、细胞生物学及分子生物学技术的方法。辐射防护主要研究电离辐射源、辐射水平及相应防护措施。研究方法主要包括辐射测量设备、测量技术、剂量估算方法和相应辐射防护标准的制定。

发展趋势　从 X 射线被发现至今，电离辐射损伤效应与辐射防护措施研究，这一对孪生兄弟般相互依存的学科，已经历了 100 多年的发展。电离辐射损伤效应，由于照射剂量的确定较之其他多数理化有害因素更为准确，因而对于它的研究尤其是剂量-效应关系的研究，更为全面、系统和深入。研究对象从早期关注的人类辐射效应，逐步向非人类生物物种扩展。研究手段随着相应学科的发展、特别是分子生物学的发展而不断改进。与其他任何研究领域的热点研究一样，放射医学的研究热点也始终是一些悬而未决，而又应予以解决的问题。目前，电离辐射非靶效应、微剂量及微剂量辐射效应、低剂量辐射剂量-效应关系等，是被研究者关注的热门课题。辐射损伤效应的研究，为辐射防护基本体系建立和相关剂量限制的确定，提供了生物学依据。ICRP 建议书中推荐的辐射防护体系是国际公认，也是世界大多数国家引用的体系。在此体系中，辐射损伤随机效应的剂量-效应关系模型，为线性无阈模型。依据此模型进行解释，即使再小剂量的电离辐射，亦可造成生物机体的损伤效应，也就是说，电离辐射对于生物机体永远是有害的，无论辐射剂量大或小。然而，越来越多的实验和调查数据表明，当电离辐射剂量较小时，其生物效应未必一定是损伤效应，甚或表现为一种对生物机体有益的所谓"兴奋效应"。小剂量电离辐射的生物效应到底为何，有待更多的研究结果来解释。一旦证实小剂量电离辐射的生物效应是有益的所谓"兴奋效应"并得到公认。那么，一直被公众认可的，电离辐射无论辐射剂量大小，对于生物机体永远是有害的这一传统认识将被颠覆，而现行的辐射防护体系赖以存在的生物学基础亦不复存在。类似此种有可能否定传统认识，还事实本来面目的研究工作，应当引起放射医学研究者的高度重视。放射医学更多关注辐射损伤效应，更多实验研究，而辐射防护则更关心如何尽量避免或减少不必要的辐射损伤，更多实践内容。随着社会的发展，辐射防护所涉及的内容不断增加，相应的辐射防护体系也更加完备。核灾难事件及核恐怖袭击事件的应急处理，是针对潜在辐射危害的防护问题。医疗照射的辐射防护问题，已经逐渐成为社会关注的焦点。非人类物种的辐射防护，也在世界范围引起重视。

放射卫生学是伴随核技术的应用和发展而诞生的。当今社会核能和核技术应用不断发展，为放射卫生工作提出了更高的要求。正确认识电离辐射损伤效应，正当、合理地开展辐射防护工作，是放射卫生永恒的主题。

（樊飞跃）

fàngshè shēngwùxué

放射生物学（radiation biology；radiobiology）　是研究电离辐射对生命系统作用规律的学科。所涉及的电离辐射是一种特殊的重

要物理因素，以其不同的辐射种类、剂量和剂量率大小及作用方式等，作用于整个机体、器官、组织、细胞和分子水平，并产生生物学效应，导致其不同程度的变化。放射生物学这门科学阐明这些变化的规律、相互影响及其机制，以及内外环境相互作用的结果，从中得出一套完整的放射生物学基本原理和理论基础。

在社会实践中，随着核能的发展和核技术的广泛应用，人们在生产、生活和科学研究活动中与辐射接触的机会日益增多。这些人类活动都涉及电离辐射对人体的作用。为了在有效运用核能和放射性技术，以增进人类福祉的同时，保护人群免受电离辐射的危害，相关的学术界和政府需要制定相应的防护标准，确立放射工作人员和一般人群可以接受的各种限值，这些问题的解决是基于放射生物学的基本原理和理论基础。

发展历史　放射生物学的产生和发展伴随着整个人类的进化史，尤其是 X 射线发现以来的发展史。人类生存在宇宙中，生活在地球上，一直受到来自空间和地下的天然放射性作用，自然地引发放射生物学现象。在 X 射线发现后，特别是 20 世纪 40 年代后，人类受到人工电离辐射的机会越来越多，因此，对机体产生的生物效应引起了人们的极大关注，并进行了系统、全方位的研究，逐渐确立了放射生物学这门学科。在 X 射线发现的第 2 年（1896 年），就有关于电离辐射生物效应的报道，即电离辐射作用可致脱发；并根据这种观察，1897 年弗罗因德（Freund）将 X 射线应用于治疗良性发痣。1909 年，贝尔戈尼耶（Bergonié）和特里邦多（Tribondéau）发现了重要的电离辐射生物效应，他们应用大鼠睾丸实验，提出了关于细胞放射敏感性学说，即分化差的细胞比高度分化的细胞对辐射敏感，增殖的组织比非增殖的组织敏感。以后，放射生物学理论和实践得到了深入地发展，1922 年德索尔（Dessaur）提出了靶学说，1930 年利（Lea）制定了细菌的辐射剂量–存活曲线，1933 年克拉布特里（Crabtree）和克拉梅尔（Cramer）提出了氧对肿瘤的辐射敏感性效应，1940 年齐尔克（Zirke）提出了传能线密度（LET）概念，1952 年格雷（Gray）定量测定了氧增强比，1962 年哈尔（Hall）和贝德福德（Bedford）证明了体外细胞的剂量率效应，1966 年菲利普斯（Phillips）和托贝马奇（Tolmach）证实了哺乳动物细胞具有潜在致死性损伤修复现象，1968 年卡萨雷托（Casarett）分类了组织放射敏感性，1976 年福勒（Fowler）和道格拉斯（Douglas）导出了分次照射线性平方参数，1980 年勒基（Luckey）提出了低水平辐射兴奋效应的概念，1981 年舒尔（Schull）、大高（Otaka）和尼尔（Neel）评价了人的辐射遗传效应，1984 年奥利维耶里（Olivieri）报道了低剂量辐射诱导细胞遗传学适应性反应，1992 年长泽（Nagasawa）和利特尔（Little）提出了电离辐射旁效应现象。近些年来，对电离辐射引发的径迹结构、集簇损伤、辐射致癌效应及基因组不稳定性等非靶效应等方面有了更深入的认识。

与放射医学的关系　由于核物理学、细胞生物学和分子生物学等学科的进展，推动了放射生物学的发展。放射生物学是放射医学一门重要的基础学科，而放射医学又是医学的一个分支。因此，放射生物学的发展，又为放射医学、放射治疗学和核医学等科学奠定了坚实的基础。21 世纪是生命科学的世纪。随着人类基因组计划的完成，基因组学、后基因组学和表观遗传学的兴起使生命科学的发展实现了大飞跃，从研究思维和研究手段深刻影响了整个生物科学领域的发展，放射生物学也不例外。

亟待解决的问题　尽管对放射生物学的研究，经过了一个世纪的努力，获得了大量的资料，提出了许多理论和假说，奠定了坚实的放射生物学基础，但是还有更多的问题迫切需要揭示、阐明和解决。因此，对电离辐射生物效应的探索，任重道远，应从分子水平上设计，细胞水平上验证，整体水平上实施，以便揭示其规律，阐明其本质。诸如，在辐射诱导的 DNA 损伤和基因组不稳定性与癌症发生之间，高剂量与低剂量辐射诱导的生物学效应差异之间，低剂量辐射诱导的近期与远期效应（包括遗传效应）之间，低剂量辐射效应与辐射防护相关的"风险因子"概念之间等方面，还存在许多问题需要进一步的研究解决。研究和阐明这些问题，不仅需要考虑影响辐射效应的物理和化学因素，以及生物系统的复杂性、生物反应的多变性、生物效应发生的时效性和生物调节反馈的多样性，而且要对放射生物学效应的理论、模型和实验等方面进行系统创新和设计，从多维的角度（时间和空间、纵向和横向）系统地研究放射生物学效应发生的过程、发展的规律和影响因素。只有这样，才能科学地解释放射生物学理论，为有效运用核科学和核技术，增进人类健康，保护人群免受电离辐射的危害，制定相应的辐射防护标准，提供科学的依据。

发展趋势　为了建立系统、科学的放射生物学理论，必须采用基因、蛋白、代谢、转录和信号组学等现代生物学技术，从分子、细胞、组织、器官和整体水平，进一步深入探讨大剂量电离辐射急性伤害作用（核爆炸或放射性事故）及其应对响应机制，低剂量电离辐射对机体的作用机制及其慢性作用引起损伤的限量，射线和核技术的医学应用对相关人员产生可能的影响，环境低水平辐射长期作用对人群的最终后果，这些都是人们十分关切和亟待解决的问题。另外，从更深一层角度，应用电离辐射微剂量学、生物物理学和分子生物学等方法研究电离辐射粒子及其次级电子在生物组织能量沉积的径迹结构，复杂的 DNA 集簇损伤的发生及其修复机制，以便深入阐明各种电离辐射生物效应及其发生机制。对于电离辐射靶效应和非靶效应，尤其是后者，包括基因组不稳定性、旁效应和适应性反应，应当给予全方位的探讨，即进一步阐明其每种效应机制、相互间关系和影响，以便揭示低剂量辐射生物效应的本质，并对低剂量辐射致癌危险的评估、辐射防护的最优化和放射肿瘤临床等方面起到重要的指导作用。同时，应加强对辐射遗传效应和辐射致癌效应的研究工作，其研究意义重大，但前者至今仍存在不确定性，后者有许多尚待解决的问题；因两者机制复杂，涉及相关因素多，研究过程又困难重重，需要相互配合、相互协调，采用高科技和生物信息手段，制定更为合理的评价标准，综合各方面优势，以

取得突破性进展。

（龚守良）

fàngshè yīxué

放射医学（radiation medicine）

研究各种电离辐射全身或局部照射对人体的损伤作用及其发生机制的学科。放射医学阐述了各种放射病的特点及其损伤与修复过程的发展规律，探讨放射病的诊断方法、预防措施和治疗原则，并为放射工作人员的卫生防护、医疗监督和保健工作提供一部分理论依据和防治措施，是医学的一个分支。

发展历史　自 1895 年伦琴发现 X 射线以来，人们逐渐认识电离辐射的物理学现象，并很早将 X 射线应用于医学诊断和治疗，又相继用镭-224 治疗肺结核，用镭-224 和镭-226 治疗强直性脊柱炎等。同时，致使一些从事放射性工作的人员和接受放射线诊治的患者受到大剂量照射，发生严重的辐射损伤，甚至死亡，由此开始注意辐射防护和治疗等问题。随之，成立一些相关的国家和国际学会组织，完善确定辐射剂量单位和测量方法，使辐射剂量-效应关系研究得以有效进行，即放射生物效应的研究从单纯定性转为定性和定量相结合的研究，促进放射医学研究水平的不断提高。

20 世纪 40 年代后，随着核能的发展和核技术的日渐广泛应用，先后又成立一些国际学术机构，颁发了关于人体组织器官的辐射效应和剂量限值、辐射防护基本标准及辐射危害评估等有关的建议和规范。特别是日本两颗原子弹爆炸和后来的一些核辐射事故所致人和各种生物的严重电离辐射损伤，引起人们的极大重视；此后，将放射医学称为原子医学，

以适应原子能的利用和原子弹出现的需要。当时，对其受害者和伤员的救治以及大量的实验研究，对急性放射损伤的发病过程有了更深入的认识，并积累了丰富的实践经验。同时，促进了对放射损伤、治疗、抗放药物和辐射剂量与防护的研究，使放射医学成为一个比较完整的科学体系。

1956 年，中国制订科学技术发展 12 年规划，把原子能科学技术的发展列为重点任务之一，有力地推动了核科学技术及其应用的逐步发展。20 世纪 60 年代后，中国政府重视放射医学的发展，相继颁布辐射防护法规和一些标准，使中国放射医学与防护逐步走向法制管理的轨道。同时，注重放射医学队伍建设，为培养放射医学与防护高级专业人才，60 年代先后在吉林大学（原白求恩医科大学）和苏州大学（原苏州医学院）设立了放射医学专业，招收的本科生除开设临床专业主干课外，还开设放射物理学、辐射剂量学、放射化学、放射卫生防护学、放射毒理学、放射生物学、放射临床损伤学、放射肿瘤学及核医学等专业课程。

80 年代后，核科学技术发展进入一个崭新的时代。在放射医学与防护领域内，辐射剂量测量仪器的精确度显著提高，实现数字化；辐射生物效应研究进入细胞、分子和基因水平为主的研究，对辐射损伤效应及其机制的探讨更加深入；染色体畸变分析基本实现自动化，加快了生物剂量估算的速度和准确性，并促进辐射损伤伤情的初期正确判断。临床诊疗技术的进步及基因重组造血生长因子和多种细胞因子的优化组合、序贯用药，为急性放射病的治疗提供了更有效的措施，使

治疗效果明显提高。苏联切尔诺贝利核事故受照病人的三级救治程序及远后效应观察和治疗经验，积累了非常有益的资料。加之，中国国内完善了核和辐射应急医学处理措施，成功救治了辐射事故病人，研制了放射损伤防治药物，加强了对辐射危害评价、放射卫生标准和法规的制定及基础应用的研究，这些均有力地促进了放射医学的深入发展。

亟待解决的问题 随着现代科学和技术的发展，放射医学与当前的需求还存在相当大的差距，存在一系列值得深入研究的问题，有些问题涉及基本的生命现象，如辐射致癌和辐射遗传效应及其机制等重要的基础研究领域。在急性放射病的防治方面，还有许多问题需要深入探讨，特别是如何采用一个合理的综合治疗方案，是亟待解决的问题。另外，寻找副作用小、临床作用明显的辐射防护剂，也是放射医学研究的重要课题。

发展趋势 结合新时期的需要，应调整放射医学研究方向和任务，包括：①加强放射医学基础和重症急性放射病诊治的实验研究，继续探讨整体和局部放射损伤与修复的规律及其机制和防治手段，实施整体、细胞和分子水平全方位的系统研究，推动放射医学的诊疗水平进入分子诊断和个体化分子靶向治疗的高度。②加强重症急性放射病的临床研究，采用早期分类的新方法，以造血细胞工程为代表的第3代细胞治疗，其特点是利用干细胞的高度增殖和多向分化潜能，通过细胞工程在体外获得大量的靶细胞，以满足基础研究和临床应用的需要。③加强快捷、稳定和使用范围宽广的生物剂量计研究以

及后效的随访。④加强放射医学应急体系建设中的关键技术及诊疗水平的研究。⑤在移植免疫、放射性肺炎、真菌及巨细胞病毒感染治疗，以及放射损伤防治药物的研制、放射性复合伤的基础理论研究和治疗措施等方面均是重点探讨的内容。⑥加强辐射监测和辐射防护工作，促进放射医学的发展。⑦加强放射工作人员健康监护和远后效应的长期随访，加快培养放射医学专业高级人才，保证放射医学可持续发展，使放射医学展现更为广阔的前景。

（龚守良）

fàngshè shēngwù jìliàngxué

放射生物剂量学（radio-biodosimetry） 研究利用电离辐射所引起机体的生物学变化来量度受照剂量和评估危害的学科。其中剂量-效应关系较好的一类生物学变化，被作为生物标志物来量度辐射剂量称为生物剂量计。与物理剂量相比，生物剂量的最大优势是用受照者自身因照射所发生的变化量度剂量，所以既直接又确切。应核战争，核、放射性事故应急，职业和公众的辐射安全和卫生防护、辐射损伤救治等方面的迫切需求，近年来生物剂量学研究取得了不少的进展。①用现代技术、方法和手段对传统生物剂量指标进行技术改造，如染色体畸变分析、微核分析体、细胞突变分析，以提高灵敏度和可靠性，扩大适用剂量范围和加快分析速度。②在辐射生物效应的新发现和新技术的基础上，开发新的生物剂量学指标，如DNA损伤分析、基因表达和编码蛋白分析。相信随着人们对分子放射生物学研究的深入，新发现和新技术的不断涌现，生物剂量计的研发定会有所突破。建立灵敏、特

异、快速、简便、高通量、现场易开展的生物剂量监测系统和剂量估算模式是今后生物剂量学研究的任务和方向。

（王继先）

shēngwù biāozhì

生物标志（biological marker） 一些与最终效应—癌症的发生有确定关系，能用于预示癌的发生概率，评估危害的生物剂量学指标。广义的生物标志（物）指生物体系或材料中因与有害因素接触而发生的具有特征性变化的指标。包括生理、生化、免疫、细胞和遗传方面的改变。

1987年美国国家生物标志物研究委员会将生物标志（物）划分为3类：暴露生物标志（物）、效应生物标志（物）和易感性生物标志（物）。这是从功能上对生物标志的划分。暴露标志（物）是反映机体生物材料中外源性化学物或其代谢物，或外源性化学物与某靶细胞或靶分子（或其替代物）交互作用产物浓度的指标，包括反映内剂量和生物有效剂量的两类标志（物）。效应标志（物）是反映外来因素作用后，机体中可测定的生化、生理、行为或其他方面改变的指标，寻找特征性肿瘤生物学标志（effect marker），以确定肿瘤发生与所受照射之间的因果关系，为危险预测提供生物学依据。易感性标志（物）反映机体先天具有或后天获得的对接触外源性化学物的反应能力的指标。

研究方向 是寻找特异性和敏感性均高的生物标志。因为电离辐射生物标志作为疾病的早期剂量计对早期发现疾病和预防疾病也非常有用。一些电离辐射生物标志现已成为临床常规的标准诊断程序。其二，应用电离辐射

生物标志的重要作用之一是评价电离辐射物理变量对生物反应的影响，这一作用对辐射危险度评价非常重要。其三，检测生物标志可用来预测肿瘤发生的可能性，如某些特异的染色体畸变（费城染色体与慢性粒细胞白血病）。

原则　基于生物标志物的上述作用，选择生物标志物需遵循如下原则：①所选择的生物标志物必须具有一定的特异性。②所选择的生物标志物必须具有足够的灵敏度，即所选标志物的水平与外接触水平要有剂量-反应关系，在无害效应接触水平下仍能维持这种关系。③所选择的生物标志物分析的重复性及个体差异都在可接受的范围内。④所选择的生物标志物要有足够的稳定性，便于样品的运送、保存和分析。⑤取样时最好对人体无损害，能为受试者所接受。

自1994年蛋白质组概念提出以来，定量蛋白质组学已经成为蛋白质组学研究的热点和中心，其中的蛋白质定量技术也成为发现生物标志（物）的重要途径。通过蛋白质组学研究技术已经发现和鉴定出很多潜在的生物标志（物），但是必须经过合理的实验设计，保证样本量的有效性及病例组和对照组的实验数目，选择正确的验证方法，并具有可靠灵敏度和特异度的前提下，这些分子才有可能成为理想的生物标志物。

应用及评价　现行的指标大体可分为临床应急指标，细胞遗传学分析，体细胞基因突变监测，电子自旋共振技术等类型：①临床症状体征、血液、免疫、生殖和体液生化等临床应急指标主要用于核战争和事故情况下的伤员分类和医疗方案的制订和疗效观察，其特点是简便和快速，但灵敏度不高，特异性不强，多属一过性。②皮肤和毛发指标，主要用于事故和放疗等较大剂量的局部照射的剂量估算，其特点是方便、直观，但方法还待进一步开发。③细胞遗传学分析包括淋巴细胞微核、早熟凝集染色体和淋巴细胞非稳定性染色体畸变分析等技术，其方法较为灵敏、特异，剂量-效应关系较好，是事故早期最常用的生物剂量计，并证明能较好地反映受照剂量。其中微核技术的方便，早熟凝集染色体的快速，非稳定性染色体畸变（双着丝粒和着丝粒环）的灵敏和特异是其优点。④稳定性染色体畸变分析，特别是用G分带技术和FISH技术能准确地识别易位、倒位和缺失等染色体畸变，因为这些畸变并不导致细胞的增殖死亡，所以能在体内长期存在，可作为终生生物剂量计；对日本原爆幸存者的监测表明，虽从受照到检测已过40多年，但仍有较好的剂量效应关系，该指标已用于事故照射和职业受照人群的剂量重建研究。⑤体细胞基因突变检测，是新近随着分子生物学的发展而建立起来的，因价格昂贵等原因尚难实际应用，付诸应用的指标是T细胞受体基因（TCR）、次黄嘌呤磷酸核糖转移基因（HPRT）和血型糖蛋白A基因（GPA）；TCR虽简单、快捷，但由于机体选择机制，照后维持时间不长，适用于较大剂量的事故照射剂量估算；HPRT由于研究较深入，并结合测序获得基因突变谱，可以鉴别化学和辐射（特别是高LET辐射）诱发的变异，但同样突变体细胞随照后时间消减，只能用于较大剂量照后较短时期内的检测；GPA是目前研究较多的基因，因突变是发生在骨髓的造血干细胞，突变又是中性的不被机体的选择清除机制排除而长期存在，在外周血中有稳定频率的变异体红细胞，原爆幸存者的检测证明其剂量-效应较好，说明其有作为终生生物剂量计的潜力；遗憾的是，检测的不是突变细胞本身，而是其突变体外周血红细胞，红细胞变异性较大。另外，GPA突变检测只用于MN杂合个体，人群中约有一半的人是MN杂合个体。⑥电子自旋共振（ESR）用于测量被照生物样品中（牙齿、骨、指甲、毛发等）由照射产生的自由基和晶格缺陷等顺磁性物质的含量，来估算该物质的吸收剂量，具有灵敏、特异和测量范围宽（0.1～10.0Gy）等优点。且因顺磁物质能在被测材料中维持较长时间，可作为终生生物剂量计。不足之处是这种技术对价格昂贵的电子自旋共振谱仪有依赖性。但因其固有的优点和巨大的应用潜力，仍引起了国内外辐射防护界的关注，发展很快。小型便携式电子自旋共振谱仪研制，体内ESR测量技术的建立和其他生物学技术（自旋探针，自旋标记等）联合，使ESR技术迅速发展，应用潜力很大，目前ESR主要用于事故照射剂量的估算。

从以上生物指标特性可见，各种技术方法都具有优点和缺点，都有适用的照后时间范围，还没有一种通用理想的生物效应指标。所以，实际工作中可根据不同的需要优化组合进行综合评价。

（赵永成）

shēngwù jìliàngjì

生物剂量计（biodosimeter）
能够用于估算受照剂量的生物剂量学指标。这一指标反映了生物体受到一定剂量照射后的反应与受照剂量之间存在着某种定量关系，从而可用来推定受照的剂量。简言之，生物剂量计是用生物标志评估生物受照剂量的方法，如外周血淋巴细胞计数、染色体畸变、微核、体细胞基因突变和电子自旋共振（ESR）等。

国内外已经得到应用或正在研究中的生物剂量计有多种，包括染色体畸变（chromosome aberration，CA）、淋巴细胞微核（micronuclei，MN）、早熟凝集染色体（pre-mature condensation chromosome，PCC）和荧光原位杂交（fluores-cence in situ hybridization，FISH）等细胞遗传学指标，以及 HPRT（hypoxanthine phospho-ribosyl transferase）基因突变、GPA（gly-cophorin A）基因突变、TCR（T cell receptor）基因突变、HLA-A（human leucocyte antigen-A）基因突变、小卫星 DNA（minisatellite A）位点突变和线粒体 DNA（mitochondrial DNA，mtDNA）缺失的检测等分子生物学指标。

生物剂量计广泛用于辐射生物学效应研究，放射伤员分类、诊断、临床治疗和预后，以及太空辐射安全评价等领域。例如，在放射事故或核恐怖事件发生后，一般受照者未佩戴个人剂量计或受照剂量超过个人剂量计额定量程时，可用生物剂量计估计受照人员的辐射剂量，作为临床确定治疗方案的依据，也为远期健康影响进行危害评价提供参考。

作为生物剂量计，其要求是特异、灵敏、精确、简便、迅速、可靠、可重复和经济，并给受检者造成的痛苦小、容易得到受检者的合作及不易受到心理因素的影响等。在寻找特异敏感的生物标志物，建立简便、可靠和快速

的生物剂量分析方法过程中，分子生物剂量计已成为研究的热点，主要从代谢物组学、基因组学和蛋白质组学 3 方面研究，如电离辐射后的基因表达变化（gene expression change，GEC）则是正在研究的新一代辐射生物剂量计。随着生物学研究和相应新技术的不断发展，生物剂量计将在核辐射监测、诊断和科学防护中发挥更大的作用。

（赵永成）

fàngshè liúxíngbìngxué

放射流行病学（radiation epidemiology）

研究受到附加电离辐射照射特定人群的辐射健康效应的分布及其决定因素，以解决放射卫生实践中的辐射危害评价和辐射安全防护等问题的学科。是随着核能和电离辐射的开发和利用而发展起来的流行病学的一个分支学科。附加电离辐射照射是除一般天然放射性本底以外的照射，如职业照射、医疗照射、事故照射、环境放射性污染照射和天然放射性高本底辐射以及核战争、核恐怖袭击等的照射。辐射健康效应的分布是照射所诱发受照人群的确定性效应（组织反应）和随机性效应（癌症和遗传效应）在不同剂量、不同特征（性别、年龄、种族、生理或病理状况等）人群间及其在时间、空间上的分布。决定因素是辐射因素（包括射线性质、照射剂量、剂量率、照射方式等）、宿主因素和环境因素等影响剂量与效应关系的因素。放射流行病学研究的核心内容是电离辐射所致人群的健康效应（主要是辐射致癌效应）与剂量的关系，以评价电离辐射对人体的危害。

理论依据 放射流行病学的基本理论和方法与一般流行病学

基本相同。放射流行病学将流行病学、卫生统计学、放射生物学和放射医学的原理与放射卫生防护的实践相结合，通过人群调查提供人类辐射效应最直接的证据，深化电离辐射对人体健康危害的认识，为正确评价电离辐射的危险，科学地制定卫生防护标准和防护措施，促进核能与电离辐射的应用发挥着重要的作用，同时也发展了流行病学，丰富其基本理论和方法。

发展历史 放射流行病学是流行病学的一个较新的分支。自 1895 年伦琴发现了 X 射线，并被迅速应用之后，就不断出现放射学工作者皮肤烧伤、皮肤癌和白血病等的病案报道。揭示这些损伤与电离辐射关系较早的流行病学研究是 1958 年布朗（Brown）和多尔（Doll）对英国放射学工作者在 1959 年对美国放射学工作者的死亡率分析，发现早期的放射学工作者癌症死亡率明显增高，并指出与早期防护条件差受到较高剂量的 X 射线照射有关。此后，人们发现接受医疗照射的强直性脊柱炎患者及其他良性疾病患者的癌症发病率或死亡率显著增高，且癌症往往发生在受到照射的部位，进一步揭示电离辐射可致人类的癌症。但因局部照射与全身照射的危险不同，患者对辐射诱发癌症的敏感性与正常人可能有差异，加之往往缺乏正确的剂量估算，限制了这类资料的应用价值。

一些受到各种核素内照射人群流行病学的调查，发现核素沉积的组织/器官癌症发病率或死亡率明显增高，如在 19 世纪 30~40 年代，临床上曾用放射性核素钍-232 作为血管造影剂，因钍-232 在肝脏长期沉积，其中部分病例

中发生肝癌和白血病；20世纪初，镭被用于夜光表发光涂料，描绘表盘的女工因用唇舌舔细笔尖而摄入镭（镭-236），镭沉积在骨组织中，十几年后不少人患上了骨肉瘤；19世纪40~50年代曾经采用注射镭-224治疗强直性脊柱炎等疾患，经10~20年后，部分受照病人发生了骨肉瘤，而且其发生率与照射剂量之间有一定的相关性；由于核试验落下灰碘-131在下风向居民的甲状腺沉积，致居民的甲状腺癌发病率增加；铀矿山及高氡矿山矿工，如捷克斯洛伐克（铀矿1）、美国（铀矿2）、加拿大（铀矿3，萤石1）、瑞典（铁矿1）、澳大利亚（铀矿1）、法国（铀矿1）和中国（锡矿1）等11个高氡矿山队列计65 000人，随访达91万人年。共观察到2 700例肺癌死亡，40%归因于井下氡暴露。矿工肺癌的超额相对危险（ERR）是每个工作水平月（WLM）0.49%。还有前苏联南乌拉尔地区玛雅克（May-ak）核设施工人的流行病学研究，发现受雇于1948~1958年间工人由于吸入高浓度钚气溶胶其肺癌、骨癌、肝癌的危险明显增高，提供了钚-239对人类的致癌效应的证据。放射性核素沉积部位与癌症部位的一致性，进一步揭示电离辐射与癌症相关性。

1945年美国在日本长崎、广岛投下两颗原子弹，当场至少有25%的城市居民急性死亡，幸存者也受到了不同程度的照射。这场悲剧给放射流行病学的发展提供了机会。从20世纪50年代中期原子弹受害者特别委员会（1975年改组为放射线影响研究所，RERF）开始组织对原爆幸存者长期系统的流行病学研究，包括终生随访人群、子宫内照射人群和幸存者子女遗传效应观察人群。因该人群数量大，含男女各个年龄，且受照剂量范围宽，故该人群调查是建立剂量响应关系和提供辐射危险定量估计模型的理想人群。研究表明，幸存者主要效应是癌症的发病率和死亡率明显增加，剂量与效应呈线性相关，没有明确的剂量阈值。幸存者后代的调查，没有发现辐射遗传效应的肯定数据。宫内受照的主要效应是小头畸形和智力迟钝。还发现原爆幸存者非癌症疾病增加，主要是心脑血管疾病，并呈线性剂量响应关系。但该人群受到的是较大剂量的一次急性照射，据此资料所建立剂量响应关系和辐射危险定量估计模型能否用于人们更为关心的低剂量慢性照射还是问题。

自1940年核工业开始兴起，全世界从业人员已达上百万人，不少国家按规定进行个人剂量监测。该人群是获取低剂量迁延性照射效应资料的重要的人群。自20世纪，各核大国都进行了大量的调查研究，国际癌症研究机构（IARC）在1995年对加拿大、英国和美国7个队列约9.6万核工业工人的随访调查结果进行了合并分析，2005年又对15个国家40万核工业工人调查结果合并分析。为保证可比性，共同设计调查方案，统一工作程序，详细研究剂量误差，进行人群间危险异质性的分析等，预期会为低剂量迁延性照射效应提供较为可靠的估计。

还有乌拉尔玛雅克（Mayak）受照工人（钚照射的生物效应）、高本底地区居民、居室氡和井下矿工氡暴露致肺癌危险及核事故受照人群（特别是切尔诺贝利核事故）研究等也是直接估计低剂量迁延性照射效应的重要资源。

基于现今的研究成果，就慢性照射而言，大于50~100 mSv，或者就急性照射而言，大于10~50 mSv，已经观察到了有统计学意义的癌症危险增加；而低于上述剂量范围时，基线危险的统计学变化，以及小而不可控制的偏倚使辐射致癌危险变得不确定，看来流行病学方法不具有直接揭示在低剂量范围内（小于100 mSv）癌症危险的效力。ICRP基于确定职业人员和公众的剂量限值的需要，依据现有的较高剂量/率辐射照射引起的危险按"线性无阈（LNT）模型"外推到低剂量/率照射导致的癌症危险。由于外推所用的模型并非来自人群的直接调查资料，对ICRP的推算结果多有争议。新近发展起来的分子流行病学将流行病学与细胞和分子生物学基础研究相结合，可能对放射流行病学的研究产生较大成效。

中国由于社会组织性强和政府的支持，在低水平电离辐射效应流行病学研究方面具有优势，"阳江高本底辐射与居民癌症""居室氡水平与肺癌危险""铀矿工和云锡矿矿工肺癌""医用诊断X线工作者恶性肿瘤"等调查均是国际上具有影响的大规模流行病学研究。特别是高本底地区恶性肿瘤死亡队列研究，更具有中国的特色，在同类研究中，处于国际领先水平。

由流行病学调查所获得的群体放射致癌危险系数为个体的危险评价提供了依据。1985年美国国立卫生研究院特别工作组发表了《放射流行病学表》，目前已更新为交互式放射流行病学程序（IREP）。根据放射致癌危险系数提出病因概率估算模式，为既往受一定剂量照射后发生癌症者的放射病因判断和赔偿提供了依据。

原则 为了使放射流行病学调查取得有价值的结果，必须严格遵循流行病学原则，做到：①为达到研究的目的，需选择合适的研究人群，包括照射类型或方式。②设置可比性好的对照人群。③足够大的样本含量和最佳的抽样方法。④可靠的病例诊断。⑤高质量的剂量学数据。⑥足够长的观察周期。⑦严格的质量控制，以减少混杂与偏倚的影响。⑧审慎地选定调查指标、编制调查表、确定资料的收集和统计分析方法。⑨尽可能收集调查对象的生物材料（如血液、组织、肿瘤样品等）将流行病学与细胞和分子生物学基础研究相结合（放射分子流行病学）。这些问题在研究设计阶段就应给予充分而慎重考虑，并在整个调查研究过程中严格的实施。结果的解释和结论时，要分析剂量估算中的误差及危险估计的不确定性、混杂与偏倚的可能影响。因小剂量辐射致癌危险估计所需样本量巨大，强调同类研究的合并分析。

研究方法 包括以下几种。

常用的调查方法 群组（队列）研究、病例对照研究和群组内病例对照研究。

统计分析方法 当今放射流行病学的研究大多是关于辐射致癌效应的流行病学研究，所关心的是电离辐射与癌症间的关联性质与强度，以及其他因素的影响。资料应进行剂量与效应关系分析、交互作用与混杂作用分析及危险估计和终生危险估计等。常用的有 Mantel-Haenszel 分层分析和多变量回归模型分析，最常用的模型分析软件是 EPICURE。

发展趋势 具体如下。

继续随访原爆幸存者和其他中高剂量受照人群 旨在：①延长随访时间，跟踪效应随时间的演变，观察癌的终生危险，以完善辐射致癌的终生危险预测模型。②观察受到较低剂量照射者（<0.2Gy）的肿瘤危害，将剂量与效应关系曲线向低剂量区下延，完善辐射致癌剂量响应模型。③非癌症效应，如心脑血管疾病的量效关系研究。④继续除原爆幸存者外其他急性受照人群的效应研究，以探讨人群间辐射致癌危险的差异及可能的原因，完善辐射致癌危险人群间转移模型。

加强对低剂量受照人群的随访 如职业受照人群（特别是核工业工人）、切尔诺贝利核电站事故受照人群、乌拉尔玛雅克（Mayak）受照工人（钚照射的生物效应）、医疗照射人群、居室氡和矿工井下氡暴露人群、高本底地区居民的癌症危险等的研究，强调不同国家同类研究的合并分析增加统计学效能，以解决人类低剂量电离辐射致癌危险的评估、剂量与效应关系、剂量阈值等放射防护的理论和实践问题。

开展放射分子流行病学的研究 加强从基础生物学方面研究低水平辐射的致癌效应，把实验室基础研究与传统流行病学的研究相融合，建立与后基因组时代发展相适应的流行病学方法和策略，即放射分子流行病学，已成为当前的发展方向。其内容是在流行病学的调查中收集调查对象的生物材料，如血液、组织和肿瘤样品等生物样品并长期保存，以供进行如下研究：①利用现代分子生物学技术，研究电离辐射照射和生物大分子、亚细胞、细胞结构和功能间变化的定量关系，为放射流行病学研究中的剂量重

建提供生物剂量学指标（exposure marker）。②寻找特征性肿瘤生物学标志（effect marker），以确定肿瘤发生与所受照射之间的因果关系，为危险预测和肿瘤病因判断提供生物学依据。③研究肿瘤的遗传易感性和放射致癌的敏感性的遗传学基础（marker of susceptibility），探讨基因与基因及基因与环境交互作用在辐射致癌的遗传易感性中的意义。④进一步开发基因组学、蛋白质组学、代谢组学、转录组学、信号组学和三维培养等技术在放射分子流行病学研究中的应用，探讨辐射致癌等重要生物效应的低水平辐射的量-效关系和生物学机制，有助于深化对低水平辐照的健康效应本质的理解，对线性无阈假设的正确性的判断。放射分子流行病学必将提升放射流行病学的效能，为放射流行病学的发展提供更多的研究技术测量标志。

（王继先）

fàngshè fēnzǐ liúxíngbìngxué

放射分子流行病学 （radio-molecular-epidemiology）

应用先进的技术测量生物学标志的分布情况，结合放射流行病学现场研究方法，从分子或基因水平阐明辐射危害的原因及其相关的发生过程，并研究危害的防治和促进健康的策略和措施的学科。是实验室基础研究与传统流行病学的研究相融合所产生的与后基因组时代发展相适应的流行病学的新的分支学科。其主要内容是在放射流行病学的调查中收集调查对象的生物材料，如血液、组织和肿瘤样品等生物样品并长期保存，以供进行如下研究：①利用现代分子生物学技术，研究电离辐射照射和生物大分子、亚细胞、细胞结构和功能间变化的定量关

系，为放射流行病学研究中的剂量重建提供生物剂量学指标（exposure marker）。②寻找特征性肿瘤生物学标志（effect marker），以确定肿瘤发生与所受照射之间的因果关系，为危险预测和肿瘤病因判断提供生物学依据。③研究肿瘤的遗传易感性和放射致癌的敏感性的遗传学基础（marker of susceptibility），探讨基因与基因及基因与环境交互作用在辐射致癌的遗传易感性中的意义。④开发基因组学、蛋白质组学、代谢组学、转录组学、信号组学和三维培养等技术在放射分子流行病学研究中的应用，探讨辐射致癌等重要生物效应的低水平辐射的量-效关系和生物学机制，有助于深化对低水平辐照的健康效应本质的理解，对线性无阈假设的正确性的判断。放射分子流行病学必将提升放射流行病学的效能，为放射流行病学的发展开创新纪元。

（王继先）

fàngshè liúxíngbìngxué biǎo

放射流行病学表（tables of radio-epidemiology）

不同情况下因受到一定剂量的照射而发生的12种癌症的计算病因概率（PC）用的参数的表格。为了实施用病因概率方法对癌症的辐射病因进行判断，美国健康与人类服务部1983年根据国会通过的法令指示国立卫生研究院（national institutes of health，NIH）成立了特别工作组，该组对已有的辐射致癌和流行病学的资料做了完整而详尽的概括，对各种影响因素做了认真的考察，于1985年以NIH-85-2748号出版物发表了《放射流行病学表》。至此，恶性肿瘤辐射病因判断的病因概率方法达到了实用的阶段，并逐步在美国、英国、加拿大和日本等国采用。中国于1996年颁发了中华人民共和国家标准《放射性肿瘤判断标准及处理原则》（GB 16386—1996），后改为国家职业卫生标准《放射性肿瘤诊断标准》（GBZ 97—2002）。2017年修订为《放射性肿瘤病因判断标准》（GBZ 97），该标准规定了病因概率（PC）计算方法和放射性肿瘤的判断标准。

随着科学技术的发展，人们对辐射致癌机制和过程认识的深入和辐射流行病学资料的积累，PC参数在不断补充和修正，PC方法在不断地发展，2003年美国NIH/CDC工作组在网站上发表的对NIH1985辐射流行病学表的修订报告，新报告基于最新流行病学资料更新了参数，并采用人机对话方式面向公众，使用更加方便快捷和人性化。2010年国际原子能机构、国际劳工组织、世界卫生组织联合发表了归因于职业照射的健康危害效应和对癌症赔偿的科学根据与执行指南，并介绍英国、美国、日本、俄罗斯、法国等国的相关赔偿方案。加强了国际交流，促进了赔偿的科学发展。

（王继先）

fàngshè bìnglǐxué

放射病理学（radiopathology）

运用核医学和病理学的理论及方法，研究人体受放射性损伤，其发病原因及其在疾病过程中所导致机体组织的形态和生理、代谢功能等变化的机制与规律等的一门新兴边缘学科。既是核医学的一个分支学科，也是病理学的一个分支学科。

发展历史 放射病理学的发展伴随着放射医学的发展而发展。作为放射医学的一门分支学科和放射医学的其他研究内容，如放射物理学、放射化学、放射生物学、放射卫生学、放射毒理学和放射遗传学等一样，在放射医学的发生发展中起着重要作用，尤其是在研究放射性损伤的发生发展过程和机制的研究中，具有不可替代的作用。

放射病理学的飞速发展始于1981年世界卫生组织成立的两个放射病理学合作中心，一个设立在美国橡树岭大学，另一个设在法国巴黎居里研究所，其主要任务是检查和治疗由于受电离辐射影响而可能发生的疾病，在放射病理学方面帮助世界卫生组织成员国。随着医学和分子生物学技术的发展，新的技术方法也在放射病理学中得到应用，使得放射病理学也深入到分子水平，在分子水平上阐述放射损伤的发生发展机制。

分类 根据研究方法，放射病理学可分为放射病理解剖学、放射病理生理学和放射病理生物化学等。

放射病理解剖学 运用放射病理学、解剖学的理论和方法及现代医学显微解剖等技术，研究人体受放射性射线照射和放射性物质污染致病时，通过解剖、分析人体组织、器官和细胞的形态，阐明放射性疾病的发生和发展的基本规律，为临床诊断和对症治疗提供依据的一门新兴边缘学科。既是放射病理学的一个分支学科，也是解剖学的一个分支学科。

放射病理生理学 运用放射病理学和生理学的理论及方法，研究有关人体受放射性射线照射和核放射性物质作用后，生理功能变化的机制、特征和规律，为放射性疾病临床诊断和对症治疗提供依据的一门新兴边缘学科。既是放射病理学的一个分支学科，也是生理学的一个分支学科。

放射病理生物化学 运用放射病理学和生物化学的理论及方法，研究人体受放射线作用后，人体化学组分（如核酸、脂肪、蛋白质、糖、微量元素等）发生生物化学变化的特点、过程和规律，阐明人体生长、发育和代谢等生命现象的实质，为更好控制生命活动提供依据的一门新兴边缘学科。既是放射病理学的一个分支学科，也是生物化学的一个分支学科。

亟待解决的问题 细胞辐射损伤后，正常组织表达的病理生理机制是一个整体问题，包括机体和组织器官成分的相互作用和动力学改变。因此，必须认识到放射病理学的复杂性以及放射病理学的一些更宏观的表现。

（崔凤梅）

fàngshè shēngtàixué

放射生态学 （radiation ecology）

研究电离辐射或放射性物质与环境或者与环境中各种亚单元之间的各种相互关系的学科。又称辐射生态学。由苏联和美国两国科学家于 1956 年率先提出。

发展历史 放射生态学作为一门学科的产生与核武器和核工业的建立与发展紧密相关，同时又与原子核科学技术的发展并驾齐驱。放射生态学的最初研究活动可以追溯到 1896 年 X 射线发现不久，苏联科学家就开始了 X 射线辐射对七鳃鳗繁殖影响的研究。20 世纪 20 年代以后，科学家陆续开展了 X 射线对水生生态影响以及生物体对天然放射性的蓄积方面的研究。但在 40 年代以前，电离辐射对自然生态及其组成的影响并不明显，放射生态学的研究还处于萌芽时期。1942 年，美国科学家首次实现了铀的链式核裂变反应，标志着人类"原子时代"的开端。以后的近 20 年间，世界范围内核试验活动频繁，各国相继开展了人工核反应装置对周围生物群落的影响，建立和发展了以核武器试验所产生的放射性落下灰为主要研究对象的环境放射性研究工作。50 年代起，美国、苏联和英国等发达国家开始了核能的和平利用研究，自此，核能工业得到大规模发展，核科学技术得到广泛应用。伴随核能的和平利用，不可避免的产生了大量放射性"三废"，特别是大规模核工业设施，在正常运行情况下的控制性排放和意外事故下的控制性排放，都会把放射性"三废"排入环境中，从而给生态系统和生物群落造成危害和影响。为回答和解决这些问题，放射生态学的研究也得到了长足发展。

内容和意义 放射性生态学主要是研究环境放射性物质在生态系统内各个成分之间的迁移规律以及电离辐射对生态系统的影响。具体来说，放射生态学领域研究内容可包括以下 3 个方面：①放射性核素在各环境介质，如大气、水域、土壤和生物群落之间的迁移规律和行为状态，重点是放射性核素迁移和浓集的研究。②放射性物质产生的电离辐射对环境中个体物种、种群、群落以及生态系统的照射及其影响，重点研究环境辐射对人群的影响。③放射性核素在环境生态学及其成分结构和功能研究中的应用。

放射生态学领域的研究成果广泛地应用于核能利用的各个环节，如为核企业选址及放射性"三废"排放标准的制定等提供理论指导。放射生态学的研究成果还为环境放射性剂量评价和食品放射性卫生标准的制订提供了大量基础数据。此外，放射生态学和生态学、水文学和地球化学等其他学科发展相辅相成，相互促进。随着核能的大力和快速发展，放射生态学在国民经济和环境保护方面展现出重要的地位和作用，具有巨大的经济效益和社会效益。

分类 放射生态学根据研究对象和照射方式可大致归为不同内容，如按照射方式可分为急性照射研究和慢性照射研究。急性照射研究根据研究对象可分为无脊椎动物、脊椎动物和植物 3 大类研究。慢性照射可分为实验室研究和野外研究，野外研究根据研究对象又可分为植物群落和动物种群研究。

亟待解决的问题 经过几十年的研究，放射生态学积累了丰富的资料，集中体现在以下内容：环境中放射性核素的监测技术和方法学；环境中放射性核素的来源、分布和在环境介质中迁移模式；放射性核素在各种生物体内的吸收、蓄积和排泄规律；环境放射性核素对人体健康的影响等研究。但以往核试验和核设施的运行，已有大量的放射性物质随落下灰以及低放废水进入江河和海洋，出现的远期生物效应值得探讨。此外，随着核能的迅猛发展，核电设施也开始向内陆转移，导致新的污染区域和污染生物出现。当前形势下，可能发生核恐怖和核辐射突发事件，如何把放射性污染的影响局限在最小的生态环境中，显得尤为重要。因此，放射生态学的研究可能聚焦于以下领域：放射性核素对土壤的污染机制以及放射性核素向植物转移的过程；各种水域和陆地中的放射性核素通过食物链的富集作用以及摄入人体的过程；放射性"三废"在贮存过程特别是发生地震等自然灾害时向环境的泄漏以及对地下水的污染；核设施周围环境电离辐射长期作用对人群健康的评价等研究。

（崔凤梅）

fàngshè wùlǐ

放射物理 （radiological physics）

研究电离辐射在医学诊断和治疗应用中的物理基础、方法和技术。是电离辐射在医学中的应用，可分为放射治疗物理、放射诊断物理、医学核物理及医学辐射应用的防护等。放射物理是医学物理的主要组成部分，而医学物理是物理学的一个分支。

19 世纪末，一系列的物理学发现引发了医学技术的革命，1895 年伦琴（Wilhelm Conrad Roentgen）发现了 X 射线，使得人体内部结构可视化变为可能，1896 年贝克勒尔（Becquerel）发现天然放射性，1898 年居里夫妇（Marie and Pierre Curie）发现放射性同位素钋和镭。随后射线就用于皮肤癌和深部肿瘤治疗或缩小肿瘤尺寸。随之也发现这些新技术对健康存在危害，1896 年美国芝加哥报道首例 X 射线放疗病人的过量照射，因此在开展电离辐射的医学应用中，必须同时开展电离辐射防护。

放射治疗物理包括：①X 射线、密封源 γ 射线、电子束、重带电粒子束和中子束等电离辐射应用于医学治疗的物理学基础。②放射治疗仪器设备的原理与使用。③放射治疗中的辐射防护。

放射诊断物理包括：①X 射线和密封源 γ 射线应用于医学诊断的物理学基础。②放射诊断仪器设备的原理与使用。③放射诊断中的辐射防护。介入治疗可归入此类。

医学核物理包括：①开放性放射性同位素用于医学诊断和治疗的物理学基础（不包括用于放射治疗的密封源射线）。②核医学仪器设备的原理与使用。③核医学实践中的辐射防护。

医学辐射防护是所有医学辐射应用中的辐射安全基础。

（文万信）

yuánzǐhé wùlǐ

原子核物理 （nuclear physics）

研究原子核的性质以及原子核之间的相互作用，即研究原子核的结构、原子核反应、核力即强相互作用，以及原子核衰变、裂变和聚变等的学科。又称核物理学。是物理学的一个分支，建立在原子核物理基础上的核技术具有广泛的应用，在医疗、工农业生产、能源、军事、考古、探矿、科学研究等方面发挥着重要作用。

发展历史 1896 年贝可勒尔（Becquerel）在研究铀盐的荧光时发现天然放射性，此发现视为核物理学的开端。紧接着居里夫妇（Marie and Pierre Curie）开展了系统性的实验研究，于 1898 年发现了放射性核素钋和镭。此后 30 多年中，核物理研究主要集中在放射性衰变规律和射线性质的研究，同时利用射线来研究原子核性质。

放射性核素发射的射线能量可达十兆电子伏（MeV），为探索原子和原子核性质提供了一种前所未有的实验手段。1911 年卢瑟福（Rutherford）等人利用放射性核素发射的 α 粒子轰击金箔，观测到 α 粒子的大角度散射，从而确立了原子的核结构，提出了原子核概念和原子结构的行星模型，这一成就为原子结构的研究奠定了基础。1913 年玻尔（Bohr）提出了关于原子壳层结构和电子运动规律的玻尔原子模型，此后，描述微观世界物质运动规律的量

子力学孕育诞生。

1919 年，卢瑟福等人又用 α 粒子轰击氮核，发现有质子发出。此乃首次用人工手段实现的核蜕变（核反应），同时也发现了质子。此后用射线轰击原子核来引起核反应的方法逐渐成为研究原子核的主要手段。初期的核反应研究最重要的成果是 1932 年中子的发现和 1934 年人工放射性核素的合成。至此，认识到原子核是由中子和质子组成的。

20 世纪 40 年代前后，核物理进入了大发展阶段。1939 年，哈恩（Hahn）和斯特拉斯曼（Strassman）发现了核裂变现象；1942 年，费密（Fermi）建立了第一个链式裂变反应堆，这是人类开发核能的开端。

随着研究的深入，放射性核素发射的粒子或射线作为实验手段不再能满足核物理研究的需求。20 世纪 30 年代初，加速带电粒子的静电、直线和回旋等类型的加速器已具雏形，利用加速器可以获得束流更强、能量更高和种类更多的粒子束，从而大大扩展了核反应的研究工作。从此以后，加速器逐渐成为研究原子核和核技术应用的首要设备，目前加速器的性能愈发先进。在 20 世纪 30 年代，加速器只能把质子加速到 MeV 量级，而如今，核物理实验的加速器可加速元素周期表上的任何离子，可将铀-238 加速到 GeV/A 量级，而粒子物理加速器可将质子加速到 TeV 量级。另外，利用强流中高能加速器可产生自然界并不存在的次级粒子束并可进一步加速。20 世纪 90 年代发展起来的次级粒子束的产生与加速技术极大地拓宽了核物理的实验手段和研究领域。不同种类和能量的粒子束是研究原子核的重要

工具，不断拓展和加深核物理的研究。

加速器技术与粒子探测技术是核物理实验的两类关键设备。在核物理发展之初，为了鉴别射线的种类与测定其能量，研制了一系列探测技术和测量仪器。有些仪器设备，如计数器和电离室等沿用至今。20 世纪 40 年代以来，粒子探测技术也有了很大的发展，高能量分辨和高时间分辨的各类气体探测器、固体探测器（半导体、闪烁体等）、液体（液闪）探测器应用于不同能量的各种粒子或射线的探测，核电子学和计算机技术的飞速发展从根本上改善了获取和处理实验数据的能力，加深和拓展了核物理实验内容。与此同时，各种核物理实验的探测仪器走出核物理实验室，广泛服务于其他领域。

历经百年的实验和理论研究，原子核结构与原子核反应的规律有了全面深入的认识，对核力即核子（质子和中子的统称）之间及原子核之间的相互作用有了较深入的了解，稳定核素或寿命较长的放射性核素的基态和激发态的性质已积累了大量的系统的实验数据，建立了多种原子核结构和原子核反应理论模型。

研究内容 原子核的性质、核相互作用、原子核的运动形态等仍是核物理基础研究的主要内容。目前的核物理研究沿极端条件方向发展，如研究高温、高密、高自旋和高同位旋等条件下的原子核运动规律和原子核反应规律。

通过高能和超高能粒子束和原子核的相互作用，发现了上百种短寿命的粒子，即重子、介子、轻子和各种共振态粒子。庞大的粒子家族的发现，将物质世界的研究推进到一个新的阶段，建立

了一门新的学科-粒子物理学即高能物理学。20 世纪 70 年代，粒子物理逐渐发展成为一门独立的学科。核力是强相互作用，目前未完全认识清楚。强相互作用规律及其与弱电相互作用、引力相互作用等之间可能的联系，以及探索可能存在的新的相互作用，是核物理和粒子物理共同关注的一个重要物理问题。

核反应在宇宙形成和天体演化过程中起关键作用，核能是天体能量的主要来源。核天体物理学是核物理研究的一个分支，通过核天体物理研究，初步揭示了天体演化过程中各种原子核的形成和演变的规律，加深了对宇宙形成和天体演化的了解。

应用领域 核物理研究已经进入了一个纵深发展和广泛应用的新的更成熟的阶段。核物理研究具有广泛而重要的应用价值，核技术应用几乎遍及工农业生产、医疗等各领域。国内外每一个核物理实验室都有从事核技术的应用研究，专门从事核技术应用研究的科研机构比比皆是。核技术的广泛应用已成为现代化科学技术的标志之一。

医疗 在核物理发展的最初阶段人们就关注它的可能的应用，并且很快就发现了射线对某些疾病的治疗作用。这是核物理在发展之初就受到社会重视的重要原因，时至今日，放射治疗和放射诊断仍是核技术应用的最重要的领域，即便在当今的医学诊断和治疗技术中，放射诊断和治疗也占有很大比重。新型的质子和重离子治癌技术以及先进的放射诊断技术如 PET/CT 广泛使用或正在推广普及。医学是核技术的最主要应用领域。

核能开发 核能开发是核技

术应用又一主要领域，核物理研究为核能装置的设计提供精确的核数据，探索更有效地利用核能的途径，为提高核能利用的效率和经济指标提供理论保障，并为更大规模的核能利用准备了条件。

同位素工业 同位素的工业应用十分普遍。同位素示踪技术广泛应用于工业生产与科学研究；同位素仪表在各工业部门用作生产自动线监测或质量控制装置。

加速器及同位素辐射源已应用于工业的辐照加工、食品的保藏和医药的消毒、辐照育种、辐照探伤以及放射医疗等方面。为了研究辐射与物质的相互作用以及辐照技术，又衍生出辐射物理、辐射化学等边缘学科以及辐照工艺等技术部门。

中子束技术 由于中子束在物质结构、固体物理、高分子物理等方面的广泛应用，人们建立了专用的高中子通量的反应堆来提供强中子束。中子束也应用于辐照、分析、测井及探矿等方面。中子的生物效应是一个重要的研究方向，快中子治癌已取得一定的疗效，硼中子俘获治癌（BNCT）技术的研究与应用也受到重视。中子束是重要的科学研究手段，能够为材料科学、生命科学、物理学等研究提供独特的实验条件，国内外一些大型的中子束实验装置相继建设或投入使用。

离子注入技术 是研究半导体物理和制备半导体器件的重要手段。离子束已经广泛地应用于材料科学和固体物理的研究工作。离子束也是用来进行无损、快速、痕量分析的重要手段，特别是质子微米束，可用来对表面进行扫描分析。其精度是其他方法难以比拟的。

原子核物理学发展过程中，

通过核技术的应用，核物理和其他学科及生产、医疗、军事等部分建立了广泛的联系，取得了有力的支持；核物理基础研究又为核技术的应用不断开辟新的途径。核基础研究和核技术应用的需要，推进了粒子加速技术和核物理实验技术的发展；而这两门技术的新发展，又有力地促进了核物理的基础和应用研究。

（文万信）

fàngshèxìng hésù

放射性核素（radionuclide；radioactive nuclide）

不稳定的能够自发地发射粒子（射线）或自发裂变的核素。又称不稳定核素（unstable nuclide）。核素（nuclide）指任何具有特定中子数与质子数及特定能态（一般为基态）的原子。

1896 年贝可勒尔（Becquerel）在研究铀盐的荧光时了发现天然放射性，随后居里夫妇（Marie and Pierre Curie）开展了系统性的实验研究，于 1898 年发现了放射性核素钋和镭。1903 年三人因放射性方面的杰出成就分享诺贝尔物理学奖。

1934 年 1 月约里奥和居里夫妇（Curie and Joliot）用 α 粒子轰击铝箔（Al），首次人工合成了自然界不存在的放射性核素磷-30，1935 年费米（Fermi）用中子轰击不同原子核，几个月内制造出 37 种新的放射性同位素，轰击铀元素时发现了原子核的诱发裂变现象。

天然放射性核素可分为 3 类：原生放射性核素（primordial radionuclides）、次级放射性核素（secondary radionuclides）和宇生放射性核素（cosmogenic radionuclides）。原生放射性核素来地球形成之初，它们的半衰期与地球年龄相当，有 31 种；次级放射性核素则是原生放射性核素衰变过程所产生的放射性核素，它们的半衰期远小于其原生放射性核素的半衰期，次级和宇生放射性核素有 51 种；宇生放射性核素则由宇宙射线与大气作用而源源不断地产生，如碳-14 和氢-3。目前为止，共发现与合成逾三千种核素，其中天然核素有 339 种，其余均为人工合成的放射性核素。

人工放射性核素主要由反应堆和粒子加速器产生，或由反应堆乏燃料中分离提取裂变产物。核反应堆主要生产丰中子放射性核素，带电粒子加速器则主要生产缺中子放射性核素。

放射性核素的应用基于其化学性质或放射性物理特性两个方面，主要应用见放射性同位素。

（文万信）

tóngwèisù

同位素（isotope）

质子数相同而中子数不同的同一元素的不同原子的互称。分为放射性同位素和稳定性同位素两种，前者具有放射性，其原子核会自发地发射 α、β、γ 等射线或粒子，同时自身发生变化；后者的原子核不会自发地发生衰变。氧-16、氧-17 和氧-18 是氧元素的三个同位素，氢（^{1}H）、氘（D，^{2}H）和氚（T，^{3}H）是氢元素的三个同位素，铀-235 和铀-238 是铀元素的两个天然同位素。

1910 年英国化学家索迪（Frederick Soddy）针对此现象提出了一个假说，化学元素存在着原子质量和放射性不同而其他物理化学性质相同的变种，这些变种应处于周期表的同一位置上，称为同位素（isotope）。1913 年汤姆逊（Thomson）发现了氖的两个稳定同位素氖-20 和氖-22。之后利用质谱仪从其他 70 多种元素中发现了 200 多种同位素。到目前为止，在已经发现的约 118 种元素中，只有 20 种元素未发现稳定的同位素，但所有的元素都有放射性同位素。大多数的天然元素都是由几种同位素组成的混合物。目前为止，所发现的天然同位素 339 种，其中稳定同位素有 288 种，放射性同位素 51 种，而人工合成的同位素逾三千种，均为放射性同位素。

1932 年查德威克（Chadwick）发现中子，由此认识到原子核由中子和质子组成，同位素就是一种元素的质子数相同而中子数不同的几种原子。由于质子数相同，同位素核电荷和核外电子数相同，并具有相同电子层结构。因此，同位素的化学性质基本相同，但由于它们的中子数不同，不同同位素的原子质量有所不同，原子核的某些物理性质（如放射性等）也不尽相同。

同位素的发现加深了对原子结构的认识，不仅使元素概念有了新的含义，而且使相对原子质量的基准也发生了重大的变革，证明了决定元素化学性质的是质子数（或核外电子结构），而不是原子质量数。

由于质量不同，同一元素的同位素的物理性质略有差异。应用同一元素的各种同位素的原子量不同，其化合物的分子量也不同；同位素与分子量直接相关的一些物理性质也不相同；同位素的热力性质也会存在差异；不同同位素形成的物质的黏度、磁导率、介电常数及偶极矩等物理性质也不相同；同位素的光谱位移也是由原子核质量不同引起的。

不论是放射性同位素还是稳定同位素，都在工农业生产和科学研究等领域有着广泛应用，具体应用见放射性同位素、稳定性同位素。

（文万信）

wěndìngxìng tóngwèisù
稳定性同位素 （stable isotope）

原子核不自发地发生衰变的同位素。1913 年汤姆逊（Thomson）发现了氖的两个稳定同位素氖-20 和氖-22。之后利用质谱仪从其他 70 多种元素中发现了 200 多种同位素。到目前为止，在已发现的约 118 种元素中，只有 20 种元素未发现稳定的同位素。大多数的天然元素都是由几种同位素组成的混合物。目前为止，所发现的稳定同位素均为天然同位素，在所有的 339 种天然同位素中，稳定同位素占 288 种。

同位素丰度 元素的同位素组成常用同位素丰度表示，指一种元素的同位素混合物中，某特定同位素的原子数目与该元素的总原子数目之比。

在原子序数 Z 小于 28 的元素中，往往有一种同位素在丰度上占绝对优势，而其他同位素丰度都很低。在 28 号元素以后，同位素的丰度趋向均匀。丰度最大的同位素是质子数与中子数均为偶数的偶核对应的同位素。地球和陨石物质 90% 以上是由 Z 为偶数的元素构成，地壳中分布最广的稳定同位素是偶 Z 和偶 N 的同位素。中子或质子数为 2、8、20、28、50、82 和 126 等幻数原子核具有特殊的稳定性和较大的丰度。同位素丰度与原子核的稳定性有关。

应用领域 同位素的质量不尽相同，但化学性质却极其相似，但也存在同位素效应，即同一元素中不同的同位素之间在化学性质方面存在微小差异。轻元素的

同位素效应较重元素明显。基于同位素效应特性，稳定同位素也广泛应用于日常生活、工农业生产和科学研究等领域。

示踪应用 稳定同位素示踪技术与同位素分析技术都以同位素的质量差异为目标，分离方法和分析方法取得了较大突破，氢、氮、碳、氧、硫等轻元素的稳定同位素则广泛作为示踪原子，广泛应用于生物学、医学、环保、农药、农学、微生物等研究领域，用于研究化学和生物化学的各种过程和机制，以及分子的微观结构与性质的关系等重要问题。国内已先后分离了 25 种元素的 100 多种稳定性核素，氮-15 标记化合物就有 30 余种。相对于放射性同位素示踪技术，稳定性同位素作为示踪剂其灵敏度较低，可获得的种类少，价格较昂贵，其应用范围受到一定的限制。

分析应用 通常指样品中被研究元素的同位素比例的测定。它是同位素分离、同位素应用和研究中不可缺少的组成部分。常用的稳定同位素分析方法有质谱法、核磁共振法、光谱法、气相色谱法、密度法和中子活化分析等。

（文万信）

fàngshèxìng tóngwèisù
放射性同位素 （radioisotope）

具有放射性的同位素。其原子核会自发地发射 α、β、γ 等射线或粒子，同时自身发生变化。在实际应用中，常与放射性核素概念混同。反应堆和加速器是放射性同位素制备的主要方式。核反应堆主要生产丰中子同位素，带电粒子加速器则主要生产缺中子同位素，另外，乏燃料后处理过程中可分离提取裂变产物中的同位素。

应用领域 放射性同位素的

应用基于其化学性质或放射性物理特性两个方面。放射性同位素的应用遍及医学、工业、农业、资源、环境、军事和科学研究等各个领域。在很多应用场合，放射性同位素技术尚无可替代方法；同时在很多其他应用场合，它要比现有可替代的技术更有效和经济。全球所有国家基本上都在使用放射性同位素，在一些国家放射性同位素生产已成为重要产业。

医学领域 是放射性同位素应用的最重要领域。在医学上放射性同位素主要用于诊断和治疗，另外还包括医疗用品消毒、药物作用机制研究和生物医学研究。核素显像诊断包括 γ 相机、单光子发射计算机断层扫描成像（SPECT）、正电子发射断层扫描成像（PET）。放射免疫分析方法在体外对患者体液中生物活性物质进行微量分析，能够快速有效地进行疾病的体外诊断核素治疗包括开放性放射性核素和密封放射性核素两类，前者如甲亢和甲癌治疗用的碘-131，后者如腔内近距离后装照射（铱-192）、放射性核素微粒肿瘤组织间定向植入的短程照射和介入照射等，以及远距离的钴-60 照射等。放射免疫的靶向治疗、受体介导的靶向治疗、放射性核素基因治疗的研究等颇受重视。放射性同位素标记和示踪技术是目前从细胞水平进入到分子水平，对活体显示人体结构和病理变化的唯一方法，是基因、核酸、蛋白质、疾病发病机制与正确诊断研究的重要方法。许多前沿生命学科的研究活动都与放射性同位素应用有关，如基因组的功能、细胞代谢、光合作用、人体的化学信息传递（激素、神经递质）等。

工业领域 放射性同位素在

工业上有着广泛应用，放射性同位素仪表即核仪表如料位计、密度计、测厚仪、核子秤、水分计、γ射线探伤机、集装箱检测和离子感烟火灾报警器等可用来监控生产流程，实现无损检测，成分分析，以及探知火情等。放射性同位素探测技术广泛用于石油、化工、冶金、水利水文等部门，并取得显著的经济效益。辐射加工技术在交联线缆、热缩材料、表面固化、医疗用品消毒以及食品辐照保藏等领域普遍使用并形成产业规模。利用放射性同位素的衰变能可以制造同位素电池，可作为深空探索的电源。

农业领域 放射性同位素在农业上同样有着广泛应用，辐射突变育种成就突出，特别是粮、棉、油等作物辐照新品种培育及推广取得了显著的经济效益。放射性同位素示踪在农业中也有多方面的应用，如肥料与农药的效用和机制、有害物质的分解与残留探测、畜牧兽医研究和生物固氮、家畜疾病诊断及其妊娠预测研究等；也常用到堤坝和水库泄漏的检测等。通过辐射可致昆虫不育，使昆虫丧失生殖能力，达到防治甚至根除害虫的目的。食品辐照可控制微生物引起的食品腐败和食源性疾病的传播。

其他领域 放射性同位素的应用已深入到了生物医学、遗传工程、材料科学和地球科学的科学研究中。同时也应用了环境污染监测与去除以及安全检查体系等。

（文万信）

tóngwèisù fēngdù

同位素丰度 （isotopic abundance；isotope abundance）

同位素的原子数占相应元素总原子数的百分比，或 1mol 元素原子中各种同位素占的比例。同位素丰度通常只包含稳定同位素，如氢元素有 99.9885% 的氢-1 和 0.0115% 的氢-2，合起来 100%，不包含放射性同位素氢-3。如果不稳定同位素的半衰期足够长，则也可能提供其丰度，如钾-40（半衰期将近 13 亿年）的丰度为 0.0117%。地壳元素中同位素的丰度通常是一定的，但是由于成因的不同（放射性衰变的存在），丰度可能会有变化。例如，富含铀-238 的矿物中铅-206 的丰度比较大，而铅-208 丰度比较大的通常出现在富集钍-232 的矿物中。此外，也可以人为地改变同位素的丰度，比如同位素分离。普通铀矿中铀-235 的丰度一般为 0.7%，核能发电中常用铀-235 的丰度大约为 3%，而核弹中铀-235 的丰度高达 90% 以上。同位素丰度的测定采用质谱仪。

（蔡崇贵）

fàngshèxìng shuāibiàn

放射性衰变 （radioactive decay）

核素自发放出 α、β、γ 等粒子的过程或现象。受到 1895 年末德国物理学家伦琴（Röntgen）发现 X 射线的启示，1896 年初法国物理学家贝可勒尔（Becquerel）发现，铀的化合物持续自发地放出一种类似 X 射线的辐射，可以穿过不透明的纸张并让照相胶片感光。不久后就发现这是化合物中金属元素铀特有的性质。1898 年，居里夫人（M. Curie）发现钍也具有铀的这种性质，于是取名放射性，并在居里先生（Curie）的帮助下，相继发现了两种新的放射性元素钋和镭。居里夫人发现，沥青铀矿的放射性比纯铀更强。1899 年，加拿大麦吉尔大学的新西兰学者卢瑟福（Rutherford）发现，铀放出的辐射有两种，一种容易被吸收，一张纸或者几个厘米的空气就可以阻挡，他称之为 α 射线；另一种穿透能力大得多，可以穿过几毫米厚的铝，他称之为 β 射线。后来威拉德（Villard）发现，镭释放出一种穿透力非常强的称为 γ 射线的辐射，可以穿过 20cm 厚的铁和几厘米厚的铅。不久，科学家们发现，β 射线受到磁场的偏转，本质上属于 1897 年汤姆逊（Thomson）发现的电子，只不过速度更快（接近光速）；γ 射线不受磁场或电场的偏转，本质上与 X 射线类似，并且常伴随着 β 射线发射。α 射线本质的揭示稍费周章。1903 年，卢瑟福发现，α 射线在强的磁场或电场中发生了偏转，不过，与 β 射线相比，偏转量较小，并且偏转方向相反。这表明，α 射线粒子的质量比较大并且带正电。后来他与罗伊兹（Royds）合作，让装有放射性气体的试管释放的 α 粒子穿过很薄的玻璃壁进入外面包围的真空管中累积并进行放电，显示氦的谱线，结合此前测得的 α 射线粒子的荷质比（Q/m），表明 α 粒子正是失去了两个电子的氦原子，即氦原子核（当时尚无原子核的概念）。

放射性物质之所以发生衰变，是因为其原子核所处的能量状态较高，因而不稳定，总是试图到达能量比较低的稳定状态。1900 年，卢瑟福表示，钍的化合物（尤其是氧化物）不停地产生放射性气体（钍射气）。该气体的活度每隔一定的时间（约 1 分钟左右）减为原来的一半，镭生成的放射性气体也存在类似的规律，这表明放射性衰变是一种随机过程，服从统计规律（见放射性衰变规律）。卢瑟福与毕业于牛津大学的索迪（Soddy）合作发现，上述钍射气是钍 X 衰变的产物，而钍 X

又是钍衰变的产物。于是，他们知晓了从钍经钍X（镭-224）到钍射气（氡-220）这样一个放射性衰变系列，简称放射系。放射系的发现，打破了元素不可变，原子不可破的旧观念，建立起了元素可转变，原子有结构的新观念。1934年，约里奥居里夫妇（Joliot and Curies）发现，放射性可以通过人工方法诱导产生。人工放射性的发现，催生了寻求新核素的热潮，为原子核裂变的发现，核能的开发以及放射性核素的广泛应用铺平了道路。

（蔡崇贵）

α shuāibiàn

α 衰变（α decay） 放射性核素自发放出 α 粒子而转变成另一种核素的过程。简言之，即放出 α 粒子的核衰变。这是人类在1890 年代后期发现的第一种放射性衰变方式。它在早期的近代物理实验中起了非常重要的作用，导致了目前普遍接受的卢瑟福–玻尔（N. Bohr）原子模型。卢瑟福和罗伊兹还利用巧妙的实验揭示了 α 粒子的本质——失去了电子的氦原子，即由两个质子和两个中子构成的氦原子核。因此，α 衰变后形成的子核，其原子序数比母核少 2，而质量数低 4。例如，镭衰变成氡和 α 粒子：

$$^{226}_{88}\text{Ra} \rightarrow ^{222}_{86}\text{Rn} + ^{4}_{2}\text{He}$$

镭-226 的半衰期约 1 600 年。氡-222 本身也具有 α 放射性（半衰期为 3.82 天），并且广泛存在于自然界，尤其是地下室和矿井中，贡献了人类天然本底剂量（单位质量物质中吸收的电离辐射能量）的一半左右。与地球的年龄相比，氡-222 和镭-226 的半衰期都很短，它们之所以在自然界中依然存在，是因为有一个寿命很长的源头——

铀-238，其半衰期与地球的年龄相当，约 45 亿年。铀-238 的衰变方式也是 α 衰变。铀-238 经过 8 次 α 衰变（和 6 次 β 衰变）后最终稳定于铅-206、铀-238 和铅-206 及中间核素（包括镭-226 和氡-222）共同构成了一个放射系，称为铀系。此外，还存在钍系和锕系。三者统称为天然放射系，这是自然界中 α 衰变的主要来源。α 衰变仅发生于质量数较大（大于 140）的核素（铍-8 是一个例外）。α 衰变过程中释放的能量较多（4~10 MeV），这些能量大部分由 α 粒子带走（动量守恒）。α 粒子的能量是分立的（可能有几组），独特的。不同的放射性核素放出不同能量的 α 粒子。α 粒子的速度接近光速的 1/10，但其穿透能力不强。它们在空气中的射程大约就几厘米。此外，α 衰变过程中保持电荷与质量数守恒（可以由衰变方程看出）。

利用 α 衰变释放的 α 粒子，卢瑟福于 1919 年首次实现了人工核转变，使一种元素转变成了另一种元素；博思（Bothe）等人于1930 年实现了导致发现中子的核反应，最终由查德威克（Chadwick）于 1932 年发现了中子；约里奥·居里夫妇（Joliot and Curies）于 1934 年制造了第一个人工放射性核素，为原子核裂变的发现和原子核能的开发奠定了基础。

（蔡崇贵）

β shuāibiàn

β 衰变（β decay） 放射性核素自发放出正、负电子或俘获轨道电子而转变为另一种核素的过程。又称同量异位跃迁。β 衰变包括 β⁻ 衰变、β⁺ 衰变和电子俘获。β⁻ 与 β⁺ 分别代表电子和正电子。β 衰变发生前后核素的质量数不变，但原子序数（元素在周

期表中的位置）有增减。

β⁻ 衰变 在人工放射性发现之前，β 衰变代表发射 β 粒子（电子）的核衰变的过程。事实上，由卢瑟福于 1899 年提出的 β 射线正是此前汤姆逊发现的电子。β 衰变中产生的 β 粒子的能量存在最大值，但却是连续的，与 α 衰变中产生的 α 粒子的分立能量形成了鲜明对比。当 β 粒子的能量低于最大值时，"消失"的能量到哪里去了？这一度让物理学家们困惑不已。1930 年，保利（Pauli）提出，与 β 粒子相伴随的中性粒子带走了剩余的能量。费米（Fermi）建议该粒子取名"中微子"，即质量微小的电中性粒子。这就是中微子假说。由于中微子与其他物质粒子的作用很弱，探测异常困难。王淦昌先生在西南联大时期提出了间接探测中微子的思想，并发表在《物理评论》杂志上，后来美国物理学家戴维斯（Davis）于 1952 年据此成功地进行了验证。次年莱因斯（Reines）在反应堆的强辐射中找到了中微子存在的证据。21世纪初，英国的《自然》杂志发表了日本大型中微子探测器的结果，认为中微子的质量基本为零。目前对中微子的探测仍在进行中。由于 β 衰变产物中电子和中微子的质量都很小，根据动量守恒定律，绝大部分的衰变能（衰变过程中释放的总能量）由电子和中微子分享。可以说，β 粒子的最大能量就是衰变能。β 粒子的平均能量大约是其最大能量的 1/3。

1933 年，费米提出，β 衰变的发生是弱相互作用的结果。不同于质量之间存在的万有引力相互作用，电荷之间存在的电磁相互作用，核子（中子与质子的统称）之间存在的强相互作用，弱

相互作用涉及中子与质子之间的相互转化和中微子的发射（李政道和杨振宁先生因为弱相互作用的相关工作而荣获了 1957 年的诺贝尔物理学奖）。如同 α 衰变一样，三个天然放射系也是 β 衰变的重要来源。此外，宇宙射线与大气相互作用也会产生一些 β 放射性核素，如氢-3、碳-14 等。还有，原子反应堆的裂变产物中存在大量的 β 放射性核素，如碘-131、铯-137、锶-90 等；经过反应堆中子辐照可以生产 β 放射性核素，如磷-32、钴-60 等。再者，过去爆炸的原子弹和氢弹也产生了一些 β 放射性核素。

β 衰变的实质是原子核中的一个中子转变成质子并放出电子和反中微子（中微子的反粒子）的过程。例如，可用于考古测年的人体中含有的碳-14 的衰变：

$$^{14}_{6}C \rightarrow ^{14}_{7}N + e^{-} + \bar{\nu}$$

式中：$\bar{\nu}$ 为反中微子。可见，β 衰变前后电荷与质量数保持守恒。

β⁺ 衰变 放射性核素自发放出 β⁺ 粒子而转变为另一种核素的过程。简言之，β⁺ 衰变就是放出 β⁺ 粒子的核衰变。就在中微子假说提出的那一年，迪拉克（Dirac）从理论上预测了正电子（电子的反粒子）的存在。1932 年，安德森（Anderson）在宇宙线中找到了正电子存在的证据。正电子与电子质量相等而电荷相反，两者相遇时立即化为能量相同而方向相反的两个 γ 光子。这就是说，在这个物质世界，反物质的寿命常常很短。又过了两年，即 1934 年，约里奥·居里夫妇用 α 射线轰击稳定核素产生了正电子（β⁺ 或 e⁺）放射性核素，如磷-30。随着 β⁺ 放射性的发现，前述的 β 衰变逐步为 β⁻ 衰变所取代。同

β⁻ 衰变一样，β⁺ 衰变产生的 β⁺ 粒子的能量也是连续的，并且存在最大值。β⁺ 衰变的实质是核内的一个质子转变为中子并放出正电子和中微子的过程。例如，核医学影像仪器 PET 常用核素氟-18 的衰变：

$$^{18}_{9}F \rightarrow ^{18}_{8}O + e^{+} + \nu$$

式中：ν 为中微子。可见，β⁺ 衰变前后电荷与质量数同样保持守恒。

发生 β⁻ 衰变的核素通常是丰中子的核素，而发生 β⁺ 衰变的核素通常是丰质子的核素。丰质子的核素在自然界中很少见，它们几乎全部由人工方法（粒子加速器）产生。

电子俘获（electron capture, EC） 丰质子核素的原子核也可能俘获一个轨道电子，将核内的质子转变成中子并放出中微子的过程。又称轨道电子俘获。例如，放射免疫分析与粒子源放射治疗中常用的碘-125 的衰变：

$$^{125}_{53}I + e^{-} \rightarrow ^{125}_{52}Te + \nu$$

与释放出 β 粒子的衰变不同，电子俘获过程中释放出的中微子的能量是单一的，而非连续的。俘获的轨道电子主要来自 K 壳层，称为 K-俘获。电子俘获发生后，将在原子的内壳层留下空位，因此会接着产生特征 X 射线或俄歇电子。

（蔡崇贵）

γ shuāibiàn

γ 衰变（γ decay） 放射性核素自发消耗多余能量的过程。这是一个电磁过程。放出 γ 粒子（射线）是 γ 衰变的常见形式，称为 γ 发射。γ 粒子或 γ 光子，同 X 射线或可见光一样，同属于电磁辐射，只是波长较短，频率较

大，能量较高。γ 衰变常伴随 α 衰变或 β 衰变发生。α 衰变或 β 衰变发生后，子体核素可能处于能量较高的激发态，不稳定，于是通过发射 γ 光子趋向稳定。例如，核医学检查中常用核素锝-99m（m 表示寿命较长的激发态）的衰变：

$$^{99m}Tc \rightarrow ^{99}Tc + \gamma$$

γ 发射的半衰期通常短到无法测量（小于 10^{-12} s）。如果 γ 发射的半衰期可以测量，辐射光子前处于较高能量状态的核素与辐射光子后处于较低能量状态的核素称为同质异能素。又称同核异能素。同质异能态（同质异能素中能量较高的状态，如上述的锝-99m）向较低能量状态的跃迁称为同质异能跃迁。

处于激发态的子核也可能将多余的能量直接交给一个核外电子（通常是 K 层电子），使之脱离原子核的束缚成为自由电子。该过程称为内转换，脱离的电子称为内转换电子。不同于能量连续的 β 粒子，内转换电子的能量是分立的。如果子核激发态的能量大于两个电子的静止能量（1.02 MeV），也可能在原子核库仑场的作用下直接发射一对正负电子，这就是电子对内转换。

和电子俘获一样，内转换发生后也将在原子的内壳层留下空位，因此也会接着产生特征 X 射线或俄歇电子。

（蔡崇贵）

guǐdào diànzǐ fúhuò

轨道电子俘获（orbital electron capture） 放射性原子核俘获一个轨道电子将核内一个质子转变成中子并释放出一个中微子的过程。简称电子俘获（EC）。俘获的轨道电子主要来自 K 壳层，称

为 K-俘获（K-capture）。例如，地壳中广泛分布并且正常情况下在体外可测的唯一体内核素钾-40 的衰变：

$$_{19}^{40}K+e^-\rightarrow_{18}^{40}Ar+\nu$$

电子俘获发生后，将在原子的内壳层留下空位，因此会接着产生特征 X 射线或俄歇电子。

（蔡崇贵）

自发裂变 （spontaneous fission，SF）

zìfā lièbiàn

较重元素的不稳定原子核自发分裂成两个差不多相等的碎块（较轻元素的原子核），同时放出 2 到 4 个中子和大量能量的过程。自发裂变由俄罗斯物理学家弗勒罗夫（Flerov）和彼得扎克（Petrzhak）于 1940 年在铀-238 中发现。在质量数超过 230 的许多核素中都能观测到自发裂变现象。这些核素中，质量数比较低的，其半衰期通常也比较长。铀-238 的自发裂变半衰期约 10^{16} 年，而镄-256 的相应半衰期约 3 小时。自发裂变的核素也发生 α 衰变（从原子核中释放出氦核）。质量数越大，自发裂变越显著（生产高质量数的新元素的限制因素）。对于铀-238，α 衰变的概率大约是自发裂变的二百万倍，而对于镄-256，仅有 3% 的原子核发生 α 衰变，其余的 97% 均为自发裂变。工业上和医学中常用的锎-252 中子源所辐射的中子正是自发裂变的产物。核反应堆和核弹中发生的裂变则主要是中子诱导的结果，不属于自发裂变。

（蔡崇贵）

重离子放射性 （heavy-ion radioactivity）

zhòng lízǐ fàngshèxìng

原子核自发释放出重离子的现象。重离子是比 α 粒子更重的离子。1980 年，一些物理学家通过计算指出，有可能在 α 衰变与自发裂变之间存在一种新的重核衰变类型。1984 年，英国的罗斯（Rose）和琼斯（Jonse）发现，镭-223 放出了 30 MeV 的碳-14 离子。发射碳-14 离子与发射 α 粒子的比例约为 5×10^{-10}。这是重离子放射性的首次实验观测。此后还观测到镭-222、镭-224、镭-226 等核素发射碳-14 离子的现象以及钍-230、镁-231、铀-232 等核素发射氖-24 离子的现象。这些重离子放射性，同 α 衰变和自发裂变一样，涉及势能垒的量子隧道贯穿。

（蔡崇贵）

质子放射性 （proton radioactivity）

zhìzǐ fàngshèxìng

原子核自发释放出质子的现象。质子放射性于 1970 年在钴-53 的同质异能态中发现。质子放射性核素属于丰质子核素。丰质子核素一般通过 β+ 衰变或者 α 衰变趋向稳定。但是当核素中的质子极为丰富时，也可能通过发射质子达到稳定。例如，上述的钴-53m 核素有 98.5% 通过 β+ 衰变的方式转变为铁-53，另有 1.5% 通过直接发射质子变成铁-52。从基态原子核直接释放质子的现象，直到 1982 年才在实验上首次观测到。有些核素可能同时自发释放出两个质子，这种现象称为双质子放射性。例如，铁-45 同时放出两个质子后转变成铬-43，相应的半衰期约 0.35μs。在天然放射性核素中没有观测到质子放射性。

（蔡崇贵）

半衰期 （half-life）

bànshuāiqī

放射性核素半数原子核衰变（通过发射粒子和能量自发转变为其他种类的核素）所用的时间。即放射性核素的射线强度减半所用的时间。半衰期是放射性核素的特征量。不同的放射性核素有不同的半衰期，并且不易受外界环境（温度、压力、电场或磁场、化合等）条件的影响。例如人体中两种重要的放射性核素碳-14 和钾-40，前者的半衰期大约 5 700 年，后者则将近 13 亿年。由于后者的半衰期与地球的年龄具有可比性，故可以说，现存的钾-40 是地球诞生时就有的。反之，地球诞生时就有的碳-14 早已转变成了稳定的氮-14。现存的碳-14 是宇宙射线与大气（氮）持续相互作用的结果。当初卢瑟福在提出半衰期这一概念时称之为"周期"，因为他发现，每经过相同的时间，放射性核素的辐射强度就在原有的基础上减半，呈现一种几何级数下降的态势。在此基础上，人们揭示了衰变过程的随机本性（见放射性衰变规律）。放射性核素的半衰期小到 10^{-21} s（锂-5），大到 10^{24} a（$_{52}^{128}$Te），跨越 50 多个数量级。

同半衰期密切相关的，放射性核素的另一个特征量是衰变常量。衰变常量是单位时间内放射性核素衰变的份额，或单位时间内一个原子核衰变的概率。衰变常量与半衰期成反比关系。半衰期越长，则衰变常量越小，单位时间内放射性核素衰变的份额越小，半衰期长，衰变常数小，未必产生的射线粒子数目少（一次衰变匀能产生多个射线），反之亦然。例如，同样质量（1g）的铀-238 和镭-226，前者的活度（单位时间内衰变的原子核数）比后者小百万倍，主要原因就是铀-238 的半衰期比镭-226 大百万倍。

（蔡崇贵）

衰变常数 （decay constant）

shuāibiàn chángshù

单位时间内放射性核素衰变的份

额，或单位时间内一个原子核衰变的概率。同半衰期一样，衰变常数也是放射性核素的特征量，二者成反比关系。半衰期越长，则衰变常数越小，单位时间内放射性核素衰变的份额越小，产生的射线粒子数目未必少（一次衰变可产生多个射线），反之亦然。例如，同样质量（1g）的铀-238 和镭-226，前者的活度（单位时间内衰变的原子核数）比后者小百万倍，主要原因就是铀-238 的半衰期比镭-226 大百万倍。见半衰期。

（蔡崇贵）

fàngshèxìng shuāibiàn guīlǜ

放射性衰变规律（law of radioactive decay）

放射性核素的原子（核）数随着时间的增加按指数（几何级数）减少的规律。即：$N = N_0 e^{-\lambda t}$。式中 N 是 t 时刻存在的原子（核）数；N_0 是初始原子（核）数；λ 是衰变常量。衰变常量 λ 与半衰期 $T_{1/2}$ 的关系为：$\lambda = \ln 2 / T_{1/2}$。只要 N 足够大，在一定的时间内衰变掉的原子（核）数的比例总是一样的。这一衰变理论是卢瑟福和索迪于 1903 年建立起来的，从而奠定了放射性研究的科学基础。研究发现，虽然单位时间内的衰变数存在涨落，但是单位时间内衰变的平均数总是与衰变之前存在的原子（核）数成正比，与原子（核）之间的相互作用无关。这表明，衰变本身是一个随机过程，服从统计规律。单位时间内衰变的原子（核）数，即放射性核素的衰变率，称为放射性活度。放射性活度可以通过测量放射线的数目来确定。同放射性核素的原子（核）数一样，放射性活度也遵循指数衰减规律。每秒钟有一个原子（核）衰变，即放射源的活度为 1 Bq（贝可）。早期常用的活度单位"居里（Ci）"表示每秒钟衰变的原子（核）数为 3.7×10^{10}，即 $1Ci = 3.7 \times 10^{10} Bq$。

如果子体核素不稳定，则子体也将衰变，于是母体与子体构成一个放射性衰变系列，简称放射系。子体核素将因为母体核素的衰变而增加，又因为自身的衰变而减少。起初子体核素的活度变化无规律，但经过足够长的时间后，子体核素活度的变化将趋于稳定（有规律）。如果母体核素的半衰期大于子体核素的半衰期，则子体与母体的活度之比最终将趋于一个定值，换句话说，子体的变化规律最后将趋向母体，或者说取代母体的半衰期。反之，如果母体核素的半衰期小于子体核素的半衰期，则母体最终将消失，完全转化为子体，子体将按自身的半衰期进行指数衰减。核医学中常用的 ^{99}Mo（$T_{1/2} = 66h$）– ^{99m}Tc（$T_{1/2} = 6h$）发生器属于前一种情况，后一种情况在反应堆的裂变产物中比较常见。

（蔡崇贵）

fúshè

辐射（radiation）

以波或粒子的形式向周围空间或介质发射并在其中传播的能量。

辐射可分为电磁辐射和粒子辐射。电磁辐射包括射频波、微波、红外线、可见光、紫外光、X 射线和 γ 射线，它们在空间中的传播速度为光速，静止质量为零。粒子辐射包括电子、质子、中子等，它们在静止时，这些粒子有质量。当这些粒子高速运动时，它们可以被看成是辐射。粒子辐射的速度小于光速，大于其热运动时的速度。

电磁辐射又可以分为电离辐射和非电离辐射。凡是与物质直接或间接作用时使物质电离的辐射，称为电离辐射。不能使物质电离的辐射称为非电离辐射。一般情况下，辐射的能量高于 30eV，可以使物质电离。中子不带电，不存在库仑位垒，即使能量很低，如热中子，也可以引起核反应，产生带电离子，使物质电离。电离辐射可以使物质电离和激发，使物质发生物理和化学变化，造成生物体的损伤。

电离辐射又可以分成直接电离辐射和间接电离辐射。具有足够大的动能，可以通过碰撞引起物质电离的带电粒子称为直接电离辐射，如电子、质子、氘、氚、α 粒子、重离子等。不带电，但通过与物质相互作用，可以产生带电离子使物质电离的辐射，称为间接电离辐射，如 X 射线、γ 射线、中子等。

（张保国）

diàncí fúshè

电磁辐射（electromagnetism radiation）

所有以电磁波的形式在空间或介质中传播能量的辐射。包括可见光波、热辐射、射频波、微波、红外线、紫外线、X 射线和 γ 射线等传播模式。

发展历史 1864 年，麦克斯韦建立了关于电磁场的方程组，首次从理论上预言了电磁波的存在，其速度与光速相同，同时提出了光的电磁波理论。1887 年，赫兹用实验的方法首次证实了电磁波的存在，并且证实了光与电磁波的同一性。

原理 电磁波实际上是交变电磁场，可以用电场和磁场强度的空间变化来表示，平面电磁波与光波一样都是横波，其电场和磁场方向互相垂直，并以光速沿垂直于电场和磁场的方向传播。电磁波的波长 λ、频率 ν 和传播速度的关系为：$c = \nu \lambda$。电磁辐射都具有波的特性，如反射、折射、衍射、干涉、偏振等。当波长非常短时，电磁辐射的粒子特性占优势。电磁辐射可以用质量为零、能量为 $E=h\nu$ 的光子来表示。

频率特点 不同频率范围的电磁波具有不同的物理特性，电磁波的整个频率范围称为电磁波谱或频谱。它包括以下一些频段，其大致的频率范围如下：工频电磁波和无线电波为 $10\sim10^9$Hz；微波为 $10^9\sim3\times10^{11}$Hz；红外线为 $3\times10^{11}\sim4\times10^{14}$Hz；可见光为 $3.84\times10^{14}\sim7.69\times10^{14}$Hz；紫外线为 $8\times10^{14}\sim3\times10^{17}$Hz；X 射线为 $3\times10^{17}\sim5\times10^{19}$Hz；$\gamma$ 射线为 $10^{18}\sim10^{22}$Hz 以上。自然界中的电磁辐射覆盖从无线电波到 γ 射线的整个电磁波谱。对于非相干电磁辐射，从工频电磁场到 X 射线的各种人工辐射源都已齐备。由于 20 世纪 60 年代激光器的发明和 70 年代以来自由电子激光器的发展，人工相干光源已经覆盖了从微波到紫外线的宽广的电磁波谱。目前，科学家们正在努力研制 X 射线激光器。

电磁辐射分类见辐射。

（张保国）

fēidiànlí fúshè

非电离辐射（non-ionizing radiation） 不能引起物质电离的低能电磁辐射。包括紫外光、可见光、红外线、微波、射频波等。由于不能使物质电离，非电离辐射没有电离辐射对机体的毒性，对机体组织的损伤要比电离辐射小得多。非电离辐射主要作用靶是皮肤和眼睛。

紫外线的波长为 $10\sim400$nm，它主要是使物质分子或原子中轨道电子从较低的能态跃迁到较高的能态，紫外光子本身被物质的分子或原子吸收。生物分子的紫外吸收广谱都是宽谱，每种分子都有自己的特征吸收光谱。紫外光的生物毒性与波长有关，近紫外光（波长 $315\sim400$nm）主要影响皮肤，强近紫外光可以引起皮肤的烧灼；中紫外光（波长 $280\sim315$nm）和远紫外光（$200\sim280$nm）都可以引起皮肤和眼睛的损伤。中紫外光可以引起 DNA 碱基的交联，诱导皮肤癌。

红外线与微波对机体组织的损伤主要是热效应，红外线和微波被皮肤和眼睛吸收而产生热，高强度的红外线与微波可以损伤皮肤和眼睛。高能激光可以产生皮肤烧伤。可见光激光照射眼睛可以引起视网膜损伤。

（张保国）

diànlí fúshè

电离辐射（ionizing radiation） 与物质直接或间接作用时使物质电离的辐射。

分类 包括直接电离辐射和间接电离辐射。

间接电离辐射 不带电，它们不能直接引起物质电离，但是它们与物质相互作用时可以产生直接电离粒子，如中子和光子等不带电粒子。电离辐射作用于物质，所引起的物理、化学变化，或作用于生物体时产生的生物效应，都是通过带电粒子把能量传递给物质所引起的。

直接电离辐射是带电粒子，电子称轻带电粒子，质子、氘核、α 粒子及质量更大的带电粒子称为重带电粒子。带电粒子在物质中损失的能量主要有电离损失和辐射损失。带电粒子与物质相互作用主要是与物质原子相互作用，即与原子的核外电子发生相互作用，使原子激发或电离，带电粒子在电离和激发过程中的能量损失，称为电离损失。辐射损失指带电粒子穿过物质时，受到原子核库仑场的作用而减速，产生轫致辐射，损失其部分或全部能量。由于重带电粒子质量大，散射现象不显著，与原子发生相互作用后，方向几乎不变，因此，重带电粒子在物质中运动径迹近似为直线，重带电粒子在物质中的能量损失主要是电离损失，重带电粒子引起的轫致辐射可以忽略不计。而对于电子，由于质量轻、速度快，电子与物质发生相互作用时，其能量损失与运动轨迹与重带电粒子不同，电子与靶物质的相互作用时，其能量损失有电离能量损失和辐射能量损失两部分，电子能量越高，辐射损失越大。电子在物质中多次散射则导致电子在物质中运动轨迹十分曲折。

电离辐射的生物效应 与物质的电离密切相关，包括两种情况：①电离辐射直接将能量传递给生物大分子，引起生物分子的电离和激发，导致分子结构的改变和生物活性的丧失。这种情况称为电离辐射的直接作用。②生物组织中，水是主要成分，约占 $70\%\sim80\%$，辐射作用于水，使水分子电离和激发，引起水的辐解反应，产生大量自由基，通过自由基作用于生物分子，造成生物分子的损伤。这种情况称为电离辐射的间接作用。利用电离辐射的致电离特性和穿透性，电离辐射用于辐射灭菌、辐射加工、辐射育种、医学诊断、肿瘤治疗、工业测厚、探伤等领域。

（张保国）

qiángguànchuān fúshè

强贯穿辐射（strongly penetrating radiation） 在均匀单向辐射场中，对某一给定的人体取向（如皮肤敏感层）的任何小块区域内所接受的当量剂量与有效剂量的比值小于 10 的辐射。常见的强贯穿辐射有 X 射线、γ 射线和中子等。

辐射场中某点处的周围剂量当量 H*(d) 是相应的扩展齐向场在 ICRU 球内、逆齐向场的半径上深度 d 处产生的剂量当量。对于强贯穿辐射，推荐 $d = 10mm$。深部个人剂量当量又称作贯穿性个人剂量当量，是人体表面某一指定点下面深度 d 处的软组织内的剂量当量，它适用于强贯穿辐射。推荐的 d 值为 10mm，故 H$_p$(d) 写为 H$_p$(10)。除了极高能量和低能量情况下，个人监测和环境监测中测得的 H$_p$(10)、H*(10) 两个量可分别作为强贯穿辐射照射条件下人体有效剂量偏安全的估计。

（张保国）

ruòguànchuān fúshè

弱贯穿辐射（weakly penetrating radiation）

在均匀单向辐射场中，对某一给定的人体取向的辐射。如皮肤敏感层的任何小块区域内所接受的当量剂量与有效剂量的比值大于 10 的辐射，常见的弱贯穿辐射有质子、α 粒子、重带电离子等。

在外照射情况下，辐射场中某点处的定向剂量当量 H′(d, Ω) 是相应的扩展齐向场在 ICRU 球内、沿指定方向 Ω 的半径上深度 d 处产生的剂量当量。对于弱贯穿辐射，推荐 $d = 0.07mm$。值取 0.07mm，这相当于皮肤基底层的深度。当弱贯穿辐射倾斜入射到小块皮肤上时，射线在到达皮肤基底层以前在表皮中要经受较大的衰减。因此，弱贯穿辐射在皮肤基底层的能量沉积将表现出很强的方向性，这与周围剂量当量响应与入射角无关的情况形成

了对照。当人体处于弱贯穿辐射场中时，避免皮肤因受过量的辐射照射而产生确定性效应，定向剂量当量就是用来表征弱贯穿辐射对皮肤照射的一个剂量学量，也就是一个用于环境监测的剂量当量。该量的取值与 ICRU 球指定半径相对辐射场的取向有关。浅表个人剂量当量，是人体表面某一指定点下面深度 d 处的软组织内的剂量当量，它适用于弱贯穿辐射。推荐的 d 值为 0.07mm，故 H$_s$(d) 写为 H$_s$(0.07)。

除了极高能量和低能量情况下，个人监测和环境监测中测得的 H$_s$(0.07)、H′(0.07) 两个量可分别作为相应弱贯穿辐射照射条件下人皮肤当量剂量偏安全的估计。

（张保国）

zhíjiē diànlí fúshè

直接电离辐射（directly ionizing radiation）

具有足够大的动能，可以通过碰撞引起物质电离的带电粒子引发的辐射。如电子、质子、α 粒子、重离子等。

带电粒子与物质相互作用的过程是复杂的，主要过程有电离和激发，弹性散射和韧致辐射。其他过程有湮灭辐射、契伦科夫辐射、核反应以及引起物质的化学变化。带电粒子主要通过电离和激发过程损失能量，其次是通过韧致辐射，这两种过程构成了带电粒子在碰撞过程中的能量损失。带电粒子引起的核反应的截面比带电粒子与原子相互作用截面小 6 个量级，在辐射防护中要考虑核反应的影响，其他情况可以忽略核反应的影响，只考虑带电粒子与原子中轨道电子的相互作用。

当具有一定动能的带电粒子与原子中的轨道电子发生相互作用时，如果轨道电子获得的动能

足以克服原子核的束缚，逃出原子壳层成为自由电子，此过程使原子电离，电离后的原子带正电，与逃出的自由电子合称为离子对。如果轨道电子获得的动能不足以克服原子核的束缚，而使原子从低能级跃迁到高能级，使原子处于激发态，此过程称为激发。处于激发态的原子是不稳定的，它通过电子的自发跃迁从激发态回到基态，多余的能量以电磁辐射的形式放出。带电粒子在电离和激发过程中的能量损失，是通过带电粒子和原子轨道电子的库仑碰撞产生的，这种能量损失称为电离能量损失。单位路径上的电离损失与带电粒子的电荷 z^2 成正比，与带电粒子的速度成反比。

高速带电粒子穿过物质时，带电粒子在受到库仑场的减速时，将一部分动能转换为韧致辐射。这种形式的能量损失，称为辐射能量损失。对于一定能量的带电粒子，其辐射损失与 $Z^2 z^2 / m^2$ 成正比，其中 Z 为物质的原子序数，z 为带电粒子电荷，m 为带电粒子的质量。重带电粒子的辐射能量损失可以忽略。

（张保国）

α shèxiàn

α 射线（α rays）

铀矿物能发射出穿透能力很强能使照相底片感光的不可见射线。1896 年，贝克勒尔在研究铀矿的荧光现象时发现的，发现其放射性后不久，卢瑟福用分层铝片放在铀源进行实验，发现铀放射性辐射的成分不一，含有两种可被铝片吸收的辐射，一种容易被吸收，即穿透力弱，即为 α 射线。一种比较难以被吸收，即穿透能力较强，即为 β 射线。电磁场偏转实验证明，β 射线为电子。1907 年，卢瑟福收集 α 粒子，证明 α 射线为带正

电的氦原子核。

α 射线源有放射性同位素源和加速器源；放射性核素 α 衰变放出的 α 射线的能量通常在 4～9MeV 范围内，除个别放射源产生一种能量的 α 射线，绝大多数 α 放射源会同时放出几种不同能量的 α 射线。加速器源用加速器加速氦离子，可以方便地获得各种能量的 α 射线。

α 射线是重带电粒子，属于直接电离辐射。α 射线与物质相互作用时，可以忽略辐射损失，只考虑电离损失。α 射线在物质中的射程比较短，测量和防护都比较容易。α 射线单位径迹长度上的能量损失很高，属于高传能线密度（linear energy transfer, LET）辐射，α 射线的生物效应比电子、X（γ）射线的生物效应要显著得多。

（张保国）

β shèxiàn

β 射线（β rays）

原子核的 β 衰变发射的射线。原子核发射的 β 射线有两类：β⁻ 射线和 β⁺ 射线，β⁻ 射线就是通常的电子，β⁺ 射线为正电子，属于直接电离辐射。原子核的 β 衰变发射电子或正电子的能谱是连续谱。由于质量轻、速度快，β 射线与物质发生相互作用时，其能量损失与运动轨迹与重带电粒子不同，电子与靶物质的相互作用，主要有电离能量损失和辐射能量损失，而多次散射则导致电子在物质中运动轨迹十分曲折。由于电子质量非常小，电子的辐射能量损失要远远大于重带电粒子，电子轰击重元素物质容易产生轫致辐射，可以利用这一特性产生 X 射线，而屏蔽 β 射线时则需要选择低 Z 材料，以减少轫致辐射。

（张保国）

δ shèxiàn

δ 射线（δ rays）

当具有一定能量的带电粒子与原子的轨道电子发生库仑作用时，把部分能量传递给轨道电子，如果轨道电子获得的动能足以克服原子核的束缚，逃出原子壳层成为的自由电子。又称次级电子。如果这些电子有足够的动能，还能进一步引起物质电离，由 δ 射线产生的电离称为间接电离或次级电离。电子束轰击固体，导致固体发射 δ 射线是制作扫描电子显微镜、电子倍增器、光电倍增管及很多很多电真空器件的基础。

（张保国）

jiànjiē diànlí fúshè

间接电离辐射（indirectly ionizing radiation）

不能直接引起物质电离，但是与物质相互作用时可以产生直接电离粒子的辐射。

X、γ 射线与物质相互作用和带电粒子与物质相互作用主要区别是：γ 射线不带电，不能像带电粒子那样，与靶原子的核外电子直接发生相互作用而使之电离或激发，或与靶原子核碰撞而发生弹性散射或辐射能量。不能用阻止本领或射程等物理量来描述 γ 射线与物质的相互作用，γ 光子通过与物质作用过程中所产生的次级电子而引起物质原子的电离和激发。带电粒子与物质相互作用是逐渐损失能量的，而 γ 光子则不同，光子与物质发生一次相互作用就会损失部分或全部能量，原来的入射光子发生大角度散射，或完全消失。γ 光子穿过物质时，其强度按指数规律衰减，没有射程概念。

γ 光子与物质相互作用主要有以下 3 种方式。①光电效应。γ 光子与靶物质原子相互作用，把自身能量全部转移给靶原子中的束缚电子，使这些电子以一定的能量从原子中发射出来，而 γ 光子消失。②康普顿效应。入射 γ 光子与靶原子的核外电子发生非弹性散射，γ 光子的一部分能量转移给电子，使它以一定的能量反冲出来，而碰撞后的 γ 光子的运动方向和能量都发生变化成为散射光子。③电子对效应。γ 光子在靶原子核的库仑场的作用下转化为一对正负电子。在 10keV 到 30MeV 能量范围内，光电效应、康普顿效应、电子对效应是 γ 光子与物质相互作用的主要方式，而其他作用的概率小于 1%，一般不予考虑。

中子不带电，几乎不能和原子的电子发生相互作用，而只能和原子核相互作用。中子与原子核相互作用分为两大类：一类是散射，包括弹性散射和非弹性散射。这是快中子与物质的相互作用的主要形式。快中子在轻介质中主要通过弹性散射损失能量，在重介质中主要通过非弹性散射损失能量。另一类是吸收，中子被原子核吸收后，产生其他次级粒子。对中子的探测只能依靠中子与原子核相互作用产生的核反应、核反冲和活化等。

（张保国）

guāngzǐ

光子（photon）

电磁场的量子，是自旋为 1，静止质量为零的中性粒子。早在 1900 年，普朗克在解释热辐射和吸收现象时，就提出假设：产生热辐射（电磁波）的谐振子的能量是以能量量子的形式一份一份改变的。1905 年爱因斯坦在解释光电效应时，提出了光的粒子学说，认为光是由微粒组成的，每个微粒称为光量子。直到 1923 年康普顿效应实验证实光的粒子性，光量子的概念才被普遍接受和运用。1926年正式命名为光子。光子是光和电磁波的能量和动量的携带者。光子能量 $E=h\nu$，动量 $p=h/\lambda$，其中 h 是普朗克常数，ν 是光的频率，λ 是光的波长。光子有很宽的能量范围，从高能的 X 射线、γ 射线、紫外光、可见光，到低能的红外线、微波、和热辐射。所有光子在真空中都以光速 c 运动。

（张保国）

X shèxiàn

X 射线（X rays）

X 射线是由高速电子在真空中轰击靶而获得的，可穿透不透明物质，产生荧光，使照相底片感光和使气体电离的射线。X 射线于 1895 年为伦琴进行阴极射线实验时发现的，开始不知其本质，故称为 X 射线。现已知 X 射线为波长为 $10^{-6}\sim 10^{2}$nm 的电磁辐射，X 射线的长波端与紫外线谱的短波端重叠，短波端与 γ 射线谱重叠。

高速电子在真空中轰击靶的过程中，电子突然减速，其一部分动能转变为光子能量，这种辐射称为轫致辐射，所得到的 X 射线谱为连续谱。此连续谱在短波端有一极限，X 光子能量最大为入射电子的动能。伴随轫致辐射的连续谱，还可以观察到分立的 X 射线谱线，这是靶原子电子跃迁到内壳层空穴而发射的单能光子。通常称为特征 X 射线，它们是随靶元素而异的。X 射线有强穿透力，波长越短，穿透能力越强。在医疗中广泛应用 X 射线作人体透视。在工业上利用 X 射线作零件探伤。

（张保国）

rènzhì fúshè

轫致辐射（bremsstrahlung）

在库仑场受到减速或加速的带电粒子，其部分或全部动能，将转变为连续谱的电磁辐射。当高速运动的带电粒子从原子核附近掠过时，它会受到原子核库仑场的作用而产生速度变化。当带电粒子的速度接近光速时，带电粒子穿过介质时，轫致辐射是其能量损失的主要机制。

轫致辐射的一个重要特征是具有连续谱，其强度在很宽的范围内变化很慢。轫致辐射是产生高能光子束的基本方法。医学临床上利用电子直线加速器产生的高能电子束轰击重金属靶产生的 X 射线束治疗肿瘤。

（张保国）

γ shèxiàn

γ 射线（γ radiation）

波长小于 0.2nm 的电磁波。1900 年维拉德（Villard）发现镭发出的辐射能穿透 1m 多厚的水泥墙，当时已发现有些元素发射 α 射线、β 射线，因此，他称第三种射线为 γ 射线。

性质 γ 射线是由原子核内能级发生跃迁而发射的，核内能级间距大，故发射 γ 射线能量大一般大于 1keV。在核反应或其他粒子反应中也会发射 γ 射线，此时 γ 射线能量往往更大。不同核素 γ 衰变发射的 γ 射线能量不同，因此可以根据核素发射的 γ 射线，鉴别核素。

与 X 射线区别 X 射线与 γ 射线都是电磁辐射，其本质是相同的，只是产生的方式不同，能量不同。X 射线是由电子发射的，γ 射线是由原子核发射的，通常情况下，γ 射线的能量高于 X 射线。

作用原理 γ 射线不带电，不能直接使物质电离，属于间接电离辐射，有很强的穿透本领。γ 射线穿过物质时，与物质发生相互作用，主要发生光电效应、康普顿效应、电子对效应等三种效应。γ 射线能量小于 100keV 时，光电效应占优势，γ 射线能量在 100keV～10MeV 时，康普顿效应占优势，高能时，电子对效应占优势。探测 γ 射线和屏蔽 γ 射线都利用 γ 射线与物质的相互作用。γ 射线测量最终测量的是电子，γ 射线探测器起两个作用：将 γ 射线转换成电子和探测电子，由于电子可能由不同的效应产生，γ 射线能谱比 α 能谱复杂得多。最常用的 γ 射线探测器是 NaI γ 探测器和 HPGe γ 探测器。

应用 由于 γ 射线穿过物质时会发生多种效应，同时 γ 射线又容易被探测到，γ 射线被用于工业探伤、测厚，核医学成像，肿瘤放射治疗等。

（张保国）

yānmiè fúshè

湮灭辐射（annihilation radiation）

一个粒子与其反粒子发生碰撞时，其质量可能转化为 γ 辐射的一种辐射。

正电子在物质中与物质发生相互作用，产生能量损失，迅速慢化到热能区，同周围媒质中的电子相遇而湮灭，全部质量（对应的能量为 $2m_ec^2$）转变成电磁辐射——淹没 γ 光子，正负电子湮灭辐射就是能量为 0.511MeV 的 γ 射线。

20 世纪 50 年代以来对低能正电子与物质相互作用研究表明正电子的湮灭特性与媒质中正电子-电子系统的状态、媒质的电子密度和电子的动量有密切关系。如今正电子湮灭谱学已成为一种研究物质微观结构的重要手段。在固体物理中应用最为广泛，可以用来研究晶体缺陷，固体相变。在无损检验中可用来检测机械部件的疲劳损伤。在生物学中，研究生物大分子在溶液中的结构。

在医学上，将 β^+ 衰变的放射性同位素标记在示踪化合物上并注射到生物体内，参与体内正常或不正常的循环和代谢，这些示踪剂基于特定的浓集机制，在体内的动态分布反映了机体的生理代谢或病理情况，通过体外探测正电子湮灭产生的湮灭 γ 光子分布情况，就可以获得示踪化合物在机体内的分布图像，从而观察到生物体体内的生理或病理过程。这种成像方法称为正电子发射成像（position，emission，tomography，PET）。

（张保国）

zhōngzǐ

中子（neutron） 存在于除氢以外的所有原子核中的粒子。是构成原子核的重要组分。自 1932 年查德威克（Chadwick）等人发现中子以来，人们对中子的基本性质进行了大量研究，目前已有相当清楚的了解。

性质 自由中子是不稳定的。一个自由中子会自发转变成一个质子、一个电子和一个中微子，并释放出 0.782MeV 的能量，自由中子的半衰期为（10.61±0.16）分钟。中子的静止质量为 $939.5653MeV/c^2$，中子总体上是电中性的，自旋为 1/2，中子具有磁矩，可以产生极化中子束。

中子具有很强的穿透能力。它与物质中原子的电子的相互作用很小，基本上不会因原子电离和激发而损失其能量，因而比相同能量的带电粒子具有强得多的穿透能力。中子与物质的相互作用主要是与物质中的原子核发生相互作用，中子在物质中损失能量的主要机制是与原子核发生碰撞。由于中子不带电荷，不能直接测量中子，而是通过中子与原子核的相互作用产生带电粒子，再对带电粒子进行测量。

中子源类型 常见的中子源有。①同位素中子源。利用放射性同位素制成的中子源，根据反应机制不同分为（α，n）、（γ，n）和自发裂变中子源。②加速器中子源。利用加速器加速的带电粒子轰击适当的靶核，通过核反应产生中子，常用的核反应有（d，n）、（p，n）、（γ，n）反应和重核散裂反应。③反应堆中子源。原子核裂变反应堆可以提供大量的中子。对于能量较低的中子来说，反应堆是最强的中子源。反应堆既可以提供注量率很高的、体积相当大的中子场，也可以引出中子束，以满足不同的使用要求。

中子类型 按能量来划分的：1keV 以下称为慢中子，慢中子中能量由低到高，又分为超冷中子、冷中子、热中子、超热中子和共振中子，其中与介质原子核处于热平衡状态的中子称为热中子。在 20℃ 时热中子的速度大约为 2000m/s，相应的能量约为 0.025eV。1keV～500keV 为中能中子；500keV～10MeV 为快中子；10MeV～50MeV 为特快中子；50MeV～10GeV 为超快中子；大于 10GeV 为相对论中子。

应用 中子的应用及其广泛。如利用中子引发重核裂变，释放出核能，制造原子弹和发电；利用中子核反应生产放射性核素；利用中子活化反应进行微量元素分析；利用慢中子的非弹性散射和衍射，研究原子和固体物质的性质。中子测水、中子测井、中子辐照育种和中子成像等技术也在工农业中广泛应用。在医学领域开展快中子治癌和硼中子俘获治疗癌症的临床试验。

（张保国）

tóngbù fúshè

同步辐射（synchrotron radiation） 当电子作圆周运动时，由于受到向心力的作用，产生的电磁辐射。又称同步加速器辐射。当电子速度接近光速时，由于相对论效应，其辐射的角分布集中在电子轨道的切线方向。这种现象是 20 世纪 40 年代在电子同步加速器上发现。

同步辐射具有许多优点：①具有从红外线到硬 X 射线广泛范围内的光滑连续谱。如使用单色器，可以获得一定波长的单色光。②天然准直性好，其发散度小于 1mrad。③辐射亮度高，一般比普通 X 射线的辐射亮度高 10^4 倍，比连续轫致辐射亮度高 10^7 倍。④具有天然偏振性，在轨道平面上是完全偏振光。⑤洁净度高，同步辐射是自由电子发光，不产生其他粒子本底。⑥可实现脉冲化，脉冲宽度可以达到 0.01～1ns 或更短。⑦光通量、能量分布及偏振度均可以准确计算，可以作为标准光源。

目前，几乎所有已建成的高能同步加速器都兼作同步辐射光源，并且很多国家都建造专门的同步辐射装置。中国高能物理研究所的正负电子对撞机兼作同步辐射光源。中国还在合肥、上海浦东建造了专门的同步辐射光源。

同步辐射装置作为性能优异的新型光源，在原子、分子物理、固体物理、表面物理、天体物理、化学、生物、医学、环境科学、能源科学、材料科学、光刻技术、显微技术等许多科学技术领域里，得到了广泛的应用。

（张保国）

děnglízǐ fúshè

等离子辐射 (plasma radia-tion)

由于这些粒子间以及它们与电磁场之间的相互作用，辐射出的大量电磁辐射。自然界和实验室中的等离子体中包含电子、离子，有时也有中性原子，其频率范围包括微波、光波和 X 射线区域。在天文学中几乎完全依靠等离子体的辐射来获取知识，在实验室等离子体研究中，通过对辐射的测量可以得到等离子体的许多信息，如组分、电离状态、温度、密度等；辐射也是高温等离子体能量输运和耗散的一个重要途径。

等离子体辐射的主要机制有：①激发辐射。当等离子体中存在原子或部分电离的离子时，原子或离子的外层轨道电子有可能被激发到较高能级，激发态的寿命一般都很短，电子很快回到较低能级，同时发出辐射。②复合辐射。等离子体中的自由电子和离子碰撞时可能与离子复合，复合时释放光子。③韧致辐射。等离子体中的带电粒子在库仑碰撞过程中电子的速度改变，发出辐射。④回旋加速辐射。在被约束的等离子体中，电子和离子和电子受到洛伦兹力的作用而围绕磁力线以一定频率做螺旋运动，电荷的向心加速会引起辐射。

(张保国)

fúshè de chuāntòu nénglì

辐射的穿透能力 (radiation penetration)

特定类型、特定能量的辐射在特定物质中的贯穿性。辐射在本质上是以粒子或波的形式传递的能量。辐射在物质中穿行时，若动能未耗尽或本身未被物质吸收，它将继续运动，直至穿越物质。显然，辐射在物质中的穿行过程受到辐射的类型、能量以及物质性质的直接制约。因

此，从另一方面，辐射的穿透能力也指特定物质对特定类型、特定能量辐射的阻碍性。

在穿透能力上，依据辐射的电性，将辐射分为弱贯穿辐射和强贯穿辐射。弱贯穿辐射包括 α 粒子、β 射线、正负电子和质子等带电粒子。它们在物质中的贯穿能量较弱，这是因为带电粒子入射物质后遭遇原子核和核外电子库仑场的作用，相互作用次数频繁，其动能"持续"损失造成的。带电粒子中的重带电粒子，如 α 粒子、质子等，由于其比电子大得多的质量，使得其在物质中的贯穿性更弱。物质中一定能量的带电粒子在入射方向所能穿透的最大直线距离称为带电粒子在该物质中的射程。例如 4.2MeV 的 α 粒子在组织中的射程仅为 $34\mu m$，连人体皮肤的角质层都穿不过。因此对于 α 粒子，一般情况下不用考虑其外照射防护问题。强贯穿辐射指不带电粒子，包括光子和中子。由于不带电粒子一般不受原子核和核外电子库仑场的作用，因此相比带电粒子，不带电粒子与物质相互作用的次数要少得多且需用概率予以描述。这导致当不带电粒子入射物质后无法讨论其在物质中的射程，而只能定量描述一定厚度的物质对不带电粒子的衰减。人们常用半衰减厚度（将初始入射注量减少一半需要的物质层厚度，单位为 m）和平均自由程（不带电粒子在物质中两次相互作用间经过的平均距离，单位为 m）来描述不带电粒子在物质中的穿透能力。

(孙 亮)

tiānrán fúshèyuán

天然辐射源 (natural radiation sources)

自然界中的电离辐射线。这些电离辐射源是源自外层

空间和太阳表面的宇宙射线以及地壳、建筑材料、空气、土壤、水、食物和人体存在的放射性核素。由它们共同构成天然辐射源。作用于地球生物体的射线主要有三方面来源：源自外太空穿透大气层抵达地面的宇宙射线、存在于地壳物质中的天然放射性核素和进入体内的放射性物质。

宇宙辐射源 宇宙空间存在着的许多高能粒子，称为初级宇宙射线，初级宇宙射线进入地球大气层后与大气层中固有的原子核相互作用产生级联效应或次级反应，在百万分之一秒的时间内产生百万多个新粒子，从而形成次级宇宙射线。初级宇宙射线与大气层中的某些原子核相互作用生成的放射性核素称为宇生放射性核素（如氢-3，碳-14 和钠-22）。初级宇宙射线来自地球所在的银河系。通过宇宙飞船上的测量研究证实，超新星爆炸产生的冲击波可为宇宙射线的高能粒子提供加速能量。初级宇宙射线受银河系磁场调抑而继续偏转，于是成为各向同性辐射，向地球大气层的注量随时间的变化相对恒定。银河系宇宙辐射中的高能粒子在进入地球大气层顶部时，其组成成分是核子和电子，核子占98%，电子占 2%。在核子成分中，质子占88%，α 粒子占11%，剩下的是更重的原子核，这些高能粒子的能量为 $10^8 \sim 10^{20} eV$，初级宇宙射线还没有抵达地面能量就损失殆尽，能到达地面的主要是次级宇宙射线。迄今为止，在地平面测到的宇宙射线能量最大为 3.2×10^{20} eV。宇宙射线的另一个来源是太阳粒子辐射。在靠近太阳的表面因受太阳磁场的扰动而产生的太阳粒子称为太阳粒子事件，其对总的宇宙射线剂量产

生的影响可以忽略不计。对宇宙射线总剂量有影响的是每 11 年一个周期的太阳火焰喷射事件，称为太阳事件。在太阳事件最活跃的时期，太阳磁场处于最高水平，而银河系宇宙射线强度处于最低水平。

陆地辐射源　陆地上的各种物质和生物组织及器官内都存在天然放射性核素。主要是铀-238 系和钍-232 系的放射性核素及钾-40。铀广泛分布于地壳和环境水中，其中铀-238、铀-235 和铀-234 三种天然存在的，组成了天然铀，按质量计，其丰度分别为 99.275%，0.720% 和 0.0054%。钍在地壳中含量约为 0.0008%，大致是铀的两倍。天然钍中钍-232 最重要，比活度为 4.1Bq/mg，其主要矿物是独居石。天然镭是铀系、钍系和锕系三个天然放射性的成员，与铀、钍共存。其中镭-223，镭-224，镭-226 和镭-228 是天然存在的。其中最重要的是镭-226，其次是镭-228。镭-226 是镭在自然界中丰度最大的一种同位素。在处于放射性平衡状态下的铀矿石中，1g 铀中含有 3.4×10^{-7}g 镭-226。由于镭-226 的比活度高达 3.7×10^4Bq/μg，其辐射危害大，是铀矿水冶厂重要的监测核素之一。镭-228 在天然钍中的含量较低，达放射性平衡时期质量分数仅为 0.48×10^{-7}%，但其比活度高达 1.0×10^7 Bq/μg，因而是钍矿水冶厂中重要的监测核素。镭与钙同族，是亲骨性核素，进入人体后主要聚集在骨骼，镭与天然钍均属高毒性核素。1899 年，R. B. 欧文（Owens）和拉瑟福德（Rutherford）在研究钍的放射性时，发现了氡（Radon）。天然氡主要有氡-219、氡-220 和氡-222。氡及其子体主要经吸入途径进入人体，其产生的辐射剂量是人类受到天然辐射照射的主要来源，当然氡对人体产生的吸入内照射的剂量大小与居住场所的建筑材料和通风状况直接相关。钾-40 在自然界广泛分布的天然钾中的丰度为 1.17×10^{-4}，活度浓度为 2.6×10^8Bq/kg。钾在体内几乎均匀分布，且其浓度通常是恒定的。上述天然放射性核素广泛散布在泥土、岩石当中，当其含量达到具有开采价值时，便成为通常所说的矿。

（涂　彧）

tiānrán fúshè

天然辐射（natural radiation）

天然辐射源所致的辐射。包括宇宙射线和陆地辐射。宇宙射线强度和剂量率受海拔高度、地磁纬度和建筑物屏蔽的影响。飞机上的乘客和机组人员受到宇宙射线的剂量率比人在地面上受到的剂量率大很多。一次规定的飞行中受到的剂量大小取决于所经过的地磁纬度和不同海拔高度处受宇宙射线照射的时间。北京与欧洲之间乘飞机往返一次的辐射剂量为 0.04mSv。

地壳是天然放射性核素的重要贮存库，尤其是原生放射性核素。地壳中的放射性物质主要为铀、钍系放射性核素和钾-40。其中，空气中的天然放射性核素主要有地表释放入大气中的氡及其子体核素，动植物食品中的天然放射性核素大多数是钾-40。

人类无时无刻不在接受着各种天然辐射。据有关资料统计，人类受天然辐射源照射的全世界年平均有效剂量（mSv）如表 1 所列。全球天然辐射源所致个人年有效剂量平均为 2.4mSv，个人

表 1　人类受天然辐射源照射的全世界年平均有效剂量（mSv）

辐射源	年有效剂量，mSv	
	平均值	典型范围
宇宙射线		
直接电离成分和光子成分	0.28（0.30）	
中子成分	0.10（0.08）	
宇生放射性核素	0.01（0.01）	
小计	0.39	0.3~1.0
陆地辐射外照射		
室外	0.07（0.07）	
室内	0.41（0.39）	
小计	0.48	0.3~0.6
吸入照射		
铀、钍系放射性核素	0.006（0.01）	
氡（氡-222）	1.15（1.2）	
氡（氡-220）	0.10（0.07）	
小计	1.26	0.2~10
食入照射		
钾-40	0.17（0.17）	
铀、钍系放射性核素	0.12（0.06）	
小计	0.29	0.2~0.8
总计	2.4	1~10

注：括号内的是以前的结果。从海平面到高海拔地区的整个范围。陆地辐射外照射与土壤和建材中的放射性核素的组成有关。吸入照射与氡气在室内的累积情况有关。食入照射与食品和饮水中放射性核素的组成有关。

剂量变化范围很大，在任何一个大的群体，约65%的人年有效剂量在1.0~3.0mSv，约25%的人年有效剂量小于1.0mSv，其余10%的人年有效剂量大于3.0mSv。

某些工业活动，如磷酸盐加工、金属矿石加工、铀矿开采、锆矿砂分选、钛色素生产、石油和天然气提取、建筑石材加工和利用、钍化合物生产和利用、废金属加工和水泥生产等涉及的原材料、产品和副产品以及废物中含有的天然放射性核素释放到环境大气、水体和土壤中，会增加周围公众的天然辐射源照射。例如在磷酸生产和矿砂加工中释放的天然放射性核素对周围居民产生的剂量贡献，年有效剂量在1~10μSv之间。这些工业活动中涉及公众成员个人和与其有关的环境条件各不相同，所以还不能对公众的受照剂量做出全面评价，但影响不可忽视。

（涂彧）

yǔzhòu fúshè

宇宙辐射（cosmic radiation）

来自外空间的电离辐射。包括初级宇宙射线和次级宇宙射线。前者由初级银河系宇宙射线和初级太阳系宇宙射线构成，主要是高能质子和重带电粒子；后者是由初级宇宙射线进入大气层与空气中原生核发生反应产生的中子、质子、π介子和κ介子。20世纪早期，科学家发现一种神秘的辐射形式会破坏他们的实验。奥地利物理学家赫斯（Hess）一次热气球旅行时，遇到日全食，他发现辐射的照射量维持不变，从而推定辐射来自宇宙而非太阳。

宇宙空间存在着的许多高能粒子，被称为初级宇宙射线。初级宇宙射线进入地球大气层后与大气层中固有的原子核相互作用产生级联效应或次级反应，形成次级宇宙射线。初级宇宙射线来自地球所在的银河系。宇宙粒子的另一个来源是太阳粒子辐射。

影响宇宙射线强度和剂量率的主要因素有海拔高度、地磁纬度和建筑物屏蔽情况。由于中子的平均自由程更长，在较低的海拔高度处，它是宇宙射线中主要的核子成分。在中等海拔高度处，电子和正电子是宇宙射线中带电粒子能量注量率较高的主要非核子成分。带电的π介子衰变生成μ介子，μ介子在大气层的平均自由程很长，所以在地面高度处的空气中，μ介子的通量是带电粒子通量的主体，与μ介子相伴的是沿μ介子路径产生的通量小的碰撞电子。

地磁场对地球大气层顶部的宇宙射线有抑制作用，于是高能带电粒子趋向地磁场两级处，出现了宇宙射线的地磁纬度效应：地磁赤道处的宇宙射线强度和剂量率最小，而接近地磁两极处的宇宙射线强度和剂量率最大。

不同海拔高度处宇宙射线（光子和直接电离成分）剂量率：

$$E(Z) = E_1(0)\left[0.21e^{-1.649Z} + 0.79e^{0.4528Z}\right] \tag{1}$$

式中：$E_1(0)$为海平面处宇宙射线的年有效剂量，取240μSv；Z以km为单位的海拔高度。已知，光子和带电粒子的剂量率随地磁纬度的变化而变化，但这种变化不大，地磁赤道处的剂量率比高地磁纬度处大约低10%。大气中中子注量随地磁纬度的变化可以用纬度系数K_ψ表示：

$$E_N(纬度) = E_N(90)K_\psi(纬度) \tag{2}$$

式中：$K_\psi = 1.0$，90°；0.8，47°；0.6，42°；0.4，35°；0.2，0°（赤道）。

飞机上的乘客和机组人员受到宇宙射线的剂量率比人在地面上受到的剂量率大很多，一次规定的飞行中受到的剂量大小取决于所经过的地磁纬度和不同海拔高度处受宇宙射线照射的时间。成年乘客在北京到广州的3小时单程航空飞行中接受的宇宙射线有效剂量为6.8μSv。

根据联合国原子辐射效应科学委员会（united nations scientific commitee on the effect of atomic radiation，UNSCEAR）2000年的报告，穿透坚实建筑物屋顶的宇宙射线，屋顶的屏蔽因子为0.8，这就是建筑物对宇宙射线的屏蔽效应。建筑物对宇宙射线屏蔽因子的大小，取决于建筑物设计和对建筑材料的选用。初级宇宙射线与大气层中的某些原子核相互作用生成的放射性核素称为宇生放射性核素，重要的有4个，氢-3、铍-7、碳-14和钠-22。氢-3、碳-14和钠-22可通过摄入途径进入人体参与生理代谢过程。

（涂彧）

lùdì fúshè

陆地辐射（continental radiation）

陆地上的各种物质包括生物组织及器官内都存在的天然放射性核素所产生的辐射。人类受到的陆地辐射主要来源于铀-238系和钍-233系的放射性核素及钾-40衰变，包括外照射和内照射。

外照射包括室外外照射和室内外照射。室外外照射主要来自于地表岩石土壤中存在的痕量原生放射性核素核衰变释放的γ射线。γ辐射水平受许多因素的影响，例如形成土壤的岩石种类、原生核素在土壤中的活度浓度、原生核素放射平衡状态和沉积分布、土壤含水量、土壤有机质含量和地表被覆的雪层厚度等。如土壤中的铀系核素，在处于放射性平衡状态时，其释放出的γ射线几乎全部是镭组核素（铋-214和铅-214）衰变释放出的。处于非放射平衡状态时，可能出现偏离。由于铀和镭的化学性质不同，在氧化强烈的土壤环境中铀容易被溶解随水迁移，镭则很少被溶解，于是土壤中出现了贫铀富镭现象，而在还原明显的土壤环境中，镭容易被溶解随水迁移，铀则很少被溶解，于是土壤中出现了富铀贫镭现象。土壤中的钾-40活度浓度比铀-238、钍-232的活度浓度要高一个数量级。陆地γ辐射室外照射世界人口加权平均值是 59nGy/h，波动范围在 18~93 nGy/h 之间。室内的陆地γ辐射剂量率取决于建筑物选用的构筑材料。采用岩石和砖之类的构筑材料，室内陆地γ辐射剂量率要高于室外；室内四周额外的装修材料的整体效应可能导致室内γ辐射剂量率增高 20%。室内陆地γ辐射剂量率各国人口加权平均值在 20~200 nGy/h 之间。最低值在新西兰、冰岛、美国等国家，全都低于 40 nGy/h；最高在中国、匈牙利等国。室内外γ辐射剂量率比值波动在 0.6~2.3 之间。

通过吸入和食入途径进入人体的原生放射性核素可产生内照射。摄入氡及其子体产生的内照射剂量约占天然辐射源对人体照射总剂量的 1/2，年平均有效剂量为 1.2mSv。氡及其衰变子体是肺癌的重要病因之一。天然氡主要有氡-222、氡-220 和氡-219，分别由铀-238 系的镭-226、钍-232 系的镭-224 和铀-235 系的镭-223 衰变产生。陆地物质中广泛存在着

铀-238 和钍-232、镭-226 和镭-224 也伴随存在，所以人类到处都受到氡及其衰变子体的照射。内照射剂量还来源于吸入和食入钾-40、铀-238 系和钍-233 系核素，其产生的剂量贡献比较小。

（涂 彧）

tiānrán fàngshèxì

天然放射系 （series of natural radioactivity）

若干天然放射性核素彼此按特定的衰变关系相关联，最终衰变成为一种稳定的核素系列。自然界存在着 3 个天然放射系，分别为铀系、钍系和锕系。三个天然放射系母核半衰期都很长，和地球年龄（约 10^9 年）相近或大于地球年龄，因而经过漫长的地质年代后还能保存下来。

铀系的原始核是铀-238，它共经过 14 次连续衰变，包括 8 次α衰变和 6 次β衰变，最后衰变成为不带放射性的稳定核素铅-206。居里夫妇所发现的镭及氡都是这个衰变链的中间产物，故又称铀-镭系。钍系衰变系的起始核是钍-232，共经过 10 次连续衰变，包括 6 次α衰变，4 次β衰变，最后衰变成的终核是稳定核素铅-208。锕系又称锕-铀系，其衰变的起始核是铀的一种同位素铀-235，共经过 11 次连续衰变，其中 7 次是α衰变和 4 次β衰变，终核是稳定核素铅-207。具体过程如下页图 1。

观察三个天然放射性衰变链可以发现，其衰变主要通过α衰变，少数通过β⁻衰变形成亲代联系，且伴随有γ跃迁；有少数核素有分支放射衰变，但绝无β⁺衰变或轨道电子俘获；通过 10 余次衰变最后到达稳定的铅同位素。由于α衰变质量数改变 4 个单位，β⁻衰变质量数不变，每一放射系核素的质量数可以用 4 除，余数

恒定，因此系内各核素可用 4 乘适当整数加该系的特定恒定数来表示。钍系又称 4n 系，从钍-232 开始，终止于铅-208；铀系又称 4n+2 系，从铀-238 开始，终止于铅-206；锕系又称 4n+3 系，从铀-235 开始，终止于铅-207。按照其衰变规律，1935 年居里等人发现了 4n+1 系即镎系，她利用核反应堆中子源使得铀-238 俘获中子，经过两次 β⁻ 衰变生成镎-241，其半衰期是 15.2 年。由镎-241 开始连续衰变直至铋-209，镎系，4n+1 系 （n = 40 ~ 52） ^{241}Pu （β 14.4y）$\rightarrow ^{241}Am$ （α 433y）$\rightarrow ^{237}Np$ （α 2.14E6y）$\rightarrow ^{233}Po \rightarrow \cdots ^{209}Bi$

（涂 彧）

réngōng fúshèyuán

人工辐射源 （artificial radiation sources）

人工生产的能释放电离辐射的装置或物质，或经加工提炼的天然放射源。人工辐射源包括医用辐射源、工业辐射源、农业辐射源、放射性废物、核武器爆炸的落下灰尘以及核反应堆和加速器产生的照射等。

医用辐射源 医疗照射是最大的人工照射类型，放射性同位素和射线装置被广泛地应用于现代医学及其相关的科学研究实践中。这一过程中会有少量的射线泄漏和放射性同位素排放，造成对周围公众的照射。就放射性同位素而言，受到重点关注的核素是氢-3、碳-14、碘-125 和碘-131 及氙-133，它们很容易进入人体产生内照射。目前世界上每年有超过 25 亿人次的 X 射线诊断检查，约有 3 200 万人次的核医学检查和不少于 550 万人的射线治疗。因此，医疗照射在全世界已成为人工辐射源最大的贡献者，占人工辐射源剂量的 95%，而且其绝对量至今还在逐年增长。许

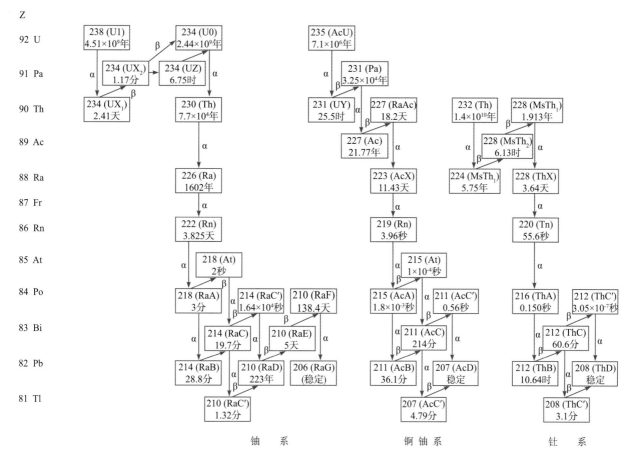

图1　三个天然放射系衰变链

多国际组织调查表明，在放射诊断学中存在相当大的剂量降低的余地，使用一些简易和廉价的措施，即可在保持所需要诊断信息不减少的情况下，大大降低患者剂量。当前一些新技术和新设备应用给患者带来许多好处的同时，也给其带来较高剂量的照射。CT检查中过高剂量，介入放射学操作中所致患者皮肤损伤和放疗中重大事故的频繁发生，已引起各国政府的极大关注。有必要改善放射诊断、介入放射学、核医学和放射治疗中医疗照射的防护与安全。

工农业辐射源　核与辐射技术广泛地运用在工农业生产当中，辐射加工、无损探伤、测厚测密、辐射育种、核仪器仪表等都离不开电离辐射。例如，利用 γ 射线和加速器产生的电子束辐照被加工物体，使其品质或性能得以改善的过程称为辐射加工。钴-60、铯-137 等核素具有半衰期较长，比活度较高，生产和运输费用低的特点，且其释放出的 γ 射线具有较强的穿透能力，所以含有钴-60、铯-137 的装置广泛应用于工业、农业等领域。辐射加工可以获得优质的化工材料，用于储存和保鲜食品，消毒医疗器材，处理环境污染物等，是 20 世纪 70 年代出现的一门新技术，又称辐射工艺。中国辐射加工技术是近 20 年发展起来的，尤其是功率超过 50kW 以上大功率的电子加速器和 10 万居里以上的钴源的广泛应用，促进了辐射加工产业的不断发展。这一类辐射源在使用过程中，必须考虑对周边环境和居民的影响，辐射装置的失灵、放射源的失控都会对人员产生辐射照射。

大气层核试验是环境中人工辐射源对全球公众照射剂量的主要贡献者，1980 年全球全面禁止大气层核试验。

核燃料循环辐射源　核能发电涉及核燃料循环。核燃料循环指铀矿开采、铀矿石水冶、铀的浓集与转化、核燃料原件制造、核反应堆运行、乏燃料后处理、退役和放射性废物管理以及有关的科研和开发活动。这些活动会对局部地区的公众造成某种程度的辐射。核电站在正常运行状况下向环境释放的放射性物质很少，对人的剂量贡献也小。

核事故辐射源　核事故包括设备故障和操作失误在内的导致

或可能导致不可忽视的后果或潜在后果的任何意外事件，如核电站事故、源失控等，它们会对局部地区产生照射剂量，应当引起足够重视，2011 年 3 月 11 日由大地震引发的日本福岛核电站事故，其放射性物质的释放已经严重影响周边环境和居民的生活，而且这种影响还要持续相当长一段时间。

天然辐射源与人工辐射源的区别　天然辐射源和人工辐射源对全球公众年有效剂量贡献照射剂的比较见表 1。对于恒定源或仅仅由天然过程引起变化的源，采用全球人年均有效剂量，而对那些可能在短时间内授予所有照射剂量的源给出随时间变化的趋势。没有必要给出任何一位个人受到的剂量，因为个人受到的照射剂量受其所处的位置、生活习惯和饮食习惯不同而变化较大。

由表中的数据比较中可以明显地看出，人工辐射源的 X 射线医学诊断照射对全球公众的年平均有效剂量贡献最大；随着国家

的发展，包括诊断放射学、放射治疗学、核医学和介入放射学也会有较大的发展。人们普遍认为，唯一可以明显减少医疗照射剂量的是 X 射线医学诊断的照射剂量，办法是减少那些对受检者没有任何益处的医学诊断检查。

（涂 彧）

zásàn fúshè

杂散辐射（spurious radiation）

在电离辐射应用中，产生的人们不希望有的辐射。包括泄漏辐射、散射辐射和剩余辐射。剩余辐射指有用射束穿过受照物体及辐射测量装置之后的剩余部分。

在医用电离辐射中，杂散辐射对患者和医务人员造成不必要的照射，对于医用电离辐射设备本身来说主要有泄漏辐射和散射辐射。

远距治疗 γ 射线防护工作中，为了评价治疗机的防护性能、设计次级防护屏蔽、估算个人剂量以及采用距离-时间防护技术等等，都需要了解 γ 射线束远距治疗机周围的杂散辐射水平及其分

布特征。施皮尔斯（Spiers）等人曾测量了早期生产的钴-60 远距治疗机的杂散辐射水平。随着治疗机设计和工艺方面的改进，其杂散辐射水平与对早期生产的远距治疗机测量的结果相比较，已明显地降低。国际放射防护委员会（International Commission on Radiological Protection，ICRP）15 号出版物推荐了 γ 射线束远距治疗机泄漏辐射的限制水平。要求在"闭位"时，离源一米处的任何一点，最大泄漏辐射的剂量率不大于 0.1Gy/h，平均值不大于 0.02Gy/h。在"开位"时，离源一米处的泄漏辐射剂量率不超过有用射束照射量率的 10%，而准直器不得透过有用射束的 2%。

γ 射线束远距治疗机周围的杂散辐射是由泄漏辐射和散射辐射所组成，其辐射量取决于 γ 辐射源的强度、屏蔽材料及其结构、照射野大小以及所测量点离源和散射表面中心的距离等因素。只有了解杂散辐射的水平及其分布，才能有效地利用各种防护技术，达到安全使用的目的。

（涂 彧）

xièlòu fúshè

泄漏辐射（leakage radiation）

经贯穿辐射源的防护屏蔽体以及经辐射源防护屏蔽体的缝隙逃逸出的无用辐射。泄漏辐射的大小取决于射线的能量、机头或设备的屏蔽材料结构、所测量点离源和散射表面中心的距离等因素。对于钴治疗机，泄漏辐射水平主要取决于 γ 辐射源的强度和机头屏蔽层材料及其结构。国际放射防护委员会（International Commission on Radiological Protection，ICRP）15 号出版物推荐了 γ 射线束远距治疗机泄漏辐射的限制水平。要求在"闭位"时，离源一

表 1　辐射源对中国公众和全球公众的年有效剂量贡献

辐射源	年平均剂量（mSv）	中国公众		全球公众	
		份额（%）	年平均剂量（mSv）	份额（%）	
天然源	约 2.3	95.8	2.4	85.4
宇宙射线	0.34	14.1	0.38	13.5
陆地 γ 射线	0.54	23.4	0.48	17.1
氡-222	0.725	30.2	1.15	40.9
氡-220	0.230	9.6	0.10	3.5
其他内照射	0.42	17.5	0.29	10.4
人工源	0.099	4.1	0.41	14.6
医疗照射	0.09	3.8	0.4	14.3
大气层核试验	0.006	0.2	0.005	0.2
切尔诺贝利核电站事故	0.002	0.1	0.002	0.1
核燃料循环	≤0.0002	0.0002	约 0	
总计	约 2.4	100	约 2.8	100

米处的任何一点，最大泄漏辐射的剂量率不大于 0.1Sv/h，平均值不大于 0.02Sv/h。在"开位"时，离源一米处的泄漏辐射剂量率不大于有用射束照射量率（RMM）的 0.100，而准直器不得透过有用射束的 2%。这样泄漏辐射水平主要取决于 γ 辐射源的强度（或 RMM）和机头屏蔽层材料及其结构。当 γ 辐射源的强度不超过治疗机设计的最大负荷，则"开位"时离源不同距离 d_1 处的泄漏辐射照射量率 $D_泄$ 可用下式表示：

$$D_泄 < 0.001 \text{ RMM}/d_1^2 \qquad (1)$$

此时泄漏辐射的能量等于主射束线的能量。

只要知道治疗机的屏蔽设计参数，就可以计算出它的泄漏辐射水平，但在实际监测工作中，采用测试方法更为简便。上述泄漏辐射的限制水平是以源为中心，半径为一米的球体表面上的照射量率分布来表征的。这个球体表面积 $4\pi r^2$ 相当于 125 600cm^2。若考虑到治疗机支持机头的主臂所遮挡的部分面积，则此球面积至少还有 125 000 cm^2。国际放射防护委员会（International Commission on Radiological Protection, ICRP）33 号报告推荐：在此球面上选测均匀分布的 26 个点，每个点取 100 cm^2 面积。这样，能监测到的面积是 2 600 cm^2，只占此球面积的 2%，还有 98% 的面积没有被监测到。为了防止由于工艺缺陷而导致的高泄漏区不致在监测时被漏掉，应当在监测方法和监测程序上认真考虑。如离源距离不用一米而用 0.5m 时，用上述布点，则可使 8% 以上的面积能被监测到。若采用扫描或 γ 探伤技术，就更能防止遗漏。再如监测的范围应以机头前、下两方向为重点，尤其在"闭位"时，工作人员较接近此部位。也就是应将此球体的赤道和下冠状带作为重点监测区域。

（涂 彧）

sǎnshè fúshè

散射辐射（scattered radiation）

指电离辐射与物质相互作用发出的射线能量减少和/或辐射方向改变的辐射。人体或模体中任意一点的剂量是原射线和散射线剂量之和。

原射线指从放射源射出的原始 X、γ 射线，它可以被理解为在穿透过程中没有碰到任何物体或介质而产生散射，经常用零野来表示。原射线在空间或模体中任意一点的注量遵从平方反比定律和指数吸收定律。

散射线包括机头散射线和模体散射线。机头散射线是原射线与准直器系统相互作用发生散射而形成的，准直器系统包括一级准直器、均整器、治疗准直器和射线挡块。模体散射线是原射线和机头散射线以及穿过治疗准直器和射野挡块后的漏射线与模体相互作用后产生的泄散射线。区别这两种散射线是很重要的，例如加射野挡块时，对射野输出剂量虽有影响，但影响很小，只有不到 1% 的范围，但却减少了模体内散射剂量。机头散射线能量较高，穿透力比较强，对输出剂量的影响类似于原射线的影响。一般将这种散射线归属于原放射线的范围，称为有效原射线，由它们产生的剂量之和称为有效原射线剂量，而将模体散射线产生的剂量单称为散射线剂量。

影响散射辐射的因素较为复杂，除散射体表面的剂量率 D_0 外，还受照射野大小 S，散射率 F，病人被照组织的解剖学特征等因素的影响。当照射野大小改变时，原射线保持不变，而散射线会改变。这种改变引起的剂量变化可以用散射因子描述。

机头散射因子（也称准直器散射因子，Sc）用于描述机头散射线引起的剂量变化，定义为任意射野在空气中参考点的输出剂量（率）与参考射野在同一点的输出剂量（率）Da（FSZ0）之比：

$$Sc(FSZ) = Da(FSZ)/Da(FSZ0)$$
（1）

式中：（FSZ）是射野大小，用准直器在等中心平面所形成的射野来衡量；（FSZ0）是参考射野大小；Da 是空气中的输出剂量（图 1a）。

模体散射因子（Sp）描述模体散射线引起的剂量变化，定义为射野在模体内的参考剂量（率）与准直器开口不变时参考射野在同一点的剂量（率）之比。由于直接测量困难，Sp 一般由下式计算得到：

$$Sp(FSZ) = Sc, p(FSZ)/Sc(FSZ)$$
（2）

式中：Sc，p 为准直器和模体的散射线造成的总散射校正因子，为射野在模体中输出剂量率与参考射野在模体总的输出剂量率之比（图 1b）。

在上述散射因子的定义中，参考深度取 10cm×10cm，参考点是等中心，参考深度（建成厚度）可以取 dm 深度或 10cm 深。由于电子污染会影响 dm 深度的测量结果，建议在 10cm 处。ESTRO 推荐用小模体测量 Sc。该模体材料为聚苯乙烯或其他组织的等效材料，形状主体为圆柱形，顶端为

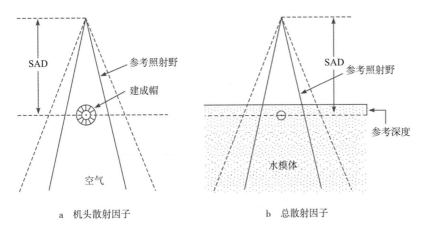

a　机头散射因子　　　　　b　总散射因子

图1　机头散射因子和总散射因子的定义

球冠面，直径4cm，长24cm．，测量深度10cm。

（涂 彧）

mígōng sǎnshè

迷宫散射（maze scatter）放射防护迷路内的散射。主要包括直接穿透迷路内墙的杂散散射和高能射线束与辐照物发生碰撞，其产生的射线在迷道内一次或多次散射。在实际应用中屏蔽室迷路出口处为人员接触较为频繁的地点，此处的剂量是由透射线与散射线共同作用所带来的，包括X射线辐射和中子辐射。通常把上述能够到达防护门处的X射线作为防护门屏蔽设计的依据。

对于直线加速器机房、γ治疗机房、γ刀机房、中子刀机房、工业辐照装置等工作场所，为了降低防护门处射线的能量及剂量，要专门在辐射源与防护门之间加设一道防护内墙，形成一个放射防护迷路。迷路的类型很多，分类方法各异。按形状分，有L、S和U型以及混合型；按长度分，有短迷路和长迷路；按迷路的转折分，有单折迷路和多折迷路。目前，加速器机房采用的迷路，主要是单折的L型迷路。图1示典型医用加速器及机房，及其设置的测量点位置，其中l_1及l_2为迷路第一转折和第二转折的长度，a_1及a_2为迷路横截面积，X为迷路内墙的厚度。加速器为等中心布置，机房迷路为长L型。

在迷路内墙设计为主屏蔽墙时，主束X射线可透过迷路内墙而到达防护门处。泄漏X射线和病人身体上的一次散射线也可透过迷路内墙到达防护门处。在合适的迷路条件下，一次散射线是不能直接通过迷路到达防护门处的，是一次散射线投照到迷路内口处的次级屏蔽墙上所形成的二次或二次以上的散射线能够通过迷路到达防护门处。防护门处X射线最大剂量率与加速器条件设置有关。当加速器条件设置为X射线能量最大、辐射野面积最大、机架90度投照迷路方向时，防护门处的X射线剂量率最大。另外迷路类型、长度、宽度等因素对防护门处的剂量率影响最大。从一些调查测量值可以看出，在常规迷路条件下，防护门处的X射线剂量一般不高于等中心治疗剂量的10^{-5}。加速器产生的X射线能谱是连续的，其平均能量受到电子能量、靶材料等因素的影响。有关文献报道能量为6、10和25MeV的电子束产生的X射线平均能量分别为1.76、2.55和4.75MeV。到达防护门处的射线要经过迷路的衰减，其能量更要减低许多。

中子辐射场　伴随主射束射出的泄漏中子、X射线照射到其他物质上产生的中子以及散射中子共同组成了迷路内的中子辐射场。能量大于10MeV的加速器可以通过电中子反应和光中子反应产生中子。这两种反应可发生在

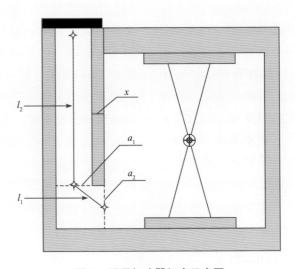

图1　医用加速器机房示意图

注：⊕ 加速器机头　　■ 加速器防护门　　✦ 测量点位置

多种结构物质上，例如，加速器机头处的靶、均整器、准直器以及限光筒材料等。由于它们可以伴随主射束或者穿透机头而射出到机房内，所以把这些产生于加速器机头结构物质上的中子称为泄漏中子。另外，X 射线照射到空气、人体等其他物体上，当能量超过受照射物质的（γ，n）反应阈能时也可产生中子，常把这些中子作为散射中子。对于到达防护门处的中子来源，由加速器机头处的泄漏中子直接穿透迷路墙而到达防护门处的中子对防护门处的中子剂量贡献是非常小的，防护门处的中子剂量主要是由散射中子和热中子造成的。中子剂量率与辐射野面积也存在此种关系。可能随着照射野增大，高能 X 射线与遮线器等作用面积减少，中子产额随之减少。因此，当加速器的遮线器完全闭合时，中子产额最大。

在辐照装置的建设项目放射防护预评价中，屏蔽室迷路内及迷路口处的剂量估算非常复杂。为确保放射工作人员和公众的健康与安全，必须对建设项目做好放射防护预评价和控制效果评价。

（涂　彧）

bìngrén sǎnshè

病人散射（patient scatter）　X（γ）射线及高能电子束入射到病人身体时发生的散射。体内某点受到的照射一部分来自未经衰减的原射线、一部分来自体内的散射线，为定量地表示体内的散射，引入反散因子 BSF（Back Scatter factor）。公式为：

$$BSF = Dm / Dma \qquad (1)$$

式中：Dm 为人体内沿射线中心轴与辐射线质相关的某个参考深度

dm 上的一点的吸收剂量。Dma 为人体不在时，上述位置上小块组织受到的吸收剂量。

反向散射取决于病人身体的厚度，放射线的能量及照射面积和形状，而与源皮距无关。

反向散射　反向散射与病人身体厚度的关系。如图 1 可以看出，反向散射随病人身体厚度而增加，但在 10cm 左右接近最大值。一般病人至少都有这样的厚度，因此大多不考虑厚度对反向散射的影响。

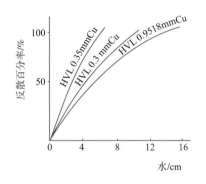

图 1　组织（水）厚度对反散射因数的影响

射线能量对反向散射的影响。反向散射随能量的变化是一个复杂的函数关系。对低能 X 射线，向前散射和向后散射相等，而直角散射为它的一半。低能是散射光子的能量很低，不能穿透较大的距离。因此低能时虽然射线强度很大，但对散射贡献的体积却很小，其结果使低能有较小的百分反向散射。随着能量的增加，有较多的散射光子向前散射，减小了散射强度，但由于穿透力增加，对散射贡献的体积增大，结果造成有较大的百分反向散射。能量更高时，由于散射光子主要向前散射，百分散射减小。对钴-60γ 射线，当射野面积由 0 ~ 400cm^2 变化时，百分反向散射仅有 1% ~ 5% 变化。对高能加速器 X 射线（≥8MV），反向散射基本上等于零。图 2 示反向散射百分率随半价层变化。如对 400cm^2 射野，在 0.7mm 铜半价层处，反向散射达到最大。

反向散射与照射野大小和形

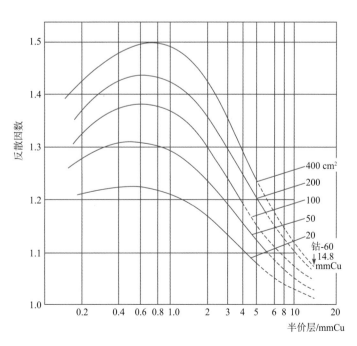

图 2　不同照射面积的反散射因数随射线能量的改变

状的关系。照射野面积增加时，P点周围向 P 点散射的体积也增加，所以反向散射百分率增加。随着半径从 0～11.3cm 的增加，反向散射剂量从 0～50 增加，各种射线与面积都有类似关系。软性放射线，上升的开端比较明显，但也较快地达到最高值。同等面积的矩形野和圆形野反向散射百分率不同。一般反向散射百分率用圆形野测量。而矩形野反向散射因数由等效散射半径办法求得。

不规则野的剂量 对不规则野，剂量计算时要将原射线、散射线分开，组织中散射剂量的计算需要用散射空气比（SAR）。散射空气比为体模内某一点的散射剂量与该点空气中吸收剂量之比，它与源皮距无关，只受射线能量、组织深度和射野大小的影响。模体内某一点的散射剂量等于该点的总吸收剂量与原射线剂量之差，因此某射野 FSZ，在深度 d 处散射空气比在数值上等于该野在同一深度处的组织空气比减去零野的组织空气比：

$$SAR(d, FSZ_d)$$
$$= TAR(d, FSZ_d) - TAR(d, 0) \quad (2)$$

式中：TAR $(d, 0)$ 为零野的组织空气比。零野的物理意义是没有散射线，只表示射野的原射线的剂量。

（涂 彧）

shèxiàn yǔ wùzhì xiānghù zuòyòng
射线与物质相互作用 （radiation and matter interact）

从微观上阐述各种射线在穿透物质时运动学的变化以及能量在物质中的吸收过程；同时也要涉及射线引起物质的变化。是原子物理、核物理、固体物理、核辐射生物效应、辐射剂量、辐射安全与防护、核辐射探测、核技术应用和核能利用等的基础知识。射线，泛指核衰变、核反应或核裂变放出的粒子、光子，也包括加速器和 X 射线机产生的粒子、光子或来自宇宙线的多种粒子，包括 α、β、γ 和 X 射线、中子、裂变碎片和重离子；物质指宏观意义上的物质，包括固体、液体和气体，可以是单质，也可以是化合物。

不同种类的射线和物质相互作用的机制差别很大，通常依据射线的物理性质（带电荷数、质量）把射线与物质相互作用分为：带电粒子与物质相互用（又分为重带电粒子与物质相互作用、β 射线和电子射线与物质相互作用）；X 射线、γ 射线与物质的相互作用；中子与物质的相互作用。研究射线与物质相互作用主要研究重带电粒子（以 α 为代表）、轻带电粒子（以 β 为代表）、部分电磁辐射（以 γ、X 光子为代表）以及中子与物质相互作用时主要的物理效应，着重研究它们穿过物质时的能量损失，角度偏转和在物质中的吸收，以及物质原子发生的主要变化。

（万 骏）

dàidiàn lìzǐ yǔ wùzhì xiānghù zuòyòng
带电粒子与物质相互作用 （interaction of charged particle and matter）

具有一定动能的带电粒子射进靶物质（或称阻止介质或吸收介质）时，会与阻止介质原子核和核外电子发生库仑相互作用。当然，如果带电粒子的动能足够高，能够克服阻止介质原子核的库仑势垒而靠近至核力作用范围（约 10^{-12} cm）时，它们也能发生核相互作用，但核相互作用截面（约 10^{-26} cm²）要比库仑相互作用截面（约 10^{-16} cm²）小很多，在考虑带电粒子与物质相互作用时，往往只考虑库仑相互作用。带电粒子与物质相互作用的形式有以下几种。

带电粒子与核外电子间的弹性和非弹性碰撞 带电粒子与核外电子间的非弹性碰撞会使核外电子改变其在原子中的能量状态。核外电子获得的能量不足以挣脱原子的束缚成为自由电子时，可以由低能态跃迁到更高能态，这就是阻止介质原子被带电粒子激发的过程。受激发原子是不稳定的，很快（10^{-9}～10^{-6} s）会退激至原子的基态而发射 X 射线。核外电子受激能量高过电离能时，受激原子立即分解成一个自由电子和一个失去自由电子的原子——正离子，即产生一个电子—离子对。这是阻止介质原子被带电粒子电离的过程。原子最外层电子束缚最松，因而被电离的概率最大。如果内层电子被电离后，原子留下的内层电子空穴会由外层电子填充而发射原子特征 X 射线或发射俄歇电子。电离过程中产生的自由电子通常具有很低的动能，但在有的情形，它们具有足够高的动能称作 δ 电子，可以进而在阻止介质中使其他原子电离。带电粒子也会与阻止原子的核外电子发生弹性碰撞，这时带电粒子传递给核外电子的能量必须小于其最低激发能，在一般情形下，可以忽略它，除非对于极低能量（如 100 eV）入射电子的情形。带电粒子在阻止介质中，由于与核外电子的非弹性碰撞使原子发生激发或电离而损失自己的能量，称电离损失。从阻止介质对入射带电粒子作用来讲又称作电子阻止。研究结果表明：只要不是能量低的很重的带电粒子（比 α 粒子重），电离损失或电子阻止是带电粒子穿过阻止介质时能量损失的主要方式。

带电粒子与阻止介质原子核间的弹性和非弹性碰撞 入射带电粒子在原子核近旁经过时，由于其间的库仑相互作用而获得加速度，伴随着发射电磁辐射即所谓轫致辐射，入射带电粒子因而损失能量，称为辐射能量损失。电子的静止质量很小，容易获得加速度，辐射能量损失是其与物质相互作用的一种重要的能量损失方式。对于质子、α 粒子等重带电粒子，与介质原子核库仑作用引起的运动状态改变很小，在许多情形，特别对于由低原子序数原子组成的介质，辐射能量损失相比其他能量损失方式可以不予考虑。在阻止介质原子核方面，质子、α 粒子特别是更重的带电粒子由于库仑相互作用有可能使之从基态激发到激发态，这一过程称为库仑激发。同样，发生这种作用方式的相对概率较小，通常情形也可忽略不计。另外，带电粒子与阻止介质原子核间可能发生弹性碰撞，这时碰撞体系保持总动能和总动量守恒，即带电粒子与原子核都不改变其内部能量状态，也不发射电磁辐射。但是入射带电粒子会因转移一部分动能给原子核而损失自己的动能，而阻止介质原子核因获得动能发生反冲，产生晶格原子位移形成缺陷，即引起辐射损伤。把入射带电粒子的这种能量损失称为核碰撞能量损失，从吸收介质对入射带电粒子的阻止作用来讲，又可称为核阻止。仅对能量很低的较重带电粒子时（$E/A \leq 10$ keV），核碰撞能量损失对总能量损失的贡献才变得重要起来。

带电粒子与介质相互作用相当复杂，同时存在多种相互作用过程，不同作用过程相对概率的大小以及对入射带电粒子行为的影响不仅随能量和阻止介质不同而变化，而且还与带电粒子的质量密切相关。

（万 骏）

diànlí

电离（ionization） 入射带电粒子和靶原子核外电子之间的库仑力作用，将核外电子从基态激发到脱离原子的过程。如果入射带电粒子传递给电子的能量足以克服原子核的束缚，这个电子就会脱离原子，成为"自由电子"。这时原子就分离成一个自由电子和一个失去一个电子的正离子（称为电子正离子对）。在电离过程中发射出来的自由电子，有些具有足够的动能，会继续与其他靶原子发生相互作用，进一步产生电离，常把这样的电子称为"δ电子"。电离是入射带粒子与核外电子发生非弹性碰撞作用过程之一。

（万 骏）

jīfā

激发（excitation） 当带电粒子从靶物质原子近旁掠过时，受入射带电粒子和靶原子核外电子之间的库仑力作用，电子受到吸引或排斥，从而获得一部分能量的过程。如果入射带电粒子传递给电子的能量较小，不足以使它脱离原子核的束缚成为自由电子，但可以使电子从低能级状态到跃迁到高能级状态，使原子处于激发状态，处于激发状态的原子是不稳定的，退激时释放出来的能量以光的形式发射出来，就是受激原子的发光现象。激发是入射带电粒子与核外电子发生非弹性碰撞作用过程之一。

（万 骏）

xīshōu

吸收（absorption） 广义的吸收系指物质从一种介质相进入另一种介质相的现象。而在原子核物理中，吸收是一束入射粒子射入靶物质穿过一定厚度强度减弱的现象。依据入射粒子种类不同，通常分为：α 射线吸收、β 射线吸收、光子射线吸收和中子射线吸收。由于不同种类的射线粒子物理性质（电荷数、能量、质量）不同，因此它们与物质作用过程和吸收规律就不相同，图 1（a）、（b）和（c）分别表示 α 射线、β 射线和 γ 光子射线在靶物质中的吸收规律。

图 1（a）表示 α 粒子在空气中的射程测量结果示意图，由吸收曲线可见，在开始的一段距离时，α 粒子的计数率基本保持不变，表明 α 粒子的能量没有耗尽，仍能被探测器记录；当距离增加到一定程度时，计数率迅速减少并最终降为零。图 1（b）表示 β 射线的强度随物质吸收厚度的变化曲线，从图中可以看出，β 粒子在穿过物质时的总能量损失率比 α 粒子小，因此它比 α 粒子具有更大的射程。例如，在空气中，能量为 4 MeV 的 β 射线，射程是 15 m；而相同能量的 α 粒子，射程只有 2.5 cm。此外，α 粒子与靶原子电子多次碰撞逐渐损失能量，几乎是直线行走的，只是在射程的末端与靶原子核的碰撞才使径迹有些偏离直线，因而 α 粒子有确定的射程（平均射程）。α 粒子的射程与径迹长度近似相等，粒子数只是在平均射程附近有明显的吸收。而对于 β 粒子而言，射程概念不像 α 粒子那样确切。由于 β 粒子质量小，在电离损失、辐射损失和与核的弹性散射过程中，β 粒子的运动方向有很大改变，这样就使得 β 粒子穿过物质时走过的路程十分曲折，因而路程轨迹长度远大于它的射程。同时，β 射线的能量是连续分布的，

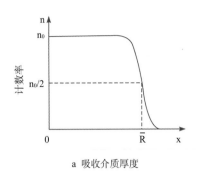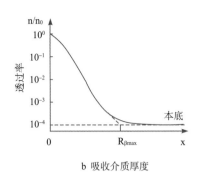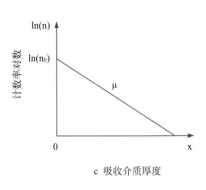

a 吸收介质厚度   b 吸收介质厚度   c 吸收介质厚度

图1　射线、β射线和γ光子射线在靶物质中的吸收规律

如果把每一小能量间隔内的β粒子看成是不同能量的单能电子，那么β射线在物质中的吸收曲线，就可看成是这些不同能量的单能电子的吸收曲线线性叠加的结果。因此，β射线没有确定的射程可言，可以用β射线能谱中的最大能量 $E_{\beta max}$ 所对应的射程来表示β射线的射程，称为β射线的最大射程 $R_{\beta max}$。在实验中，按照吸收曲线的趋势外推到扣除本底的原始计数率（没有经过任何吸收物质的计数）的万分之一处所对应的厚度即为β射线的最大射程。图1（c）表示γ射线的强度随物质吸收厚度的变化曲线，由此可见，单能、窄束γ射线通过物质时，其强度的衰减遵循指数规律。如图在半对数坐标纸上绘制吸收曲线（γ射线的计数率随吸收物质厚度的变化曲线）时，这条吸收曲线就是一条直线，该直线的斜率的绝对值就是线性吸收系数 μ。

（万　骏）

hésǎnshè

核散射 （nuclear scattering）

出射粒子和入射粒子相同的核反应。核散射又分弹性散射和非弹性散射两种。弹性散射指散射前后系统的总动能、总动量相等，原子核的内部能量不发生变化。弹性散射的一般表示式是 A(a,a)

A，例如，质子被碳核散射，散射后的碳核仍处于基态时，这一反应就是弹性散射。它表示为 $^{12}C+p \rightarrow {}^{12}C+p$ 或 $^{12}C(p,p)^{12}C$。非弹性散射是指散射前后系统的总动能不相等，原子核的内部能量要发生变化。最常见的非弹性散射是剩余核处于激发态的情形，它的一般表示式是 A(a,a′)A*，例如，质子被碳核散射，散射后的碳核处于激发态时，这一反应就是非弹性散射。它表示为 $^{12}C+p \rightarrow {}^{12}C^*+p'$ 或 $^{12}C(p,p')^{12}C^*$。

（万　骏）

tánxìng sǎnshè

弹性散射 （elastic scattering）

碰撞前后，入射粒子状态和靶核的内部状态不变，从而总动能保持不变的一种碰撞。又称弹性碰撞。中子不带电，几乎不能和原子的电子发生相互作用，而只能和原子核相互作用。中子与原子核相互作用（见中子与物质的相互作用）类型分为两个大类：散射和吸收。弹性碰撞属于散射这一大类，同属这一大类的还有非弹性散射和去弹性散射。

弹性散射分为势散射和复合核散射两种。势散射是中子受核力场作用发生的散射。此种情况下中子未进入核内，而是发生在核的外表面。复合核弹性散射是

中子进入核内形成复合核，而后放出中子。

在能量转移方面，弹性散射过程中，原子核和中子之间虽然有能量交换，但原子核内能不变，相互作用体系保持动能和动量守恒。

在作用过程方面，当中子和原子核（靶核）发生弹性散射时，中子把部分能量交给原子核，然后改变方向后继续运动。若用 E_1、E_2 分别表示单次碰撞前后的中子能量，则在质心坐标系中，一次碰撞后和碰撞前中子能量的比 E_2/E_1 与靶核原子量 M_A 及散射角 θ_c 之间的关系可表示为：

$$E_2/E_1 = (M_A^2 + 2M_A\cos\theta_c + 1)/(M_A+1)^2 \tag{1}$$

式中：散射角 θ_c 可取 0~π 间的任意值。当发生"正向"碰撞时，$\theta_c = \pi$，中子能量损失最大。若以 E_{min} 表示"正向"碰撞后中子的能量，则式（1）变为：

$$E_{min}/E_1 = (M_A-1)^2/(M_A+1)^2 \tag{2}$$

从式（2）可以看出，对于重核，弹性散射所致能量损失很小。而对于轻核，弹性散射所致中子能量损失相当可观。当中子与氢原子核发生一次"正向"碰撞，即 $M_A = 1$，则中子的能量几乎可以

全部损失掉。

对于中能范围内的中子而言，弹性散射是能量损失的主要方式。而且随着中子能量的降低，氢的弹性散射截面很快变大。当中能中子和氢发生弹性散射时，能很快地降低到热能范围。

（孙 亮）

fēitánxìng sǎnshè

非弹性散射（inelastic scattering） 碰撞前后，入射粒子状态和靶核的内部状态发生变化，从而总动能发生改变的一种碰撞。例如，电子与原子在非弹性碰撞过程中，电子动能的一部分转变为原子的激发能；当电子转移的能量超过原子核外某一电子的束缚能时，产生电离。又称非弹性碰撞、$(n; \gamma, n')$ 反应。中子不带电，几乎不能和原子的电子发生相互作用，而只能和原子核相互作用。中子与原子核相互作用（见中子与物质的相互作用）类型分为两个大类：散射和吸收。

非弹性散射分为直接相互作用过程和形成复合核过程。直接相互作用过程是入射中子和原子核（靶核）的核子发生非常短时间（$10^{-22} \sim 10^{-21}$ 秒）的相互作用，在每次直接相互作用过程中，中子损失的能量较小；复合核过程是入射中子进入靶核形成复合核，在形成复合核过程中，入射中子和核子发生较长时间（$10^{-20} \sim 10^{-15}$ 秒）的能量交换。无论经过哪种过程，靶核都将释放出一个动能较低的中子而处于激发态。然后这种靶核以发射一个或多个光子的形式释放出激发能后回到基态。

在能量转换方面，非弹性散射过程中入射中子所损失的能量不仅使靶核受到反冲，而且有一部分转变为靶核的激发能。因此，中子和靶核虽然总能量守恒，但是靶核内能发生了变化，总动能并不守恒。

在作用过程方面，非弹性散射的发生和入射中子的能量有关。只有入射中子的能量大于靶核的第一激发能级时，才能发生非弹性散射。发生非弹性散射的阈能略高于最低的激发能级，在此阈值以上，随着中子能量的增加，非弹性散射的截面增大。

靶核的第一激发能级越低，越容易发生非弹性散射。重核的第一激发能级比轻核的低。重核的第一激发能级大约在基态以上 100 keV 左右，随着原子量的增加，能级间隔越来越小。轻核的第一激发能级一般在几个 MeV 以上。因此，快中子与重核相互作用时，非弹性散射截面大于弹性散射。每发生一次非弹性散射，中子损失很大一部分能量，因而只需几次非弹性散射过程，中子能量就降低到原子核的第一能级以下。此后，不再发生非弹性散射，主要依靠弹性散射损失能量。

（孙 亮）

héfǎnyìng

核反应（nuclear reaction） 原子核与原子核，或原子核与其他粒子（如中子、γ 光子等）之间的相互作用所引起的各种变化称为核反应。核反应一般表示为 A+a→B+b，式中 A 和 a 分别表示靶核和入射粒子，B 和 b 表示剩余核和出射粒子，简写为 A（a, b）B。各式各样的核反应是产生不稳定原子核的最根本的途径。核反应过程对原子核内部结构的扰动以及所牵涉到的能量变化一般要比核衰变过程大得多。例如，核衰变只涉及低激发能级，通常在 3~4MeV 以下，这是衰变核谱学的一个局限性。核反应涉及的能级可以很高，通常在一个核子的分离能以上，甚至高达几百 MeV 以上。反应核谱学是研究高激发能级的重要手段。核反应产生的现象丰富多彩，光是轻粒子（不比 α 粒子更重的粒子）引起的核反应就有几千种。因而，核反应可在更广泛的范围内对原子核进行研究。此外，核反应是获得原子能和放射性核的重要途径，对它的研究具有很大的实际意义。

发展历史 ①历史上第一个人工核反应。1919 年，卢瑟福利用钋-212 放出的 7.68MeV 的 α 粒子作为枪弹，去射击氮气，结果发现，有五万分之一的概率发生了 ^{14}N（α, p）^{17}O 核反应，即 α 粒子与氮-14 反应，产生了氧-17 和质子。这是人类历史上第一次人工实现"点金术"，使一个元素变成另一个元素。②第一个加速器上实现的核反应。1932 年，英国科学家考克拉夫和瓦耳顿发明高压倍加器，并把质子加速到 500keV，实现了 ^{7}Li（p, α）^{4}He 核反应，释放的粒子每一个具有 8.9MeV 动能，因此，输入的能量为 0.5MeV，输出的能量为 17.8MeV。这是释放核能的一个例子。③产生第一个人工放射性核素的核反应。1934 年，居里夫妇用 ^{27}Al（α, n）^{30}P 核反应产生了第一个人工放射性核素，产物磷-30 是 β^+ 放射性核素，半衰期为 2.5 分钟。④导致发现中子的核反应。1930 年，德国物理学家博思（Bothe）和贝克（Becker）用 α 粒子轰击较轻的元素，特别是轰击铍时，发现从铍中发射一种强度不大但穿透力极强的射线。这种射线在电场和磁场中都不发生偏转（因而不带电），在穿透 2cm 厚的铅板之后，射线的强度只减弱 13%。当时把这种射线称作是铍辐射。根据当时已经发现的各种辐射的研究，α射线和β射线都没有这么强的穿透力。唯一能穿透铅板且不带电的是γ射线，因此这两位物理学家错误地认为他们发现的是高能γ射线。根据这种射线在透过铅板后强度减弱的情况，他们推算出这种射线的能量约为10MeV左右。

途径 要使核反应过程能够发生，原子核或其他粒子（如中子、γ光子等）必须足够接近另一原子核，一般需达到核力作用范围之内，即小于10^{-12}cm的数量级。实现这一条件可以通过以下3个途径：①用放射源产生的高速粒子去轰击原子核。例如，1919年卢瑟福实现的历史上第一个人工核转变。用放射源提供入射粒子来研究核反应，入射粒子种类很少，强度不大，能量不高，而且不能连续可调。目前已很少用了。②利用宇宙射线来进行核反应。宇宙射线是指来自宇宙空间的高能粒子。宇宙射线的能量一般都很高，最高可达10^{21}eV，用人工办法要产生这样高能量的粒子近期是难以实现的。用它作为入射粒子来研究高能核反应有可能发现一些新现象。缺点是强度很弱，能观测到核反应的机会极小。然而，它具有上述独到之处的优点，人们一直在努力弥补它的缺点，做了不少高能物理方面的研究工作。③利用带电粒子加速器或反应堆来进行核反应。这是实现人工核反应的最主要的手段。随着粒子加速器技术的不断发展和性能改进，人们已能将几乎所有的稳定核素加速到单核子能量数百MeV，甚至更高的能量。近期有望将金-197加速至200 GeV/A。在束流强度和品质方面也有极大提高。人们已经可以使用种类繁多、能区宽、束流强和品质好的入射束流进行核反应实验，从而极大地扩展了核反应的研究领域。

分类 核反应按出射粒子的不同，可以分为两大类。一类是核散射。另一类是核转变，是指出射粒子和入射粒子不同的核反应，例如，^{14}N（α，p）^{17}O和^{60}Ni（α，pn）^{62}Cu。核反应按入射粒子种类不同可分为：①中子核反应，如中子弹性散射（n，n），中子非弹性散射（n，n'），中子辐射俘获（n，γ）等。②带电粒子核反应，它又可分为：质子引起的核反应，如（p，p），（p，n），（p，α）等；氘核引起的核反应，如（d，p），（d，α）等；α粒子引起的核反应，如（α，n），（α，p）等，重离子（指比α粒子更重的离子）引起的核反应，如（^{12}C，4n），（^{16}O，α3n）等。③光核反应，即γ光子引起的核反应，如（γ，n），（γ，p）等。此外，电子也可以引起核反应，其特点和光核反应类似。核反应按入射粒子能量不同，也可以分为：①低能核反应，指入射粒子的单核子能量E比靶核内核子的费米能量（约30 MeV）低的核反应，此时产生的出射粒子的数目一般最多是（3~4）个。②中能核反应，指单核子能量为30 MeV＜E/A＜1000 MeV的核反应，此时可以使靶核散裂成许多碎片，当E/A＞100 MeV时，还可以产生介子。③高能核反应。指E/A＞1000 MeV的核反应。此时除可以产生介子外，还可以产生其他一些基本粒子和形成奇特核。

（万骏）

原子移位（atomic displacement）带电粒子与阻止介质原子核间可能发生弹性碰撞，这时碰撞体系保持总动能和总动量守恒，即带电粒子与原子核都不改变其内部能量状态，也不发射电磁辐射。但是入射带电粒子会因转移一部分动能给原子核而损失自己的动能，而阻止介质原子核因获得动能发生反冲，产生晶格缺陷。

（万骏）

射程（range）射线粒子沿入射方向在靶物质中所穿过的最大距离。以R表示，单位为cm或g/cm^2。利用下面公式（1）可以计算能量为E_0的入射粒子的射程，但实际上人们宁可使用由实际数据总结出的经验公式。例如，对于天然放射性核所放出的α射线，在空气中的射程常用公式（2）计算：

$$R = \int_{E_0}^{0} \frac{dE}{(dE/dx)} \qquad (1)$$

$$R_0 = 0.318E^{3/2} \qquad (2)$$

式中：E为能量，单位为MeV；α粒子在其他物质中的射程为：

$$R = 3.2 \times 10^{-4} \frac{\sqrt{A}}{\rho} R_0 \qquad (3)$$

式中：A为靶物质的原子量；ρ为密度；单位为g/cm^2。β射线没有确定的射程可言，可以用β射线能谱中的最大能量$E_{\beta max}$所对应的射程来表示β射线的射程，称为β射线的最大射程$R_{\beta max}$。在实验中，按照吸收曲线的趋势外推到扣除本底的原始计数率（没有经过任何吸收物质的计数）的万分之一处所对应的厚度即为β射线的最大射程。γ射线按照一定的概率与物质发生光电效应、康普顿效应和电子对效应。在与物质相互作用的过程中，一次损失全部或大部分能量。穿过物质后，在 γ 射线入射的方向上探测到的强度随吸收物质的厚度呈指数规律衰减，能量不变。因此，γ 射线没有射程的概念。γ 射线在物质中的穿透情况也可用半吸收厚度 $d_{1/2}$ 来表示。

（万　骏）

pīngjūn zìyóuchéng

平均自由程（mean free path）

一束光子射线通过物质时，各光子从进入物质到与原子发生第一次任何相互作用所通过的路程（称各光子的自由程）的平均值。可作以下推导求得平均自由程。设：起始光子注量率为 I_0，通过物质 X 厚度后尚存光子注量为 $I_0 e^{-\mu X}$，在通过物质为 $X+\mathrm{d}X$ 厚度后，尚存 $I_0 e^{-\mu(X+\mathrm{d}X)}$，光子注量率变化 $-\mathrm{d}I$，即自由程为 X 的光子注量率为 $-\mathrm{d}I$，$-\mathrm{d}I = \mu \cdot I \cdot \mathrm{d}x = \mu \cdot I_0 e^{-\mu X} \cdot \mathrm{d}x$。光子自由程的分布范围是 $0 \sim \infty$，所以注量率为 I_0 的光子的平均自由程 L 应为该注量中所有光子自由程的平均值，即：

$$L = \frac{1}{I_0} \int_0^\infty I_0 \cdot e^{-\mu x} \cdot \mu x \cdot \mathrm{d}x = \frac{1}{\mu}$$

（1）

γ（X）射线通过物质的一个平均自由程厚度时，注量率减少 e 倍。半吸收厚度 $D_{1/2}$ 是使 γ（X）射线注量减弱一半的物质厚度。根据窄束射线的衰减规律：

$$D_{1/2} = \frac{\ln 2}{\mu} = \frac{0.693}{\mu} = 0.693 \cdot L$$

（2）

平均自由程 L，半吸收厚度 $D_{1/2}$，衰减系数 μ（或 μ_m）都是衡量一束光子在物质中衰减难易程度的物理量。

（万　骏）

chuánnéngxiàn mìdù

传能线密度（linear energy transfer，LET）

带电粒子在物质中穿行单位长度路程时，因电离、激发损失的能量总和。

传能线密度分为定限传能线密度和非定限传能线密度。定限传能线密度是某种能量的带电粒子在物质中穿过单位长度路程时，能量转移小于某一特定值，由历次碰撞所造成的能量损失。非定限传能线密度 L 是某种能量的带电粒子在物质中穿过单位长度路程时，能量转移取一切可能值时，由历次碰撞所造成的能量总损失。不难理解 L 就是线碰撞阻止本领。L 虽只能表征在单位长度路程上某个能量的入射带电粒子在靶物质中损失的能量，但可作为入射带电粒子在单位长度路程靶物质上沉积能量的近似值，所以品质因子 Q 通常是根据辐射在水中的非定限传能线密度 L 的大小来确定的。

根据辐射损伤的双重作用理论，细胞（大小约为 $10^{-6}\mathrm{m}$）的损伤是由两个亚损伤合成产生的。第一个亚损伤出现后一段时间（这一段时间大于等于修复时间）内细胞可自行修复，只有当第一个亚损伤产生后细胞还没有来得及修复又发生第二个亚损伤时，才会造成细胞真正的损伤。也就是说两个亚损伤要在时间上（修复时间内）和空间上（一个细胞内，更准确地说是一个 DNA 分子内）相符合才会造成真正的细胞损伤。

高 LET 辐射，即在单位长度上入射粒子发生的能量转移大，对组织来说即产生的电离密度大，准确地说高 LET 辐射就是直接产生的或通过次级带电电离粒子产生的两次连续电离事件之间的距离以细胞的尺度衡量比较小的辐射，一般指中子、质子和 α 粒子。

高 LET 辐射时一个入射粒子产生的两次连续电离事件很多都是关联电离事件——在时间上（修复时间内）和空间上（一个细胞内，更准确地说是一个 DNA 分子内）相符合的电离事件。低 LET 辐射即直接产生的或通过次级带电粒子产生的两次连续电离事件之间的距离以细胞的尺度衡量比较大的辐射，一般指 X、γ 和 β 射线。低 LET 辐射时，一个入射粒子产生的两次连续电离事件一般不是关联电离事件——在时间上（修复时间内）和空间上（一个细胞内，更准确地说是一个 DNA 分子内）不相符合的电离事件。对于电离密度稀疏的电子来说（低 LET 辐射），一个电子的连续两次能量损失（两次电离）也就是对组织的两次亚损伤，很难在一个细胞内完成而造成实际的损伤。要造成实际的损伤，需在修复时间内，由不同电子的两个独立电离事件在一个细胞上的亚损伤在时间上的偶然符合，这样的概率很小。重带电粒子（高 LET 辐射）的电离密度大，它的连续两次电离过程在一个细胞内完成，可能性大得多，几乎同时在一个细胞内发生两次亚损伤的概率就大。对于两相同小体积元组织，即使它们的吸收剂量相同即电离事件相同或电离密度相同，但若是不同的电离辐射造成相同的吸收剂量，其关联电离事件（时间、空间都符合的事件）不一样，因而造成的实际生物效应不一样，就是不同的电离辐射，有不同的品质因子 Q。

（万　骏）

zhìliàng zǔzhī běnlǐng

质量阻止本领（mass stopping power）

类型为 Y 动能为 E 的带电粒子在原子序数为 Z 的介质中

的单位路径长度的能量损失率的期望值。阻止本领通常以 MeV/cm 或 J/m 为单位。阻止本领除以吸收介质的密度 ρ 得到的量被称为质量阻止本领（$dE/\rho dx$），通常以 MeV·cm^2·g^{-1} 或 J·m^2·kg^{-1} 为单位来给出。当对带电粒子所损失的能量的最终结果感兴趣时，阻止本领可进一步地细分为"碰撞阻止本领"和"辐射阻止本领"。前者为由软碰撞和硬碰撞的并合作用而引起的能量损失率，软、硬碰撞被约定称为"碰撞相互作用"。辐射阻止本领是由于辐射相互作用而导致的能量损失率。然而，除非另行说明，辐射阻止本领可能假定仅是基于产生轫致辐射所引起的能量损失（飞行湮没仅与正电子相关，它的影响另行计算）。在辐射碰撞中损失的能量被光子从带电粒子径迹处带走，而在碰撞相互作用中消耗的能量将产生电离和激发，为径迹附近的剂量做出贡献。

（万　骏）

品质因子（quality factor，Q）

pǐnzhì yīnzǐ

是一个无量纲的可变的权重因子，把它施加到吸收剂量上便可给出不同类型和不同能量的电离辐射对人体的相对危害的一种估计。Q 的值是从相对生物效应（RBE）的实验值中挑选出来的。相对生物效应为在给出相同类型及相同程度的生物效应的情况下，X 或 γ 射线的剂量与所研讨的辐射的剂量之比。国际放射防护委员会（ICRP）择定 Q 为辐射的非限制传能线密度 L_∞（uncertainty Linear energy transfer）的平滑的函数。后面的这个量 L_∞ 又称为碰撞阻止本领。就单位吸收剂量而言，径迹的电荷密度较高的粒子比径迹的电荷密度低的粒子通常有更

大些的生物学危害。过去品质因子 Q 用于一个点的吸收剂量相乘后得到剂量当量 H。现在 ICRP 决定用辐射权重因子，代替品质因子来评价一个器官或组织的当量剂量。

（万　骏）

光子与物质的相互作用（interaction of photons with matter）

guāngzǐ yǔ wùzhì de xiānghù zuòyòng

光子与其穿过的介质组分发生的各种反应过程。光子是电磁辐射，质量为 0，电荷为 0，速度为光速。因为它们是电中性的，它们就与原子电子作用时就不会通过库仑作用损失能量。光子在运动一段距离之后，经历很大作用导致部分或全部能量转换给电子，而这些电子最后会将能量沉积在介质中。对于相同能量的粒子，光子比带电粒子具有更强的穿透性。光电效应，康普顿散射，电子对产生都是光子与物质原子中的电子相互作用过程。

（樊赛军）

光电效应（photoelectric effect）

guāngdiàn xiàoyìng

γ 光子与原子束缚电子发生作用，γ 光子把全部能量交给电子，使其克服束缚能而离开原子，而光子自身消失的过程。光电效应是赫兹（Hertz）在 1887 年研究麦克斯韦电磁理论实验时发现的，即采用紫外线照射两个锌质小球之一，而在两个小球之间非常容易产生电火花。随后 1888 年，德国物理学家哈尔瓦克斯（Hallwachs）证实光电效应是由于在放电间隙内产生荷电体所致。1899 年，汤姆孙等证实该荷电体与阴极射线一样是电子流。大约 1900 年，普朗克（Planck）对光电效应做出最初的解释，并引出了光具有的能量包裹式能量（quanti-

sed）理论，并将这一理论归成一个等式，即 $E = hf$，E 为光所具有的"包裹式"能量，h 为一个常数，统称普朗克常数（Planck's constant），而 f 就是光源的频率。1899～1902 年，莱纳德（P·Lenard）对光能量转换成电能的现象完成了一系统研究，最终命名为"光电效应"。1905 年，爱因斯坦在撰写的《关于光的产生和转化的一个启发性观点》中采用光量子理论对光电效应进行了解释，因此获得 1921 年诺贝尔物理奖。他进一步推广了莱纳德（P·Lenard）的理论，并导出公式，$E_k = hf - W$，式中，W 是将电子从金属表面自由化所需的能量，h 为普朗克常数，f 为光子的频率，为电子自由后具有的动能。1916 年，美国科学家密立根通过精密的定量实验证明了爱因斯坦的理论解释，从而证明了光量子理论。

光电效应分为光电子发射、光电导效应和光生伏特效应。电子发射发生在物体表面，称外光电效应。光电导效应和光生伏特效应则发生在物体内部，称为内光电效应。

1921 年，爱因斯坦因建立光量子理论并成功解释了光电效应而获得诺贝尔物理学奖。

1922 年，玻尔原子理论也因密立根证实了光量子理论而获得了实验支持，从而获得了诺贝尔物理学奖。1923 年，密立根"因测量基本电荷和研究光电效应"获诺贝尔物理学奖。

（樊赛军）

康普顿效应（Compton effect）

kāngpǔdùn xiàoyìng

散射光产生中除了有原波长 λ_0 的 X 线外，还产生了波长 $\lambda > \lambda_0$ 的 X 线光，其波长的增量是随着散

射角的不同而变化的现象。康普顿借助于爱因斯坦的光子理论，从光子与电子碰撞的角度对此实验现象进行了圆满地解释。康普顿修改汤姆逊的经典理论来计算波长位移和反冲效应。他得到如下的截面公式：

$$\sigma = \frac{8\pi}{3}\frac{e^4}{m^2c^4}\frac{1}{1+2\alpha} \quad 其中\ \alpha = h\nu/mc^2$$

$$(1)$$

中国学者改进了康普顿的方法，用多种材料作为散射物，分别进行 X 射线散射实验，取得了大量确凿的实验数据，证明康普顿效应的普遍性，驳斥了对康普顿效应的各种否定，发展了 X 射线散射理论。康普顿效应第一次从实验上证实了爱因斯坦提出的关于光子具有动量的假设。光子在介质中和物质微粒相互作用时，可能使得光向任何方向传播，这种现象叫光散射。

（樊赛军）

diànzǐduì chǎnshēng
电子对产生（electron pair production）
在基本粒子的碰撞过程中，正负电子对可以由其他粒子转化而产生出来的过程。在低能时，能量大于两倍电子静质量能的光子与原子核碰撞可产生正负电子对。能量足够高的带电粒子的相互碰撞也可以产生正负电子对，但产生概率要小些。正负电子对通常是由其他粒子通过虚光子转化而来。例如，正反粒子对可以湮没成虚光子而转化为正负电子对。强子与强子碰撞也会产生正负电子对，这个过程被理解为强子碰撞中正反夸克对湮没为虚光子而转化为正负电子对，一般称它为德雷尔-颜过程。矢量介子（例如，ρ、ω、φ、J/ψ、Y 等）通过虚光子也可以转化为正

负电子对，这时正负电子对的不变质量〔它等于 $A_u = A_u(j\omega) = |A_u(j\omega)|e^{j\phi(\omega)}$，$p_\mu$ 是电子对的总四维动量，c 是真空中光速〕是确定的，它对应于矢量介子的静止质量。正是通过测量正负电子对的不变质量，1974 年在实验中发现了含有粲夸克的 J/ψ 粒子。以上产生正负电子对的过程，就其本质来说，是电磁相互作用过程。但按电弱统一理论，正负电子对也可以由实的或虚的中性中间玻色子转化而来，而这是一个弱相互作用过程。

（樊赛军）

zhōngzǐ yǔ wùzhì de xiānghù zuòyòng
中子与物质的相互作用
(neutron interaction with matter)
中子与物质原子核的各类反应过程。中子是组成原子核的基本粒子，不带电荷，其质量接近于质子。自由中子不稳定，半衰期为 15 分钟。由于中子本身不带电，不能直接与物质中原子的壳层电子发生相互作用引起电离，中子只能与物质的原子核发生相互作用。

中子与物质发生何种相互作用以及相互作用截面的大小取决于中子的能量和物质的性质。根据中子能量的大小，习惯上将中子分为慢中子、中能中子、快中子和高能中子。慢中子包括热中子、冷中子、超热中子和共振中子，能量在 0.5 eV 以下；中能中子能量介于 0.5 eV ~ 10 keV；能量在 10 keV ~ 10 MeV 的称为快中子；能量大于 10 MeV 的称为高能中子。

整体而言，中子不受原子核库伦场的作用，即便能量很低的中子也可以深入原子核内部发生相互作用过程。这些过程的发生导致中子在物质中被慢化或被吸

收，并产生一些次级粒子，如反冲质子、γ 射线、α 粒子以及其他带电粒子等。这些粒子都具有一定的能量，它们将会继续和物质发生各自相应的相互作用，最终在物质中产生电离和激发。

在类型上，中子与物质原子核的相互作用有两个大类：散射和吸收。散射是指入射的中子相互作用后与原子核仍然是独立的个体，中子与原子核发生弹性散射、非弹性散射中子与物质原子核作用后产生多个中子，核内质子数保持不变，并产生反冲核。吸收是指中子被原子核吸收而形成复合核，再蜕变产生其他次级粒子，主要体现方式为俘获和散裂（入射中子将原子核打碎为若干核碎片，仅高能中子才能引发）。

慢中子与轻核作用以弹性散射为主，与重核作用则以辐射俘获为主；热中子在任何物质中均以辐射俘获为主；快中子和中能中子主要与原子核发生弹性散射或非弹性散射；高能中子主要与原子核发生去弹性散射和散裂过程。

（孙 亮）

gǎnshēng fàngshèxìng
感生放射性（induced radioactivity）
在一定类型、能量的射线照射下应用环境中原本稳定核素变成的放射性核素的行为。辐射源项（放射源和射线装置）广泛地应用于工业生产、农业生产、医疗和科研。在不同的应用领域，使用的射线类型及其能量可能各有不同。其中，在一些高能粒子应用场所的环境中（如装置部件、空气、屏蔽材料、地板、土壤等），出现了一些"本不应该出现"的放射性核素。

感生放射性产生的物理基础

是核反应，即射线粒子直接打碎原子核或被受照物质的原子核吸收，产物为一种新的原子核或称为反冲核，这种反冲核往往的不稳定的，于是形成放射性核素。产生核反应需要一定的条件，满足核反应条件才能产生放射性。这说明并不是所有的辐射源应用过程都会产生感生放射性。核反应条件主要有：①中子活化，任何能量的中子都可以引发核反应。这是因为自由中子不稳定，总要被其他原子核捕获而发生核反应。中子活化是产生感生放射性的一个主要方面。②除中子外，其他类型的粒子能量达到与物质相互作用能产生中子的阈能，继而引发中子活化。这个阈能会随着粒子类型和受照物质类型的变化而变化。例如，10MeV 以上的光子就可能在空气中通过光核反应产生中子。③除中子外，其他类型的粒子能量足够高，能直接打碎照射物质的原子核产生新核，如50MeV 的质子。

感生放射性产生后，通常以气溶胶或微粒的形式存在于辐射源的应用环境中。通过内照射和外照射方式对相关人员造成照射危害。以医用高能加速器为例，治疗室内空气中存在的感生放射性主要有氢-3、铍-7、碳-11、氮-13、氧-15、氩-41 等。对于气载感生放射性核素，加强辐射源项应用环境的通风是一个效果显著的办法。对于装置部件和屏蔽墙体等固定材料中的长寿命感生放射性核素，通常采取定期监测来了解其辐射水平。

（孙　亮）

fàngshè shēngwù xiàoyìng

放射生物效应（biological effect of ionizing radiation）

电离辐射作用于生物机体，所引发的生物机体的分子、细胞、组织、器官结构和功能的变化、损伤、损害及其相应的后果。又称为电离辐射生物效应、辐射生物效应。电离辐射对人体或生物可能产生的生物效应，因照射剂量、剂量率、作用方式、机体状态和环境等因素的变化而有所不同。放射生物效应所涉及的内容是放射生物学的重要组成部分，是放射损伤防治和肿瘤放射治疗的理论根据，也是放射医学和放射卫生学的生物学基础。

分类　根据放射生物效应的严重程度，国际放射防护委员会（International Commission on Radiological Protection，ICRP）将效应分为变化、损伤、损害和危害。变化指在照射后出现的形态和功能的变化，可能是有害的，也可能是无害的；损伤表示有一定程度的有害变化，如对细胞的损伤，但对整体不一定有害；损害表示有临床可查的有害效应，可表现于受照本人或受照者后代；危害是个复杂概念，包括发生概率、严重程度和出现时间等，是受照者及其后代所发生的总伤害。

根据辐射防护的需要，按效应的发生机制，ICRP 将放射生物效应分为确定性效应（或有害的组织反应）和随机性效应。确定性效应的严重程度随着照射剂量的增加而增加，存在剂量阈值，只要剂量达到或超过阈值，其效应肯定发生，如电离辐射所致皮肤损伤和白内障等。随机性效应指其发生的概率（而不是其严重程度）与照射剂量的大小有关，没有剂量阈值，如电离辐射致癌效应和遗传效应。

另外，人们还按其效应发生的时间分为近期效应和远后效应；按效应发生在受照者，还是发生在受照者后代分为躯体效应和遗传效应。近期效应指电离辐射作用于生物机体后，在照射后短期（数周内）就出现的生物效应，如急性放射病和急性放射性皮肤烧伤。远后效应指电离辐射作用于生物机体后，在照射后 6 个月以后才出现的生物效应，如眼白内障和诱发癌症。躯体效应是电离辐射作用于生物机体后发生在受照者本身的损伤效应，如急性放射病、辐射诱发的癌症；遗传效应是电离辐射作用于生物机体后发生于受照射者后代的损伤效应。

发展历史　1895 年伦琴发现了 X 射线，次年贝克勒尔发现了天然放射性，人们开始认识到电离辐射的存在，并逐渐用于人类的生产和生活中。X 射线用于医学诊断和肿瘤治疗后不久就有近百例 X 射线工作人员手部皮肤烧伤的文献报道。随后，又有 X 射线引起皮肤癌和白血病的报道。钋和镭发现者居里夫人患了双手慢性皮炎及双眼白内障，最终死于血液病。20 世纪初，镭被用于夜光表发光涂料，描绘表盘的女工因用唇舌舔细笔尖而摄入镭，十余年后其中不少人患了贫血和骨肉瘤。因此，人们逐渐认识到电离辐射对人类的健康危害效应，并开始了电离辐射生物效应和防护措施的研究。比较全面系统地研究，还是从 1940 年核工业兴起和 1945 年美国在日本广岛和长崎投放原子弹之后，特别是第二次世界大战之后，以美国和苏联为首的核冷战促进了放射生物学科的快速发展。核战备导致大剂量急性放射损伤和放射病理学研究的迅速进展，提出了辐射损伤的"靶学说"。从 1950 年起，美国和日本联合成立了原子弹伤害委员会（Atomic Bomb Casualty Commission，ABCC）后，改称为放射线影响研究所（Radiation Effects Research Foundation，RERF），对所有原子弹爆炸幸存者进行了长期严密的医学观察，积累了大量的人类放射损伤的资料，肯定了辐射致癌效应，研究了剂量–效应关系，建立了辐射致癌的危险模型。20世纪50年代，细胞学技术发展将放射生物效应研究带入了辐射剂量与细胞存活关系的定量化研究阶段。60年代，对哺乳动物细胞亚致死性损伤修复和DNA损伤与修复的研究，以及后来抑癌基因和原癌基因的发现及其突变的研究和80年代对细胞周期及分子调控机制的研究，使辐射致癌机制的认识不断深入，并使早在40年代提出的放射生物效应"靶学说"获得了重大发展。随着冷战状态的结束，人们在工作和生活中经常受到的低剂量辐射效应成为研究的重点。近年来，生物高新技术的发展和应用，使小剂量放射生物效应的研究取得了一些突破性进展，实现了在单细胞水平上对DNA双链断裂产生和细胞信号转导过程机制的研究，并发现了一些靶学说无法解释的一些现象，如电离辐射旁效应和基因组不稳定性。后两种放射生物效应现象，连同80年代初发现的低水平辐射兴奋性效应及其诱导的适应性反应，对"靶学说"和作为辐射防护生物学基础的"线性无阈（linear no-threshold，LNT）"假说提出了严正的挑战。随着对辐射损伤研究的不断深入，人们越来越深刻地认识到电离辐射生物效应的多样性、复杂性和深入研究的必要性。

现状和意义 放射生物效应的研究及生物物理学、生物化学、生物学、生理学、免疫学、病理学、临床医学和流行病学的理论、技术、方法和成果，研究涉及电离辐射对分子、亚细胞、细胞、组织器官、整体和群体各个水平的效应。如今人们采用不断涌现的先进研究手段和技术，在分子和细胞水平上加强对低剂量辐射效应的研究，以便更加深入地探讨放射生物效应的本质。成立于1955年的联合国原子辐射效应科学委员会（United Nations Scientific Committee on the Effect of Atomic Radiation，UNSCEAR），定期召集世界一流专家对电离辐射生物效应研究成果进行综述和评估，并向联合国大会提交详细报告。美国科学院（National Academy of Sciences，NAS）从1970年开始，也不定期就电离辐射生物学效应研究进展发布报告（Committee on the Biological Effects of Ionizing Radiation，BEIR），大大地推进了人们对其的深入认识。可以说，人们对电离辐射生物效应的认识比对其他有害于健康的化学、物理和生物因素的生物效应更为深刻。这为ICRP推荐辐射防护建议书和国际原子能机构（International Atomic Energy Agency，IAEA）及各国行政当局制定辐射防护基本标准提供了生物学理论和实验依据，为指导辐射防护实践，放射性疾病诊治，保障人民健康，促进核能利用，造福人类发挥了重要作用。

亟待解决的问题与发展趋势 尽管放射生物效应研究方面已累积了很多实验数据、流行病学调查资料和理论知识，但仍然对放射生物效应，特别是对辐射防护最为关注的低剂量辐射生物效应本质的了解还很有限，如复杂的DNA集簇损伤修复机制；通过细胞周期检查点控制和凋亡排除损伤细胞的机制；电离辐射旁效应、基因组不稳定性和低剂量辐射诱导适应性反应的分子机制及其对剂量的依赖性以及与癌症发生的关联性；单个细胞内积累的病变是否足以导致癌症发生；在低剂量辐射情况下免疫防御机制对肿瘤形成的作用；基因多态性与辐射致癌的易感性；干细胞放射生物学、组织损伤与非癌症效应等，致使作为辐射防护体系生物学基础的"线性无阈"假说至今得不到证实。因此，加强低剂量辐射生物效应流行病学、分子流行病学研究和辐射效应生物学机理的基础研究势在必行。

关于流行病学和分子流行病学研究，虽然放射流行病学调查能够提供人类辐射效应最为直接的证据，但由于低于100mGy时基线危险的统计学变化，以及小而不可控制的偏倚会使辐射致癌危险变得不确定，流行病学不具有直接揭示在低剂量范围内癌症危险的可靠手段；流行病学与细胞和分子生物学相结合的分子流行病学方法，有望产生较好的效果。当前进行的高本底地区辐射健康效应调查、核工业工人健康效应研究、居室和矿山氡致肺癌研究及医疗照射和事故照射的流行病学调查，应尽可能地收集和储存被调者的生物样品，以便进行分子流行病学研究，将成为今后研究的方向。

关于基础研究，进一步开发基因组学、蛋白质组学、代谢组学、转录组学、信号组学及三维培养等技术在低剂量辐射效应研究中的应用；用尽可能低的剂量和剂量率，从基因、细胞、组织器官、整体和群体水平上进行研究，深入地探讨低水平辐射生物效应机制。重视不同剂量下细胞间相互作用及其微环境在辐射生物效应（特别是致癌效应）发生机制中的意义，将有助于深化对低水平辐射效应本质的认识及对"线性无阈"假说的合理判断，以便为辐射防护提供坚实的生物学理论基础和实验依据。

（王继先）

diànlí fúshè de xìbāo xiàoyìng

电离辐射的细胞效应 （cell effect of ionizing radiation） 电离辐射对细胞结构、形态和生理功能的影响。是了解辐射机体效应的重要基础，主要涉及细胞的放射敏感性、电离辐射所致细胞死亡和存活及细胞损伤与修复等方面内容。

体内不同组织细胞的放射敏感性差别很大，处于不同细胞周期时相的放射敏感性也不同。电离辐射通过诱导细胞周期 G_1 期（间期$_1$）阻滞、G_2 期（间期$_2$）阻滞、S 期（DNA 合成期）延迟和 S/M 期（分裂期）解偶联，影响细胞周期进程。

电离辐射可致细胞死亡，但当小鼠受较低剂量全身辐射（200mGy 以下），可使胸腺细胞凋亡减少。传统的放射生物学将细胞死亡方式分为间期死亡和增殖死亡两种。前者指细胞受照后在有丝分裂的间期死亡，后者指受照的细胞经分裂、增殖而死亡；从分子机制的研究揭示，前者是电离辐射诱发细胞凋亡的一个特例，而后者也含有部分细胞凋亡。电离辐射可致程序性细胞死亡和非程序性细胞死亡，前者受基因调控，分为 3 类，其中凋亡性细胞死亡和自噬性细胞死亡分别为 Ⅰ 类和 Ⅱ 类。

电离辐射所致细胞存活的剂量-效应关系，是放射生物学研究的核心问题之一。针对不同生物体、品质射线、照射方式及修复条件，拟合了多种数学模型，其中主要包括单靶单击曲线、多击或多靶曲线、线性-平方曲线、双向曲线和分次照射细胞的剂量存活曲线等。

电离辐射诱导的细胞损伤与修复是以细胞内生物大分子的损伤与修复为基础的复杂生物学过程。电离辐射引起的哺乳类细胞损伤可分为：①致死性损伤，是不可修复损伤。②亚致死性损伤，细胞内仅部分关键靶区被辐射击中，照射后经过一段充分时间能完全修复细胞的损伤。③潜在致死性损伤，在一定条件下损伤可以修复。不同类型的辐射损伤构成了作用于靶细胞的信号。细胞信号转导及其引起的级联反应是各种细胞功能活动的重要分子基础。在辐射信号转导中，活性氧和 DNA 是最重要的信号分子，后者又是电离辐射直接作用和通过活性氧间接作用的后果。辐射反应的基因调控与辐射所致的 DNA 损伤的信号转导密切相关，是细胞的一种积极反应，是细胞维持内环境相对稳定并对外界刺激做出的保护性反应。

（龚守良）

xìbāo de fàngshè mǐngǎnxìng

细胞的放射敏感性 （cell radio-susceptibility） 在相同电离辐射作用的条件下，组织细胞发生损伤或其他效应的快慢或程度。体内不同组织细胞的放射敏感性差别很大，取决于本身的生物学特性，也受环境因素的影响。一般以机体或细胞受一定剂量辐射后的死亡率或半数致死剂量（LD_{50}）作为判断放射敏感性的尺度，或以某些形态或功能变化作为判断某一组织放射敏感性的指

标；在细胞群体中，也可用 D_0（细胞的平均致死剂量）、D_q（准阈剂量，代表细胞积累亚致死性损伤的能力，与损伤的修复能力有关）和 D_{37}（在细胞群体中引起 63% 细胞死亡的剂量）等作为分析放射敏感性的指标。

种系发生 在种系发生上，总的趋势是放射敏感性随种系演化而增高。在个体发育上，胚胎期放射敏感性较高，出生后幼年和老年比成年更敏感。不同组织细胞的放射敏感性一般与其细胞分裂活动的强度成正比，而与其细胞分化的程度成反比。在亚细胞和分子水平上，细胞核的放射敏感性高于胞质，细胞内各不同靶分子的相对放射敏感性为：DNA>mRNA（信使 RNA）>rRNA（核糖体 RNA）和 tRNA（转移 RNA）>蛋白质。

细胞群体 不同细胞群体的放射敏感性：体内的细胞群体依据其更新速率不同可分为 3 大类，第 1 类是不断分裂、更新的细胞群体，对电离辐射的敏感性较高，包括造血细胞、胃肠黏膜上皮细胞和生殖上皮细胞等；第 2 类是不分裂的细胞群体，对电离辐射有相对的抗性，包括神经细胞、肌肉细胞、成熟粒细胞和红细胞等；第 3 类细胞在一般状态下基本不分裂或分裂的速率很低，因而对辐射相对地不敏感，但在受到激活后可以迅速分裂，其放射敏感性随之增高，如再生肝细胞。

周期时相 不同周期时相细胞的放射敏感性：增殖的细胞不断经历着细胞分裂的周期。细胞周期分为 4 个时相，即 G_1（间期$_1$）、S（DNA 合成期）、G_2（间期$_2$）和 M 期（分裂期）。有部分细胞进入休止状态，称 G_0 期（间

期₀）。处于不同细胞周期时相的放射敏感性是不同的，其相对放射敏感性顺序为 $M>G_2>G_1>S$。引起细胞周期时相的放射敏感性的可能机制是细胞由 S 期进入 G_2+M 期时，DNA 已倍增，其染色质浓缩形成单个的染色体，此时放射敏感性最高；另外，细胞内存在天然的具有辐射防护作用的 SH 基团化合物的水平不同，在 G_2+M 期较低，S 期较高。

不同因素 不同因素对细胞放射敏感性的影响：细胞所处内、外环境影响其放射敏感性。环境中氧分压对细胞放射敏感性影响十分明显。在低传能线密度（linear energy transfer，LET）辐射作用下，氧的存在将加强射线对细胞的杀伤力，这就是氧效应在细胞上的体现。细胞所处条件不利于其最佳生长和增殖时，放射敏感性降低。例如，体外培养的细胞在照射后若不立即处理、换液，让其生长 6～12 小时再检测集落形成时，其存活率增高。由于细胞处于拥挤状态，其生长、增殖受抑，放射敏感性降低。

细胞的内在因素在一定程度上决定了细胞的放射敏感性，如将辐射敏感基因或辐射抗性基因进行过表达或敲除（或沉默），改变细胞的放射敏感性，达到肿瘤放射治疗中最大限度杀伤肿瘤细胞的目的。随着对更多数量辐射敏感基因及辐射抗性基因的发现和确认，此领域的研究将不断深入，并将充实放射生物学理论和推进放射肿瘤学的发展。

（龚守良）

jiliàng-xiàoyìng móxíng

剂量-效应模型 （dose-effect model）

电离辐射的细胞剂量-效应通过数学模型表示，以反映其剂量效应规律。剂量效应模型通过细胞存活曲线描述辐射剂量与细胞存活分数之间的关系，通过体外培养的细胞获得的，其细胞必须保持着完整的增殖能力。常用的哺乳动物细胞存活曲线有 3 种类型，即单靶单击模型、多靶或多击模型和线性平方模型；另外，还有比较实用的分次照射的细胞存活曲线。

1955 年，普克（Puck）和马库斯（Marcus）从体外培养的细胞，根据其存活分数，最早绘制了哺乳动物细胞的存活曲线。细胞增殖死亡的剂量曲线，如以算术坐标表示，呈 S 形；如以对数坐标表示，其存活分数则可得到带肩区的直线（图 1）。图中，剂量存活曲线的起始部分为肩区，当剂量加大时，存活曲线即成直线。此直线斜率的倒数为 D_0 值，称为细胞的平均致死剂量。D_0 愈小，斜率愈大。D_0 的大小代表细胞辐射敏感性的高低，为直线范围内使细胞存活率下降 63%（即降至原存活率的 0.37）所需剂量。由纵坐标 0.1 和 0.037 各做与横坐标平行的直线，二者与存活曲线直线部分的相交点在横坐标上投影的两个剂量点之差即为 D_0 值，图中为 1Gy。将直线部分外推与纵坐标相交点的数值称为外推值 N，图中为 3。外推值 N 代表细胞内的靶数或所需击中靶的次数。由纵坐标 1 处做一与横坐标相平行的线，与外推线的交点在横坐标上投影点的数值即为 D_q，为准阈剂量，图中为 0.95 Gy。Dq 代表细胞积累亚致死损伤的能力，为克服肩区所需的剂量，与损伤的修复能力有关。

有时，也用 D_{37} 反映辐射敏感性，D_{37} 是细胞存活分数从 1 降至 0.37 的剂量，即 $D_{37}=D_0+D_q$。在单靶单击模型中，剂量存活曲线是一条指数性直线，无肩区，此时 D_{37} 等于 D_0。N 和 D_q 都是描述细胞对亚致死性损伤的承受能力，也反映了对这类损伤的修复能力。D_q、D_0 和 N 值三者之间的关系是：$D_q=D_0 \ln N$。

细胞存活曲线主要用于研究以下诸方面放射生物学问题：①各种细胞与辐射剂量定量关系。②比较各种因素对细胞放射敏感性的影响。③观察有氧与缺氧状态下细胞放射敏感性的改变。④观察各种辐射增敏剂的效果，或放射治疗合并化学药物治疗肿

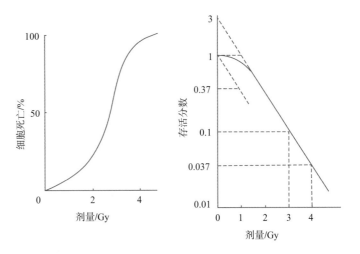

图 1　增殖的哺乳动物细胞的剂量存活曲线

瘤的作用，或放射合并增温治疗的作用。⑤比较不同传能线密度（linear energy transfer，LET）射线效应。⑥研究细胞的各种放射损伤（致死性损伤、潜在致死性损伤和亚致死性损伤）以及损伤修复的放射生物学理论问题。⑦指导临床分次照射治疗肿瘤。

（龚守良）

dānbǎ dānjī móxíng

单靶单击模型（single target and single hit model） 分析辐射后以细胞存活状态的假设，受电离辐射作用的生物体仅有一个对射线敏感的结构，在此单靶中仅发生一次电离事件，或仅有一个电离粒子穿过，即为单靶单击。单靶单击模型是靶学说的基础，也是细胞存活曲线数学模型的理论基础。这个模型运用于生物大分子、某些小病毒和某些细菌。在少数情况下，也适用于描述辐射高传能线密度（linear energy transfer，LET），如α粒子，所致的哺乳动物细胞恶性转化。

这个模型的表达公式为：$N/N_0 = e^{-D/D_0}$。式中，N_0 是大分子的原始数，N 是受剂量 D 照射后的未失活分子数，D_0 是平均一次击中所需要的剂量，简称为平均失活剂量；对细菌或其他细胞来说，称为平均致死剂量。这个公式显示，生物大分子活性随照射剂量的增加而呈指数下降的特性，故称为指数存活曲线或指数单击曲线（图1），细胞（或生物大分子）的存活分数为辐射剂量的简单函数，以半对数作图时呈一条由高至低的直线。按照靶学说的解释，上述情况属于单靶单击模型，即在细胞或生物大分子内存在着一个敏感的靶区，靶区被辐射击中一次即可引起死亡或灭活。这种曲线称为单击曲线。

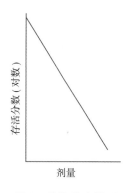

图1 单靶单击模型

（龚守良）

duōbǎ huò duōjī móxíng

多靶或多击模型（multi-target or multi-hit model） 根据靶学说的解释，细胞的剂量存活曲线属于多事件曲线，即细胞内必须一个靶区被击中多次，或是多个靶区各被击中一次才能引起效应，前者称为多击单靶模型，后者称为单击多靶模型。

有些实验，推测有两个或多个靶，如受电离辐射作用的精子 X 染色体有几个能显示致死突变的基因，存在单击多靶模型。对于某些大的病毒和细菌、酵母菌落及哺乳动物细胞均使用多靶模型。在单击多靶模型中分为简单的初始斜率为零和改良初始斜率为非零的两种模型（图1）。前者的细胞存活分数（S）的公式为：

$S = 1 - (1 - e^{-D/D_0})^N$，式中 D 为受照剂量；$D_0$ 为曲线指数区存活率每下降 63% 所需的照射剂量，N 为外推数或靶数。这条曲线的初始斜率为 0，其余部分为指数性直线。这个模型对受高传能线密度（linear energy transfer，LET）照射的哺乳动物细胞比较合适。后者是在上述简单型公式上乘以一个带有指数失活特点的校正系数 e^{-D/D_0}，即为 $S = e^{-D/D_0}[1 - (1 - e^{-D/D_0})]^N$。这个公式对大多数细胞和较宽能量范围的射线都适用。

多击单靶模型的剂量-效应曲线常呈 S 形，靶区需要 2 次或 2 次以上的电离事件才能引起辐射变化。变化的开始，在一个靶区中产生两个反应的概率很小，生物分子失活速率很低。经过一定剂量照射后，那些已经承受了单击但仍保持其活性的分子，如再被击中，失活速率即急剧上升。下页图2说明，随着靶失活所需击中数目（N）的增加，曲线的 S 形逐渐变为平坦。如用半对数值作图，将原来的 S 形曲线变为带肩的指数性曲线，将其直线部分外推至剂量为零时，由其与纵轴相交的坐标数值可得到使这个分子或细胞失活所需的击中数。下页图3的 4 条曲线，沿着这些曲线的直线部分外推，与纵坐标相

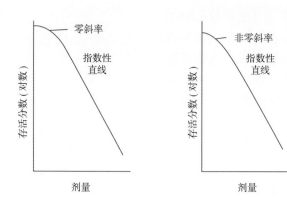

图1 简单的（左）改良的（右）多靶单击模型

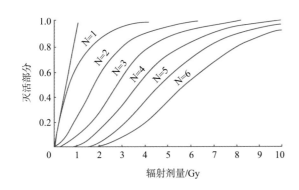

图2　多击的剂量-效应曲线 N 为使细胞失活所需击中数

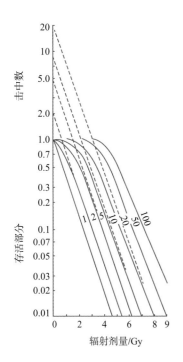

图3　多击的剂量-效应曲线及其所需击中数

交的数值即为失活所需的击中数。多击产生的最终效应比较复杂，可由两种或两种以上过程所组成。其一是单击类型，在开始时反应与剂量成正比；另一种"二次击中"类型，开始时反应与剂量的平方成正比。

（龚守良）

xiànxìng píngfāng móxíng

线性平方模型（linear-quadratics model，LQ model）　在放射生物学或放射流行病学研究中，

用来表示剂量-效应关系的一种数学表达模式。用该模式表达的效应为线性项和平方项两项之和，其中线性项与剂量成正比，而平方项与剂量的平方成正比。线性项在低剂量占优势，而平方项在高剂量占优势。又称连续弯曲曲线模型。这个模型的方程式为：$S = e^{-(\alpha D + \beta D^2)}$，其模型的曲线不断向外弯曲。模型曲线的初始斜率不等于 0，曲线弯曲的程度是 α 和 β 值的函数（图1）。

与上述模型提出的同时，查德威克（Chadwick）和林恪（Leenhouts）提出了 DNA 双链断裂（DNA double-strand break，DSB）模型，把细胞死亡与 DSB 直接联系起来。以后，又有人将辐射诱发的染色体畸变与细胞存活的关系用 LQ 模型来表达

（图2）；如果由于一个电离粒子的通过而造成 DSB，这时 DSB 数与吸收剂量成正比（αD）。如果由于两个电离粒子的通过而造成的，这时 DSB 数与吸收剂量的平方成正比（βD^2）。系数 α 和 β 值取决于 DNA 修复能力和细胞环境中的其他因素。αD 和 βD^2 是决定细胞死亡的两个成分。当 $\alpha D = \beta D^2$ 或 $D = \alpha / \beta$ 时，两个成分的杀伤效应相等。

LQ 模型是近 20 年来放射生物学研究的重大发展，现已广泛应用于放射生物学研究和临床放射治疗。根据正常组织和肿瘤之间 α / β 值的不同，改进分次照射方案，可使正常组织的反应相对轻于对肿瘤的杀伤，从而提高放射治疗效果。

（龚守良）

diànlí fúshè zhì xìbāo sǐwáng

电离辐射致细胞死亡（cell death caused by ionizing radiation）　电离辐射可致细胞死亡，其死亡形式分为多种，依据形态学分类，分为凋亡、坏死、自噬和有丝分裂灾难等；依据功能分类，分为程序性细胞死亡（programmed cell death，PCD）和非程序性细胞死亡；传统放射生物学将细胞死亡又分为两类，即增殖死亡和间期死亡。

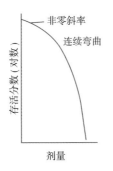

图1　线性平方模型

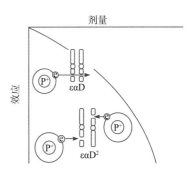

图2　辐射诱发的染色体畸变与细胞存活的关系

2009 年，国际细胞死亡命名委员会（nomenclature committee on cell death，NCCD）建议，出现下述任何一项分子学或形态学改变即可定义为细胞死亡：①细胞丧失细胞膜完整性，体外活性染料（如碘化丙啶，PI）能够渗入细胞。②细胞（包括细胞核）彻底碎裂成为离散的小体（即凋亡小体）。③在体内，细胞残骸（或其中一部分）被邻近细胞吞噬。

程序性细胞死亡　这种死亡方式是细胞主动的死亡过程，能够被细胞信号转导的抑制剂所阻断，如凋亡、自噬和促炎性死亡等。程序性细胞死亡可基于酶学分类，即是否涉及不同的蛋白酶（半胱天冬酶、钙蛋白酶、组织蛋白酶和谷氨酰胺转氨酶等）和核酸酶，如半胱天冬酶依赖的和非依赖的，前者包括细胞凋亡和促炎性细胞死亡，后者包括自噬、副凋亡和有丝分裂灾难等。

1990 年，克拉克（Clarke）将细胞程序性死亡分为 3 类，其中细胞凋亡和自噬性细胞死亡分别为Ⅰ类和Ⅱ类。Ⅲ类是非溶酶体降解性细胞死亡，主要是细胞器肿胀及胞膜破坏等，分为ⅢA 和ⅢB 两个亚类，后者胞膜破坏较轻微，细胞器肿胀明显，死亡后被吞噬，副凋亡和胀亡属于此类。

增殖死亡　电离辐射可引起多种形式的细胞死亡，包括增殖死亡和间期死亡。增殖死亡发生于分裂、增殖的细胞，又称代谢死亡或延缓死亡，即照射后细胞不立即死亡，仍进行生命活动有关的代谢过程（蛋白质与 DNA 合成等），并可能发生细胞分裂。依照射剂量不同，细胞可分裂一至数次，然后停止分裂。这种细胞死亡的标志是最终丧失继续增殖的能力，即生殖完整性的破坏。有的细胞体积增大而不能分裂，因此照射后的这类细胞在体外培养体系中不能形成集落或者在注入动物体内不能形成脾结节，最终死亡。使细胞丧失增殖能力的平均致死剂量一般在 2Gy 以内，如果立即破坏非增殖细胞的功能则需高达 100 Gy 以上的剂量。细胞增殖死亡的机制可能与染色体损伤有关，辐射诱导的染色体畸变可使分裂后的子细胞不能获得一套完整的染色体，因而不能进入以后的分裂而死亡。

间期死亡　又称即刻死亡，即当照射剂量很大（100 Gy 以上）时，受照射的细胞不论是否具有分裂和增殖能力，将在有丝分裂的间期内死亡。但有些细胞（如胸腺细胞、A 型精原细胞和卵细胞等）在中等或更低剂量照射后也可发生间期死亡。间期死亡的发生机制在本质上与细胞凋亡一致或接近。现今，从分子机制的研究揭示，间期死亡是电离辐射诱发细胞凋亡的一个特例，而增殖死亡也含有部分细胞凋亡。

细胞凋亡　电离辐射引起的细胞凋亡，与细胞坏死不同，有特定的形态学特征（胞体缩小、胞核固缩、染色质凝集、质膜出芽及凋亡小体形成等）和生物化学特征（染色质 DNA 裂解），由基因调控的自主、有序的死亡过程。细胞凋亡即包括生理性程序性细胞死亡，也指外来因素诱发的细胞自杀。

自噬性细胞死亡　电离辐射也可引起自噬性细胞死亡；还有一种发生在体外培养癌细胞的一种特殊的死亡方式，即自裂，是由氧化应激引起。自噬性细胞死亡是一种在进化过程中，由溶酶体介导的保守的程序性细胞死亡，是细胞在应激和损伤条件下，自我分解细胞组分，以回收蛋白来维持细胞所必需的代谢，或清除受损伤组织，维持基因组稳定性的一种方式。自噬性细胞死亡的特点是以溶酶体介导的蛋白降解，以细胞器的隔离及分解为主的形态学改变。

细胞凋亡和自噬，是机体维持内环境稳定的两个动态平衡过程，可能独自发生，可能相互关联。因此，两者的发生机制不同，但也存在共同的机制。在某些细胞，自噬先于凋亡，进而启动凋亡；对于凋亡，自噬是不可缺少的。电离辐射引起的细胞凋亡或自噬性细胞死亡，前者研究较多。在全身照射剂量在 0.5~6.0Gy 范围内，胸腺细胞凋亡率呈剂量依赖性下降；但当剂量降至 0.5 Gy 以下时，细胞凋亡可能降至对照水平以下，因而出现"J"型剂量-效应曲线，可能与低剂量和高剂量照射时，某些凋亡相关基因表达不同有关。

（龚守良）

yǒuxiào jìliàng cúnhuó qūxiàn

有效剂量存活曲线（effective dose survival curve）　分次照射细胞时，存活曲线中存在多个肩区，把各肩区的起始点相连形成的一条直线。当总的电离辐射剂量被平均分割成较小剂量进行分次照射时，由于在分次照射的间隔，有足够的时间使细胞的亚致死性损伤得以修复；因此，分次照射细胞的剂量存活曲线中存在多个肩区，当将各肩区的起始点相连时，存活曲线则呈一条直线（下页图 1），此直线被称为有效剂量存活曲线，此时的存活曲线与剂量呈指数函数。

有效剂量存活曲线的 D_0 值被定义为在分次照射中细胞存活 37%

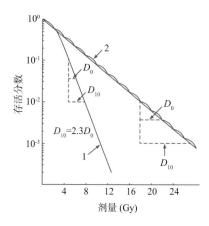

图 1　分次照射细胞的剂量存活曲线

注：1. 单次照射的剂量存活曲线；
2. 有效剂量存活曲线。

所需要的剂量。就人类肿瘤细胞而言，D_0 值通常为 3Gy。这是一个平均值，其大小因肿瘤种类而异。为了便于计算，在有效剂量存活曲线中又引入了另一个参数 D_{10}，此值被定义为使肿瘤细胞死亡 90% 所需要的剂量，可通过下式计算：$D_{10} = 2.3 D_0$，式中：D_{10} 为 10 的自然对数。

与一次照射比较，分次照射能在一定程度上保护正常组织，因为在放疗分次照射间隙中机体正常组织能进行亚致死损伤修复和细胞再增殖。相反，缺氧的肿瘤细胞修复亚致死损伤的能力差，不能逃脱分次照射的杀伤作用。在肿瘤放疗中，正是利用这种修复，制订出合理的分次照射方案，使之有利于杀伤肿瘤细胞并修复正常细胞。

（龚守良）

shuāngxiàng jìliàng-xiàoyìng qūxiàn

双向剂量-效应曲线（diphastic dose-effect curve）　当受照射的细胞群体内有两个放射敏感性明显不同的亚群时，出现的中间下陷的剂量-效应曲线（图 1）。这种曲线模型可见于不同细胞周期时相的细胞及不同放射抗性的细胞群或细胞株。实际上，这种双向曲线是由两条斜率不同的指数曲线所组成，各有其相应的 D_{37} 值。

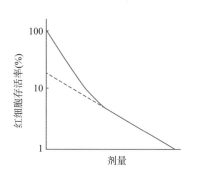

图 1　双向剂量-效应曲线

（龚守良）

fàngshè sǔnshāng xiūfù

放射损伤修复（radiation damage repair）　电离辐射可致机体器官、组织、细胞和分子不同水平和各种类型的损伤效应而伴有一定程度的修复过程。

电离辐射的损伤效应　电离辐射作用于机体，其能量直接沉积于生物大分子上，引起电离和激发，发生分子单链或双链断裂、解聚和黏度下降，某些酶的活性降低或丧失，膜系的分子结构破坏等，导致机体的核酸、蛋白质和酶类等分子结构的改变和生物活性的丧失；同时，电离辐射作用于水，使水分子产生一系列原初辐射分解产物，然后再作用于机体的生物大分子，引起后者的物理和化学变化。最终，引发整体、器官、组织、细胞和分子水平上产生各种损伤效应。其中，轻者对生命活动或只发生某种功能变化，较重者造成可逆或不可逆损伤，严重者导致死亡。临床上，把可观察到的辐射损伤统称为放射性疾病。根据放射损伤程度以及其他诸多因素，影响辐射损伤与修复的过程。电离辐射诱导的细胞损伤与修复是以细胞内生物大分子（特别是 DNA）的损伤与修复为基础的复杂生物学过程。

放射损伤分类　电离辐射引起的哺乳类细胞损伤分为 3 类。第一类为致死性损伤（lethal damage，LD），用任何方法都不能使细胞修复的损伤称为致死性损伤。损伤不可修复，不可逆地导致细胞死亡。第二类为亚致死性损伤（sublethal damage，SLD），照射后经过一段充分时间能完全被修复的细胞损伤称为亚致死性损伤。在正常情况下于几小时之内修复；若在未修复时再给予另一亚致死性损伤（如再次照射），可形成致死性损伤。第三类为潜在致死性损伤（potentially lethal damage，PLD），这是一种受照射后环境条件影响的损伤，在一定条件下损伤可以修复。对于这几种损伤的本质目前尚不完全清楚，是否涉及细胞的同一结构以及它们之间的关系均有待进一步研究。

放射损伤修复的影响因素　射线种类和剂量率等因素影响放射损伤修复。在给定剂量下，高传能线密度（linear energy transfer，LET）辐射（重离子、中子、α 粒子等）所致亚致死性和致死性的比例大于低 LET 辐射（X 射线和 γ 射线），前者所致的损伤基本上没有潜在致死性和亚致死性损伤的修复。总剂量一定时，剂量率越低（降低到一定限值之前），照射时间越长，生物效应就越减轻，其机制是在拖延照射的过程中发生亚致死性损伤的修复和细胞增殖。

不同水平的放射损伤修复　受照射组织的恢复或修复过程可发生于 3 个水平，即组织、细胞和分子水平。组织水平的修复是由于未受损伤的正常细胞在组织中增殖，形成新的细胞群体以替代由于辐射损伤而丧失了的细胞群体。增殖的正常细胞可以来源于受照射部位未受损伤的细胞，也可来源于远隔部位的正常细胞。细胞水平的修复发生于照射后第一次有丝分裂之前，表现为细胞存活率的增高。细胞水平的修复可由两种方式诱导：一是改变照射后细胞的环境条件；二是分割照射剂量。分子水平的修复是通过细胞内酶系的作用使受损伤的DNA分子恢复完整性。分子修复可通过细胞内恢复的过程，反映于细胞水平的修复，并可由于细胞存活的提高最终反映于组织水平的修复。

（龚守良）

DNA sǔnshāng xiūfù

DNA 损伤修复（DNA damage repair）

电离辐射可致重要靶分子DNA结构和功能的损伤，引起一系列生物学后果，同时伴有一定程度的修复过程。因此，电离辐射所致的DNA损伤不仅取决于其损伤程度，而且还决定于其修复能力。许多研究工作均证实了DNA辐射损伤后修复过程的存在。

发展历史 早在1935年，霍兰德（Hollander）通过观察大肠杆菌在紫外线照射后的存活情况，首次提出了修复的概念。1964年，萨洛（Setlow）和卡里尔（Carrier）首次从分子水平揭示DNA的辐射损伤修复。此后，DNA修复引起众多学者的注意，并对其修复方式、途径和机制进行了广泛的研究。研究DNA修复有助于深刻理解生物在保存和传递遗传信息中维持稳定性的机制，了解突变与进化的分子过程。在放射生物学领域，DNA修复的研究有助于改进辐射损伤的防治，提高肿瘤的放疗效果，以及探讨辐射致突与致癌的机制。

DNA 损伤 电离辐射可致DNA损伤，包括DNA碱基脱落、碱基破坏、嘧啶二聚体形成、单链断裂（DNA single-strand break，SSB）和双链断裂（DNA double-strand break，DSB）、链间交联和链内交联及DNA-蛋白质交联（DNA-protein cross-linking，DPC）。一般，电离辐射所致碱基破坏多于碱基脱落，嘧啶环比嘌呤环对辐射更敏感。链断裂的形成可以直接由于脱氧戊糖的破坏或磷酸二酯键的断裂，也可以间接通过碱基的破坏或脱落所致。链断裂是非随机分布的，除了碱基不稳定性位点引起的链断裂外，碱基本身的种类对链断裂位置也有较大的影响。DNA链断裂与细胞辐射敏感性无直接关系，但不同辐射敏感性的细胞DNA链断裂修复能力却存在着差异。SSB可以由一个自由基攻击而产生，但DSB必须由两个以上自由基引起。由于氧增加了羟自由基的产量，致使DNA链断裂增加。随着射线传能线密度（linear energy transfer，LET）的升高，DSB增多，而SSB减少。一定能量的射线所产生的SSB与DSB有大致的比值，后者约为前者的1/10~1/20；由于受某些因素的影响，其比值并非恒定。

电离辐射引起的DNA链间交联是一条链上的碱基与其互补链上的碱基以共价键结合，链内交联是DNA分子同一条链上的两个碱基相互以共价键结合，DNA-蛋白质交联（DPC）是DNA与蛋白质以共价键结合。电离辐射所致的DNA链间交联不如DNA-蛋白质交联和DNA链内交联普遍。羟自由基是导致DPC形成的最有效的自由基，氧效应、温度和染色质状态对DPC形成有一定的影响。照射完整的细胞时，形成DPC的DNA区段和蛋白质为非随机性，而是有一定的选择性。电离辐射作用，DNA大分子发生变性和降解，即发生DNA二级和三级结构的变化。

DNA 损伤修复 电离辐射引起的DNA各类损伤在一定条件下都能发生不同程度的修复，主要包括单链断裂修复、双链断裂修复、碱基损伤修复及DNA修复合成几种。绝大多数正常细胞都能修复单链断裂，其修复与时间呈指数关系，修复速率依赖于温度。哺乳动物细胞大多数都能进行此种修复，但需要适宜的代谢条件和时间，与潜在致死损伤的修复有直接的联系；在重接时如果发生倒易重组，则导致染色体重排，细胞的突变频率也随之增加。电离辐射作用后，经过一段时间保温，可以观察到一种DNA修复合成，称为DNA非程序性合成或程序外DNA合成（unscheduled DNA synthesis，UDS）。多种来源的哺乳动物细胞均可发生UDS，已成为研究和观察DNA修复的一种重要手段。

DNA 损伤修复途径 一种类型的DNA损伤可涉及多种DNA损伤修复途径，一种修复途径也可作用于多种类型的DNA损伤。DNA损伤修复的机制包括回复修复、切除修复、重组修复和错配修复。回复修复（或称直接修复）是细胞对DNA的某些损伤的简单修复方式，在单一基因产物的催化下，一步反应即可完成，其机制包括酶学光复活、单链断裂重接、嘌呤的直接插入及甲基转移等。切除修复（即核苷酸切除修复）的特点是将损伤部位（或连同其附近的一定部位）切除，然后用正确配对的、完好的碱基来替代，这是修复 DNA 损伤最为普遍的方式，有多种酶和基因参与，基本步骤可归纳为识别、切除、修补和连接。哺乳动物细胞中，还存在一种与基因转录活性状态相关联的核苷酸切除修复，即转录偶联修复（TCR-NER），其主要特征是活性转录基因的 NER 效率要明显优于非活性转录基因或沉默基因，基因转录链的修复要优于非转录链的修复。重组修复包括同源重组修复和非同源末端连接两种，当 DNA 发生双链严重损伤或单链损伤尚未修复就出现了复制而进行修复称为重组修复，其特点是只修复复制后的新链，而母链仍保留原有的损伤，修复过程复杂，需要重组酶系将另一段未受损伤的双链 DNA 移到损伤位置附近，提供正确的模板，进行重组。错配修复是碱基切除修复的一种特殊的形式，以纠正复制和重组中的碱基配对错误及因损伤而引起的碱基编码错误。在细菌中有多种蛋白因子，进行错配修复；在哺乳动物细胞中也具有相似的错配修复功能。

（龚守良）

yàzhìsǐxìng sǔnshāng xiūfù

亚致死性损伤修复（sublethal damage repair，SLDR）

细胞受到亚致死性损伤，但并不死亡，在供给能量和营养的情况下，经过一定时间（大约 1 小时），细胞所受损伤能被修复的过程。如果在亚致死性损伤修复之前再累积损伤，细胞则可能死亡。

哺乳动物细胞受射线照射后剂量存活曲线的特点是在低剂量部分存在肩区，有了肩区才有细胞修复的可能；如果损伤累积到一定程度，才能产生致死效应。

从靶学说的观点分析，细胞丧失其增殖能力之前，必须有多个靶细胞被损伤（击中），多靶现象可解释存活曲线起始部分的肩区。若细胞群体受到一定剂量照射，群体中的不同细胞可以发生下列 3 种情况之一：①细胞内没有任何关键靶区被击中，因此细胞未受损伤。②细胞内的全部关键靶区被击中，细胞将在下一代或以后的有丝分裂过程中死亡。③细胞内的某些而不是全部靶区被射线击中，可发生亚致死性损伤修复。

亚致死性损伤修复只有在分割剂量实验中才能表现出来，此时将一个剂量分割为两个较小剂量，中间相隔几小时，就会出现细胞存活率的增高。通过剂量分割实验得到的细胞存活率增高被认为是亚致死性损伤修复的结果。这种现象又称为分割剂量恢复。如果在第一次照射之后没有损伤修复，第二次照射后所得的细胞存活分数应当与未分割照射的结果一样，而实际上两者相差数倍。

若将总剂量分割多次，即得出分次照射的细胞存活曲线。在体外培养的细胞受照射后的剂量存活曲线，每一次分次照射后都重新出现一个肩部；当总剂量相同时，由于细胞亚致死性损伤的修复，分次照射的存活分数显著增高，而且分次愈多者，增高愈显著。从另一个角度可进一步理解亚致死性损伤的修复。将分割剂量照射与单次急性照射相比，引起同等的细胞存活率降低所需的总剂量（即分割剂量之和）明显大于单次急性照射剂量。设 D_1 和 D_2 为达到同等细胞存活率时分别由单次照射和分次照射所需的总剂量，则 $D_2 > D_1$，且 $D_2 - D_1$ 等于 D_q，D_q 是重建肩区消耗的剂量，反映细胞的修复能力。一般

认为，体内照射所得的 D_q 和 N 值大于离体培养细胞照射的相应数值，$D_2 - D_1$ 值也是一样，说明组织内的细胞具有较高的修复亚致死性损伤的能力，这可能与组织间接触较多有关。在多细胞球形培养中细胞通过胞桥小体样连接互相接触，这些细胞积累和修复亚致死性损伤的能力显著增强。同时，不同组织修复亚致死性损伤的能力亦有很大的差别。

（龚守良）

qiánzài zhìsǐxìng sǔnshāng xiūfù

潜在致死性损伤修复（potentially lethal damage repair，PLDR）

通过适当地控制照射后的环境条件，使细胞在特定剂量照射后的存活分数增高的过程。

照射后当细胞处于次佳生长条件时，潜在致死性损伤即被修复，细胞存活分数增高。因为次佳生长条件可使有丝分裂延迟，DNA 损伤得以修复。目前认为，细胞潜在致死性损伤的修复与 DNA 双链断裂的修复有关。潜在致死性损伤的修复在临床放射治疗中有重要意义，在动物移植肿瘤中已得到证实。有人推测，某些人类肿瘤（如黑色素瘤）对辐射的抗性可能与照射后大量肿瘤细胞潜在致死性损伤的修复有关。此假说有待进一步证实。

目前，已经发现了许多抑制潜在致死性损伤修复的药物，包括虫草素和核苷类似物，如 3-脱氧腺苷（3′-dA）和 3-脱氧鸟苷（3-dG）等。已经证明，这些化合物能够通过抑制潜在致死性损伤修复而增加 X 射线照射对小鼠肿瘤细胞的杀作用。其中之一为 β-D-阿糖呋喃腺嘌呤或阿糖腺苷（βara-A）作为辐射增敏剂已在人类肿瘤放射治疗中试用。然而，这些药物在临床放射治疗中的应

用条件尚欠成熟。主要原因是正常组织中是否存在潜在致死性损伤修复尚未定论。离体实验已经证实，至少正常组织也像肿瘤细胞一样存在潜在致死性损伤修复，而且常常修复地更好。在整体实验，将甲状腺和乳腺细胞在原位照射后移植到脂肪垫中进行克隆分析，证明这两个组织都存在着相当量的潜在致死性损伤的修复。因此，这些药物在临床放射治疗中的应用前景，尚取决于能否进一步证实药物对正常和肿瘤组织细胞作用的区别。

（龚守良）

yǒuhài de zǔzhī fǎnyìng
有害的组织反应 （harmful tissue reaction）

机体组织或器官受到电离辐射作用后，有足够多的细胞被杀死或不能繁殖和发挥正常功能（细胞的丢失率>补偿率）从而丧失器官的功能的过程。又称确定性效应 （deterministic effect）。

有一定阈剂量　由于组织或器官丢失了大量的细胞，临床上可查出该组织或器官的严重功能性损伤。这种效应的严重程度与剂量有关，且有一定阈剂量，一般为 0.5Gy/y，持续照射为 0.4 Gy/y。当低于阈剂量时，由于细胞丢失较少，不会出现组织或器官的功能损伤，即损伤的概率为零；当高于阈剂量时，照射剂量越大损伤越严重，发生此种效应的概率也越高，很快达到 1，即 100%。

从辐射防护的需要考虑，根据国际放射防护委员会按剂量-效应关系将电离辐射生物效应分为确定性效应和随机性效应。在辐射防护的研究和实践中，尽可能降低随机性效应的频度和防止确定性效应的发生，以达到减少机体损伤的目的。

阈值的差异　由于不同组织的辐射敏感性不同，辐照后发生确定性效应的阈值也有明显的差异。一般地讲，超过阈剂量越大，确定性效应的发生率越高，且严重程度越重。因此，全身或任何组织或器官受到电离辐射，均可发生不同类型、不同程度的确定性效应。

多种影响因素　任何特定的确定性效应受到多种因素的影响，其中主要是严重程度、发生此效应的年龄和受照人员的生理状态起作用。对于大多数确定性效应来说，当照射是以低剂量率积累时，不能较准确地预计严重程度与照射剂量之间的关系时，必须确保人员在其一生中或全部工龄期间、任何一个组织、器官所受到的电离辐射的累计当量剂量均应低于发生确定性效应的剂量阈值。

有害的组织反应　随着对辐射生物效应认识的不断提高，人们已经意识到，无论是早期组织反应还是延迟组织反应，均可受到不同生物反应修饰因子的影响。ICRP 第 1 委员会（生物效应）从组织损伤反应的动态过程及整体综合因素考虑，拟提出有害的组织反应概念，以取代 ICRP60 号出版物中的确定性效应概念。

受辐射作用产生的组织损伤及其引发的不同器官特异性表现，称为有害的组织或器官反应，是一定数量细胞功能丧失的结果。有害的组织反应是在某特定组织受照射后，发生在一群关键细胞的辐射损伤反应，表现为严重的功能障碍或死亡，而在转变为有关临床表现前，这些损伤必须持续存在或发展。早期组织反应发生在照射后的数小时至几周，可来源于细胞渗透和组织胺释放的

炎症反应，如出现红斑，继而细胞丧失，即发生黏膜炎、上皮组织脱落反应。延迟组织反应，可由靶组织损伤直接引发的后果，如迁移性照射使血管闭塞而导致的深部组织坏死；也可是早期的继发反应，如严重的表皮脱落和慢性感染而导致的皮肤坏死，黏膜溃疡导致的小肠狭窄，以及肝和肺组织的纤维化反应。

组织和器官反应随剂量而变化，同时表现在发生率和严重程度，而且存在人群的个体差异性。一般来说，分割照射、低剂量率迁移性照射的损伤要低于急性照射。有调查显示，慢性照射引起免疫功能抑制的阈值为 0.3 ~ 0.5 Gy/y。ICRP 第 1 委员会根据研究的报道，确定在 1% 的受照个体中产生某一特定的效应或组织/器官反应的辐射剂量为剂量阈值，即 γ 射线全身照射后 1% 的病变发生率或死亡率的剂量阈值。

（龚守良）

yùjiliàng
阈剂量 （threshold dose）

对于射线引起的某种效应，达到能探查出程度的最低剂量。电离辐射作用于机体引起的某些辐射效应存在剂量的阈值。剂量在此阈值以上，这些效应才被探查出来；反之，则探查不出来。例如，电离辐射引起的眼晶体的白内障和皮肤的良性损伤等非随机性效应。

放射生物学研究的核心问题之一是辐射剂量与生物效应的关系，产生的辐射生物效应机制可分为确定性效应和随机性效应。确定性效应的严重程度与照射剂量有关，且有一定阈剂量，当低于阈剂量时，由于细胞丢失较少，不会出现组织或器官的功能损伤，即损伤的概率为零；当高于阈剂量时，照射剂量越大损伤越严重，

发生此种效应的概率也越高，很快达到1，即100%。随机性效应是一种"全"或"无"的效应，当机体受到电离辐射作用后，一些体细胞发生了变异，有可能形成变异的子细胞克隆而导致恶性病变，即发生癌症，其发生癌症的概率（不是严重程度）随照射剂量的增加而加大，而严重程度与照射剂量无关，不存在阈剂量。

从放射生物学角度来看，中高剂量辐射对健康有害，是公认的事实。但低水平辐射对健康的影响，目前尚存不同的看法，涉及的要点是辐射致癌是否存在阈剂量。"无阈"假说者认为，任何微小剂量的辐射均将增加致癌的危险，其基础是由高、中剂量辐射致癌的剂量-效应关系外推，而无直接的放射生物学或辐射流行病学依据，这种观点一直作为辐射防护的指导原则，制定有关防护法规的依据。但另一派学者持有相反的看法，即低水平辐射可引起兴奋效应。因此，确认电离辐射生物效应是否存在阈剂量，是解决这一难点的核心。从现有的大量研究结果来看，低水平辐射存在兴奋效应，可诱导适应性反应，增强免疫功能，不增加癌症的危险。这些研究结果有悖于"无阈"假说，但还需大量深入的探究，以获得足够证据，确立低水平辐射兴奋效应及电离辐射"阈剂量"的存在。

（龚平生）

qūtǐ xiàoyìng

躯体效应（somatic effect） 对射线受照射者本身所产生的效应。包括急性放射病和慢性放射病、放射性皮肤病、恶性肿瘤及其他局部放射性疾病等。另外，胚胎或胎儿受电离辐射作用后，出现的发育障碍是躯体效应的特殊类型。从躯体效应出现的时间考虑，又可分为早期效应和远期效应。由于躯体效应是发生在受电离辐射个体的损伤效应，故确定性效应都是躯体效应；而随机性效应可以是躯体效应（辐射诱发癌），也可以是遗传效应（损伤发生在后代）。

近年来，国际放射防护委员会（International Commission on Radiological Protection，ICRP）生物效应分委员会从组织损伤反应的动态过程及整体综合因素考虑，已提出了有害的组织反应概念，以取代确定性效应概念。受辐射作用产生的组织损伤及其不同器官引发的特异性组织或器官反应而导致的躯体效应，是一定数量细胞功能丧失的结果。组织反应是在某特定组织受照射后，发生在一群关键细胞的辐射损伤反应，表现为严重的功能障碍或死亡，而在转变为有关临床表现前，这些损伤必须持续存在或发展。早期组织反应发生在照射后的数小时至几周，可来源于细胞渗透和组织胺释放的炎性反应，如出现红斑，继而细胞丧失，即发生黏膜炎、上皮组织脱落反应。延迟组织反应，可由靶组织损伤直接引发的后果，如迁移性照射使血管闭塞而导致的深部组织坏死；也可是早期反应的继发反应，如严重的表皮脱落和慢性感染而导致的皮肤坏死，黏膜溃疡导致的小肠狭窄，以及肝和肺组织的纤维化反应。

躯体效应出现有以下3种情况：①急性损伤。人体在短时间内受到大剂量照射可引起急性损伤效应，剂量当量在0.25mSv以下时，不发生临床效应；25～100 mSv时，短暂地出现轻微的淋巴细胞和中性粒细胞减少，未必有远期效应；100～200 mSv时，恶心、乏力，出现呕吐，淋巴细胞和中性粒细胞减少，而且恢复缓慢，可能出现远期效应；剂量当量更高时，出现恶心、呕吐，周身不适和更严重的临床效应，甚至死亡。②慢性损伤。长时间过量的小剂量的照射可引起慢性损伤效应，其临床特征一般有：头痛、头晕、乏力、关节酸痛、记忆力减退、失眠、食欲不振、脱发和白细胞减少等症状。③远期效应。电离辐射的远期效应潜伏期很长，主要有白血病、再生障碍性贫血、恶性肿瘤、白内障以及对早期胎儿的影响等。

（龚守良）

jìnqī xiàoyìng

近期效应（short term effect） 根据损伤程度和可修复作用，电离辐射生物效应可在受照后数分钟、数小时到数周内显现的生物效应。又称急性效应或早期效应。当机体受到高剂量、高剂量率射线照射后，有足够的能量沉积于细胞内，破坏了细胞的增殖功能或导致细胞死亡，引起受照组织、器官的功能障碍或病理改变，在临床上表现为急性放射反应或急性放射损伤。若一次受照剂量较低或进行低剂量率长期照射，受照细胞未致死，可产生亚致死性损伤的修复或发生再增殖的修复。

辐射对生物体的作用是一个非常复杂的过程，生物体从吸收辐射能量开始到产生辐射生物效应，要经历许多不同性质的变化，一般认为将经历4个阶段的变化：①物理变化阶段：持续约10^{-16}秒，细胞内分子电离。②物理-化学变化阶段：持续约10^{-6}秒，离子与水分子作用，形成新的辐解产物。③化学变化阶段：持续约几秒，反应产物与细胞内分子作用，可能破坏复杂分子。④生物变化阶段：持续时间可以是几十分钟至几十年，即在照射后几十分钟开始出现近期效应。

目前，对人体损伤的剂量-效应关系主要是根据核事故性损伤，参考动物实验资料而进行估计的。人体受不同剂量照射后可产生不同的损伤效应：①<0.25 Gy照射，其病理变化不明显和不易察觉。②0.25~0.5 Gy照射，机体出现可恢复功能变化的损伤，可有血液学的变化。③0.5~1.0 Gy照射，可出现机体功能性变化、血液变化损伤，但无临床症状。④1.0~2.0 Gy照射，可出现轻度骨髓型急性放射病。⑤2.0~3.5 Gy照射，可出现中度骨髓型急性放射病。⑥3.5~5.5 Gy照射，可出现重度骨髓型急性放射病。⑦5.5~10.0 Gy照射，可出现极重度骨髓型急性放射病。⑧10~50 Gy照射，可出现肠型急性放射病。⑨>50 Gy照射，可出现脑型急性放射病。

（龚守良）

yuǎnhòu xiàoyìng

远后效应（longterm effect）

个体在短时间内接受一定辐射剂量照射（X射线、γ射线、β射线或中子的急性照射）后或长期过量慢性照射累积一定剂量后，经过较长时间（若干年，甚至几十年，通常为6个月以上）才表现出来的损伤。又称为远期效应。其群体受照后则表现为损伤发生率或死亡率的增加。许多长半衰期的放射性核素进入体内后，常常不易排出，因而使机体长期，甚至终生受到照射，同样也可以引起远后效应。

电离辐射的远后效应分为两类：①躯体性损害效应和遗传学损害效应。前者的损害效应出现在受照射者本身，后者则出现在受照者的后代，电离辐射对胚胎和胎儿所引起的损害则认为是躯体性损伤效应的特殊情况。②随机性损害效应和确定性损害效应。前者如辐射诱发肿瘤；后者如睾丸、卵巢组织受照引起的暂时性或永久性不孕，造血系统功能降低而导致血细胞数目减少，以及眼晶体混浊、视力减退等都需要超过一定耐受剂量以后才出现效应，其危害程度也随剂量增加而增大。

研究电离辐射远后效应不及近期效应广泛、系统。其实，研究远后效应的重要性在于如何避免和预防其发生，减少电离辐射受害者的后患，并可确定人类和生物机体的限制剂量当量。对电离辐射作用引起远后效应的研究，可通过动物实验进行观察和分析，也可对受照射人群进行辐射流行病学调查。目前，对受照人群比较系统而完整的医学观察资料，主要是日本原子弹爆炸后幸存者、马绍尔群岛落下灰受照射的居民、日本福隆丸号渔民和苏联切尔诺贝利核电站事故的受害居民等。中国对广东阳江高本底地区居民、事故性受照射人员（三里庵放射性事故等）、铀作业人员和X射线医疗受照者等调查所获的资料，在一定程度上反映了电离辐射远后效应的规律，并提供了重要的理论依据。

有关急性辐射的远后效应，典型的是对1945年日本长崎和广岛两颗原子弹爆炸的研究结果，受照者的寿命和成人健康变化不明显；但宫内受照者，小头症和严重智力迟钝的发生率随照射吸收剂量的增加而增加，对发育中的胎儿大脑的严重影响见于妊娠开始的8~25周，约80%的智力迟钝者在8~15周妊娠阶段受到0.12~0.23Gy照射引起的；外周血淋巴细胞染色体畸变持续几十年。1954年马绍尔群岛放射性落下灰受照居民的死因、血液和内分泌系统功能及肿瘤发生率未见明显变化；但氢弹落下灰中放射性碘含量高，甲状腺发病与受照时年龄有关，年幼者吸收剂量高，发病提前。1986年切尔诺贝利核电站事故中，甲状腺癌是事故发生后所诱发的最严重的肿瘤，且主要发生于受照射的儿童和青少年。

（龚守良）

suíjīxìng xiàoyìng

随机性效应（stochastic effect）

机体受到电离辐射作用后，一些体细胞受损而死亡；另一些体细胞发生了变异而未死亡，有可能形成变异的子细胞克隆的辐射效应。当机体的防御机制不健全时，这种变异的子细胞克隆可能导致恶性病变，即发生癌症；其发生癌症的概率（不是严重程度）随照射剂量的增加而加大，而严重程度与照射剂量无关，不存在阈剂量。

在随机性效应中，照射剂量与其效应的发生概率之间存在着线性无阈的关系；即 $E = aD$，式中 E 代表效应，D 代表照射剂量，a 是常数。如将公式 $E=aD$ 转换成 $a=E/D$，称为随机效应危险概率系数，即单位剂量诱发随机效应的概率。全身受到均匀照射时发生癌症的总危险概率系数为 $165 \times 10^{-4} \mathrm{Sv}^{-1}$，此值乘以人体各组织的权重因子，即获得各组织的发生癌症的危险概率系数，如性腺、乳腺、肺脏、红骨髓、甲状腺和骨表面发生恶性肿瘤的危险概率系数分别为 49、25、20、20、5 和 $5 \times 10^{-4} \mathrm{Sv}^{-1}$。对于宫内照射，儿童期发生癌症的危险概率增加与整个妊娠期间的宫内照射有关，每毫戈瑞（mGy）的危险概率系数是 1/5000（0.02 Sv^{-1}）。

随机性效应是一种"全"或"无"的效应。辐射致癌就是典型的一种随机性效应。如果电离辐射所致细胞变异发生在生殖细胞（精子或卵子），基因突变的信息会传递给后代，产生的这种随机性效应成为遗传效应。因此，随机性效应可以是躯体效应（辐射诱发癌症），也可以是遗传效应（损伤发生在后代）；而确定性效应都是躯体效应，只造成个体本身组织或器官的损伤。

众所周知，人类不可避免地受到生存环境中的天然辐射和各种人工辐射的照射，放射工作人员即使在放射防护最优化的条件下，从事伴有电离辐射的实践活动中，将受到比公众高得多的不可避免的剂量照射。随机性效应之所以不能防止，就在于这种效应与受照剂量之间呈线性关系，没有剂量阈值。所以，只有在辐射防护方面采取一些防护措施和方法，才能使这种效应的发生概率降到可以接受的水平。

（龚守良）

bǎxiàoyìng

靶效应（target effect） 由于电离粒子（包括电磁波）击中了某些分子或细胞内的特定结构（靶）所产生的效应。电离辐射引起生物大分子的失活、基因突变和染色体断裂等均是由于电离粒子击中了其中的靶，并发生了靶效应而产生的结果。

发展历史 早在 1924 年，克劳瑟（Crowther）证明细胞分裂的抑制与照射剂量之间存在定量的关系，即靶学说。以后，1931 年布莱克伍德（Blackwood）根据实验计算了靶基因的大小。20 世纪 30 年代末、40 年代初，放射生物物理学者应用概率理论来定量解释生物体存活曲线而建立靶学说，认为生物体内存在靶，射线作用于靶或其极邻近部位，可造成某种放射生物效应，即靶效应；并且认为，射线对机体的作用是随机的，所观察到的最终靶效应与照射时作用于靶所产生的最初物理变化有确切的关系。从分子放射生物学的角度看，在辐射后生物大分子的失活规律、辐射敏感体积的估计、靶分子量的计算及在分子水平上评价不同品质射线对相对生物效应（relative biological effectiveness，RBE）的影响等方面，靶学说及其所包含的靶理论和靶效应均有重要意义。

靶效应理论 这种靶效应理论认为，靶区以外受到辐射攻击不会引起细胞死亡，而且认同细胞核 DNA 是辐射诱发细胞死亡或损伤的靶。虽然认为细胞膜也是辐射的靶，但早期的实验研究显示，损伤核 DNA 产生的细胞损伤或死亡效应比细胞膜损伤后发生的效应要大 300 倍以上。射线作用的靶系指细胞中对射线敏感的特殊部位，该部位受到辐射损伤就会显示突变、死亡之类的靶效应。射线击中靶的概率与靶的大小和辐射敏感性成正比，与 D_{37}（在细胞群体中引起 63% 细胞死亡的剂量）和 D_0（细胞的平均致死剂量）成反比。同一生命系统不同效应指标可以不同，剂量与靶体积取不同单位时其具体数值也互异。根据靶学说解释，电离辐射作用于细胞多属于多事件，即细胞内一个靶区击中多次，或是多个靶区各被击中一次，因而获得多种数学模型。

靶分子效应 射线作用的靶系指细胞中对射线敏感的特殊部位，该部位受到辐射损伤就会显示突变、死亡之类的靶效应。经过多种途径研究认为，与细胞死亡和分裂抑制有关的靶位于细胞核中。在某些情况下，靶也可以是整个细胞。进一步研究发现，细胞核上的靶精确地定位于基因组 DNA 分子；也就是，基因组 DNA 是辐射导致细胞死亡的主要靶分子。1981 年，查德威克（Chadwick）和林恪（Leenhouts）等从二元辐射作用原理出发，以 DNA 双链断裂的实验资料为依据，提出了有关辐射生物学的分子模型。另外，继提出 DNA 作为辐射作用的重要靶分子后，也有人提出细胞膜结构等其他靶和靶分子。

靶体积效应 射线击中靶的概率与靶的大小成正比，一种称为靶体积的概念，即靶的大小，与辐射敏感性成正比，与 D_{37}（在细胞群体中引起 63% 细胞死亡的剂量）和 D_0（细胞的平均致死剂量）成反比。同一生命系统不同效应指标可以不同，剂量与靶体积取不同单位时其具体数值也互异。根据靶学说解释，细胞内一个靶区击中多次，或是多个靶区各被击中一次，因而获得多种数学模型。

（龚守良）

jìngjì jiégòu

径迹结构（track structure）电离辐射与物质的相互作用伴随着能量转移，这些能量以电离和激发的形式转移到介质的过程。能量转移发生在一个由三维坐标表示的几何点上，这些反应点称为转移点的集合。这些转移点的三维坐标以及该点处的转移能都是随机量，对于特定粒子类型和介质材料都遵循一定的分布率。遵循特定分布率的粒子径迹称为三维随机径迹结构。

带电粒子的运动轨迹　径迹结构是描述和预测一个带电粒子在物质中运动轨迹引起的所有事件的空间分布。电离粒子可以在许多物质中形成径迹及其径迹结构。例如，在过饱和蒸气、过热液体、核乳胶、透明的绝缘固体及生物机体等物质中，电离粒子都可以在其中形成径迹及其径迹结构。在适当条件下（如电场、磁场、光源），观测电离粒子在物质中形成的径迹及其径迹结构，可以测定该粒子与物质相互作用的结果，如辐射损伤及核反应产物等。

任何电离辐射都是通过初级和次级带电粒子把能量传递给生物组织，而这种能量交换只能沿粒子的径迹处发生，并产生径迹结构。也就是，当单个带电粒子与物质相互作用时，在初级和次级粒子能量消耗的瞬间，于其穿行的路径上留下电子、离子和受到激发的原子、分子，这些碰撞作用构成了粒子的径迹，其径迹是由能量转移点组成的，这些点表示的是辐射作用的几何位置，形成径迹结构，每一点上的能量沉积就是能量转移。当所有转移点和能量沉积完全已知的情况下，电离辐射与物质作用的物理描述才是完整的。电离辐射作用的几何位置和该位置上能量沉积大小的完整信息构成了电离辐射径迹及其径迹结构。

线性-平方关系　从 20 世纪 40 年代，研究者对中子和 X 射线引起染色体畸变的"剂量-效应关系"进行研究，形成了一个解释线性-平方关系的"双作用模型"。该模型认为，细胞内首先由能量传递随机地形成许多亚损伤（可以想象为 DNA 单链断裂或染色体非稳定性变化）。一对相邻的亚损伤，经过相互作用才能形成最终的损伤（可以想象为 DNA 的双链断裂或染色体畸变）；其作用概率，随亚损伤靠近的程度而增加。当两个亚损伤之间的距离小于 50 nm 时，才有较大的相互作用概率；超过 50～100 nm 后，作用概率急剧下降。当距离超过 1μm 以上时，几乎不发生相互作用。线性-平方模型中的线性项，对应于同一粒子径迹上的两个亚损伤作用的结果，平方项是两个独立粒子径迹上亚损伤相互作用的结果。因此，对于电离密度高的高传能线密度（linear energy transfer，LET）辐射，同一径迹内亚损伤相互作用的概率大，线性项占优势；对于电离密度低的低 LET 辐射，同一径迹上亚损伤之间的距离较大，径迹间的亚损伤发生相互作用的概率更大。所以，在高剂量率下，平方项较为重要。显然，在很低的剂量率下，无论是高 LET 还是低 LET 辐射，总是线性项起作用。

与 LET、比能和线能的区别　LET 反映的是单位径迹长度上碰撞能量损失的期望值，是一个平均量。LET 不能精细描述电离辐射产生的各种生物效应，即电离辐射在不同生物组织结构和不同的大小范围发生能量沉积后，引起生物体本身的形态、结构和功能的改变。另外，比能和线能虽然反映了微观空间里能量传递的统计涨落，但是经常用来估计生物效应的一次事件比能或线能平均值，仍然是对大量粒子径迹的统计平均值。然而，任何生物效应终点都是受照生物系统内瞬间早期（$< 10^{-6}$ s）发生的物理、物理化学和化学两种过程相互作用的结果，无论是 LET 还是比能和线能，都反映不了这种相互作用。在含水生物系统中，沿粒子径迹形成的激发水分子（H_2O^*）、离子（H_2O^+）和辐解产生的各种自由基（·OH、·CH₃、·OH、O_2^- 和 H· 等）的空间分布和随时间演变与生物效应有密切的关系。这些高反应性中间产物的空间分布"图形"又和能量损失的"空间图形"相联系。因此，必须追踪每一个带电粒子的径迹，弄清沿径迹分布的所有原子和分子"事件"在空间的坐标和运动，才能最终解释为什么不同"质"的辐射具有不同的生物学效率。

（龚平生）

jícù sǔnshāng

集簇损伤（cluster damage）单次射线照射后，在紧凑的空间范围内，数个至 10 碱基对（bp）的距离上密集产生 2 个或 2 个以上的单损伤的生物学现象。包括 DNA 分子的单链断裂、双链断裂和碱基损伤（嘌呤嘧啶碱基氧化、碱基位点缺失）等多种类型损伤。这种集簇损伤是辐射径迹在 DNA 分子上能量沉积形成的主径迹、次级电子及次级活性自由基等多种因素诱发的复杂集簇化学改变而导致的损伤集合作用，是电离辐射的独特性质。

复杂集簇损伤的发生率和复杂程度与传能线密度（linear energy transfer，LET）辐射有关，随着 LET 增高而增加。实验显示，0.1～1.0Gy 的低剂量高 LET 辐射，可使人体细胞产生集簇损伤。低 LET 辐射，如 X 射线和 γ 射线，其能量沉积于 DNA 分子的水环境，使 DNA 形成集簇损伤。在 DNA 集簇损伤切除修复过程中，DNA 在转葡糖基酶作用下，形成 DNA 双链断裂（DNA double-strand break，DSB）。在哺乳动物细胞中，DSB 是最易识别的一种集簇损伤，但其所占比例很低，一般为 20%；而非 DSB 集簇损伤在整个集簇损伤中所占的比例更大，有时甚至高达 80%。对辐射能量沉积引起 DNA 链断裂的计算得到：单位剂量的链断裂产额在很宽的 LET 范围内几乎是一常数；集簇损伤比例随 LET 升高而增高；^{125}I（Auger 电子）对真核细胞基因组损伤可达 1 DSB／衰变。

用真核细胞抽提液研究蛋白质与 DNA（含多损伤部位的寡核苷酸）的相互作用，观察集簇损伤的修复及修复酶结构与功能，发现细胞中存在对多损伤部位的特异修复活性和特异结合蛋白。虽然多损伤部位发生率低于单个损伤，但其细胞修复系统复杂，在某些情况下能逃脱检测和处理。含碱基损伤的集簇损伤能影响，甚至严重抑制修复酶活性，影响碱基切除修复途径（base excision repair 途径，BER 途径），使修复机制失效或导致不正确修复，甚至持久损伤，而这类修复酶在除去个别、分散的碱基损伤时是非常有效的。电离辐射所致多损伤部位的构象与其取向（5′或 3′）非常相关。在 BER 途径中，细胞对 DNA 氧化损伤的反应具有关键性作用。

（龚平生）

rǎnsètǐ jībiàn

染色体畸变（chromosome aberration）

电离辐射染色体数目或结构发生改变的过程。染色体数目畸变为其正常数目的增减，统称为异倍性改变，包括整倍体和非整倍体变化；染色体结构畸变一般指其在较大范围的结构改变，在光学显微镜下观察细胞有丝分裂中期相可以识别，包括缺失、重复、倒位和易位等。

染色体结构畸变种类 染色体结构改变的基础是 DNA 链的断裂，其结构畸变分为两大类：①染色单体畸变。是处于细胞周期的 S 期或 G_2 期受到诱变作用时产生的，常见的有简单的缺失或断裂、单体裂隙或等点裂隙及结构重排（即发生在同一染色体臂间的单体互换和发生在两个染色体的单体间交换，如对称互换的四射体和非对称互换的三射体），但也有少数断裂剂可引起 DNA 双链断裂，如果在细胞周期的 G_1 期或 G_0 期受这些断裂剂作用，经 S 期复制到中期可表现染色体型畸变。②稳定性和非稳定性染色体型畸变。前者主要包括相互易位（在两个染色体臂上同时发生断裂后的互换）、倒位（染色体两臂各发生一次断裂后倒位 180°重接而成）和缺失（即染色体末端丢失），后者主要包括双着丝粒体、着丝粒环和无着丝粒断片，它们有些是伴随形成双着丝粒体和着丝粒环而来的，有些是由直接击断而形成的。染色体畸变应用较广，如染色体数目异常在临床上用于诊断遗传性疾病，染色单体畸变在检测环境诱变剂中也是一个有用的方法。

电离辐射致染色体畸变 细胞在 DNA 复制前受电离辐射的作用，可引起染色体型畸变，在 DNA 复制后受电离辐射作用则引起染色单体型畸变。染色体对电离辐射非常敏感，在一定条件下照射的剂量与染色体畸变的数量之间存在着一定关系，是反映电离辐射损伤的敏感指标之一，而且借助离体照射人外周血淋巴细胞所建立的染色体畸变剂量效应曲线，可估算事故受照人员的受照剂量。

作为生物剂量计 1962 年，有人提出根据人淋巴细胞出现的双着丝粒体和环的数量来估算人体接受的辐射剂量，称为辐射的生物剂量计。国际原子能机构（International Atomic Energy Agency，IAEA）于 1986 年出版了《生物剂量测定—用于估算剂量的染色体畸变分析》技术报告丛书 260 号，可见外周血染色体畸变分析是目前国际上公认的可靠而灵敏的生物剂量计。在国内外重大的辐射事故中，染色体畸变作为一种生物剂量计在剂量估算中一直起着相当重要的作用，所给出的剂量与临床表现相符，为临床诊治提供了依据。同时，与物理方法估算的剂量（用物理学方法可正确地估算剂量）也比较一致。关于染色体畸变分析在急性照射中的应用已有不少报道，生物剂量和物理剂量可互相补充和验证。在比较复杂的情况下，如切尔诺贝利核电站事故、巴西铯-137 源丢失事故等，用物理学方法难以准确估算剂量时，应用染色体畸变分析更显示其优越性。至于国内忻州事件的情况更加特殊，在不了解受照史的情况下，通过染色体畸变分析，确诊为急性放射损伤，并发现了辐射事故。染色体畸变估算剂量范围，一般认为是 0.1～5Gy。其最低值，对 X 射线约为 0.05 Gy，γ 射线为 0.1 Gy，而裂变中子可测到 0.01 Gy。但在此种情况下，必须分析大量的细胞才能得到较为可靠的结果。

（龚守良）

fēibǎ xiàoyìng

非靶效应（non-target effect）

电离辐射引起的细胞 DNA 损伤效应，也能在未直接受照射的细胞中产生效应的一种生物学现象。包括辐射基因组不稳定性、旁效应和适应性反应等。也就是说，一些电离辐射，如γ射线、X射线、α粒子和中子等能够在辐射过程中损伤靶细胞，并诱导非靶效应。产生非靶效应生物终点很多，如与辐射诱导损伤与胁迫相关的蛋白质含量的升高或降低，细胞发生分化、增殖和死亡，诱导适应性反应，导致基因突变、染色体畸变和基因组不稳定性等。

非靶效应理论　近年来，随着人们对电离辐射诱发基因突变和细胞癌变的深入认识，电离辐射引起的非靶效应成为电离辐射生物效应研究领域的热点。经典的靶效应理论认为，辐照诱发DNA损伤发生在受照的当代或第二代，也就是照射后的1~2个细胞周期内。实际上，辐照细胞的存活后代表现出持久性的基因组损伤及其细胞学后果，即基因组不稳定性，与辐射旁效应和低剂量辐射诱导的适应性反应共同构成了非靶效应理论基础。到目前为止，已知有α粒子、中子、γ射线和X射线等在辐射过程中损伤靶细胞，并诱导其非靶效应，但产生后者的机制尚不完全清楚。已被接受的非靶效应机制是，直接受辐射作用的细胞产生信号分子，通过细胞间缝隙连接通信和/或直接释放而使未直接受照的细胞受到损伤或获得辐射抗性。非靶效应可使诱导损伤及胁迫相关的蛋白质含量升高或降低，导致细胞分化、增殖或死亡，诱导适应性反应，引发基因突变、染色体畸变和基因组不稳定性。

辐射诱导基因组不稳定性
在非靶效应中，辐射诱导基因组不稳定性的细胞在受到直接辐照后，其克隆后代中出现延迟基因组异常，包括单核苷酸突变、微卫星不稳定性、基因组拷贝数增加或减少、染色体畸变、染色体杂合性和纯合性丢失、微核形成、端粒酶长度变化，以及基因扩增、重排和缺失等，这种基因组不稳定性可持续许多代。

辐射诱导旁效应　辐射旁效应是细胞受到电离辐射后，未被射线直接贯穿的邻近细胞，或接受了直接受照射细胞培养基的未受照射细胞，表现出损伤效应。同基因组不稳定性类似，旁效应信号的产生，与射线之间不存在显著的剂量响应关系，高传能线密度（linear energy transfer，LET）辐射比低LET辐射更能诱导产生旁效应。诱导旁效应的辐射剂量很低，10mGy的低剂量照射即可产生旁效应。引起旁效应的机制复杂，不同于传统的辐射细胞效应，与受照细胞产生活性氧、活性氮、细胞因子和细胞间缝隙连接通信有关。

低剂量辐射诱导适应性反应
电离辐射诱导的适应性反应是指在高剂量电离辐射前给予低剂量辐射，使细胞产生一定的抗辐射性，能够诱导适应性反应的细胞通常处于细胞周期中。并且，被低LET辐射诱导后的适应性细胞，对高LET导致的DNA损伤有一定的修复能力。在非靶效应中，未直接受辐射的细胞在接受直接受辐射细胞的培养基或与直接受辐射细胞相邻近的情况下，也可以对更高剂量表现出一定的适应性，说明非靶信号能够诱导适应性反应。因此，非靶效应中的适应性反应可能与旁效应有共同的作用机制，或可能归于和包含在旁效应中，或可能是旁效应的一个特殊现象。因产生适应性反应的细胞必须处在细胞周期中，而旁效应的产生不受细胞周期的影响。

低剂量电离辐射诱导的适应性反应信号也可能因为辐射剂量的差异转变为诱导基因组不稳定性的信号。对于基因组不稳定性与旁效应之间的潜在关系，可能是旁效应的某种信号分子参与了基因组不稳定性的产生，并在后代中传递。另外，细胞对低剂量辐射是否产生或产生何种反应，在很大程度上取决于细胞系和细胞模型、体内实验及实验环境等因素的影响，其机制复杂。

非靶效应的潜在意义　非靶效应突破了辐射作用的传统时空定义，使效应靶超出了细胞核的范围，效应发生时间可持续于受照射后许多代。国际放射防护委员会（International Commission on Radiological Protection，ICRP）评议，现没有数据提供在低剂量辐射的癌症危险和辐射诱发的基因组不稳定性现象之间存在因果关系。与旁效应一样，多种多样的胁迫反应和应激相关的细胞过程可能是发生基因组不稳定的机制，至于在剂量响应特征、体内表达程度以及如何影响癌症发生危险等方面尚存不确定性。因此，非靶效应现象意味着对辐射致癌剂量估算危险模型的可靠性受到一定的挑战，这将对职业医学和环境照射的癌症危险评价，特别是对线性无阈模型（linear no-threshold model，LNT）辐射致癌危险数据外推到低剂量水平产生的效应受到一定的影响。同时，这些效应也将为辐射的非癌症疾病发生、发展的机制提供了新的解释。

（龚守良）

xīngfènxìng xiàoyìng

兴奋性效应（hormetic response）
任何一种潜在有害物质或因子在低剂量时引起任意系统的刺激反应的生物学现象。"hormesis"一词来源于希腊语"hormein"，意指"兴奋"。兴奋性效应是一种普遍存在的生物现象，各种环境因子在低剂量时均有可能引起生物体的兴奋性效应。目前，研究较多的是电离辐射和化学因子诱导的兴奋性效应。

辐射兴奋性效应指低剂量辐射或低水平辐射对生物体或其组成部分的刺激作用。此种刺激作用可能对机体有益，但不能将刺激和有益等同起来。1982年美国学者勒基（Luckey）提出假说性的完全剂量效应曲线（图1），以表述低水平辐射诱导兴奋性效应发生的剂量范围。图1中，横坐标为剂量的对数刻度，其单位因观察对象或终点指标不同而异；纵坐标为效应的相对强度，以正常对照为100%。剂量效应曲线分为3部分：左侧为低于环境辐射的剂量段，以铅屏蔽表示，在此种情况下效应可低于对照，认为是"缺乏"；中间为低剂量段，剂量为环境辐射水平的数倍至数十倍，引起刺激效应；右侧为高剂量段，剂量大于环境辐射水平的数百倍以上，引起机体损伤，甚至死亡。曲线中段与右段交界处，即效应由高于100%回落至100%处，名为"零当量点"（zeroequivalence point，ZEP），此点及曲线

峰值处的剂量以及峰值的百分数均因观测对象和指标不同而异。

辐射兴奋效应可发生于生物进化的不同阶段，可表现于许多基本生命活动，如低剂量辐射促进生长、繁殖、延长寿命、提高适应能力、增强防卫和修复能力等。但对不同种系生物引起兴奋效应的剂量范围不同，一般低等动物可耐受较大剂量。当前研究的焦点是哺乳动物和人体的辐射兴奋效应。低水平辐射作用于哺乳动物和人体可诱导适应性反应、增强免疫功能及提高抗肿瘤能力等。

低水平辐射诱导适应性反应，即预先受低剂量照射的机体或其细胞对随后大剂量辐射的抵抗力增高，可诱导细胞遗传学和细胞免疫学等方面的适应性反应。同时，增强机体的免疫功能，导致淋巴细胞免疫反应增高，抗体形成增多，肿瘤杀伤活性增强，最终使机体具有潜在的抗肿瘤能力。

（龚守良）

shìyīngxìng fǎnyìng

适应性反应（adaptive response）

低剂量环境因子可以诱导生物体对继后高剂量该因子损伤作用产生抵抗力反应的一种生物学现

象。在各种环境因子中，当前研究较多的是放射生物学领域中的低剂量辐射诱导的适应性反应，而且不同环境因子往往可以交叉诱导适应性反应。1994年，联合国原子辐射效应科学委员会（United Nations Scientific Committee on the Effect of Atomic Radiation，UNSCEAR）的报告确认了低剂量辐射诱导适应性反应这一科学事实，为这一领域的深入研究奠定了重要的基础，具有重要的理论意义和实际价值。

适应性反应是生物界普遍存在的现象。生物机体在其种系进化和个体发育过程中，不断受到环境变化的影响。这些变化因其强度不同而对机体产生不同的效应。若环境因子的强度过大，超过了机体耐受的限度，往往造成严重损伤，甚至导致机体死亡。但当环境因子的强度较小时，机体的功能和生存不会受到威胁，甚至可通过体内的相应变化产生对环境因子的抗性，在随后一定时间内具有耐受较大强度的同一种或其他环境因子的能力。适应环境变化是个体生存和种系繁殖、演变和进化的最基本特性之一，具有很强的保守性。从单细胞生物到高等动物乃至人类都保留此种特性，只是在不同的发育阶段其表现形式和复杂性有所不同而已。

低剂量辐射诱导的适应性反应 自从1984年奥利维耶里（Olivieri）报道人淋巴细胞由低剂量辐射诱导细胞遗传学适应性反应以来，低剂量电离辐射的适应性反应不断为其他学者以不同的实验模式所证实。无论是低剂量单次照射，或低剂量率慢性照射，均可在特定时间内增强生物体对高剂量辐射的抗性。这种现象可

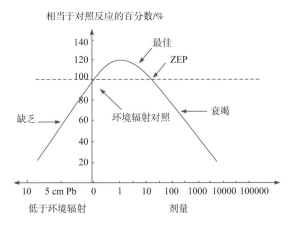

图1 假说性的完全剂量效应曲线

见于细菌、酵母菌、哺乳动物以及人体的多种细胞，其表现既有很强的普遍性，又因遗传背景不同而有一定的个体差异。低剂量辐射诱导的适应性反应可表现于DNA和染色体损伤、细胞凋亡、基因突变、细胞转化、致癌和免疫功能等生物学指标，但各有其诱导的剂量范围、时效和反应幅度。适应性反应的发生机制涉及DNA损伤激发的修复过程增强和细胞信号转导通路活化所致的基因和蛋白表达的变化，其精密的细节尚待进一步澄清。低剂量辐射和化学因子诱导的适应性反应是辐射和化学兴奋效应的重要内容，受到放射生物学和毒理学界的高度重视，阐明其规律具有重要的理论意义和实际价值。

适应性反应的多样性　适应性反应的表现形式多种多样，在整体水平、细胞水平、亚细胞水平和分子水平均有其表现，而且不同层次的适应又互相关联。综合文献提示，无论是在体实验还是离体实验，可能由于实验的终点指标不同、实验的环境和条件不同、低剂量照射和随后的大剂量照射间隔时间不同、急性照射或慢性照射不同以及诱导适应性反应机制的复杂性，低剂量诱导适应性反应所用的剂量率存在很大的差别。然而，低剂量辐射的危险性虽然在争论，现仍应用线性无阈模型（linear no-threshold model, LNT）从高剂量资料外推而评估其危险性。事实上，就活体而言，包括人类，对低剂量/低剂量率辐射的应答不同于高剂量/高剂量率辐射的应答。也就是说，不能用经典的放射生物学"靶学说"解释某些低剂量辐射生物效应。在对低剂量/低剂量率辐射应答中，诸如辐射适应性反应、

辐射诱导旁效应、低剂量辐射超敏感性及基因组不稳定性等反应，其机制常涉及对靶和非靶事件应答的生化分子信号。

低剂量辐射诱导适应性反应的可能机制　目前，有关低剂量辐射诱导适应性反应的机制有几种可能的解释，但还不完全清楚。低剂量辐射可能激活DNA修复酶的活性，如程序外DNA合成（unscheduled DNA synthesis, UDS）增强，伴有DNA聚合酶活性增高；低剂量辐射启动一些蛋白的表达，其产物可能与DNA修复和/或细胞周期进程调控有关。然而，近年来认为抗氧化作用是适应性反应机制之一。不论是DNA修复酶的激活，还是抗氧化酶活性的增强，都涉及蛋白质的合成和修饰。低剂量辐射诱导的适应性反应可能通过细胞水平或亚细胞水平事件激活细胞中信号传递系统，引发分子之间的级联反应，导致蛋白表达的变化，起到保护性作用。低剂量辐射诱导的适应性反应可能通过细胞水平或亚细胞水平事件激活细胞中信号传递系统，引发分子之间的级联反应，导致蛋白表达的变化，起到保护性作用。低剂量辐射诱导的适应性反应是低剂量辐射兴奋效应的重要内容。因此，深入阐明其规律及其机制，不仅对放射生物学的发展具有理论意义，而且对辐射防护和临床医学具有实际价值，并且产生巨大的社会效益和经济效益。

（龚守良）

pángxiàoyìng

旁效应（bystander effect）　细胞通过直接照射引起损伤所产生的损伤信号，可导致其共同培养的未受照细胞发生同样的损伤效应的一种生物学现象。自从1992

年长泽（Nagasawa）和利特尔（Little）等人提出电离辐射旁效应概念以来，许多研究者通过多种终点参数（细胞死亡、基因突变、染色体畸变、微核、基因组不稳定性、基因表达或蛋白表达丰度谱改变等）证实其旁效应的存在，并得到放射生物学界的确认。电离辐射旁效应属于非靶效应，是不同能谱、不同传能线密度（linear energy transfer, LET）电离辐射的一个生物学效应现象，它的提出是对某些传统观念有力的挑战，有助于深入理解辐射生物效应，特别是低剂量辐射生物效应的本质，并对低剂量辐射致癌危险的评估、辐射防护的最优化和放射肿瘤临床的指导等方面均起到重要的作用。

研究方法　除了应用带电粒子微束技术或低能X射线微探针技术定点定量对某个细胞进行照射观察电离辐射旁效应外，应用放射性标记细胞观察未标记的旁效应，以及应用辐照细胞与未辐照细胞共培养或用培养过受照细胞的培养液培养未受照细胞等方法。对于旁效应的体内研究方法有体内放射性核素衰变、将辐照（或放射标记）细胞和未辐照（或未标记）细胞混合后接种到动物体内及远离动物肿瘤接种部位照射等。

发生机制　其机制较为复杂，不同于传统的辐射细胞效应，与受照细胞产生活性氧、活性氮、细胞因子和细胞间缝隙连接通信（gap junction intercellular communication, GJIC）有关。另外，组织微环境、细胞能量和氧化还原代谢状态等也可能影响旁效应的表达。这种效应不仅影响非照射细胞的后代，而且涉及基因组不稳定性的后代。在低剂量照射细胞

的培养基存在可传递因子，可诱导未照射细胞的适应性反应。也就是，在旁效应细胞诱导适应性反应，即在细胞产生辐射旁效应的抵抗性反应前给予低剂量照射诱导适应性反应，伊耶（Iyer）和莱纳特（Lehnert）称为辐射适应旁效应（radioadaptive bystander effect）。另外，受电离辐射作用的细胞或组织，不仅对其本身产生效应，还可将辐射信号因子通过体液循环系统传递给远处的细胞或组织，引起新的效应，即远位旁效应。这种效应可能有益，也可能有害。

特点 低剂量辐射非线性反应是电离辐射旁效应的特点之一。其剂量效应关系研究发现，0.03~0.5Gy低剂量区域只存在一个较大的旁效应（细胞克隆形成率）份额，效应的幅度相对恒定，是一个饱和值；当剂量大于0.5Gy后的效应是剂量依赖性的非旁效应细胞死亡和非依赖剂量的旁效应死亡的复合。高LET辐射所致旁效应比低LET辐射强烈；一个细胞群中只有部分细胞产生旁效应，其比例大小与细胞种类及照射水平有关。此外，旁效应可能具有细胞类型和增殖活性依赖性。

低剂量辐射诱导旁效应，除了环境低剂量辐射外，医用辐射和宇宙射线同样可诱导旁效应的产生。这种非靶效应可增强辐射损伤，低剂量辐射的致癌危险性可能高于线性无阈模型的预测。因此，电离辐射旁效应的存在使辐射防护变得更加复杂。

（龚守良）

jīyīnzǔ bùwěndìngxìng

基因组不稳定性（genomic instability）

受照射的细胞在复制过程中向子代传递，使其细胞的后代发生多种延迟效应的一种生物学现象。属于非靶效应，包括延迟突变、延迟染色体畸变、延迟细胞凋亡、延迟细胞增殖性死亡和延迟细胞扩增等，在细胞复制许多代后继续影响受照射的遗传效应。而且，最终的遗传变化在受照细胞本身并未发生变化，但使其处于一种临界状态，如子代细胞突变频率增加、滞后性细胞死亡及染色体重排频率升高等，并表现出遗传学变化。如果辐射诱发持久的基因组不稳定性，其细胞的演变可能比预计的自发突变频率快，使细胞内一些关键的基因突变（如癌基因活化、抑癌基因失活），因而增加了细胞恶性转化的机会；并且，使受照细胞生存能力持续降低，致死突变频率产生（细胞凋亡）较快。因此，基因组不稳定性在癌症的起始过程中作为一个关键的早期事件，可能起着特殊的作用，也可能是独特的作用。

发生各种类型的异常改变
基因组稳定性保证了细胞代谢过程的平衡性和遗传的连续性。细胞一旦获得高于正常情况下累积的任何突变状态，可引起基因组不稳定性，一些基因的激活（如原癌基因），另一些基因的失活，其基因表达谱发生了变化，表现为各种类型的异常改变，如单核苷酸突变、微卫星不稳定性、基因组拷贝数增加或减少、染色体畸变、染色体杂合性和纯合性丢失、微核形成、端粒酶长度变化，以及基因扩增、重排和缺失，还有表基因组效应等。从遗传学角度来看，这些变化往往与家族或个体对癌的易感性有密切关系，来源于胚系遗传性突变和体细胞遗传性突变，在癌变过程中起作用的几种基因组的某一种形式可能有所表达。

可能机制 细胞核可能是诱导基因组不稳定性的靶位，辐射作用于细胞的DNA，使其基因组产生某种程度的损伤，处于不稳定状态。其中，DNA的核苷酸序列和二级结构会影响到基因组不稳定性的各种生物学终点，如DNA区段容易产生重组和错配修复。参与DNA复制、DNA修复、端粒稳定和染色体分离的基因发生的初级变化可能会启动基因组不稳定性；信号转导途径的激活和基因表达的改变，可能是导致基因组不稳定性的一个间接途径；基因组的某些短的重复序列容易发生缺失和插入，DNA双链断裂是启动基因组不稳定性的一种分子变化。电离辐射可通过直接作用于DNA、端粒和染色体等，诱发基因组不稳定性；也可通过间接作用，通过自由基和活性氧（超氧化阴离子和过氧化氢等），或旁效应（将直接受辐射细胞的应答传递给周围未受辐射的细胞），诱发基因组不稳定性。

（龚守良）

fàngshè shēngwù xiàoyìng de yǐngxiǎng yīnsù

放射生物效应的影响因素（influence factors of biological effects）

影响电离辐射作用于机体产生生物效应，涉及电离辐射对机体的作用与机体对其反应的因素。影响电离辐射生物效应发生的因素，主要与辐射、机体及其他方面因素有关。

电离辐射因素 影响放射生物效应的电离辐射因素包括：①辐射种类。不同种类的电离辐射产生的生物效应不同，从辐射的物理特性上看，电离密度和穿透能力是影响其生物学作用的主要因素。②辐射类型。高传能线密度（LET）辐射在组织内能量分布密集，生物学效应相对较强，故在一定范围内，LET愈高，相对生物效应（RBE）愈大。③照射剂量。照射剂量大小是决定辐射生物效应强弱的首要因素，剂量越大，效应越强，但有些生物学效应当剂量增大到一定程度后，效应不再增强。④剂量率。在一定剂量范围内，同等剂量照射时，剂量率高者效应强，但当剂量率达到一定程度时，生物效应与剂量率之间则失去比例关系。⑤单次和分次照射：同等剂量照射，一次照射比分次照射效应强，分次愈多，各次间隔时间愈久，则生物效应愈小。⑥照射部位。当照射剂量和剂量率相同时，腹部照射的全身后果最严重，依次为盆腔、头颈、胸部及四肢。⑦照射面积。当照射的其他条件相同时，受照射的面积愈大，生物效应愈显著。⑧照射方式。全身照射比局部照射效应强，一般多向外照射大于单向外照射。

机体因素　影响放射生物效应的机体因素包括：①种系差异。一般说，生物进化程度愈高，机体组织结构越复杂，辐射敏感性愈高。②个体发育。总的来说，随着个体发育过程放射敏感性逐渐降低，胚胎植入前期照射母体，胚胎大量死亡，人为妊娠0~9天，小鼠为0~5天；器官形成期受到照射，出现大量畸形，人为9~42天，小鼠为5~13天；器官形成期后，个体的放射敏感性逐渐下降；胚胎和胎儿期受照射的儿童发生某些类型的癌症和白血病的危险度增高。③年龄。幼年和老年的辐射敏感性高于壮年。④性别。育龄雌性个体的辐射耐受性稍大于雄性，这与体内性激素含量差异有关。⑤生理状态。

机体处于过热、过冷、过劳和饥饿等状态时，对辐射的耐受性降低。⑥健康状况。身体虚弱和慢性病患者，或合并外伤时，对辐射的耐受性亦降低。⑦不同组织、细胞和分子。根据贝尔戈尼耶（Bergonie）和贝特二氏（Bergonie-Tribondeau）定律，一种组织的放射敏感性与其细胞的分裂活动成正比，而与其分化程度成反比的结论，但卵母细胞和淋巴细胞例外，这两种细胞并不迅速分裂，但两者都对辐射极为敏感；分子水平的放射敏感性顺序：DNA>mRNA（信使RNA）>rRNA（核糖体RNA）和tRNA（转移RNA）>蛋白质。

介质因素　影响放射生物效应的介质因素，即在照射前的细胞培养体系中或机体体液中加入辐射防护剂，如含硫氢基（SH基）的化合物，可减轻自由基反应，促进损伤生物分子修复，减弱生物效应；反之，加入辐射增敏剂（如亲电子和拟氧化合物能），可增强自由基化学反应，阻止损伤分子和细胞修复，提高辐射效应。目前，防护剂和增敏剂在临床放射治疗中都有应用，前者为保护正常组织，后者为提高放疗效果。

（龚守良）

xiāngduì shēngwù xiàoyìng

相对生物效应（relative biological effectiveness，RBE）　是分析不同性质射线或粒子作用机体引起生物效应而采用的一种系数。又称相对生物效能、相对生物效率和相对生物效应系数。是放射生物学中沿用已久的一个概念。由于是"相对"，就得有一个基准。RBE一直以最先被发现的X射线的生物效应为基准，现在国际放射防护委员会（International

Commission on Radiological Protection，ICRP）建议采用γ射线为标准。因此，RBE的定义被确定为：X射线（250kV）或γ射线引起某一生物效应所需剂量与所观察的电离辐射引起相同生物效应所需剂量的比值，即为该种电离辐射的RBE。选择250千伏（kV）X射线作为生物效应的比较标准，并不完全合理，从能量的单一性和传能线密度（linear energy transfer，LET）值等方面考虑可能不是一个最佳选择，但因其历史原因仍沿用至今。

RBE主要为了表达在剂量相同时，不同种类的电离辐射所产生某一特定效应的效率差别，高LET辐射的生物效应大于低LET辐射。例如，要引起同样的生物效应，所需X射线或γ射线剂量为α射线剂量的10倍，则α射线的RBE为10。各种电离辐射RBE值以X射线和γ射线为1，相应的β粒子为1，热中子为3，中能中子为5~8，快中子为10，α粒子为10，重反冲核为20。总的来说，RBE与LET是正相关，但在不同的LET范围内，两者的关系并不完全一样。

RBE值是一个相对量，可受许多因素的影响。例如，观察生物效应的指标不同，RBE的数值将随之变化；给予剂量的时间和空间的分布不同，RBE值也不同；受照射体系（细胞、分子等）所处条件不同和照射时有氧与否等都影响RBE值。因此，在确定某一电离辐射的RBE值时，必须限定有关条件。就同一种射线来说，RBE的数值大小也随所比较的剂量不同而有些差别；观察的生物终点不同，则所得的RBE值也不同。所以，最好在平均灭活剂量、平均致死剂量或半致死剂量下，用同一生物终点进行生物效应比较。

（龚守良）

jìliàng

剂量（dose） 受照射体所接受或吸收辐射能量的一种量度。可以指照射量、吸收剂量、器官剂量、当量剂量、有效剂量、集体剂量、待积当量剂量或待积有效剂量。

种类 照射量是光子（X 射线和 γ 射线）在空气中产生电离作用能力大小的一种量度，通常是用来监测 X 射线或 γ 射线的辐射场，而不是人体受照剂量。吸收剂量表示机体受照后吸收的能量，与辐射效应程度关系密切，关注的是单位质量物质吸收的辐射能量，与物质的位置、形状和大小密切相关。器官剂量是在一段时间内较大组织体积中吸收剂量的平均值，受许多因素的影响，如光子或中子的贯穿性辐射，大多数组织中吸收剂量分布是均匀的，其平均吸收剂量应是组织每一部分的合适量度。

当量剂量是射线照射机体时，考虑了辐射权重因子的吸收剂量。有效剂量是射线照射后，在考虑组织或器官的当量剂量，为体内所有组织和器官的加权当量剂量之和。集体剂量是受照群体中，以人数计权后个体剂量的总和，给出此值时必须说明相关的辐射实践、涉及的时间范围和群体的人数。待积当量剂量指个人单次摄入放射性物质在此后 50 年内将要产生的累积当量剂量，可以用来描述内照射吸收剂量率在时间上的分布随着放射性核素的种类、形式、摄入方式及其所结合的组织而变化的情况，是一个从内照射危害角度考虑的量。待积有效剂量是一些组织或器官的待积当

量剂量再乘以各自的组织权重因子之积，以此量可用同一尺度来表示受均匀或不均照射后对全身所致的危险度的程度，亦可与外照射所致的有效剂量当量进行比较。

与生物效应之间的关系 照射剂量与生物效应之间存在一定的相依关系。总的规律是剂量愈大，效应愈显著，但并不全呈线性关系。衡量生物效应可以采用不同的方法和判断指标。在实际应用中，将引起被照射机体死亡 50% 时的剂量称为半致死剂量（LD_{50}），作为衡量机体放射敏感性的参数，LD_{50} 数值愈小，机体放射敏感性愈高。一般在 LD_{50} 后面还加一个下标，如 $LD_{50/30}$ 或 $LD_{50/15}$ 等，分别在 30 和 15 天内引起 50% 死亡的照射剂量，一般未明确标示时间者多指 30 天。

另外，将辐射剂量范围扩大到 100Gy 以上，即可看出受照机体的平均生存时间随辐射剂量加大而缩短，但不是完全的直线关系。当剂量小于 1Gy 时，效应不甚明显，早期看不出生存时间的变化。当剂量超过 1Gy 时，部分个体的存活时间缩短，出现早死。剂量在 1~10Gy 之间时，剂量愈大，平均生存时间愈短，剂量与效应基本上呈线性关系，在此剂量范围内机体主导病变是造血功能抑制。剂量在 10~100Gy 时，平均生存时间处于一个坪值，为 3~5 天，此时机体的主导病变是肠道损伤。剂量超过 100Gy 时，平均生存时间又随剂量加大而缩短，基本上呈线性关系。这种剂量下机体的主导病变是中枢神经系统的破坏。以上的规律是从大鼠和小鼠的大量实验性放射损伤的研究中总结出来的，基本上也适用于所有的哺乳类动物，只是

剂量范围的具体数值略有不同。例如，人和猴发生肠道死亡和中枢神经性死亡的剂量低于鼠类发生同类死亡的剂量。此外，从辐射作用的远期效应来看，照射剂量愈大，后果也愈重。如日本长崎、广岛受原子弹爆炸辐射作用后幸存者中，受照射的剂量越大者发生实体癌和白血病的频率越高。

（龚平生）

jìliànglǜ

剂量率（dose rate） 单位时间内机体所接受的照射剂量。常用 Gy/d、Gy/h、Gy/min 或 Gy/s 表示；也指辐照剂量率（指单位时间内的照射量）和吸收剂量率（系单位时间内的吸收剂量）。

原理 在一般情况下，剂量率越高，生物效应越显著，但当剂量率达到一定范围时，生物效应与剂量率之间则失去比例关系。而且，剂量率对生物效应的影响也随所观察的具体效应不同而异。引起急性放射损伤必须有一定的剂量率阈值。每日 5~50mGy 的剂量率，即使长期照射累积很大剂量，也不会产生急性放射病的症状，只能导致慢性放射损伤效应。若当剂量率达到 50~100 mGy/min 或更高时，则有可能引起急性放射病，且其严重程度随剂量率增大而加重。如机体全身接受低剂量率长期照射，对射线作用可出现一定的代偿性反应，并对辐射引起的损伤有修复能力；只有剂量较高的全身慢性照射，累积剂量达到一定程度，机体失去代偿、修复能力时，才出现慢性损伤。临床症状多出现在接触射线几个月，甚至几年，表现为疲乏无力、头晕、睡眠障碍、记忆力减退、食欲减退和性功能障碍等。

低剂量慢性照射条件 在低

剂量慢性照射的条件下，剂量率对生物效应的发生也有明显的影响。例如，当累积剂量相同时，剂量率越高，远期效应（如白血病发生率）越明显。应当指出，在某些情况下，剂量率效应不明显，如高传能线密度（linear energy transfer，LET）辐射的生物效应，剂量率小于 0.01 Gy/min 或大于 1 Gy/min 的 X 射线致死效应，以及 0.3～10 Gy/min 的 X 射线放射治疗效应等，都看不出剂量率有明显的影响。不同剂量率（Gy/d），所引起的机体寿命缩短以及白血病发生率也不一致。另外，长期低剂量照射，对雄性生殖的作用，剂量率效应比累积剂量效应更为明显。

逆剂量率效应 对辐射致癌的机制研究中，在大样本人群高 LET、低剂量率辐射危害流行病学调查及低 LET 辐射诱变实验结果均揭示"逆剂量率效应"现象。这一现象阐明，在同样照射条件下，与短时间、高剂量率照射比较，低剂量率、长时间照射也可以增加患癌风险，即高和低剂量率照射均具有癌症危害率增加的趋势，其剂量率-效应在对数坐标上呈"U"形曲线。例如，受照人群白血病的发生率及长期受低剂量的开采核燃料矿工肺癌发生率，其剂量率-效应呈现"U"形曲线；在离体实验中也发现，照射剂量为 1.5～5.0 Gy，剂量率为 0.1～1.0 Gy/h，细胞死亡的敏感性增加。

（龚平生）

jiliàng hé jiliànglǜ xiàonéng yīnzǐ

剂量和剂量率效能因子

（dose and dose-rate effectiveness factor，DDREF） 能避免应用从高剂量率信息转换到低剂量率所需的因子。在低剂量辐射

研究中，主要涉及群体的低剂量照射，如受到核辐射落下灰、核武器试验、核工厂环境、医疗照射和居住天然辐射高本底地区等有关人员。但在低剂量辐射研究中，也遇到一些方法学上的困难，包括子样容量小、缺少合适的对照、辐射以外的干扰因素剂量学的不完备及纠缠在一起的社会因素等。

国际放射防护委员会（International Commission on Radiological Protection，ICRP）解释，高传能线密度（linear energy transfer，LET）辐射数据不使用 DDREF。对所有小于 0.2Gy 吸收剂量或较大的吸收剂量而剂量率低于 0.1 Gy/h 的当量剂量的概率系数均包括此因子。低 LET 辐射致癌与效应的关系符合线性平方模型，即 $E = aD + bD^2$。式中，E 为癌的发生率，D 为吸收剂量，a 和 b 为常数。在低剂量辐射时，以线性项为主；在高剂量辐射时，以平方项为主。高 LET 辐射，符合线性模型。由高剂量低 LET 辐射效应外推低剂量辐射效应时，需用 DDREF 校正。

ICRP 针对大剂量、高剂量率的低 LET 辐射的数据表明，对于处在工作年龄的两性参考群组，终身死亡概率系数按全部恶性肿瘤计算为 8×10^{-2} Sv^{-1}。根据日本广岛和长崎原子弹爆炸幸存者资料，设 DDREF 为 2，得到的职业人员的致死性癌症的终生危险概率系数为 4×10^{-2} Sv^{-1}；对全体居民（包括儿童在内），对大剂量和高剂量率为 10×10^{-2} Sv^{-1}，而对小剂量和低剂量率为 5×10^{-2} Sv^{-1}。英国和美国核工厂调查资料分析表明，ICRP 60 号出版物利用日本原子弹爆炸资料，并用 DDREF 修正剂量率效应，给出的职业人

群致癌危险系数相当于英国和美国两个职业人群分析结果的中间值。说明 ICRP 所提出的危险系数是可行的，当然仍有待完善。

（龚平生）

jiliàng-xiàoyìng guānxì

剂量-效应关系

（dose-effect relationship） 剂量（如暴露量、强度或持续时间）与个体或群体某种可分度或分级的健康结局之间的相关关系。

随机性效应指效应发生的概率（不是指严重程度）与剂量大小有关的效应。

确定性效应指效应的严重程度（不是发生率）取决于所受剂量的大小，并且可能存在着一个明显的阈剂量，在这剂量以下不会见到有害效应。效应的严重程度取决于细胞群中受损细胞的数量或百分率。确定性效应是特殊组织所独有的，如白细胞减少、眼晶体的白内障、皮肤红斑脱毛及生殖细胞损伤引起生育力的损害等。此种效应存在阈剂量。

随着对辐射生物效应认识的不断提高，人们已经意识到，无论是早期组织反应还是延迟组织反应，均可受到不同生物反应修饰因子的影响。ICRP 生物效应委员会从组织损伤反应的动态过程及整体综合因素考虑，拟提出有害的组织反应概念，以取代 ICRP 60 号出版物中的确定性效应概念。组织和器官反应随剂量而变化，同时表现在发生率和严重程度，而且存在人群的个体差异性。一般来说，分割照射、低剂量率迁移性照射的损伤要低于急性照射。有调查显示，慢性照射引起免疫功能抑制的阈值为 0.3～0.5Gy/y。ICRP 根据研究的报道，确定在 1% 的受照个体中产生某一特定的效应或组织/器官反应的辐

射剂量为剂量阈值，即 γ 射线全身照射后 1% 的病变发生率或死亡率的剂量阈值。

电离辐射引起的生物效应又分为急性效应和慢性效应，前者是以高剂量率照射，短时间内达到较大剂量，迅速表现为急性照射效应；后者是以低剂量率长期照射，随着照射剂量增加，效应逐渐积累，经历较长时间表现出慢性照射效应。

（龚守良）

zhàoshè fāngshì

照射方式（radiation modality）

可分为内照射、外照射和混合照射方式。内照射指放射源（放射性核素）进入体内发出射线，作用机体的不同部位。外照射是指放射源在体外，其射线作用于机体的不同部分或全身。若兼有内照射和外照射则称为混合照射，并兼有内照射和外照射的效应。

外照射又可分为单向照射或多向照射，一般来说，当其他条件相同时，多向照射的生物效应大于单向照射。例如，狗在多向照射时，其绝对致死量为 5Gy，而单向照射的绝对致死量为 8Gy；多向照射在引起与单向照射相近死亡率时，动物死亡时间亦较早。多向照射时组织接受的照射剂量比较均匀，照射面积亦大，所以生物效应明显增强。γ 射线、中子和 X 射线等穿透力强的射线，外照射的生物学效应强。

放射性物质通过各种途径进入机体，产生内照射。内照射的作用主要发生在放射性物质通过途径和沉积部位的组织器官，但其效应可波及全身。内照射的效应以射程短、电离强的 α 射线和 β 射线作用为主。内照射生物效应受许多因素的影响，主要有放射性核素的物理化学特性，摄入途径、分布和排出特点，以及物理半衰期和生物半衰期等不同因素。

当外照射的射线照射身体某一部位，引起局部细胞的反应称局部照射。局部照射时身体各部位的辐射敏感性依次为腹部>胸部>头部>四肢。当全身均匀地或非均匀地受到照射而产生全身效应时，称为全身照射。如照射剂量较小者为小剂量效应，照射剂量较大者（>1 Gy）则发展为急性放射病。大面积的胸腹部局部照射也可发生全身效应，甚至急性放射病。根据照射剂量大小和不同敏感组织的反应程度，辐射所致全身损伤分为骨髓型、肠型和脑型 3 种类型严重的放射病。

（龚守良）

jíxìng zhàoshè

急性照射（acute irradiation）

短期内（指几分钟或几小时）受到一次或多次大剂量的照射。可能引起急性放射病（全身性疾病）。在数周至数月内，累积照射剂量>1.0Gy，剂量率小于急性放射病而明显大于慢性放射病，临床以造血功能再生障碍为主的全身性疾病称外照射亚急性放射病。一般，在 0.25Gy 以下照射，临床症状不明显；0.5Gy 以上少数受照者出现头晕、乏力、失眠、食欲减退、口渴和易出汗等症状。剂量再大时可能出现恶心、呕吐等症状。通常，全身均匀或较均匀地一次受到约 1 Gy 的照射就有可能产生轻度急性放射病，随着急性照射剂量的增加，依次产生骨髓型、肠型和脑型 3 种急性放射病。

急性照射的剂量率较高，可致机体器官、组织、细胞和分子水平的不同程度损伤，轻者对生命活动无明显影响或只发生某种功能变化，较重者造成可逆或不可逆损伤，或导致急性放射病，严重者导致死亡。急性照射时，在细胞中进行着辐射损伤的原初和强化过程，这个过程包括物理、物理化学和化学 3 个阶段。在此过程中，辐射能量的吸收和传递、分子的激发和电离、自由基的产生和化学键的断裂等分子水平的变化都是在有高度精密组织的生物体内进行。能量的吸收和传递使细胞中排列有序的生物大分子处于激发和电离状态，特殊的生物学结构使电子传递和自由基连锁反应得以进行，导致了一系列继发反应。由于亚细胞结构的破坏，引起细胞内水解酶的释放，信号转导网络的改变或破坏，代谢的方向性和协调性紊乱，促进初始的生物化学损伤进一步发展，细胞、组织、器官和系统发生变化，最终引起机体内一系列功能变化，直至发生多种局部的和整体的、近期的和远后期的病理学改变。

急性照射引起的急性放射病是机体一次或短时间内接受一定剂量电离辐射均匀或不均匀照射后，所引起的许多脏器急性全身性病理过程，主要见于核爆炸、意外放射性事故和医疗照射等。根据受照剂量及主要病理变化的不同，将急性放射病分为骨髓型（1~10 Gy）、肠型（10 Gy 以上）和脑型（50 Gy 以上）急性放射病。急性放射病的特点是：①辐射能的作用时间一般很短，病理过程在脱离辐射后仍按其自身规律逐渐发展。②损伤轻重主要取决于照射剂量，但也受照射条件和个体差异等因素的影响。③病理过程复杂，病变范围广泛，全身器官和组织均可受累。④病理过程有明显分期，典型的骨髓型放射病可分为初期反应期、假愈期、极期和恢复期，肠型和脑型放射病可分为初期、假缓期和濒死期。⑤尚存在自身恢复因素。

（龚守良）

mànxìng zhàoshè

慢性照射（chronic irradiation）

较长时间（指几周、几月至几年）的延续照射。实验性慢性照射需要在专门的钴-60γ照射室中进行，其照射的剂量率较低。一般，慢性照射的生物损伤较轻，但后代变异率与累积剂量呈直线关系，即在一定范围内，剂量越高，其突变率也越大。慢性照射可致机体器官、组织和细胞的慢性损伤，或导致慢性放射病。

对于慢性照射，由于接触低剂量率长期照射，机体对射线作用可出现一定的代偿性反应，并对造成的损伤有修复能力；只有剂量较高的慢性照射，累积剂量达到一定程度，机体失去代偿、修复能力时才出现慢性损伤，或引起慢性放射病。临床症状多出现在接触射线几个月甚至几年，表现为疲乏无力、头晕、睡眠障碍、记忆力减退、食欲不佳和性功能障碍等症状。根据临床症状轻重可将慢性放射病分为两种程度：一度慢性放射病的主要临床表现为神经衰弱综合征，白细胞数初期增多或波动，以后减少，中性粒细胞减少，淋巴细胞相对增多；出现二度慢性放射病时，病情加重，白细胞、血小板及红细胞数均逐渐减少，皮肤及黏膜出血，严重病例出现再生障碍性贫血。一部分慢性放射病例可由急性放射病转化而来。

造血系统改变是慢性放射病最常见的客观改变，外周血常规的改变早于骨髓，尤以白细胞变化最早。白细胞总数的改变，有以下 3 型：①白细胞增多型。接触射线后白细胞总数逐渐增多，直至高于正常值，维持数月至数年，此型少见。②白细胞波动型。接触射线后白细胞先增多，以后逐渐减少在正常范围内或在 $4 \times 10^9/L$ 上下波动。③白细胞减少型。接触射线后白细胞逐渐减少，持续低于正常范围以下。这 3 型血常规值变化可能并不独立存在，为血液学变化的不同阶段所致。白细胞分类的主要改变是中性粒细胞减少，淋巴细胞、微核和双核淋巴细胞增多，血小板和红细胞早期无变化，晚期可见到血小板减少和贫血。骨髓检查早期无明显改变；稍晚出现粒细胞系统成熟障碍、增生不良，晚期粒细胞、红细胞及巨核细胞系统均再生低下。

慢性放射损伤为较长时间分次的小剂量低剂量率慢性照射，常诱发染色体的一击畸变，其特点是以无着丝粒断片为主，畸变细胞和总畸变几乎相等。慢性照射后，大部分淋巴细胞至少经过一次有丝分裂，导致伴随性断片丢失，使双着丝粒体多无伴随性断片；有些淋巴细胞寿命较长，数年不分裂一次，远期仍可见到非稳定性畸变。淋巴细胞染色体畸变分析对慢性放射病具有辅助诊断价值，一般染色体畸变率超过 3% 或双着丝粒 $\geq 1\%$；稳定性畸变 $\geq 1\%$；断片 $\geq 3\%$ 时，3 项指标中有两项即有诊断意义。微核率和微核细胞率对诊断亦有辅助诊断价值。

慢性放射损伤，稍晚期部分病人可出现肾上腺皮质和甲状腺功能减低，生殖系统功能减低，异常精子增多，女性雌激素水平降低，卵巢功能减退；免疫系统细胞及体液免疫功能均低下。

（龚守良）

fēncì zhàoshè

分次照射（fractional irradiation）

在总照射剂量不变的情况下，通过多次分次照射，达到一个由许多生物及物理因素相互作用而产生的累积效应。同一剂量的辐射，在分次给予的情况下，其生物效应低于 1 次给予的效应，分次愈多，各次间隔的时间愈长，则生物效应愈小。这显然与机体的修复过程有关。例如，大鼠 1 次全身照射 10Gy，其死亡率为 100%；若 10Gy 分为 10 次照射，每次 1 Gy，则死亡率降低至 90%；若同样的照射剂量分 20 次照射，每次 0.5 Gy，则死亡率降至 30%。以小鼠半数致死剂量（LD_{50}）为指标，也得出相同的结论。当 1 次全身照射时，LD_{50} 为 （4.86±0.18）Gy；分为 2 次照射，为 （5.42±0.22）Gy；分 4 次照射，为 （6.78±0.71）Gy；分 8 次照射，为 （8.50±0.80）Gy。

在临床肿瘤放射治疗中，在分次照射之间存在亚致死性损伤修复以及在总治疗期间足够长的情况下干细胞的再群体化，使正常组织得到保护。因此，为了达到控制肿瘤，需要给予一定的照射剂量，而正常组织的耐受性常是限制照射剂量的原因。利用一些物理因素，扩大射线对正常组织和肿瘤组织作用的差距，减少正常组织损伤，是放射治疗肿瘤的一项重要措施，而分次照射就是其中重要措施之一。在肿瘤分次放疗中，应考虑的生物因素是正常组织和肿瘤组织分次照射反应，即放射损伤的修复、细胞的再增殖、细胞周期时相的再分布和肿瘤内乏氧细胞的再氧合 4 个因素。分次照射中，每一次照射都需要一定剂量用于重建细胞存活曲线上的肩区。随着等剂量照射次数的增加，细胞存活将等比例减少。

自20世纪30年代以来，以临床实践经验为基础建立起来的分次照射治疗方法（每周5次，每次2Gy）已被认为是标准方法。长期大量的临床实践表明，这种方法基本上符合大多数情况下正常组织和肿瘤组织对射线反应差异的客观规律，起到了保护正常组织和保证一定肿瘤细胞群杀灭率的作用。由于肿瘤临床情况的复杂性，治疗肿瘤的最佳方法也不可能是一成不变的，临床上还有许多不同的分次照射方法。

肿瘤治疗的分次照射类型。①常规分割治疗。每周5次照射，每次2Gy。②超分割治疗。每日照射次数较常规分割多次，每次照射剂量较常规量少。③加速治疗。通过增加每日照射次数或每周照射次数使整个疗程缩短，总治疗剂量不增加，可每日照射2次，每次1.5~2.0Gy，每周5日照射。④分段治疗。每次剂量同常规分割或稍多一点，总剂量可以比常规治疗略有增加，疗程中间有休息，总疗程延长。⑤少分割治疗。每周照射1~3次，每次剂量相应增加，可以按等效公式计算照射剂量。

（龚守良）

quánshēn zhàoshè

全身照射（whole-body irradiation）　全身均匀地或非均匀地受到的照射。如照射剂量超过1Gy时，机体可能发展为急性放射病。机体一次或短时间（数日）内分次受到大剂量外照射可引起全身性疾病。

根据受照剂量及主要病理变化的不同，分为3种类型急性放射病：①骨髓型急性放射病（1~10 Gy），是以骨髓造血组织损伤为基本病变，以白细胞数减少、感染和出血等为主要临床表现，具有典型阶段性病程的急性放射病。②肠型急性放射病（10 Gy以上），是以胃肠道损伤为基本病变，以频繁呕吐、严重腹泻及水电解质代谢紊乱为主要临床表现。③脑型急性放射病（50 Gy以上），是以脑组织损伤为基本病变，以意识障碍、定向力丧失、共济失调、肌张力增强、抽搐和震颤等中枢神经系统症状为特殊临床表现。对于一次性全身照射剂量较低，如低于0.2 Gy的低剂量照射，可能引起兴奋效应，诱导适应性反应，增强免疫功能，不增加癌症的危险，产生与大剂量和中剂量迥然不同的生物效应。

对于长期全身慢性照射，情况就复杂多了，除了与射线的性能、照射的剂量率和累积剂量有关外，与机体的一般状态、营养状况、有无慢性疾病及年龄、性别等因素有关，严重者可引起慢性放射病。如机体全身接受低剂量率长期照射，对射线作用可出现一定的代偿性反应，并对辐射引起的损伤有修复能力；只有剂量较高的全身慢性照射，累积剂量达到一定程度，机体失去代偿、修复能力时，才出现慢性损伤。临床症状多出现在接触射线几个月，甚至几年，表现为疲乏无力、头晕、睡眠障碍、记忆力减退、食欲不佳和性功能障碍等症状。

均匀或比较均匀地分布于全身的放射性核素可引起内照射损伤或内照射放射病。由于受核素自身衰变类型、半衰期、能量、理化性质及生物转运、摄入方式和时空分布等因素的影响，具有与外照射损伤不同的特点；但其临床表现和实验室检查所见与外照射放射病相似或大体相同，可有不典型的初期反应、造血障碍和神经衰弱综合征等。

（龚守良）

júbù zhàoshè

局部照射（local irradiation）　外照射的射线照射身体某一部位的照射。局部照射可引起局部细胞、组织和器官的反应，当照射的其他条件相同时，受照射的面积愈大，生物效应愈显著。在临床肿瘤放射治疗中，一般都将照射野缩至尽可能小的范围，并且采用分次照射以减少每次的剂量，这样就可降低正常组织的放射损伤效应，以达到对局部肿瘤尽可能大的杀伤作用。

机体受照射的部位对生物效应有明显的影响。许多实验资料证明，当照射剂量和剂量率相同时，腹部照射的全身后果最严重，甚至发生急性放射病；其他部位局部照射的严重程度依次排列为盆腔、头颈、胸部及四肢。大鼠全身照射（包括腹部）时，半数致死剂量（LD_{50}）为6.50~7.50Gy；若全身照射而屏蔽腹部，则LD_{50}为12.5Gy；若仅照射腹部，则LD_{50}为10.25Gy。若用20Gy的照射剂量作用于腹部，在3~5天内动物全部死亡；同样的照射剂量作用于盆腔，则只有部分动物死亡；同样的照射剂量作用于头部和胸部，则不发生急性死亡。

照射的几何条件对生物效应有很大的影响。人体事故照射时，往往由于几何条件不同而造成身体部分的不均匀照射。不同部位的不同器官和组织的放射敏感性有较大差别，因此不均匀照射的后果因各部位吸收剂量不同而异。一般来说，当其他条件相同时，多向照射的生物效应大于单向照射。多向照射时组织接受的照射剂量比较均匀，照射面积亦大，所以生物效应明显增强。

（龚守良）

nèizhàoshè

内照射 （internal irradiation）

在体内沉积的放射性核素构成内照射源所致的照射。由此引起的全身性损伤，既有电离辐射作用所致的全身性表现，也有某放射性核素靶器官的损害，导致为内照射放射病。放射性核素内污染是引起内照射损伤的基础或前提。

由于受核素自身衰变类型、半衰期及能量等辐射特性以及理化性质、生物转运、摄入方式、剂量在空间和时间分布等因素的影响，内照射与外照射损伤相比具有明显区别。首先，内照射损伤的病程分期不明显。放射性核素在体内滞留或沉积的过程中，按其衰变规律持续地释放粒子或射线，组织或器官剂量是逐渐累积或叠加的过程，因此病程分期不明显，临床症状逐渐出现，原发反应不明显或没有，潜伏期长短悬殊，极期较长但症状不典型。其次，内照射损伤部位的选择性。放射性核素进入体内后，往往选择性地滞留或沉积在某组织或器官，因此，所致损伤具有部位特异性：①亲骨性分布的核素（如Ca、Sr、Ba、Ra、Y和Pu等）对骨髓造血功能和骨骼的损伤严重，常引起持续性的中性粒细胞减少、骨坏死和贫血等症状，还可引起关节病变和骨肿瘤等。②亲网状内皮系统分布的核素（如Ac、Th、Am、La和Ce等）对肝脏、脾脏和淋巴结等损伤严重，故淋巴细胞减少明显，可发生急性弥漫性中毒性肝炎及肝坏死，晚期可引起肝肿瘤。③亲肾性分布的

核素（如U、Ru）可引起严重的肾损伤，如中毒性肾炎，肾功能不全和肾硬化等。④亲甲状腺的放射性碘浓集于甲状腺内，导致甲状腺损伤。核素进入和排出途径的局部损伤。一些放射性核素常在进入或排出途径滞留或沉积较长时间，引起明显的局部损伤。例如，大量核素经吸入和呼出方式进出体内时，可引起咽喉炎、鼻炎、支气管炎和肺炎，甚至肺癌；经胃肠进入和排出时，常发生胃肠功能紊乱，黏膜出血、炎症、溃疡和坏死性病变；伤口污染时，可延缓愈合过程，伤口易感染和出血，严重时可形成久不愈合的溃疡和皮下组织肿瘤。

（龚守良）

wàizhàoshè

外照射 （external exposure）

在体外的放射源发射的电离辐射对机体的照射。引起外照射的辐射源可分为天然辐射源和人工辐射源两类，前者包括宇宙射线和在地壳、建筑物及大气中的天然放射核素，后者主要包括核爆炸、核能生产、医用辐射和商用的辐射源等。造成外照射危害的主要射线是X射线、γ射线、中子流及其他高能粒子流，β射线外照射主要引起皮肤损伤。

外照射所产生的生物效应与吸收剂量、剂量率、时间和空间的剂量分布、照射范围、受照组织的放射敏感性及辐射的种类和能量等因素有关。γ射线具有较强的穿透能力，能对深部组织造成损伤；α射线的生物效应虽然较大，但穿透能力小，在体外不构成对机体的威胁；β射线的电离作用和穿透能力处于α射线与γ射线之间。

外照射使器官、组织和细胞受损，丧失功能，受损的轻重取

决于照射剂量大小、受损伤范围和受照部位等因素。随之，可引发肿瘤，缩短寿命，反复感染，发生贫血和溃疡等。放射的局部损伤可在受照后几个月或几年后才出现。机体一次或短时间（数日）内分次受到大剂量外照射可引起全身性疾病。根据受照剂量及主要病理变化的不同，分为3种类型：①骨髓型急性放射病。1~10Gy剂量照射，是以骨髓造血组织损伤为基本病变，以白细胞数减少、感染和出血等为主要临床表现，具有典型阶段性病程的急性放射病。②肠型急性放射病。10 Gy以上剂量照射，是以胃肠道损伤为基本病变，以频繁呕吐、严重腹泻及水电解质代谢紊乱为主要临床表现。③脑型急性放射病。50 Gy以上剂量照射，是以脑组织损伤为基本病变，以意识障碍、定向力丧失、共济失调、肌张力增强、抽搐和震颤等中枢神经系统症状为特殊临床表现。

外照射防护的基本原则是，采取有效措施防止或减少人员的受照，使各类人员的受照不超过辐射防护标准的有关限值，并使其保持在可合理做到的最低水平。外照射防护的基本措施是：①时间防护。在不影响工作的前提下，通过周密计划和提高操作技术的熟练程度等措施，尽量缩短人员的受照时间。②距离防护。在不影响工作的前提下，尽量远离辐射源，操作时充分利用各种远距离的观察及操作设备和器械。③屏蔽防护。在辐射源与人员之间安置屏蔽物以消除或减少辐照。

（龚守良）

diànlí fúshè de zhíjiē zuòyòng

电离辐射的直接作用 （direct effect of ionizing radiation） 电离辐射的能量直接沉积于生物大

分子上，引起生物大分子的电离和激发，导致机体的核酸、蛋白质和酶类等分子结构的改变和生物活性的丧失，这种直接由射线造成的生物大分子损伤效应称为直接作用。在直接作用的过程中，其生物效应和辐射能量沉积发生于同一分子，即生物大分子上。实验证明，DNA 分子被电离粒子直接击中，可以发生单链或双链断裂、解聚和黏度下降等，某些酶也可受辐射作用后而降低或丧失其活性。此外，辐射也可直接破坏膜系的分子结构，如线粒体膜、溶酶体膜、内质体膜、核膜和质膜，从而干扰细胞器的正常功能。

在细胞的正常生活状态下，生物大分子存在于大量水分子的环境之中，有关直接作用的实验都是在干燥状态或含水量很少的大分子或细胞上进行的，只有在含水量极低的条件下，才可以说辐射效应的发生，主要是直接作用，此时一般需要很大的辐射剂量才会引起大分子的失活。一般，在干燥状态下引起酵母细胞酶分子的 D_{37} 值要比含水时高出几倍至几十倍。因此，在承认放射生物效应中可能存在直接作用的同时，还必须认识到单纯由直接作用不能解释活细胞内发生的全部效应。

实际上，在活细胞内直接作用和间接作用经常是同时存在的，因此用其中单独一种作用来解释放射生物效应是片面的。在活的机体放射损伤的发生中，两种作用相辅相成，具有大致同等的重要性。直接作用在 DNA 的放射损伤发生中可能有重要意义，因为 DNA 分子周围的蛋白质（组蛋白）对自由基损害 DNA 有保护作用。只有在个别情况下，放射生物效应仅由直接作用引起。例如，人肾细胞培养在冰冻条件下，无氧环境中，辐射可能仅通过直接作用杀死细胞，这在自然情况下无重要意义。即使在实验条件下也没有仅由直接作用引起的放射生物效应。

（龚守良）

zdiànlí fúshè de jiànjiē zuòyòng
电离辐射的间接作用（indirect effect of ionizing radiation）

电离辐射首先直接作用于水，使水分子产生一系列原初辐射分解产物（$\cdot OH$、$H\cdot$、$e^-_{水合}$、H_2 和 H_2O_2 等），然后通过水的辐射分解产物再作用于生物大分子，引起物理和化学变化的过程。在电离辐射的间接作用时，其生物效应和辐射能量沉积发生于不同分子上，辐射能量沉积于水分子上，生物效应发生在生物大分子上。

间接作用在电离辐射生物学效应的发生上占有十分重要的地位，这是因为机体的多数细胞含水量很高，细胞内含有大量水分子，间接作用对生物大分子损伤的发生有重要意义。从体外实验溶液中的稀释效应和电离辐射旁效应为例，有力地说明了间接作用的存在。

稀释效应指最大的相对效应发生在最稀的溶液中。这是因为一定剂量的电离辐射在溶液中产生固定数量的自由基。如果作用是间接的，那么失活的溶质分子数目就与溶液浓度无关，只与电离辐射先作用于溶剂分子而形成的自由基数量一致。而失活分子的百分数则随溶液浓度增加而下降，因为固定数量的自由基只能使固定数量的溶质分子失活，溶液浓度增高，溶质分子总数增多，失活的溶质分子数不变，其失活的百分数自然下降。如果作用是直接的，则失活的溶质分子数将取决于受照射溶液中的溶质分子数，并与溶液浓度成正比。失活分子的百分数与溶液浓度无关，这就表明了直接作用与间接作用的差别。实验证明，不同浓度酶溶液受一定剂量辐射作用，当浓度相差 60 倍时，失活的酶分子数仍然相同。所以在稀释溶液系统中，间接作用占主要地位。

已被确认的电离辐射旁效应，也进一步证实了间接作用的存在。电离辐射通过直接照射引起细胞损伤或功能激活，产生的损伤或激活信号可导致其共同培养的未受照细胞产生同样的损伤或激活效应。研究者已用多种检测参数证实电离辐射旁效应的存在，其中包括细胞存活、增殖、凋亡、基因表达、突变和染色体不稳定性等。另外，认定的电离辐射远位效应同样证实了间接作用的存在。远位效应或称远位旁效应，是受电离辐射作用的细胞或组织，不仅对其本身产生损伤效应，还可将辐射信号因子通过体液循环系统传递给远处的细胞或组织，引起新的损伤效应。

（龚守良）

zhǒngxì chāyì
种系差异（germ line variation）

不同种系的动物对电离辐射的敏感性存在的很大的差异。其总的趋势是：随着种系演化越高，机体组织结构越复杂，则放射敏感性越高。豚鼠、狗、人、猴、大鼠和小鼠的半数致死剂量（LD_{50}）分别是 2.5、3.4、4.5、6.0、7.5 和 8.6Sv，蛙、鸡和龟分别是 7.0、7.15 和 15.0 Sv，而大肠杆菌、酵母菌、变形虫、草履虫和病毒分别是 56.0、300、1 000、3 000 和 20 000 Sv。从中可以看出，在脊椎动物中，哺乳类的放射敏感性比鸟类、鱼类、两栖类及爬虫类为高。在哺乳动物中各种动物的放射敏感性有一定差别，总的说来，人、狗和豚鼠等的放射敏感性高于兔和大鼠、小鼠的放射敏感性。关于不同种类动物放射敏感性差异产生的原因，尚无十分满意的解释。

在同一类动物中，不同品系之间放射敏感性有时亦有明显的差异。一般，对其他有害因子抵抗力较强的品系，其放射抵抗力亦较高。例如，C57BL/6 系和 CF$_1$ 系小鼠的放射抵抗力有明显的差别，6Gy X 射线全身照射后，两品系小鼠的死亡率分别为 79% 和 92%。已知 C57BL/6 系小鼠对麻醉剂和移植的癌细胞等都具有较强的抵抗力，而 CF$_1$ 系小鼠则相反。

（龚守良）

个体差异（individual variation）

gètǐ chāyì

电离辐射所致的生物效应存在的机体的差异。因此，当辐射的各种物理因素和照射条件完全相同时，所引起的生物效应却有很大的差别。

不同种系的生物对电离辐射的敏感性有很大的差异，因而引起辐射个体的差异，其放射敏感性总的趋势是：随着种系演化越高，机体组织结构越复杂，则放射敏感性越高。在同一类动物中，不同品系之间放射敏感性有时亦有明显的差异。一般对其他有害因子抵抗力较强的品系，其放射抵抗力也较高。

哺乳动物的放射敏感性因个体发育所处的阶段不同而有很大差别。一般规律是放射敏感性随着个体发育过程而逐渐降低，与此同时放射敏感性的特点亦有变

化。植入前期的胚胎对射线最敏感，剂量在 0.05~0.15Gy 时可杀死受精卵，人的这一阶段为妊娠第 0~9 天。器官形成期受到照射时，主要出现先天性畸形，胚胎死亡率较前一阶段降低。人类在这个阶段（受孕 35 天左右）对辐射、药物或病毒都很敏感，常引起先天性畸形。胎儿期放射敏感性较低，引起各器官结构和功能的变化需要较大剂量，一般在几十 cGy 以上。广岛原子弹爆炸时相当于此阶段受照射孕妇生出的子代小头症者的百分率较高，并随剂量加大而升高。胚胎在器官形成期以后，个体的放射敏感性逐渐下降。在出生后的个体发育过程中，幼年动物比成年的放射敏感性要高；但老年机体，由于器官和组织各种功能的衰退，其耐受辐射（特别是大剂量辐射）能力明显低于成年时期。

关于电离辐射对个体发育影响的研究，对临床医学和卫生防护都有重要的实际意义。有研究者提出了"十日法规"，建议除了医疗指征绝对必须以外，对育龄妇女下腹部的 X 射线检查都应当在月经周期第 1 天算起的 10 天内进行，这样就可避免对妊娠子宫的照射，即使是小剂量的辐射作用也应完全避免。

（龚守良）

放射敏感性差异（radiosensitivity variation）

fàngshè mǐngǎnxìng chāyì

当一切照射条件完全严格一致时，机体、器官、组织、细胞或分子对辐射作用的反应强弱或速度快慢不同而具有不同的放射敏感性。若反应强，速度快，其放射敏感性高，反之则低。

个体发育不同时期的放射敏感性不同，一般规律是放射敏感

性随着个体发育过程而逐渐降低，与此同时放射敏感性的特点亦有变化。植入前期的胚胎对射线最敏感，器官形成期受到照射时主要出现先天性畸形，胚胎在器官形成期以后个体的放射敏感性逐渐下降。在出生后的个体发育过程中，幼年比成年的放射敏感性要高，但老年机体由于各种功能的衰退，其耐受辐射（特别是大剂量辐射）能力明显低于成年时期。

不同器官、组织和细胞的放射敏感性也不同。在成年机体，一种组织的放射敏感性与其细胞的分裂活动成正比，而与其分化程度成反比，即有丝分裂活动旺盛、正常时进行许多次分裂以及在形态和功能上未分化的细胞放射敏感性高。机体分为高度辐射敏感的组织（如淋巴组织、胸腺、骨髓、胃肠上皮、性腺和胚胎组织）、中度敏感组织（如感觉器官、内皮细胞、皮肤上皮、唾液腺及上皮细胞）、轻度敏感组织（如中枢神经系统、内分泌腺和心脏）和不敏感组织（如肌肉组织、软骨和骨组织及结缔组织）。上述放射敏感性分类并不是绝对的，由于组织所处的功能状态不同或所用放射敏感性的指标不同，其排列顺序亦可变动。另外，上述各组织的放射敏感性均以形态学损伤为衡量标准来进行比较的，若以功能反应作为衡量标准，则可能得出截然不同的结论。

细胞周期不同时相存在不同的放射敏感性，分裂期（M 期）细胞对辐射敏感，较小剂量即可引起细胞死亡或染色体畸变，使下一代子细胞死亡；间期 2（G$_2$ 期）细胞对辐射较敏感，其次为间期 1（G$_1$ 期）细胞；而 DNA 合成期（S 期）细胞对辐射较不敏

感，若 S 期较长，则早 S 期（ES）比晚 S 期（LS）细胞对辐射较敏感。

亚细胞和分子水平的放射敏感性也不同。同一细胞的不同亚细胞结构的放射敏感性有很大差异，细胞核的放射敏感性显著高于胞质。细胞内各不同靶分子相对放射敏感性顺序如下：DNA > mRNA（信使 RNA）> rRNA（核糖体 RNA）和 tRNA（转移 RNA）>蛋白质。

（龚守良）

低水平辐射效应（low level radiation effect）

dīshuǐpíng fúshè xiàoyìng

低水平（或低剂量）辐射对生物体或其组织产生的效应。低水平辐射系指低剂量、低剂量率的电离辐射，剂量在 0.2Gy 以内的低传能线密度（LET）辐射或 0.05 Gy 以内的高传能线密度（linear energy transfer，LET）辐射被认为是低剂量辐射；若同时剂量率在 0.05 Gy/min 以内，则称为低水平辐射。

20 世纪 80 年代初期，美国学者勒基（Luckey）在总结以往研究资料的基础上提出了辐射兴奋效应（radiation hormesis）现象。hormesis 一词源于希腊语 hormaein，意指兴奋，其含义是任何一种物质（因子）在低剂量照射时引起任一系统的刺激作用。低水平辐射对生物体或其组织部分产生的兴奋效应，可能对机体有益；可发生于生物进化的不同阶段，表现于许多基本生命活动，是一种普遍存在的生物学现象。例如，低剂量辐射促进生长、繁殖，延长寿命，提高适应能力，增强防卫、修复功能等。但对不同种系生物引起兴奋效应的剂量范围不同，一般低等动物可耐受较大剂量照射。近些年来，通过流行病学调查和大量的实验证实，低剂量辐射可引起机体的兴奋效应，其研究结果有力地支持了低水平辐射兴奋效应的假说，并为辐射防护提供重要的实验依据。

低剂量辐射可诱导适应性反应。机体或细胞受到低剂量辐射的预先作用，可减轻继后较大剂量照射的损伤作用。但是，这种适应性反应是在一定的剂量（即一定的低剂量和较大剂量）及间隔时间的条件下而获得的，其表现形式多种多样，在整体、细胞、亚细胞和分子水平均有其表现，而且不同层次的适应又互相关联。

低剂量辐射可增强免疫功能。通过大量的研究，低剂量辐射可引起机体免疫反应的增强，使抗体产生增高，对肿瘤细胞的杀伤活性增强，刺激某些细胞因子分泌增多。低剂量辐射通过提升抗原提呈细胞（antigen presenting cell，APC）和 T 细胞表面分子表达和细胞因子分泌，加强免疫细胞间的相互作用，增强对 T 细胞的共刺激效应，促进 APC 和 T 细胞在照射后已启动的信号传导进一步活化；同时，神经和内分泌系统功能发生相应的改变，导致免疫功能的增强。

未观察到低水平辐射增加癌症发生的危险。从人群调查到动物实验获得的资料证实，低水平辐射在一定剂量范围内不一定引起癌症危险的增加。除了要考虑特殊情况下放射敏感性的差异外，从总体上讲，0.1 ~ 0.2 Gy 之间剂量照射不致显著增加人类癌症发生的危险。1979 ~ 1998 年对广东阳江天然辐射高本底地区 1.9 百万人年的研究获得了重要的结论，不支持"无阈"假说，即该地区癌症死亡相对危险与对照地区相比无显著性差异，也未发现有辐射相关的部位癌症死亡的增加。

从现有的大量研究结果来看，低水平辐射存在兴奋效应，可诱导适应性反应，增强免疫功能，不增加癌症的危险。这些研究结果有悖于"无阈"假说，但还需大量深入的探究，以获得足够证据，确立低水平辐射兴奋效应及电离辐射"阈值"的存在。

（龚守良）

电离辐射的遗传效应（hereditary effect of ionizing radiation）

diànlí fúshè de yíchuán xiàoyìng

电离辐射对受照者后代产生的辐射随机性效应的一种。通过损伤亲代的生殖细胞（精子与卵子）的遗传物质（DNA）而引起的，可诱发基因突变和染色体畸变，使其遗传性状在子代中表现为各种先天性畸形，而且还会在以后的许多世代中表现出来，通常具有终生性特征的随机性效应。

当机体受到电离辐射作用后，其中一些细胞发生了变异而未死亡，如果发生在体细胞，有可能形成变异的子细胞克隆导致恶性病变，即发生癌症，产生这种辐射效应称为随机性效应；如果这种变异发生在生殖细胞（精子或卵子），基因突变的信息会传递给后代，产生的这种随机性效应也称为遗传效应。

发展历史 1927 年，穆勒（Muller）将果蝇进行 X 射线照射，发现 X 染色体上诱发了隐性致死突变，并精确地定量了与受照剂量的关系，提出了辐射具有潜在的遗传危险的重要论断。人们普遍接受辐射遗传效应这一事实，还是在日本受到两颗原子弹爆炸之后。然而，经过半个多世纪的系统调查和研究，至今仍然没有在日本原爆幸存者的后代中发现辐射诱发遗传效应的明确证据。从理论上讲，依赖于人类遗传学一般知识，或对哺乳动物实验结果的外推，只要辐射在细胞内沉积足够的能量，并导致生殖细胞变异，就会随机的造成遗传效应。但是，迄今尚不能在人类群体中直接证实辐射诱发突变造成遗传负荷的增加。不过，动物实验研究积累的大量资料得出了阳性结果。这些阳性结果令人相信，人类的辐射遗传效应也必然存在，并由动物实验资料推导出了辐射对人类遗传效应的各种结论和估计数值。

影响因素 辐射遗传效应受生物种系、射线种类、剂量、剂量率、照射方式和受照射生殖细胞的发育阶段等因素影响。辐射诱发细胞染色体易位所造成的遗传危害最大；此外，减数分裂后的任何一种畸变，只要引起遗传物质的不平衡，均可表现为显性致死效应。以 X 射线诱发精原细胞染色体易位为观测终点，其辐射敏感性高低顺序为小鼠>兔>豚鼠。人和猿猴的敏感性约为小鼠的 3 倍。在一定范围内受照剂量愈大，精原细胞基因突变或染色体畸变率愈高。相同剂量照射，低传能线密度（linear energy transfer，LET）辐射剂量率愈高对某种属动物的生殖细胞诱发基因突变作用越强，高 LET 辐射剂量率效应不明显。生殖细胞对不同性质的射线敏感性与机体其他组织一样，高 LET 辐射比低 LET 辐射所诱发的突变率高；慢性 γ 射线照射后特定位点的突变率明显低于急性 X 射线照射（很高剂量除外）；全身均匀照射与睾丸局部照射，精母细胞染色体畸变率均与剂量呈线性相关，但全身照射的斜率是局部照射的 2 倍，说明全身均匀照射诱发生殖细胞

染色体畸变明显高于局部照射。

遗传危害评价 电离辐射诱发人类遗传危害评价，联合国原子辐射效应科学委员会（United Nations Scientific Committee on the Effect of Atomic Radiation，UN-SCEAR）曾经用过许多方法为辐射导致生殖细胞的自发突变率增加以及影响未来人群健康提出最合适的预测。但是，迄今仍存在一系列极其复杂的问题，并给目前的认识提出了许多不确定性。因为电离辐射对人类的遗传危害还没有精确的估计方法。为了评价遗传危害，引入辐射遗传危险系数这一概念，即单位剂量照射引起的遗传危险。这一概念的提出，使辐射遗传效应危害评价得以实现定量、相加和对比，但是遗传效应危险系数不能像辐射诱发人类恶性肿瘤那样从受照人群推算，因为迄今人类本身的资料不足以给定遗传效应估算值，必须用动物（主要是小鼠）实验和人离体细胞培养所得结果外推来估计人生殖细胞损伤。这种从一种生物推论另一种生物，或从体细胞推论生殖细胞，虽然不存在本质性区别，但是评价电离辐射遗传危害的精确方法还没建立起来。

近年来，辐射遗传效应的重点主要集中在低剂量职业性照射和环境照射的辐射遗传危险估计。辐射遗传效应的危险可用直接法和间接法进行估算。国际放射防护委员会（International Commission on Radiological Protection，ICRP）在 2007 年给出的供辐射防护使用的辐射遗传效应概率系数：全体人群低剂量/率照射后全部后代遗传性疾病的增加为 $10^{-2} Sv^{-1}$，对时间损失进行权重后为 $0.2 \times 10^{-2} Sv^{-1}$。其实，人类辐射遗传危

险没有以前想象的那样严重，辐射致癌效应比辐射遗传效应更重要，环境化学诱变剂的作用比环境辐射污染更重要；但由于辐射遗传危险估计是制定职业与环境辐射防护剂量限值的基础之一，因而继续受到人们的关注。

（龚守良）

jiābèi jìliàng

加倍剂量（doubling dose，Dd）　在人的下一代中使遗传自然发生率增加 1 倍所需的剂量。用于人类辐射遗传危险评价的研究。在 20 世纪 50 年代，人们开始进行了人类辐射遗传危险评价的研究。1956 年，由美国科学院原子辐射生物效应委员会［Committee on the Biological Effect of A-tomic Radiation，BEAR，即 BEIR（Committee on the Biological Effects of Ionizing Radiation）的前身］的报告中提出了加倍剂量概念。1972 年，BEIR I 进而明确人类辐射遗传危险估计的直接法和间接法，后者又称为加倍剂量法和相对法。由于直接法给出的第 1 代效应是直接观察到的，间接法是从达到遗传平衡时的预期值反推第 1 代的效应。因此，这两种方法又称为第 1 代法和平衡法。

加倍剂量法 此法以正常人群自然发生率（m_1）为基准给出辐射所致遗传性疾病的相对增加，无需知道照射后引起变化的遗传基因位点的数目及其突变率，但要求合理确定人类遗传病的自然发生率和加倍剂量。该法对人类辐射遗传危险进行估计时有 3 个前提，即辐射遗传效应的线性相关、辐射照射后的遗传学平衡和辐射遗传效应的突变份额。

辐射遗传效应的线性相关 加倍剂量法首先是假定照射剂量（D）与遗传效应发生率（I）之

间为线性相关，即 $I = m_1 + m_2D$（m_2 为单位剂量诱发率）。因此，该法只适用于估计低剂量/率照射引起的辐射遗传危害。加倍剂量 Dd 是使 $I = 2m_1$ 的剂量；那么，线性模型中 $m_1 + m_2Dd = 2m_1$，则 $Dd = m_1/m_2$，其倒数（m_2/m_1）则是 m_1 相比的单位剂量照射引起的。

相对突变危险　Dd 越低，相对突变危险（relative mutation risk，RMR）越高，辐射遗传危险越大。加倍剂量法假定各种遗传病具有相同的 Dd。目前，公认的加倍剂量为 1Gy，这是低传能线密度（linear energy transfer，LET）低剂量率慢性照射动物实验结果（主要是小鼠）的外推值，从辐射防护偏于安全考虑而提出的，小鼠急性照射加倍剂量为 0.3～0.4Sv。从日本广岛、长崎原爆幸存者人数遗传效应调查，近半个世纪研究后，估算的加倍剂量简单平均数是 1.56Sv。当然，用这种没有统计学意义的差异计算加倍剂量是有争议的，但是与先前估算为 1Gy 相近似。

电离辐射作用后的遗传学平衡　正常人群每代自发突变与由于选择作用而被淘汰的突变保持平衡。某一人群接受照射后新产生的突变加入社会全部基因库中，通过世代随机婚配其频率会因自然选择和淘汰，最后降到原来平衡值，其减低速度取决于选择或淘汰的效果。

辐射遗传效应的突变份额　加倍剂量法假定突变率与遗传性疾病的发生率成正比，否则对遗传病的估计需要利用突变份额（MC）进行校正。突变份额的确定存在很多困难。在当前的辐射遗传危险估计中对常染色体显性和 X 连锁病取 MC = 1.0；因此，当突变率增加 1 倍时，遗传病的发生也增加 1 倍。

（龚平生）

fúshè yòufā tūbiànlǜ

辐射诱发突变率（radiation induced mutation rate）

电离辐射可诱发突变，并使突变率增加的现象。突变指通过复制而遗传的 DNA 结构的任何永久性改变。根据其变异发生的大小分为基因突变和染色体畸变（chromosome aberration，CA）。前者是 DNA 分子链上的碱基对内部化学结构排列顺序发生改变，如一个碱基对的突变为点突变，由多基因突变引起的疾病为多基因疾病；后者是诱发染色体数目异常或结构改变，由其引起的疾病为染色体病。

早在 1927 年，穆勒（Muller）证实 X 射线照射果蝇使其突变率增加。拉塞尔（Russell）夫妇对各种照射条件诱发小鼠特定位点基因突变进行筛选实验，证明一些表象的突变频率明显增加。以后的实验证实，辐射诱发细胞染色体易位所造成的遗传危害最大。此外，减数分裂后的任何一种畸变，只要引起遗传物质的不平衡，均可表现为显性致死效应。一般辐射剂量低时，诱发突变率是自发突变率的几十倍；辐射剂量高时，诱变率可达自发突变率的几百倍以上。

电离辐射通过直接作用和间接作用诱发突变率的增加，其特点：①不同动物种属辐射敏感性不同，以 X 射线诱发精原细胞染色体易位为观测终点，其辐射敏感性以小鼠＞兔＞豚鼠，人和猿猴的敏感性约为小鼠的 3 倍。②在一定范围内，受照剂量愈大，精原细胞基因突变或染色体畸变率愈高，一般可以拟合线性或二次平方关系，当达到一定剂量时，随着剂量的增加，突变率反而降低，形成峰形曲线，可能与精原细胞在辐射敏感性存在异质性有关。③生殖细胞对不同性质的射线敏感性与机体其他组织一样，高传能线密度（linear energy transfer，LET）辐射比低 LET 辐射所诱发的突变率高，但在相同剂量照射时低 LET 辐射剂量率愈高对某些种属动物的生殖细胞诱发基因突变作用越强，且高 LET 辐射剂量率效应不明显。④慢性 γ 射线照射后特定位点的突变率明显低于急性 X 射线照射（很高剂量除外），全身均匀照射诱发生殖细胞染色体畸变明显高于局部照射。⑤辐射诱发的突变是随机的，所诱发的点突变种类与自发突变类似。⑥辐射诱发的突变率是累积的，与受照射的方式无关。

（龚守良）

wēixiǎn píngjià móxíng

危险评价模型（model of risk estimation）

以辐射剂量评价为基础，对某一事件辐射后发生危险的可能性及其严重程度，进行定量或定性分析和评价，以寻求最低的事故概率、最小的损失和最优的安全效益的辐射剂量效应的定量估计模型。并且，从中获得对单位剂量照射引起的危险系数，以及对危险群体已经发生的和将会发生的危险进行评价和预测；对受照个人发生的健康影响（随机性效应）进行判断；对辐射可能引起的各种危险进行单一分析的基础上，需对各种后果进行多属性的综合分析，即危险分析、危险比较分析和危险感知等社会判断，为建立辐射防护剂量限值提供医学判断的基础。

主要评价引起随机性效应的人群　辐射危险评价的主要对象是受到社会广泛关注的长期低剂量辐射引起随机性效应的人群，

即引起辐射遗传效应和辐射致癌效应的人群。有关辐射遗传效应，迄今缺乏肯定的人类证据，还未能获得危险评价模型。人类辐射致癌危险主要关注的是低剂量辐射引起的终生癌症危险。低剂量辐射的流行病学研究受到的干扰因素多，要求样本数量大，很难用来对低剂量辐射的致癌危险进行直接估计。日本放射线影响研究所（Radiation Effects Research Foundation，RERF）针对一次低传能线密度（linear energy transfer，LET）急性照射，利用本国人口资料，得到各种癌症的相对危险和绝对危险。国际放射防护委员会（ICRP）以获得辐射防护为目的观察到终生的、低剂量/低剂量率照射的、适用于世界各地居民的辐射致癌危险系数。因此，以日本原子弹爆炸幸存者资料为基础，建立辐射致癌危险预测模型：①剂量外推。利用较高剂量/高剂量率辐射引起的危险，通过剂量响应模型推算低剂量/低剂量率辐射的危险。②时间外推。利用有限随访时间得到的危险，通过危险预测模型推算终生的危险。③人群外推。利用日本原爆人群资料得到的危险，通过人群转移模型推算其他国家的危险。最后，获得危险系数。这3个外推模型的合理选择及其有机结合，是辐射致癌危险评价的关键，是制订辐射防护剂量的重要生物学基础。

应用　美国环境保护局（Environmental Protection Agency，EPA）在日本原爆幸存者和其他研究资料的基础上，采用了年龄和性别特异性的辐射致癌危险预测模型。近些年，对原有模型中使用的一些参数进行了改进，包括采用两种危险系数，即死亡率

危险系数和发病率危险系数，提出年龄和性别特异性的致癌危险系数等，应用这些改进的危险系数，计算并给出了不同核素和不同暴露方式下组织和器官的辐射致癌危险度估计值。

辐射致癌危险预测模型可用于评价急性暴露群体的个人平均危险度，或慢性终身暴露条件下个体的平均危险度。对于外照射，需要知道环境介质中核素的恒定含量或随时间变化的活度及暴露的时间长短。对于摄入体内的核素，还需要知道暴露期间对环境介质的平均使用率。该类模型主要用于预测低剂量暴露，即急性吸收剂量<0.2Gy，或低剂量率<0.1 Gy/min 的人群致癌危险。因为只有在剂量足够低的条件下，生存函数才不会受到年龄对辐射致癌死亡人数的影响。

在应用辐射致癌预测模型中，可能通过统计学、生物学和人群外推，以及从高剂量到低剂量的外推、从环境水平到吸收剂量和组织剂量的转换、从组织剂量到致癌危险的外推等，不可避免地产生不确定性。为此，EPA 已建立了一个系统程序，即"标称不确定性区间"，以定量的方式反映和讨论典型误差的来源。

（龚平生　龚守良）

gōngnèi zhàoshè xiàoyìng
宫内照射效应（intrauterine radiationeffect）　雌性哺乳动物妊娠子宫内照射对胚胎发育的影响。又称电离辐射的发育毒性效应。属于特殊躯体效应，不同于成年个体，因其胚胎处于快速分化阶段，其辐射敏感性比成年个体高。因此，宫内照射受到人们的特别关注。宫内照射对胚胎发育过程产生的有害影响，包括致死、畸形、生长迟缓以及机体器官、组

织结构和功能异常，其严重程度和特点主要取决于照射剂量、剂量率和胚胎发育阶段。

电离辐射对胚胎发育不同阶段的影响不同：①植入前期。胚胎对辐射最敏感，产前死亡发生率高，0.05～0.15Gy 照射可杀死小鼠受精卵，而照后存活的胚胎，其宫内发育和后天生长均正常。②器官发生期。大多胚胎细胞处在囊胚或分化阶段，对射线特别敏感，此期由辐射引起的产前死亡少见，主要出现生长迟钝和先天性畸形，如引起小头症、腭裂和露脑畸形等。③胎儿期。是器官生长阶段，辐射敏感性较低，引起各器官结构和功能的变化需要较大剂量，一般在几十 cGy 以上，引起胎儿死亡比早期发育阶段需更大的辐射剂量，此期小脑和大脑皮质及泌尿生殖系统仍继续分化，辐射会发生不可逆的细胞丢失，其主要效应是发育障碍，中枢神经系统、眼和性腺发生功能紊乱，以及后来可能发生的智力低下。

宫内照射的胚胎发育效应，主要来自日本广岛、长崎原子弹爆炸及放射治疗和诊断的资料。不论妊娠任何时间，受照剂量小于 0.1 Gy 者，检查不出智商降低的指证。妊娠 8～15 周期间，是辐射引发智力迟钝、小头症及癫痫发作的最大危险期。此期是神经元繁殖最快、分化与发育时间长、向大脑皮层迁移的关键期，因而对辐射敏感。在这个时期受到≥1 Gy 照射，大约有75%出生后的子代成为智力迟钝者，而且和子宫受照剂量相关。发生严重智力迟钝者，60%伴有小头症，而全部的小头症者10%有智力迟钝。大约在此期，妊娠女性受照剂量超过 0.1 Gy，小头症儿童的

发生率即明显增多，癫痫发作的发病率也明显增高，且随剂量加大而上升。在胎龄 16～25 周期间受照射，所有各种剂量水平的效应都不太明显。所有临床上观察到的智商显著降低和严重智力障碍，胎儿剂量都大于 0.5 Gy。

使用动物宫内照射实验资料，按线性无阈假说推测到人，得出的危险估计值似乎偏高，这不仅是因为人类受到低剂量照射后，尚未观察到辐射致畸效应，而且还因为在各个种系中不排除阈剂量的存在。日本原子弹爆炸的前瞻性研究表明，宫内照射个体中没有超出正常癌症死亡率的证据，尤其是白血病。流行病学研究证实，胎儿受照剂量约 10 mGy 的相对危险度为 1.4（超过本底危险度 40%）。然而，最好的方法学研究表明，危险度可能低于此值。即使相对危险度高达 1.4，子宫内受照射后儿童时期癌症的概率很低，为 0.3%～0.4%。宫内照射，出生后 0～15 岁癌症绝对危险度的估计值为每人受到 1 000 mGy 照射，在 10 000 人中发生癌症的在 600 人范围内，即每 10 mGy 为 0.06%，相当于 1 700 例孕妇子宫受到 10 mGy 照射出生后的儿童中有 1 人死于癌症的危险度。

（龚守良）

gōngnèi zhàoshè

宫内照射（exposure in uterus, intrauterine exposure）　电离辐射作用于雌性哺乳动物妊娠子宫内的胚胎发育过程。又称胎内照射。胚胎发育过程主要包括卵裂、植入、胎盘形成、器官发生及分化等方面。

依靠人体模型的研究，在妊娠的后半期，子宫剂量和胎儿组织剂量相当一致。但值得注意的是，在妊娠的前半期，胚胎和胎儿被多量液体围绕，此时使用子宫剂量会略为偏高估计发育组织的吸收能量。所以，胎儿受到的外照射剂量一般可根据辐射的类型、穿透能力、照射方向和母亲的体表剂量等资料估算。如果能估算出子宫的剂量，能较为可靠地估计胚胎或胎儿的剂量。至于放射性核素进入母亲体内后，胚胎和胎儿的吸收剂量，取决于放射性核素构成的化合物的物理和化学性质，易溶于水的或离子状态的化合物很容易穿过胎盘到达胚胎和胎儿体内，造成内照射剂量。另外值得注意的是，放射性碘核素不仅能通过胎盘进入胚胎和胎儿体内，而且还会蓄积到胎儿的甲状腺中，胎儿甲状腺吸收并蓄积放射性碘核素的量与胎儿的发育程度密切相关，越是接近出生时，蓄积放射性碘核素的量越高。

胚胎和胎儿比出生后的个体对辐射更为敏感。在受照射的母体子宫内胚胎和胎儿，可导致胚胎死亡和出生后的先天性畸形和智力迟钝等效应。发生辐射效应的类别取决于受照时间。胚胎早期易导致胚胎死亡；受孕后第 3 周起进入器官形成期，易导致器官的畸形；进入胎儿期（即第 8 周起），脑组织的发育对辐射最为敏感，此时受照会导致小头症畸形、严重智力迟钝和智商下降，这些后果在对日本广岛和长崎原子弹爆炸受照妊娠妇女的调查中得到证实。

孕妇受到射线照射后，在以下情况考虑是否终止妊娠：①胎儿受照剂量小于 100mGy，可能不会发生辐射诱发的畸形，诱发儿童期癌症或白血病的终生危险度约为 1/170，在医学上不能作为终止妊娠的正当理由。②当胎儿受照剂量在 100～500 mGy 时，如果胎儿在胎龄 8～15 周内受照射，有可能测到智商降低的危险，应当在征得父母适当的信息后，由他们自己做出决定。③如果胎儿受照剂量超过 500 mGy，而且是在受精后 3～16 周受到的照射，有较大的机会发生生长迟缓和中枢神经系统损伤，尽管胎儿仍有可能存活，还是应该让父母知道存在高危险度。因此，加强妊娠妇女的防护、特别是职业妇女受照的防护是十分重要的，1990 年国际放射防护委员会（International Commission on Radiological Protection，ICRP）第 60 号出版物建议，妇女在妊娠过程中下腹部照射不应超过 2mSv。

（龚守良）

diànlí fúshè de zhǐ'ái xiàoyìng

电离辐射的致癌效应（carcinogenesis effect of ionizing radiation）　电离辐射诱导人和动物发生恶性肿瘤的生物学效应。又称辐射致癌效应。辐射致癌效应是电离的随机效应，受照人群中辐射诱发的癌症概率随照射剂量增加而增加，且可能没有剂量阈值，即任何微小剂量的辐射均可能增加癌症的危险；因其是发生在受照的个体，又有相当长的潜伏期，也是电离辐射的远后躯体效应。

致癌机制　电离辐射导致人和动物发生恶性肿瘤的作用称辐射致癌。使正常细胞发生恶性转化并最终发展成为癌症的因子称为致癌因子，包括化学、物理和生物因子。致癌因子诱发癌症的作用称为致癌。电离辐射属物理性致癌因子。辐射可在大部分组织和器官诱发癌症，诱发的癌症与人群自发的癌症并无可鉴别的临床和病理特征。也就是说，辐射并不诱发特征性的癌症，而是使自然存在的某些癌症发生率增加，超出本底（基线）发生率。辐射致癌作用是通过流行病学的方法，以受照人群与对照人群肿瘤发病率或死亡率的比较而被认知的。由于白血病对辐射诱发敏感，潜伏期短，加之表现为白细胞增殖失控，但不产生局限性实体肿块，在辐射致癌危险评价中经常将恶性肿瘤分两类，即白血病和实体癌，后者是除白血病以外的其他全部恶性肿瘤。

发展历史　电离辐射能够诱发人类的癌症已成为不争的事实，但人们对辐射致癌效应的认识经历了一个漫长的过程。自电离辐射被发现和利用不久就出现放射工作者皮肤癌和白血病的报道，但辐射致癌的作用是通过流行病学的研究被确认的。如1958年布朗（Brown）和多尔（Doll）对英国放射学工作者的流行病学调查发现，早期的放射学工作者癌症死亡率明显高于非放射工作者，分析揭示其与早期防护条件差而受到较高剂量的X射线照射有关。此后，人们发现接受放射治疗的强直性脊柱炎病人及其他良性和恶性疾病患者的癌症发病率或死亡率显著增高，且癌症往往发生在受到照射的部位。随后的流行病学研究，如用镭-226夜光粉涂表盘的女工和注射镭-224病人的骨肉瘤、核试验下风向地区落下灰碘-131污染居民的甲状腺癌、钍造影剂注射患者的肝癌及井下矿工氡致肺癌等表明，内照射也能诱发癌症，且癌症部位与放射性核素沉积部位相一致，进一步证明电离辐射与癌症的相关性。辐射致癌的铁证是放射线影响研究所（radiation effects research foundation，RERF）从20世纪50

年代中期开始对长崎和广岛原子弹爆炸幸存者长期系统的流行病学研究，表明幸存者主要效应是癌症的发病率和死亡率明显增加，剂量与效应呈线性相关，没有明确的剂量阈值；并导出了辐射致癌的剂量-响应数学模型，使辐射致癌危害的研究进入定量评估的新阶段。但原爆幸存者受到的是急性较大剂量的照射，从辐射防护的观点人们更为关注的是在工作和生活中经常受到的低剂量慢性照射（如职业照射、环境照射）的致癌危害。

由于核工业工人具有个人剂量监测资料，加上工作稳定，自20世纪开始各核大国都对核工业工人进行了健康状况的调查研究。1995年国际癌症研究机构（international agency for research on cancer，IARC）的卡迪（Cardis）等将加拿大、英国和美国7个队列约9.6万核工业工人的随访调查结果进行了合并分析，为提高统计效能，2005年组织15个国家40万核工业工人调查结果合并分析。目前，正在开展核工业受照人群癌症危险调查的国际合作研究，共有17个国家参加，覆盖全世界60万工作人员。预期将为低剂量迁延性照射的致癌危害提供较为可靠的估计。另外，高本地地区居民、居室氡和井下矿工氡致肺癌危险及核事故受照人群（特别是切尔诺贝利核事故）研究等，也是直接估计低剂量迁延性照射效应的重要资源。

由于中国社会组织性强和政府的支持，在低水平电离辐射效应流行病学研究方面具有优势，"阳江高本底辐射与居民癌症""室内氡水平与肺癌危险""铀矿工和云锡矿矿工肺癌"和"医用诊断X线工作者恶性肿瘤"等调

查均是国际上具有影响的大规模流行病学研究。特别是高本底地区恶性肿瘤死亡队列研究（1979~1998年），更具有中国的特色，在同类研究中处于国际领先水平。

流行病学调查所获得的群体放射致癌危险系数不仅为群体和个体的危险评价提供了依据，也为既往受一定剂量照射后发生癌症者的放射病因判断和赔偿提供了依据。1985年美国国立卫生研究院特别工作组发布了放射流行病学表，提出病因概率计算模式和参数，目前已更新为交互式放射流行病学程序（IREP），成为劳动保险、工伤赔偿司法申诉和判决的有力工具。

问题与趋势　基于现今的放射流行病学调查研究成果，就慢性照射而言，大于50~100 mSv，或者就急性照射而言，大于10~50 mSv，已经观察到了有统计学意义的癌症危险增加，而低于上述剂量范围时，由于基线危险的统计学变化，以及小而不可控制的偏倚使辐射致癌危险变得不确定，看来流行病学方法难以直接揭示在低剂量范围内（<100 mSv）的癌症危险。加强从基础生物学方面研究低水平辐射的致癌效应，把实验室基础研究与传统流行病学的研究相融合，建立与后基因组时代发展相适应的流行病学研究与分析技术和策略，大力发展辐射分子流行病学调查研究，已成为当前辐射致癌效应研究的发展方向。

（王继先）

fúshè zhì'ái wēixiǎn

辐射致癌危险（risk of radio-carcinogenesis）　电离辐射所致人群或个人癌症发生概率的增加的程度。用于量度辐射致癌效应

的强度，是评价电离辐射致癌危害的主要依据。辐射致癌效应是电离辐射对人类最主要的危害效应，特别是在低剂量照射的情况下，是唯一得到确认的健康效应。辐射防护界一直致力于辐射致癌危险（评价）的研究，旨在：①通过大人群的流行病学调查获得辐射致癌的危险系数，以此作为制定辐射防护剂量限制体系的生物学基础。②对拟将进行某一实践而不得不受到一定剂量照射的群体或个人可能发生的癌症危险进行预测，用于实践的正当性判断和防护最优化设计。③对受照个体已发生的癌症进行病因概率计算，用于癌的放射病因判断。

（王继先）

fúshè wēihài

辐射危害（radiation detriment）

用于定量描述辐射照射在身体不同部位有害效应的概念，包括有害效应发生概率、严重程度和出现时间，是受照者及其后代所发生的总伤害。对辐射引起的各种危险的所有属性所做的综合定量评价称辐射危害评价。主要是用于低剂量辐射所致人群的随机性效应危险的定量评价，是由标称危险系数和调整标称危险系数确定的。

对代表性人群性别平均和受照年龄平均的终生危险估计称标称危险系数。对危险的所有属性，包括致死性、非致死性、寿命损失和生活质量影响等所做的综合定量评价，称调整标称危险系数。标称危险系数和调整标称危险系数只用于人群而不用于个人。

表1和表2第2列和第4列分别给出了全部人群和职业人群各组织/器官的称标称危险系数和调整标称危险系数；第6列和第7列，分别给出了全部人群和职业

人群各组织/器官的辐射危害和相对辐射危害。身体各个组织/器官的相对辐射危害是确定组织权重因子的依据。对癌症危险的所有属性所做的综合定量评价称辐射致癌危害，包括致死性、生活质量降低加权的癌症发病率数据和相对寿命损失。对性腺受照所致的

表1　性别平均标称危险和危害（全部人群）

组织/器官	标称危险系数/（例数/万人/Sv）	致死份额	致死性和生活质量调整标称危险	相对非癌症寿命损失	危害	相对危害
食管	15	0.93	15.1	0.87	13.1	0.023
胃	79	0.83	77.0	0.88	67.7	0.118
结肠	65	0.48	49.1	0.97	47.9	0.083
肝脏	30	0.95	30.2	0.88	26.6	0.046
肺脏	114	0.89	112.9	0.80	90.3	0.157
骨骼	7	0.45	5.1	1.00	5.1	0.009
皮肤	1000	0.002	4.0	1.00	4.0	0.007
乳腺	112	0.29	61.9	1.29	79.8	0.139
卵巢	11	0.57	8.8	1.12	9.9	0.017
膀胱	43	0.29	23.5	0.71	16.7	0.029
甲状腺	33	0.07	9.8	1.29	12.7	0.022
骨髓	42	0.67	37.7	1.63	61.5	0.107
其他实体	144	0.49	110.2	1.03	113.5	0.198
性腺（遗传）	20	0.80	19.3	1.32	25.4	0.044
合计	1715		565		574	1.000

表2　性别平均标称危险和危害（职业人群）

组织/器官	标称危险系数/（例数/万人/Sv）	致死份额	致死性和生活质量调整标称危险*	相对非癌症寿命损失	危害	相对危害**
食管	16	0.93	16	0.91	14.2	0.034
胃	60	0.83	58	0.89	51.8	0.123
结肠	50	0.48	38	1.13	43.0	0.102
肝脏	21	0.95	21	0.93	19.7	0.047
肺脏	127	0.89	126	0.96	120.7	0.286
骨骼	5	0.45	3	1.00	3.4	0.008
皮肤	670	0.002	3	1.00	2.7	0.006
乳腺	49	0.29	27	1.20	32.6	0.077
卵巢	7	0.57	6	1.16	6.6	0.016
膀胱	42	0.29	23	0.85	19.3	0.046
甲状腺	9	0.07	3	1.19	3.4	0.008
骨髓	23	0.67	20	1.17	23.9	0.057
其他实体	88	0.49	67	0.97	65.4	0.155
性腺（遗传）	12	0.80	12	1.32	15.3	0.036
合计	1179		423		422	1.000

注：＊定义为 $R \times q + R \times (1-q) \times [(1-q_{min})q + q_{min}]$，式中 R 是标称危险系数，q 是致死性，$(1-q_{min})q + q_{min}$ 是给予非致癌症的权重；这里 q_{min} 是对于非致死癌症的最小权重，q_{min} 校正不适用于皮肤癌。＊＊给出了3位有效数字，有助于追踪所作的计算，并不表明其精度。

遗传效应的危害称辐射遗传危害。

（王继先）

zǒngwēihài

总危害（total detriment）
身体各部位（组织和器官）的危害之和。由各组织/器官的辐射致癌危害和性腺受照所致的辐射遗传危害所组成。在总危害中辐射致癌危害最为重要，其相对危害对全体人群是 95.6%，对职业人群是 96.4%；性腺受照所致遗传效应的相对危害对全体人群是 4.4%，对职业人群是 3.6%。

根据最新的放射流行病学调查资料，主要是日本原爆幸存者癌症发病率数据，ICRP 103 号出版物推荐的各组织器官癌症的标称危险系数和调整标称危险系数。对所有癌症全部人群调整标称危险系数为 $5.5 \times 10^{-2} Sv^{-1}$，对成年工作人员调整标称危险系数为 $4.1 \times 10^{-2} Sv^{-1}$；性腺受照所致的遗传效应的调整标称危险系数对全部人群为 $0.2 \times 10^{-2} Sv^{-1}$；对成年工作人员为 $0.1 \times 10^{-2} Sv^{-1}$。与 ICRP 60 号出版物推荐的各组织器官癌症的标称危险系数和调整标称危险系数相比，癌症危害调整标称危险系数稍有降低，但遗传效应的调整标称危险系数却降低了近 7 倍（表 1）。

（王继先）

wēihài píngjià

危害评价（detriment assessment）
对辐射引起的各种危险的所有属性所做的综合定量评价。是用于低剂量辐射所致人群的随机性效应危险的定量评价，是由标称危险系数和调整标称危险系数确定的。

ICRP103 号出版物中对辐射危害的终身危险估计是基于终身归因危险（LAR），其含意是随访期间内受照人员经历的超过未照人员癌症基线发病率或死亡率的超额发病数或死亡数。

（王继先）

wēixiǎn xìshù

危险系数（risk coefficient）
单位剂量所致癌症的发生概率或死亡概率增加的定量估计。又称危险度。用于量度辐射致癌效应的强度，以比较和评价人群辐射致癌危险。

单位剂量照射所增加的癌症发生或死亡的例数，称绝对危险系数，即 EAR 系数（EAR coefficient），单位是 EAR/Sv。

单位剂量照射所增加的癌症发生或死亡的百分数，称相对危险系数，即 ERR 系数（ERR coefficient），单位是 ERR/Sv。

（王继先）

xiànxìng wúyù móxíng

线性无阈模型（linear-non-threshold model）
辐射诱导的癌症发生概率按正比方式随剂量增加而增加，任何微小剂量的辐射均将增加癌症发生的危险。即在低剂量范围内辐射诱导的癌症发生概率（癌症超额危险），按简单正比方式随辐射剂量而增加，任何微小剂量的辐射均将增加癌症发生的危险。但近来的研究发现，辐射还可以引起非靶效应，如辐射的旁效应（受照细胞产生的信号或分泌的物质，使未受照的邻近细胞产生类似的辐射效应）、基因组不稳定性（效应未发生在受照细胞中而是发生在其子代细胞中，在照后的许多代细胞仍然存在基因组损伤和其细胞学后果）。这两种效应通过增加受作用细胞的数目，放大辐射生物效应。这样线性无阈模型可能低估了癌症危险。研究还发现，低剂量辐射诱导适应性反应（低剂量辐射可减轻随后大剂量照射所致的损伤）和兴奋性效应（低水平电离辐射对生物体或其组成部分的刺激作用，这种作用可能是有益的），能减弱辐射的生物效应。新近的研究还发现，在分子、细胞和组织或器官水平，存在修复损伤、清除损伤细胞和抑制肿瘤形成的生物学机制，并证明这些机制可被低剂量辐射激活。癌症的发生和发展并非单个细胞变化的后果，它取决于组织内的细胞间反应，并受制于机体内的防御适应机制。另外，辐射高本底地区人群流行病学调查，如中国阳江辐射高本底地区人群健康调查，未发现数倍于对照地区的辐射水平的照射引发癌症概率增高。大量的放射流行病学研究也未见到慢性淋巴细胞白血病、睾丸癌和宫颈癌等发病率与照射相关的有统计学意义的增加；皮肤癌以及某些 α 发射体诱发的癌症可能具有实际阈值。上述研究表明，线性无阈模型似乎高估了癌症危险，辐射致癌可能有阈值，阈值以下的剂量的照射不会增加癌症的危险。线性无阈模型的正确性的争论在放射生物学界及辐射防护界受到广泛关注。ICRP 103 号出版物仍将线性无阈假设作为辐射防护体系

表 1　癌症和遗传效应的危害调整标称危险系数/（$10^{-2} Sv^{-1}$）

受照人群	癌症		遗传效应		合计	
	ICRP 103	ICRP 60	ICRP 103	ICRP 60	ICRP 103	ICRP 60
全部	5.5	6.0	0.2	1.3	5.7	7.3
成人	4.1	4.8	0.1	0.8	4.2	5.6

的基础，但承认线性无阈假设是一个审慎的判断，该判断存在不确定性，明确支持线性无阈假设的生物学和流行病学资料尚待获得。但为了辐射防护的目的，低剂量照射剂量效应的线性无阈关系的假设，仍然是个合适的选择。

（王继先）

fúshè zhì'ái wēixiǎn gūjì

辐射致癌危险估计（risk estimation of radio-carcinogenesis）

对不同照射情况下引起癌症的危险，即癌症的发生概率或死亡概率进行定量估计。危险估计常用的指标有：绝对危险（AR）指受照人群癌症发生率或死亡率与对照人群癌症发生率或死亡率之差，也称超额绝对危险（EAR）；相对危险（RR）是两人群癌症发生率或死亡率之比，由于对照人群的相对危险（RR）为1，超额相对危险（ERR）为RR-1。

为比较和评价人群辐射致癌危险，通常使用危险系数或危险度，即单位剂量所致的危险增加。绝对危险系数（EAR/Sv）为单位剂量增加的例数；相对危险系数（ERR/Sv）为单位剂量增加的百分数。

ICRP为辐射防护的目的，希望获得低剂量/低剂量率照射的、终生的并适用于世界各地居民的辐射致癌危险系数。为此，需要根据中、高剂量的急性电离辐射照射致癌效应的资料，如日本原爆幸存者资料建立辐射致癌危险的模型和相应的外推模型，以用于世界各地人群的低剂量/低剂量率照射的、终生的辐射致癌的危险估算。

（王继先）

biāochēng wēixiǎn xìshù

标称危险系数（nominal risk coefficient）

对代表性人群性别平均和受照年龄平均的终生危险估计。是对危险的所有属性，包括致死性、非致死性、寿命损失和生活质量影响等所做的综合定量评价。标称危险系数和调整标称危险系数只用于人群而不用于个人。

身体各个组织或器官的相对辐射危害是确定组织权重因子的依据。对癌症危险的所有属性所做的综合定量评价称辐射致癌危害，包括致死性、生活质量降低加权的癌症发病率数据和相对寿命损失。对性腺受照所致的遗传效应的危害称辐射遗传危害。

（王继先）

fúshè zhì'ái wēixiǎn gūjì móxíng

辐射致癌危险估计模型（risk estimation model of radio-carcinogenesis）

用于计算辐射所致癌症危险与照射剂量等相关因素间关系的数学模式。包括剂量-响应模型（dose-response model）或称剂量-效应模型，进行由高到低的剂量外推；终身危险估计（预测）模型（model of lifetime risk estimation）用于由有限时间观察到的危险到终生危险的时间外推和人群转移模型（transport model of risk between populations）进行人群间的外推。

剂量-响应模型　照射剂量与癌症危险关系的数学模型。中高剂量的电离辐射可诱发动物和人类的癌症已成为不争的事实，但是人们日常接触到的低剂量或低剂量率的电离辐射能否致癌，其诱发癌症的最低剂量是多少，有无剂量阈值一直是人们最为关注的问题。由中高剂量效应外推很低剂量效应时因观察的效应终点不同，模型可能是不同的，如图1。但是按实验研究和生物物理学理论认为线性无阈模型（图中线a）是最佳模型，即在低剂量范围内辐射诱导的癌症发生概率（癌症超额危险）按简单正比方式随辐射剂量而增加，任何微小剂量的辐射均将增加癌症发生的危险，其剂量效应模式是效应 $E(D) = \alpha_0 + \alpha_1 D$；D是剂量。

线性无阈模型并非是最保守的，按图中线b（凹向下的曲线），线a对癌症危险是低估了，但按图中线c（凹向上的曲线），线a是高估了。图中线d（线性有阈）认为，辐射致癌应该有阈，阈值以下的剂量照射不会增加癌症的危险。图中线e认为，在很低剂量时有兴奋性效应，癌症的危险不仅不增反而降低。从总体而言，在所给出的诸多模型中，线性无阈模型（线a）是较为适用的。

剂量和剂量率效应因子　大

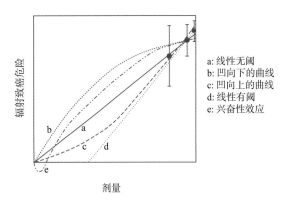

图中图例：
- a：线性无阈
- b：凹向下的曲线
- c：凹向上的曲线
- d：线性有阈
- e：兴奋性效应

纵轴：辐射致癌危险　横轴：剂量

图1　由中、高剂量的辐射致癌危险外推低剂量时辐射致癌危险的各种模型

量的实验研究和流行病学调查表明，分次剂量和持续剂量产生的致癌危险，小于同等剂量的急性照射，当用较高剂量急性照射的危险估计值（如原爆幸存者的危险）估计分次剂量和持续剂量（如职业或环境照射）等的危险时，应该用剂量和剂量率效应因子（DDREF）加以校正。剂量和剂量率效应因子是与高剂量和高剂量率照射相比较，在低剂量和低剂量率时辐射照射的生物效应相对较低的因数。联合国原子辐射效应科学委员会根据离体实验和动物实验的资料得出的剂量和剂量率效应因子值为 1~10，结合流行病学调查资料 ICRP 60 号出版物为辐射防护目的的推荐的 DDREF 值为 2，ICRP 103 号出版物仍然沿用 DDREF 值为 2 的推荐值。

最近，ICRP 103 号出版物和辐射生物效应委员会Ⅶ报告提供的危险模型主要是根据日本原爆幸存者寿命研究（LSS）的最新数据，即原爆剂量体系 DS02 和 1958~1998 年的随访结果。考虑到危险随性别、受照年龄和发病年龄等因素的变异，拟合了实体癌超额相对危险（ERR）和超额绝对危险（EAR）剂量-响应模型。对实体癌符合线性模型（linear-non-threshold model）；对白血病符合线性平方剂量-响应模型（linear-quadratic dose response model）。目前认为：最合适的由中高剂量效应外推很低剂量-效应的方法，对实体癌是线性剂量-效应模型结合应用剂量和剂量率效应因子；对白血病用线性平方剂量-响应模型。

终身危险估计模型　利用有限随访时间得到的危险推算终生危险的数学模型。终身危险估计模型用于计算照射引起的特定癌症（个人发生或死亡）的终身危险概率。日本原爆幸存者寿命研究已经随访了 50 年以上，对原爆时 20 岁以上幸存者的观察已几乎到终点；对原爆时 20 岁以下幸存者，基于其建立的包括发病时年龄等因素的终生危险估计模型，给出终身归因危险估计。ICRP 103 号出版物和 BEIR Ⅶ报告，主要根据日本原爆幸存者的资料，以终身归因危险（lifetime attributable risk，LAR），即个体发生或死于与照射相关癌症的概率为基础，推荐了终生危险估算模型。

人群转移模型　将某一人群的辐射致癌危险系数，用于估算具有不同特征的另一人群辐射致癌危险的数学模型。由于人群在癌症基线率以及辐射与其他癌症危险因子的相互作用等方面的差异，不同人群对辐射的响应是不同的。把某一个人群的危险系数直接应用到具有不同癌症类型谱的另一人群是不妥的。为利用日本原爆人群的危险系数推算其他国家人群的危险，或为得到适用于世界各地人群的危险系数，需要建立辐射致癌危险的人群转移模型进行外推。

常用的人群转移模型有相乘转移模型和相加转移模型，考虑到辐射在诱发癌症中的始动和促进作用的比例，以及其他相关因素对其影响在不同类型的癌症中是不同的。通常用相乘和相加转移模型的加权平均，权重值因癌的类型而异。权重的选择主要是基于对危险估计值相对适应性的判断，取值在 0~1 之间。ICRP 103 号出版物推荐乳腺癌和白血病只用相加模型，甲状腺癌和皮肤癌只用相乘模型。其他癌症用相乘和相加混合模型（对肺癌为 30%：70%；对所有其他癌症为 50%：50%）。

（王继先）

zhōngshēn wēixiǎn gūjì

终身危险估计（lifetime risk estimates）　照射引起的特定癌症（个人发生或死亡）的终身危险概率估计。ICRP 为辐射防护的目的，希望获得低剂量/低剂量率照射的、终生的及适用于世界各地居民的辐射致癌危险系数。为此，需要根据中、高剂量的急性电离辐射照射致癌效应的资料，如日本原爆幸存者资料，建立辐射致癌危险模型和相应的外推模型-终身危险估计模型，以用于世界各地人群的低剂量/低剂量率照射的、终生的辐射致癌的危险估算。

（王继先）

fúshè zhì'ái jīzhì

辐射致癌机制（mechanism of radio-carcinogenesis）　电离辐射作用下，正常细胞转化为癌细胞并发展为癌症的过程涉及多种机制，经历多个阶段，称为辐射致癌多阶段学说。该学说认为，癌症是单细胞起源和多阶段发生。第一阶段，即肿瘤的始动阶段：肿瘤起源于单个组织干细胞，电离辐射通过直接和间接电离导致受照组织干细胞的 DNA 损伤（单、双链断裂和碱基损伤），由于电离辐射作用的特点是能量集中沉积在被击中的部位，所以大多数 DNA 损伤是集簇和化学复杂的损伤，其修复困难。辐射引起细胞 DNA 损伤的数量和程度随剂量呈线性增加。尽管细胞的 DNA 损伤反应机制能对损伤的 DNA 进行修复，并通过凋亡排除损伤的细胞，但未修复或错修复的 DNA 损伤可导致细胞基因突变、染色体畸变和基因组不稳定性；进而引起细胞周期进程失控，促进细胞分化的抑癌基因失活，刺激细胞生长和存活的原癌基因激活，使细胞发生转化并增殖，形成癌前细胞。第二阶段，即肿瘤的促进阶段：当癌前细胞逃逸机体的免疫监视和免疫排斥等防御机制后，在众多体内环境诱变因素促进作用下加速增殖，并积累突变，致使组织中癌前损伤克隆化发展。第三阶段，即恶性转化阶段：通过生长选择和细胞静止规避等途径，增加了细胞恶性转化潜力。随着基因组不稳定性的增加，突变的积累，癌前病变的干细胞规避了机体的防御机制，转化为明显的恶性表型，癌前细胞转变成癌细胞。第四阶段，即肿瘤的发展阶段：在癌细胞和正常细胞之间的微环境相互作用下，突破了机体的自稳机制，癌细胞获得快速增殖和侵入性生长特性，侵害局部正常组织并进入到血液和淋巴系统，远处转移和扩散发展成为临床意义上的癌症。

电离辐射作为基因和染色体的诱变剂，既可能是始动因子，也可能是促进、转化和发展因子，促使变异的细胞克隆化，并转为恶性生长。辐射致癌是体细胞的干细胞受照后经过一个渐进的复杂的演变过程才发展成癌症，所以有一个相当长的潜伏期。

在癌症的发生发展的过程中，每一步都受到机体的防御机制的遏制，同时也受到内外环境诱变因素的支持和促进，最后癌症能否发生决定于：①由辐射的性质和剂量所决定的诱发突变的性质和数量。②机体防御机制的有效性。③体内、外环境诱变剂促进作用的大小。后两者，即②和③与机体的遗传学特性、心理和身体素质、生活环境及行为生活

方式等有关。

某些癌相关基因遗传缺陷会导致个体防御机制失效而对癌症高度易感性和对辐射致癌高度敏感性。不良的精神心理状态、身体体质状况、生活环境及行为生活方式也会降低机体防御能力，或成为诱变源，加强体内、体外诱变因素的促进作用，增高机体对辐射致癌敏感性。相反，功能健全而稳定的基因和良好的精神心理状态、身体体质状况、生活环境及行为生活方式，会有利于机体防御机制的发挥，阻断癌症发生发展的链条，增加机体对辐射致癌的抗性，如图1所示。

预防辐射致癌的效应，一方面是要加强辐射防护降低照射剂量，另一方面要改善人们的精神状态、生活环境及行为生活方式，增强机体的免疫力。

（王继先）

fúshè zhì'ái mǐngǎnxìng

辐射致癌敏感性 （ sensitivity to radio- carcinogenesis） 不同个体之间对辐射致癌的差异性。由于基因变异和基因与基因、基因与环境交互作用，使个体间辐射致癌症敏感性有所不同。近年来，用分子遗传学技术，已鉴定出一些具有家族性肿瘤发生倾向的遗传性疾病（单基因癌症易患

综合征）。这些疾病的患者或基因携带者通常具有高的癌症发病倾向（癌的遗传易感性）和辐射致癌的高度敏感性。人群中存在对癌易感的亚群，导致人们对当前以辐射致癌危险评价为基础的辐射防护体系安全性的担忧。人群中癌症的易感性和辐射致癌敏感性的异质性，及其对辐射致癌危险评价的影响曾一时成为辐射防护关注的焦点。

癌症的遗传易感性与辐射致癌敏感性：家族性肿瘤发生倾向的遗传性疾病，是由家族性癌基因所诱导，有些家族性癌基因已被鉴定分离并定位于染色体上，这些基因大部分是属于抑癌基因和DNA修复基因的突变，很少是原癌基因。突变的形式主要是DNA碱基对改变或基因内缺失。这些遗传性疾病的患者或基因携带者具有高的癌症发病倾向，即癌的遗传易感性和辐射致癌的敏感性。例如，成视网膜细胞瘤（RB）、痣样基底细胞癌综合征（NBCCS）、李法美尼（Li-Fraumeni）综合征（LFS）及神经纤维瘤病（NF）病人放疗时，都表现出有与抑癌基因缺陷相关的辐射超敏感性，放疗后肿瘤死亡危险比一般人约增加10倍。从机制上讲，与抑癌基因、DNA修复基因

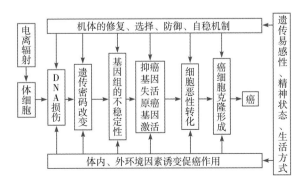

图1　辐射致癌过程中的关键事件和促进因素与机体防御机制的作用

和原癌基因缺陷相关的癌症易感性，应伴有辐射致癌的高敏感性，因为这些基因正是辐射致癌的相关基因，控制着 DNA 修复、细胞增殖和程序化死亡。利用重组DNA "基因剔除" 等技术构建的李法美尼（Li-Fraumeni）综合征（P53 缺陷）、家族性腺瘤样结肠息肉病（APC 缺陷）及结节性硬化症（Tsc2 缺陷）等啮齿动物模型的辐射致癌敏感性增加 10~100 倍，明确支持在人类的发现。不论人的资料还是动物实验资料，都表明癌易感者辐射致癌的潜伏期明显缩短，这是辐射致癌敏感性增加的另一表现。研究表明，癌遗传易感者辐射致癌的敏感性提高了 5~100 倍。为方便计算，ICRP 推荐的由癌症遗传易感性而增加的辐射致癌敏感性单一最佳估计值是 10 倍。

癌症的遗传易感性对人群辐射致癌危险评价的影响：人群辐射致癌危险评价是制定辐射防护剂量限制体系的基础，为了弄清癌症的遗传易感性对人群辐射致癌危险的评价的影响，ICRP 第一分委会 1992 年成立了工作组，并于 1997 年以 ICRP 79 号出版物发表了题为 "癌症的遗传易感性" 的报告，计算模型给出了数量的评估。总的看来，由于人群中家族性癌症疾病的发病率低（＜1%），受照人群中由于癌症的遗传易感性所致超额危险性增加是很小的，不至于对当前的辐射致癌危险评价产生有意义的影响。

伴有癌症遗传易感性个体的辐射致癌危险：当大剂量急性照射（放射治疗或事故照射），如对家族性肿瘤患者进行放射治疗，诱发二次癌的高度危险已成为不争的事实。为了临床医生对二次癌的危险与放疗可能获得的好处之间进行平衡，在对疑为家族性肿瘤患者实施放疗前，应进行遗传易感性诊查。但当受到低剂量照射时（如职业照射和诊断照射），由于癌遗传易感者自发性癌症危险相当高，以至于即使辐射致癌的敏感性有很大提高，低剂量照射对其癌症终生危险的影响相对于自发性癌症危险是轻微的，不需要特意加以防范。

(王继先)

fúshè zhì'ái yǐngxiǎng yīnsù

辐射致癌影响因素（influencing factors of radio-carcinogenesis） 能对辐射致癌效应发生与发展产生作用的因素。大致分 4 个方面：①宿主因素：性别、年龄以及与其相联系的激素水平和免疫能力，还有遗传易感性等，构成了人群内部辐射致癌敏感性的差异，如乳腺癌主要发生在未生育、未哺乳并在年轻时受照的女性。②辐射因素：指射线的性质（X 射线、γ 射线、β 射线、中子、α 粒子等）、照射方式（内照射、外照射、急性照射、慢性照射、全身照射、局部照射）、剂量和剂量率等都直接影响辐射致癌的作用。③时间因素：开始受照时间（受照时年龄）、照射持续时间、发病时间（发病时年龄）及潜伏期，都是影响辐射致癌效应的重要时间因素。④环境和行为生活方式：世界不同地区、不同民族和不同宗教人群，癌症发病率的差别主要是源于环境与生活方式的差别，1981 年多尔（Doll）和皮托（Peto）估计人类所患癌症中 80% 以上是由环境和生活方式因素引起。由于辐射诱发的癌症占总癌症的 1%~3%，所以在论及辐射致癌，特别是低剂量辐射致癌时，要充分考虑内外环境和生活方式对辐射致癌的影响。但是，这些因素广泛存在，作用强大，又难以定量，故相关研究不多，且成效不大。到目前为止，人们仅能提供吸烟对辐射致肺癌及生育史对辐射致乳腺癌影响的定量模型和校正系数。不同因素在人类癌症病因中所占的份额见表 1。

(王继先)

表 1　不同因素在人类癌症病因中所占的份额/%［Doll & Peto，1981］

因素	份额	
	最佳估计	范围
饮食*	35	10~70
吸烟	30	25~40
感染（病毒、细菌、寄生虫）	10?	1~?
生育及性行为	7	1~13
职业（化学致癌、辐射、紫外线）	4	2~8
饮酒	3	2~4
地球物理因素（辐射、紫外线）	3	2~4
环境污染（空气、饮水、食物）	2	<1~5
药物及医疗（医疗照射、激素、避孕药）	1	0.5~3
食物添加**	<1	-5~2
工业产品	<1	<1~2
不明	不明	不明

注：* "饮食" 包括有致癌力或促癌力的食物；可影响致癌物的形成、活化、失活的因素；营养过度。** 食物添加剂中的抗氧化剂或保存剂可能有保护作用。

fùhé zuòyòng
复合作用（compound action）

电离辐射与其他因素（化学、生物和物理）共同作用于机体所产生的作用及其相应的后果。由于人类不可能脱离环境而生存，因此，所有流行病学研究所得到的辐射致癌危险，都是辐射与不同环境因素复合作用的结果。

在讨论辐射与其他因素复合时的致癌效应时，联合国原子辐射效应科学委员会（UNSCEAR）将复合作用分为两大类：第一类是辐射与具有致癌效应的其他因素相复合：其中有：①相加作用，即复合后效应等于两种因素单独作用时的效应之和。②协同作用（相乘作用），即复合后超过各因素单独作用之和。③拮抗作用，即复合后低于各因素单独作用之和。第二类是辐射与不具有致癌效应的其他因素相复合：①保护作用，即复合后由于复合作用存在致使辐射的效应降低。②致敏作用，即复合后由于复合作用存在致使辐射的效应增加。

（王继先）

áizhèng de fúshè bìngyīn gàilǜ
癌症的辐射病因概率（probability of radiation causation for cancer）

所发生的某种癌症起因于既往所受照射的概率（可能性，%）。是一定剂量照射后癌症概率的增加与癌症总概率之比。辐射致癌的病因概率已被用于癌症的辐射病因判断。

电离辐射是人类癌症的一个诱因，辐射可以诱发人类几乎所有的癌症。既往受过一定剂量照射（特别是职业照射）的某癌症患者，所患癌症是否由先前的照射所诱发（是否属放射性肿瘤），是否应该给予抚恤和赔偿，却仍是一个棘手的问题。因为：①电离辐射不是唯一的致癌因素，人类生活的环境中有成千上万的化学、生物和其他物理的致癌因素，由电离辐射所诱发的癌症只占人类癌症的 1%~3%。②辐射致癌是依据流行病学发现受照群体癌症的发生率或死亡率显著增加而被认知的，目前尚不能用临床、病理或实验室检查方法对辐射诱发的癌症和自发的癌症加以区别，无法对癌症的辐射病因做出确切的判断。但是，辐射致癌效应被认为是电离辐射的随机性效应，即癌症是按概率发生的。电离辐射是人类癌症的一个概率病因，概率病因指能增加疾病发生概率的病因，受照群体癌症的发生率随受照剂量的增加而增加。病因概率是在概率病因的理论基础上提出的，对受照后发生癌症的个人，其癌症与照射的关联随照射剂量的增加而增加。这样，可以根据现有受照人群的流行病学调查资料所得到的辐射致癌超额相对危险系数，从平均意义上估算出任何受到类似照射群体的癌症超额相对危险系数。对过去受照现已患癌症的某个体，只要把他（她）看作为已获得超额相对危险系数估算值群体中的典型成员，则该癌症患者的辐射病因概率可以用该群体的超额相对危险系数来估算。故可用计算癌症的病因概率（probability of causation，PC）方法进行癌症的辐射病因判断。即：

$$PC = \frac{由辐射导致的癌症危险}{基线癌危险+由辐射导致的癌症危险} = \frac{癌症超额相对危险}{1+癌症超额相对危险} = \frac{ERR}{1+ERR}$$

其实，通过病因概率公式计算出的 PC 值实际是此人所属的人群组的概率。从理论上讲，把流行病学研究得到的有关危险个人化是不妥的，正如 2003 年美国科学院/国家研究委员会（NAS/NRC）指出：用 ERR 算出的 PC 适用于群体，不适用于个人，不能把它用于个人由给定的辐射照射引起的某一癌症的概率。他们建议采用归因份额（assigned share，AS）替代 PC，以表述计算结果的真实含义，即将具有类似特征的一个人群组的概率。从而避免病因概率被误理解为某一个人由于受到辐射照射而引起某一特定癌症的概率。这样，AS 不是通常意义上的概率，而是此人所属的这一组的特征，仅是为了赔偿目的而指派给这个人。其实 AS 和 PC 的计算是一样的，仅是解释不同。且病因概率（PC）已习惯的被人们所接受，通常仍然使用"病因概率"。这样，由流行病学调查所获得的群体的放射致癌危险系数，不仅为群体和个体的危险评价提供了依据，也为既往受一定剂量照射后发生癌症患者的放射病因判断提供了依据。

（王继先）

áizhèng de fàngshè bìngyīn pànduàn
癌症的放射病因判断（judgment for radiogenic cause of neoplasm）

对电离辐射照射后发生癌症患者所患癌症由先前的照射所诱发的可能性判断。通常是根据其受照剂量及其他相应参数计算该癌症的辐射病因概率（PC），并按 PC 值判断该癌症是否属放射性肿瘤。

PC 判断界线值 癌症的放射病因判断的核心是 PC 判断界线值的确定。PC 判断界线值确定应考虑科学和社会两方面的因素。科学因素包括辐射诱发各种癌症的危险度、剂量响应与时间响应模型及群体间和个体间的敏感性差异等；社会因素指公众对电离辐射危害的认识程度和接受能力、社会经济发展的程度和赔偿能力。就一般逻辑而言，PC 小于 10%，认为癌症由先前的照射诱发的可能性很小，或者辐射不大可能是癌症的病因；PC 为 10%~50%，认为癌症可能是由既往的照射所引起，先前的照射有可能是该癌症的病因；PC 大于 50%，认为该癌症多半是，或至少很可能是由先前的照射所诱发或先前的照射很可能是所患癌症的病因。病因概率的判断界线定在 50%，应该说是合乎逻辑的。1996 年颁发了中华人民共和国国家标准《放射性肿瘤判断标准及处理原则》（GB 16386—1996），把病因概率（PC）的判断界线值定在 50%。考虑到 PC 方法的不确定性，为尽可能避免造成判断的遗漏，2009 年修订的《放射性肿瘤病因判断标准》（GBZ 97—2017）放宽了判断界线值，由 95% 可信限上限的 PC≥50% 代替原先的 PC≥50% 的判断界线值。

PC 方法的不确定性　虽然对电离辐射致癌效应的认识比任何其他致癌因素都深刻得多，而且有许多是定量的，能够用 PC 方法对恶性肿瘤的放射病因做出判断，但是，应该看到对辐射致癌过程、剂量响应、时间响应的模型、群体间和个体间的敏感性的差异等认识还很有限，在 PC 计算过程中每一步都有其不确定性。其中，受照剂量估算的准确性，癌症原发部位和细胞类型诊断的正确性，个人特质与所提供危险系数群体的相似性，所用基线发病率的适合性，以及剂量-响应模型、人群间危险的转移模型和时间响应模型选择的适当性等，都有明显的不确定性。

不确定性的评估：可用以下公式估计 PC95% 置信限上限和下限

$$U = G \times S^{1.96} = e^{(\ln G + 1.96 \ln S)} ; \quad (1)$$
$$L = G \times S^{-1.96} = e^{(\ln G - 1.96 \ln S)}$$

式中：U 为 PC95% 置信限上限；L 为 PC95% 置信限下限；G 为几何均数；S 为几何标准差。

PC 方法是利用辐射致癌和流行病学知识评估个体危害的一个尝试，毕竟是一个有科学依据的、客观的和定量的辐射病因概率判断的方法，正确地解决抚恤和赔偿这个棘手问题上向前大大迈进了一步。无疑，随着科学技术的发展，人们对辐射致癌机制和过程认识的深入和辐射流行病学资料的积累，PC 参数会不断补充和修正，PC 方法一定会逐步地趋于完善和合理，以更好地服务于社会，服务于立法。

(王继先)

guīyīn fèn'é

归因份额　（assigned share, AS）　将具有类似特征的一个人群组的病因概率，付于具有该人群组特质的个人。

因为通过病因概率公式计算出的 PC 值，实际是此人所属的人群组的概率，也就是说病因概率适用于人群，而不适用于个人。2003 年美国国家科学院（National Academy of Sciences，NAS）提出了用归因份额来替代病因概率，以表述计算结果的真实含义，即将具有类似特征的一个人群组的病因概率。从而避免病因概率被误理解为某一个人由于受到辐射照射而引起某一特定癌症的概率。由于病因概率与归因份额表达的是同一个值，且病因概率已习惯的被人们所接受，通常仍然使用"病因概率"。

(王继先)

fàngshèxìng zhǒngliú pànduàn biāozhǔn

放射性肿瘤判断标准　（judgment criteria of radiogenic neoplasm）　中国于 1996 年颁发了中华人民共和国国家标准《放射性肿瘤判断标准及处理原则》（GB 16386—1996），后改为国家职业卫生标准《放射性肿瘤诊断标准》（GBZ 97—2002），该标准主要是根据 NIH-85-2748 号出版物的理论和方法，结合中国的实际制定的。2017 年中国放射性疾病标准委员会对《放射性肿瘤诊断标准》（GBZ 97—2002）进行了修订，发布了新的《放射性肿瘤病因判断标准》（GBZ 97—2017），下称《标准》。

《标准》作了如下更新：①《标准》增加可判断肿瘤的类型：判断肿瘤名单由原来的 5 种肿瘤增至 12 种肿瘤，即 ICRP 1990 年和 2007 年建议书中给出标称概率系数的癌症，包括胃癌、结肠癌、肺癌、慢性粒细胞白血病、急性白血病、除了慢淋以外所有类型白血病、女性乳腺癌、食管癌、膀胱癌、肝癌、甲状腺癌和骨以及关节恶性肿瘤。②《标准》放宽了判断界线值，由"95% 可信限上限的 PC≥50%"代替原先的"PC≥50%"判断标准。③《标准》采用两种方法计算病因概率，对欧亚人群癌症基线发病率相差不大的癌症用超额相对危险（ERR）计算，公式：PC=ERR/(1+ERR)。对人群间癌症基线发病率差别较大的（亚洲人癌症基线率/欧美人癌症基线率小于 0.5 或大于 2.0）癌症（胃癌、女性乳腺癌、膀胱癌和肝癌）用 EAR 计算 PC，公式：PC=EAR/(B+EAR)，B 为癌症基线发病率。

《标准》给出了用于计算 PC 所用的超额相对危险（ERR）和超额绝对危险（EAR）的计算方法，并以表格方式列出供计算 PC 所用的各种相应的参数，并附计算实例。

（王继先）

zhíyè fàngshèxìng zhǒngliú

职业放射性肿瘤（occupational radiogenic neoplasm）

归因于职业照射的放射性肿瘤。对放射性工作者所患的癌症，当按其职业照射剂量等参数计算所得到的 95% 可信限上限的 PC ≥ 50% 时，该肿瘤可判断为职业放射性肿瘤。职业照射若复合职业化学致癌暴露，辐射致癌在危险增加中的相对贡献大于 1/2，合计的 95% 可信限上限 PC ≥ 50% 者，也可判断为职业放射性肿瘤。

因为职业照射多为多年小剂量慢性照射，《标准》中职业照射 ERR 或 EAR 的计算，是以年为单位，把每年的职业照射累积剂量当作一次照射剂量计算其 ERR 或 EAR 值，再把历年的 ERR 或 EAR 值相加得到总 ERR 或总 EAR 值，代入计算 PC 公式计算全部照射的 PC。

职业放射性肿瘤的判断为解决劳保、抚恤和赔偿提供依据。

（王继先）

diànlí fúshè de fēi'áizhèng xiàoyìng

电离辐射的非癌症效应（non-cancer effect of ionizing radiation）

电离辐射在受照者诱发的除癌症以外的疾病的效应。即受照者所发生的与先前照射具有一定程度病因学联系的非癌症疾病。电离辐射的致癌效应已被广泛地研究，也有了较为深入的了解（UNSCEAR 1994, 2000）。但电离辐射诱发非癌症疾病的流行病学研究较少，特别是对慢性小剂量照射诱发非癌症疾病（Mc-Gale et al. 2005）。

分类及阈剂量　按联合国原子辐射效应科学委员会（UN-SCEAR）和国际放射防护委员会（ICRP）对效应的分类，电离辐射诱发的非癌症疾病应是电离辐射的确定性效应，应该有至少是几个 Sv 的剂量阈值。电离辐射诱发的非癌症疾病主要见于因恶性或良性疾病而进行放射治疗后的病人，通常情况下低剂量电离辐射，如职业和环境照射等不应该发生非癌症疾病的效应。新近日本原爆幸存者寿命队列（LSS）死亡率资料的分析，首次发现辐射剂量和某些非癌症疾病，如心血管系统疾病、消化系统疾病和呼吸系统疾病，特别是冠心病和脑卒中死亡率有显著意义的相关。非癌症疾病死亡危险随剂量而增加，每 Sv 增加 14%，剂量阈值可能是 0.5 Sv。这些研究的结果导致人们对非癌症疾病死亡增加的性质和其剂量与效应关系研究的重视，并开始了对其他受照人群非癌症疾病死亡观察，提供了一些新的有关非癌症疾病危险的资料。其中，心血管疾病是目前报道的最多，是人们最为关注的辐射诱发非癌症疾病，但报道的结果很不一致。例如，有报告称美国早期的放射学家和放射线技师的心脑血管疾病死亡明显增加，但英国的早期的放射学家心脑血管疾病死亡危险未见明显增加。中国医用诊断 X 线工作者的辐射流行病学调查发现，再生障碍性贫血、冠心病和脑卒中死亡的相对危险，在早期队列明显增加，未见消化系统疾病、呼吸系统疾病、泌尿生殖系统疾病和感染性疾病等死亡危险的明显增加。分析表明，中国医用诊断 X 射线工作者心脑血管疾病死亡相对危险增加的原因是复杂的，职业照射的作用被遗传因素、生活方式和精神心理等因素所修饰，认为阐明低剂量电离辐射在诱发心脑血管疾病中的作用仍需大量而深入地研究。

危险评估　目前，国际癌症研究机构（IARC）、加拿大、美国、英国和俄国正在进行对核工业工人和切尔诺贝利核电站事故洗消人员和其他有剂量监测的放射工作者的癌症和非癌症疾病危险的研究。有几个职业队列研究表明，心和脑血管疾病死亡率与剂量相关，而另一些则没有。各个队列所报告的超额相对危险（ERR）估算值也不一致，从零到高于原爆幸存者超额相对危险（ERR）估算值的一个数量级。

原爆幸存者的非癌效应　至今，辐射诱发心血管疾病的最有力证据来自原爆幸存者的全面分析，1968～1997 年间 LSS 队列心脏病和脑卒中死亡占非癌症死亡的 58%，并呈现明显的线性剂量-效应关系，心脏病的 ERR Sv^{-1} 是 0.17（90% CI：0.08～0.26）脑卒中的 ERR Sv^{-1} 是 0.12（95% CI：0.02～0.22；Preston，2003）。成年人健康效应队列（AHS）是 LSS 队列中由 20 000 人构成的正在进行临床随访研究的亚队列，从 1958 年起队列成员每两年进行一次健康检查，AHS 队列能提供发病率和临床实验室指标变化的资料，且资料偏畸较小。最近 AHS 的发病率资料表明，在 1 Sv 时估计的心血管疾病的相对危险是 1.25（95% CI：1.00～1.69）。1958～1986 年间 AHS 队列的 9800 例血胆固醇增长曲线形状分析表明，血胆固醇水平的平均增长曲线中受照者显著高于对照。在

AHS 队列，其他动脉硬化指标的变化如收缩压高、主动脉弓钙化和脉搏快等都与剂量有关。1988年~1992年间对 AHS 队列 7463例炎症反应（包括白细胞计数、中性粒细胞计数、红细胞沉降率、α-1 球蛋白、α-2 球蛋白和涎酸）者的研究表明，其与辐射剂量呈显著正相关。在炎症急性期常见的 C 反应蛋白（CRP）和 IL-6 水平也随受照剂量而显著增加（1Gy 分别增加 28% 和 9.3%）。新近的流行病学研究表明，C 反应蛋白（CRP）水平是一个心血管疾病诊断的有用的指标；IL-6 是CRP 的主要诱导者，是心肌梗死的预警指标。从发病率和临床生物学指标观察与死亡率资料的一致性，说明由原爆幸存者研究所提供的对心血管疾病效应的证据是可靠的。

原爆幸存者以外的流行病学调查，既不能肯定，也不能否定原爆幸存者研究所确定的低剂量辐射诱发心血管疾病的效应。有些研究表明，低剂量辐射与心血管疾病有显著剂量-效应关系，但不能排除干扰和偏倚。

关于电离辐射所致非癌症疾病的危险，ICRP 60 号出版物（1990 年建议书）尚未论及。1990 年以来，虽累积了一些在受照人群中非癌症疾病发病率增加的证据，但将其归为随机效应还是确定效应，目前尚不清楚。LSS数据表明，小剂量情况下，非癌症疾病的剂量-响应曲线形状是不确定的，其危险的剂量阈值在零与 0.5 Sv 之间。尽管电离辐射诱发非癌症疾病可能与亚临床炎症有某些联系，但是导致非癌症疾病发生的细胞/组织机制尚不清楚。ICRP 103 号出版物结论性意见是，小剂量情况下，非癌症疾病的危险非常不确定，尚不能给出明确的判断。

（王继先）

fàngshè dúlǐ

放射毒理（radiotoxicity）研究天然放射性核素和人工放射性核素的吸收途径、体内分布、代谢和排泄规律及对机体造成损伤的学科。又称放射性核素毒理学，是毒理学的一个分支，也是放射医学的重要组成部分。放射性核素对机体所致生物学效应，特别是辐射对生殖、遗传物质的损伤、近期和远期效应，即致突变性、致畸性及致癌性和促排药物等。通过实验研究、人体效应观察和流行病学调查。为摄入放射性核素的安全剂量及放射卫生标准制定，并为核医学、放射化学的应用及核动力利用中防止放射性核素的污染，提供防护、急救和治疗措施。

应用生物动力学、分子生物学和毒理学方法，研究放射性核素对人体健康的影响及其机制，通过核试验及动物试验来研究放射性核素污染的毒副作用。放射毒理的任务主要有：①阐明核素的体内生物动力学。②核素对机体造成的效应和机制。③定量评定剂量-效应（躯体、遗传）或剂量-时效关系，为制定放射卫生标准提供依据。它的研究内容包括，放射性核素及其衰变子体在体内的吸收、分布、排泄等生物转运过程和代谢转化、生物转化过程、阐明其对人体毒副作用的发生、发展和消除的各种条件和机制。

（杨占山）

fàngshèxìng hésù nèiwūrǎn

放射性核素内污染（internal contamination with radionuclides）由于各种原因，由外界进入人体内的放射性核素超过自然存在的量时所造成的体内污染。正常人体内就有某些宇生放射性核素（如 ^{14}C 和 ^3H）、原生放射性核素（如 ^{40}K 和铀系与钍系与氡的衰变产物），因数量极微，对人体无害。放射性核素内污染是引起内照射损伤的基础或前提，但放射性核素内污染并非内照射损伤。

放射性核素内污染的来源主要是：核工业的铀、钍矿开采、冶炼及后处理厂中钚的分离提取与冶炼；生产或试验性反应堆、核电站等核设施的运行和维修；放射性核素的生产、分离和纯化；工农业、医学和科研部门的应用放射性核素等。应当指出，这些部门的从业者遭受放射性核素内污染，主要是设施或操作者的意外事故、防护措施不完善、违章操作、放射源丢失及放射性废物处理不当等原因所致。此外，战时于核袭击后，在污染区或放射性落下灰沉降区停留过久，核恐怖袭击及室内氡污染等，也可造成内污染或内照射损伤。

放射性核素进入人体内的途径，对职业人员主要是呼吸道和伤口，其次是消化道；而对公众主要是消化道。有些核素能透过正常皮肤和黏膜进入人体内。在医学上用放射性核素诊疗疾病时，还可经注射进入体内。放射性核素进入体内的途径不同，其吸收量有极大差异，对机体造成的后果也就有明显的不同。

（曹建平）

fàngshèxìng qìróngjiāo

放射性气溶胶（radioactive aerosol）固体或液体放射性微粒悬浮在空气或气体介质中形成的分散体系。气溶胶的基本特性是不稳定，小于 $0.1\mu m$ 的微粒在气体中作布朗运动，不因重力作

用而沉降；1~10μm 的微粒沉降缓慢，悬浮在空气中较久。放射性气溶胶的电离效应高、浓度低、微粒上易带电，是造成人体内照射的主要威胁。

放射性气溶胶按微粒的聚集状态，有固态分散相和液态分散相两种；按形成方式有分散性的和凝集性的。分散性放射性气溶胶是在固体放射性物质的研磨、粉碎、过筛以及放射性溶液的鼓泡、蒸发和转移等过程中，放射性物质扩散到空气中呈悬浮态而形成。凝集性放射性气溶胶是放射性物质通过燃烧、升华和蒸气凝结以及气体反应而形成。放射性气溶胶粒径一般为 10^{-3} ~ $10^3 \mu m$。由核爆炸产生的放射性裂变产物被大气中的悬浮物吸附也可形成气溶胶。

净化放射性气溶胶是气体放射性废物处理的重要组成部分。其净化流程一般分为 3 步：预处理、预过滤和高效微粒过滤。按净化对象不同，有时只需采用其中的一步或两步。预处理的作用是：除去粒径较大的微粒，调节温度、湿度以保护后置过滤器，使微粒浓度降到后置过滤器的有效作用范围内以延长其使用寿命。预处理装置包括各种除尘器、加热器、冷却器、洗涤器、除雾器等。预过滤的作用是减轻后继的高效微粒空气过滤器的负担，使它不致堵塞。预过滤器一般是定型产品，可以单个使用也可多个并联使用，常用的预过滤器有砂过滤器和深床玻璃纤维过滤器等。高效微粒空气过滤器是空气净化系统常用的设备，它对 $0.3 \mu m$ 微粒的最高捕集效率可达 99.99% 或更高。

对放射性气溶胶防护的基本原则是封闭和稀释，主要是封闭，稀释是辅助手段。封闭有两类：①把放射性物质封闭起来，不使它散布或泄漏到大气中，如使用手套箱、工作箱、热室以及设备、容器等的密封。②把人体全部或局部地屏蔽起来，阻止气溶胶的侵入，如穿气衣、戴面具或过滤口罩等。稀释则是通过通风换气降低气溶胶的浓度。工作场所必须有良好的通风设施，气流必须由低放射性区流向高放射性区，由非放射性区流向放射性区，严防污染空气的倒流。

（曹建平）

nèizhàoshè shēngwù xiàoyìng

内照射生物效应 （biological effect of internal exposure） 由进入体内过量的放射性核素作为辐射源对人体产生的照射，有可能引发某些生物指标的变化（如染色体畸变等）的效应。

ICRP 从辐射防护的角度出发，将内照射生物效应分为确定性效应和随机性效应。确定性效应指发生的生物效应严重程度随着辐射剂量的增加而增加的生物效应，这种生物效应存在剂量阈值，只要剂量达到或超过剂量阈值效应肯定发生，如内照射急性放射病、靶器官的损伤、物质代谢异常、免疫功能障碍、体细胞染色体畸变和致畸效应。其中，靶器官的损伤包括放射性核素引起的骨髓、骨骼、肺脏、胃肠道、肾脏、肝脏以及甲状腺和其他内分泌腺损伤。随机性效应指生物效应的发生概率（而不是其严重程度）与电离辐射剂量的大小有关的生物效应，这种生物效应不存在剂量阈值，如放射性核素内照射的致癌效应和遗传效应。

放射性核素内照射生物效应按效应发生的时间早晚，可分为近期效应（在摄入后数周内发生）和远后效应（在摄入后数月、数年或数十年后出现）；按效应发生在受照者还是其后裔分为躯体效应（如急性放射病、辐射致癌）和遗传效应。躯体效应又可分为急性、亚急性和慢性损伤。怀孕期间来自母体的放射性核素而引起胚胎和胎儿的损伤是躯体效应的特殊情况。

（曹建平）

nèizhàoshè sǔnshāng

内照射损伤 （injury of internal exposure） 放射性核素通过内照射所致具有临床意义的病理学损伤。包括内照射引起的器官或组织损伤、内照射放射病和内照射诱变的恶性肿瘤及遗传危害。内照射不一定都引起内照射损伤。

内照射损伤由于受核素自身衰变类型、半衰期及能量等辐射特性、理化性质、生物转运、摄入方式、剂量在空间和时间分布等因素的影响，故与外照射损伤相比具有以下特点：首先，放射性核素在体内滞留或沉积的过程中，按其衰变规律持续地释放粒子或射线，组织或器官剂量是逐渐累积或叠加的过程。因此，病程分期不明显，临床症状逐渐出现，原发反应不明显或没有，潜伏期长短悬殊，极期较长，但症状不典型。其次，放射性核素进入体内后，往往选择性地滞留或沉积在某组织或器官（称源组织或源器官），因此，其所致损伤具有一定部位的特异性。亲骨性分布的核素（如 Ca、Sr、Ba、Ra 和 Pu 等）对骨髓造血功能和骨骼的损伤严重，常引起持续性的中性粒细胞减少，骨坏死和贫血症状突出，还可引起关节病变和骨肿瘤等。亲网状内皮系统分布的核素（如 Ac、Th、Am、La 和 Ce

等）对肝脏、脾脏和淋巴结等损伤严重，故淋巴细胞减少明显，可发生急性弥漫性中毒性肝炎及肝坏死，晚期可引起肝肿瘤。亲肾性分布的核素（如 U、Ru）可引起严重的肾损伤，如中毒性肾炎、肾功能不全和肾硬化等。亲甲状腺的放射性碘浓集于甲状腺内，引起该腺体严重损伤。一些放射性核素常在进入或排出途径滞留或沉积较长时间，故引起明显的局部损伤。例如，大量核素经吸入和呼出方式进出体内时，可引起咽喉炎、鼻炎、支气管炎和肺炎，甚至肺癌；经胃肠进入和排出时，常发生胃肠功能紊乱，黏膜出血、炎症、溃疡和坏死性病变；伤口污染时，可延缓愈合过程，伤口易感染和出血，严重时可形成久不愈合的溃疡和皮下组织肿瘤。

此外，放射性核素内污染的剂量估算中不确定因素较多，如在体内的生物转运过程复杂，估算中参数多，变异大等。故在诊断内照射损伤和估计其危害后果时应慎重从事。

（曹建平）

放射毒性 （radiotoxicology）

放射性核素所释放的射线或粒子等物理因素对机体内照射造成的危害。毒性指摄入或接触一种毒物时对机体造成的损害能力，包括引起功能障碍、病理变化，直至出现死亡后果等。

发展历史 居里（Curie）最先开始氡对动物毒性效应的研究。随后，科学家陆续也开展了氡致动物中毒的实验，发现氡可诱发皮炎、溃疡及血液有形成分的变化，从而最先开始了放射性毒性的研究。随着放射性核素应用的日益广泛，生产规模也逐渐扩大，

特别是第二次世界大战期间，美国、英国、德国和苏联竞相开展核武器的研制，美国首先建成核反应堆和核工业，扩大核燃料铀和钍的生产。在此期间，对铀、钍和钋的毒性进行了较多的研究。20 世纪 60 年代以后，随着钚及超钚核素用途的逐渐扩大，促进了钚和超钚毒性的研究。以后世界各国为发展新能源，解决能源短缺问题，纷纷兴建核电站，与此同时裂片核素以及 ^3H 对人类的潜在危害也越来越受到人们的关注。目前，居室内氡及其子体对人体的危害已成为值得深入研究的重要课题。

分级 目前对放射性毒性的分级一般是以年摄入量限值（AIL）为基准原则，综合考虑引起一定危害所需的放射性核素的活度和相应的质量，既要考虑核素对人体的相对危险，又要考虑核素被吸收的难易程度。一般分为极毒、高毒、中毒和低毒四组（级）。这种分级是辐射防护管理工作所必需的参考资料。如开放型放射性工作单位的级别、工作场所的分区、相应核素的操作量限值和监测结果的评估等，都要以核素毒性分级作为依据。

放射性核素内照射的毒性特点 放射性核素可以通过各种环节和多种途径进入人体，造成放射性核素内污染，内污染的放射性核素作为辐射源对人体产生的照射称为内照射。放射性核素通过内照射所致具有临床意义的病理学损伤包括内照射引起的器官或组织损伤、内照射放射病和内照射诱变的恶性肿瘤及遗传危害。内照射损伤的特点：①病程分期不明显。②损伤部位的选择性。③进入和排出部位的局部损伤。

（刘芬菊）

放射抗性 （radioresistance）

在较强的电离辐射环境中，机体得以存活的性质。与以往观点相反，放射抗性在许多有机体中出奇的高。例如，有研究表明，在切尔诺贝利核事故发生的周围地区，尽管辐射水平很高，但出乎预料地，仍然存活了大量的动物和植物物种。在对巴西米纳斯吉拉斯州丘陵地带的研究中发现，尽管由于铀矿沉积而导致该地区环境放射性本底水平偏高，但那里依然存活了许多具有放射抗性的昆虫、蠕虫和植物。不仅如此，辐射还有助于植物增加种子的生长率和发芽速度，以使其更好地适应生存环境。放射抗性在不同的诱导因素下可改变辐射抗性，如在低剂量照射下的辐射抗性改变称为诱导辐射抗性。

诱导性放射抗性 （induced radioresistance） 放射抗性可以由低剂量的电离辐射暴露所引起。许多研究表明，这种效应广泛存在于酵母、细菌和藻类等单细胞生物，以及植物和昆虫中，甚至在人类和其他哺乳动物体内，也发现存在这种效应的细胞模型。这些辐射抗性的细胞机制可能包括胞质和胞核蛋白合成、基因表达水平的改变，以及 DNA 修复或其他过程等。除此之外，由于遗传因素而影响放射抗性的过程称为放射抗性的遗传，指在一些机体中，放射抗性是由基因决定的，并且可以遗传。因此，将由遗传基因因素导致抗性改变的称为放射抗性的遗传（inheritance of radioresistance）。

在肿瘤的治疗过程中，因不同部位、不同组织的细胞放射抗性不同，治疗效果有一定的差异。因此，肿瘤放射治疗中的放射抗

性有时也被作为临床肿瘤治疗中的术语，来表示利用放疗治愈肿瘤的难度。不同肿瘤细胞的放射抗性可能是肿瘤细胞所固有的，也可能是由于放疗所引起的。

放射抗性比较（radioresistance comparison）　不同物种放射抗性的比较见表1。不同实验之间，由于样本量较小及实验条件不易控制等原因，得出的放射抗性指标会存在较大的差异。以人类为例，测量样本来自于二次世界大战中遭受核爆的广岛和长崎居民。

（刘芬菊）

fàngshè mǐngǎnxìng

放射敏感性（radiosensitivity）

细胞、组织、器官或机体对电离辐射的有害效应，细胞周期的 G_2 和 M 期对辐射最敏感，G_1 放射敏感性次之，S 期放射敏感性最低。目前对放射敏感性本质认识尚不够清楚，虽不能提出一个完整确切的定义，但可理解为生物系统对电离辐射作用的反应性和灵敏性。如判断标准不同，得出的结论可能也不同，甚至可能是相反的结果，同一个细胞若以功能变化为指标可被认为是敏感的，若以形态结构改变为指标也可被认为是不敏感的。放射敏感性研究是放射生物学的重要组成部分，是放射损伤防治和肿瘤放射治疗的理论根据。

发展历史　1895 年伦琴发现了 X 射线，1896 年居里夫妇发现了镭，之后由此产生的生物学效应很快得到认识，1899 年放射治疗治愈了第一例病人。1906 年，法国科学家贝尔戈尼那（Bergonie）和特里邦多（Tribondeau）在研究大鼠睾丸细胞的辐射效应时，就发现分裂增殖的生殖细胞受辐射的影响比不分裂的间质细胞要大，据此他们提出了细胞放射敏感性的概念。在 X 射线发现后不久，人们就发现阻止血流可减轻 X 线对皮肤的炎性反应。1921 年霍尔特胡森（Holthusen）发现乏氧细胞对射线相对抗拒性较大，证明了氧对放射敏感性的影响。1965 年普克（Puck）和马勒斯（Mareus）报告了第一条细胞存活曲线，研究者们以 D_0 值更直观地表示不同细胞的敏感性。现已测量出许多体外培养细胞系的剂量存活曲线，包括肿瘤细胞，也包括正常细胞。而不同周期时相的细胞存活曲线也反映了细胞增殖动力学对放射敏感性的影响。20世纪 80 年代，研究者发现一些辐射敏感性较高的细胞 DNA 双链断裂修复速率较低，以后在一些辐射敏感突变细胞株 SX-9 和 XR-1 中更加肯定了这一点，DNA 损伤修复缺陷可使放射敏感性增高已被公认。1989 年拉尔夫（Ralph）等发现，由于 Rb 基因损伤引起 Rb 患者放射敏感性明显升高，另外编码核酸内切酶Ⅲ、AP 位点核酸内切酶、DNA 连接酶等的基因的表达对放射敏感性影响的研究工作正在进行中。随着放射敏感性的研究，肿瘤放疗的增敏研究和放射损伤的化学防护研究也随之得到发展。

内容　自然界的各种生物对象在受到电离辐射作用后都表现出一定的损伤，但在同一剂量下引起损伤的程度有所不同，或者说引起同一水平的效应所需的剂量有所不同，这便是放射敏感性的差异。放射敏感性的研究涉及分子、亚细胞、细胞、组织器官、个体和种系各个方面。放射敏感性机制的研究既包括整体水平的研究，也包括细胞、分子和基因水平的研究。放射损伤的化学防护和肿瘤放疗的增敏都是企图改变生物体原有的放射敏感性的措施，如果能充分了解决定放射敏感性的机制，这对放射损伤的防治定会开辟出新的途径，对战时及平时核事故应急中的防护以及

表 1　不同物种放射抗性的比较

| 生物 | 致死剂量 | 辐射致死剂量/Gy | | 种/界 |
		LD_{50}	LD_{100}	
狗		3.5（LD_{50}/30 days）		哺乳动物
人	4~10	4.5	10	哺乳动物
大鼠		7.5		哺乳动物
小鼠	4.5~12	8.6~9		哺乳动物
兔		8（LD_{50}/30 days）		哺乳动物
龟		15（LD_{50}/30 days）		爬行动物
金鱼		20（LD_{50}/30 days）		鱼
大肠杆菌	60		60	细菌
德国小蠊蟑螂		64		昆虫
贝类		200（LD_{50}/30 days）		—
果蝇	640			昆虫
变形虫		1000（LD_{50}/30 days）		—
茧蜂	1 800			昆虫
耐辐射奇球菌	15 000			细菌

肿瘤放疗效果的提高均具有极其重要的意义。

影响因素 包括以下几个方面。

种系 不同种系的生物对电离辐射的敏感性有很大的差异，其总的趋势是随着种系演化越高，机体组织结构越复杂，则放射敏感性越高，但差异产生的原因，目前尚无十分满意的解释。

个体发育 哺乳动物的放射敏感性因个体发育所处的阶段不同而有很大差别。一般规律是放射敏感性随着个体发育过程而逐渐降低，与此同时放射敏感性的特点亦有变化。但是，老年机体由于各种功能的衰退，其耐受辐射（特别是大剂量辐射）能力明显低于成年时期。

不同器官、组织和细胞 严格地说，没有一种组织完全不受辐射的影响，但不同的组织和细胞对辐射的反应却有很大的差别。成年动物的各种细胞的放射敏感性与其功能状态有密切的关系。一种组织的放射敏感性与其细胞的分裂活动成正比，而与其分化程度成反比。但也有例外，卵母细胞和淋巴细胞并不迅速分裂，但均对辐射敏感。

亚细胞结构 同一细胞的不同亚细胞结构的放射敏感性有很大的差异，细胞核的放射敏感性显著高于胞质。细胞内各不同"靶"分子相对放射敏感性顺序如下 DNA>mRNA>rRNA>tRNA>蛋白质。

影响细胞放射敏感性的因素

细胞类型 放射敏感性与不同细胞的分裂活动成正比，而与其分化程度成反比。但也有例外，卵母细胞和淋巴细胞并不迅速分裂，但均对辐射敏感。

DNA损伤修复 DNA双链断裂是与细胞死亡关系最密切的一种损伤，重接缺陷的细胞敏感性较高，但有些敏感株也测不到明显的DNA重接缺陷。

细胞周期及调控 细胞周期敏感性 G_2/M 期>G_1 期>S期，细胞周期检查点缺陷或修复缺陷导致的周期阻滞，影响其放射敏感性，G_2 期阻滞更为重要。

相关基因 参与决定细胞敏感性的基因较多，比较明确的有Rb、XRCC、ATM、NBS、ATR、BLM和BRCA等。

问题与趋势 尽管放射敏感性研究方面已有很多生物学效应理论知识和流行病学调查研究资料，但在实际应用方面仍有不少问题。对正常组织防护的药物其效价相当高，剂量降低系数可达2.3~2.8，但临床试用副作用大，理论到实际应用还存在一些需要解决的问题，如不同类型防护剂的机制、长效低毒和实用的问题。放射增敏剂的研究至今尚未找到可为临床广泛应用的理想药物，但已冲破以亲电子学说为主要思路寻找乏氧细胞增敏剂的范围，开始全方位考虑涉及一些其他作用的增效途径，如控制肿瘤细胞的恶性增长、改变肿瘤内微循环状态及其他可能消灭肿瘤细胞的途径，生物还原剂是目前增敏剂研究领域比较活跃的研究内容。

（刘芬菊）

fàngshèxìng dúwù

放射性毒物（radioactive poison） 具有放射性的毒物。除具有毒物的作用外，还要考虑放射性的危害作用。毒物（poison）指在一定条件下，较小剂量就能够对生物体产生损害作用，或使生物体产生异常反应的外源化学物。常见的放射性毒物有铀、镭、钍、氡、钋和钚等。

发展历史 由于天然放射性核素镭、钋及钍的发现，在其研究过程中也发现其对人体的伤害作用，于是相应产生了对放射性毒物的研究，主要观察其在体内的分布规律及所致内照射毒性效应。居里（Curie）最先进行了氡对动物的毒性效应的研究。特别自20世纪30年代开始，随着钍、镭工业的发展，放射性毒物的研究得到相应的发展，但仅限于对钍、镭和氡的研究。20世纪60~80年代核反应堆的建立，特别是美国、英国和苏联等大国大力开展核武器的研制，放射性毒物的研究内容扩展到铀、钚及经中子照射后核裂变产物中的锶-90和铯-137等核素的毒理学研究，形成了放射性毒物研究的鼎盛时期。20世纪80年代以后，原子能和平利用占主导地位，核电站的发展，放射性核素在临床医学中的应用以及在医学、生物学及其他研究领域中的应用日益广泛。由此产生放射性毒物（如氢-3、碘核素、铯-137等）对环境的污染，构成对人体健康的潜在威胁，为放射性毒物的研究提出了新的要求。目前，居室内氡及其子体对人们的危害已成为放射性毒物值得深入研究的课题。

内容及意义 放射性毒物如同一切外源性化合物，通过任何途径和方式与机体接触后，均可以不同形式被吸收入血（吸收），再由血液分散到机体的各组织、器官及细胞内（分布），某些放射性化合物可发生结构与性质的变化（代谢），最后经一定途径由体内排除。其研究内容包括放射性毒物的吸收、分布、蓄积与促排。随核能、核科学技术发展的需要，有关放射性毒物的研究也在不断地深入。它的研究可使人们更全面的了解和认识这些毒物对人体作用的基本规律，以达到尽一切可能减少其对人体引起的危害。

放射性毒物在体内的过程 包括以下几个过程。

吸收 放射性毒物进入人体内的主要途径：①经呼吸道吸收：核事故发生时，放射性毒物污染空气，多呈气溶胶及气态存在，如氡。②经胃肠道吸收：如 Na、K、Rb、Ca、La 和 Am 等。③经皮肤伤口吸收：大部分放射性毒物都不易通过健康的皮肤，但有些气态或蒸气态放射性核素，溶于有机溶剂和酸性溶液的化合物都能通过表皮吸收，如 I_2 和 THO 等。

分布 放射性毒物进入血液循环，一般首先与红细胞或血液中某些成分相结合，再通过毛细血管壁进入组织。放射性毒物在机体血液内常见的存在形式：①离子状态，如钙-45、锶-90 和镭-226 等。②形成复合离子或络合离子，如 UO_2^{2+} 能与 HCO_3^- 复合，形成重碳酸复合物。③形成氢氧化物胶体，如钍-232（OH）$_4$ 和镧-140（OH）$_3$ 等。

毒物进入血循环后透过毛细血管壁分布于全身各器官组织，在体内的主要分布类型：①相对均匀性分布：属这种分布最为典型的放射性毒物多半是机体内大量存在且均匀分布的稳定性放射性核素，如碳-14、钠-24、氯-35 和氢-3 等。②亲肝性分布或亲网状内皮系统分布：放射性核素离开血液后主要分布于肝脏或网状内皮系统中，例如锕系核素和稀土族核素，锕-227、钍-232、镅-241、镧-140 和铈-144 等。③亲骨性分布：指放射性毒物集中于骨骼，如钙-45、锶-90、钡-140、镭-226、钇-90 和钚-239 等。④亲肾性分布：一些放射性毒物较多的滞留于肾脏，如铀中毒时，肾脏放射自显影可在肾近曲小管中段显示大量的 α 径迹。⑤亲其他组织器官的分布：如放射性碘选择性地集中于甲状腺，锌-65 浓集于胰腺，钼-90 集中于眼的虹膜，硫-35 主要滞留于关节、表皮和毛囊内等。

内照射作用 绝大多数的放射性毒物具有很高的比活度，从质量上说，极少量的毒物作用于机体就会引起机体的辐射效应。就化学毒性而言，这样的质量对机体不会有明显的作用。因此，放射性毒物进入机体后主要表现为其释放的辐射能对机体产生的损伤，即作为辐射源对人体产生的照射。

排出 放射性毒物由机体内排出为其在体内运转的最后一个环节，主要的排出途径：①经肾脏排出：凡是可以吸收入血的可溶性放射性毒物经肾脏排出，如钠-24、锶-85 和碘-131 等。②经呼吸道排出：如氡吸入后 2 小时大部分已排出，5 小时后肺内仅有微量存在。③经胃肠道排出。④其他途径排出：有的毒物还可经汗腺、乳腺、皮肤和黏膜等途径排出。

问题及趋势 未来的放射性核素的应用将更加广泛，同时也将给人类健康带来潜在的危害。为此，放射性毒物进一步深入研究，将成为放射毒理学研究发展的必然趋势。

（刘芬菊）

fàngshèxìng dúxuèzhèng

放射性毒血症（radiotoxemia）

由放射性物质或放射线治疗导致组织破坏后形成的毒血症。哺乳动物受照射后，细胞或组织中产生有毒的活性物质，如过量的自由基，尤其是活性氧，会导致进一步的放射损伤。毒素有原发毒素和继发毒素，如脂类氧化产生的过氧化物，称为脂类放射毒素，属原发毒素。醌类及代谢过程中的有毒物质等为继发毒素。

临床表现 起病急，病情重，发展迅速，体温可高达 40～41℃ 等毒血症的特点。主要表现为明显的急性循环衰竭症状，多死于心源性休克。除全身症状外，受照皮肤可发生急性放射性皮肤损伤。重度皮肤损伤形成的溃疡可长期不愈或反复发生，形成慢性放射性皮肤损伤。

问题和趋势 近年来，国内外有学者提出，以放射性毒血症为主的急性放射病介于肠型和脑型急性放射病之间，可称为心血管型或毒血症型急性放射病（cardiovascularortoxemicform of acute radiation sickness）。引起该型急性放射病的剂量范围为 20～50 Gy，但许多问题尚待进一步研究探讨。如放射性毒血症的早期诊断，某种毒素与放射性毒血症的发生、发展和转归等的相关性等问题，需要更多的研究来阐释。

放射性毒血症的受照剂量的确定应当准确及时，除依据物理方法（包括必要时进行模拟试验）测定和估算外，尚应参考生物学方法估算的结果，包括根据初期症状和外周血象（白细胞总数和淋巴细胞绝对数）等估算的受照剂量。

（崔凤梅）

fàngshèxìng huàisǐ

放射性坏死（radionecrosis）

由放射引起的组织细胞破坏。坏死组织细胞的代谢停止，功能丧失。坏死的形态变化可以是由损伤细胞内水解酶的降解作用引起，也可以由游走来的白细胞释放的水解酶的作用引起。

分类 根据坏死发生的组织不同可分类，临床上常见的为放疗后放射性脑坏死和放射性骨坏死。

放射性脑坏死主要是脑部进行放射治疗后引起的脑组织坏死，主要表现为颅内压增高和局灶性神经体征，多为延迟性发生。射线损伤了脑组织，以胶质细胞和神经元为主，同时也会损伤脑部血管，导致进行性闭塞性脑血管病变，引起迟发性缺血性坏死。

放射性骨坏死指受过放射线照射的范围内，骨头及软组织广泛性缺陷，常会造成红、肿和有脓液流出，甚至于会有暴露的死骨，且伤口常无法愈合。常见部位包括骨盆、锁骨和股骨头，还有口腔癌和鼻咽癌放疗引起的下颚骨坏死比较多见。目前认为，颌骨放射性骨坏死是由于骨组织和其中的血管受到放射线的照射损害后，继发损伤和感染而引起的骨坏死。放射线对颌骨的损害主要表现在两个方面：一是放射线对骨细胞的直接损害，受到辐射后骨细胞活力下降，胶原蛋白产生减少，修复能力大大降低；二是颌骨内的血管因放射而发生血管内膜炎，继之血管狭窄和闭塞，引起营养代谢障碍。

（崔凤梅）

shǒuguò xiàoyìng

首过效应（first-pass effect）

药物在进入体循环前被代谢转化的现象。又称第一关卡效应、首关效应及首因效应。也就是说指某些药物经胃肠道给药，在尚未吸收进入血循环之前，在通过肠黏膜及肝脏而经受灭活代谢，使得进入血循环的原形药量减少的现象。通常因给药途径不同，使药物效应产生差别的现象在临床治疗学上具有重要意义。

发展历史 早期研究多数认为首过效应主要是因消化道等途径给药时发生的现象，是消化道对药物的吸收过程产生的影响和可能对药物代谢的作用，包括药物首次流经肝脏产生的代谢等影响。但也有人认为首过效应不一定在肝脏产生。如在药物首先到达作用靶点前的代谢，吞噬，灭活等都称首过效应。口服药物后，绝大多数药物在体内的代谢均在细胞特异酶的催化作用下发生，经胃肠道吸收进入肝脏。药物可在胃肠道酶的作用下发生代谢，水解，从而使进入肝脏的药物减少，因此所说的"首过效应"一般指"肝首过效应"。

内容 临床上口服药物在胃肠道吸收后，经门静脉到肝脏，有些药物在通过黏膜及肝脏时极易代谢灭活，在第一次通过肝脏时大部分被破坏，进入血液循环的有效药量减少，药效降低，为避免首过效应的产生，可以通过3种方法实现①改变给药途径。由于吸收途径不经过肝脏，药物破坏减少，因此发挥药物作用较快。②改变给药时间。如进食时服药能减少药物在肝脏的代谢，提高生物利用度。③首次剂量加倍。加倍药物剂量后能抵消肝药物酶代谢作用。

分类 首过效应可分为3类：①肝首过效应。②肠道首过效应。③肺首过效应。大多数药物通过口服途径进入体内，主要受到肝首过效应和肠道首过效应的影响，可能被大量消除；个别药物通过吸入给予，受到肺首过效应的影响。通过静脉注射给药，不需要经过口服药物的溶解吸收，可直接进入血液循环，因此不经过首过效应这道屏障。

问题与趋势 虽然首过效应是药物进入机体最初的反应，但是由于不同药物的理化特性差异较大，不同的给药方式会对疾病和人体健康产生不同的影响，应根据人体疾病的严重程度、自身免疫功能状态选择不同的给药途径，除了口服、肌内注射、静脉给药方式外，还可以给予直接吸入肺部、滴入眼耳鼻等，从而更有效地达到给药的目的。

（刘芬菊）

fàngshè zìxiǎnyǐng

放射自显影（autoradiography, ARG）

利用放射性标本的电离辐射使感光材料感光，显示标本中放射性核素分布，从而进行放射性核素或其标记物的行径定位和定量的一种示踪技术。

发展历史 早在1896年，法国物理学家贝可勒尔发现，铀化合物能使照相底片感光。这是人类首次发现了放射性，也是放射自显影的结果。放射自显影最早应用于人体和脏器吸入镭射气的测定，1942年开始用于组织切片放射性分布的观察。1940年以后，核乳胶质量和显影技术的改进，尤其是低能放射性核素如氢-3的应用，使放射自显影可用于细胞水平的研究。1956年开始了电子显微镜放射自显影技术，可在亚细胞水平观察放射性核素或其标记物的定位。目前，放射自显影示踪技术广泛地应用于生物化学、药物学、细胞学和微生物学等领域，尤其在分子生物学、基因工程和蛋白组学等高科学技术领域，放射自显影技术的使用已取得许多突破性的成果。

原理 放射自显影术与光学摄影的原理基本相同，当标本中的放射性物质不断发射出射线作用于感光材料如敏感乳胶膜时，感光材料中溴化银的溴离子被击出一个轨道电子，游离的电子被银离子所俘获变成银原子，形成潜影，经显影、定影过程，在乳胶上形成了与标本中放射性物质所在部位、强度完全一致的由银颗粒组成的影像，所得影像称放射自显影像，或简称自显片，而这一方法则称放射自显影术。其基本原理可通过下述步骤来理解。

第一步感光材料中的溴化银被带电粒子作用，释放出电子。

$$Ag\ Br + \beta \rightarrow Ag + Br + e-$$

第二步该电子被正电荷的银离子俘获。

$$e- + Ag+ \rightarrow Ag$$

第三步许多正电荷的银离子被还原，在溴化银分子中形成潜影。

$$Ag\cdots\cdots Ag - nAg$$

在潜影处聚集的银原子数量很少。只占原晶体量的十亿分之一，然而这微量的金属银却起着重要的催化作用，促使溴化银晶体还原成金属银，因而也称为显影中心。

第四步经显影、定影化学处理，显示出与标本中放射性物质完全一致的影像。

根据对影像的定性和定量分析，即可了解示踪物质在机体内的运转和转化过程，示踪物质在机体内的代谢程度，从而探讨示踪物质与机体及示踪物质之间相互作用的关系。

特点 放射自显影术有其独特之处，所以其应用的广度和解决问题的深度在不断地发展。在示踪测量技术中显示出极好的优越性，可概括为如下6点。

高灵敏度 放射自显影术在操作中具有累积成像的特点。很

低活性的放射性物质，适当延长曝光时间，即可获得满意的自显影像。甚至在计数低至每天一次时，也能用放射自显影的方法记录下来。

高分辨力 由于敏感核乳胶的改进和低能放射性核素如氢-3的应用，使得电镜放射自显影的分辨力可达 $0.1\mu m$，即使在光镜放射自显影中，其分辨力也可达 $1\mu m$。这使得物质在细胞水平、亚细胞水平的定位研究方便可靠。

影像逼真且确切 放射自显影像是组织形态学和自显影像相结合的产物，图像逼真，定位准确，避免了某些研究方法所得结果主观偏见的弊端。

功能和形态学方法的结合 该技术可将机体的组织形态结构和示踪物质定位的动态过程统一观察。从而得到功能和形态学方法相结合的实验结果，达到准确地显示形态与功能的动态定位关系。

整体水平各脏器代谢功能的客观 比较根据不同时相的整体自显影像，可以得到各脏器代谢功能的动态关系。由于各脏器在同一张自显影像片上，实验条件一致，避免了各种实验误差，所以实验结果客观并且直观。

细胞内物质代谢研究的唯一方法 自显影技术是研究示踪物质在细胞水平或亚细胞水平代谢的唯一方法。如^{3}H-TdR 可以准确地标记细胞核，计算自显影片上标记指数，可以反映细胞的增殖活动状态等，当前尚无其他先进方法能够替代。

分类 根据放射自显影的制备方法和分析手段，可大致分为两类：宏观放射自显影与微观放射自显影，后者又可分为光学显微镜自显影和电子显微镜自显影

两种。①宏观放射自显影包括整体自显影，硬组织磨片自显影，宏观立体标本自显影，植物标本自显影；宏观放射自显影法除用于组织切片内物质分布的检查外，也与纸层析法和电泳法一起用于微量物质的测定，如层析条、免疫沉淀板与硅胶薄层自显影等。②光学显微镜自显影包括石蜡组织切片自显影，冰冻组织切片自显影，涂片标本自显影，放射灰尘自显影，离体培养组织块的自显影，离体组织受体、抗原定位自显影。双核素示踪自显影，高速（闪烁）涂片自显影等。③电子显微镜自显影（electronmicroscopicautoradiography）。所用的放射性核素，宏观放射自显影法有碘-131、磷-32、硫-35、锶-90、铁-59、钙-45、碳-14；而显微和超微放射自显影法主要是使用碳-14 和氢-3。

基本方法 包括以下几种。

接触法 将样品表面与乳胶表面直接接触，完成曝光过程后，显影、定影即可进行阅片分析。该法简易，分析时无样品干扰，但分辨力差，适于宏观放射自显影术。

湿贴法 将样品切片直接贴在乳胶膜上，不再分开，曝光、显影定影、染色、封固后对结果进行阅读分析。该法简便，样品定位分析方便，分辨力较高，但样品及染料的存在可能对阅读分析有一定的影响。

接触-湿贴法 即将 1 和 2 法结合应用，先湿贴，待晾干后，将样品的另一面与乳胶片直接接触，完成自显影整个过程后，两种方法同时比较分析，所得实验结果可相互印证，故较为理想。

液体乳胶法 即将样品切片表面均匀的涂布液体核乳胶，经

曝光、显影定影、染色、封固过程，阅读分析。该法分辨力很高，样品定位分析精确。

涂布液体核乳胶时，将稀释好的核乳胶滴在样品上，用毛笔或玻璃棒涂布，或轻轻振荡改变方位使乳胶均匀流布，或用吹气使乳胶均匀流布。还可将样品切片直接浸入液体乳胶中慢慢匀速提出，平置晾干。该法多用于显微镜自显影中，它具有分辨力高，可自由调节乳胶膜的厚度等优点，但操作时要在具备恒温、恒湿条件的涂布箱内工作，最好在涂布箱附有低温水平台。

剥膜核乳胶法（脱底乳胶法）将切取好的剥膜乳胶放在25℃蒸馏水中展平，以样品切片在水中捞取脱底乳胶膜，使乳胶膜面贴于样品切片上，晾干后再完成全部自显影过程。该法使用方便，乳胶膜均匀。但其厚度不能自由调节，工作需要特定厚度的乳胶膜时，可向厂家定制。

干贴法　将未经固定处理的生物样品进行冰冻切片，把切片直接贴在乳胶干板上。冷冻干燥，再按常规曝光、显影定影等处理后，进行阅读分析，该法适于水溶性或扩散性示踪剂的微观放射自显影。

（杨占山）

zhěngtǐ fàngshè zìxiǎnyǐng

整体放射自显影（whole-body autoradiography）

整体水平放射自显影术是将含放射性核素的整体动物制成切片，加薄保护层，再按接触法紧压贴上一张感光材料，经曝光、显影，定影和水洗等步骤处理后，即可得到与该实验动物切片内放射性核素的分布定位完全相对应的整体水平放射自显影像。又称整体动物切片放射自显影。整体放射自显影不但

可以在一张放射自显影图上同时对比观察各组织器官中放射性核素的分布和定量，而且消除了将各脏器组织在分别制备放射自显影时因切片厚度、显影条件等所引起的误差。

该类自显影标本较大。某些组织硬度很大（如牙齿、骨骼），样品切片较厚，观察的目标也较粗糙，但整体对照性强，相比较的脏器、组织等内容的实验条件一致，实验误差很小。在制备方法上，除了立体标本自显影使用液体核乳胶浸膜法外，所有平面标本都用接触法完成。接触法操作过程中，标本与感光材料均不与水或其他溶剂接触，因而一般不会造成假象，所得结果真实可靠。

整体放射自显影一般分为整体冰冻放射自显影，脏器冰冻或石蜡包埋放射自显影。

（杨占山）

guāngjìng fàngshè zìxiǎnyǐng

光镜放射自显影（microscopic autoradiography）

是细胞水平的工作，样品取材多系组织切片或细胞涂片，观察的目标较为细致，要求自显影片的分辨力较高。制备方法多采用液体乳胶法或脱底乳胶膜法。因自显影片需要进行组织染色，在观察时要注意区别感光银颗粒和染料颗粒。此类方法在制备组织切片时，多用一般常规的组织学方法，所以要注意示踪物质是水溶性或脂溶性，在处理切片时注意避免示踪物质的溶解流失，可用改变切片方法或染色与显影的先后顺序去灵活解决。

组织切片法可分为石蜡切片和冰冻切片，常以组织学常规方法制备器官组织石蜡切片，脱蜡后进行自显影制备，可选用液体

乳胶浸膜法、湿贴法或剥膜乳胶法。冰冻切片则将切片贴在事先涂有薄层明胶的载玻片上，冻干后，选用接触法或液体核乳胶浸膜法制备自显片；也可将冰冻切片直接贴在核乳胶干板上即干贴法制备自显片。然后进行曝光、显影、定影等处理，组织染色后进行镜下阅片分析。

（杨占山）

bīngdòng zǔzhī fàngshè zìxiǎnyǐng

冰冻组织放射自显影（freezing tissue autoradiography）

如果在观察标本中含有挥发性或脂溶性标记物，则需要对标本的冻结应当迅速，使用液氮与异戊烷作致冷剂，使组织迅速达到-150℃左右的超低温，随即制取冰冻切片。在放置薄薄的保护层后，必须保持在超低温-80℃条件下干燥曝光，这样可以防止标本中挥发性和脂溶性标记物扩散的过程。

冰冻组织放射自显影可分为冰冻整体放射自显影、冰冻脏器放射自显影和冰冻微观放射自显影。冰冻微观放射自显影的特点是所制备的冰冻切片可以保持机体在生存状态时，细胞中放射性核素原始状态的确切位置，而如果使用固定液固定冰冻切片中的组织细胞时，就会引起细胞中放射性核素的易位或丢失。为此需要应用甲醛液的蒸气或在37℃条件下产生的纯乙醇蒸气，在密闭容器中固定冰冻切片标本，这样就可以达到固定组织细胞的目的而又不引起放射性核素在细胞中的易位或丢失。

（杨占山）

shílà bāomái zǔzhī fàngshè zìxiǎnyǐng

石蜡包埋组织放射自显影

（embedding tissue autoradiography）

石蜡包埋放射自显影是最常用的放射自显影，一般分为

石蜡包埋整体放射自显影、石蜡包埋脏器放射自显影和石蜡包埋微观放射自显影。通常先将含有放射性标记物的整体小动物、组织脏器置于10%中性甲醛液中固定，再经系列酒精脱水后，即可转入二甲苯中作透明处理，随后浸蜡和包埋。制备的整体或脏器石蜡切片用火棉胶薄保护层处理，然后与感光片接触压紧曝光；制备的微观放射自显影石蜡切片置于载玻片上固定，再应用二甲苯脱蜡，梯度酒精回水，浸渍火棉胶薄保护层，涂敷液体核乳胶，经曝光、显影、定影和染色，镜下观察。

（杨占山）

diànjìng fàngshè zìxiǎnyǐng

电镜放射自显影 （electron microscopic autoradiography）

放射自显影与电子显微镜相结合的一种新技术。又称为亚微观放射自显影术。此法的分辨率可达 $0.05 \sim 0.1 \mu m$，能分辨 DNA 分子的一条链，故又称为"分子自显影法"。当需要揭示放射性示踪剂在细胞内亚微结构中的定位时，就必须应用电子显微镜放射自显影技术来解决。因为电镜放射自显影能从亚细胞水平对细胞内的各种细胞器、核、质膜以及从生物大分子水平进行放射性同位素的示踪研究。电镜放射自显影技术能够显示示踪剂在各种超微结构中的分布情况，进一步阐明结构与功能的关系，因而是细胞学研究的重要手段之一。

制备要求 电镜放射自显影要求的分辨力极高，因而在自显影片制备过程中，应选用银粒较细的专用核乳胶，制备成单层乳胶。

电镜放射自显影专用的核乳胶一般要求银晶体的直径在160nm 以下，目前最细的达

50～60nm，国产 HW-4 型与英国产的 Ilford L-4 近似，银晶体直径为 140nm。在电镜放射自显影中所用的乳胶层要薄到只有一层溴化银晶体的厚度，称为单层乳胶。在单层乳胶中，溴化银晶体应彼此接近，既不重叠，又不留下没有溴化银晶体的空隙。只有使用这样的乳胶膜，才能使超微结构中体积极小的放射源的射线只射在距离最近的银晶体上，而不作用于其他银晶体，以减少影像的交叉和重叠，从而提高分辨力。

电镜标本的制备与一般组织切片不同，标本固定多用戊二醛，用缓冲液冲洗，锇酸再固定，冲洗，系列丙酮或系列酒精脱水，浸透，用环氧树脂或甲基丙烯酸酯包埋，整修组织块，制备 50～100nm 切片，将切片沾取在铜网上，真空喷碳或用 Formvar 膜加固，染色，电镜观察。

操作方法 电镜自显影制备的主要关键操作是单层乳胶的制备，多用下述两种方法。

浸膜法 先将带有放射性核素的切片用醋酸铀溶液染色，继之喷涂碳膜加固，将处理完善带有标本切片的玻璃片浸入稀释好的电镜乳胶中，匀速缓慢垂直提出，保持垂直位待干，完成曝光，显影、定影等处理，进行电镜观察。

金属环法 用白金丝或不锈钢丝制成金属环，浸入稀释好的电镜乳胶中，垂直轻轻提出，环内则有一单层乳胶膜，将此膜敷在处理完善的含有标本切片的铜网上，4℃曝光，再进行显影、定影等处理，最后电镜观察。

随着放射自显影技术的改进，以及免疫组织化学、生物化学和分子生物学技术的发展，放射自显影技术在生命科学、分子生物

学领域的应用日趋广泛和普及，在生物医学和基础与临床医学研究等领域必将会开拓更广阔的应用前景。

（杨占山）

yíngguāng zēngmǐn fàngshè zìxiǎnyǐng

荧光增敏放射自显影 （fluorescence sensitized autoradiography）

当生物机体摄入低放射性活度核素或其标记物时，应当采用荧光增敏放射自显影技术进行物质示踪研究，这是由于荧光增敏放射自显影的影像效果明显高于一般放射自显影。荧光增敏放射自显影的途径有两种，第一种途径是将闪烁液直接掺入到液体核乳胶中的荧光增敏法，关键是在选用亲水性的二氧六环作为闪烁剂的溶剂，使闪烁液与液体核乳胶充分混匀，这种荧光增敏效果可比一般的微观放射自显影提高近一个数量级，从而可显著缩短曝光时间。第二种途径是将标本在闪烁液中作浸泡处理，也可得到荧光增敏作用，但其效果却显著低于前者。其原因是放射自显影乳胶标本经闪烁液浸泡处理后，在室温挥发时可析出针状结晶，从而形成许多空隙，致使核辐射激发荧光的概率减少，因此荧光增敏效果就明显降低。而将闪烁液直接掺入液体核乳胶的荧光增敏法，由于二氧六环闪烁液可与液体核乳胶充分混匀，乳胶中有明胶基质混悬，在这样的条件下析出结晶的可能性就小得多，所以其荧光增敏效果就显著提高。

荧光增敏放射自显影方法需首先制备低放射性活度核素的组织冰冻切片或石蜡包埋切片标本，浸渍火棉胶薄保护层，在液体核乳胶中加入适量的二氧六环闪烁液，然后涂敷液体乳胶层，曝光、

显影、定影、染色和镜下观察。

(杨占山)

双标记放射自显影 (double tracing autoradiography)

shuāngbiāojì fàngshè zìxiǎnyǐng

将两种放射性核素或其标记物引入生物机体，取其标本制作的放射自显影。当需要研究机体在同时摄入两种放射性核素掺入组织器官和细胞的示踪区别时，应当采用双标记宏观或微观放射自显影。通常根据两种放射性核素辐射类型不同、能量不同、半衰期不同以及分布定位不同等特性，进行双标记放射自显影的示踪研究。例如，不同核素的双标记放射自显影，是应用 α 和 β 不同核素或它们的标记物摄入生物机体，制备的组织切片一次涂敷液体核乳胶，即可同时观察分析 α 和 β 核素的定位区别。这是由于 α 粒子的电离密度大，在乳胶层中形成的银粒呈紧密排列的直线状径迹，而 β 粒子的电离密度小，在乳胶层上就只显示出的银颗粒呈散在针尖点状径迹。根据镜下径迹的不同，可以判定不同核素在组织或细胞内的定量和定位。

双标记放射自显影可分为双标记宏观彩色放射自显影、双标记宏观冰冻放射自显影、双标记宏观石蜡包埋放射自显影和双标记微观放射自显影。

(杨占山)

中子诱发放射自显影 (neutron induced autoradiography)

zhōngzǐ yòufā fàngshè zìxiǎnyǐng

当样品中稳定性核素受到中子轰击后，可转变成放射性的核素，通过活化生成的放射性核素的半衰期、衰变类型与能量等衰变特性进行测量或自显影鉴定，可定量地测出原样品中某一种或几种元素的含量的过程。又称中子活化放射自显影术 (neutron activation autoradiography)。是一种将活化分析与放射自显影相结合的实验技术。利用这种原理检测样品中的痕量元素或微量样品中的化学组成的技术称为活化分析法。用于活化分析的辐射源可以是慢中子、快中子、质子、氘子、氚子、α 粒子、高能的 X 射线或 γ 射线等，其中应用最多的是中子，特别是慢中子。活化分析通常使用的是 (n, γ) 反应，即产物核素是受照射核素的放射性同位素，例如 ^{127}I (n, γ) ^{128}I, ^{23}Na (n, γ) ^{24}Na 等。多数 Z 值大于 10 的元素当用中子活化时都呈现较大的截面，但组成生物组织的四种主要元素，即 H、C、N 和 O，其 Z 值都小于 10，故不再用中子活化法分析。活化分析主要用于分析生物样品中的痕量元素，例如 Zn、Cu、Mn、Mo、Co、Cd、Cr、F、Ni、Rb 和 Si 等。这些元素的含量可能低于普通分析方法的最小检测量，而用活化分析法则有可能准确测出其含量。活化分析已逐渐在一些大型医院的血、尿、组织样品的常规检验中发挥作用，例如对人的头发中所含的 As、Zn、Cl、Hg、Pb 等痕量元素的分析，可作为监测污染源或食物、药品中某些元素摄入量的依据。利用活化分析检测 As 含量时，仅需 1~2mm 长的一小段头发样品，利用 ^{75}As (n, γ) ^{76}As 反应，产物的半衰期为 26 小时，可很容易地被定量测定。活化分析在农业上可用于研究农药在农作物上的代谢和分解，及其在农畜产品中之残留，研究微量元素在植物体内的生理过程，以及土壤中必需微量元素如 Li、B、Mo、Co 和 Cu 等的含量。在工业上可用于食品工业中对有毒元素的检验和鉴定

等。在环境科学上用于研究大气、水、土、生物体的污染源，以及痕量元素与某些地方病的关系等。活化分析的灵敏度取决于活化类型、活化元素的感应活度及探测仪器的效率。感应活度又受轰击粒子的通量、靶元素的活化截面、辐照时间以及样品中靶原子的数目等影响。一般情况下慢中子的活化分析灵敏度可达 10^{-6} ~ 10^{-11} g，快中子活化分析可达 10^{-3} ~ 10^{-6} g。

(杨占山)

放射免疫测定法 (radioimmunoassay, RIA)

fàngshè miǎnyì cèdìngfǎ

根据同位素标记的与未标记的抗原同抗体发生竞争性抑制反应的原理，定量测定受检标本中抗原的方法。放射免疫测定法既具有免疫反应的高特异性，又具有放射性测量的高灵敏度，因此能精确测定各种具有免疫活性的极微量物质。一般化学分析法的检出极限为 10^{-3} ~ 10^{-6} g，而放射免疫测定法通常为 10^{-9} ~ 10^{-12} g。放射免疫测定法操作简便，可制成配套试剂盒，一次性分析大量标本，反应时间短，测量和数据处理易于实现自动化。

发展历史 1959 年，美国学者亚洛 (Yalow) 和伯森 (Berson) 创立了放射免疫测定法，并首先用于糖尿病患者血浆中胰岛素含量的测定。这是医学和生物学领域中方法学的一项重大突破，它使得那些原先认为是无法测定的极微量而又具有重要生物意义的物质得以精确定量，使人们有可能在分子水平上揭示生命现象的生化生理基础。1977 年，这项技术的发明者荣获诺贝尔生理学或医学奖。随后这一崭新的技术迅速渗透到生物医学乃至生命科学的各个领域。放射免疫测定的

物质，由激素扩大到几乎一切生物活性物质。

原理　放射免疫测定的基本原理是标记抗原和非标记抗原对特异性抗体的竞争结合反应。当标记抗原、非标记抗原和特异性抗体三者同时存在于一个反应系统时，由于标记抗原和非标记抗原对特异性抗体具有相同的结合力，因此两者相互竞争结合特异性抗体。由于标记抗原与特异性抗体的量是固定的，故标记抗原抗体复合物形成的量就随着非标记抗原的量而改变。非标记抗原量增加，相应地结合较多的抗体，从而抑制标记抗原对抗体的结合，使标记抗原抗体复合物相应减少，游离的标记抗原相应增加，亦即抗原抗体复合物中的放射性强度与受检标本中抗原的浓度呈反比。若将抗原抗体复合物与游离标记抗原分开，分别测定其放射性强度，就可算出结合态的标记抗原（B）与游离态的标记抗原（F）的比值（B/F），或算出其结合率［B/（B+F）］，这与标本中的抗原量呈函数关系。用一系列不同剂量的标准抗原进行反应，计算相应的 B/F，可以绘制出一条剂量反应曲线。受检标本在同样条件下进行测定，计算 B/F 值，即可在剂量反应曲线上查出标本中抗原的含量。

应用　据不完全统计，目前至少已有 300 多种生物活性物质已建立了 RIA。几乎能应用于所有激素的分析（包括多肽类和固醇类激素），还能用于各种蛋白质、肿瘤抗原、病毒抗原、细菌抗原、寄生虫抗原以及一些小分子物质和药物的分析，应用范围还在不断扩展。

发展趋势　近年来由于小分子半抗原制备抗体的技术有很大的发展，有人预测几乎所有的生物活性物质，只要其含量不低于 RIA 的探测极限，都可建立适当的 RIA 法。RIA 也存在一些缺点，只能以免疫反应测得具有免疫活性的物质，对失去免疫活性的物质是测不出的，还需注意防止放射性核素污染等问题。尽管如此，RIA 作为一种超微量分析方法，随着科学技术的进步，将会得到更加广泛、深入的发展。

（杨 巍）

fàngshè biànyìngyuán xīfù shìyàn

放射变应原吸附试验 （radioallergosorbent test，RAST）　放射变应原吸附试验是将纯化的变应原借助于化学基团交联在固相载体上，与待检血清发生反应，如血清中存在针对变应原的特异性 IgE，则与交联于固相载体上的变应原相结合，再加入放射性同位素标记的抗 IgE 抗体，最终形成"固相载体-变应原-sIgE-同位素标记的抗 IgE 抗体"复合物，然后用 γ 计数器测定结合的同位素活性。放射性活度越大，表明 sIgE 含量越高，在标本放射活性高于正常人均数 3.5 倍时判定为阳性，也可通过标准曲线求出待检血清中特异性 IgE 的含量。

发展历史　1967 年，瑞典乌普萨拉大学学者约翰逊（Johansson）和本尼奇（Bennich）创立了 RAST，并首先用于过敏性疾病中特异性 IgE 抗体的体外测定。后经不断改进与发展，RAST 已成为国际上广泛使用的特异性过敏原体外测定方法。

原理　交联于固相载体的可溶性变应原与含有针对变应原的特异性 IgE 标本反应，加入同位素标记的抗人 IgE 抗体，使其与变应原上的 IgE 相结合，用 γ 计数器测定结合的同位素活性，待测标本中特异性 IgE 的浓度与测得的同位素活性成正比。

应用　放射变应原吸附试验是特异性过敏原体外测定方法之一，是国外首选的体外诊断方法。它同其他体外测定方法一样，最大的优点是绝对安全，可完全避免体内方法可能发生的过敏反应，同时不会有使病人致敏或增加病人敏感性的危险，尤其对高度敏感的儿童患者更为适宜。该试验不受对症治疗用药的影响，敏感性，特异性和重复性均很高，与支气管激发试验的符合率为 80% 左右，与皮肤试验的符合率在 70%~80%，与白细胞组胺释放试验的相关系数为 0.84。该试验使用离体血清，便于运输和保存，易于自动化，因此在国外是广泛应用的特异性变应原测定方法。

发展趋势　不是所有的变应原都适用 RAST，如药物、细菌等并不适用。另外，该试验费用较高，需要使用放射性同位素，其具有一定的半衰期，操作和处理均需要专门的设备，较费时，一般需一天时间才能得出结果，使其广泛应用受到一定的限制，国内难以常规应用。

（杨 巍）

fàngshè pèitǐ jiéhéfǎ

放射配体结合法 （radioligand binding assays，RBA）　放射配体结合法是利用放射性同位素标记的配体与相应受体之间的特异性结合反应，对受体分子进行定量和定位分析研究的一项灵敏、可靠的技术。RBA 的出现使受体的研究从间接观察进入直接观察，从宏观进入微观，许多不易或无法用生理或药理效应进行观察的受体得以精确定量，进而对受体分子进行纯化，分析结构。在药物设计、作用机制、生物效应及

疾病的病因探讨，诊断和治疗等方面的应用已有较大进展。

发展历史 RBA 始于 20 世纪 60 年代初，60 年代后期在理论和方法上取得了较大突破，70 年代是 RBA 迅速进步，方法学趋向成熟的大发展时期。从 80 年代起，RBA 成为受体和受体与配体相互作用的基础研究不可缺少的手段之一。与此同时，RBA 也得到进一步的发展。

原理 RBA 的原理与放射免疫分析相似，只是以受体代替抗体使用，配体与受体的结合同抗原抗体反应一样具有特异性。所以，通过放射性同位素标记的配体在一定条件下与特异的受体进行竞争性结合反应，可对受体分子进行定量分析。

应用 RBA 可用于测定受体的亲和常数、解离常数、受体结合数以及定位分析等。根据研究目的的不同，RBA 分为定量 RBA 和定性 RBA 两类：定量 RBA 是在已知配体与受体反应性质的基础上，通过结合反应得知一定量的组织或细胞能与该放射性配体结合的受体数，称结合位点数，亲和力则以平衡解离常数表示。定性 RBA 则通过结合反应的量效关系，即加入反应系统内的放射性配体与生成的放射性复合物的放射量之间的关系，以及某些参数的变化等来判断受体的类型（含亚型）、单位点或多位点系统、受体与配体相互作用的特点等。只有 RBA 能直接观察受体的数量和亲和力，因此这一技术目前仍在广泛地应用，且在不断地发展。

发展趋势 由于配体除与受体特异性结合，还与其他成分，如杂蛋白，反应器等非特异性结合，因此 RBA 的敏感性不及 RIA。此外，受体在制备和储存过程中结构容易发生改变，放射性核素标记的配体在使用和存放过程中，因核素的脱落和衰变也易失活，导致实验结果不稳定。故除特殊需要外，RBA 较少用于常规临床检查。然而，由于同一组织或细胞上有不同的受体，某种组织的制剂可用多种配基作受体结合分析，还因为人和动物间的受体存在相容性，所以用动物受体制剂研究所取得的知识多数可用于人类。受体制剂的这种多用型，对发现未知物质，受体亚型的分析，研究激素构造及探讨生物活性等，提供了一种非常有效的研究手段。

（杨巍）

fàngshèxìng shòutǐ cèdìngfǎ

放射性受体测定法 （radioreceptor assays，RRA）

利用放射性同位素标记的受体对相应配体进行定量分析的一种竞争性结合体外放射分析技术。受体是存在于细胞膜表面、细胞质或细胞核内的生物活性物质，其功能是和细胞外的信息分子配体特异性结合，然后将信息转变为生物效应。受体现已可从细胞或组织中分离、提取，进行定量和定位分析。

发展历史 RRA 始于 20 世纪 70 年代，是用受体作为特异结合试剂来对配体进行定量检测的方法。自 1970 年莱夫科维茨（Lefkowitz）等用 RRA 测定血浆中促肾上腺皮质激素的浓度以来，RRA 几乎都应用于激素的微量分析。

原理 放射受体分析的原理与放射免疫分析相似，配体与受体的结合同抗原抗体反应一样具有特异性，所以通过放射性同位素标记的受体在一定条件下与相应配体进行竞争性结合反应，可对配体进行定量分析。

应用 由于受体的亲和力组织间差别不大，选择余地小，而且受体与响应配体结合的专一性又不及抗原抗体间的结合，故 RRA 的灵敏度比 RIA 小 10～100 倍。加之 RRA 在方法学上还有一些特殊要求，造成实验的稳定性、重复性均不及 RIA。所以，作为单纯的定量方法，基本上已被 RIA 取代。但是，受体与相应配体的结合反应速度很快，又代表了被测配体的生物活性，这两方面又优于 RIA。因此，在研究物质的结构与功能的关系上，RRA 明显优于 RIA，正日益受到重视。

发展趋势 RRA 作为单纯对配体的定量方面不及 RIA 而较少使用。但对于以下情况，却不失为有效的研究手段。某些小分子激素无法制备抗体，或存在交叉反应使得 RIA 无法测定时，可用 RRA 法；研究蛋白激素及其亚单位的种属差异、生物活性强弱及亚单位重组后的生物活性变化等，RRA 能给出满意的结果。RRA 可用于筛选和检测激素的激动剂和拮抗剂。RRA 测定受体抗体日益受到重视，对于某些疾病的病因研究、诊断、疗效监测与预后判断等都有重要作用。目前确定产生受体抗体的疾病，如 Grave 病（TSH 受体抗体），重症肌无力（乙酰胆碱受体抗体）等，检测受体抗体的 RRA 试剂盒已商品化并应用于临床。

（杨巍）

fàngshèxìng biāojìfǎ

放射性标记法 （radioactive labeling）

凡是分子中某一原子或多个原子或其化学基团被其易辨识的放射性核素所取代的方法。而得到的产物，称为标记化合物。这种取代过程称为标记（labeling)。如 $CH_3 \cdot {}^{14}COOH$ 是放射性 ${}^{14}C$ 的标记化合物；$CH_3 \cdot {}^{13}COOH$ 则是稳定核素 ${}^{13}C$ 的标记化合物。其中 ${}^{14}C$ 和 ${}^{13}C$ 均为标记原子。

按照核素的标记位置不同，将放射性标记分为以下几种：①定位标记（specific labeling），即分子中的标记原子限定在指定的位置上。常用"S"表示，如 $1\text{-}{}^{14}C$（S）-乙酸或 $1\text{-}{}^{14}C$-乙酸。表示 1 位碳原子被 ${}^{14}C$ 标记。②准定位标记（nominal labeling），在 ${}^{3}H$ 标记中，理论上应获得预期的定位标记分子，实际上，${}^{3}H$ 在预期位置上的分布，有时低于化合物中 ${}^{3}H$ 总量的 95%，或百分比值不详。此类标记称准定位标记，用"n"表示。是一种名义上的定位标记。③均匀标记（uniform labeling），是一种非定位标记（non-specific labeling），指整个分子中的某元素所有的原子均被放射性核素取代，或是放射性原子在分子中均匀地分布或是达到统计学上的均一性。应用"U"表示，如［$U\text{-}{}^{14}C$］-乙酸。④全标记（general labeling），是非定位标记，指分子内所有相同的氢原子都可被氢-3 取代，机遇各不相同。不具有统计学上的均一性。用"G"表示，如［$G\text{-}{}^{14}C$］-乙酸。⑤双标记或多标记（double labeling or multiple labeling）指在标记化合物内引入两种或两种以上的元素的同位素，或引入一种元素的两种或两种以上的同位素原子，如 ${}^{15}NH_2{}^{14}CHCOOH$。生物医学示踪研究中，有时将一种化合物的两种或两种以上单标记物混合起来应用，通常也称为双标记或多标记物。

按照标记核素的过程不同，将放射性标记分为以下几种：①化学合成标记（chemical synthesis），此方法是通过化学反应将放射性核素引入化合物中，就是将放射性核素的初始原料，通过特定的工艺步骤和技术路线，合成所需要的标记化合物。通过本方法可以进行定位标记，但合成步骤较多。碳-14，氢-3 标记化合物常用此方法进行合成标记。②同位素交换标记（isotope exchange）指两种不同分子之间同一元素的同位素互相替代的过程，利用这个交换过程直接把某种特定的放射性核素引入化合物中。该方法操作快速、简便。在放射性核素半衰期短、化学合成步骤多的情况下，该方法的实用意义更大，获得的标记产物是同位素标记物。适用于大量有机化合物或天然产物的氢-3 标记，是制备氢-3 标记化合物的重要方法。③生物合成标记（biosynthesis），该方法是利用酶、微生物、动植物的生理代谢过程，引入放射性核素作为原料合成有机化合物。特别是对目前尚不能用人工方法合成的物质，如某些激素、蛋白质、抗生素、核酸、维生素等，生物合成法则成为其唯一的制备方法。在酶的催化下，该方法合成的标记化合物大都是具有旋光性的异构体，产物不必经过分离。用微生物或动植物进行生物合成的缺点是产额低，标记位置不易控制，易造成污染。此外，还有加速离子和热原子反冲标记法。实际上，这种反冲标记法与中子活化标记、辐射诱发激活标记一样，都属于辐射合成标记法。一般多用于化合物的氢-3 标记，如甾族化合物、激素和维生素的氢-3 标记。

按照取代原子与被取代原子的关系，可把放射性标记化合物分为两类。①同位素标记化合物（isotopic labeled compound），指化合物中某元素的稳定同位素原子被同一元素的放射性同位素原子取代，称为同位素标记化合物。取代前后的化合物，在理化性质上完全相同（同位素效应除外），这类标记称为同位素标记（isotopic labeling）。如葡萄糖分子中的 C，H 分别被碳-14，氢-3 取代，尿素中的碳被碳-14 或碳-13 取代，都得到了同位素标记化合物。②非同位素标记化合物（nonisotopic labeled compound）该类标记化合物是用化学性质相似或根本不同的放射性核素取代原化合物中所含的某元素的稳定核素原子，这种标记称非同位素标记（non-isotopic labeling）。此类标记化合物即非同位素标记化合物，如 ${}^{125}I\text{-}IgG$（免疫球蛋白）。非同位素标记又称非理想标记，得到的标记化合物在理化和生化性能上与原化合物有一定的差异，存在化学修饰，在机体内的生物学行为也有所不同，但严格控制质量，仍能在医学中得到广泛应用。

（许玉杰）

fàngshèxìng shìzōngjì

放射性示踪剂（radioactive tracer）

使用放射性核素替换或连接到特定化合物的分子上得到的与特定化合物化学性质、生物学行为相同或相近似的物质。示踪剂（tracer）是一些有特殊标记、很容易被测定并易与其他核素和化合物区分的物质。广义说，在一个各种物质组成的混合体中，能起标识作用，并能被研究者观测到的物质都可算作有示踪意义的物质即示踪剂。因而它具有代表性，在示踪实验过程中可以反映特定化合物在反应体系或生物体内的真实过程。如用碘-125 标记到抗体上作为放射性示踪剂，研究抗体在体内的代谢过程；也有在研究特定核素的化学或生物学行为时，直接使用特定核素的放射性同位素作为示踪剂。如研究铁在体内的过程，可以使用铁-59 这一放射性同位素作为放射性示踪剂。由于放射性示踪剂测量时，灵敏、方便，并且可以定量、定位，所以是进行示踪实验时较常用、可靠的示踪剂。放射性示踪剂可以是用放射性同位素替换化合物中的稳定同位素而获得的放射性同位素示踪剂，如^{3}H-蛋氨酸，也可以是其他放射性核素连接到特定化合物的分子上得到的非同位素放射性示踪剂，如^{125}I-蛋氨酸，毫无疑问，后者有一定的化学修饰，分子量发生了较大的变化，性质发生变化。而前者的代表性更好，进行示踪实验得到的结果更加符合被代表物质的实际状况。

特点 进行放射性示踪实验过程中所使用的放射性示踪剂应该具备以下几个特点：标记技术简便、实用、廉价、安全，获取方便；能制成高比活度和高放射化学纯度的标记物；引入反应体系或生物体内后不影响体系或机体原有的化学反应或代谢过程，也不影响被示踪物质的行为；引入体内后在足够长的时间里保持稳定；引入体内后，现有探测技术能够测量或从生物样品中定量分析。但是，严格地讲，很少有哪一种放射性示踪剂能完全满足上述条件，进行研究时只能根据具体情况，有所侧重地选取具有特定优点的放射性示踪剂。

尽管由于放射性衰变和放射性危害等问题，在进行一般的示踪实验时，目前也有使用其他化学基团如荧光分子标记特定的化学物质作为示踪剂，但放射性示踪剂尤其是放射性同位素示踪剂具有独特的优势，在进行示踪实验时特别是药物代谢研究时无可替代。

当然，也有使用稳定同位素标记特定化合物作示踪剂，称为稳定同位素示踪剂（stable isotope tracer），可借助质量分析仪，如质谱仪、气相层析仪、气-质联用仪、液-质联用仪和核磁共振仪等定量测定分析。

用途 放射性示踪剂可以用于工业、农业、环境保护、物理、化学和生物医学基础研究，以对被示踪物在研究体系中吸收、分布、运输转运、代谢、排泄等进行动态和定量的观察。获得国家食品与药物监督管理局批准文号的放射性示踪剂称为核药物，可以用于临床核医学体外分析、核医学影像诊断和治疗。

（许玉杰）

fàngshèxìng wùzhì

放射性物质（radioactive substance） 那些含有放射性核素，能自然的向外辐射能量，发出 γ 射线、X 射线、β$^-$ 射线、β$^+$（正电子）射线、中子、质子等射线的各类物质。放射性物质是一个宽泛的概念，包括各种用放射性物质作为原料制成的物品，被放射性核素污染的各类物质，也包括含放射性核素的矿山原料。但由于放射性核素广泛存在于自然界，活度超过多少才是放射性物质，需要确切的界定，以便于对放射性物质的运输和管理。

1996 年 7 月国际原子能机构（IAEA）发布新的安全运输规程，对"放射性物质"进行了定义。对每种放射性核素规定两个限值，将放射性物质定义为放射性比活度或放射性活度分别超过"基本放射性核素值"表中豁免物质的

放射性比活度和托运货物的豁免放射性活度限值的任何物质。在1996 年 IAEA 6 号丛书中的基本放射性核素值（Basic Radionuelide Value）表中列出了 380 多种放射性核素的豁免放射性比活度或豁免放射性活度，超出的就属于放射性物质。而对于含有多种放射性核素的混合物质，可以通过公式计算得到：

$$X_m = \frac{1}{\sum_i \frac{f(i)}{x(i)}} \qquad (1)$$

式中：X_m 为核素混合物的豁免放射性物质放射性比活度或托运货物豁免放射性活度限值；$f(i)$ 为 i 核素在混合物中的份额；$x(i)$ 为 i 核素的豁免放射性比活度或豁免放射性活度。

中国于 2004 年发布了相关的国家标准 GB 11806—2004，与 IAEA 6 号丛书 NO. ST-1 对放射性物质的定义一致。而对于建筑材料、医用材料、食品等方面放射性物质的定义，参考相应的国家标准。

（许玉杰）

fàngshèxìng chénjīwù

放射性沉积物（radioactive fallout） 爆炸或核武器实验爆炸、或反应堆重大核事故后形成或溢出的放射性核素，在高温下气化，分散于火球内，当火球冷却成烟云时，与烟云中微尘以及由地面上升的尘土凝对，随风或大气环流在全球范围内扩散，并受重力作用向地面沉降，逐步沉积到扩散区域的地表、水面等地的放射性微粒。又称为放射性落下灰。特别是在近核试验场下风向和周围地域沉积了更多的放射性核素。由此造成空气、地面、水源、各种物体和人体的沾染称为放射性

沾染（radioactive contamination）。放射性沉积物也包括苏联切尔诺贝利和日本福岛核电站事故后产生的包括混合裂变产物在内的放射性核素。

放射性沉积物中的放射性核素由混合裂变产物、感生放射性核素和未裂变的核装料三部分组成。每一种放射性核素均按照其自身固有的衰变规律发生衰变，并放射出各种射线。随着时间的延长，短半衰期的放射性核素不断衰变，其放射性活度逐渐下降，而长半衰期的放射性核素在沉积物总放射性活度中的比例逐渐增加。通常，将核爆炸不久形成、并在局部沉降的放射性核素称为早期沉积物（early fallout），主要包括半衰期较短的混合放射性碘（如碘-131、碘-123、碘-121、碘-112 等）、碲-132、钼-99、锆-95、铌-95、钡-140、镧-140 等核素。而将存放或在空气中飘浮时间较久、远处扩散的放射性核素称为延迟沉积物（delayed fallout），它常常指全球性沉降（worl-wide fallout），主要包括锶-89、锶-90、铯-137、铈-144、镨-144、钷-147、钌-106、铑-106 等半衰期较长的放射性核素。当然，放射性沉积物中放射性核素的组成、活度也与核弹或反应堆的装料性质、运行时间等有关。放射性沉积物主要发射 β、γ 射线。试验证明，在核爆后 1～5 000 小时内，地面辐射级（即剂量率）的衰变可用"六倍规律"粗略估算，即时间每增加 6 倍，辐射级降至原来的1/10。如某处爆后 1 小时辐射级为 80cGy/小时；爆后 6 小时降到8cGy/小时；爆后 36 小时降到0.8cGy/小时。

放射性沉积物粒子呈球形或椭圆形微粒，粒径大小与爆炸方式有关，地爆的粒径较大，自几微米至几毫米；空爆的粒径较小，仅为几微米至几十微米。颜色与爆区土壤有关，可呈黑色、灰色或其他颜色。溶解度与沉积物的粒径大小，放化成分以及溶剂的酸碱度有关。水中溶解度较低，仅为 10% 左右，在酸性溶液中溶解度较高，如在 0.1N 的盐酸溶液中溶解度为 35%～60%。微粒内放射性物质分布均匀，放射性比活度随其粒径的增大而减小，爆后 1 小时的沉积物，地爆的比活度为 $10^7 \sim 10^{10} Bq/g$。

放射性沉积物中的放射性核素可以各种方式作用于环境和各种生物包括人体，造成环境污染和人体损伤。放射性沉积物一方面具有一定的放射性（特别是早期放射性沉积物），可以具有一定强度的外照射（主要是 γ 射线），导致机体的损伤；也可以污染体表皮肤，导致表皮的损伤（主要是 β⁻ 射线）；更加特别的是人体可以直接吸入、伤口污染或通过食物链摄入多种放射性核素，并在一些重要的或特定的组织、器官沉积，导致内照射辐射损伤。有研究表明，冷战时期核试验所产生的放射性沉积物事实上让所有地球人都受到了照射，并导致癌症发病数量增加，特别是白血病和甲状腺癌发病数量增加。

（许玉杰）

fàngshèxìng huódù

放射性活度（radioactivity）

处于某一特定能态的放射性核素在单位时间内的发生衰变的原子核的数量。用符号 A 表示。即放射性核素的放射性强度，是表示放射性核素特征的物理量，是放射性物质的固有属性，只与放射性物质的多少（浓度）有关，而与温度、压强等外界条件无关。

如果一个放射性源在 t 时刻含有 N(t) 个原子核，则此放射源的放射性活度为：

$$A(t) = -dN(t)/dt = \lambda N(t)$$

将 $N(t) = N_0 e^{-\lambda t}$ 代入，

$$A(t) = A_0 e^{-\lambda t}（A_0 是放射源的初始活度）$$

放射性活度的单位，历史上曾多次修改完善。1950 年"国际放射性标准、单位与常数委员会"定义居里（Ci）是放射性单位，指任何放射性核素每秒发生 3.7000×10^{10} 衰变的量"。1975 年第十五届国际计量大会（General Conference on Weights and Measures）通过决议，规定放射性活度的国际单位（SI）为秒的倒数（s^{-1}），称为贝克勒尔（becquerel，Bq），简称贝可。定义放射性元素每秒有一个原子核发生衰变时，其放射性活度即为 1Bq。实际工作中为了方便，经常用到放射性比活度或放射性浓度，它表示单位质量某种物质的放射性活度，或单位体积某种物质的放射性活度。

由于有些放射性核素一次衰变释放多个粒子或 γ 光子，因此，用放射探测器实验计数所得的不是该核素的放射性活度，还需利用放射性衰变规律加以计算。

（许玉杰）

fàngshè jìliàngxué

放射剂量学（radiation dosimetry）

用理论或实践的方法研究电离辐射与物质相互作用过程中能量传递的规律，并用来预言、估计和控制有关的辐射效应的学科。曾称辐射剂量学。放射剂量学研究的主要内容包括：电离辐射能量在物质中的转移、吸收规律；受照物质内的剂量分布及其与辐射场的关系；辐射剂量与有关的辐射效应的响应关系以及剂量的测量、屏蔽计算方法等。从而为研究辐射效应的作用机制、实施辐射防护的剂量监测和评价、进行放射治疗与辐射损伤的医学诊断和治疗，提供可靠的科学依据。

发展历史 早在1895年11月，德国物理学教授伦琴（Roentgen）发现一种眼睛看不见但能穿透物质的射线。因不知其名，故称为X射线。随后不久便发现了X射线会使空气电离而导电。紧接着在1896年2月，法国科学家贝克勒尔（Becquerel）发现铀的化合物会发出一种不同于X射线，但也具有穿透能力使照相底片感光的射线。1898年7月在法国巴黎，居里（Curie）夫妇两人首次自沥青铀矿中提炼出一种新元素，命名为钋（Po）以纪念居里夫人的祖国波兰。同年12月又成功地分离出另一新元素镭（Ra）。放射性这个名词就是居里夫人所创的。放射性和X射线被发现后很快就在医学中得到应用，医学界当时将电离辐射视作一种"药剂"，对它量度的术语又称为"剂量"并流传至今。尽管现在的放射剂量概念与当初的概念完全不同，但此术语仍然未变，只不过赋予了更深和更广的含义。

放射剂量学中所涉及的辐射是能直接或间接引起物质原子电离的辐射，通常指X、γ、α、β、正电子、质子和中子等辐射；它不涉及紫外、可见光、红外、电磁及微波等非电离辐射。通常将能直接或间接引起物质原子电离的辐射成为电离辐射。放射剂量学的基础是电离辐射与物质的相互作用。

电离辐射与物质的相互作用

直接电离粒子与间接电离粒子与物质相互作用的过程。其基本过程可以用图1来说明。间接电离粒子中的X和γ光子与物质相互作用主要有光电效应、康普顿效应和电子对效应三种过程；中子与物质相互作用主要有核反应和弹性散射二种过程。间接电离粒子与物质相互作用后将产生重带电粒子（质子和α等）、β和正电子等带电的直接电离粒子。直接电离粒子与物质相互作用将产生物质的电离、激发、DNA损伤和热效应，这些就是辐射生物效应的物理基础。定量的描述产生生物效应过程关键是明确相关的量和单位。

辐射量及单位 将这些量分为3大类，一是基本的物理量，二是辐射防护量（包括防护实用量和评价量），三是医学和生物学中的常用剂量学量。物理量和防护实用量都是可以实际测量的量；而其他的剂量学量只能基于这些可测量的量和一些转换系数进行计算。吸收剂量、注量和比释动能，是辐射剂量学中最基本的物理量，这些量都有严格的物理定义，过去曾使用过的照射量也是

物理量。其他的量，都是为了不同的目的，在特定情况下衍生出来的量。例如，三个实用量，周围剂量当量、定向剂量当量、和个人剂量当量都是设定人体躯干存在于辐射场中时的实际测量，因此称之为实用量。而辐射防护评价量是基于辐射防护的线性无阈假设下提出的，用于评价实际防护情况与辐射防护三原则的符合情况的量。值得注意的是，辐射防护评价量的单位基本上是希伏（Sv），而用于医学和生物学的剂量学量的单位是戈瑞（Gy），是不一样的。辐射防护评价量仅用于辐射防护状况的评估，不能用于医学和生物学中的生物效应描述，特别是有效剂量和待积有效剂量。

应用领域 很难明确地划分现代放射剂量学的领域，它不断地随着电离辐射应用范围的开拓而发展。但有几个领域是较为成熟或较为广泛应用的，例如"量和单位""电离辐射剂量学基准及标准""活度的基准及标准"，以及各主要应用电离辐射领域内的辐射剂量学如"辐射防护剂量学""放射治疗剂量学""放射诊断剂

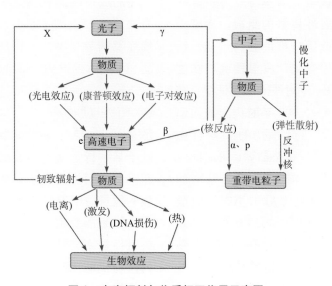

图1 电离辐射与物质相互作用示意图

量学""环境辐射剂量学""辐照加工剂量学""地质剂量学""考古剂量学"和"事故剂量学"等等。从电离辐射的类别划分，则有"X、γ光子剂量学""电子及β射线剂量学""中子剂量学""重粒子剂量学"和"宇宙射线剂量学"等。从照射方式也可以分为"外照射剂量学"和"内照射剂量学"。随着分子生物学和分子核医学研究和应用的发展，除了上述的各类"宏观剂量学"方法外，"微剂量学"方法也受到了重视和发展。不论如何对放射剂量学划分，各分支领域都包含有相应的测量和测量结果的解释问题，在辐射防护中统一称之为监测，即测量和对测量的评价。在以上诸多的领域中，最为活跃的是"辐射防护剂量学""放射治疗剂量学"和"放射诊断剂量学"三个领域。在任何辐射或放射性的应用中，人们十分关心辐射对人的伤害的问题。因而，"辐射防护剂量学"是国际和国内都十分重视的问题，也是顺理成章的事。放射诊断和治疗中，影像质量和治疗效果的好坏及医疗照射的优化与其剂量控制息息相关，因此在各种电离辐射的测量中，以放射治疗剂量学要求最为精细和严格，这是因为它直接关系列肿瘤治疗效果及其副作用——电离辐射对正常组织的伤害。

发展趋势及存在问题 现在中国已将国际计量单位制的辐射单位和量纳入国家法定计量单位体系，虽然那些非法定的常见计量单位，如伦琴（R）、拉德（rad）、居里（Ci）在中国已废除，但目前还有的单位和个人还在继续使用非法定单位。另一方面，国际上（ICRU，ICRP和IAEA 等）对一些剂量学量进行了

重大修改。例如将过去用于现场测量的各类指数量修改为周围剂量当量和定向剂量当量，用当量剂量和有效剂量体系取代了过去的剂量当量和有效剂量当量体系等，多少给习惯过去体系的人员带来了混乱和不方便，需要时间来适应。

值得注意的是，实用量毕竟只是在特定条件下的可测量。因此要十分注意它的使用和校准条件。例如，光子能量在 1MeV 时，在同一环境和位置测得的周围剂量当量与测得的空气比释动能在数值上相差不到 18%，但对能量为 10keV 的 X 射线，却要差两个数量级，从这个例子可以看出，对实用量的释义要看现场条件而定。例如，有无模体时个人剂量计的校准结果相差达 18% 左右。用钴-60 的校准结果，不问条件，直接用到 43keV 的 X 射线，可能会带来 44% 的不确定度。由此可以看出，测量仪器的校准固然重要，现场条件是否与校准条件一致也十分重要。

应当说，剂量学的关键也在于有一个科学的量值传递基准。目前中国的量值传递基准还是建立在照射量基础上的。照射量已属非法定单位，建立起自由空气比释动能测量为基础的量值基准，是一个十分重要的问题。到目前为止，虽进行了多年的努力，但还未真正建立起来。除此以外，中国也未建立起符合要求的 β 和中子量值传递国家基准。放射性活度的绝对测量时，需要用标准放射物质进行质量控制和量值传递。但到目前为止，中国能提供的标准放射物质种类十分有限，离先进国家能提供 200 多种标准放射物质有较大差距。应当说，在放射剂量学领域中，量值基准

的建立和测量的质量控制，还有较多的工作需要做。

（张良安）

微观剂量学量（ microscopic dosimetry quantity） 考察电离辐射及其相互作用时使用的指标。从本质上讲，电离辐射及其与物质的相互作用是一种随机事件，它是发生在细胞或亚细胞，甚至分子水平。因此，当需要此类考察随机事件时，往往需要是用一些微观剂量学量，其中主要的有授予能、线能和比能等。

授予能（ε） 一次电离辐射及其与物质的相互作用事件授予物质的能量，它是随机的，因而具有不连续的单位性质。所以 ε 是随机量。ε 的期望值 $\bar{\varepsilon}$ 称为平均授予能，是非随机量。

线能（y） y 是随机量，定义为在一小体积单元中由单次能量沉积事件造成的授予能 ε 与穿过该小体积单元的各向同性弦长平均值的比值。

$$y = \frac{\varepsilon}{L} \qquad (1)$$

式中：y 为线能；ε 为授予能；$\bar{L}$ 为所研究体积内的平均弦长。

对于任何一个表面积为 S，体积为 V 的凸面体，平均弦长一般可以表示为

$$\bar{L} = \frac{4V}{S} \qquad (2)$$

式中：$\bar{L}$ 为所研究体积内的平均弦长；S 为凸面体表面积；V 为凸面体体积。

线能和传能线密度都定义为能量除以长度而得的商，所以这两个量有相似之处。不同之处是：①线能是受几何学截止约束的随机量，传能线密度是受能量截止

约束的非随机量。②传能线密度适用于微分径迹元，须在比直接电离粒子的射程短的路程上来确定，线能没有涉及径迹结构，所以射程小于$\bar{L}$时也适用。

比能（Z） ①Z是随机量。②Z可能是一次或一次以上的能量沉积事件造成的。在单次事件中沉积的比能的函数$F_1(Z)$，可由发生这个沉积事件的比能Z'小于或等于Z的条件概率给出。

$$F_1(Z) = p(Z' \leqslant Z1_{n=1}) \quad (3)$$

概率密度$f_1(Z)$是$F_1(Z)$对Z的导数：

$$f_1(Z) = \frac{dF_1(Z)}{dZ} \quad (4)$$

（张良安）

guójì tōngyòng jīběn wùlǐliàng

国际通用基本物理量 （international basic physical quantities）

1960年10月十一届国际计量大会确定了国际通用的国际单位制，简称SI制。

SI制 这种单位制有七个基本单位：长度m，时间s，质量kg，热力学温度K，电流A，光强度cd，物质的量mol；二个辅助单位：平面角弧度rad，立体角球面度Sr。

目前国际上选定7个物理量作为国际通用的基本量，在此基础上建立国际单位制（SI）（表1）。

表1 SI基本单位

基本物理量	SI基本单位	符号
长度	米	m
质量	千克	kg
时间	秒	s
电流	安［培］	A
热力学温度	开［尔文］	K
物质的量	摩［尔］	mol
发光强度	坎德拉	cd

确定基本物理量的方法 物理量分为基本物理量和导出物理量，引入或定义一个物理量，必须做到两点：①规定一种测量这个物理量的方法或标准。②规定一种量度单位。

通过基本概念，基本物理量而得到的物理量称为导出物理量。如：1牛顿＝1千克·米/秒²。那些物理量是基本物理量，有一定的任意性和历史偶然性。基本物理量是测量标准是发展变化的。

SI基本单位 SI基本单位分别定义如下：米为光在真空中（1/299 792 458）s时间间隔内所经过路径的长度。千克为国际千克原器的质量。秒为铯-133原子基态的两个超精细能级之间跃迁所对应的辐射的9 192 631 770个周期的持续时间。安培为在真空中，截面积可忽略的两根相距1 m的无限长平行圆直导线内通以等量恒定电流时，若导线间相互作用力在每米长度上为2×10^{-7} N，则每根导线中的电流为1A。开尔文为水三相点热力学温度的1/273.16。摩尔为一系统的物质的量，该系统中所包含的基本单元（原子、分子、离子、电子及其他粒子，或这些粒子的特定组合）数与0.012 kg碳-12的原子数目相等。坎德拉为一光源在给定方向上的发光强度，该光源发出频率为540×1 012 Hz的单色辐射，且在此方向上的辐射强度为（1/683）W/Sr。

基本量与导出量 物理量是通过描述自然规律的方程或定义新的物理量的方程而相互联系的。因此，可以把少数几个物理量作为相互独立的，其他的物理量可以根据这几个量来定义，或借方程表示出来。这少数几个看作相互独立的物理量，称为基本物理量，简称为基本量。其余的可由基本量导出的物理量，称为导出物理量，简称为导出量。在国际单位制中共有七个基本量：长度，质量，时间，电流，热力学温度，物质的量和发光强度。物理学各个领域中的其他的量，都可以由这七个基本量通过乘、除、微分或积分等数学运算导出。

（张良安）

xīshōu jìliàng

吸收剂量 （absorbed dose）

单位质量物质受辐射后吸收辐射的能量。在放射生物学、临床放射学和辐射防护中，吸收剂量（D）都是最基本的物理剂量，它适用于所有类型的电离辐射和辐射的几何条件。

计算方法 吸收剂量（D）是电离辐射授予质量元的平均能量（$d\varepsilon$）除以该体元的质量（dm）而得的商，即：

$$D = \frac{d\varepsilon}{dm} \quad (1)$$

也可以从平均比能$\bar{Z}$的角度定义吸收剂量，即当m趋于零时平均比能$\bar{Z}$的极限：

$$D = \lim_{m \to 0} \bar{Z} = \lim_{m \to 0} \int_0^\infty Zf(Z)dZ \quad (2)$$

吸收剂量的SI单位是$J \cdot kg^{-1}$，SI单位的专门名称叫"戈瑞"（Gray），符号是"Gy"，1 Gy＝1 J·kg⁻¹。吸收剂量的专用单位是"拉德"，其符号为"rad"，1 rad＝0.01 Gy。

注意事项 通常提到吸收剂量时，必须指明介质和所在的位置。由于吸收剂量将随辐射类型和物质的种类而异，因而在描述吸收剂量时，必须说明是哪种辐射对何种物质造成的吸收剂量。当吸收剂量不均匀时，还必须明确其位置。例如，可以说氢（H）的吸收剂量，氧（O）的吸收剂量。但当说空气、肌肉、骨等的吸收剂量时，这时应是几种单一媒质的混合物/化合物，这类物质的吸收剂量应按其成分（按重量计）进行加权平均求得：

空气：C 为 0.000124，N 为 0.755267，O 为 0.231781，Ar 为 0.012827。

肌肉：H 为 0.101997，C 为 0.123000，N 为 0.035000，O 为 0.729003，Na 为 0.000800

Mg 为 0.000200，P 为 0.002000，S 为 0.005000，K 为 0.003000。

骨：H 为 0.063980，C 为 0.278000，N 为 0.027000，O 为 0.410061，Mg 为 0.002000

P 为 0.070000，S 为 0.002000，Ca 为 0.147000。

吸收剂量是由随机量授予能 ε 的平均值推导出来的，它不反映组织中相互作用事件的随机涨落特性。当定义为物质中任一点的吸收剂量，这个值是对整个 dm 的平均得出的，dm 包含了物质中很多的原子和分子。

吸收剂量不但与质量为 dm 的小体元 V 内的相互作用有关，而且与那些发射在小体元 V 外周围的相互作用，并进入该体元的次级带电粒子有关。吸收剂量是从随机量能量给予 ε 在小体元 V 内的平均求得的，剂量不反映组织中相互作用事件的涨落。当它定义为物质内任意一点的吸收剂量时，这个值是对整个 dm 的平均。因而，它是对物质中的很多原子和分子平均。吸收剂量是一个可测量的量。

电离辐射的重要特征是它们与物质相互作用的非连续性和能量沉积的随机性。带电粒子是通过与单个原子和分子的相互作用来完成到组织的能量转移。人体是由器官和组织组成，器官和组织又是由细胞、亚细胞结构和像DNA一样的大分子组成。吸收剂量定义为一个体元中能量沉积随机分布的平均值。在单个细胞和亚细胞结构的涨落和带电粒子精细径迹，是微剂量学的领域。

在不同小体元能量沉积涨落的幅度主要依赖于吸收剂量的值和小体元的大小。对一个给定的剂量，涨落将随带电粒子径迹上的电离密度（用线能转移 LET 描述）增加而增加。在辐射防护通常关注的低剂量范围，能量沉积的统计涨落主要发射在个体细胞，或被击中的单个细胞。这种情况的特殊例子是 α 粒子和中子相互作用产生的次级带电粒子。

对一个给定剂量，在一个小的组织体元（例如，一个单一的细胞）中能量给予的实际值是单次相互作用事件在该体元的能量沉积的总和。在任一体元内，平均授予能量 dε 的涨落主要决定于相互作用事件的数量和每次事件能量沉积的多少。对于低-LET 辐射（例如光子和电子），每次事件中的能量给予相对较低。低剂量时，相同剂量情况下，低-LET 比高-LET 时，细胞要有遭受更多的能量沉积事件。细胞间的能量沉积涨落，低-LET 辐射比高-LET 辐射的要低些。

在一个考察的体积内，当能量沉积事件是均匀分布时候（也就是说，能量沉积事件不随几何位置变化而改变），可以将吸收剂量理解为：单位质量物质受辐射后吸收辐射的能量。但要十分注意，这种理解仅在能量沉积事件是均匀分布的时候才能成立。在非均匀的情况下，只能用不同点的吸收剂量及其分布函数去计算出吸收剂量的均值。

剂量本来是医疗中使用的词，指一次或一定时间内服用的药物量。当 X 辐射最初用于治疗时，医生很自然地采用了这个词。辐射作用于物质引起的物理、化学或生物变化。首先决定于物质单位质量吸收的辐射能量。因此吸收剂量是一个重要的物理量。但是研究表明，辐射类型不同时，即使同一物质吸收相同剂量，引起的变化也不相同，特别表现在对生物损伤的程度方面。例如 0.01Gy 快中子的剂量引起的损伤和 0.1Gy 的 γ 辐射剂量引起的损伤相当，即快中子的损伤因子为 γ 辐射的 10 倍。

不同媒质间的吸收剂量的差异主要决定于质能吸收系数（μ_{en}/ρ）。辐射场相同情况下，媒质 m_1 与 m_2 的吸收有如下的转换关系：

$$D_{m1} = (\mu_{en}/\rho)_{m1} / (\mu_{en}/\rho)_{m2} \times D_{m2}$$

（张良安）

kōngqì xīshōu jìliàng

空气吸收剂量（air absorbed dose）

在射线均匀入射到计算剂量位置的空气中的情况下，单位空气质量所吸收的平均射线能量。若放射线在考察的空气中，其吸收能量的分布是不均匀的，仅用一个平均空气吸收剂量就不够了，还需要有一个剂量分布的描述。在分布非均匀的情况下，总可以找到一个分布是均匀的空气小体积，在这个体积上是可以用平均空气吸收剂量描述，但此时，必须描述不同位置处的平均空气吸收剂量，即平均空气吸收剂量的空间分布。

计算方法 空气吸收剂量一般在用于光子辐射时，它可用相应位置处的空气比释动能的测量来计算，空气吸收剂量的一般用下式计算：

$$D_a = \kappa_a \times (1-g) \qquad (1)$$

式中：D_a 为空气吸收剂量，单位为 Gy；κ_a 为计算空气吸收剂量所处位置的空气比释动能，单位为 Gy；g 为电离辐射产生的次级电子消耗于轫致辐射的能量占其初始能量的份额。在空气中，对于 ^{60}Co 和 ^{137}Cs γ 射线，$g = 0.3\%$，对于光子最大能量小于 300keV 的 X 射线，g 值可忽略不计。

注意事项　是在轫致辐射可以忽略，带电粒子平衡条件（CPE）成立，空气吸收剂量才等于空气比释动能，也才可以将空气比释动能的测量直接视为吸收剂量。遗憾的是，很长一段时间中，人们不管上述的两个条件，而直接将空气比释动能的测量解释为空气吸收剂量的测量，特别是放射诊断剂量学中，带来了错误的概念和结果。直到 2006 年，ICRU 在它的 74 号报告书中为 X 线诊断剂量学提供了一组专用的量。IAEA 2007 年正式采用了 ICRU 的新概念，从而纠正了这一错误。

其实，在一般情况下，轫致辐射不会大于 1%，因此忽略不计

是可以的。但带电粒子平衡条件在放射诊断剂量学中却存在很大的问题。若用一个壁为有机玻璃（PMMA）的电离室去测量。在图 1 中，左面的纵坐标为空气吸收剂量，右面的纵坐标为空气介质中的比释动能。图中的实线是不同线质射线的空气吸收剂量随到空气与电离室壁界面的距离的变化曲线。其中黑色为 70kV，半值层为 2.5mmAl 的 X 射线；红色为 100kV，半值层为 3.97mmAl 的 X 射线；蓝色为 150kV，半值层为 6.57mmAl 的 X 射线。从图 1 可以看出，用电离室测量出的 PMMA 比释动能要转化为空气比释动能，对同一能量时是一个恒定的转换系数；但要用 PMMA 比释动能的测量值转换为空气吸收剂量，即使同一能量时，在离空气与 PMMA 与空气界面的 4cm 以内，其转换系数是一个随距离变化的值。对 70 kV，半值层位 2.5 mm Al 的诊断 X 射线，界面上的吸收剂量（电离室测量的 PMMA 比释动能）仅为达到带电粒子平衡条件时的 66%。由此，可以看出，对诊断 X 射线，吸收剂量是随电离室界面距离变化的量，难以用空气比释动能的测量来确定界面附近的空气吸收剂量，要确定必须要让

带电粒子平衡条件得到满足。

（张良安）

皮肤吸收剂量（skin absorbed dose）　在入射到皮肤的射线均匀的情况下，单位皮肤组织质量所吸收的平均射线能量。若放射线在考察的表面皮肤中，其吸收能量的分布是不均匀的，仅用一个平均皮肤吸收剂量就不够了，还需要有一个剂量分布的描述。在分布非均匀的情况下，总可以找到一个分布是均匀的很小的表面皮肤表体积，在这个体积上是可以用平均皮肤吸收剂量描述的，但此时，必须描述不同位置处的平均皮肤吸收剂量，即平均皮肤吸收剂量的分布。皮肤吸收剂量也是一种器官吸收剂量。

由于中子是强贯穿辐射，一般不考虑皮肤剂量的问题，诊断 X 线和 β 可能会引起有意义的皮肤剂量。

在诊断 X 线的情况下，平均皮肤吸收剂量可用相应位置处的自由空气中的空气比释动能的测量来计算。其计算方法如下：

第一步，用下式计算空气吸收剂量：

$$D_a = K_a \times (1-g) \qquad (1)$$

式中：D_a 为空气吸收剂量，单位为 Gy；K_a 为计算空气吸收剂量所处位置的空气比释动能，单位为 Gy；g 为电离辐射产生的次级电子消耗于轫致辐射的能量占其初始能量的份额。在空气中，对于钴-60 和铯-137γ 射线，$g = 0.3\%$，对于光子最大能量小于 300keV 的 X 射线，g 值可忽略不计。

第二步，用空气吸收剂量计算皮肤吸收剂量：

$$D_S = (\mu_{en}/\rho)_S / (\mu_{en}/\rho)_a \times D_a \qquad (2)$$

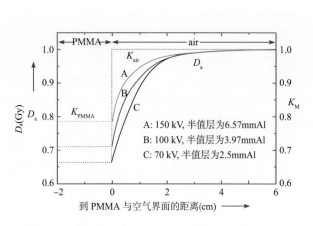

图 1　用电离室测量比释动能难以确定界面附近空气吸收剂量的说明

式中：D_S 为皮肤的吸收剂量，单位为 Gy；$(\mu_{en}/\rho)_s$ 为某种辐射在皮肤中的质能吸收系数，单位为 $m^2 \cdot kg^{-1}$；$(\mu_{en}/\rho)_a$ 为某种辐射在皮肤中的质能吸收系数单位为 $m^2 \cdot kg^{-1}$。$(\mu_{en}/\rho)_s$ 和 $(\mu_{en}/\rho)_a$ 对同一介质而言，它们是辐射能量的函数。在表 1 中列出了不同能量时的取值情况。

在带电粒子辐射情况下，此时大多是由于污染引起的皮肤剂量，其皮肤剂量按如下方式计算：

$$\dot{D}_S = 1.60 \times 10^{-10} I_S A \bar{E} \qquad (3)$$

式中：I_S 为污染皮肤表面的放射核素的比活性，单位为 $Bq \cdot cm^{-2}$；A 为污染皮肤的表面积，单位为 cm^2；$\bar{E}$ ＝ 平均 α 或 β 粒子能量，每次蜕变的 MeV 若是在 β 辐射场中，这时只要有皮肤相应位置的辐射场注量和能量信息时，在面向皮肤入射的照射条件下，可以用以下公式计算器官剂量当量：

$$D_S = C_{\phi S} \cdot \Phi \qquad (4)$$

式中：Φ 为电子 β 辐射场的注量，单位为 cm^{-2}；$C_{\phi S}$ 为电子注量到皮肤剂量的转换系数，单位为 $pGy \cdot cm^2$。

（张良安）

器官吸收剂量 （organ absorbed dose）

当器官受到射线照射，而且是均匀照射情况下，单位器官组织质量所吸收的平均射线能量。若放射线在考察的器官中，其吸收能量的分布是不均匀的，仅用一个平均器官吸收剂量就不够了，还需要描述器官内的剂量分布。在分布非均匀的情况下，在器官内总可以找到一个分布是均匀的很小的体积，在这个体积上是可以用平均器官吸收剂量描述的。但同时，也必须描述器官不同位置处的平均吸收剂量，即平均器官吸收剂量在器官内的分布。

受到 α 粒子束外照射时，由于 α 粒子射程一般都小于人体皮肤表皮厚度，因此，器官剂量估算中可以不考虑 α 粒子引起的器官剂量。β 粒子 α 粒子的射程大，但也仅对皮肤、性腺、乳腺等浅层器官有意义。因此，外照射器官剂量主要关系光子和中子引起的器官剂量。

通用计算方法 器官吸收剂量，D_T 是特定的组织或器官的平均吸收剂量。D_T 由下式计算：

$$D_T = \int_T \frac{D \times dm}{m_T} \qquad (1)$$

式中：m_T 为组织或器官的质量，D 为质量元 dm 的吸收剂量。在外照射的情况下，特定组织或器官的平均吸收剂量与周围辐射场大小及人体在辐射场中的几何位置有关。特定器官的平均吸收剂量通常称之为器官剂量。

在进行器官剂量（D_T）估算时，应特别注意全身分布性器官和较大器官的剂量估算，特别是当剂量分布不均匀时。在实际应用中，用以上的积分式进行计算器官剂量较困难，通常可应用以下公式计算。

$$D_T = \sum_i f_i D_i T \qquad (2)$$

式中：D_T 为在器官 T 上造成的平均吸收剂量；D_{iT} 为第 i 次抽样的器官吸收剂量；f_i 为 i 次抽样在计算平均值时的权数。

X 和 γ 外照射器官吸收剂量的简单估算方法 这时主要是通过典型位置（一般是个人剂量监测位置）处的个人监测或空气比释动能的测量或估算值来计算器官吸收剂量。这类估算仅适用于可以视为均匀照射的情况。

当已得到特定位置的自由空气比释动能时，只要带电粒子平衡条件能得到满足，又有射线能量信息时，可用以下公式估算器官剂量。

$$D_T = C_{kT} \cdot \dot{K} \cdot \frac{(\mu_{en}/\rho)_W}{(\mu_{en}/\rho)_a} \cdot t \cdot (1-g) \qquad (3)$$

式中：$\dot{K}$ 为人员所处位置的空气比释动能率，$Gy \cdot h^{-1}$；$(\mu_{en}/\rho)_a$ 和 $(\mu_{en}/\rho)_W$ 分别为空气与组织的质量能量吸收系数，它是辐射能量的函数，可以从一般的剂量学资料中查到相应的值；t 为累积受照时间，单位为 h；g 为电离辐射产生的次级电子消耗于韧致辐射的

表 1 不同能量辐射在空气和皮肤中的质能吸收系数

光子能量 /MeV	$(\mu_{en}/\rho)_m/(m^2 \cdot kg^{-1}) \times 10^{-3}$		光子能量 /MeV	$(\mu_{en}/\rho)_m/(m^2 \cdot kg^{-1}) \times 10^{-3}$	
	空气	皮肤		空气	皮肤
0.015	130.0	134.0	0.20	2.672	2.966
0.02	52.55	53.67	0.30	2.872	3.192
0.03	15.01	15.20	0.40	2.949	3.279
0.04	6.694	6.803	0.50	2.966	3.299
0.05	4.031	4.155	0.60	2.953	3.284
0.06	3.004	3.152	0.80	2.882	3.205
0.08	2.393	2.583	1.00	2.787	3.100
0.10	2.318	2.539	—	—	—

能量占其初始能量的份额，在空气中，对于钴-60 和铯-137 γ 射线，$g=0.3\%$，对于光子最大能量小于 300keV 的 X 射线，g 值可忽略不计；C_{kT} 为空气比释动能到器官剂量的转换系数，单位为 Gy/Gy，常用器官剂量的转换系数可以从 ICRP74 号出版物中查出。

当有按国家相关标准要求监测的 Xγ 个人剂量当量 $H_p(d)$、射线能量和入射角信息时，应用公式（4）估算器官剂量：

$$D_T = \frac{C_{kT}H_p(d)}{C_{kP}} \qquad (4)$$

式中：D_T 为 T 器官的剂量，单位为 Gy；$H_P(d)$ 为个人剂量当量，单位为 Sv，此时一般 $d=10cm$，当射线能量 $<20keV$，还应考虑 $d=0.07cm$ 的情况，当要考虑晶状体辐射损伤时，$d=3$ cm；C_{k_p} 为从空气比释动能到个人剂量的转换系数，单位为 Sv/Gy，其值可以从 ICRP74 号出版物中查出，注意，这个值是射线能量和入射角的函数。

中子外照射器官吸收剂量的简单估算方法 这时主要是通过典型位置（一般是个人剂量监测位置）处的个人监测或中子注量的测量或估算值来计算器官吸收剂量。这类估算仅适用于可以视为均匀照射的情况。

当已得到特定位置的中子注量和中子能量信息时，可用以下公式估算器官剂量。

$$D_T = C_{\phi T} \cdot \Phi \qquad (5)$$

式中：Φ 为中子注量，单位为 cm^{-2}；$C_{\phi T}$ 为中子注量到器官剂量的转换系数，单位为 pGy·cm^2，其值可以从 ICRP74 号出版物中查出。

当有按国家相关标准要求监

测的中子个人剂量当量 $H_p(d)$、射线能量和入射角信息时，应用公式（6）估算器官剂量：

$$D_T = \frac{C_{\phi T}H_p(d)}{C_{\phi P}} \qquad (6)$$

式中：$C_{\phi P}$ 为中子注量到个人剂量当量的转换系数，单位为 pSv·cm^2，其值可以从 ICRP74 号出版物中查出。注意此值是入射角的函数。

（张良安）

hónggǔsuǐ jìliàng

红骨髓剂量（red bone marrow dose）

当射线束均匀照射全身的情况下，单位红骨髓组织质量所吸收的平均射线能量。若放射线在考察的器官中，其吸收能量的分布是不均匀的，仅用上述的简单平均就不够了，还需要描述器官内的剂量分布，并用其分布计算几何平均值。受到 α 和 β 线束不太可能引起有意义的红骨髓剂量的外照射。因此，红骨髓剂量估算中可以不考虑 α 和 β 线束引起的红骨髓剂量，仅需要考虑光子和中子外照射引起的红骨髓剂量。

通用计算方法 红骨髓是全身分布性器官，它的吸收剂量可用下式计算：

$$D_{mR} = \sum_i f_i D_{imR} \qquad (1)$$

式中：D_{mR} 为红骨髓剂量；f_i 为 i 处红骨髓占全身红骨髓的百分数；D_{imR} 为 i 处红骨髓的剂量，其值通常用模拟实验的方法确定。

在一些引起骨髓型辐射损伤的非均匀照射事故剂量计算中，也可用干细胞成活数为权数，估算红骨髓的干细胞成活剂量。但这时由于工作量大，计算又十分繁杂，应遵从代价利益分析这一基本原则，来决定是否真的需要

估算红骨髓的干细胞成活剂量。

在实际工作中，可以用一些简单的方法进行红骨髓剂量的估算。

X 和 γ 外照射红骨髓剂量简单估算方法 这时主要是通过典型位置（一般是个人剂量监测位置）处的个人监测或空气比释动能的测量或估算值来计算红骨髓剂量。这类估算仅适用于可以视为均匀照射的情况。

当已得到特定位置的自由空气比释动能时，只要带电粒子平衡条件能得到满足，又有射线能量信息时，可用以下公式估算红骨髓剂量（D_B）。

$$D_B = C_{kB}\dot{K} \cdot \frac{(\mu_{en}/\rho)_B}{(\mu_{en}/\rho)_a} \cdot t \cdot (1-g) \qquad (2)$$

式中：$\dot{K}$ 为人员所处位置的空气比释动能率，Gy·h^{-1}；$(\mu_{en}/\rho)_a$ 和 $(\mu_{en}/\rho)_B$ 分别是空气与骨组织的质量能量吸收系数，它是辐射能量的函数，可以从下页表 1 中查得相应的值；t 为受照时间，单位为 h；g 是电离辐射产生的次级电子消耗于轫致辐射的能量占其初始能量的份额，在空气中，对于钴-60 和铯-137 γ 射线，$g=0.3\%$，对于光子最大能量小于 300keV 的 X 射线，g 值可忽略不计。C_{kB} 为空气比释动能到红骨髓剂量的转换系数，单位为 Gy/Gy，其值可从下页表 2 中查出。

当有按国家相关标准要求监测的 Xγ 个人剂量当量 $H_p(d)$、射线能量和入射角信息时，应用公式（3）估算红骨髓剂量：

$$D_B = \frac{C_{kB}H_p(d)}{C_{kP}} \qquad (3)$$

式中：D_B 为红骨髓剂量，单位为 Gy；$H_p(d)$ 为个人剂量当量，单位为 Sv，此时一般 $d=10cm$，

表1　对于不同光子能量时空气和骨的 $(\mu_{en}/\rho)_m$ 值

光子能量 /MeV	$(\mu_{en}/\rho)/(m^2 \cdot kg^{-1}) \times 10^{-3}$		光子能量 /MeV	$(\mu_{en}/\rho)/(m^2 \cdot kg^{-1}) \times 10^{-3}$	
	空气	骨		空气	骨
0.015	130.0	572.6	0.20	2.672	2.994
0.02	52.55	245.0	0.30	2.872	3.095
0.03	15.01	72.90	0.40	2.949	3.151
0.04	6.694	30.88	0.50	2.966	3.159
0.05	4.031	16.25	0.60	2.953	3.140
0.06	3.004	9.988	0.80	2.882	3.061
0.08	2.393	5.309	1.00	2.787	2.959
0.10	2.318	3.838	–	–	–

表2　不同能量和不同入射方式下空气比释动能到红骨髓剂量的转换系数

能量 /MeV	不同入射方式下的 $C_{kB}/(Gy/Gy)$				
	前向入射	后向入射	侧向入射	转动入射	各向同性入射
0.010	2.900E-04	0.00048	0.000	0.00022	0.00014
0.015	4.110E-03	0.00788	0.00197	0.00409	0.00311
0.020	1.440E-02	0.0316	0.00904	0.0167	0.0136
0.030	6.970E-02	0.171	0.0585	0.0932	0.0733
0.040	2.110E-01	0.450	0.175	0.262	0.211
0.050	4.000E-01	0.772	0.323	0.473	0.385
0.060	5.730E-01	1.037	0.456	0.660	0.539
0.070	6.980E-01	1.212	0.552	0.788	0.645
0.080	7.680E-01	1.302	0.603	0.856	0.698
0.100	8.220E-01	1.347	0.643	0.900	0.729
0.150	8.080E-01	1.254	0.635	0.866	0.706
0.200	7.830E-01	1.175	0.629	0.835	0.689
0.300	7.610E-01	1.088	0.622	0.804	0.669
0.400	7.550E-01	1.043	0.627	0.792	0.665
0.500	7.560E-01	1.017	0.637	0.789	0.668
0.600	7.610E-01	1.000	0.647	0.790	0.674
0.800	7.740E-01	0.983	0.667	0.797	0.690
1.000	7.870E-01	0.974	0.686	0.806	0.705
2.000	8.330E-01	0.968	0.753	0.845	0.762
4.000	8.770E-01	0.980	0.819	0.887	0.821
6.000	9.000E-01	0.992	0.851	0.911	0.852
8.000	9.160E-01	1.001	0.872	0.927	0.873
10.000	9.270E-01	1.007	0.889	0.940	0.889

当射线能量<20keV时，还应考虑 $d=0.07cm$ 的情况，当要考虑晶状体辐射损伤时，$d=3$ cm；C_{kp} 为从空气比释动能到个人剂量的转换系数，单位为 Sv/Gy，其值可以从 ICRP74 号出版物中查出。注意，这个值是射线能量和入射角的函数。

中子外照射红骨髓剂量简单估算方法　这时主要是通过典型位置（一般是个人剂量监测位置）处的个人监测或中子注量的测量或估算值来计算红骨髓剂量。这类估算仅适用于可以视为均匀照射的情况。

当已得到特定位置的中子注量和中子能量信息时，可用以下公式估算：

$$D_B = C_{\Phi B} \cdot \Phi \tag{4}$$

式中：Φ 为中子注量，单位为 cm^{-2}；$C_{\Phi B}$ 为中子注量到红骨髓剂量的转换系数，单位为 pGy·cm^2，其值可以从表3中查出。

当有按国家相关标准要求监测的中子个人剂量当量 $H_p(d)$、射线能量和入射角信息时，应用公式（5）估算红骨髓剂量：

$$D_T = \frac{C_{\Phi B} H_p(d)}{C_{\Phi P}} \tag{5}$$

式中：$C_{\Phi P}$ 为中子注量到个人剂量当量的转换系数，单位为 pSv·cm^2，其值可以从 ICRP74 号出版物中查出。注意此值是入射角的函数。

（张良安）

xingxiàn jìliàng

性腺剂量（gonadal dose）　当射线束均匀照射性腺器官部位的情况下，指单位性腺组织质量所吸收的平均射线能量。性腺剂量对男性指睾丸剂量，对女性是卵巢剂量。有时也指按人群性别比为权数，对睾丸剂量和卵巢剂量加权平均的剂量。放射线在性腺器官部位，其吸收能量的分布是不均匀的，仅用上述的简单平均就不够了，还需要描述器官内的剂量分布，并用其分布计算几何平均值。

受到 α 线束不太可能引起有

表3 不同能量和不同入射方式下注量到红骨髓剂量的转换系数

中子能量 /MeV	不同入射方式下的 $C_{\Phi B}/(\text{pGy} \cdot \text{cm}^2)$					
	前向入射	后向入射	左侧向入射	右侧向入射	转动入射	各向同性入射
1.00E-03	1.78	2.84	1.03	1.03	1.69	1.21
2.00 E-03	1.75	2.81	1.01	1.01	1.68	1.18
5.00E-03	1.76	2.81	1.01	1.01	1.69	1.18
1.00E-02	1.81	2.87	1.03	1.03	1.74	1.21
2.00E-02	1.91	3.01	1.09	1.09	1.79	1.29
3.00E-02	2.00	3.13	1.15	1.15	1.86	1.36
5.00E-02	2.15	3.37	1.25	1.25	1.99	1.5
7.00E-02	2.29	3.63	1.35	1.35	2.12	1.62
1.00E-01	2.46	4.03	1.49	1.49	2.32	1.78
1.50E-01	2.71	4.65	1.71	1.71	2.68	2.04
2.00E-01	2.92	5.26	1.92	1.92	3.03	2.28
3.00E-01	3.28	6.41	2.32	2.32	3.68	2.77
5.00E-01	4.08	8.56	3.11	3.11	4.92	3.7
7.00E-01	5.09	10.6	3.9	3.9	6.12	4.61
9.00E-01	6.21	12.6	4.71	4.71	7.27	5.49
1.00E+00	6.79	13.5	5.12	5.12	7.83	5.93
1.20E+00	1.99	15.5	6.07	6.07	9.08	6.85
2.00E+00	12.8	22.5	9.99	9.99	13.9	10.3
3.00E+00	18.3	29.7	14.3	14.3	19.2	14.3

意义的性腺剂量的外照射，因此，性腺剂量估算中可以不考虑 α 线束引起的性腺剂量，需考虑光子、中子和高能 β 外照射引起的性腺剂量。

通用计算方法 在进行防护评价中，通常的性腺剂量指睾丸剂量和卵巢剂量加权平均的剂量（按两性的性别比为权数），这时的性腺剂量用下式计算：

$$D_g = \sum_i f_i D_{ig} \qquad (1)$$

式中：i 为不同性别；f_i 为不同性别各自的性别比，是不同性别占人群总数的百分数；D_{ig} 为睾丸剂量或卵巢剂量，其值通常用实验的方法确定。在实际工作中，可以用一些简单的方法先分别计算睾丸剂量和卵巢剂量。

X 和 γ 外照射性腺剂量简单

估算方法 这时主要是通过典型位置（一般是个人剂量监测位置）处的个人监测或空气比释动能的测量或估算值来计算性腺剂量。这类估算仅适用于可以视为均匀照射的情况。

当已得到特定位置的自由空气比释动能时，只要带电粒子平衡条件能得到满足，又有射线能量信息时，可用以下公式估算性腺剂量（D_g）。

$$D_g = C_{kg} \dot{K} \cdot \frac{(\mu_{en}/\rho)_g}{(\mu_{en}/\rho)_a} \cdot t \cdot (1-g) \qquad (2)$$

式中：$\dot{K}$ 为人员所处位置的空气比释动能率，单位为 Gy · h^{-1}；$(\mu_{en}/\rho)_a$ 和 $(\mu_{en}/\rho)_g$ 分别是空气与性腺组织的质量能量吸收系数。它是辐射能量的函数，可以从表1中查得相应的值；t 为累积受照时间，单位为 h；g 为电离辐射产生的次级电子消耗于轫致辐射的能量占其初始能量的份额。在空气中，对于钴-60 和铯-137γ 射线，$g = 0.3\%$，对于光子最大能量小于 300keV 的 X 射线，g 值可忽略不计；C_{kg} 为空气比释动能到性腺剂量的转换系数，单位为 Gy/Gy，对睾丸剂量 C_{kg} 值可从表 2 中查出，对卵巢剂量 C_{kg} 值可从表 3 中查出。

当有按国家相关标准要求监测的 X、γ 个人剂量当量 $H_p(d)$、射线能量和入射角信息时，应用公式（3）估算性腺剂量：

$$D_g = \frac{C_{kg} H_p(d)}{C_{kP}} \qquad (3)$$

表1 对于不同光子能量时空气和性腺组织的 $(\mu_{en}/\rho)_m$ 值

光子能量 /MeV	$(\mu_{en}/\rho)_m/(\text{m}^2 \cdot \text{kg}^{-1}) \times 10^{-3}$		光子能量 /MeV	$(\mu_{en}/\rho)_m/(\text{m}^2 \cdot \text{kg}^{-1}) \times 10^{-3}$	
	空气	性腺组织		空气	性腺组织
0.015	130.0	134.0	0.20	2.672	2.966
0.02	52.55	53.67	0.30	2.872	3.192
0.03	15.01	15.20	0.40	2.949	3.279
0.04	6.694	6.803	0.50	2.966	3.299
0.05	4.031	4.155	0.60	2.953	3.284
0.06	3.004	3.152	0.80	2.882	3.205
0.08	2.393	2.583	1.00	2.787	3.100
0.10	2.318	2.539	—	—	—

表2　不同能量和不同入射方式下空气比释动能到睾丸剂量的转换系数

能量 /MeV	不同入射方式下的 C_{kB}/(Gy/Gy)				
	前向入射	后向入射	侧向入射	转动入射	各向同性入射
0.010	0.0292	0.000	0.000	0.00744	0.00559
0.015	0.195	0.000	0.000	0.0571	0.0446
0.020	0.503	0.000	0.000	0.160	0.138
0.030	1.093	0.0411	0.0230	0.381	0.337
0.040	1.506	0.160	0.105	0.593	0.516
0.050	1.767	0.308	0.198	0.763	0.661
0.060	1.908	0.440	0.264	0.863	0.754
0.070	1.961	0.524	0.312	0.921	0.802
0.080	1.953	0.565	0.339	0.946	0.815
0.100	1.855	0.599	0.372	0.934	0.792
0.150	1.631	0.629	0.392	0.866	0.744
0.200	1.497	0.641	0.422	0.831	0.720
0.300	1.366	0.675	0.457	0.794	0.710
0.400	1.303	0.705	0.480	0.781	0.712
0.500	1.265	0.726	0.503	0.779	0.717
0.600	1.238	0.743	0.527	0.780	0.725
0.800	1.202	0.765	0.572	0.789	0.742
1.000	1.177	0.782	0.607	0.799	0.757
2.000	1.119	0.831	0.703	0.848	0.799
4.000	1.071	0.864	0.776	0.895	0.843
6.000	1.043	0.874	0.807	0.916	0.868
8.000	1.023	0.880	0.822	0.930	0.883
10.000	1.004	0.884	0.833	0.940	0.893

表3　不同能量和不同入射方式下空气比释动能到卵巢剂量的转换系数

能量 /MeV	不同入射方式下的 C_{kB}/(Gy/Gy)				
	前向入射	后向入射	侧向入射	转动入射	各向同性入射
0.010	0.000	0.000	0.000	0.000	0.000
0.015	0.000	0.000	0.000	0.000	0.000
0.020	0.000	0.000	0.000	0.000	0.000
0.030	0.158	0.0785	0.00963	0.0660	0.0351
0.040	0.511	0.345	0.0996	0.277	0.191
0.050	0.846	0.676	0.234	0.527	0.383
0.060	1.072	0.944	0.345	0.723	0.520
0.070	1.200	1.113	0.414	0.844	0.607
0.080	1.262	1.201	0.453	0.901	0.653
0.100	1.282	1.234	0.479	0.926	0.666
0.150	1.185	1.116	0.470	0.882	0.609
0.200	1.106	1.034	0.478	0.841	0.588
0.300	1.017	0.963	0.491	0.810	0.586
0.400	0.972	0.936	0.501	0.796	0.599
0.500	0.948	0.924	0.511	0.789	0.614
0.600	0.934	0.918	0.522	0.786	0.627
0.800	0.921	0.911	0.542	0.787	0.650
1.000	0.918	0.908	0.559	0.793	0.668
2.000	0.936	0.905	0.624	0.833	0.719
4.000	0.981	0.910	0.696	0.891	0.769
6.000	1.013	0.917	0.740	0.926	0.799
8.000	1.037	0.922	0.772	0.949	0.820
10.000	1.056	0.926	0.796	0.966	0.836

式中：D_g 为性腺剂量，单位为 Gy；$H_p(d)$ 为个人剂量当量，单位为 Sv，此时一般 $d=10$cm，当射线能量 < 20keV 还应考虑 $d=0.07$cm 的情况，当要考虑晶状体辐射损伤时，$d=3$ cm；C_{kP} 为从空气比释动能到个人剂量的转换系数，单位为 Sv/Gy，其值可以从 ICRP74 号出版物中查出。注意，这个值是射线能量和入射角的函数。

中子外照射性腺剂量简单估算方法　这时主要是通过典型位置（一般是个人剂量监测位置）处的个人监测或中子注量的测量或估算值来计算性腺剂量。这类估算仅适用于可以视为均匀照射的情况。

当已得到特定位置的中子注量和中子能量信息时，可用以下公式估算：

$$D_g = C_{\Phi g} \cdot \Phi \qquad (4)$$

式中：Φ 为中子注量，单位为 cm^{-2}；$C_{\Phi g}$ 为中子注量到性腺剂量的转换系数，单位为 pGy·cm^2，对睾丸剂量 C_{kg} 值可从表 4 中查出，对卵巢剂量 C_{kg} 值可从表 5 中查出。

当有按国家相关标准要求监测的中子个人剂量当量 $H_p(d)$、射线能量和入射角信息时，应用公式（5）估算性腺剂量：

$$D_g = \frac{C_{\Phi g} H_p(d)}{C_{\Phi P}} \qquad (5)$$

式中：$C_{\Phi P}$ 为中子注量到个人剂量当量的转换系数，单位为 pSv·cm^2，其值可以从 ICRP74 号出版物中查出。注意此值是入射角的函数。

对电子，不会对卵巢形成有意义的剂量，仅在能量大于 1MeV 的 β 射线，在十分靠近睾丸照射

表4 不同能量和不同入射方式下注量到睾丸剂量的转换系数

中子能量 /MeV	不同入射方式下的 $C_{\Phi T}/(pGy \cdot cm^2)$					
	前向入射	后向入射	左侧向入射	右侧向入射	转动入射	各向同性入射
1.00E-03	3.42	1.18	0.44	0.44	1.39	1.06
2.00 E-03	3.41	1.16	0.43	0.43	1.37	1.05
5.00E-03	3.51	1.15	0.42	0.42	1.39	1.07
1.00E-02	3.69	1.15	0.43	0.43	1.45	1.12
2.00E-02	4	1.14	0.43	0.43	1.54	1.22
3.00E-02	4.25	1.15	0.44	0.44	1.64	1.3
5.00E-02	4.8	1.18	0.45	0.45	1.83	1.47
7.00E-02	5.44	1.21	0.47	0.47	2	1.66
1.00E-01	6.48	1.25	0.49	0.49	2.25	1.97
1.50E-01	8.25	1.29	0.51	0.51	2.77	2.5
2.00E-01	9.97	1.34	0.53	0.53	3.25	3
3.00E-01	13.1	1.45	0.59	0.59	4.17	3.93
5.00E-01	18.4	1.7	0.73	0.73	5.83	5.57
7.00E-01	22.4	1.95	0.85	0.85	7.34	7.02
9.00E-01	25.7	2.24	1.03	1.03	8.75	8.34
1.00E+00	27.1	2.41	1.15	1.15	9.42	8.96
1.20E+00	29.6	3.02	1.55	1.55	10.7	10.1
2.00E+00	36.7	6.43	4.22	4.22	15.3	14.1
3.00E+00	42.7	11.9	8.03	8.03	20.2	18.2

表5 不同能量和不同入射方式下注量到卵巢剂量的转换系数

中子能量 /MeV	不同入射方式下的 $C_{\Phi T}/(pGy \cdot cm^2)$					
	前向入射	后向入射	左侧向入射	右侧向入射	转动入射	各向同性入射
1.00E-03	2.86	2.71	0.78	0.78	1.8	1.25
2.00 E-03	2.88	2.68	0.77	0.77	1.77	1.24
5.00E-03	2.91	2.68	0.76	0.76	1.16	1.25
1.00E-02	2.94	2.7	0.77	0.77	1.78	1.28
2.00E-02	2.97	2.72	0.79	0.79	1.83	1.33
3.00E-02	2.99	2.76	0.81	0.81	1.88	1.37
5.00E-02	3.04	2.85	0.84	0.84	1.97	1.44
7.00E-02	3.09	2.95	0.87	0.87	2.04	1.49
1.00E-01	3.17	3.1	0.91	0.91	2.14	1.55
1.50E-01	3.32	3.22	0.97	0.97	2.27	1.63
2.00E-01	3.46	3.38	1.02	1.02	2.38	1.7
3.00E-01	3.74	3.77	1.12	1.12	2.57	1.82
5.00E-01	4.54	4.7	1.3	1.3	2.9	2.1
7.00E-01	5.7	5.74	1.44	1.44	3.27	2.47
9.00E-01	7.08	6.98	1.66	1.66	3.93	2.89
1.00E+00	7.81	7.67	1.81	1.81	4.38	3.12
1.20E+00	9.33	9.22	2.26	2.26	5.45	3.73
2.00E+00	15.5	15.7	4.85	4.85	10.8	6.78
3.00E+00	22.8	23.2	8.44	8.44	17.1	11.3

下，才会对睾丸产生有意义的外照射剂量。因此，β射线形成的性腺剂量一般可以不考虑。

（张良安）

lěijī jìliàng

累积剂量（accumulated dose）

从电离辐射对身体的同一部分，或整个身体在一段时间内，反复照射导致的总剂量。累积剂量是一段时间内，身体的一个部分或全身接受的剂量按时间的累加，如果照射是连续的，则是这段时间内剂量率的时间积分。

因此，累积剂量是以连续或不连续的方式所受辐射照射的吸收剂量之和。即用以表示人体或其他的生物机体在一次连续照射下或多次反复照射下所受到的总照射剂量，也可表示所受各种电离辐射的累积剂量（既可以使时间积分，也可是不连续情况下的累加）。累积剂量应标明时间，如一年中的累积剂量或一生中的累积剂量。

累积剂量是生物确定性效应和生物反应的重要的剂量学指标。对生物反应（确定性效应）而言，确定性效应的阈值，是用累积剂量制定的，确定性效应的程度也与累积剂量的大小有关。

对内照射而言，估算的待积当量剂量和待积有效剂量都是时间积分量，都是一类按时间累积的累积剂量，只不过这个积分时间很长，最长可到70年。

在放射治疗中，也是用累积量来进行治疗计划系统制定、分次照射和开具处方等。因此，累积剂量在放射治疗中也是一个极其重要的剂量学量。

（张良安）

bǐshì dòngnéng

比释动能（kerma） 描述物质中非带电粒子（间接电离粒子，

例如，光子或中子）通过释放和慢化次级带电粒子来完成其对物质的能量转移的物理量。比释动能 K，为非带电粒子在无限小体积内释放出的所有带电的电离粒子的初始动能之和的平均值 $d\varepsilon_{tr}$ 除以该体积内物质的质量 dm 而得的商，即：

$$K = \frac{d\varepsilon_{tr}}{dm} \qquad (1)$$

比释动能 K 的 SI 单位和专用单位均与吸收剂量相同，也分别是 Gy 和 rad。

应注意的是，$d\varepsilon_{tr}$ 包括了这些带电粒子在韧致辐射过程中辐射出来的能量以及发生的次级过程所产生的任何带电粒子的能量，如光电子伴随的俄歇电子的能量。比释动能 K 关心的是质量为 dm 的无限小体积内转移给次级电子的能量总和，它并不关心这些次级电子的去向。

对于能量为 E（不包括静止能量）的非带电致电离粒子，能注量 ψ 和注量 Φ 与比释动能 K 之间的关系可写成：

$$K = \psi \frac{\mu_{tr}}{\rho} = \Phi E \frac{\mu_{tr}}{\rho} \qquad (2)$$

提到比释动能时，必须指明能量转移时的介质和所在位置。在实际使用中，可以确定与周围介质不同的该介质中的比释动能，也可以确定与周围介质相同的该介质中的比释动能。对前者，其值指假如在所研究的那点上存在着少量特定物质时得到的。如"在水模体内某点 P 处的空气比释动能"，意指在水模体内，设想 P 点处存在着少量空气时，在此空气腔中的比释动能值。在实际测量时，所取的空气质量元应足够小，使得它的引入不致显著扰乱

不带电电离粒子的场。否则，必须作适当修正。同样有自由空气中组织比释动能、自由空气比释动能等。

在剂量学中，常用在某种适当物质中的比释动能率 $\dot{K}$ 来描述非带电电离粒子辐射场。这种物质，对中等能量的电磁辐射来说可以是空气；对于医学或生物学方面常用的所有非带电电离辐射来说可以是组织；对于辐射效应的研究来说，可以是任何有关的物质。自由空气比释动能已作为基本的剂量学量取代了照射量。

比释动能和吸收剂量虽然有相同的量纲，但它们在概念上是完全不同的两个剂量学量。

大多数剂量学问题是要确定生物组织中的吸收剂量，要直接测量生物组织中的吸收剂量是非常困难的，常用的方法是测定有关位置上的空气比释动能 K_a，当带电粒子平衡条件（CPE）得到满足时，可以再利用以下关系求

出受照物质（m）的吸收剂量（D_m）。

$$D_m = CPE \, \kappa_a \times (\mu_{en}/\rho)_m / (\mu_{en}/\rho)_a \times (1-g) \qquad (3)$$

式中：D_m 为受照物质（m）的吸收剂量，单位为 Gy；k 为受照物质（m）所处位置的空气比释动能，单位为 Gy；$(\mu_{en}/\rho)_a$ 和 $(\mu_{en}/\rho)_m$ 分别为空气与受照物质（m）的质量能量吸收系数，常用值已列在表 1 中。

G 是电离辐射产生的次级电子消耗于韧致辐射的能量占其初始能量的份额。在空气中，对于钴-60 和铯-137γ 射线，$g = 0.3\%$，对于光子最大能量小于 300keV 的 X 射线，g 值可忽略不计。

在实际工作中，只要我们能测得相应于个人剂量计佩戴位置的场所的空气比释动能，就可以通过以下公式计算器官剂量（D_T）。

$$D_T = C_{kT} k_a \qquad (4)$$

表 1 对于不同光子能量，几种媒质的 $(\mu_{en}/\rho)_m$ 值

光子能量/MeV	$(\mu_{en}/\rho)_m /$ $(m^2 \cdot kg^{-1})$ $\times 10^{-3}$				
	空气	水	软组织	肌肉	骨
0.015	130.0	134.0	123.5	137.1	572.6
0.02	52.55	53.67	49.42	55.31	245.0
0.03	15.01	15.20	14.04	15.79	72.90
0.04	6.694	6.803	6.339	7.067	30.88
0.05	4.031	4.155	3.922	4.288	16.25
0.06	3.004	3.152	3.016	3.224	9.988
0.08	2.393	2.583	2.517	2.601	5.309
0.10	2.318	2.539	2.495	2.538	3.838
0.20	2.672	2.966	2.936	2.942	2.994
0.30	2.872	3.192	3.161	3.164	3.095
0.40	2.949	3.279	3.247	3.250	3.151
0.50	2.966	3.299	3.267	3.269	3.159
0.60	2.953	3.284	3.252	3.254	3.140
0.80	2.882	3.205	3.175	3.176	3.061
1.00	2.787	3.100	3.071	3.072	2.959

式中：C_{kT} 为空气比释动能到器官 T 的转换系数，单位为 Gy/Gy。

（张良安）

kōngqì bǐshì dòngnéng lǜ chángshù

空气比释动能率常数（air kerma rate constant）

描述不同放射性核素源，单位放射性活度在自由空气中的特定距离上引起的空气比释动能率大小的物理常数。通常用 Γ_δ 表示。

发射光子的放射性核素，其空气比释动能率常数定义为 $c^2 k_\delta$ 除以 A 所得的商：

$$\Gamma_\delta = c^2 k_\delta / A \qquad (1)$$

式中：c 为离发射光子的放射性核素的点状源的距离，单位为 m；A 为发射光子的放射性核素的点状源的放射性活度，单位为 Bq；k_δ 为距离活度为 A 的发射光子的放射性核素的点状源 c 处，由能量大于 δ 的光子所造成的空气比释动能率，单位为 $m^2 \cdot Gy \cdot Bq^{-1} \cdot s^{-1}$。

通常取 $c = 1m$，A 取 1GBq，可以得出相应的 Γ_δ 值，表 1 中给出了常用核素的 Γ_δ 值。

只要发射光子的放射性核素源的放射性活度 A 已知，而且该源可以视为点源，则在其自由空气的辐射场中，离源一米处的空气比释动能率 $\dot{K}_{1a}$ 可用以下公式计算：

$$\dot{K}_{1a} = A \times \Gamma_\delta \qquad (2)$$

式中：$\dot{K}_{1a}$ 为离源一米处的空气比释动能率，单位为 $\times 10^{-3} Gy \cdot h^{-1}$；$A$ 为放射性核素源的放射性活度，单位为 GBq。

在过去，也曾用离源一定距离产生的照射量率的测量来描述源的强度。常用 Γ_X 表示照射量率常数，单位为 $R \cdot m^2 \cdot Ci^{-1} \cdot h^{-1}$。

空气比释动能常数 Γ_δ，与 Γ_X 有如下关系：

$$\Gamma_\delta = \frac{\Gamma_X 0.876 \times 10^{-2} Gy/R}{3.7 \times 10^{10} Bq/Ci}$$

$$= 0.2368 \frac{mGy/R}{GBq/Ci} \Gamma_X \qquad (3)$$

式中：Γ_X 的单位为 $R \cdot m^2 \cdot Ci^{-1} \cdot h^{-1}$ 和 Γ_δ 的单位为 $mGy \cdot m^2 \cdot GBq^{-1} \cdot h^{-1}$。

例如，对于一个钴-60 同位素，从表 1 中可以查出：

$$\Gamma_\delta = 0.309 \quad mGy \cdot m^2 \cdot GBq^{-1} \cdot h^{-1}$$

代入公式（3），可得：

$$\Gamma_X = 1.30 \quad R \cdot m^2 \cdot Ci^{-1} \cdot h^{-1}$$

同样，在已知 Γ_X 的情况下，也可用公式（3）计算出 Γ_δ。

（张良安 樊飞跃）

kōngqì bǐshì dòngnéng qiángdù

空气比释动能强度（air kerma strength）

描述短距治疗源强度的一个物理量。一般用符合 S_k 表示。空气比释动能强度是美国医用物理学会（AAPM）建议的，这个量与 ICRU 建议的参考空气比释动能率 $\dot{K}_{air}(d_{ref})$ 有如下的关系：

$$S_k = \dot{K}_{air}(d_{ref}) d_{ref}^2 \qquad (1)$$

式中：d_{ref} 为定义参考空气比释动能率的参考距离，这个距离一般取为 1m，当定义为 1m 时，这时的参考空气比释动能率在数值上就等于空气比释动能率常数。

从公式（1）可看出，不论是用空气比释动能强度或用参考点的空气比释动能率表示，源强数

表 1　一些放射性核素的空气比释动能率常数 $\Gamma_\delta / (\times 10 Gy \cdot m^2 \cdot GBq^{-1} \cdot h^{-1})$

核素	Γ_δ	核素	Γ_δ
^{22}Na	0.34	^{131}I	0.062
^{24}Na	0.51	^{132}I	0.36
^{42}K	0.039	^{133}Ba	0.093
^{46}Sc	0.31	^{140}Ba	0.043
^{48}V	0.44	^{134}Cs	0.25
^{54}Mn	0.15	^{137}Cs	0.0773
^{56}Mn	0.24	^{140}La	0.34
^{59}Fe	0.18	^{141}Ce	0.014
^{58}Co	0.16	^{152}EU	0.19
^{60}Co	0.309	^{182}Ta	0.22
^{75}Se	0.14	^{187}W	0.086
^{95}Nb	0.12	^{192}Ir	0.108
^{106}Ru	0.0071	^{198}Au	0.0562
^{110m}Ag	0.42	^{227}Ac	0.0020
^{113}Sn	0.042	^{226}Ra	0.0022
^{124}Sb	0.28	^{234}U	0.018
^{132}Te	0.049	^{241}Am	0.037
^{125}I	0.038		

值都是相同的。唯一的差异是这两个量使用的单位：参考空气比释动能率的单位是 $1\mu Gy/h$，而空气比释动能强度的单位是 $1\ \mu Gy \cdot m^2 \cdot h^{-1}$。空气比释动能强度的单位较长，书写不方便，为此 AAPM TG 43 建议了一个速记的单位符号 U，$1\ U = 1\mu Gy \cdot m^2 \cdot h^{-1} = 1\ cGy \cdot cm^2 \cdot h^{-1}$。

在过去，短距治疗源的强度用活度表述（即，单位时间的衰变数），或一些自由加载的核素，例如镭-226，简单地用它的质量描述。最初就是用镭-226 的质量定义活度，当时，1g 的镭-226 的放射性定义为 1Ci（$3.7 \times 10^{10}\ s^{-1}$）。实际上，用现代技术精确测量的结果是，1g 的镭-226 的放射性活度为 0.988 Ci（$3.655 \times 10^{10}\ s^{-1}$）。

由于衰减，散射影响给源活度测量带来了一些问题，特别是当源周围有过滤物质时。其他的诸如表观活度和毫克镭当量这类用来描述源强度的单位，现在建议不再用来描述放射源的强度。

空气比释动能强度按下式计算源的空气比释动能强度。

$$S_K = M_u \cdot N_{sK} \cdot N_E \cdot C_{T.P} \cdot A_{km} \qquad (2)$$

式中：N_{sK} 为源（例如后装治疗的铱-192 源）空气比释动能强度校准因子，单位为 $Gy \cdot m^2 \cdot h^{-1} \cdot Ci^{-1}$；$N_E$ 为活度计刻度系数；M_u 为剂量仪测量电离电荷读数，nC/min；$C_{T.P}$ 为环境温度和气压修正因子；A_{km} 为电离电荷复合率修正因子。

（张良安 樊飞跃）

lìzǐ zhùliàng

粒子注量（particle fluence）

电离辐射场粒子密度的度量。简称注量，曾称积分通量。外辐射场主要用粒子注量或自由空气中的比释动能等物理量描述。在辐射防护中用这个量不大方便，因

而不用在剂量限值的定义方面。注量通常需要有粒子和粒子能量方向分布的说明，这些关系与损伤的关系十分复杂。

一种辐射场可以用粒子数（N），它的能量和方向，及其这些量的空间和时间分布来完全描述。这就需要明确其标量和矢量的特性。国际放射防护委员会已给辐射场作了明确的定义（ICRU Report 60，1998），其中，提供方向分布信息的矢量主要用于辐射场的转移理论和计算方面，仅是其中的纯数字量，如注量或比释动常用在剂量学的应用方面。要完全描述辐射场应有两个量，一个是粒子数数量，例如注量和注量率；另一个是由它们转移的能量，能量注量。辐射场也许是由不同类型辐射组成，这时基于辐射粒子数的辐射场量还与辐射类型有关，这时就需要在场量前明确其辐射类型，例如，中子注量。

注量是基于给定时间间隔内计数通过一个小的球面粒子数的一个量，注量 Φ 是 dN 除 da 的商。

$$\Phi = \frac{dN}{da} \qquad (1)$$

式中：dN 为入射到有效截面积为 da 的球面上的粒子总数。注量的 SI 单位为 cm^{-2}。

注量不依赖于进入球面的粒子的方向分布。在计算时，注量

是用通过一个小体积的粒子径迹长度来描述，即通常用下式进行注量计算。

$$\Phi = \frac{dl}{dv} \qquad (2)$$

式中：dl 为通过小体积 dv 的径迹长度总和。

辐射场中，通过一个小球的粒子数目经常具有随机涨落特性。但是，注量及其相关的量确定为非随机量。因而，在确定点和特定时间有一个单一的值，并不具有涨落特性。因此，注量应当是一个期望值。

X、γ、β 射线均可以通过注量的测量来估算其吸收剂量。一般来说，中子的吸收剂量主要是通过注量测量来实现的。为此，在光子的情况下，我们应当通过下式首先计算出空气比释动能，在用空气比释动能计算空气的吸收剂量。

$$k_a = C_{\Phi a} \Phi \qquad (3)$$

式中：$C_{\Phi a}$ 为注量到空气比释动能的转换系数，单位为 $pGy \cdot cm^2$。表1中给出了不同能量光子的转换系数。

在中子的情况下，可用以下公式直接计算器官剂量。

$$D_T = C_{\Phi T} \Phi \qquad (4)$$

式中：$C_{\Phi T}$ 为注量到器官剂量的转换系数，单位为 $pGy \cdot cm^2$。

表1 注量和自由空气比释动能间的转换系数

光子能/MeV	$k_a/\Phi/(pGy \cdot cm^2)$	光子能/MeV	$k_a/\Phi/(pGy \cdot cm^2)$
0.010	7.60	0.300	1.38
0.015	3.21	0.500	2.38
0.020	1.73	0.800	3.69
0.030	0.739	1	4.47
0.050	0.328	2	7.51
0.100	0.372	3	9.89

（张良安）

能量注量（energy fluence）
是电离辐射场能量密度的度量。
能量注量 Ψ 是 dE 除以 dA 所得的
商：

$$\Psi = \frac{dE}{dA} \qquad (1)$$

式中：dE 为入射到球面截面 dA
上的辐射能量。

能量注量 Ψ 的单位为 J/m^2。
在已知粒子注量 Φ 时，可用以下
公式计算相应的能量注量。

$$\Psi = \frac{dN}{dA}E = \Phi E \qquad (2)$$

式中：E 为粒子的能量；dN 为能
量为 E 的粒子数。

几乎所有的实际光子或粒子
线束都是多能的，要将上述概念
用到实际情况，需要分别用粒子
注量谱和能量注量谱代替粒子注
量和能量注量。

粒子注量谱定义为：

$$\Phi_E(E) = \frac{d\Phi}{dA}(E) \qquad (3)$$

能量注量谱的定义为：

$$\Psi_E(E) = \frac{d\Psi}{dE}(E) = \frac{d\Phi}{dE}(E)E \qquad (4)$$

式中：$\Phi_E(E)$ 和 $\Psi_E(E)$ 分别
为粒子注量谱和能量注量谱对能
量微分形式的速记符号。

上述的两种注量是一段时间
的累积量，如果需要对瞬间量描
述，通常使用（粒子）注量率和
能量注量率这两个量。

（粒子）注量率，是 dΦ 除以
dt 所得的商：

$$\varphi = \frac{d\Phi}{dt} \qquad (5)$$

式中：dΦ 为在时间间隔 dt 内粒
子注量的增量，单位为 m$^2 \cdot$ S^{-1}。
这个量又称做粒子通量密度。

能量注量率，是 dΨ 除以 dt
所得的商：

$$\Psi = \frac{d\Psi}{dt} \qquad (6)$$

式中：dΨ 为在时间间隔 dt 内能
量注量的增量，单位为 w $\cdot$ m^{-2}。
这个量又称能通量密度。

对于能量为 E（不包括静止
能量）的非带电致电离粒子，能
注量 ψ 和注量 Φ 与比释动能 K 之
间的关系可写成：

$$K = \Psi \frac{\mu_{tr}}{\rho} = \phi E \frac{\mu_{tr}}{\rho} \qquad (7)$$

式中：μ_{tr}/ρ 为质能转移系数。

（张良安　樊飞跃）

照射量（exposure）　根据 X 或
γ 射线在空气中的电离本领来度
量 X 或 γ 辐射源的输出量的一个
量。照射量只能用于能量在
10keV 到 3MeV 范围内的 X 或
γ 射线，且受照介质为空气。当
为辐射防护目的所做的测量允许
较大误差时，照射量适用的能量
上限允许扩大到 8MeV。

照射量目前尚无国际单位制
专名，暂时与国际单位制并用的
照射量的专用单位是伦琴，符
号 R。

$$1R = 2.58 \times 10^{-4} \text{ C/kg} \quad \text{或} \qquad (1)$$
$$1 \text{ C/kg} = 3.877 \times 10^3 \text{ R}$$

伦琴认为照射量是在 1R X 或
γ 射线照射下，在 0.001 293g
（相当于 0℃ 和 760mm 汞柱大气
压下，1cm^3 干燥空气的质量）空
气中所产生的次级电子在空气中
形成总电荷为 1 静电单位的正离
子或负离子。

即 1R = 1 静电单位/0.001293g =
3.336 × 10^{-4} C/1.293kg = 2.58 ×
10^{-4} C/kg。

照射量只对空气而言，仅适
用于 X 或 γ 射线，也就是说，照
射量只限于用来度量 X 或 γ 辐射
在单位质量空气中产生电离的辐
射量，它不能用于其他类型辐射
（如中子或电子束等）和其他物质
（如组织等）。

照射量定义中的 dQ 不包括光
子在测量的空气体积元内释放出
来的次级电子所产生的轫致辐射
被吸收后而产生的电离，这仅在
光子能量很高时才重要。除此差
别外，照射量就是 X 或 γ 辐射在
空气中比释动能的电离当量。

严格按定义测量照射量必须
满足电子平衡条件，即能量平衡
和谱平衡。鉴于现有技术条件和
对精度的要求，只有光子能量低
于几兆电子伏和大于几千电子伏
时，才能较严格地在电子平衡条
件下精确测量照射量。

照射量 X 为 dQ 除以 dm 所得
的商：

$$X = \frac{dQ}{dm} \qquad (2)$$

式中：dQ 为当光子在质量为 dm
的空气中释放出的所有正负电子
被完全阻止于空气中时，在空气
中形成同一种符号的离子的总电
荷的绝对值。照射量是一个过去
的辐射剂量学量，现已逐步被自
由空气比释动能所取代，但作为
一个过渡量，还有必要了解它。

照射量的另一种计算形式是：

$$X = \Psi \frac{\mu_{en}}{\rho} \frac{e}{W} \qquad (3)$$

式中：Ψ 为能量注量；$\frac{\mu_{en}}{\rho}$ 为空气
质能吸收系数；e 为基本电荷；

W 为空气中每形成一对离子所消耗的平均能量。

可以在自由空间中确定照射量，也可以在与空气不同的其他物质内部某一点处确定照射量。后者其值指假设在所研究的那点上存在着少量空气得到的。如"在水模体内某点 P 处的照射量"指在水模体内，设想 P 点处存在着少量空气，而又满足电子平衡条件时得到的。

（张良安　樊飞跃）

dàidiàn lìzǐ de zǔzhǐ běnlǐng

带电粒子的阻止本领 （stopping power of charged particles）

表示物质对带电粒子的阻挡能力。又称线性阻止本领。通常用单位厚度物质中带电粒子损失的能量值来表示。带电粒子在物质中的能量损失不仅与入射粒子的性质有关，还与吸收物质的性质有关。在单位厚度物质中带电粒子损失的能量愈多，该物质的阻止本领愈大。如物质的厚度单位为 cm，入射带电粒子的能量单位为 MeV 或 keV，则阻止本领的单位就是 $MeV \cdot cm^{-1}$ 或 $keV \cdot cm^{-1}$。

某种物质对带电粒子的阻止本领 S 计算公式为，该粒子在吸收物质中的微分能量损失除以相应的微分路径：

$$S = -\frac{dE}{dl} \qquad (1)$$

$\left[-\frac{dE}{dl}\right]$ 也成为带电粒子的比能损失或能量损失率。

带电粒子的能量损失有电离损失和辐射损失两种，因而公式（1）可以改写为：

$$S = S_{ion} + S_{rad} = \left[-\frac{dE}{dl}\right]_{ion} + \left[-\frac{dE}{dl}\right]_{rad} \qquad (2)$$

式中：$\left[-\dfrac{dE}{dl}\right]_{ion}$ 为电离损失率，$\left[-\dfrac{dE}{dl}\right]_{rad}$ 为辐射损失率。

$\left[-\dfrac{dE}{dl}\right]_{ion}$ 与带电粒子的速度，电荷的关系满足如下的经典公式：

$$\left[-\frac{dE}{dl}\right]_{ion} = \frac{4\pi e^4 z^2}{m_0 \nu^2} \cdot NZ \cdot \ln\left[\frac{2m_0 \nu^2}{I}\right] \qquad (3)$$

式中：I 为物质原子的平均激发和电离能，一般通过实验方法确定；z 为带电粒子的电荷；ν 为带电粒子的速度；N 为单位体积内的原子数；Z 为物质原子的原子序数；m_0 为电子的静止质量。

通常称公式（3）为 Bethe 公式。在公式（3）中没有出现入射粒子的质量，因此，可以认为 $\left[-\dfrac{dE}{dl}\right]_{ion}$ 与入射粒子的质量无关。也就是说只要入射粒子的电荷 z 和速度 ν 相同，不管入射带电粒子的质量如何，其电离损失率是一样的。

从公式（3）可以看出，$\left[-\dfrac{dE}{dl}\right]_{ion} \propto z^2$，例如，对 α 粒子 $z=2$，对质子 $z=1$，当它们以同样的速度入射到靶物质中，则 α 粒子的电离损失率是质子的 4 倍。因此，入射带电粒子的电荷数越大，电离损失率也就越大，其穿透能力也就越小。

入射带电粒子的电离损失率与入射带电粒子的速度 ν 关系较为复杂，但公式（3）中对数（ln）虽然也与速度有关，但由于对数项随 ν 的变化很缓慢，近似的认为对数项与速度无关，因此可以认为，即 $\left[-\dfrac{dE}{dl}\right]_{ion} \propto \dfrac{1}{\nu^2}$，电离损失率与速度 ν 的平方成反比。若入射粒子的质量为 m，在非相对论的情况下，有 $E = \dfrac{1}{2}m\nu^2$，因此，$\left[-\dfrac{dE}{dl}\right]_{ion} \propto \dfrac{1}{E}$，电离损失率与入射粒子能量成反比。

电离损失率与吸收物质的关系是：$\left[-\dfrac{dE}{dl}\right]_{ion} \propto NZ$，这表明，电离损失率与吸收物质的单位体积内的原子数（N）和物质原子的原子序数（Z）的乘积成正比。也就是说，吸收物质的原子序数越高，材料密度越大，电离损失率也就越大，具有更大的阻止本领。

一般情况下，辐射损失率与入射粒子电荷（z），能量（E）和质量 m，吸收物质原子序数（Z）和单位体积内的原子数（N）有如下的关系：

$$\left(-\frac{dE}{dl}\right)_{rad} \propto \frac{z^2 Z^2}{m^2} NE \qquad (4)$$

从公式（4）可以看出，辐射损失率与 zZ 乘积的平方成正比与 m 的平方成反比；与 NE 乘积成正比。

在速度相同的情况下，α 粒子的轫致辐射是电子的 10^{-6}，因此重带电粒子由轫致辐射所致能量损失可忽略不计。α 粒子与物质相互作用产生激发效应的概率小于电离效应。同时，α 粒子引起核反应的概率也很小。

对电子能量较高的快速电子，而且吸收物质的原子序数较大时，辐射损失率更为显著。两种能量损失率之比近似地为：

$$(dE/dx)_{rad} / (dE/dx)_{ion} = E \cdot Z / 700 \qquad (5)$$

式中：E 的单位是 MeV。由此可以看出，辐射损失率的相对大小决定于 E 和 N 对电子能量不超过

几 *MeV* 的快速电子，只有高原子序数材料中辐射损失才是重要的。

带电粒子在物质中的一切能量损失，通常用（总）质量阻止本领，S/ρ 来表示。当核反应可忽略时，碰撞电离损失和轫致辐射损失是主要的能量损失类型，这时 S/ρ 可写为：

$$S/\rho = \frac{1}{\rho}\left(\frac{dE}{dl}\right)_{碰撞} + \frac{1}{\rho}\left(\frac{dE}{dl}\right)_{辐射} \quad (6)$$

式中：$\left(\dfrac{dE}{dl}\right)_{碰撞} = S_{碰撞}$-线碰撞阻止本领；$\left(\dfrac{dE}{dl}\right)_{辐射} = S_{辐射}$-线辐射阻止本领；在一般的能量范围内，例如 $E < 10MeV$，主要是电离损失和辐射损失，而其他过程的能量损失（包括参与核反应的能量损失），相对地说，可以忽略不计。因此质量阻止本领等于碰撞阻止本领与辐射质量阻止本领之和，即总质量阻止本领的单位为 J · m²/kg。

（张良安）

dàidiàn lìzǐ de shèchéng

带电粒子的射程 （charged particle's range）

带电粒子沿初始运动方向所行进的最大距离。用 R 表示。带电粒子在物质中运动时，不断的损失能量，待能量耗尽时就停留在物质中。入射粒子i物质中行径的实际轨迹长度称作"路径"。"射程"与"路径"是不同的概念，显然，"路径"要大于"射程"。重带电粒子的质量大，它与物质原子的相互作用不会导致其运动方向有大的改变，其轨迹几乎是直线，因此，重带电粒子的"射程"基本上等于"路径"。

确定方法 带电粒子的"射程"可以用实验方法确定。在这个实验中，准直单能的 α 粒子源在经过不同厚度的吸收体后被探测器记录。当吸收体的厚度 t 很小时，α 粒子都能穿过，只不过仅是能量减少了。直到吸收体的厚度 t 等于 α 粒子的最短射程，这时穿过吸收体的 α 粒子的数目才开始减少，急性增大吸收体的厚度 t 的厚度，被阻止在吸收体内的 α 粒子越来越多，直到所有 α 粒子被阻止。

使 α 粒子减少了一半时的吸收体的厚度为 α 粒子的"平均射程"。在文献中，常会出现"外推射程"这个术语，这是将透射曲线开始下降的直线部分外推与横轴相交处，所对应的吸收体的厚度就称为"外推射程"。

当用实验方法确定了某一情况下的带电粒子的"平均射程"后，可用以下的公式计算另一种带电粒子的"外推射程"：

$$R_{am} = \frac{M_a z_b^2}{M_b z_a^2} \quad (1)$$

式中：a 和 b 分别为两种不同的带电粒子；M 为带电粒子的质量；z 为带电粒子的电荷数。

α 粒子的射程 当 α 粒子的能量在 3~7MeV 范围，在空气中的射程可以用以下经验公式估算：

$$R_a = 0.318 E^{3/2} \quad (2)$$

式中：R_a 为 α 粒子在空气中的平均射程，即 α 粒子入射点到其数目减少到入射时的一半之间的距离，单位为 cm；E 为 α 粒子入射时的能量，单位为 MeV。

α 粒子通过其他物质时的射程可以用以下经验公式近似计算其数值：

$$R_m = 0.0032(A_m^{1/2}/\rho)R_a \quad (3)$$

式中：R_m 为 α 粒子在介质 m 中的平均射程，单位为 cm；A_m 为介质 m 相对于空气的相对原子质量；ρ 为介质 m 的密度，单位为 g/cm³。

α 射线射程在辐射剂量-效应评价中是重要的概念。例如铀-238 的 4.2 $MeV\alpha$ 射线在人体组织中的射程为 $34\mu m$（$3.4mg \cdot cm^{-2}$），人体皮肤表皮厚度约为 $7\ mg \cdot cm^{-2}$，因此这样的 α 射线不会穿透人体表皮而引起伤害。

β 射线的射程 β 射线减至原来一半的吸收介质厚度称为半值层（HVL）。β 射线的最大射程约为其半值层的 7~8 倍。

在铝吸收体内：

$$R_{max} = 0.407 E_{max}^{1.35}$$
$$(0.15\ MeV < E_{max} < 0.8\ MeV) \quad (4)$$

$$R_{max} = 0.542 E_{max} - 0.133$$
$$(E_{max} > 0.8\ MeV) \quad (5)$$

式中：E_{max} 为 β 射线最大能量。

半值层与能量的关系为：

$$HVL = 0.693/\mu_m = 0.04 E_{max}^{1.14} \quad (6)$$

（张良安 樊飞跃）

kōngqiāng lǐlùn

空腔理论 （cavity theory）

为精确进行光子线束剂量测量的一系列的基本理论基础。为了测量介质中的吸收剂量，必须在介质中引入一个对辐射灵敏的设备（剂量计）。一般来说，剂量计的灵敏介质与被测量介质是不相同的，这样在被测量介质中就放进了一个不相同的介质。这样不同介质的放入会影响原来介质的辐射场，从而剂量计的测量结果已不是原来想测量的辐射场的值，这样就提出了空腔理论。

空腔理论用于建立剂量计的灵敏介质（空腔）的吸收剂量与其周围被测介质的吸收剂量的关系。空腔体积是小、中、还是大是相对于光子在空腔中产生的次级带电粒子的射程而言的。例如，当次级带电粒子是电子的情况，这时的次级带电粒子的射程比空腔的大小要大得多，因此此时可以认为空腔很小。

为解决光子线束实际测量中的问题，已建立了不同的空腔理论。这些不同的空腔理论主要是基于不同的空腔大小而建立的。例如，布拉格－戈瑞（Bragg-Gray）理论和斯潘塞－阿蒂克斯（Spencer-Attix）理论是基于小的空腔的理论，而伯林（Burlin）理论是对中等大小的空腔而言的。

（张良安　樊飞跃）

bùlāgé-gēruì kōngqiāng lǐlùn

布拉格－戈瑞空腔理论

（Bragg-Gray theory）　布拉格－戈瑞空腔理论是为提供剂量计吸收剂量与被测介质吸收剂量关系的第一个空腔理论。应用布拉格－戈瑞空腔理论的条件是：①与入射到空腔的带电粒子的射程相比，空腔必须足够小，使其空腔的存在不至于影响被测介质中的带电粒子注量。实际上是要求空腔中的电子注量与周围介质中的相同或达到平衡。这个条件仅在带电粒子平衡（CPE 或 TCPE）的区域才是有效的。此外，由于空腔的存在，会不同程度的引起注量的微小变化，因此应对这种变化进行修正。②空腔的吸收剂量仅由于跨过它的带电粒子的沉积产生（即假定光子与空气的相互作用很小，而且可以忽略）。意味着在空腔内沉积形成剂量的所有电子都是在空腔外产生的，并都跨过了空腔。在空腔内不产生任何的二次电子，而且没有电子被阻止。

在这两个条件下，按照布拉格－戈瑞空腔理论，空腔的剂量

D_{cav} 与周围介质的剂量 D_{med} 之间有如下的关系：

$$D_{med} = D_{cav}\left[\frac{\bar{S}}{\rho}\right]_{med,cav} \qquad (1)$$

式中：$\left[\dfrac{\bar{S}}{\rho}\right]_{med,cav}$ 为平均介质和空腔的非限制的质量碰撞阻止本领比。应用非限制阻止本就是为了抵消在空腔和介质中的次级电子（或 δ 电子）产生。

尽管在布拉格－戈瑞空腔理论中，没有明确空腔的大小，两个布拉格－戈瑞条件是与空腔的大小有关的，决定于电子在空腔介质中的射程，空腔介质和电子能量。对高能光子线束空腔的大小的作用就不如中能和低能 X 射线那样的明显。

（张良安　樊飞跃）

sīpānsāi-'ādìkèsī kōngqiāng lǐlùn

斯潘塞－阿蒂克斯空腔理论

（Spencer-Attix cavity theory）布拉格－戈瑞空腔理论没有考虑在剂量计的灵敏体积中，初始电子慢化中，由于碰撞而引起的次级（δ）电子产生。斯潘塞－阿蒂克斯空腔理论则考虑了这些电子的产生，而且有足够的能量，能进一步产生电离。在空腔中的一些这类电子，在释放能量后，还有足够的能量能使其逃离空腔，将减少空腔对能量的吸收，因此应对空气的阻止本领进行修正。尽管斯潘塞－阿蒂克斯理论也是在布拉格－戈瑞空腔理论条件下使用的，然而，这些条件不但用到初级粒子的注量，也要用到次级粒子的注量。

分类　基于用户定义的能量阈值 Δ，斯潘塞－阿蒂克斯空腔理论中的次级电子的注量分为两个部分。次级电子动能 E_K 低于 Δ 被称为慢电子，仅在局部沉积它的

能量；次级电子动能 E_K 高于或等于 Δ 被称为快电子，并形成部分的电子谱。这个谱的低能阈值为 Δ，高能阈值为 E_{K0}，其中，E_{K0} 代表电子的初始动能。因为谱中的最低能量为 Δ，当快电子动能 $E_K \geq 2\Delta$ 时，其最大能量损失不会大于 Δ，当快电子动能 $E_K < 2\Delta$ 时，其最大能量损失不会大于 $E_K/2$（其中 $\Delta \leq E_K < 2\Delta$）。

必须用 $L_{\Delta}(E_K)/\rho$，阈值为 Δ 的有限碰撞阻止本领和 $\Phi_{med,Ek}^{e-e}$（快电子注量）的乘积计算能量沉积，快电子注量的能量范围为 Δ 到 E_{K0}（e-e 代表在慢化谱中 δ 电子的贡献）。因为按布拉格－戈瑞条件，能量为 Δ 的电子必须要能跨过空腔，因此阈值 Δ 与空腔的大小有关，这就要求电子的射程至少等于跨过空腔的平均弦长。

考虑到上面的因素，介质剂量与空腔剂量有如下的斯潘塞－阿蒂克斯关系：

$$D_{med} = S_{med,cav} D_{cav} \qquad (1)$$

式中：$S_{med,cav}$ 为介质与空腔的平均有限质量碰撞阻止本领比。

应用介质的电子注量谱 $\Phi_{med,cav}^{e-e}(E_k)$，$S_{med,cav}$ 的整个表达式可以写为：

$$S_{med,cav}$$
$$= \frac{\int_{\Delta}^{E_{K0}} \Phi_{med,cav}^{e-e}(E_K)(L_{\Delta,med}/\rho)d(E_K) + TE_{med}}{\int_{\Delta}^{E_{K0}} \Phi_{med,cav}^{e-e}(E_K)(L_{\Delta,cav}/\rho)d(E_K) + TE_{cav}}$$
$$(2)$$

TE_{med} 和 TE_{cav} 是跟踪结尾术语，是为了考虑电子初始动能在 Δ 和 2Δ 之间的能量沉积。这些电子动能的损失应低于 Δ。在这样的事件后的剩余能量立即沉积，并且这些电子从谱中消失。TE_{med} 和 TE_{cav} 分布用以下公式计算：

$$\text{TE}_{\text{med}} = \varPhi^{e-e}_{\text{med,cav}}(\Delta)\frac{S_{\text{med}}(\Delta)}{\rho}\Delta \quad (3)$$

$$\text{TE}_{\text{cav}} = \varPhi^{e-e}_{\text{med,cav}}(\Delta)\frac{S_{\text{cav}}(\Delta)}{\rho}\Delta \quad (4)$$

应用 蒙特卡罗（Monte Carlo）计算显示布拉格-戈瑞空腔理论和斯潘塞-阿蒂克斯空腔理论的差异是不能忽略的，但一般来说不是很有意义。因为不同介质的碰撞阻止本领与粒子能量有相同趋势的函数关系，两种介质的碰撞阻止本领比随能量的变化就十分缓慢。

对电离室的水域空气的碰撞阻止本领比值对截止能量的选取的依赖性不大。对放射治疗中使用的 Farmer 类型的电离室和平行板电离室，截止能量名义值通常为 10 keV。

对水中使用的典型的电离室，主要由于两种介质间密度效应修正随能量变化，使水与空气间的阻止本领比的能量依赖性也有所增加。

（张良安 樊飞跃）

bólín kōngqiāng lǐlùn

伯林空腔理论（Burlin cavity theory）

对中等大小的空腔，伯林扩展了布拉格-戈瑞空腔理论和斯潘塞-阿蒂克斯空腔理论，在一个纯粹现象学基础上，空腔大了，就限制了斯潘塞-阿蒂克斯等式中的加权技术。伯林提供了一个这种情况下计算加权参数的模式。

伯林空腔理论可用以下简单的公式表述：

$$\frac{D_{\text{gas}}}{D_{\text{med}}} = ds_{\text{gas,med}} + (1-d)\left[\frac{\bar{\mu}_{\text{en}}}{\rho}\right]_{\text{gas,med}} \quad (1)$$

式中：d 为与空腔大小相关的参数，对小空腔 d≈1，对大空腔 d≈0；$S_{\text{gas,med}}$ 为空腔和介质中的平均有限质量碰撞阻止本领比；D_{gas}，D_{med} 分别为空腔和介质的吸收剂量；$\left[\frac{\bar{\mu}_{\text{en}}}{\rho}\right]_{\text{gas,med}}$ 为空腔和介质中的平均质能吸收系数比。

在满足以下条件时，才能使用伯林空腔理论：①空腔内和空腔周围的介质是均匀的。②在空腔内和空腔周围的任何地方，光子辐射场都是均匀的。③在空腔内和空腔周围的任何点，包括空气的边界，带电粒子平衡（CPE）条件都成立。④在空腔和空腔周围介质中产生的二次电子的平衡谱相同。

在伯林空腔理论中，提供了一个估算权重参数 d 的方法。它表示为介质中电子注量减少的平均值。通过用源的实验验证，伯林提出，平均来说，介质中，电子注量按指数形式衰减。基于组织本领比用下式可计算加权参数 d 的值：

$$d = \frac{\int_0^L \varPhi^{e-e}_{\text{med}}e^{-\beta t}dt}{\int_0^L \varPhi^{e-e}_{\text{med}}dt} = \frac{1-e^{-\beta L}}{\beta L} \quad (2)$$

式中：β 为有效电子减弱系数，它表示粒子初始介质中的注量，在跨过长度为 L 的空腔后减弱的程度。对一个凸的（convex）空腔和各向同性电子注量分布：L=4V/S，式中：V 为空腔体积；S 为它的表面积。伯林用以下等式描述空气内电子注量 $\varPhi^{e-e}_{\text{gas}}$ 的建立：

$$1-d = \frac{\int_0^L \varPhi^{e-e}_{\text{gas}}(1-e^{-\beta t})dl}{\int_0^L \varPhi^{e-e}_{\text{gas}}dl}$$

$$= \frac{\beta L - 1 + e^{-\beta L}}{\beta L} \quad (3)$$

伯林的理论符合空腔理论的基本条件：两项的权重因子（即 d 和 1-d）加起来等于 1。这一理论在计算中等大小的空腔的吸收剂量之比中相当成功。然而，在通常的情况下，Monte Carlo 计算表明，当研究空腔吸收剂量与介质吸收剂量随空腔大小变化时，加权的方法就太简单，而且必须计算中等空腔的吸收剂量比。正因为如此，在实际工作中已较少使用伯林空腔理论。

（张良安 樊飞跃）

dàidiàn lìzǐ pínghéng

带电粒子平衡（charged particle equilibrium）

常把光子转移给带电粒子的能量称为碰撞比释动能。一般来说，光子转移给带电粒子的能量（比释动能）的地方，并不一定是介质吸收能量（吸收剂量）的地方。这是由于通过光子相互作用释放的二次电子具有一定的射程。因此，吸收剂量就不一定等于碰撞比释动能。对于一特定的体积而言，当达到带电粒子平衡时，它的吸收剂量与在该体积内的碰撞比释动能相等，否则带电粒子处于不平衡状态。

一般来说，吸收剂量（D）与碰撞比释动能（K_{col}）的比例用 β 表示，有如下关系：

$$\beta = D/K_{\text{col}} \quad (1)$$

当高能光子线束穿透介质，在受辐照的介质表面碰撞比释动能最大。最初，逃出界面区的带电粒子多于进入该区的带电粒子，因而吸收剂量小于碰撞比释动能，吸收剂量将随介质的深度增加而增加，在 Z_{max} 处达到最大。

如果光子在介质中不存在减弱和散射，但也产生电子，如图 1（a）的假设，这时是：开始时建立区（with $\beta<1$），接着到达完全的 CPE 条件区，这时：$\beta=1$，$D=K_{\text{col}}$。

然而，在实际情况下，由于

在介质中存在对光子的减弱和散射，如图 1（b）短暂带电粒子平衡条件成立的区域，在这里，碰撞比释动能与吸收剂量之间的关系基本上是常数。这是因为对高能电子而言，产生的电子的平均能量，及电子的射程随介质深度改变都没有明显地变化。

图中说明在建立条件下，吸收剂量与碰撞比释动能的关系；其中图 1（a）是能达到带电粒子平衡（CPE）条件的情况，图 1（b）是短暂的带电粒子平衡（TCPE）的情况。

在特殊情况下，有真实的 CPE 条件存在（在介质的最大剂量深度），这时的吸收剂量 D 与总的比释动能 K 能满足以下的关系：

$$D = K_{col} = K(1-g) \qquad (2)$$

式中：g 为电离辐射产生的次级电子消耗于韧致辐射的能量占其初始能量的份额。g 的大小与电子的动能有关，能量越高，g 值越大；g 值也与介质的原子序数有关，高原子序数的介质其 g 值也越高；在空气中对于钴-60 和铯-137 γ 射线，$g = 0.32\%$，对于光子最大能量小于 300keV 的 X 射线，g 值可忽略不计。

（张良安　樊飞跃）

fàngshè fánghù jìliàngxué

放射防护剂量学（dosimetry in radiation protection）

用于放射防护目的的剂量学方法学科。放射防护的一般目的是防止人和环境受到由于电离辐射外和内照射引起的损伤。这样就要求有相应的量来描述人体外照射和内照射的辐射危害的评价量。类似的考虑也用到其他生物体的放射防护。

为了确立放射防护体系和基本原则，必须用剂量学量以量化方式估算人和其他生物体受到的辐射照射。在辐射剂量-效应关系研究中人群或实验动物接受照射的量化也十分重要，这些研究数据，特别是低剂量范围的实验数据对放射防护至关重要。从电离辐射在生物组织中的能量沉积开始的健康效应，主要是生物分子或一簇分子的变化，例如，细胞的基因信息，细胞核中的 DNA。这种损伤本身就说明，身体的器官和组织存在短期和长期生物效应。在高剂量的器官和组织急性损伤中，主要是包括细胞的功能丧失，严重的可造成受照个体死亡，这类损伤通常称为确定性效应或组织反应，早期称为非随机效应。在低剂量和低剂量率的情况下，这样的组织反应观测不到，但是，这时可能会引起基因物质的损伤，从而使几年后观察到肿瘤和后代遗传病的风险增加，这种损伤是随机的，它与效应的概率有关，而与受照的剂量无关，而且假设效应的概率随剂量而增加。

放射防护的目的是控制电离辐射，使其达到防止组织效应的发生，并将随机效应控制到可以接受的水平。为评价辐射照射的剂量，国际放射防护委员会（ICRP）和国际辐射单位和测量委员会（ICRU）已研究提出一些特殊的防护剂量学量。ICRP 所采用的基本防护量是基于对人体组织或器官的能量给予的测量。以下主要介绍 ICRP 103（2007）出版物的建议的剂量学量。放射防护中主要的剂量学量及其关系如图 1 所示。

ICRP 是将吸收剂量作为剂量评价的基本物理量，它通常是整

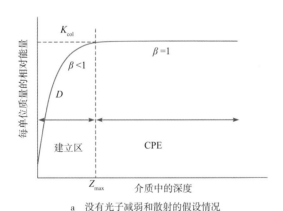

a　没有光子减弱和散射的假设情况

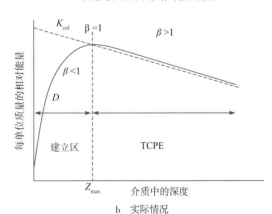

b　实际情况

图 1　一个高能光子线束照射到一个介质时，吸收剂量与碰撞比释动能随介质深度的变化

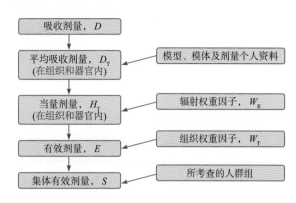

图1 辐射防护中主要的剂量学量及其关系

个器官和组织的平均值。这些权重因子考虑了不同辐射的生物效应的差异，以及不同器官和不同组织对随机健康效应的辐射敏感性的差异。有效剂量就是综合考虑了上述因素的一个放射防护评价量。

用于放射防护评价中的防护量主要指器官吸收剂量，D_T、器官当量剂量，H_T、有效剂量，E。器官吸收剂量和器官当量剂量用于确定性效应的剂量评价；有效剂量是一个与随机效应有关的量。应特别注意有效剂量的用法，一般仅用在低于剂量限值的放射防护评价中，在确定性效应中不应使用。

（张良安）

fàngshè fánghùliàng

放射防护量（radiation protection quantity） 对人体外部和人体内部的辐射场的定量描述的量。放射防护的总体目的，是保护人类和环境免受由电离辐射的外照射以及内照射所引起的危害。虽然对人体外部的辐射场可以通过诸如粒子注量或自由空气中的空气比释动能这些物理量来很好地描述，但由放射性核素摄入体内以后形成的内辐射场，却与它们的生物动力学，以及人体的解剖学和生理学参数有关。

注量是一种用于描述外辐射场的量，但是它在放射防护的一般应用和限值确定中，却是不实用的。注量往往还需要有关粒子和粒子能量，以及粒子方向分布方面的附加说明资料。它与危害之间的相互关系是复杂的。

在放射防护实践中，已经制定了单个的量来描述照射的"总量"，它与由所有种类辐射在人体内引起的随机效应的概率定量相关，而无论所考虑的电离辐射是哪一种辐射，或者不管考虑的是由入射到人体上的辐射还是由体内放射性核素发射的辐射。需要强调，它是一种实用防护量，它涉及一些以判断选择为基础的参数值。

电离辐射与生物物质互相作用的第一步，是导致电离的能量传递。在放射防护中，为了估计给定照射所引起的危险大小，采用单位质量所吸收能量的大小（吸收剂量）作为对辐射照射进行定量描述的唯一的量，看起来可能是合理的。然而这是不够充分的，因为辐射效应不仅依赖于吸收剂量，而且还与辐射种类、人体内能量吸收随时间和空间的分布，以及受照组织或器官的辐射敏感度有关。因此，国际放射防护委员会（ICRP）在辐射防护

中，用于剂量评价的基本做法是，采用吸收剂量作为基本的物理量，先求出吸收剂量在给定器官和组织内的平均值，再采用经适当选择的权重因数以考虑不同辐射生物效能的差异，以及考虑不同器官和组织随机效应敏感度的差异。因此，目前使用的防护评价量，有效剂量是建立在关于内辐射场和外辐射场、人体组织内基本的物理相互作用，以及关于对引起随机效应的生物学相互作用所作出的判断分析的基础上的。

发展历史 辐射防护量经历了很长的演变历程。

早期发展 一些防护量是直接用场所量表示的。1955年国际放射防护委员会建议：剂量（rem数）＝吸收剂量（rad数）×RBE（相对生物效应因子）；1958年，ICRP的基本建议引入关键器官的概念，推荐全身照射的关键器官为造血器官、性腺和晶状体，这就需要对各种照射条件在辐射场与人体内部的吸收剂量之间建立相关的参数，从此开始了实用量与防护量紧密盘绕的发展历程。

1962年，国际辐射单位和测量委员会（ICRU）指出，相对生物效应因子RBE不适合在这种场合下应用。1963年，ICRP和ICRU商定，用品质因数Q取代RBE，随后定义了剂量当量，作为基本的防护量，在一个较长的时间中实际使用。ICRU正式推荐（1971）的实用量是：对于光子为照射量；对于β辐射为组织等效体模表面的吸收剂量；对于中子为圆柱形体模中的最大剂量当量（MADE），防护上要在一个体模上测定点剂量分布，把分布的最大值（MADE）与规定的关键器官量相比较和评价。1973年，ICRU试图找出对所有辐射类型都适

用的实用量，为此选定了标准形状、尺寸和物质组成的简化体模——ICRU 球，确定球中的 MADE 定义为剂量当量指数。1976 年，ICRU 25 号报告发展为浅表剂量当量指数和深部剂量当量指数。

中期发展　1977 年 ICRP 26 号出版物修订了其基本推荐，引入了有效剂量当量概念的前身（ $\sum_T \omega_T H_T$ ），1978 年 ICRP 发表斯德哥尔摩声明－建议将总和 $\sum_T \omega_T H_T$ 称为有效剂量当量。并表记为 H_E，即把有效剂量当量定义为如下公式；

$$H_E = \sum_T \omega_T H_T \qquad (1)$$

式中：T 为人体的组织或器官；H_T 为组织 T 中的剂量当量；ω_T 为由委员会指定的权重因子。有效剂量当量的意图是用相当于全身均匀照射来表示非均匀照射，原来设想是用于内照射，后来也用于外照射。在 ICRP 26 号出版物中，把剂量当量指数定为次级限值，实际上指数量的不可相加性本身使其作为实用量使用存在着困难。

在有效剂量当量的概念扩展到外照射后，1979 年 ICRU 建立了一个委员会，研究对于人体外面的电离辐射源测定剂量当量的方法。1985 年，ICRU 39 号报告定义了 4 个新的实用量：即用于场所监测的周围剂量当量 $H^*(d)$ 和定向剂量当量 $H'(d, \Omega)$；用于个人剂量监测的深部个人剂量当量 $H_P(d)$ 和浅表个人剂量当量 $H_s(d)$。ICRU 43 号报告（1988）说明了形成这 4 个实用量的详细考虑，认为在适当条件下测定它们就能提供对于大多数通常遇到的外照射辐射（光子、中子和电子，能量直到 20 MeV）的

H_E 的适当保守的估计。ICRU 51 号报告（1993）将这 4 个实用量简化 3 个量。即：周围剂量当量 $H^*(d)$、定向剂量当量 $H'(d, \Omega)$ 和个人剂量当量 $H_P(d)$。

由于中子 RBE 新的资料显示 ICRP 26 号出版物中推荐的 Q 值可能不足以对各种类型的辐射提供同样程度的防护，1985 年 ICRP 发表巴黎声明，对中子的情况推荐"在 Q 值方面增加 1 倍，对中子使用的近似值 Q 从 l0 增加到 20"。1987 年 ICRP 51 号出版物取代了过去在 21 号出版物中推荐的数据。但巴黎声明发表时，为 ICRP 51 号出版物准备的在各种照射条件下有效剂量当量和实用量对注量的换算系数已经完成，所以在 ICRP 51 号出版物中也推荐把涉及中子转换算系数将表中的数据增加 1 倍使用这种临时措施一直到 ICRP 74 号新的数据的发表。为落实巴黎声明，ICRP 和 ICRU 建立了一个联合工作组，审查和讨论品质因数 Q 在辐射防护方面的作用和它与 RBE、传能线密度 L 及线能 y 的关系。工作组的推荐值，改变对于中等或高传能线密度（LET）辐射的品质因数的数值（ICRU 40 号报告，1986），并且指出更推荐用线能 y（随机量）而不用 LET 表征辐射的品质。所有这些情况最终都在 ICRP 形成其新的基本推荐时被考虑了。

近年发展　ICRP 60 号出版物（1991）推荐的辐射剂量学基本概念框架与 ICRP 26 号出版物（1977）中推荐的有很大差别，引入了对外照射剂量学的几个重大变化。

不再使用点剂量的概念。吸收剂量虽然仍是关于辐射效应的基本物理量度，但新建议书明确不再使用点剂量的概念，而用平

均值量，即当在整个器官或组织上平均时。吸收剂量用于定义防护量，为此定义了器官剂量 D_T：

$$D_T = \frac{1}{m_T} \int_{m_T} D \, dm = \frac{1}{m_T} \int_{m_T} \frac{d\varepsilon}{dm} dm$$
$$(2)$$

或

$$D_T = \frac{\varepsilon_T}{m_T} \qquad (3)$$

式中：ε_T 为授予某一器官或组织的总能量，m_T 为该组织或器官的质量，$d\varepsilon/dm$ 为在质量元 dm 中的吸收剂量。平均剂量与随机性效应更直接相关，这一思想在 ICRP 26 号出版物中已明确。只是没有给出量的定义。

改变了辐射加权方法 ICRP 26 号出版物推荐同样的加权方法用于防护量和实用量，权重因子为品质因数 Q，它是由 Q（L）-L 关系和在所关心的那一点上的水中非定限传能线密度 L 的值所决定的。在日常防护中，可以直接使用 ICRP 给出的约定的平均品质因数 $\bar{Q}$。Q 在 ICRP 60 号出版物中，指定新的权重因子 w_R 用于防护量。w_R 是由入射到人体表面的辐射所决定的，并且施于所关心的器官或组织的平均吸收剂量上。用 w_R 加权后的平均吸收剂量改称为当量剂量。对于 ICRP 未给出 w_R 值的那些辐射类型和能量，可以计算 ICRU 球中 10mm 深处的 $\bar{Q}$，从而得到 w_R 的近似值：

$$\bar{Q} = \frac{1}{D} \int_L \frac{dD}{dL} dL \qquad (4)$$

这种计算中，需要知道吸收剂量对传能线密度 L 的分布 dD/dL。w_R 与 Q 的主要区别是，Q 是 L 的直接函数，而 w_R 与 RBE 有关，它只是间接地与 L 有关。

为了使 $\bar{Q}$ 对中子的值与中子

在人体中引起的随机性效应有关的生物学终点的 RBE 的新资料相适合，ICRP60 号出版物给出了新的 $Q（L）-L$ 关系关式，新选定的 $Q（L）-L$ 关系式使得对于中子能量为 1MeV 附近的 Q 值大约为 20，新的关系式使得 Q 最大增加了 1.7 倍（取决于中子能量），但器官当量剂量与以前使用的器官剂量当量的值相比，在低中子能量范围上升了 4 倍。

对于辐射防护中大多数实际目的，应用 w_R 是适当的，但这一概念不能用于计量学或精确剂量计算中。为测量目的而设计的实用量，必须保持其与物理量体系的一致性，不能放弃其"点特性"，也就不能使用 w_R，实用量仍然是用组织或体模中一点处的品质因子 Q 和吸收剂量 D 表示的。新的实用量计算用了 ICRP 新选定的 $Q（L）-L$ 关系公式，今后 L 值的任何重要改变都会导致对 $Q（L）-L$ 关系的修改，而这种变化仅直接影响实用量，对防护量不会有直接的影响。ICRU 499 号报告（1993 年）推荐了新的质子和 α 粒子阻止本领的值。

有效剂量 E 与有效剂量当量 H。有效剂量 E 的定义形式和作用与有效剂量当量 H 相似，$E = \sum_T \omega_T H_T$。它是对所有器官或组织加权后的当量剂量之和。在 ICRP 60 号出版物中，为计算 E 将人体划定为 12 个指定的器官或组织以及其余组织；而在 ICRP 26 号出版物中，计算 H_E 只包括 6 个指定的器官或组织和其余 5 个接受最高剂量的组织或器官。

防护量、实用量都经历了若干重大的变化。2007 年 ICRP 103 号出版物中又进一步完善了 ICRP 60 号出版物中提出的新的防护量和实用量。

辐射防护量和实用量 在辐射防护中防护量用于确定剂量限值，以保证随机效应的发生率保持在可接受的水平以下，同时组织反应得到避免。防护量体系见图 1 和 2。它们的定义，是建立在 R 类辐射在给定器官或组织 T 的体积内或者人体的其他规定靶区域内的平均吸收剂量 $D_{T,R}$ 的基础上的。辐射 R 是由入射到人体上的，或者滞留在人体内的放射性核素所发射的辐射的种类和能量来决定的。于是在一个器官或组织内的防护量，当量剂量 $H_{T,R}$ 可定义如下：

$$H_T = \sum_R w_R D_{TR} \quad (5)$$

式中：W_R 为辐射 R 的辐射权重因数，应对涉及的所有种类辐射求和。当量剂量的单位为 $J \cdot kg^{-1}$。

在这些量中，物理量是有严格定义的最基本的量，而且是可以从定义出发对其进行测量的量。防护实用量是从辐射防护监测的实际出发定义的量，这些量均是在一些特定的环境或辐射场中定义的，因此仅用在辐射防护监测方面，不能用于其他目的。防护量和实用量不但与辐射类型、能谱等辐射的物理特性有关，而且与一定的生物效应有关。

（张良安　樊飞跃）

fúshè fánghù shíyòngliàng

辐射防护实用量（operational quantities of radiation protection）

在国际放射防护委员会（ICRP）74 号出版物中，对实用量作了这样的定义：实用量是这样一类量，借助于对它的测量和应用，多半能证明其与防护体系的符合性。按照这个要求，实用量需要满足：①在常规的区域和个人监测中，用现有仪器或稍加改进的仪器是实际可测量的。②在正常的工作条件下，提供对适当的防护量的合理估计。通常应是要达到合理高估而不低估防护量的目标。

目的 与人体相关的防护量（当量剂量和有效剂量）在实际工作当中是不能被直接测量的，因而不能被直接用作辐射监测中的

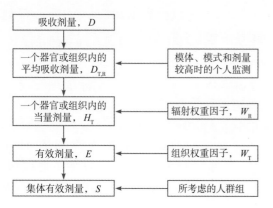

图 1　放射防护中使用的剂量量体系

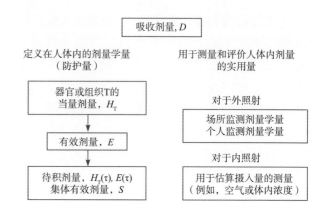

图 2　放射防护中的防护量和实用量体系

量。而是采用辐射防护实用量来评价组织或器官中的有效剂量或当量剂量。辐射防护实用量的目的在于为人员在大多数照射条件下的受照或潜在受照的相关防护量提供一个估计值或上限。它们经常被用于实际的规程和导则中。内照射和外照射使用不同类型的实用量。对于外照射监测，国际辐射单位和测量委员会（ICRU）已经定义了实用的剂量学量（ICRU，1985，1988），在20世纪90年代，各国将其引入到放射防护的实践中。建议仍继续使用这些量而仅做少许的修改。在内照射剂量学中，还没有定义可直接提供当量或有效剂量评价的实用剂量学量。采用不同的方法来评价人体内放射性核素的当量或有效剂量。它们主要是根据各种放射性活度的测量结果和使用生物动力学模型（计算模型）。

应用 在外照射（场所或个人监测）的辐射监测中，定义了特定的实用剂量当量量。在常规监测中，这些剂量当量量的数值，足以对有效剂量或皮肤剂量分别提供精确的评价，特别是在它们的数值低于防护限值的情况下。在外照射监测中使用实用量是因为在场所监测中需要的量；在场所监测中，剂量量的数值应不依赖于入射辐射的方向分布；辐射监测仪器需要以具备校准标准的物理量来校准。

对于场所和个人监测，已经定义了不同的实用剂量当量（以下简称实用量）。在ICRU第39号报告和第43号报告（ICRU，1985，1988）中描述了外照射的实用量的基本概念。在ICRU第51号报告（ICRU，1993b）和ICRU第66号报告（ICRU，2001b）中给出了ICRP 103（2007）建议

书中所采用的定义。

剂量当量 H 的公式为：

$$H = Q \times D \qquad (1)$$

式中：D 为在组织内某关心点的吸收剂量；Q 为该点相应的质因子，其决定于穿过该点所在小体积元的带电粒子的种类和能量。现已清楚，辐射的生物效能是与沿带电粒子在组织中的径迹上的电离密度相关的。因此，Q 是带电粒子在水中的非定限传能线密度 L_∞（常表示为 L 或 LET）的函数。

$$Q(L) = \begin{cases} 1 & L < 10 \text{ keV/}\mu\text{m} \\ 0.32L-2-2 & 10 \leqslant L \leqslant 100 \text{ keV/}\mu\text{m} \\ 300/\sqrt{L} & L > 100 \text{ keV/}\mu\text{m} \end{cases} \qquad (2)$$

ICRP第60号出版物（ICRP，1991b）中给出了品质因子函数 $Q(L)$。该函数是在考虑了对细胞和分子系统以及动物实验的放射生物学研究结果后做出的判断。用于评价该函数的放射生物学数据库自1990年后就基本没有变化，因此没有提出改变。组织中某一点的品质因子 Q 可表示为：

$$\overline{Q} = \frac{1}{D} \int_{L=0}^{\infty} Q(L) D_L \mathrm{d}L \qquad (3)$$

式中：$D = \mathrm{d}D/\mathrm{d}L$ 为对关心点的吸收剂量有贡献的带电粒子的 D 沿 L 上的分布。该函数对中子尤其重要，因为中子在组织中的相互作用会产生各种次级带电粒子。

放射防护中不同的任务需要

不同的实用量，这包括用于控制工作场所辐射和确定控制区或监督区的场所监测，以及控制和限制个人受照的个人监测。利用场所监测仪进行的测量应在自由空气中进行，而个人剂量计则应佩戴在人体上。作为结果，在一个给定的情形下，自由空气的场所监测仪所监测的辐射场与佩戴在人体上的个人剂量计所监测的辐射场是不同的，因为在人体表面的辐射场会受到辐射在人体中散射和吸收的严重影响。采用不同的实用量就反映了这些差别。用表1来描述外照射监测各种任务中不同运行实用量的用途。采用表1的方案，就没有必要使用旨在表明实用量应用范围的强贯穿辐射（又称贯穿辐射）和低贯穿辐射（又称弱贯穿辐射）这些名词。ICRU（1993b）规定 $H_p(10)$ 和 $H'(10)$ 是用于强贯穿辐射，如光子（大约12 keV以上）和中子的监测，而 $H_p(0.07)$ 和 $H'(0.07, \Omega)$ 则适用于低贯穿辐射，如β粒子的监测。此外，$H_p(0.07)$ 也可用于各种电离辐射对手足的剂量监测。很少使用的晶状体受照监测用的 $H'(3, \Omega)$ 和 $H_p(3)$ 没有包括在该方案中，通过监测 $H_p(0.07)$ 可以达到同样的监测目的。

在有些情况下不采用个人监测而是采用场所监测或计算方法来评价人员受照。这些情况包括对机组人员的剂量评价、工作场所和天然环境的剂量前瞻性评价

表1 外照射监测实用量的用途

任务	实用量	
	场所监测	个人监测
控制有效剂量	周围剂量当量 $H'(10)$	个人剂量当量 $H_p(10)$
控制皮肤、手足及晶状体剂量	定向剂量当量 $H'(0.07, \Omega)$	个人剂量当量 $H_p(0.07)$

和剂量评价。

（张良安 樊飞跃）

gèrén jìliàng dāngliàng

个人剂量当量（personal dose equivalent） 在身体表面下，深度 d 处软组织的剂量当量。H_p（d）。单位为 $J \cdot kg^{-1}$，专用名为希沃特（Sv）。外照射的个人监测通常是由在人体上佩戴个人剂量计来进行的，考虑到上述情况，针对该种应用定义了实用量。实用量的真值是由佩戴剂量计的部位附近的照射情况来确定的。个人监测的实用量为个人剂量当量 H_p（d）。

表述 H_p（d）应有参考深度 d 的说明，为表示简单，d 可以用 mm 为单位表示。对弱贯穿辐射，皮肤和晶状体的 H_p（d）分别为 H_p（0.07）和 H_p（3）。对强贯穿辐射，深度为 10mm，表示为 H_p（10）。对于有效剂量评价，推荐使用 $d = 10$ mm，对于皮肤、手和脚的当量剂量的评价，推荐使用 $d = 0.07$ mm。在监测晶状体的特殊情况下，所建议的深度 $d = 3$ mm 是合适的。

H_p（d）用一个佩戴在身体表面的个人剂量计来测量的量，这种剂量计有一个探测器，并在探测器上覆盖了一个适当厚度的组织等效材料。如个人剂量计上覆盖的组织等效吸收体的厚度分别为 0.07、3 和 10mm，则可以直接用来测量 H_p（d）。

用于个人监测的实用量应能评价有效剂量，或应提供几乎所有照射条件下的保守估计。这需要将个人剂量计佩戴在人体表面能代表受照情况的位置上。对于戴在躯干前面的剂量计，即使在辐射从侧面或者等方向地照射到人体时，个人剂量当量 H_p（10）多半可提供对有效剂量（E）的

保守估计。只有在从人体后部照射，且剂量计佩戴在前面的情况下，即使 H_p（10）能正确测定，也不适合于对 E 的评价。再有就是只有身体的一部分受到照射时，剂量计的读数可能不能提供用于评价有效剂量的代表性数值。

用于个人监测的实用量，应能估算出所有可能辐射条件下的有效剂量，但事实并非如此。例如，在 X 线能量较低时，个人剂量计佩戴在人体前面，若辐射从人体后面入射，这时绝大部分能量已被人体吸收，即使进行了一些修正，剂量计也很难可靠的估算出有效剂量。因而，这就要求剂量计佩戴在能代表身体受照的位置。即使剂量计佩戴在能代表身体受照的位置，入射也是各向同性，但也无法在真正的人体表面对剂量计进行刻度。因而在实际刻度中，应当用一个适当的模体来替代人体。

个人剂量计刻度时应特别注意 3 个方面的问题：①剂量计必须放在一个适当的模体（ICRU 球）上刻度。②目前基准传递量应是比释动能，应用刻度条件下的比释动能到个人剂量当量的转换系数可给出个人剂量当量的刻度值，但必须标明刻度条件。③应用条件与刻度条件不一致时应对其进行适当修正。

在实际工作中，应用以下的实验模体。组织等效板模、腕模或指模等。

（张良安 樊飞跃）

zhōuwéi jìliàng dāngliàng

周围剂量当量（ambient dose equivalent） 由相应的齐向扩展场在 ICRU 球体内逆齐向场方向的半径上深度 10 mm 处所产生的剂量当量。标记为 H^*（10），是用于场所监测，评价有效剂量的实

用量。其定义为（ICRU，2001b）：辐射场中某点处的周围剂量当量。周围剂量当量是定义在 ICRU 球内的用于场所监测的量，为保持这个实用量的点量和可相加性的特征，通过在定义这些量时引入术语"扩展"和"齐向"辐射场来实现。实际上，扩展辐射场定义为一个假想的场，其中的注量谱和角分布在足够大体积中的所有点，都具有相同的数值，这一数值等于所感兴趣点处实际辐射场的数值。辐射场的扩展，保证整个 ICRU 球被认为是暴露于一个均匀辐射场，放入 ICRU 球后，其注量、能量分布和方向分布与真实辐射场中感兴趣点处是一致的。注量为单一方向的扩展场就是扩展齐向场。在这种假想的辐射场中，ICRU 球是从一个方向均匀受照，场的注量是实际辐射场中感兴趣点的角微分注量在所有方向上的积分。在齐向扩展场中，在 ICRU 球中任何一点的剂量当量与实际辐射场中辐射的方向分布无关。联系辐射场量与实用量之间的转换系数，通常是在所考虑的体模外部是真空的假设下计算得到的。

在外照射的大多数实际情况中，周围剂量当量可以满足为限值量的数值提供保守估计或其上限的目的。但对于处在高能辐射场，如高能加速器周围和宇宙射线辐射场中的人员，情况并非总是如此。在这种情况下，次级带电粒子达到平衡的深度是非常重要的。对于能量很高的粒子来说，ICRU 组织中 10 mm 深度（如在实用量中所定义的那样），在该点之前不足以完成带电粒子的累积。因此，运行实用量将低估有效剂量。然而，在机组人员受照的相关辐射场中，若对所推荐的中子

和质子的辐射权重因数加以考虑，那么 H^*（10）似乎仍是一个合适的运行实用量。

按国际辐射单位和测量委员会（ICRU）的建议，所有外辐射防护测量仪器的刻度都应用新的实用量。过去按照射量或比释动能等刻度的仪器都必须重新进行刻度。另一方面，在选择新的量时一个重要的考虑是，当前流行的仪器不论是刻度程序或应用都应尽可能地只作小的改变而继续使用。实际上在常用的大多数情况下，可以将测量比释动能的仪器直接用作周围剂量当量测量。

（张良安 樊飞跃）

dìngxiàng jìliàng dāngliàng

定向剂量当量（directionaldose equivalent）

由相应的扩展场在 ICRU 球内在指定方向 Ω 的半径上深度为 d 处所产生的剂量当量。标记为 $H'(d,\Omega)$，用于对于低贯穿辐射的场所监测。实用量为定向剂量当量 $H'(0.07,\Omega)$，或用得很少的 $H'(3,\Omega)$。对于弱贯穿辐射，$d=0.07$ mm，$H'(d,\Omega)$ 写为 $H'(0.07,\Omega)$。在监测晶状体的剂量时，国际辐射单位和测量委员会（ICRU）推荐使用 $H'(3,\Omega)$，$d=3$ mm。

定向剂量当量定义在 ICRU 球内的用于场所监测量，为保持这个实用量的点量和可相加性的特征。是通过在定义这些量时引入术语"扩展"辐射场来实现。实际上，扩展辐射场定义为一个假想的场，其中的注量谱和角分布在足够大体积中的所有点，都具有相同的数值，这一数值等于所感兴趣点处实际辐射场的数值。辐射场的扩展，保证整个 ICRU 球被认为是暴露于一个均匀辐射场，放入 ICRU 球后，其注量、能量分布和方向分布与真实辐射场中感

兴趣点处是一致的。场的注量是实际辐射场中感兴趣点的角微分注量在所有方向上的积分。联系辐射场量与实用量之间的转换系数，通常是在所考虑的体模外部是真空的假设下计算得到的。

定向剂量当量 $H'(3,\Omega)$ 和个人剂量当量 H_p（3）在实际当中是很少使用的，现有的测量仪表也很少有能测量这些量的。ICRP 建议停止使用这些量，因为如果采用其他实用量来评价晶状体所受到的剂量，也可以充分实现对晶状体受照的监测。H_p（0.07）通常被用于这一特殊目的。对于低贯穿辐射的场所监测，$H'(0.07,\Omega)$ 几乎是唯一使用的量。由于单向辐射入射主要发生在校准过程中，该量可以写为 $H'(0.07,\alpha)$，其中 α 为方位角 Ω 与辐射入射方向相反的方向之间的夹角。在放射防护实践中一般不指定方位角 Ω，因为 $H'(0.07,\Omega)$ 通常是所感兴趣点的最大值，这一点是很重要的。在测量过程中可以通过转动剂量率仪以获得最大的读数来实现。

测量 $H'(0.07,\Omega)$ 要求辐射场在测量仪器范围内是均匀的，并要求仪器具有特定的方向响应。为说明方向 Ω，要求选定一个参考的坐标系统，在此系统中 Ω 可以表述出来（例如用极角或方位角）。该系统的选择常依赖于辐射场。在实际上原来的弱贯穿辐射测量中，测定组织等效吸收体中特定深度吸收剂量率的仪器都可用来测量定向剂量当量率，无需作大的改变。

（张良安 樊飞跃）

ICRU zǔzhī děngxiàoqiú

ICRU 组织等效球（ICRU tissue-equivalent sphere）

一个由国际辐射单位和测量委员会（IC-

RU）在其 33 号报告（1980）中规定的组织等效球。又称 ICRU 球（ICRU sphere）。它主要是模拟参考人的躯干构建的。该球（或称模体）是由一个组织等效材料构成的球，直径为 30 cm。ICRU（软）等效组织的密度：1 g·cm^{-3}；质量组分：氧 76.2%，碳 11.1%，氢 10.1% 和氮 2.6%。

ICRU 组织等效球主要用于辐射剂量的模拟估算和测量中作为模拟躯干的散射体。

在个人监测中，它是最理想的个人探测元件的校准模体，但由于它的表面是球面，因此，做成尽可能逼近 ICRU 组织等效球的多面体来进行个人剂量计的校准是最理想的。

对于各种外部辐射，用于场所监测的实用量是根据 ICRU 组织等效球这一简单模体中某点的剂量当量来定义的。对于辐射监测，在大多数情况下，在所考虑的辐射场的散射和衰减方面，该模体可被认为是人体躯干的合理近似。

（张良安 樊飞跃）

diànlí fúshèchǎng

电离辐射场（ionizing radiation fields）

电离辐射通过和居留的空间。辐射场可以由各种类型的粒子组成，如光子、电子、中子或质子，是由辐射剂量学的量来表示，它们可以用于自由空间也可以用于物质中。

范围和大小 辐射场的范围和大小与辐射类型和辐射能量有关。例如 α 粒子的辐射场的范围就很小，而 γ 和中子的辐射场的范围就很大；高能 γ 的辐射场的范围比低能 X 射线的也要大得多。在辐射防护、放射诊断、放射治疗、辐射剂量-效应研究中需要对辐射场的特征进行描述。不同的辐射类型，描述辐射场特征的量

可能不相同。描述辐射场的量涉及粒子数或粒子传输能量等。

在国际辐射单位和测量委员会（ICRU）第 19 号报告中定义了粒子通量、能通量、粒子通量率、能通量率等 4 个；在 ICRU 第 33 号报告中这一类量共定义了 10 个，包括粒子数（particle number）、辐射能（radiant energy）、粒子通量（particle flux）、能通量（energy flux）、粒子注量（particle fluence）、能注量（energy fluence）、粒子注量率（particle fluence rate）、能注量率（energy fluence rate）、粒子辐射率（particle radiance）与能量辐射率（energy radiance）；在 ICRU 第 60 号报告加了向量粒子辐射率（vectorial particle radiance）、向量能辐射率（vectorial energy radiance）、向量注量率（vectorial fluence rate）、向量能量注量率（vectorial energy fluence rate）、向量注量（vectorial fluence）与向量能注量（vectorial energy fluence）等。

在上述的量中，最常用的是粒子注量、能注量、粒子注量率、能注量率。值得说明的是：在 ICRU 的前期报告中，使用的是 "flux"，因此译为"通量"是可以的；但后来使用的是 fluence，按定义，fluence 是流入单位截面球体的粒子数，因此，现将通量改译为注量。

计算 一种辐射场可以用粒子数（N），它的能量和方向，及其这些量的空间和时间分布进行完整的描述。这就需要明确其标量和矢量的特性。ICRU 已给辐射场下了明确的定义（ICRU Report 60，1998），其中，提供方向分布信息的矢量主要用于辐射场的转移理论和计算方面，仅是其中的纯数字量，如注量或比释动能常

用在剂量学的应用方面。要完全描述辐射场应有两个量，一个是粒子数数量，例如注量和注量率；另一个是由它们转移的能量，能量注量。辐射场也许是由不同类型辐射组成，这时基于辐射粒子数的辐射场量还与辐射类型有关，这时就需要在场量前明确其辐射类型，例如，中子注量。

注量是基于计数通过一个小的球面粒子数的一个量，注量 Φ 是 dN 除 da 的商，单位为 m^{-2}。

$$\Phi = \frac{dN}{da} \qquad (1)$$

式中：dN 为入射到有效截面积为 da 的球面上的粒子总数。

注量不依赖于进入球面的粒子的方向分布。在计算时，注量是用通过一个小体积的粒子径迹长度来描述，即，通常是用（2）式进行注量计算。

$$\Phi = \frac{dl}{dv} \qquad (2)$$

式中：dl 为通过小体积 dv 的径迹长度总和。

辐射场中，通过一个小球的粒子数目经常具有随机涨落特性。但是，注量及其相关的量却定义为非随机量，因而，在确定点和特定时间有一个单一的值，并不具有涨落特性。因此，注量应当是一个期望值。

X、γ、β 射线均可以通过注量的测量来估算其吸收剂量。一般来说，中子的吸收剂量主要是通过注量测量来实现的。

除上述的（粒子）注量外，另一个量是能量注量，又称能注量。能注量是 dR 除以 dn 所得的商：

$$\Psi = \frac{dR}{da} \qquad (3)$$

式中：dR 为入射到截面积为 da

的球面上的辐射能。单位为 $J \cdot m^{-2}$。

上述的两种注量是一段时间的累积量，如果需要对瞬间量描述，通常使用（粒子）注量率和能注量率这两个量。

（粒子）注量率，单位为 m^{-2}/s 是 dΦ 除以 dt 所得的商：

$$\varphi = \frac{d\Phi}{dt} = \frac{d^2 a}{dt \cdot da} \qquad (4)$$

式中：dΦ 为在时间间隔 dt 内（粒子）注量的增量。这个量曾称做粒子通量密度。

能注量率，是 dΨ 除以 dt 所得的商：

$$\varphi = \frac{d\Psi}{dt} = \frac{d^2 R}{dt \cdot da} \qquad (5)$$

式中：dΨ 为在时间间隔 dt 内能注量的增量。单位为 $W \cdot m^{-2}$。这个量曾称为能通量密度。

（张良安 樊飞跃）

qíxiàng kuòzhǎn fúshèchǎng

齐向扩展辐射场（aligned and expanded radiation field） 注量为单一方向的扩展辐射场就是齐向扩展辐射场。齐向扩展辐射场的引入，要求辐射探测器灵敏度是各向同性的。在定义外照射的两个实用量时，为保持这两个实用量具有点量和可相加性的特征，必须对辐射场进行一些限定，从而引入术语"扩展"和"齐向"辐射场。

实际上，扩展辐射场是一个假想的辐射场，若在假设的辐射场内，其注量谱及其角度和能量分布在关心的足够大体积内所有的点都与参考点具有相同的数值，这一数值等于所感兴趣点处实际辐射场的数值时，称为扩展辐射场。辐射场的扩展特性，就能保证整个 ICRU 球被认为是暴露于一

个均匀辐射场内，放入 ICRU 球后，其注量、能量分布和方向分布与真实辐射场中感兴趣点处是一致的。

如果在扩展场中的所有辐射都是齐向的，以便它与 ICRU 球的一个径矢 Ω 的方向相反，从而可以获得齐向扩展辐射场。在这种假想的辐射场中，ICRU 球是从一个方向均匀受照，场的注量是实际辐射场中感兴趣点的角微分注量在所有方向上的积分。在齐向扩展场中，在 ICRU 球中任何一点的剂量当量与实际辐射场中辐射的方向分布无关。联系辐射场量与实用量之间的转换系数，通常是在所考虑的模体外部是真空的假设下计算得到的。

（张良安　樊飞跃）

dāngliàng jìliàng

当量剂量（equivalent dose）

器官当量剂量，H_T 也称为器官辐射权重剂量。组织或器官的当量剂量，H_T 可用下式计算：

$$H_T = \sum_R w_R D_{T,R} \qquad (1)$$

式中：w_R 为 R 辐射的权重因子；$D_{T,R}$ 是辐射分量 R 在一个组织或器官中引起的平均吸收剂量。

一个器官或组织 T 的平均剂量（$\bar{D}_T$）用下式计算：

$$\bar{D}_T = \frac{\int_T D(x,y,z)\rho(x,y,z)\,dv}{\int_T \rho(x,y,z)\,dv}$$

$$(2)$$

式中：v 为组织区域 T 的体积，D 为组织区域内密度为 ρ 的任意一点（x，y，z）的吸收剂量。在实际工作中通常将器官或组织 T 的平均吸收剂量 $\bar{D}_T$ 写为 D_T。

在辐射防护中防护量用于确定剂量限值，以保证随机效应的发生率保持在可接受的水平以下，同时组织反应得到避免。防护量体系是建立在 R 类辐射在给定器官或组织 T 的体积内或者人体的其他规定靶区域内的平均吸收剂量 $D_{T,R}$ 的基础上的。辐射 R 是由入射到人体上的，或滞留在人体内的放射性核素所发射的辐射的种类和能量来给定的。

（张良安　樊飞跃）

fúshè quánzhòng yīnzǐ

辐射权重因子（radiation weighting factor）

在放射防护中，用以表示不同类型辐射的相对危害效应（随机性效应）的因数。用符号 w_R 表示。为了评价电离辐射照射所引起的危害，仅依靠平均吸收剂量本身是不够的。为了确定放射防护中使用的剂量学量与随机效应（辐射诱发癌症和遗传疾病）之间的相互关系，引入两种权重因子，即辐射权重因子 w_R 和组织权重因子 w_T。

采用权重因子的目的，在于考虑不同种类的辐射和人体不同器官和组织的随机效应的差别。因此，它们是在广泛的实验数据和流行病研究的基础上概括出来的，它们与年龄和性别无关。20世纪 60 年代初开始，在放射防护量的定义中采用了辐射权重的方法。1991 年以前，还是利用规定的 Q（L）函数（ICRP，1977）采用品质因子的概念实现的。在第 60 号出版物（ICRP，1991b）中，对防护量的辐射加权和对外照射测量中使用的实用量的辐射权重作了不同的定义。

辐射权重主要是根据对不同辐射在随机效应方面的相对生物效能（RBE）的评价来得出的。在放射生物学中，RBE 用于对辐射的不同生物效能进行分类。RBE 值为在相同的辐照条件下能产生相同的给定生物效应的两种辐射的相应吸收剂量的比值。

影响因素　具体辐射的 RBE 值与照射条件有关，包括所研究的生物效应、所涉及的组织或细胞、剂量和剂量率以及剂量分级方案；因此，对于给定种类和能量的辐射，将存在一个 RBE 值的范围。在低剂量和低剂量率时，RBE 值达到最大值（RBEM）。因此，对于确定放射防护中使用的辐射权重因子来讲，RBEM 是特别重要的。在低剂量范围内，权重因子被确定为与剂量和剂量率无关。

品质因子　品质因子和辐射权重因子的概念是基于不同种类辐射的生物效能的差异，而这些差异源于它们沿着带电粒子径迹的能量沉积特性的差异。在放射防护中，组织中带电粒子径迹的复杂结构仅仅采用单一的参数来描述，即非限定传能线密度，L_∞（通常表示为传能线密度，LET 或 L），在 ICRP 和 ICRU 的各种不同出版物中，品质因子 Q 被定义为 L 的函数。低 LET 和高 LET 粒子在能量转移上的另外一个特征，是事件分布上的差异。这种因素会影响到它们生物效能的大小。

计算方法　自从 ICRP 第 60 号出版物（1991b）发布以来，辐射权重因子 w_R 已经在防护量的定义中得到说明。将这些因子与任何组织或器官中的平均吸收剂量相乘，就是为了考虑相对于光子辐射而言，不同种类辐射在引起危害大小上的差异。无论是对入射到人体上的辐射，或是滞留在体内的放射性核素所发射的辐射，w_R 的数值都是按辐射的种类和能量规定的。ICRP 第 103 号出版物（2007）推荐的 w_R 值列在了表 1 中。

表 1   ICRP103 号出版物（2007）推荐的 w_R 值

辐射类型	能量范围	辐射权重因子ω_R
光子	所有能量	1
电子和 μ 介子	所有能量	1
质子和带电 π 介子	>2 MeV	2
α 粒子，裂变碎片，重离子	所有能量	20
中子	见公式（1）	

对人体的所有组织和器官采用相同的辐射权重因子 w_R 值，而不考虑由于初级辐射的衰减和减低，以及具有不同辐射质的次级辐射的产生而使实际辐射场发生改变这样一个事实。因此，w_R 值可以视为在人体不同组织和器官范围内的平均辐射品质的一种有代表性的因数。

下列连续函数用于中子辐射权重因子的计算：

$$w_R = \begin{cases} 2.5 + 18.2e^{-[\ln(E_n)]^2/6} & E_n < 1\mathrm{MeV} \\ 5.0 + 17.0e^{-[\ln(2E_n)]^2/6} & 1\mathrm{MeV} \leq E_n \leq 50\mathrm{MeV} \\ 2.5 + 3.2e^{-[\ln(0.04E_n)]^2/6} & E_n > 50\mathrm{MeV} \end{cases}$$

$$(1)$$

在确定 w_R 时所隐含的平均方法，已经引起了某些关注，特别是在低能中子辐射外照射情况下产生的次级光子（低 LET 辐射）会对组织和器官剂量产生显著的贡献。因此，受到低能中子照射的组织或器官内的平均辐射质是与组织或器官在体内的位置有关的，同时会随着入射到身体上的方向的不同而不同。

在理想情况下，对 w_R 值的确定主要是根据来自关于随机效应的活体试验的 RBE 数据。通常已经确定的是关于在全身照射后癌症和白血病诱发或寿命缩短的资料。尽管利用细胞的活体试验对于理解有关癌症发生的机制可以

起到重要作用，但是从这些研究所获得的 RBE 值与人类癌症发生率之间的相关性可能并不好。然而在很多情况下在对放射防护感兴趣的辐射值范围内，只能获得有限的动物活体试验资料。因此，主要以离体实验资料为基础的 Q（L）函数在必要时被采用以作为计算人体平均 Q 值的基础，然后再利用人体的平均 Q 值估计辐射权重因子值。

总的来讲，通过各种不同生物学效应试验已经获得了大范围的 RBE 值，但它们并不显示出与需要辐射权重因子的那些效应之间有直接的互相关系。实验确定的 RBE 值常常伴有大的不确定性，这是由于诸如所利用的动物数量少，以及其他的很多影响因素所造成的。

对权重因子的选择，要考虑对已知数据能给出有代表性的数值，同时应具有放射防护应用所需要的足够精确度。在用于确定防护量时，是通过判断来选择 w_R 值的，为此，它们的数值应是固定的，是与任何不确定性无关的。

（张良安　樊飞跃）

yǒuxiào jìliàng

有效剂量（effective dose）　人体各组织或器官的当量剂量乘以相应的组织权重因子后的和。计算方法 ICRP 第 60 号出版物所引入的有效剂量的计算公式是：

$$E = \sum_T w_T \sum_R w_R D_{T,R} = \sum_T w_T H_T$$

$$(1)$$

式中：w_T 为对组织 T 的组织权重因子，$\sum w_T = 1$。求和是对 E 定义中所考虑的所有人体器官和组织进行的，求和用的 w_T 值由表 1 给出。有效剂量的单位是 $J \cdot kg^{-1}$，特定名称为希沃特（Sv）。用于当量剂量和有效剂量的相同单位也适用于实用量。必须注意，一定要对使用中的量做出清楚的说明。

意义　给定组织中的吸收剂量是一种物理量，而当量剂量和有效剂量包含了建立在放射生物学和流行病学资料基础上的权重因子。这些用于放射防护的权重因子，是在通过对相关资料的判断分析，以及在做出一些可接受的简化之后选定的。因此有效剂量的定义和数值并不仅仅基于物

表 1   ICRP 2007 年建议书中的组织权重因子 w_T

器官/组织	组织数目	w_T	合计贡献
肺，胃，结肠，骨髓，乳腺，其余组织	6	0.12	0.72
性腺	1	0.08	0.08
甲状腺，食管，膀胱，肝	4	0.04	0.16
骨表面，皮肤，脑，唾液腺	4	0.01	0.04

注：1. 性腺的 w_T，用于对睾丸和卵巢剂量的平均值。2. 对结肠的剂量，像第 60 号出版物用公式表示那样，取为对上部大肠和下部大肠剂量的质量加权平均值。所指定的其余组织（总计 14 种，每种性别 13 种）是：肾上腺，胸腔外组织，胆囊，心脏，肾，淋巴结，肌肉，口腔黏膜，胰腺，前列腺（男性），小肠，脾，胸腺，子宫/子宫颈（女性）。

理特性。例如组织权重因子 w_T 就是建立在关于癌症诱发的流行病学研究以及辐射照射以后的遗传学实验数据及其判断基础上的。再者，它们代表了对人类的平均值，是对两种性别各种年龄的平均值。

有效剂量是以人体器官或组织内的平均剂量为基础的。这个量给出的数值，考虑了所给定的照射情况，但是不考虑具体的个人特性。例如在人员受到内照射情况下，器官剂量通常是先评价放射性核素的摄入量，再乘以把摄入活度与相应的平均器官剂量联系起来的剂量系数而确定的。这些系数是采用通用的生物动力学模型和参考体模来计算的。所以，这就意味着根据某特定放射性核素给定的摄入活度，就可以估算出相应的有效剂量。据判断，由此得到的剂量的近似程度对于放射防护来讲是可以接受的。

有效剂量的采用，使得可以把情况差异很大（例如由不同种类辐射的内照射和外照射）的照射组合在一个单一数值中。这样，基本的照射限值就可以用一个单一的量来表示。

评价 为了对有效剂量的评价提供一种实际可行的办法，与诸如外照射的粒子注量或空气比释动能，或内照射的活度摄入量这些物理量相联系的一些系数，在人体仿真模型内带有清楚定义的几何参数的标准条件下（例如：单能辐射、标准的辐照几何条件、用放射性核素标记的选定化合物、放射性核素在人体内的转移模式）被计算出来。这些体模包括了人体的绝大部分器官和组织，特别是那些表中列出来的器官和组织。

自从 ICRP 第 26 号出版物（1977）以来，对外照射和摄入体内的放射性核素产生的有效剂量（或有效剂量当量）的计算，已经是建立在无性别差异的解剖学和生物动力学模式并由性别平均的组织权重因子（ICRP，1994b）加权后得到的器官和组织当量剂量的基础上的。现在计算框架已进一步改变，开发了男性和女性的体模。对于将有效剂量与辐射场量（外照射情况，例如：空气比释动能或粒子注量）相联系的转换系数的计算，ICRP 在第 74 号出版物 1996b 中采用了与此不同的方法，采用了有性别差异的解剖学体模。

第 74 号出版物中用于计算有效剂量的下列公式，包含有带性别差异的器官和组织中当量剂量：

$$E = w_{乳腺}\, H_{乳腺,女} + \sum_{T \neq 乳腺} \left[\frac{H_{T,男} + H_{T,女}}{2} \right] \qquad (2)$$

求和包括了对性腺的剂量（女性的卵巢，男性的睾丸）。然而，不同方法（采用有性别差异的或者两性同体的模式）所得到有效剂量的值之间没有非常大的差异，对于放射防护来讲，其精确度是足够的。

国际放射防护委员会（ICRP）已经定义了成年男人和女人的计算模型。这些模型将用于计算外照射的剂量转换系数和内照射的剂量系数。利用有性别差异的计算模型就可以计算出男性和女性的器官剂量，据此可算得平均当量剂量，并用于计算有效剂量。可以采用与计算其他器官和组织的剂量相类似的方式算出对乳腺和性腺的剂量。

用于确定组织权重因子的方法是，首先分别对男性和女性的辐射诱发随机效应的危险做出评估，然后计算出有性别差异的辐射危害，根据这些数值给出性别平均的 w_T 值。在性别平均的 w_T 值，以及性别平均的器官和组织剂量的基础上就可以计算出有效剂量。在这些条件下，在有效剂量的计算中分开处理男性和女性剂量的贡献是不合理的。所有组织可以按公式（3）所给出方式处理。根据分别对参考男性和参考女性包括其余组织在内的器官或组织 T，评估得到当量剂量 H^M 和 H^F 后，再按下列公式计算出有效剂量 E：

$$E = \sum w_T \left[\frac{H_T^M + H_T^F}{2} \right] \qquad (3)$$

这个公式，连同新的女性和男性参考体模，将用于下一步对转换系数和剂量系数的计算。在实际应用中，对器官剂量或者外照射情况下的转换系数和内照射情况下剂量系数（单位摄入的剂量，$Sv \cdot Bq^{-1}$）的计算，并不是基于个体人员的数据，而是基于 ICRP 第 89 号出版物（2002）中给出的人体参考值。另外，在评价公众成员的照射时，可能需要考虑某些与年龄相关的资料，例如食物消费量等。参考值的采用，以及在有效剂量计算中对两种性别进行平均的做法表明，参考剂量系数的用途并不在于提供某个具体个人的剂量，而是参考人的剂量。还将制定适用于不同年龄儿童的参考计算模体，用于计算公众成员的剂量系数。

有效剂量的应用 有效剂量的主要和基本用途是提供证明满足剂量限值。在这个意义上，有效剂量主要被用于监管目的。有效剂量用于限制随机效应（癌症和遗传效应）的发生，它不适用于评价组织反应的概率。在剂量远低于年有效剂量限值的剂量范围内，不应当发生组织反应。只有在极少数几种情况下（如组织权重因数低的单个器官，如皮肤的急性局部照射），使用有效剂量的年剂量限值会不足以避免组织反应。在这种情况下，也需要对局部组织剂量进行评价。

摄入放射性核素的参考剂量系数和外照射剂量转换因数是根据人体器官和组织的参考解剖学资料，以及所定义的生物动力学和剂量学模型来计算的。通常的方法为对人员或环境进行监测，根据这些测量数据来对外照射或放射性核素的摄入进行评价。于是可以利用委员会所发表的剂量系数和剂量转换因数来评价照射或摄入所产生的有效剂量。在计算参考剂量系数时所使用的权重因数和转换系数适用于不同性别和各种年龄的人群。因此，在它们的计算中所使用的剂量系数、参考模型和权重因数并不是针对个体的，而是适用于用作监管控制目的的参考人。转换系数或剂量系数是针对参考成年工作人员或确定的年龄组的参考公众成员计算的。

用所测到的个人剂量当量 H_p 与根据个人监测结果估算的待积有效剂量之和以及 ICRP 参考生物动力学和剂量学计算模型来评价的工作人员的有效剂量被称之为档案剂量。档案剂量是赋予工作人员的，用以记录、报告和回顾性地证明是否满足监管剂量限值。特别是在回顾性职业照射剂量评价中，可获得与计算剂量转换因数和剂量系数时所用的参考参数值不同的信息。在这种情况下，根据受照水平，在评价受照或摄入量以及计算剂量时可使用具体数据。因此，对那些在一次照射的特定情况下有效剂量的计算中会发生变化的参数和那些在有效

剂量的定义中不会发生变化的参数值加以区分是非常重要的。

在评价来自放射性核素暴露的职业照射的有效剂量时，合理地改变吸入和食入放射性核素的物理和化学特性分类可以更好地对摄入和暴露进行评价。这些改变需要报告。

在其辐射剂量可超过限值或约束的情况下对特定人员进行职业剂量回顾性评价时，对特定人员进行剂量或危险估计是合适的。可考虑对用于计算吸收剂量以及用于估算与人员的年龄、性别和辐射照射相关的不同器官危险时的剂量学假设做出改变。参考参数值的这些改变，是与有效剂量的定义或其原本的用途不一致的。这些工作只能由辐射防护专家来做，防护工作的力度取决于剂量水平。在上述情况中，必须对参数值的改变进行说明。

在可以引发组织反应（确定效应）的事件和事故情况下，必须对组织或器官的吸收剂量和剂量率进行估算，并考虑剂量-响应关系以评价超出剂量阈值时可能发生的辐射效应的可能性。还值得注意的是，在涉及高 LET 的辐射（中子和 α 粒子）事故中，适用于随机效应的辐射权重因子（w_R）不适用于组织反应，此时应采用与组织反应相关的相对生物效能（RBE）值。

有效剂量是基于全身照射后果的危险相关量。对 w_T 值的选定，是根据现有的流行病学（或遗传效应方面的）的实验证据，考虑了个体器官或组织对包括癌症和遗传效应在内的随机效应的总辐射危害的贡献。此外 w_T 值是适用于两种性别和所有年龄的平均值。尽管有效剂量有时可为辐射人体健康效应的假说的产生而

进行小规模研究，但它不是一个用于辐射危险流行病学研究的合适的量。流行病学研究需要组织和器官的吸收剂量值，在可能的范围内充分考虑照射的情形和所研究人群中受照人员的特性。同样的，在计算研究人群中受照人员的癌症发病概率时，需要的是吸收剂量而非有效剂量。

总之，有效剂量应被用于评价受照和从监管角度控制随机效应。它可被用来证明是否服从剂量限值和用于剂量档案。有效剂量为评价考虑了所有受照途径的、内外照射的总体辐射照射、为剂量记录的保存和监管目的提供了一个方便的量。这样一来，有效剂量是一个用于实际放射防护目的的重要的量，虽然它不是针对个体的，但却适用于参考人。在回顾性评价中，有效剂量的评价可使人洞察放射防护的质量并且可以给出剂量限值是否被超过的信息。然而，在有些情况下使用有效剂量是不合适的，而应代之以使用个体器官或组织的吸收剂量。这些情况包括流行病学研究、癌症诱发概率评价、组织反应概率评价或者需要治疗或医学监护时的剂量评价。

（张良安 樊飞跃）

zǔzhī quánzhòng yīnzǐ

组织权重因子（tissue weighting factor） 表征不同器官和组织对于辐射随机性效应敏感度的因子。在有效剂量的定义中，考虑了各个人体器官和组织在随机效应的辐射危害方面的相对辐射敏感性。第 26 号出版物（ICRP，1977）对 6 个确定的组织和一组其余组织（总起来称为"其余"）引入了权重因子 w_T。在第 60 号出版物（ICRP，1991b）中对指定的 12 个组织和器官及其余

组织给出了组织权重因子（表1）。组织权重因子是相对值，其和等于1，因此，当全身剂量均匀分布时，有效剂量在数值上等于人体每个器官和组织的当量剂量。

2007年建议书中的组织权重因子是根据随机效应的危害调整标称危险系数来确定的。未经调整的标称危险系数是将人数相等的男性和女性构成的人群中发生癌症的辐射相关终身危险的估计值取平均计算的。危害是以生命丧失、致死性和生命质量的损失的函数来模拟的。除了少数几个例外，危险模型中的参数都是采用日本原爆幸存者研究中的癌症发病资料来估计的。对于大多数癌症部位，均开发了超额相对危险和超额绝对危险模型。

对于遗传性疾病，考虑了前两代的危险。相对辐射危害与第60号出版物中给出的不同，这导致 w_T 值的变化。主要变化是乳腺（从0.05变为0.12）、睾丸（从0.20变为0.08）以及其余组织（从0.05变为0.12）。此外，对脑和唾液腺目前还给出了0.01的特定 w_T 值。

组织权重因子 w_T 是按性别平均的，可用于评价职业工作人员及包括儿童在内的公众有效剂量。根据女性卵巢的癌症发生率给出的相对危害中的性别差异方面，将按性别平均给出的0.08的 w_T 值赋予睾丸（癌症加遗传效应）与女性的卵巢（0.036）加遗传效应（0.039）很相似，这样可以判定女性的卵巢就应受到充分的保护。对于甲状腺来说，根据女性的（0.021）和男性的（0.008）癌症发病率得出的相对危害数值几乎差三倍，但考虑到幼儿的高感受性，赋予甲状腺的 w_T 为0.04，不同性别间危害的差异考

虑得比较保守。

进行有效剂量计算时的特殊问题是对"其余"组织的剂量评价。在第26号出版物（ICRP，1977）中，其余组织的权重因子指定为0.30。其余组织的剂量当量是5个受到最高照射的其余组织的剂量的算术平均值，分配给其中每一个组织的 w_T 值为0.06。这种做法导致有效剂量当量这一量值缺乏可相加性，因为这5个组织对于不同的照射是变化的，不论是外照射还是内照射。

在 ICRP 第60号出版物1991b中，给其余组织的权重因子为0.05。但仍然缺乏可相加性，尽管由于 ICRP 第60号出版物中给出的分割规则使得这一程度降低。给出的其余组织的当量剂量是10个指定组织和器官的平均值（表1）。从前是将包含在其余组

织中的（ICRP，1991b）上部大肠与下部大肠视为一体考虑，并定义为结肠（ICRP，1995a）。ICRP 第66号出版物1994a论述的是呼吸道剂量和吸入放射性核素的剂量系数，其中规定将胸外区通道作为其余组织的一部分考虑。尽管在 ICRP 第60号出版物（ICRP，1991b）中对其余组织的处理介绍得不太详细，但在 ICRP 第68和72号出版物（ICRP，1994b，1996c）中进行了介绍。其余组织的剂量是根据其余组织的器官和组织的当量剂量的质量加权平均来定义的。由于质量差异很大，指定组织和器官对其余组织剂量的贡献的差别也很大。由于质量大，肌肉所获得的有效权重因子近0.05，这是不恰当的，因为它的辐射敏感性被认定是低的。对于外照射，各组织的剂量

表1　ICRP 在第26号出版物（1977）和第60号出版物1991b中
建议的组织权重因子

组织	组织权重因子	
	1977年第26号出版物	1991年第60号出版物
骨表面	0.03	0.01
膀胱		0.05
乳腺	0.15	0.05
结肠		0.12
性腺	0.25	0.20
肝		0.05
肺	0.12	0.12
食管		0.05
红骨髓	0.12	0.12
皮肤		0.01
胃		0.12
甲状腺	0.03	0.05
其余组织	0.30	0.05
总计	1.0	1.0

注：1. "其余组织"中包括五个受到最大照射的其他器官和组织，每个 $w_T = 0.06$；
2. 数值是对男女人数相等、年龄分布广的参考人群制定的。在有效剂量的确定中，它们适用于工作人员，适用于整个人群，适用于每种性别。

是相似的（与肌肉的稍有不同），而在 ICRP 第 74 号出版物（ICRP，1996b）中，作为一种近似，采用了一种简单的算术剂量平均而没有进一步加权的做法。

目前建议其余组织中的特定组织的有效剂量可直接进行相加而无需做进一步的质量加权。这就是说给每一个其余组织的权重因子低于其他任何有名称的组织的最小值（0.01）。对于其余组织，其 w_T 为 0.12。

（张良安　樊飞跃）

wàizhàoshè zhuǎnhuàn xìshù

外照射转换系数（conversion coefficient for external exposure）　外照射放射防护中自由空气比释动能和注量等物理量与防护量、实用量之间的转换系数。防护量中的当量剂量和有效剂量是不可测的，通常是采用这些量与辐射场中的物理量的关系对其值的评价，如用自由空气中的空气比释动能 K_a，或粒子注量 Φ，或实用量来进行评价。转换系数为上述量提供了一种数值上的联系，目前已经具备了一组在放射防护实践中通用的、取得国际认可的职业照射和公众照射的转换系数。

根据 ICRU/ICRP 联合工作组的工作，ICRP 出版了有关"外照射放射防护中使用的剂量系数"的报告（ICRP，1996b；ICRU，1997），其中推荐了一组用于防护、特定照射条件下单能光子、中子和电子辐射的外照射实用量转换系数的评价数据。用于评价的防护量的大多数数据，都是利用与国际内污染剂量协会（MIRD）类似的解剖学模型进行计算得到的。

在所有情况下均假定是全身受照。对于光子，给出了自由空气中单位空气比释动能在一个器官和组织中所产生的平均吸收剂量及自由空气中单位空气比释动能所产生的有效剂量，而对于中子和电子，剂量是与粒子注量相联系的。此外，第 74 号出版物（ICRP，1996b）对特定理想照射几何条件下防护量有效剂量和运行实用剂量量之间的关系进行了详细的探讨，在该出版物中，未对身体局部受照的情况进行讨论，所推荐的转换系数也不适用于上述情况。

新的人体参考体模（根据医学影像资料建立的男性和女性体素模型）的定义，要求对所考虑的各种类型的辐射和照射的几何条件计算出一组新的转换系数。然而对于大多数器官来说，与现有的 $D_{T,R}$ 数据（ICRP，1996b）之间的差别很可能是适度的。有效剂量的系数值还依赖于 W_R 和 W_T 的值，而它们的变化会对转换系数的变化产生更大影响，特别是对于中子和质子。

采用基于体素的参考模型（ICRP，2002）时，需要对所关注的各种辐射和照射几何条件下的转换系数进行重新计算，这些转换系数将替代现有的数据集（ICRP，1996b）。对光子的计算已经显示，光子辐射有效剂量数值的改变通常是很小的（Zankl 等，2002）。但在低能光子区，人体外部形状的改变，也就是器官在参考模体中的深度的改变会影响吸收剂量如甲状腺的吸收剂量。有效剂量系数的总体变化预计相当有限（Schlattl 等，2007）。

（张良安　樊飞跃）

jítǐ jìliàng

集体剂量（collective dose）　对于给定群体，受某一辐射源照射的成员人数与他们所受的平均剂量的乘积。放射防护的任务包括最优化和降低职业照射人群或公众的辐射照射。为此，ICRP 引入了集体剂量（ICRP，1977，1991b），它应当被作为最优化的工具来理解和使用。这些量考虑了受到某个源的辐射照射的一组人员和所指定的受照时间。这些量被定义为集体当量剂量 S_T，它是与器官或组织 T 相关的，还有集体有效剂量 S（ICRP，1991b）。这些集体剂量的单位的特定名称为人·Sv。

在第 60 号出版物（ICRP，1991b）中，集体有效剂量被定义为人群所接受的有效剂量的积分。ICRP 第 60 号出版物引入了集体当量剂量和集体有效剂量两个量。由于集体有效剂量是打算作为放射防护特别是职业照射的最优化工具来使用的，并且集体当量剂量只在特殊情形下才使用，因此，ICRP 第 103 号（2007）年建议书只讨论集体有效剂量。

在职业照射中，集体有效剂量被用于一组工作人员在计划受照情况下的最优化。在启动计划中的工作之前，应对不同操作情景下的集体有效剂量和个人剂量的分布等进行前瞻性评价。这样，集体有效剂量就被用作为选择操作情景的决策过程的合适参数。对前瞻性评价的集体有效剂量与工作结束后根据监测数据得到的个人有效剂量之和进行比较，可为将来的最优化程序和辐射防护措施提供相关的信息。集体有效剂量也可作为比较医疗实践中的放射学技术以及比较同一种放射学技术在不同地方（如不同医院，不同国家）应用情况的工具。

如上所述，集体剂量的定义会导致人们在有些情况下不正确地使用集体有效剂量，如在很大剂量范围内、在很长的时间内和很大的地理区域内将辐射照射相加，并且据此来计算辐射相关危害。只有在对集体剂量有贡献的整个剂量范围内，对有害的辐射效应的危险系数有足够知识的情况下，如此使用有效剂量才是有意义。由于存在很大的不确定性，在小剂量范围内尚不具备这类危险系数方面的知识。

在此情况下必须认识到，危险系数（如小剂量致癌的危险因子）是根据中、高辐射剂量范围内观察到的流行病学资料外推得来的。这种外推是基于剂量-效应关系的线性无阈假设（LNT 模型）。ICRP 认为在小剂量范围，危险系数具有较大的不确定度。特别是在个人剂量很低，只是天然源辐射剂量的很小份额的情况下尤其如此。在上述条件下使用集体有效剂量来对危险进行详细估计不是正当的做法。

为避免低的个人剂量在很长时间和很宽的地理区域内的累积，应限制并指明有效剂量和时间的范围。个人有效剂量值在 E_1 和 E_2 之间的集体有效剂量定义为：

$$S(E_1, E_2, \Delta T) = \int_{E_1}^{E_2} E\left[\frac{dN}{dE}\right]_{\Delta T} dE \tag{1}$$

有效剂量在 E_1 和 E_2 之间的人数 $N(E_1, E_2, \Delta T)$ 为：

$$N(E_1, E_2, \Delta T) = \int_{E_1}^{E_2} \left[\frac{dN}{dE}\right]_{\Delta T} dE \tag{2}$$

在时间段 ΔT 内，个人剂量在 E_1 和 E_2 之间的有效剂量的平均值：

$$\overline{E}(E_1, E_2, \Delta T)$$
$$= \frac{1}{N(E_1, E_2, \Delta T)} \int_{E_1}^{E_2} E\left[\frac{dN}{dE}\right]_{\Delta T} dE \tag{3}$$

对于一组人员，集体有效剂量 S 也可用如下公式来计算：

$$S = \sum_i E_i N_i \tag{4}$$

式中：E_i 为在子人群 i 中的平均有效剂量；N_i 为子人群 i 中的人数（ICRP，1991b）。

在计算和解释集体有效剂量时，应对下述方面进行考虑和严格审查，以避免误用集体有效剂量：①受照人数。②受照人员的年龄和性别。③个人剂量的范围。④剂量的时间分布。⑤受照人员的地理分布。

（张良安 樊飞跃）

yǒubáixuèbìng yìyì jìliàng

有白血病意义剂量（leukemia significant dose）

一个受到辐射照射的人群，可能产生有意义的白血病辐射损伤的群体剂量。有白血病意义剂量用下式计算：

$$LSD = \sum_{g,j,k} \frac{\sum_g \sum_k N_{g,k} L_{g,k} \sum_j \overline{H}_{B,gik}}{\sum_g \sum_k N_{g,k} L_{g,k}} \tag{1}$$

式中：g，k，j 分别表示性别、年龄组、和辐射照射类型；N 为某一特定人群的总人口数；L 为某一特定人群的有白血病意义的因子；$\overline{H}_B$ 为某一特定人群的人均红骨髓当量剂量，它可以用下式计算：

$$\overline{H}_B = p_M \overline{H}_B^M + p_F \overline{H}_B^F(\tau) \tag{2}$$

式中：p_M 为男性占人群总数的分数；p_F 为女性占人群总数的分数，$\overline{H}_B^M$ 是人群中男性的平均红骨髓当量剂量；$\overline{H}_B^F$ 为人群中女性的平均红骨髓当量剂量。

在用公式（1）计算出 LSD 后，就可以通过下式粗略估算相应人群的辐射白血病损伤（G_L）：

$$G_L = 0.2 \times 10^{-2} \times N \times LSD \tag{3}$$

式中：N 为特定人群的人员总数，估算结果是表示特定人群中预计白血病的死亡数。

应用类似的方法，可以用下式计算恶性肿瘤（除白血病）意义的剂量：

$$SSD = \sum_{g,j,k} \frac{\sum_g \sum_k N_{g,k} S_{g,k} \sum_j \overline{H}_{E,gik}}{\sum_g \sum_k N_{g,k} S_{g,k}} \tag{4}$$

式中：S 为某一特定人群的有恶性肿瘤意义的因子；H_E 为某一特定人群的按性别加权的人均有效剂量。这时可用下式估算潜在危害：

$$G_S = 1.25 \times 10^{-2} \times N \times SSD \tag{5}$$

估算结果是表示特定人群中预计恶性肿瘤死亡数。

（张良安 樊飞跃）

dàijī jìliàng

待积剂量（committed dose）

进入人体的放射性核素的待积剂量，是在一段指定的时间内预期产生的总剂量。为了对放射性核素产生的照射以及在较长时间段内辐射剂量的累积进行控制，引入了待积剂量的定义。组织或器官 T 中的待积当量剂量 $H_T(\tau)$ 的计算公式为：

$$H_T(\tau) = \int_0^{0+\tau} \dot{H}_T(t) dt \tag{1}$$

式中：τ 为在 t_0 时刻摄入放射性核素之后的积分时间，$\dot{H}_T(t)$ 为摄入放射性核素之后 t 时刻的剂量当量。待积有效剂量 E（τ）计算公式为：

$$E(\tau) = \sum w_T H_T(\tau) \tag{2}$$

为了遵守剂量限值和管理的要求，ICRP 建议待积剂量是从摄入发生的年份算起的。

对于职业工作人员，待积有效剂量评价的待积时间通常为摄入后 50 年。50 年的待积时间，是 ICRP 考虑到一个参加工作的年轻人的平均寿命而取的整数值。摄入所产生的待积有效剂量也被用于公众成员的预期剂量估算。在上述情况中，所考虑的 50 年的待积周期适用于成年人。对于婴幼儿和儿童，剂量评价年龄应达到 70 岁（ICRP，1996c）。

（张良安　樊飞跃）

nèizhàoshè de dàijī jìliàng xìshù

内照射的待积剂量系数

（committed dose coefficient for internal exposure）　待积有效剂量系数 $e(\tau)$，是对参考人的剂量转换系数，它为 $E(\tau)$ 和可测量的量之间提供了数值联系，在这种情况下提供了 $E(\tau)$ 与吸入放射性核素的摄入量（I_{inh}）或食入放射性核素的摄入量（I_{ing}）之间的数值联系。女性和男性的剂量转换系数，是基于参考成年女性和男性的区分性别的生理学、解剖学和生物动力学参数。此外，评价组织 T 中的平均吸收剂量时的剂量学参数是根据区分性别的计算模体导出的。

其余组织对有效剂量的贡献，是将这一组组织的组织权重因数应用于这些组织中那些没有被明确赋予组织权重但却作为其余组织列出的组织的算术平均当量剂量。其余组织的剂量是以可使有效剂量具有可相加性的形式来评价的。

因此，性别和人口平均的组织权重因数，待积有效剂量系数可按下式计算：

$$e(\tau) = \sum_{T} w_{T} \left[\frac{h_{T}^{M}(\tau) + h_{T}^{F}(\tau)}{2} \right]$$
$$(1)$$

式中：$h_{T}^{M}(\tau)$ 和 $h_{T}^{F}(\tau)$ 分别为参考男人和参考女人组织 T 的待积当量剂量系数见有效剂量表。

ICRP 通过建立人体的生物动力学模型和相应的剂量学模型，对 $h_{T}(\tau)$ 和 $e(\tau)$ 值进行了计算，并在其相应的出版物中公布出来。

（张良安　樊飞跃）

shòuyǔnéng

授予能（energy imparted）　一次电离辐射及其与物质的相互作用事件中，以电离、激发方式授予某一体积中物质的能量。单位是 J。授予能（ε）用下式计算：

$$\varepsilon = R_{in} - R_{out} + \sum Q \quad (1)$$

式中：R_{in} 为进入该体积的辐射能，即进入该体积的所有带电和不带电粒子能量（不包括静止质量能）的总和；R_{out} 为从该体积逸出的辐射能，即离开该体积的所有带电和不带电粒子能量（不包括静止质量能）的总和；$\sum Q$ 为在该体积中发生的任何核变化时，所有原子核和基本粒子静止质量能变化的总和（"−"表示增加，"+"表示减少）。

由于放射源的电离粒子发射，以及它们与物质的相互作用都是随机的，在某一体积内发射的每一个过程，无论其发生时间和位置，能量传递的多少，都具有统计涨落的特性。因此它是随机的，因而具有不连续的单位性质，所以 ε 是随机量。ε 的期望值 $\bar{\varepsilon}$ 称为平均授予能，是非随机量。

（张良安　樊飞跃）

bǐ shòuyǔnéng

比授予能（specific energy imparted）　任何电离辐射授予质量 m 的物质的能量 ε 除以 m 的商。又称比能，符号为 Z。比授予能

是一个随机量。

比授予能可能是一次或一次以上的能量沉积事件造成的。在单次事件中沉积的比能的函数 $F_1(Z)$ 可由发生这个沉积事件的比能 Z' 小于或等于 Z 的条件概率给出。

$$F_1(Z) = p(Z' \leqslant Z1_{n=1}) \quad (1)$$

$F_1(Z)$ 对 Z 的导数常称为事件概率密度 $f_1(Z)$：

$$f_1(Z) = \frac{dF_1(Z)}{dZ} \quad (2)$$

在受照材料的质量太小达到细胞和分子水平时，已不能使用吸收剂量，而应当使用局部能量密度 Z 这个量，值得注意的是，当质量 m 趋于 0 时，Z 也趋于 0，这时用 Z 描述也会遇到困难。

（樊飞跃　张良安）

quánshēn jìliàng

全身剂量（whole body dose）

辐射防护中对职业人员和公众的剂量限值及其控制的最基本的评价量。有效剂量或全身平均吸收剂量。全身剂量不是剂量学中严格定义的量，比较含糊。在临床核医学和 X 射线诊断中，为了评价病人全身受到照射的情况，也借用了职业人员和公众辐射防护评价中使用的有效剂量的组织权重因子对器官的剂量进行加权平均，即：

$$E = \sum_{T} w_{T} H_{T} \quad (1)$$

在计算中，器官的选择及其组织权重因子与有效剂量计算中的一致。由于在临床核医学和 X 射线诊断中遇到的辐射类型的辐射权重因子为 1，所以计算中的 H_{T} 可以直接使用器官吸收剂量（D_{T}）的值。应特别注意的是这时计算的结果仅用于患者或受检

者的受照情况的说明，不能用于职业人员和公众的防护评价。即：

$$\overline{D}_{全身} = \frac{\int_{全身} D(x,y,z)\rho(x,y,z)\,\mathrm{d}v}{\int_{全身} \rho(x,y,z)\,\mathrm{d}v} \qquad (2)$$

式中：$D(x,y,z)$ 为在身体上点 (x,y,z) 处的吸收剂量，$\rho(x,y,z)$ 为介质中该点处的密度分布函数，$\mathrm{d}v$ 是该点处的一个体积元。

在实际工作中，用公式（2）计算平均剂量是困难的，通常可以根据需要，用不同的权数进行加权平均。当用不同部位的体积进行计算时，这时有：

$$\overline{D}_{全身} = \frac{1}{V}\sum_i V_i\overline{D}_i \qquad (3)$$

式中：V_i 为身体第 i 部分的体积；V 为身体总的体积；$\overline{D}_i$ 为第 i 部分的平均吸收剂量。

当用不同部位的质量进行计算时，这时有：

$$\overline{D}_{全身} = \frac{1}{m}\sum_i m_i\overline{D}_i \qquad (4)$$

式中：m_i 为身体第 i 部分的质量；m 为身体总的质量；$\overline{D}_i$ 为第 i 部分的平均吸收剂量。

当用不同部位的表面皮肤进行计算时，这时有：

$$\overline{D}_{全身} = \frac{1}{S}\sum_i S_i\overline{D}_i \qquad (5)$$

式中：S_i 为身体第 i 部分的表面皮肤面积；S 为身体总的皮肤表面积；$\overline{D}_i$ 为第 i 部分的平均吸收剂量。此外，红骨髓剂量和干细胞活存剂量也分别是用红骨髓在全身的分布和干细胞存活数为权重因子进行加权平均计算的。

（樊飞跃　张良安）

hóngguān hé wēiguān néngliàng fēnbù

宏观和微观能量分布（macroscopic and microscopic energy distribution）

在电离辐射生物效应的研究中，放射物理中辐射场基本特性的一些基本概念是最基本的，特别是描述辐射场与物质相互作用相关的特性的量。在这些物理学量中，最基本的是吸收剂量。按 ICRU 的定义，这个量的定义是：

$$D = \frac{\mathrm{d}\varepsilon}{\mathrm{d}m} \qquad (1)$$

式中：$\mathrm{d}\varepsilon$ 表示电离辐射授予物质质量 $\mathrm{d}m$ 的平均能量。吸收剂量的 SI 单位为 $\mathrm{J\cdot kg^{-1}}$，其特定名称是 Gy。

在这个简单的定义中，有两点是特别强调的。一是"电离辐射授予物质质量 $\mathrm{d}m$ 的平均能量"，这里的授予能量仅包括由于电离和激发引起的带电粒子的能量丢失；二是吸收剂量是 $\mathrm{d}\varepsilon$ 除以 $\mathrm{d}m$ 的商。所涉及的问题可用图 1 来说明，图 1 的横坐标是受辐照的材料的质量 log 值，纵坐标是授予每个质量单元的能量（能量密度，E/m），图 1 中表示的是当 m

变化时，不同 E/m 的取值情况。即使材料是均匀的，当质量不够大时（阴影部分），E/m 也存在较大的涨落，发生质量越小，这种涨落越大，到细胞分子水平，这种涨落就会十分大，这时就很难给出 E/m 的平均值，这时电离或激发事件是随机的，通常称材料中这样的辐射能量分布为微观能量分布。另一方面当 m 足够大（形成一条线的部分），这时相互作用的事件足够多，因此，统计涨落很小，此时一个 m 值仅对应一个 E/m 值，这时吸收剂量才有意义，通常称材料中这样的辐射能量分布为宏观能量分布。吸收剂量是宏观剂量学中的剂量学基本物理量，但在微观剂量学中是无法应用的。

实际上，射线与物质相互作用，每个相互作用都是一个独立的事件，当受照材料的质量足够大时，这样的事件就足够多，从而可以用统计的方法得到涨落不大的 E/m 值；但当受照材料的质量太小时，射线与物质相互作用事件很少，因此使得 E/m 值的涨落很大。在受照材料的质量太小（细胞核分子水平）时，已不能使用吸收剂量，而应当使用局部能

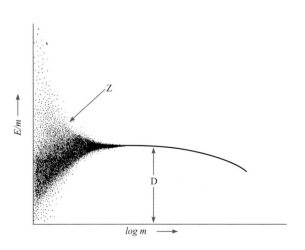

图 1　电离辐射授予物质的能量密度（E/m）随物质质量的变化

量密度（又称比能）Z 这个量，值得注意的是，当 m 趋于 0 时，Z 也趋于 0，这时用 Z 描述也会遇到困难。总的来说，这个量仅适用在宏观剂量学的范围，受照材料质量十分小时，应使用微观剂量学量 Z。尽管吸收剂量 D 与比能 Z 的量纲相同，但吸收剂量的专业名"Gy"不能用于比能，Z，后者可直接使用每克尔格。

（樊飞跃　张良安）

shùnjiān jìliàng xuéliàng

瞬间剂量学量（instantaneous dosimetry quantity）

在辐射防护中，进行辐射防护状况的评判的剂量学的瞬间量。例如，在国家标准 GBZ 161—2004 中就提出"放射治疗室的墙壁及顶棚必须有足够的屏蔽厚度，使距墙体外表面30cm的可达界面处，由穿透辐射所产生的平均剂量当量率低于 $2.5 \times \mu Sv/h$"；相同的吸收剂量时，由于剂量率不同，辐射生物效应也会不同，因此，瞬间剂量学量在放射剂量学中也是极其重要的量。目前常用的瞬间剂量学量有：吸收剂量率、比释动能率、注量率等。

吸收剂量率 吸收剂量率 $\dot{D}$ 是 dD 除以 dt 所得的商，式中：dD 是在时间间隔 dt 内吸收剂量的增量。

$$\dot{D} = \frac{dD}{dt} \qquad (1)$$

吸收剂量率的 SI 单位为 J·$kg^{-1}s^{-1}$，专名为 $Gy \cdot s^{-1}$。

比释动能率 $\dot{K}$ 是 dK 除以 dt 所得的商，其中：dK 是在时间间隔 dt 内比释动能的增量，则比释动能率 $\dot{K}$ 为：

$$\dot{K} = \frac{dK}{dt} \qquad (2)$$

比释动能率的 SI 单位为 J·$kg^{-1} \cdot s^{-1}$，专名为 $Gy \cdot s^{-1}$。在场所测量值的评价中应注意的是，比释动能率是一个瞬间的量，如果比释动能率随时间变化，那么，它不是恒定的值，在辐射防护评价时要特别注意这一问题。

在实际工作中，由于直接对吸收剂量测量有困难，当带电粒子平衡条件（CPE）得到满足时，可以通过空气比释动能率的测量，按下式计算出相同条件下同一时刻，同一位置的空气吸收剂量率的值。

$$\dot{D}_a = \dot{K}_a \times (1-g) \qquad (3)$$

式中：g 为电离辐射产生的次级电子消耗于韧致辐射的能量占其初始能量的份额。在空气中，对于钴-60 和铯-137 γ 射线，$g = 0.3\%$，对于光子最大能量小于 300keV 的 X 射线，g 值可忽略不计。

注量率 是 $d\Phi$ 除以 dt 所得的商，则注量率 $\dot{\Phi}$ 为：

$$\dot{\Phi} = \frac{d\Phi}{dt} \qquad (4)$$

式中：$d\Phi$ 为在时间间隔 dt 内注量的增量。注量的 SI 单位为 个/cm^2。在场所测量值的评价中应注意的是，注量率是一个瞬间的量，如果注量率随时间变化，那么它不是恒定的值，在辐射防护评价时要特别注意这一问题。

照射量率 $\dot{X}$ 是单位时间内照射量的增量。若在时间间隔 dt 内，吸收剂量的增量为 dX，则吸收剂量率 $\dot{X}$ 为：

$$\dot{X} = \frac{dX}{dt} \qquad (5)$$

照射量率的 SI 单位是 A/kg，专用单位是伦琴/秒（R/s）或伦琴/小时（R/h）。

（樊飞跃　张良安）

fàngshè zhěnduàn jìliàngxué

放射诊断剂量学（dosimetry in diagnostic radiology）

用于评价放射诊断和介入操作中产生的剂量的学科。在 1995，世界范围内庆祝德国物理学家伦琴（Röntgen）发现 X 射线 100 周年纪念，是他的发现，让人们第一次显示了人体的解剖结构，使医学发生了革命性的改变。从那时起，人们逐渐使用 X 射线来进行诊断和治疗很多疾病。医学成像系统已由用于显示特定解剖学位置的简单机器发展到可以直观显示整个身体、获取有关特定器官功能方面的信息和甚至在器官和组织发生化学变化的产额信息的系统。今天，医学影像系统已是现代数字技术的先进设备，也是高技术的一个符号。X 射线成像利用了一系列的技术。在放射学中，用投影射线照相是最常见的成像方式。X 射线的减弱决定于它通过的组织的类型与厚度。从身体透视的射线被专用屏接受，射线与屏作用后可使它发光，发射的光再被胶片探测。双屏幕、双乳液胶片系统被用来进行通常的胸部、腹部和头颅摄片。在需要有较高分辨率的情况，例如乳房照相，通常使用单屏幕、单乳液胶片系统。在摄片检查期间，关于人的解剖学的 X 线减弱信息被投照到了二维 X 射线底片上。这种底片经化学处理后，就可以建立起可见的影像，它在一个灯箱里可以被显示，而且哪里需要就可送到哪里，还可作为一个档案纪录保存。X 射线胶片系统的启用使放射学家能以一种简单方式获取、显示、通信和存储图像数据信息。这种技术仍然是使用最广泛的医疗诊断工具之一。数字影像学技术提供较高的图像质量，而且比普通胶片拍片的灵敏度更高，也减少了病人剂量。然而，在实际工作中，影像接受器的范围比胶片更广，因此也有可能出现高剂量。影像医学的进展也促进了介入放射操作的发展，这时的影像是用来导引治疗的操作程序。例如，血管成形术，就是在荧光导引下，将一支气球导管通过介入方式安置和扩展在血管里面，以便可以扩展血管和改进血流。

目前为止医用电离辐射（不包括放射治疗剂量）提供了人工源最大的全民剂量来源，而且大多数贡献是来自诊断 X 射线（90%以上）。其原因之一，是每年都有大量的 X 射线诊断检查。在摄片检查中，病人剂量较高的是乳房照相，每次检查在 1～20 mGy 范围内。其他应用，例如 CT、透视和不同的介入操作，病人剂量更高些，一般在 10～100 mGy 范围内，一般在产生确定性效应以下。然而，所有 X 射线诊断都会使随机效应（肿瘤和遗传性疾病）的发生率增加。在正常情况下，普通透视机器的入射空气比释动能率低于 0.02 Gy/min，但也有 0.2 Gy/min 的高剂量率模式。这些机器的长期使用，特别是高剂量率模式，可能引起病人皮肤剂量高于 2 Gy，这就达到了一些确定性效应的阈值水平。CT 检查和介入操作都有可能达到这样的高剂量水平。皮肤伤害可能性和严重程度取决于皮肤特定部分接受剂量的大小。因此，控制优化 X 射线影像系统设计和应用是必要的。通常认为可减少病人剂量 10%是优化的一个值得的目标。放射诊断和介入操作中的剂量学主要目标是建立确定的剂量学量，指导水平（诊断参考水平）的使用和辐射损伤的风险评估。通常用器官或组织的平均剂量来评估辐射损伤的风险。剂量学的另一个目标是作为设备质量保证的一部分，对设备性能进行评估。

在一些情况下，开展病人剂量的直接测量是有意义的。然而，为了评价最优化和比较不同的系统，好的测量方法是在控制技术参数条件下用一个标准的模体模拟病人进行测量。在放射诊断剂量学中，有很多种监测技术，在一些情况下，有时需要专用的剂量计，它在设计和性能上必须与临床测量的需要一致。这种剂量计的使用和/或结果的解释可能需要专门的技术和知识，但用这种方法规范临床剂量测量程序至关重要。由于在放射诊断和介入操作中都要求进行剂量测量，提供这方面的溯源性测量也十分重要。IAEA 通过 IAEA/WHO 次级标准实验室系统网络来确保辐射测量的可追溯性。

（张良安）

yīyòng fúshè jìliàng

医用辐射剂量（medical radiation dose）

在医学领域应用电离辐射源（包括放射性同位素和射线装置）对患者进行疾病诊断或治疗过程中患者所接受的各种辐射剂量。医用辐射是电离辐射在医学上应用的统称。已形成 X 射线诊断（又称放射诊断）、放射肿瘤学（放射治疗）、核医学等分支学科。人们最关心的是在疾病放射诊断和放射治疗中由 X 射线辐射装置或放射性核素所致患者医疗照射剂量以及辐射的防护。包括普通 X 射线摄影、透视、牙科、乳腺摄影和 CT 扫描等各种 X 射线检查。剂量指某一对象所接受或"吸收"的辐射的一种量度。根据不同的应用，它可以指吸收剂量、器官剂量、当量剂量、有效剂量、待积当量剂量和待积有效剂量等。

类别 由于医用辐射程序涉及身体许多部分的照射，因此，他们导致了患者体内能量沉积的复杂模型。在一般情况下，评价器官剂量比较困难，常规患者监测通常是基于直接可测量的剂量，如每次摄影的入射体表剂量（带反散射）。在透视检查过程中，用单个透视电离室同时做累积剂量和剂量-面积乘积测量。

平均腺体剂量（AGD） 就乳腺摄影和 CT 来说，通常评价乳腺摄影剂量是平均腺体剂量（AGD），该剂量由一个标准的乳腺厚度对自由空气中测量空气比释动能求归一化系数推导出来，也可使用患者入射表面剂量的直接测量方法给出。CT 基本的剂量学量是计算机断层摄影剂量指数（CTDI），该量对一个标称层厚沿旋转轴单层的剂量分布曲线求出的。CTDI 可以在自由空气中测量或在均匀的头部和体部 CT 剂量模体上测得。另一个相关的量，多层扫描平均剂量（MSAD），提供了在体模上一系列等间隔的多次扫描的一种剂量指示。

累积皮肤剂量 在介入放射学中使用高质量影像的操作程序中，了解局部皮肤剂量可能引起辐射的确定性效应非常重要。评价这种累积皮肤剂量可以用胶片、热释光剂量计（TLDs）、固体探测器在患者身上直接测量，或通过出入口监测进行评价。在牙科放射学中，非常局部和低水平的照射使得有效剂量这个加权剂量的评价特别成问题，在评价中主要使用局部器官剂量。

各种组织和器官吸收剂量

核医学诊断中各种组织和器官吸收剂量通常按照美国核医学学会的医用内辐射剂量委员会所研制的剂量测量模式估算。该方法包括了每一个源器官的所吸收剂量的份额估计与求和。根据使用 SPECT 或 PET 的显像对人体中器官摄入量的定量研究，或是通过对动物模式进行外推导出累积活度，或根据 Mone Carlo 计算，使用拟人数学模型计算比吸收份额。代表成人、儿童和怀孕患者的标准化体模给出所需数值，用于内照射剂量学方法研究，可以对许多广泛应用的放射性药物从摄入活度计算出成人和儿童的器官剂量和有效剂量。

近距离和远距离放射治疗

放射治疗利用射线发生器或密封的放射源所产生的射线，通过远距离或近距离治疗技术来完成。远距离放射治疗基本的方法是应用 X 射线或密封放射性核素源产生的射线在体外照射一定的靶区的照射。近距离治疗是将一个或一组密封的放射源置于或植入患者体表、天然腔内或组织间，通过其释放的 γ 线或 β 线照射数厘米的组织。成功的放射治疗，决定于患者一定治疗靶体积内准确而均匀的高剂量，使其周围正常组织的照射量最小。为此，对每一个患者进行详细的剂量计算很关键，对于剂量测定技术和治疗计划已由 ICRU、IAEA 和其他报告给出，也可参考各个国家已在实施的各种法规、标准。

肿瘤放射治疗的根本目的在于给肿瘤区域足够的精确的治疗剂量，提高肿瘤的局部控制率，尽量减小周围正常组织和器官受照，减少正常组织的放射并发症。在对不同类型和不同分期的肿瘤进行放射治疗时，偏离最佳剂量一定范围会对预后产生影响，因此必须保证靶区剂量的精确性。

(岳保荣)

fàngshè zhěnduàn jìliàng

放射诊断剂量（radiation diagnostic dose）

在放射诊断过程中所致患者的剂量。包括 X 射线诊断检查所致患者的剂量和放射性药物诊断所致患者的剂量。根据不同的诊断应用，描述的剂量可以是吸收剂量、器官剂量、当量剂量、有效剂量等。

X 射线诊断检查所致患者的剂量水平原则上取决于所要求的影像的质量和为满足特定临床的需要程度。在一般情况下，评价器官剂量比较困难，通常患者剂量是基于直接可测量的剂量，如每次 X 射线摄影的入射体表剂量（带有反散射），对于复杂的透视程序，采用每次检查的剂量—面积的乘积。X 射线乳腺摄影采用腺体平均剂量（AGD）描述病人剂量。器官剂量和有效剂量的估算一般是通过常规剂量测量，再用适当照射条件的转换因子来实现的。核医学是将放射性药物制剂（即放射性药物）用于患者体内进行诊断检查。患者摄入放射性药物所致的辐射剂量通过剂量测量模式估算。

影响因素 医疗照射剂量的增加主要归因于诊断 X 射线使用，包括拍片、CT、透视等。X 射线摄影中典型的致患者剂量（包括乳腺摄影），范围在 1～20mGy。CT 检查导致的器官剂量范围在 10～100 mGy，一般低于发生确定性效应的水平。然而，所有的 X 射线程序可能会引起随机性效应，即肿瘤发生或遗传性效应危险。当前 X 射线透视机产生的入射空气比释动能率在正常模式下通常

小于 0.02Gy/min，但高剂量率模式可以达到 0.2Gy/min。长时间使用这些机器，尤其是在高剂量率模式下，可能会导致高于 2Gy 的皮肤剂量，即某些确定性效应的阈值水平。这样高的剂量水平 CT 透视也能达到。皮肤损伤的可能性和严重程度取决于皮肤某一特定部分所接受的剂量。值得注意的是，X 射线透视往往由非放射科医生操作，他们缺乏对射线效应的认识和不知道怎样避免或减少这些效应所采取的方法。这可能会增加在介入程序中产生确定性效应的机会。

问题和趋势 医疗照射已成为最大的人工电离辐射照射来源。因此有必要进行 X 射线成像系统的优化设计和合理应用，进行剂量测量和评价进而控制剂量。人们普遍认为患者剂量减少 10% 是一个有意义的优化目标。医学成像中使用 X 射线相关的患者剂量测量的主要目的是建立和使用指导水平（诊断参考水平）以及风险评估比较。在后一种情况下，应当评估有一定危险的器官和组织的平均剂量。诊断放射学和介入放射学的剂量测量另一个目标是评估设备性能，这项工作是放射诊断设备质量保证过程的一部分。

(岳保荣)

gōngzuò fùhè

工作负荷（workload）

对产生电离辐射的设备的使用程度的度量。对于 X 射线诊断设备，通常用每周毫安秒（mA·s·week^{-1}）或每周毫安分（mA·min·week^{-1}）表示。对于 X 射线计算机断层摄影装置（CT），用每周 CT 扫描的总层数表示。对于远距离放射治疗装置，常以装置的等中心处有用束的周积累输出量表

示；对于近距离后装治疗装置，常以周累积治疗照射时间表示。

基本原理 工作负荷（W）就是对一个辐射源使用的程度。对一台 X 射线成像设备的工作负荷就等于这台设备的 X 射线管使用的管电流的时间积分，其单位采用毫安·分（mA·min）。每周的工作负荷等于这一周对某一 X 射线源使用的总的工作负荷，用 W_{tot} 表示，可写成 mA·s·week^{-1}，对每一名患者使用平均工作负荷，又称归一化的工作负荷用 W_{norm} 表示，可写成 mA·min/患者。如果一周内用一 X 射线源检查了 N 名患者，则这一周的总工作负荷为：

$$W_{tot} = N \times W_{norm} \quad (1)$$

功能及应用 工作负荷与使用 X 射线检查管电压有关系，例如对胸部检查多使用 > 100kVp，腹部检查多使用 70～80 kVp，而四肢检查多使用 50～60 kVp，因此，这种工作负荷随电压不同而变化，可采用工作负荷分布表示这一特点。表中，给出美国医院中不同 X 射线机房类型的每名患者平均工作负荷（W_{norm}），每周检查患者数目（N）和每周的工作负荷的典型值数据，这些数据可作为屏蔽计算时的参考。

中国与美国情况不同，在得不到更准确数据情况下，可参考表 1 中这些数据。最关键的数据是 W_{norm} 值，如果某一医院能得到自己每名患者的归一化工作负荷值，用 W_{site} 表示，可利用校正公式，得到每周总工作负荷：

$$W_{tot} = \frac{W_{site}}{W_{norm}} \times N \times W_{norm} \quad (2)$$

对于放射治疗设备其有用线束工作负荷 W 常用距靶 1m 处周剂量表示，如 Gy/周。根据 NCRP 的调查统计，现代医用加速器设备，在 40 小时工作周中，加速器的有效工作时间（或加速器每周出束时间）约为 10 小时。在实际工作中，W 值的确定，一是根据加速器每周开机时间，二是根据每周治疗的人次数和每人次给予的平均剂量。

（岳保荣）

rùshè tǐbiǎo kōngqì bǐshì dòngnéng

入射体表空气比释动能（entrance surface air kerma） 从 X 射线束中心轴与病人或模体表面位置交点测量的空气比释动能，包含入射到患者或模体表面的反散射辐射贡献。SI 单位是焦耳每千克（J·kg^{-1}），称为戈〔瑞〕（Gy）。ICRU 74 号报告规定用符号 $K_{a,e}$ 表示。

基本原理 过去表征 X 射线诊断中患者或模体体表接受的剂量用入射体表剂量（ESD）表示，即患者或模体体表外照射野中心测得的空气吸收剂量，包含反散射辐射的贡献。ICRU 2005 年的 74 号报告对医学成像中使用的剂量学的量进行了规范。采用入射体表空气比释动能（$K_{a,e}$）来表征病人或模体表面的剂量。

测量方法 $K_{a,e}$ 的测量有下述几种方法。

在患者体表面或模体表面上直接测量，可以使用 TLD，电子个人剂量计，以及小型电离室或半导体剂量计直接放在主射束照射野中央区域患者体表或者模体表面进行测量。

可以使用电离室测量距 X 射线管焦点 d（相当于患者或模体表面）的线束中心在没有患者或模体存在时测量空气比释动能（即入射空气比释动能 $K_{a,i}$），然后再乘以反散射因子 B 得到 $K_{a,e}$

表 1　美国医院中典型 W_{norm}、N、W_{tot} 的数值

机房类型	W_{norm} /(mA·min/患者)	每周检查患者数目（N）（按每周 40 小时计）		W_{tot} /(mA·min week^{-1})	
		平均	忙时	平均	忙时
X 射线摄影机房（胸部 bucky）	0.6	120	160	75	100
X 射线摄影机房（地板或其他屏障）	1.9	120	160	240	320
专用立式胸部 bucky 摄影机房	0.22	200	400	50	100
透视管（摄影+透视公用机房）	13	20	30	260	400
摄影管（摄影+透视公用机房）	1.5	25	40	40	60
乳房 X 射线摄影机房	6.7	80	160	550	1 075
心血管造影机房	160	20	30	3200	4 800
外周血管造影和神经血管造影机房	64	20	30	1300	2 000

注：引自 NCRP 第 149 报告，2004。

值。对于普通放射学反散射因子变化范围从 1.25 到 1.60 不等，对于乳腺 X 射线摄影在半值厚度（HVL）在 0.25~0.65 mm 铅范围内的反散射因子从 1.07 到 1.13 范围变换。反散射因子与辐射束质，射野尺寸，患者尺寸和使用模体材料（水或 PMMA）及厚度等都有关系。

$$K_{a,e} = K_{a,i} \times B \quad (1)$$

利用已知 X 射线管输出量 $Y(a)$ 和已知设置 P_{IT}（mAs），可以利用下述公式求出距 X 射线管焦点特定距离为 d（如 1m）处的空气比释动能 $K_a(d)$：

$$K_a(d) = Y(d)P_{IT} \quad (2)$$

由该式计算出 $K_a(d)$ 值，然后再利用距离平方反比定律求出入射空气比释动能 $K_{a,i}$，已知焦点-表面距离为 d_{FSD}，利用公式：

$$\dot{K}_{a,i} = K_a(d)(d/d_{FSD})^2 \quad (3)$$

已知 $K_{a,i}$ 可以按方法（2），计算出相应条件下的反散射因子得到 $K_{a,e}$。

（岳保荣）

rùshè kōngqì bǐshì dòngnéng

入射空气比释动能（incident air kerma）

从 X 射线束中心轴与病人或模体表面位置交点测量的空气比释动能。它仅包含入射到病人或模体表面的辐射，不包括反散射辐射。入射空气比释动能的单位是 $J \cdot kg^{-1}$，称为 Gy。通常用符号 $K_{a,i}$ 表示。

$K_{a,i}$ 与在 X 射线中心轴上的任何一点距焦点为 d 距离上的空气比释动能 $K_a(d)$ 的关系可用反平方定律近似的表示如下：

$$K_{a,i} = K_a(d)(d/d_{FSD}) \quad (1)$$

式中：d_{FSD} 为焦点-表面距离。该公式近似关系因为存在着空气衰减，空气散射和 X 射线管结构等影响需要对反平方定律加以较小的校正。

ICRP 认为在普通 X 射线摄影（包括乳腺摄影）中，$K_{a,i}$ 的检测无论在 X 射线检查前预测还是检查期间实际测量是很有用的。它的测量结果为估计乳房腺体平均剂量或者皮肤确定性效应的阈剂量水平提供依据。

入射空气比释动能率 $\dot{K}_{a,i}$ 即 $dK_{a,i}$ 被 dt 相除的商，用下式表示：

$$\dot{K}_{a,i} = \frac{dK_{a,i}}{dt} \quad (2)$$

式中：$dK_{a,i}$ 为在时间间隔 dt 内入射空气比释动能的增量。单位为 $J \cdot kg^{-1} \cdot s^{-1}$ 或 $Gy \cdot s^{-1}$。

（岳保荣）

jūnyún xìshù

均匀系数（homogeneity coefficient）

第一半值层与第二半值层的比值。又称同质系数。当特定辐射能量或能谱的 X 射线、γ 射线辐射窄束通过规定物质时，空气比释动能率减少到无该物质时所测量值的一半，此时该规定物质的厚度为半值层，又称第一半值层。再减弱一半所需的厚度称第二半值层。

基本原理 同一吸收体对不同能量的射线，其半值层厚度值不同；不同吸收体对同一能量射线，其半值层厚度值也不同。实际测量时，半值层就是使在 X 射线束某一点的照射量率（或空气 Kerma 率）减少一半时所需的标准吸收片的厚度。

$$HVL = \frac{X_1 \ln\left(\frac{2Y_2}{Y_0}\right) - X_2 \ln\left(\frac{2Y_1}{Y_0}\right)}{\ln\left(\frac{Y_2}{Y_1}\right)} \quad (1)$$

式中：Y_0 为没有铝片时剂量仪的读数；Y_1 和 Y_2 为铝片厚度分别为 X_1 和 X_2 时剂量仪的读数。

通常对 X 摄像束质的使用测定依赖使用铝（Al）简易的衰减测量，即可测量半值层（HVL）。第一半值层（HVL_1）指对一个规定的材料对某种辐射束衰减程度使该辐射质衰减至初始值的一半的该材料的厚度。使用不同的辐射量，如照射量或者吸收剂量，可以获得不同的第一半值层（HVL_1）。对于医学成像所使用的 X 射线束的特性而言，建议对 HVL 的测量使用空气比释动能 K_a 或者空气比释动能率 $\dot{K}_a$。在 HVL 的定义中应排除所有散射辐射的贡献，除非有关线束中开始存在这种散射。

基本技术 ICRU 早在 1964 年出版的一个建议书中提出对 HVL 测量的严格要求，为了得到正确的 HVL，应使用一个窄的线束和在吸收体的测量剂量仪器之间有相当大的距离。测量衰减的仪器，在测量的相关能量范围内具有微弱的能量依赖性。使用一个监督电离室是可行的，这样可以容易的对 X 射线管的输出量变化加以校正。而这个监督电离室放置的位置应使记录散射辐射量尽量低，但是照射野尺寸又必须比之剂量测量探头的灵敏体积要大些。准直器必须有足够厚度使其能够吸收初始线束。可以使用 X 摄像摄影方法检查对准的程度。

ICRU 在上述建议中也给出测定的 HVL 随照射野直径的变化和探测器-吸收体的距离变化。作为一项总的规则，即吸收体应放置在 X 射线源和探测器之间距离的 1/2 点上，对于一个最大照射野直径为 5cm 时，则要求源-探测器最小距离为 50cm。

通过在一个钨靶、恒压和阳极角为16°的不同的管电压和不同的滤过条件下生成的几种X射线能谱，几乎有相同的第一半值层（HVL_1），其结果见表1。由表可见，虽然四个能谱的第一半值层近似相等，但是第二半值层有明显差别，因此，两者的比值即均匀系数是不同的，用第一半值层和均匀系数的组合表示X线的辐射质更为确切。

（岳保荣）

kōngqì bǐshì dòngnéng miànjī zhījī

空气比释动能面积之积（air kerma area product）

空气比释动能在X射线束中的一个平面内的积分。简称KAP。这个平面垂直于线束的轴，即：

$$P_{K,A} = \int_A K(x,y)\,\mathrm{d}x\mathrm{d}y = \int_A K(A)\,\mathrm{d}A \tag{1}$$

$P_{K,A}$ 的单位为 $\mathrm{J \cdot kg^{-1} \cdot m^2}$，如果当空气比释动能的专用名戈瑞，面积为 $\mathrm{m^2}$ 时，空气比释动能-面积乘积的单位为 $\mathrm{Gy \cdot m^2}$。

基本原理 $P_{K,A}$ 这个量对于普通X射线摄影和一些包括X射线摄影和透视联合的一些复杂检查程序，可以推荐作为建立和应用诊断参考水平（DRL）一个实用量是很有用的。可用这个量对患者在一个X射线和检查程序全过程实时地记录患者的剂量，并且可以用于对线束面积、线束方向、成像数目、透视时间和辐射

束质等多参数选择的比较。但是，如果这些参数设置不相同时，对于患者接受的 $P_{K,A}$ 值不能与其所致器官剂量进行比较。

空气比释动能面积率用下式表示：

$$\dot{P}_{K,A} = \frac{\mathrm{d}P_{K,A}}{\mathrm{d}t} \tag{2}$$

式中：$\mathrm{d}P_{K,A}$ 为在间隔时间为 $\mathrm{d}t$ 内空气比释动能面积乘积的增量。空气比释动能面积率单位为 $\mathrm{J \cdot kg^{-1} \cdot m^2 \cdot s^{-1}}$ 或者 $\mathrm{Gy \cdot m^2 \cdot s^{-1}}$。

基本技术 通常，可以使用一种专用的空气比释动能面积乘积仪对辐射诊断学和介入放射学检查期间向患者实时地测量 $\dot{P}_{K,A}$ 和 $P_{K,A}$。空气比释动能面积乘积仪的性能必须满足以下条件：相对固有误差不超过±10%，最大变异系数<5%，读数分辨率≤10%，稳定时间≤15分钟，每小时指示值变化不应超过10%，漏电流不应超过产生电流的10%，长期响应变差极限不应超过每年内±5%，响应时间指示值应在不大于3s内达到最终指示值的90%，在整个照射野内，响应空间均匀性变化不超过±5%。

（岳保荣）

kōngqì bǐshì dòngnéng chángdù zhījī

空气比释动能长度之积（air kerma length product）

由国际辐射单位和测量委员会（ICRU）

定义的CT剂量的量，沿平行于CT旋转轴的直线上在空气中测得的空气比释动能 K_a 在 L 长度的积分。简称KLP。

基本原理 KLP可由下式表示：

$$P_{KL} = \int_L K_a(L)\,\mathrm{d}L \tag{1}$$

单位为 $\mathrm{J \cdot kg^{-1} \cdot m}$，或 $\mathrm{Gy \cdot cm}$。

在一个标准头部CT剂量模体中CT空气比释动能长度乘积在一次完整的普通连续扫描检查（即周扫描）定义为：

$$P_{KL \cdot CT} = \sum_j nC_{K \cdot PMMA \cdot W_j} T_j N_j P_{It_j} \tag{2}$$

式中：j 为一次CT检查的一部分的第 j 个连续扫描系列，如普通扫描和对比扫描两部分；N_j 为每一个层厚为 T_j（cm）的层面数目；P_{It} 为在一个特定的连续扫描中的mAs值；$nC_{K \cdot PMMA \cdot W_j}$ 为单位 mAs 的加权的CT剂量指数（又称归一化加权CT剂量指数），单位为 $\mathrm{J \cdot kg^{-1} \cdot m}$ 或者 $\mathrm{Gy \cdot cm}$。

在螺旋扫描的情况下，上式定义为：

$$P_{KL \cdot CT} = \sum_i nC_{K \cdot PMMA \cdot W_j} T_i I_i t_i \tag{3}$$

式中：i 作为一次CT检查一部分的第 i 个螺旋连续扫描；T_i 为标称照射层厚（cm）；I_i 为管电流（mA）；t_i 为该螺旋连续扫描所使用总采集时间（s）；$nC_{K \cdot PMMA \cdot W_j}$ 为在普通连续扫描一圈计算的单位 mAs 的加权的CT剂量指数。

由 $P_{KL \cdot CT}$ 这个量可以通过一个转换因子计算出患者的有效剂量（E）值。胡达（Huda）等人给出在 120kVp 管电压，使用 ICRP

表1 不种X射线能谱的第一半值层

管电压	滤过 （mmAl）	第一半值层（HVL_1） （mmAl）	第二半值层（HVL_2） （mmAl）
60	4.3	2.74	3.5
75	2.9	2.74	3.9
90	2.0	2.74	4.3
110	1.2	2.68	4.8

103 号出版物的修订组织权重因子（w_T）对标准尺寸成年患者不同身体部位 CT 检测时的 $E/P_{\mathrm{KL \cdot CT}}$ 转换因子（μSv/mGy·cm），如表 1 所示。

表 1　成年患者不同身体部位 CT 检测时的 $E/P_{\mathrm{KL \cdot CT}}$ 转换因子（μSv/mGy·cm）

CT 检查部位	$E/P_{\mathrm{KL \cdot CT}}$ 转换因子 /（μSv/mGy·cm）
头颈	2.4
颈椎	11
胸部	20
腹部	16
骨盆	14
全身	15

功能及应用　ICRP、ICRU、EC 等国际或地区性组织对 CT 扫描检查中用标准 CT 剂量模体（头模和体模）中所测量的 P_{KA} 值用于临床中一些常用程序（头，胸，腹，髋）中的诊断参考水平的建立和使用，而在 GB 18871—2000 基本标准中尚未使用这个量。

（岳保荣）

bìngrén jìliàng

病人剂量（patient dose）　放射诊断、介入放射学、核医学和放射治疗过程中患者接受的剂量。在放射诊断和介入放射学程序中患者剂量应具有正当性和最优化应避免不必要的照射剂量。在放射治疗活动中，用大剂量的辐射生物学效应（杀死细胞）治疗癌症或其他疾病，使病人获取利益，同时应避免健康组织受到不必要的照射。核医学中，实施放射性核素显像检查病人应恰当使用放射性药物和其用量，采用适当图像获取和处理技术，在满足图像质量前提下使病人剂量尽可能低。患者剂量控制总的目标是放射诊

疗程序的正当性和对单个病人的剂量限值和剂量约束，因为加以限制可能会降低病人诊断和治疗的有效性，反而弊大于利，因而 ICRP 在放射诊断，核医学诊断和介入程序的照射中，对病人剂量控制推荐病人使用诊断参考水平。国标 GB 18871—2002 对放射诊断，介入程序和核医学的医疗照射指导水平有具体要求，用于指导对病人剂量控制（表 1、表 2、表 3、表 4）。

表 1　典型成年受检者 X 射线 CT 检查的吸收剂量指导水平

检查部位	多层扫描平均剂量* /mGy
头部	50
腰椎	35
腹部	25

注：* 表中数值由水当量模型旋转轴上的测量值推导所得。模型长 15cm，直径 16cm（对于头）和 30cm（对于腰椎和腹部）。

表 2　典型成年受检者 X 射线照相的吸收剂量指导水平

检查部位	投射方位	每次照相的入射体表剂量* /mGy
腰椎	AP	10
	LAT	30
	ISJ	40
腹部、胆囊造影、静脉、尿路	AP	10
骨盆	AP	10
髋关节	AP	10
胸部	PA	0.4
	LAT	1.5
胸椎	AP	7
	LAT	20
牙齿	牙齿	7
头颅	AP	5
	PA	5
	LAT	3

注：* 受检者的入射体表剂量指空气中（包括反散射的）吸收剂量。表中数值对应于通常的片屏组合（相对速度 200）；如果是高速片屏组合（相对速度 400~600），则表中数值应该减少到原来的 1/2~1/3。

表 3　典型成年受检者乳腺 X 射线照相的吸收剂量指导水平

防散射滤线栅使用情况	每次头尾投射的乳腺平均吸收剂量* /mGy
无滤线栅	1
有滤线栅	3

注：* 在一个由 50% 的腺组织和 50% 的脂肪组织构成的 4.5cm 压缩乳腺上，针对胶片增感屏装置及钼靶过滤片的乳腺 X 射线照相设备确定的。

表 4　典型成年受检者 X 射线透视的吸收剂量指导水平

X 射线机类型	入射体表吸收剂量率* /mGy/min
普通医用诊断 X 射线机	50
带影像增强器的 X 射线机	25
带影像增强器和自动亮度控制系统的 X 射线机（介入放射学中使用）	100

注：* 表中所列值为空气中（包括反散射）的吸收剂量率。

对于放射治疗病人剂量控制应严格实施和遵守医疗放射质量保证大纲的规定，详细提供放疗规定有关物理的临床参数校准和定期检查，严格说明计划靶体积，靶体积中心剂量和其最大与最小剂量，以及其他有关器官剂量，分次剂量和总治疗时间。肿瘤放射治疗的根本目的在于给肿瘤区域足够的精确的治疗剂量，提高肿瘤的局部控制率，尽量减小周围正常组织和器官受照，减少正常组织的放射并发症。世界卫生组织和国际原子能机构联合进行的世界范围内剂量比对结果显示，当前放射治疗中约有15%的患者接受的剂量不准确。

放射治疗中，对于特定X、γ治疗机，首先需了解特定照射条件下某个"参考点"上的吸收剂量，借助参考点剂量和深部剂量参数，即可推算相同照射条件下患者体内的吸收剂量。

（岳保荣）

平均腺体剂量（average glandular dose，AGD）

乳腺X射线摄影中所致受检者乳房的腺体组织中（不包括皮肤和脂肪组织）的平均吸收剂量。平均腺体剂量是乳腺X线摄影中对乳腺辐射风险评价最适宜的量。

乳房腺体平均剂量不可以直接测量，但可以间接计算出来。计算方法通常有两种，一种是通过入射空气比释动能来计算，即 $K_{a,i}$ 乘以一个转换系数 C_G。另一种是采用入射照射量来计算。在计算腺体吸收剂量时，要特别注意剂量仪的读数，根据不同的读数单位选择适当的公式以及转换因子进行计算。并且要注意测量的量值中有没有反散射的贡献。

通过 $K_{a,i}$ 计算 AGD：

$$D_G = C_G K_{a,i} \quad (1)$$

式中：C_G 为转换因子，与辐射的半层值和乳房压缩厚度有关。国标 GBZ 186—2007 和 ICRU 74 号报告中给出了不同条件下 C_G 的详细取值（表1）。

通过入射照射量计算 AGD：中国《电离辐射防护与辐射源安全基本标准》采用 IAEA 115 号报告《国际电离辐射防护与辐射源安全基本标准》，对这种方法进行了介绍：

$$D_G = D_{gN} X_i \quad (2)$$

式中：D_G 为腺体平均剂量，D_{gN} 表示当入射皮肤照射量（无反散射，自由空气中）为 $2.58 \times 10^{-4} C \cdot kg^{-1}$ 时乳腺所接受的平均吸收剂量。影响 D_{gN} 的几个因素包括：靶材料，线束质（HVL），乳腺厚度，乳房中组织成分等，其值可在《电离辐射防护与辐射源安全基本标准》报告中查得。

对于钼靶和装有钼过滤片的乳腺X射线摄影装置，工作于半值层为 0.3mm 铝的条件下，若乳房组织由 50% 的脂肪和 50% 的腺体构成，则 D_{gN} 如表2。

（岳保荣）

实际峰值电压（practical peak voltage）

于任意波形管电压，射出连续辐射在一特定的模体后（减弱束）产生相同的空气动能对比度的等价的恒定电压。

在放射诊断质量控制工作中，X射线成像系统管电压的重复性和准确性是衡量系统性能状态的重要指标之一。管电压决定了X线管球发射出的量子束的最大能量，因此，管电压不仅影响X线球管辐射剂量，也影响图像质量，可以说系统成像性能与管电压实际波形是密切相关的。对于管电压的测量，常用的参数有"平均峰值电压""最大峰值电压"以及"有效峰值电压"等。但对于这些参数的测量，国际上还没有明确的统一标准。为此，德国科学家克雷默（Kramer）及其合作者于 20 世纪 90 年代末期提出了实际峰值电压（practical peak voltage，PPV）的概念。2002 年，国际电工委员会采纳该方法并以 IEC 61676 标准形式进

表 1　空气比释动能转换为乳腺平均剂量的转换因子

半值层/mmAl	乳房厚度/cm						
	2.0	3.0	4.0	4.5	5.0	6.0	7.0
0.25	339	234	174	155	137	112	94
0.30	390	274	207	183	164	135	114
0.35	433	309	235	208	187	154	130
0.40	473	342	261	232	209	172	145
0.45	509	374	289	258	232	192	163
0.50	548	406	318	285	258	214	177

表 2　乳房组织由 50% 的脂肪和 50% 的腺体构成的 D_{gN} 值

乳房厚度/cm	3.0	3.5	4.0	4.5	5.0	5.5	6.0	6.5	7.0
D_{gN}	2.2	1.95	1.75	1.55	1.4	1.25	1.15	1.05	0.95

行发布，使其成为一个国际公认的可测量和比对的 X 射线管电压参数，并逐步用于临床放射诊断设备质量控制当中。

（岳保荣）

chūshǐ fúshè

初始辐射 (primary radiation)

通过辐射源容器的窗、光栏、圆锥孔或其他形状准直器件所发出的辐射。又称有用线束。它适用于 X 射线，γ 射线，中子等各种电离辐射。对于放射诊断学中使用 X 射线机，X 射线管组装体发射出的辐射主要为初始辐射，它是一种直接由 X 射线管的靶点（即焦点）发射出的 X 射线经过 X 射线管窗口，线束器，滤过器等透过患者体内而到达影像接收器对体内器官或组织成像。

X 射线初始辐射是一个不同能量的连续谱，对它的辐射束质的评估往往用第一半值层和均匀系数表征。对于有用 X 射线束作为测量仪器的标准 X 射线谱有两种考虑：①对 X 射线管发出轫致辐射的连续谱，其最大光子能量对应于 X 射线管电压，在 X 射线束路径上应用附加过滤吸收低能部分和应用多个准直器限值散射辐射，使能量的范围变窄，则把这种通过某种过滤片，使低能部分被显著吸收后的辐射称为窄束条件。②未通过滤过 X 射线，其光子能量分布过宽，称为宽束条件，在某些特殊条件下，往往也使用这种能谱对仪器进行校准。

（岳保荣）

X xiànguǎn shūchūliàng

X 线管输出量 (X ray tube output)
距 X 射线管焦点的特定距离为 d（通常为 1m）处的空气比释动能 $K_a(d)$ 除以管电流与照射时间乘积 P_{It}（mAs）而得的商，

ICRU 第 74 号报告中推荐的量。用符号 $Y(d)$ 表示。其表达式为

$$Y(d) = K_a(d)/P_{It} \quad (1)$$

式中：$Y(d)$ 单位为 J·kg⁻¹·C⁻¹ 或 Gy·mA⁻¹·s⁻¹。

X 射线管输出量的幅度取决于 X 摄像管的结构设计，X 射线管电压，滤过和 X 射线管老化程度等。基于上述公式规定在 1m 处和单位 mAs 的输出量，因此，它与距离和 mAs 变化无关。如果把 X 射线输出量用 X 射线束的强度代替的话，则影响 X 射线强度的因素包括以下几个方面：①毫安秒（mAs）乘积。X 射线束强度与 mAs 成正比，mAs 增加一倍，则投射到靶区电子数目增加一倍，因此，发射出 X 射线数目增加一倍。②峰值管电压（kVp）。X 射线强度随电压二次方变化而变化，即电压增加一倍，则 X 射线强度增加四倍。③距离。X 射线强度变化与距离平方呈反比，这就是众所周知的距离平方反比定律。④滤过。通常对 X 射线成像系统使用一种金属滤过材料，如用 1 到 5mm 铝放在 X 射线管出口，用于降低低能 X 射线的成分，因为这种低能 X 射线对器官成像是无效的，但却能被身体组织所吸收造成患者不必要的剂量。滤过对于 X 射线束强度的影响取决于使用滤过材料类型（如 Al 或 Cu）和材料厚度及形状。⑤X 射线管的新旧。对于一个新安装 X 射线管使用多年后，由于线管老化，往往输出量降低，其后果导致影像质量降低，患者剂量增加。

（岳保荣）

CT zhí

CT 值 (CT number)
用来表示与 X 射线 CT 影像每个像素对应区域相关的 X 射线衰减平均值

的量。单位为亨氏（Hounsfield）单位（HU）。

计算方法 某种物体的 X 射线衰减系数减去水的衰减系数再除以水的衰减系数后乘以 1000，某物质 CT 值的表达式为：

$$CT 值 = \frac{\mu_物 - \mu_水}{\mu_水} \times 1000 \quad (1)$$

式中：μ 为线性衰减系数，上式被称为亨氏（Hounsfield）公式。

CT 值是测量并计算线性衰减系数 $\mu(x, y)$ 的空间分布。不过物理量 μ 并不具有很强的描述性，而且在很大程度上取决于 X 射线光谱能量。对于 μ 的定量描述非常麻烦。因此使用不同的电压和滤过器的 CT 所获得的图像在它们之间比较是毫无意义的。因此，相对水的衰减计算出来的衰减系数成为 CT 值。

功能及应用 水和每一种相当于水的组织，即 $\mu_物 = \mu_水$，其 CT 值为 0，而空气相对于水的 X 射线的吸收衰减非常低，在实际应用中常忽略不计，所以空气的 CT 值为−1000。水的 CT 值不受 X 射线能量变化的影响，因此水的 CT 值就成为 CT 值标尺上的固定点。使用 CT 值，它不仅表示了某物质的吸收衰减系数本身，而且也表示了各种不同密度组织中的相对衰减的关系。

某物质 CT 值与该物质密度和使用 X 射线能量以及算法有关。衰减系数大于水的 CT 值为正；衰减系数小于水的 CT 值为负。CT 扫描机一般都在高管电压下工作。康普顿作用占优势时衰减系数的大小主要由物质密度决定。因此，对于软组织来讲，CT 值与组织的密度是密切相关的。密度大于水的组织 CT 值为正，密度小于水（比重小于 1）的组织 CT 值为负，

另外，如果采用不同的机器进行扫描，尽管组织相同不一定产生相同的 CT 值，这是因为 X 线束的能量（kV 和滤过作用）和系统定标方法之间差异所致。假如 CT 值是供分析用，例如测定骨的密度，那么通常都需要同时扫描患者和一组参照资料。一些人体某些组织的 CT 值见表1。

Hounsfield 标尺是没有上限的。在临床 CT 中通常提供的 CT 值范围从 -1 024 ~ +3071HU。有 4 096（2^{12}）个极差，像素灰阶等于 12 个比特（bits）。CT 值范围更大的图像重建，专门用于工业应用，在特殊的医学应用方面很有价值。例如，在金属内修复部位附件进行骨骼成像并测定骨密度和结构。

表 1 一些组织的 CT 值

人体组织	CT 值	人体组织	CT 值
骨密质	1000	脂肪	-100
钙质	60	水	0
脑白质	36	血液	16
脑灰质	24	凝固的血	56~70

（岳保荣）

CT cénghòu

CT 层厚（CT slice thickness）

X 射线 CT 扫描野中心处灵敏度分布曲线上的半高宽（FWHM）灵敏度分布曲线上最大值和一半处两点间平行于横坐标的距离。为扫描层厚。

影响 CT 实际扫描层厚有很多因素，包括扫描模式、探测器单元的大小、重建算法、螺旋扫描的螺距以及球管焦点的大小形状与探测器的匹配关系等。

扫描切层的厚薄，不但关系到空间分辨力，而且也关系到密度分辨力和病人接收的 X 射线剂量。扫描切层愈薄，空间分辨力愈好，但因切层薄接收的 X 射线光子数减少，其密度分辨力愈差。由于切层薄，扫描的层数增多，病人接收的 X 射线剂量之总量增加。现在 CT 扫描机最薄切层为 1mm，小于 1mm 薄的切层已无必要，而且病人接收的 X 射线剂量也会太多。螺距是影响螺旋扫描实际层厚的重要因素。当螺距 < 1.0 时，螺旋扫描的层厚（FWHM）与探测器的采集单元一致。螺距越大，实际螺旋扫描层厚（effective slice profile，ESP）的 FWHM 也越大。

准直宽度指 CT 机 X 射线管侧和患者侧所采用准直器的宽度，在非螺旋和单层螺旋扫描方式中，所采用的准直器宽度决定了层厚，即层厚等于准直器宽度。在多层螺旋扫描方式时，情况则不完全一样，因为同样的准直器宽度可由 4 排甚至 16 排探测器接收，而此时决定层厚的是所采用探测器排的宽度。如同样 10mm 的准直宽度，可以由 4 个 2.5mm 的探测器排接收，那么层厚就是 2.5mm；如果由 16 个 0.625mm 的探测器排接收，那么层厚就变成 0.625mm。

有效层厚指扫描时实际所得的层厚，由于设备制造的精确性原因，标称 1mm 甚至 0.5mm 的层厚设备制造厂家无法做到如此精确，一般都有一定的误差，其误差范围在 10% ~ 50%，层厚越小，误差越大。

（岳保荣）

CT jìliàng pōumiàn qūxiàn

CT 剂量剖面曲线（CT dose profile）

在 CT 患者剂量描述中，在平行于 Z 轴（或垂直于扫描层面）方向上剂量的位置函数。该参数与层面灵敏度剖面曲线（SSP）相对应，并会影响 SSP 的形状。CT 剂量剖面曲线在很大程度上由焦点尺寸、CT 的几何参数和准直器宽度所决定，而且准直器的宽度是主要决定因素，此外，由于散射辐射影响，往往造成剂量剖面曲线两侧的尾部拉得很长，因此，在空气中，或者在标准的 CT 剂量模体内，如头模（直径 16cm）和体模（直径 32cm）在不同的层厚设置情况下，测量的剂量剖面曲线的形状是不相同的，尤其是曲线两侧的尾部散射辐射的影响随层厚和模体直径的增大而增加。

对于剂量剖面曲线的测量有两种方法：其一用 X 射线胶片方法，快速且容易操作，但是只能定性地测量该曲线宽度，可用于对准直器宽度的稳定性检测，而不能对剂量曲线的定量测量。其二用热释光剂量测量（TLD）方法，测量程序复杂，工作量大，但是该方法可对剂量剖面曲线作定量剂量测定，而且利用这个曲线可以计算出 CT 剂量指数（CTDI）及其一些衍生出的其他一些剂量指数，如 $CTDI_w$，$nCTDI_w$，$CTDL_{vol}$ 等。

此外，通过比较灵敏度剖面曲线与剂量剖面曲线的比值，提供 Z 轴方向上 CT 扫描机的几何效率 ε_g，用下式给出：

$$\varepsilon_g = \frac{\text{灵敏度剖面曲线的半峰全宽}(FWHM_{SSP})}{\text{剂量剖面曲线的半峰全宽}(FWHM_{DP})} \times 100\% \quad (1)$$

理论上 ε_g 的值接近 100%，但由于使用靠近探测器的准直器往往 ε_g 偏低，但是良好的 CT 扫描机，ε_g 值不应低于 70%，否则应引起用户重视。

（岳保荣）

CT jiliàng zhǐshù 100

CT 剂量指数 100 （CT dose index 100）

广泛应用的最基本的反映 CT 机扫描剂量特性的表征量，可用于统一比较各种类型 CT 机性能。

计算方法 CT 旋转一周，将平行于旋转轴（Z）（即垂直于体层平面）的剂量分布 $D(z)$ 沿 Z 轴从 $-50\text{mm} \sim +50\text{mm}$ 积分，除以层厚 T 与扫描层数 N 的乘积之商。

$$\text{CTDI}_{100} = \frac{1}{T} \int_{-50\text{mm}}^{50\text{mm}} D(z)\,\text{d}z$$

$$(1)$$

有时把在这种 100mm 的积分区域内测得的 CTDI_{100} 被称为实用 CTDI（Practical CTDI）或 PCTDI。

1981 年肖普（Shope）建议单次扫描剂量描述方法用 CT 剂量指数（CTDI）来表示。将模体内垂直于断层平面方向（Z 轴）上 z 点的吸收剂量 $D(z)$ 沿 Z 轴从 -1 到 $+1$ 对剂量剖面曲线积分，除以标称层厚 T 与扫描断层数目 N 的乘积，其表达式即：

$$\text{CTDI} = 1/nT \int_{-1}^{+1} D(z)\,\text{d}z \quad (2)$$

式中 $D(z)$ 为单次扫描沿扫描旋转 Z 轴上 z 点的剂量，T 为标称层厚，-1 和 $+1$ 为积分厚度。积分区间的选取方法，美国 FDA 选择 14 个层厚有 $-7T \sim +7T$，以及 IEC 建议选择 100mm 积分长度有 $-50\text{mm} \sim +50\text{mm}$ 等。自肖普（Shope）首次提出后，CTDI 先后被 FDA、IEC、CEC、IAEA 等多个权威组织所定义并采用。CT 扫描中使用的 CTDI_{100} 有多个剂量，如 CTDI_W，$n\text{CTDI}_W$，CTDI_{vol} 等。

CTDI 不能量化对患者的危险度。因为它没有考虑扫描的层数或器官对射线的敏感性；CTDI 随着管电压的升高而增加。

基本技术 CTDI_{100}（中心）是在模体中心位置上的测量值，CTDI_{100}（外周）表示在模体周边四个不同位置上（至少以 90°）为间隔的模体表面下 10mm 处测量值的平均值。普遍采用有效长度为 100mm 的笔形电离室检测仪器配套的标准有机玻璃 CT 剂量模体，通常分为头部模体（直径 16cm）和躯干体部（直径 32cm）两种，它们是长度均为 14cm 的圆柱状体，这两种模体的中心及其四周表面下 10mm 处都有专用于笔形电离室的插孔，该孔不用时必须插入组织等效的有机玻璃棒。这样可以方便地进行 CTDI_{100} 的检测，进而可计算出加权 CT 剂量指数。

功能及应用 美国 FDA 的法规定义 CTDI 为：

$$\text{CTDI}_{FDA} = 1/nT \int_{-7T}^{+7T} D(z)\,\text{d}Z$$

$$(3)$$

式中：T 为层厚，$+7T$ 至 $-7T$ 表示积分区域为 14 个层厚；z 为沿垂直于断层面上的某一点；$D(z)$ 为 Z 轴上的剂量；n 为单次扫描产生的断层数目。

下面表 1 列出了由 CTDI_{FDA} 转换到 CTDI_{100} 的转换因子。由表 1 也可以看到，当层厚为 10mm 时，

CTDI_{FDA} 和 CTDI_{100} 之间变化不大。在层厚愈薄，CTDI_{FDA} 改变积分的范围愈大就意味着改变转换系数愈大，而且层厚越薄，就说明采用 CTDI_{FDA} 低估 CTDI 的测量值愈大，因此，层厚越薄，采用 CTDI_{100} 就越有现实意义。

（岳保荣）

jiāquán CT jiliàng zhǐshù

加权 CT 剂量指数 （weighted CT dose index，CTDI_W）

在标准甲基丙烯酸甲酯 CT 剂量模体中测得的空气中吸收的 X 射线能量，而 CT 是以扇形 X 射线束旋转照射，则在扫描面内不同深度位置的吸收剂量是不一样的。于是后来就专门定义了一个加权 CT 剂量指数 CTDI_W，借以反映在一个扫描平面中的平均 CT 剂量。其表达式为：

$$\text{CTDI}_W = \frac{1}{3}\text{CTDI}_{100,C} + \frac{2}{3}\text{CTDI}_{100,P}$$

$$(1)$$

式中：$\text{CTDI}_{100,C}$ 为在模体中心位置上测量的 CTDI_{100}，$\text{CTDI}_{100,P}$ 为在模体周边四个不同位置上（模体表面下 10mm 处）测量的平均值。

必须分别计算头模和体模中的加权 CTDI。同样的道理，当考

表 1　CTDI_{FDA} 和 CTDI_{100} 的转换因子

层厚/mm	$\text{CTDI}_{FDA}/\text{CTDI}_{100}$			
	头模（16cm 直径）		体模（32cm 直径）	
	中心点	边缘点	中心点	边缘点
10	1.1	1.0	1.1	1.0
5	1.2	1.3	1.2	1.4
3	1.3	1.6	1.3	1.9
2	1.5	2.0	1.5	2.6
1.5	1.6	2.2	1.6	2.9
1		3.1		3.9

虑每100mAs或1mAs的加权CTDI时，则用nCTDI$_W$来表示。采用加权CTDI的最大优点是把以前的中心点和周边四个点的两个类型测量参数在扫描层径向面上平均合并为一个参数。IEC建议在对患者进行CT扫描时将加权CTDI标于CT操作台的控制面板上显示，可以很好地反映对患者所选择的参数。

（岳保荣）

róngjī CT jìliàng zhǐshù

容积 CT 剂量指数（volume CT dose index）

反映整个扫描容积中的平均剂量的指标。它与CTDI$_W$和螺距（螺距因子）密切相关，即有：

$$CTDI_{vol} = CTDI_W/CT\,螺距因子 \tag{1}$$

可见容积CT剂量指数在某种程度上取决于螺距（螺距因子）的大小。

在螺旋CT问世后，如何表达其辐射剂量特性又出现了新的问题。针对螺旋CT的特点专门引入了一个特有的螺距这个重要参数。

螺距有两种不同的定义方法，取公认比较合理的，并且是IEC、ICRP等权威国际组织认可并采用的定义，称为螺距因子或CT螺距因子：

$$CT\,螺距因子 = \Delta d/NT \tag{2}$$

式中：N为一次螺旋扫描产生的层面数目，它等于某次扫描中所用的数据通道的数目。Δd称为X射线管每旋转1圈360°时诊视床移动的距离。需要注意到在多排（层）螺旋CT中有可能采用几个Δd；有了螺距（螺距因子），就可以推导出表征螺旋CT的容积CT剂量指数。对多排（层）螺旋

CT扫描，IEC采用容积CT剂量指数CTDI$_{vol}$反映整个扫描容积中的平均剂量。CTDI$_{vol}$并不是患者剂量，它是评价不同的CT扫描仪和不同扫描程序对患者的相对剂量。

（岳保荣）

CT kōngqì bǐshì dòngnéng zhǐshù

CT 空气比释动能指数（CT air kerma indices）

用于表征CT剂量的参数。在测量CTDI时，不需要模体，直接把笔形电离室放置于机架的等中心位置，在此种情况下测量的空气比释动能指数用CTDI$_{air}$来表示。当计算器官剂量和有效剂量时都需要把CTDI$_{air}$作为输入参数。

$$CTDI_{air} = \frac{1}{T}\int_{-50}^{+50} K_{air}(z)\,dz \tag{1}$$

采用模体因子P可以实现CTDI$_{air}$和CTDI$_W$的相互转换，不同的CT机型的P值不同，它与机器的X射线管焦点到等中心的距离、滤波器形状和类型及需要转换的模体的直径大小等有关。

$$P_H = \frac{CTDI_{W,H}}{CTDI_{air}}, P_B = \frac{CTDI_{W,B}}{CTDI_{air}} \tag{2}$$

式中：H为头模，其直径为16cm；B为体模，直径为32cm。

CTDI$_{air}$参数在德国乃至欧洲一些国家应用的非常广泛，无论是状态检测还是验收检测，均用该参数来表征CT的剂量，但目前还没有CT生产厂家采用这个参数。

采用CT空气比释动能值也存在一些不足之处，其一是在测量时没有使用模体，它不能近似地表示人体中所接受的剂量；其二是用了射线滤过器和没有使用射

线滤过器的结果不一样，这就是为什么在将来CTDI$_W$逐步取代CTDI$_{air}$的原因。但在CTDI$_W$与器官剂量和有效剂量的转换表尚未建立之前，CTDI$_{air}$仍然起着重要的作用，因为可以由它计算器官剂量和有效剂量。

（岳保荣）

jiāquán CT kōngqì bǐshì dòngnéng zhǐshù

加权 CT 空气比释动能指数（weighted CT air-kerma index）

在一个标准CT剂量学模体（PMMA头部或体部CT剂量模体）中心测量的CT比释动能指数。又称加权CT剂量指数（weighted CT dose index）。加权CT空气比释动能指数由国际辐射单位和测量委员会（ICRU）推荐的一个CT剂量的量，用符号C_W表示，单位为戈瑞（Gy）。C_W由在模体边缘测量的CT比释动能指数的合成，它用下式计算：

$$C_W = \frac{1}{3}(C_{PMMA,100,c} + 2C_{PMMA,100,p}) \tag{1}$$

式中：$C_{PMMA,100,c}$为标准CT剂量学模体中心测量的值；$C_{PMMA,100,p}$为在同一模体四边缘测量值的平均值。"加权CT剂量指数"由1995年莱茨（Leitz）等首先提出，在国际电工委员会得到了应用。

加权CT空气比释动能指数按单位管电流–时间乘积（P_{It}）归一化，称为归一化加权的CT空气比释动能指数，通常表示为$_nC_w$，单位为Gy·A^{-1}·s^{-1}。归一化加权的CT空气比释动能指数，用下式计算：

$$_nC_W = \frac{C_W}{P_{It}} \tag{2}$$

（张良安）

tǐjī CT kōngqì bǐshì dòngnéng zhǐshù

体积 CT 空气比释动能指数

（volume CT air-kerma index）在选择的 CT 运行条件，扫描覆盖的总体积上的平均剂量。又称体积 CT 剂量指数（volume CT dose index）。其符号为 C_{vol}，当考虑螺旋扫描或轴向扫描间距的情况时，可以使用体积 CT 空气比释动能指数，C_{vol} 计算方法如下。

对于轴向扫描：

$$C_{vol} = \frac{N \cdot T}{\Delta d} \cdot C_W \qquad (1)$$

式中：N 为在 X 射线源的单次轴向扫描中产生的体层切片数；T 为标称体层切片厚度；Δd 为在相邻扫描之间患者支架在 z 方向运行的距离；C_W 为加权 CT 空气比释动能指数。

对于螺旋扫描：

$$C_{vol} = \frac{C_W}{P} \qquad (2)$$

式中：P 为螺旋扫描的 CT 间距因素。

对上述两种情况，可以合并表述为如下形式：

$$C_{vol} = C_W \frac{NT}{l} = \frac{C_W}{P} \qquad (3)$$

式中：N 为同时获得断层片数；T 为标称层厚；l 为每次螺旋旋转或一系列轴向扫描和连续扫描之间距离。P 用以下公式计算：

$$P = \frac{1}{NT} \qquad (4)$$

体积 CT 空气比释动能指数按单位管电流-时间乘积（P_{lt}）归一化，称为归一化体积 CT 空气比释动能指数，用下式计算：

$$_nC_{vol} = \frac{C_{vol}}{P_{lt}} \qquad (5)$$

（张良安）

CT kōngqì bǐshì dòngnéng-chángdù chéngjī

CT 空气比释动能–长度乘积

（CT air kerma length product）空气比释动能 $[k(L)]$ 沿整个长度 L 的积分。又称 CT 剂量–长度乘积（CT dose-length product）。CT 空气比释动能–长度乘积是国际辐射单位和测量委员会（ICRU）推荐的一个 CT 剂量的量，用符号 P_{KL} 表示，单位为戈瑞·米（Gy·m）。即：

$$P_{KL} = \int_L k(L)\,dL \qquad (1)$$

在实际应用中，这个量主要用于 CT 剂量学和牙科全景检查中。有的也把牙科全景检查中的空气比释动能–长度乘积称为"剂量–宽度乘积"。

对一次完整的 CT 检查，在聚甲基丙烯酸甲酯（PMMA）头部或体部 CT 剂量模体中所测量的 CT 空气比释动能长度乘积，用以下方式表示。

对轴扫描系列：

$$P_{KL} = \sum_j {}_n C_{vol_j} T_j N_j P_{lt_j} \qquad (2)$$

式中：j 为第 j 个轴扫描序列；${}_n C_{vol_j}$ 为第 j 个轴扫描序列的归一化加权体积 CT 空气比释动能指数；N_j 为第 j 个轴扫描序列的层面数目；T_j 为第 j 个轴扫描序列中的每个标称体层厚度，单位为 mm；P_{lt_j} 为第 j 个轴扫描序列中的管电流照射时间乘积，单位为 A·s。

对螺旋扫描系列：

$$P_{KL} = \sum_i {}_n C_{W_i} T_i P_{lt_i} \qquad (3)$$

式中：i 为第 i 个螺旋扫描序列；${}_n C_{W_i}$ 为第 i 个轴扫描序列的归一化加权体积 CT 空气比释动能指数；T_i 为标称体层厚度，单位为 mm；P_{lt_i} 为第 i 序列中的管电流照射时间乘积，单位为 A·s。

（张良安）

duōcéng sǎomiáo píngjūn jìliàng

多层扫描平均剂量

（multiple scan average dose，MSAD）表示多层剂量剖面曲线性质的一种剂量测量描述方法。用公式表示如下：

$$MSAD = (1/I) \int_{-I/2}^{+I/2} D_N(z)\,dz \qquad (1)$$

式中：$D_N(z)$ 为扫描面上 N 次系列扫描构成多次扫描剂量分布函数；I 为断层间隔距离；$+I/2$ 和 $-I/2$ 为以层间隔中心为 0 点，左右各取 $I/2$，表示 $D_N(z)$ 的剂量剖面分布中央处积分区间为层间距 I。当多层扫描系列的层厚 T 等于层间隔距离 I 时，则 MASD = CTDI。

由于散射辐射的影响，以及剂量剖面曲线的全值半高宽常常比灵敏度剖面曲线的全值半高宽略宽，使得若干相邻层面的实际剂量超过了单层扫描时的预计剂量。这意味着扫描一层图像时，剂量剖面曲线的最大值并不能代表全部检查过程中多层扫描剂量的峰值，而且临床上很少使用单层扫描，所以，为了评估多层扫描或容积扫描的剂量，1981 年肖普（Shope）较系统地阐述了多次扫描剂量剖面曲线是如何由单次扫描剂量剖面曲线构成的，得到的结论是，多次扫描剂量剖面曲线是由单次扫描剂量剖面曲线相重叠构成的。同时也注意到，当扫描数增加到一定数目后，多层扫描剂量剖面曲线的剂量达到一个限值，即在一组扫描系列中，当最初第一层扫描和最后一层扫描距离这一组的扫描系列中的中央扫描区足够远时，使其尾部的散射线不会对中央区剂量有何贡献，剂量值就达到这个限值。此时，最初第一个扫描层和最后一个扫描层对中央扫描区的剂量贡献可以忽略不计。

（岳保荣）

shùzì jiǎnyǐng xuèguǎn zàoyǐng

数字减影血管造影 （digital subtraction angiography，DSA）

血管造影的影像通过数字化处理，把不需要的组织影像删除掉，只保留血管影像的技术。

特点　图像清晰，分辨率高，为观察血管病变，血管狭窄的定位测量，诊断及介入治疗提供了真实的立体图像，为各种介入治疗提供了必备条件。主要适用于全身血管性疾病及肿瘤的检查及治疗。应用 DSA 进行介入治疗为心血管疾病的诊断和治疗开辟了一个新的领域。主要应用于冠心病、心律失常、瓣膜病和先天性心脏病的诊断和治疗。DSA 是 20 世纪 80 年代继 CT 之后出现的一项医学影像学新技术，是电子计算机与常规 X 射线血管造影相结合的一种新的检查方法。他是介入放射学发展的基础。

方法原理　在 DSA 系统中，根据不同的使用目的，数字减影有各种不同的方法，如时间减影、能量减影等，区别主要在于相减的两影像即掩模和造影剂充盈像的获取方法不同。DSA 和普通的 DF 系统不同，不仅要把 X 射线影像数字化，还要取得较好质量的血管减影像，因此，DSA 系统有一系列特殊要求。

X 射线发生和显像系统　包括 X 射线管、高压发生器、影像增强器、光学系统、电视摄像机和监视器等。X 射线发生器要求 X 射线管能承受连续脉冲曝光的负荷量，对于中、大型 DSA 设备，一般 X 射线管热容量应在 200kHU 以上，管电压范围 40～150kV，管电流通常为 800～1250mA。X 射线功能以多脉冲方式快速曝光，成像速度最高达 150 帧/秒。影像增强器 I.I 通常采用可变视野的 I.I，如 31cm 的 I.I 可有 10、16、22、31cm 四种视野，根据造影时的需要灵活选用。空间分辨率与屏幕尺寸和视野成反比，一般为 1.1～2.5LP/mm。光学系统为了适应所用 X 射线剂量范围（即输入光量变化范围）大的特点，要求使用大孔径、光圈可自动调节的镜头，有的镜头还内含电动的中性滤光片，以防止摄入强光。电视摄像机要求摄像管具有高灵敏度、高分辨率和低残像的特点，视频通道要有各种补偿电路，保证输出高信噪比、高保真的视频信号。监视器要求配备高清晰度、大屏幕的监视器，如逐行扫描 1 024 线以上、51cm 以上的类型。X 射线影像亮度的自动控制在 DSA 中由于被摄对象的组织密度变化大，应保证在各种不同的摄影对象和摄影条件下都能得到有足够诊断信息的影像，消除模糊及晕光。

机械系统　主要包括机架和检查床，要求它们的运动范围大、速度快、全方位。机架和床机架有 C、U、双 C 等形臂、L+C 臂等；安装方式有坐地或悬吊两种，可保证造影从多个方向切入；能做到全方位选择和观察投射角度，以减少死角，尽量不妨碍手术医生的操作。体位记忆技术专为手术医生设计了投照体位记忆装置，能储存多达 100 个体位，各种体位可事先预设，也可在造影中随时存储，使造影程序化，加快造影速度。自动跟踪回放技术当 C 形臂转到需要的角度进行透视观察时，系统能自动搜索并重放该角度已有的造影像，供医生诊断或介入治疗时参考；也可根据影像自动将 C 形臂转到该位置重新进行透视造影。

影像数据采集和存储系统　由于 DSA 要求 25 帧/秒以上的实时减影，这样高的处理速度必须通过专用硬件来实现。有的厂家在通用微机上增加一块影像板来实现视频信号的 A/D 转换和实时减影等处理功能，该板由 A/D 转换器、输入查找表、高速运算器、帧存储器、输出查找表、D/A 转换器等组成。

计算机系统　在 DSA 系统中，计算机主要用于系统控制和影像后处理。

（岳保荣）

jièrù fàngshèxué

介入放射学 （interventional radiology）

在医学影像设备（如 X 线机、CT、B 超乃至 MRI）的监控指导下，经皮或经腔插入穿刺针或引入导丝、导管做抽吸注射、引流、造瘘或对管腔、血管做成形、灌注、栓塞等诊断与治疗的微创伤技术的学科。

发展历史　介入放射学分血管性与非血管性两大方面。

血管介入放射学　初期发展过程中，外科医师曾起过重要作用，许多技术都来自外科手术，如经皮血管的导管术就是外科医师设计的，以后被放射学家所采用并改良。1930 年，布鲁克斯（B. Brooks）在手术时用肌肉栓塞颈动脉的远端，以治疗创伤性颈动脉海绵窦；1951 年，皮尔斯（Peirce）通过套管做经皮置管术；1951 年，比尔曼（Bierman）用外科暴露颈动脉或肱动脉做选择性内脏动脉置管造影，并做化疗药物注射；1953 年，赛尔丁格

（Seldinger）用套管及导丝做经皮穿刺置管主动脉造影；1956 年，厄德曼（Oedman）、提兰德（Tillander）等采用弧形导管做选择性血管造影；1964 年，多特（Dotter）采用同轴导管技术，为一下肢坏疽患者做血管成形术获得成功；1965 年，佐野（Sano）成功地用导管方法闭塞了先天性动静脉畸形；1967 年，波特曼（Portman）报告了非外科手术方法关闭动脉导管未闭；1967 年，鲍姆（Baum）与纳斯鲍姆（Nusbaum）采用动脉灌注血管收缩剂治疗消化道出血获得成功，以后又进一步开展血管栓塞术；1968 年，牛顿（Newton）用栓塞血管方法治疗脊柱血管瘤；1974 年，格林齐希（Grüntzig）发明双腔带囊导管做血管成形术，这方法较多特（Dotter）法更为优越，在美国掀起了一阵较长时期的"气囊热"，1977 年，他又用此导管成功地为一名患者在清醒状态下做了冠状动脉成形术。至 1984 年全世界接受这种治疗方法的病人已达 50 000 人次。此外，在心脏方面介入治疗包括房间隔缺损经导管关闭术、经皮肺动脉瓣狭窄带囊导管扩张术、肺静脉畸形栓塞术，以及栓塞体肺循环侧支治疗严重的法洛四联症等也陆续开展。

非血管性介入放射学 19 世纪 80 年代就有经皮穿刺活检的报道，但一直都是浅表部位病变穿刺活检和盲目穿刺活检，以后逐步发展到在 X 射线透视下用粗针穿刺活检。20 世纪 60 年代后，随着医学影像设备、穿刺针、穿刺方法以及组织学和细胞学的发展，使经皮穿刺活检逐步完善起来。1972 年首先在选择性动脉造影导向下，对胰腺和胃肿瘤行细针穿刺活检，以后陆续有 EPCR 和胃

肠造影导向下穿刺活检的报道。目前应用较广泛的是超声和 CT 导向下穿刺活检。前者早在 1975 年就有霍尔姆（Holm）等报道，并取得满意结果，后者则在 1976 年由哈加（Haaga）首先做出 15 例的报道。

功能及应用 用套管和导丝做经皮置管术，避免了切开暴露动脉手术，使这一技术有了很大进步。这一技术不仅用于血管性，也被广泛用于非血管性介入放射学技术。用导管做选择性插管术，从而使导管技术有了长足的进展，为各种介入技术打下了基础。随着介入放射学器械和技术的发展，能处理的疾病日益增多，陈旧的方法得到了改良，代替了许多常规的手术治疗。

（岳保荣）

fàngshè zhìliáo jìliàngxué

放射治疗剂量学 （radiotherapy dosimetry）

用于放射治疗目的的剂量学方法学科。这里的放射治疗一般指远距或近距的外线束治疗。治疗的效果主要取决于执业医师的处方和治疗计划系统。而一个好的处方和治疗计划系统又取决于合理的剂量学方法和参数，因此，可以说，放射治疗剂量学是决定肿瘤放射治疗效果好坏的关键。

发展历史 放射剂量学的早期是随放射剂量学的发展而发展起来的，最初，人们的目的就是要想法给出准确的治疗剂量，为此 1925 年在伦敦召开的第一次国际放射学大会上就建立了国际辐射单位和测量委员会（ICRU）；1928 年在斯德哥尔摩召开的第二次国际放射学大会上，就定义了"伦琴"这个单位，它是通过空气中电离离子对数来描述辐射强度的；1937 年在芝加哥召开的第五

次国际放射学大会上，将"伦琴"定义为物理量为"照射量"的单位，照射量被定义为 ΔQ 除以 Δm 的商，ΔQ 是当光子在质量为 Δm 的体积元内空气中释放出的所有正负电子被完全阻止于空气中时，在空气中形成同一种符号的离子的总电荷的绝对值，其专用单位仅适用于 3MeV 以下的光子，以及光子与空气的相互作用；1950 年 ICRU 定义了"吸收剂量"这个单位，它是单位质量所吸收的能量，当时的专用名是 rad，1rad = 0.01 J/kg；1975 年定义了吸收剂量的 SI 单位为 Gy，1Gy = 1 J/kg = 100rad。

应用 早在 1976 年 ICRU 24 号报告中就指出，要想杀灭肿瘤靶中的原发肿瘤，其肿瘤的照射剂量的精确度至少应优于 ±5%，对一些临床病例要求优于 ±2%，实际上当时的测量水平是很难达到的。从这里可以看出，放射治疗剂量学对剂量测量精确度的要求比辐射防护剂量的要高很多，不过，治疗水平剂量也比防护水平的要高很多，从而，才有可能满足 ICRU 的要求。上述的测量精确度要求，大约相应于 95% 置信水平时的不确定度 2.5%，从现在的观点看，当初的要求确实太严了。但现代的放射治疗已确信，在任何情况下，包括三维适形放射治疗等新技术，肿瘤剂量的照射需要有高的精确度要求。放射治疗中的一些新技术，例如，为确定肿瘤靶体积的现代诊断手段，三维商用治疗计划系统（TPS）和先进辐照加速器，已使治疗剂量达到高精确度要求并不困难。

在治疗剂量测量中，从在标准剂量实验室用空气比释动能（K_{air}）校准电离室，到医院用适当的设备确定水中的吸收剂量

（D_w）的各个阶段中，影响最后结果不确定度的因素较多，例如，开始的空气比释动能的校准因子（N_K），空气比释动能的测量，水中吸收剂量的测量都会引进不确定度。一般来说，主要的不确定度来源是在医院用户测量产生的，按 IAEA TRS-277 和 TRS-381 的估计，校准的最大标准不确定度优于 3% ~ 4%，实际情况是优于这个数值，为达到满足肿瘤治疗剂量的不确定度要求，应尽可能减低校准的不确定度。

近十几年放射治疗的主要进展是质子和重粒子设备的应用，在这些方面的剂量学，也是基于空气中比释动能的测量和水中吸收剂量的测量，因此，高能光子和电子的剂量学测量和估算，可以用到质子和重粒子治疗方面。

（张良安）

放射治疗剂量（the dose of radiotherapy） 用合适的指标来表达射线对组织的作用的程度。放射治疗是一种物理治疗方法，它利用射线对细胞的杀伤作用治疗肿瘤，同时射线也会对肿瘤周边的正常组织产生一定的损伤，所以在工作中必须要有合适的方法来表达射线对组织的作用的程度，才可能使放射治疗临床医生在治疗患者之前可能对肿瘤控制与并发症的发生概率有一个粗略的估计，也才可能使治疗收益最大化。在放射治疗早期曾经使用皮肤红斑剂量（skin erythema dose, SED）来表示辐射量的多少，它指刚好使人体皮肤出现潮红反应所需的辐射量。显然这不是一个很科学的剂量单位，皮肤类型、照射面积、气候以及个体差异等许多因素都可能对潮红反应有影响。随着人们对电离辐射作用机

制以及测量方法的深入研究，红斑剂量逐渐退出了放射治疗，取而代之的是一系列更为科学的概念和定义。放射治疗发展过程中曾经采用过的表示辐射剂量或与之有关的定义有照射量、比释动能和吸收剂量等，目前认为吸收剂量用来表示人体受到的辐射物理效应最为合适。

功能和测量方法 吸收剂量是度量单位质量受照物质吸收辐射能量多少的一个量，是辐射效应中最重要的度量单位，它适用于任何类型和任何能量的电离辐射（如 X 射线、γ 射线、快中子和电子，但可能不太适用于能量较高的重离子），以及适用于受到照射的任何物质。目前有许多方法用于吸收剂量的测量，热释光剂量计（TLD）和电离室是主要的测量仪器，用于测量空气比释动能，计算出吸收剂量，其中电离室法由于其检测的敏感性和操作简易的特点而被国际权威性学术组织和国家技术监督部门确定为、用于放射治疗吸收剂量校准及日常监测的主要方法。

类别 和吸收剂量类似的还有一个量，称为比释动能。

吸收剂量 电离辐射在单位质量介质中沉积的平均能量。X（γ）射线和高能电子束等电离辐射进入人体组织后，通过和人体组织中的原子相互作用，传递电离辐射的部分或全部能量。人体组织吸收电离辐射能量后，会发生一系列的物理、化学、生物学变化，最后导致组织的生物学损伤，即生物学效应。生物效应的大小正比于组织中吸收的电离辐射的能量。它的精确确定，是进行放射治疗最基本的物理学要素。国际标准单位为 $J \cdot kg^{-1}$，专用名称戈瑞（Gy）。常用单位有 cGy、

拉德（rad），有如下关系：$1Gy = 100cGy = 100rad = 1\ J \cdot kg^{-1}$。

比释动能 是不带电粒子在质量为 dm 的介质中释放的全部带电粒子的初始动能之和，比释动能 K 的单位和吸收剂量一样，为 $J \cdot kg^{-1}$，专用名称戈瑞（Gy）。公式为：$K = dE_{tr}/dm$。

吸收剂量可对任何射线定义，但比释动能只对光子等不带电的射线有意义。

（周菊英）

放射治疗（radiotherapy） 用放射性同位素射线、加速器产生高能 X 线等用来杀死肿瘤细胞的一种肿瘤治疗方法。放射治疗的目的在于给予肿瘤体积最大的照射剂量，同时使周围正常组织尽量少受照射，最大程度地保护正常组织，提高生活质量。放疗也可作为有效的姑息治疗手段，如缓解肿瘤疼痛和减轻肿瘤压迫等症状。

类型 放射治疗有两种照射方式：一种是远距离治疗（体外照射），即将放射源与病人身体保持一定距离进行照射，射线从病人体表穿透进入体内一定深度，达到治疗肿瘤的目的；另一种是近距离治疗（体内照射），即将放射源密封置于肿瘤内或肿瘤表面，如放入人体的天然腔内或组织内（如舌、鼻、咽、食管、气管、血管和子宫体等部位）进行照射，即采用腔内、组织间插植及敷贴等方式进行治疗，又称后装治疗，它是远距钴-60 治疗机或加速器治疗肿瘤的辅助手段。放射治疗的主要类型如图 1 所示。

方法步骤 放射治疗的工作主要由临床医生、物理师和技师三者协作完成。

制订治疗方案 放疗前，医

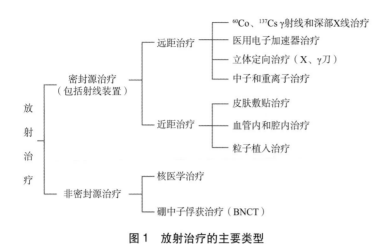

图 1 放射治疗的主要类型

师集体讨论每位患者的治疗方案，根据每位患者的临床特征、病理诊断、实验室和影像检查资料、一般情况等，制订合适的个体治疗方案，确定初步的放疗原则。

体位固定 确定初步的放疗原则后，由医生、物理师和技师根据患者具体情况选择和制作固定模具。在放疗技术日益"高、精、尖"发展的今天，首要条件是要有可靠的体位固定保证，保证每次放疗时良好的体位重复性，并尽量使患者感觉舒适，减少体位变动误差对精确放疗的影响。一般情况下，头颈部肿瘤患者选择可塑面膜固定，而胸腹部肿瘤患者选择真空垫或体膜固定。

影像学资料的获取 体位固定完成后，要由医生和技师共同完成患者影像学资料的获取工作，即以前所说的放疗定位和扫描工作。放疗定位以前多用简单的 X 光透视拍片技术，即在 X 光透视下由医生确定肿瘤的中心和四周边界，拍摄定位 X 线片。但在精确放疗的今天，一般采用 CT、MRI 或 PET/CT 的定位扫描技术，即采用 CT、MRI 或 PET/CT 设备对放疗区域行断层扫描（本中心采用 CT 扫描），获取患者肿瘤及其周围器官组织详细的影像数据。CT、MRI 或 PET/CT 扫描完成后，即将影像数据传输至 TPS 计划系统，由物理师进行初步的影像数据处理。

放疗靶区的确定 影像数据经过初步的处理后，即由医师勾画放疗靶区和要保护的重要器官组织轮廓图，放疗靶区包括 GTV（CT/MRI 等显示的肿瘤轮廓）、CTV（包括 GTV 和肿瘤可能侵犯的亚临床灶）、PTV（考虑了患者器官运动和摆位误差的 CTV）。

计划设计和评估优化 放疗靶区和重要器官组织轮廓勾画完成后，由物理师根据医师要求设计放疗计划。放疗计划设计完成后，要由医师和物理师进行评估优化，评估优化目标是在保证肿瘤获得足够放疗剂量的同时，尽可能控制重要器官组织的照射剂量不超其耐受剂量，而保护重要器官组织的功能和患者生活质量。

挡块制作 放疗计划完成后，技师根据照射野形状，用切割机进行泡沫切割，在切割的泡沫基础上制作出与照射野形状一致的铅挡块，目的是遮挡住要保护的重要器官组织免受照射。在精确放疗的今天，直线加速器一般配有多叶光栅（MLC），通过光栅的运动来达到照射野所要求照射野的形状，而代替铅挡块。特别是适形调强放疗（IMRT），放疗时照射野形状是不断变化的，多叶光栅运动满足这一要求，而铅挡块不能。

放疗计划验证 这是放疗前最后一步准备工作，包括三项流程：放疗中心位置验证（即复位）、射野验证和剂量验证。放疗中心位置验证：依照计划系统给出的肿瘤中心位置，找出对应的体表标志作为放疗时摆位的依据。射野验证：指在确定放疗中心位置后，利用模拟机拍摄 X 线片，或在直线加速器下使用电子射野验证系统（EPID）、锥形束 CT 系统进行拍摄验证片，核对中心位置、每个照射野形状、入射角度和射野大小等是否正确，可将位置误差控制在 2~3mm 以内。剂量验证，由物理师通过人体仿真模体，核实体内所接受的射线照射剂量与计划系统所设计的照射剂量是否一致。

放疗实施 上述准备工作全部完成且核对无误，才可实施真正的放射治疗。任何一个环节出现超过允许程度的误差，医生、物理师、技师都要寻找原因，予以纠正，保证准确无误后方可继续治疗。放射治疗一般由 2~3 位技师共同完成，一位在操作室输入放射治疗参数，另外两位在机房内进行摆位，按照标记线摆好病人，加入挡块，楔形板，凡士林油纱等需要的辅助器材之后就可以离开机房。治疗中开启病人监视系统和对讲系统，密切监视病人体位是否移动，如果发现病人体位移动或发出求助信息，应立即停止治疗并做相应处理，纠正后再行照射。

放射治疗是个复杂的系统过程，需要医生、物理师、技师相互协调，有机配合才能准确完成，放疗准备工作一般需要一周，才能保证患者的高质量放疗。

（张良安）

yuǎnjùlí fàngshè zhìliáo

远距离放射治疗 （teleradiotherapy）

辐射源位于体外一定距离处（一般指至皮肤距离大于 50cm），照射人体某一部位的放射治疗方式。又称外射束治疗。简称外照射（external beam therapy），是放射治疗最主要的方式，通常提及放射治疗时多指远距离放射治疗。远距离放射治疗的特点除了治疗距离外，主要采用辐射束形式进行治疗。外照射时射线需经过人体正常组织及邻近器官照射肿瘤。

发展历史 1895 年德国物理学家伦琴（Roentgen）首先发现 X 射线，1922 年美国物理化学家库利吉（Coulidge）成功研制了 200kV 的 X 线机用于深部 X 线治疗恶性肿瘤，1950 年开始用重水型核反应堆获得大量的人工放射性钴-60 源，促成了远距离钴-60 治疗机大批问世，标志着"千伏时代"的结束和"兆伏时代"的开始，改变了过去 X 线治疗机只能治疗比较表浅肿瘤的状态，扩大了放射治疗适应证，治疗效果明显提高，各种肿瘤患者的存活率有了根本性的改变，从而奠定了现代放射肿瘤学的地位。1951 年，电子感应加速器投入使用，1953 年，英国史密斯（Hammer-Smith）医院最早安装了直线加速器，随后直线加速器逐步替代钴-60 治疗机而成为放射治疗的主流机型。20 世纪 70 年代末，瑞典推出了医用回旋加速器，并在欧美的治疗中心安装使用。随着钴-60 治疗机及直线加速器的推广使用，放射治疗的疗效有了质的突破，放射治疗也成为治疗肿瘤的主要手段之一。20 世纪 70 年代以来，随着电子技术和计算机技术的发展，模拟机、CT、MRI、治疗计划系统（TPS）相继问世，进一步提高了放射治疗的精度，从而使远距离放射治疗学进入了崭新的历史时期。在瑞典外科学家莱克塞尔（Leksell）在 1968 年发明的 γ 刀基础上，美国学者拉松（Larsson）和意大利学者科隆博（Colombo）于 1985 年发明了 X 刀，扩大了放射治疗的临床治疗范围，明显提高了部分病变的疗效。1959 年，日本学者高桥（Takahashi）博士提出三维适形放射治疗的概念，20 世纪 90 年代适形调强放射治疗的出现，使得射线剂量的分布能够在三维方向上和靶体积的形状一致，最大限度地提高了靶区剂量，同时最大限度地降低了周围正常组织的受照体积和受照剂量，从而提高了局部控制率，减轻了并发症，提高了生存率和患者的生活质量。

基本原理 远距离放射治疗利用射线电离辐射的生物学效应来"杀死"肿瘤细胞，而正常组织，由于对放射相对不敏感及较强的修复能力而得以"幸免"。大约 70% 的恶性肿瘤在其治疗过程中，需行放射治疗。远距离放射治疗使用的放射源主要有三类：①放射性核素产生的 α、β、γ 射线。②X 线治疗机和各类加速器产生的不同能量的 X 射线。③各类加速器产生的电子束、质子束、中子束、负 π 介子束，以及其他重粒子束等。远距离放射治疗装置根据辐射来源可划分为：①放射性核素远距离放射治疗机：临床最常用的是钴-60 远距离治疗机，其次有铯-137 远距离治疗机。②医用加速器：临床最常用的是医用电子直线加速器，另外还有医用质子加速器、医用重离子加速器、医用中子发生器。

应用 远距离放射治疗的临床应用有以下几种：深部放射治疗、表浅放射治疗、全身放射治疗、全身皮肤电子束治疗、术中放射治疗。

深部放射治疗（deep radiotherapy） 对位于人体内部并可能为健康组织包围的靶区所进行的放射治疗。

表浅放射治疗（superficial radiotherapy） 对人体表浅组织（通常不超过 1cm 深度）所进行的放射治疗。

全身放射治疗（total body radiotherapy） 对人体全身所进行的放射治疗，主要用于骨髓移植或外周血干细胞移植前的预处理。

全身皮肤电子束治疗（total body electron beam radiotherapy） 用低能（4～6MeV）电子束对全身皮肤病变进行的放射治疗。

术中放射治疗（intraoperative radiotherapy） 在经外科手术切除肿瘤后或暴露不能切除的肿瘤，对术后瘤床、残存灶淋巴引流区或原发灶，在直视下避开正常组织和重要器官，一次给予大剂量电子束照射的放射治疗。术中放射治疗必需配备不同尺寸和形状的术中限束器。

发展趋势 远距离放射治疗技术正逐渐由常规放射治疗（传统的二维放射治疗）向精确放射治疗发展，适形调强放疗是 20 世纪放射治疗的一场革命，是 21 世纪远距离放射治疗的发展方向。随着 PET-CT 的出现并在放疗领域的应用，放射治疗更进入到了生物靶区治疗的时代。相信随着放射物理学、放射生物学和影像学技术的进步，远距离放射治疗能向更精准的方发展，使更多的肿瘤患者获益。

（周菊英　徐晓婷）

lìtǐ dìngxiàng fàngshè zhìliáo

立体定向放射治疗（stereotactic radiotherapy，SRT）

由立体定向放射手术发展而来的治疗方法。所谓立体定向放射手术（stereotactic radiosurgery，SRS），即采取立体定向等中心技术把放射线聚集在病灶实施一次大剂量照射。通过三维空间把线束投照在靶内形成高剂量，而周围正常组织受量低。因等剂量曲线在靶外急剧陡降，病灶与正常组织剂量界限分明，达到控制、杀灭病变同时又保护正常组织的目的，犹如外科手术刀切除病灶一样。一次照射治疗结束，又似外科手术当日完成。因此，用于放射外科的治疗机如钴-60、直线加速器，因使用γ线或X线治疗，故有γ刀及X刀之称。随着SRS技术在肿瘤治疗中的推广应用，和适形放疗对定、摆位精度的要求，出现了它们的结合，称为立体定向放射治疗。SRT目前又分为两类：第一类SRT的特征是使用小野三维集束分次大剂量（比常规分次剂量大得多）照射，此类SRT均使用多弧非共面旋转聚焦技术，附加的三级准直器一般都为圆形，治疗直径≤3cm的病变。第二类SRT是利用立体定向技术进行常规分次的放射治疗，特指三维适形放射治疗（3DCRT），特别是调强适形放射治疗（IMRT）。为叙述方便，将X（γ）射线立体定向放射治疗和立体定向放射手术统一简称为X（γ）射线SRT（SRS）。

发展历史　1951年，瑞典神经外科专家莱克塞尔（Leksell）教授首先提出立体定向放射手术的概念，利用多个小野三维集束单次大剂量照射颅内不能手术的诸如脑动静脉畸形等良性病变。1959年，日本高桥（Takahashi）提出了适形放射治疗的概念及原理。1977年，美国学者提出了调强放射治疗的原理。20世纪80年代末、90年代初，由于计算机及影像技术的高速发展促进了精确放疗设备的开发，如美、德等国相继开发了商用的X刀系统，瑞典开发了第三代γ刀系统。1994年，斯皮鲁（Spirou）等人提出了使用动态多叶准直器（DMLC）来实现IMRT，而博特费尔特（Bortfeld）和波伊尔（Boyer）则首先进行了多个静态野的实验（SMLC），发展至今已出现各种束流强度算法及各种调强方式，并在全身各部位肿瘤进行了临床试验，获较佳效果。近年来又出现了各种新型精确放疗设备与技术，如把放疗机和CT机集成到一起的"断层放疗"（tomotherapy）技术，以及有影像引导定位和跟踪功能的机械手"Cyber-knife"治疗机等。

基本原理　X（γ）射线SRT（SRS）治疗一般要经过病变定位、计划设计和治疗三个过程。利用立体定向装置，CT、MRI和X射线数字减影等先进影像设备及三维重建技术，确定病变和邻近重要器官的准确位置和范围，这个过程叫作三维空间定位，也叫立体定向。然后，利用三维治疗计划系统，确定X（γ）SRT（SRS）的射线方向，精确地计算出一个优化分割病变和邻近重要器官间的剂量分布计划，使射线对病变实施"手术"式照射。瑞典Elekta γ刀装置使用201个钴-60源，经准直后聚焦于一点，该点称为焦点，也就是病变中心（靶区），用旋转方法实现多野集束照射。由于加速器单平面旋转形成的空间剂量分布较差，目前SRT通常采用4~12个非共面小野绕等中心旋转，达到γ刀集束照射的同样的剂量分布。X（γ）射线SRT（SRS）剂量分布具有下述四大特点：小野集束照射，剂量分布集中；小野集束照射，靶区周边剂量梯度变化较大；靶区内及靶区附近的剂量分布不均匀；靶周边的正常组织剂量很小。

应用　SRT主要应用于颅内小的、深部的动静脉畸形（AVM）；直径小于3cm的良性肿瘤如听神经瘤、垂体瘤、脑膜瘤、颅咽管瘤等，并与视神经、丘脑下部、脑干等重要结构有间隙者；开颅手术未能完全切除的良性肿瘤；单发脑转移灶，直径小于3.5cm，适合手术但病人拒绝或病灶位置较深难以手术者；颅内多发的、小的、边界清楚的转移瘤，先行全脑照射，后行SRS；病灶较小，一般情况尚好的脑干肿瘤；恶性肿瘤直径小于3.5cm，适合手术但病人拒绝或病灶位置较深难以手术者，有术后局部残留或放疗后复发者。

发展趋势　随着临床经验的累积和技术上的改进，SRT已由原来以治疗颅内小体积病变的SRS扩展应用到颅内以外部位病变的治疗。现行的离子刀、γ刀及X刀三种立体定向治疗装置中，与直线加速器配接的X刀是今后一段时间进行立体定向治疗的主要装置。SRT成功的关键在于病变的三维精确定位和摆位，及靶区剂量的高度集中，以此为基础，肿瘤放射治疗的疗效会有较大的提高。

（周菊英　徐晓婷）

hòuzhuāngjī zhìliáo

后装机治疗（treatment of afterloading）

用遥控或手动的传动方式把一个或多个密封源从贮源器到预先定好位置的施源器之间传送，来进行身体中的腔内治疗。又称近距离治疗。常用的同位素源为铱-192γ射线和锎-252中子先在病人的治疗部位放置不带放射源的治疗容器，包括能与放射源传递导管相连接的空的装源管、针或相应的辅助器材（又称施源器），可为单个或多个容器，然后在安全防护条件下或用遥控装置，在隔室将放射源通过放射源导管，送至已安放在病人体腔内空的管道内，进行放射治疗的方式。后装机治疗属于近距离放疗，其基本特征是放射源贴近肿瘤组织，肿瘤组织可以得到有效的杀伤剂量，而邻近的正常组织，由于辐射源剂量随距离增加而迅速跌落，受量较低。恶性肿瘤具有漫散性，故近距离照射不宜单纯使用，可作为外照射放疗的补充和综合治疗手段之一。

发展历史 1898年居里夫人发现了天然放射性元素镭-226，早在1903年斯特雷贝尔（Strebel）曾报告使用后装式的"雏形"，即将一根导管插入肿瘤中，然后将镭送入进行治疗。1953年亨施克（Henschke）首先应用放射性金粒送入事先植入肿瘤内的尼龙管中进行治疗，并使用"afterloading"一词（中文译为后装），沿袭至今。1960年美国亨施克（Henschke）首先设计了后装法腔内近距离放疗设备，相继在荷兰、英国、法国等制造了手操作式或半自动式后装放射治疗机，这种技术大大减少或较好地防止了医护人员在放射治疗中的职业性照射，在解决防护问题上

向前跨进了一大步，成为先进近距离放疗发展的重要基础。20世纪70年代以后，"镭"已为更新的人工合成放射性同位素钴-60、铯-137取代，1987年荷兰核通公司推出换代产品，Microselectron HDR（MsH）后装机，装有高活度（10Ci）微型（φ0.5~1.1mm）铱-192放射源，更适合纤细体腔的治疗。设备简单，有安全连锁系统的计算机控制，按个体化程序及剂量分布计算优化的放射治疗计划系统，这种新型的后装设备，有可靠的剂量监测和安全保障系统。从此，传统的近距离放射治疗从妇科癌肿领域开始向全身各个部位扩展，并与体外照射配合，可治疗多种癌症，成为现代近距离治疗的主流技术之一。至此，现代遥控后装机的机型和品种已经定型，20年代末，寻求新型放射源机械的发展有了新的动向，1983年苏联研制的锎-252中子后装机用于临床治疗，把具有更高放射生物学效应的中子应用于后装机治疗，能杀灭抗辐射的乏氧细胞，显著提高抗肿瘤疗效，但造价昂贵，临床评价也有待总结。

基本原理 所谓"后装"，即先在准备室内将施源器放置并固定在体腔内，然后送患者进入治疗室，把与施源相联接的管头接好，再用遥控技术将源送入施源器内照射病灶。治疗结束时用遥控技术把源退回到储源器内。后装治疗装置的主要组成部分包括：施源器、贮源和源传输系统以及控制系统。施源器是个直径为毫米级的管状物，由不锈钢制成。管内可装球形的真源和假源，并有气动通道。后装治疗机的贮源系统和源传输系统包括：源分类机、主贮源室、源分配器、中间

贮源室、阀门和传输管道。源分类机的功能是将真源和假源分类。主贮源室的功能是将真假球状源分配到中间贮源室的各个管道中。中间贮源室能将真源和假源按要求混合成一序列源，以便将它们送入施源器中。各种阀门和管道能便于输送球状源和测量。控制系统由计算机、电视监视系统和打印系统组成。

老式后装治疗机使用的核素是镭-226，但由于其毒性、防护难度和衰变子体等因素现已弃用。取而代之的是铱-192（γ射线平均能量为360keV，半衰期74d）、钴-60（γ射线平均能量为1.25MeV，半衰期5.27a）和铯-137（γ射线平均能量为662keV，半衰期30a），37~370GBq（1~10Ci）的高活度铱-192源普遍用于高剂量率（HDR）的后装治疗。近年来，铯-137源通过不同结构的设计一直成为很多低剂量率（LDR）后装治疗机的首选。锎-252自身裂变发射出中子和退激γ光子而成为一种发射混合束的中子源，成为中子后装机的首选。

后装机治疗的剂量分布都遵循平方反比定律。平方反比定律指放射源周围的剂量分布，随着与放射源距离的增加而下降，剂量与距离的平方成反比。由此可知，在距离放射源较近的区域，剂量变化较大，而在距离源较远的区域，剂量变化就较小。例如，距离放射源0.5cm和1cm之间，或3.5cm和4cm之间的剂量变化分别为4倍和1.3倍。基于近距离治疗平方反比定律的特点，它与外照射主要有两个方面的不同。一是，近距离的治疗范围有限，如果选择放射源某一点为剂量参考点，那么与该点相比近源点的剂量要比该点高，会形成一个超

剂量区。二是，根据以上的特点，近距离治疗不采用剂量均匀性的概念。外照射时，计划靶区的剂量变化要求在 95% 和 107% 之间，而近距离治疗时，剂量按平方反比规律变化，在治疗范围内，剂量不可能均匀。

后装机种类 根据放射源在治疗时的剂量率，可分为高剂量率（>12Gy/h）、中剂量率（4~12Gy/h）、低剂量率（0.2~4Gy/h）。根据放射源在治疗时的传送方式，可分为手动式后装和遥控式后装。根据放射源在治疗时的运动状态，可分为固定式、步进式、摆动式等。根据施源器的类型，可分为斯德哥尔摩式、巴黎式以及曼彻斯特式等。

临床应用 在放射源小型化、治疗方案计算机化之后，后装治疗有着更广泛的应用，除了有良好疗效的宫颈癌外，拓展到乳腺癌、舌癌等的局部插植治疗，鼻咽癌、支气管肺癌、食管癌、直肠癌等的管内或腔内治疗，是近代后装机治疗发展的新趋势。由于高剂量率后装机治疗剂量学的特点是靶区局部剂量极高，剂量下降梯度显著和射程短，符合良性疾患治疗的要求，所以为某些良性疾患的治疗提供了新的治疗方法，如：身体浅表或体腔部位的血管瘤、男女生殖器乳头状瘤、瘢痕瘤等。

发展趋势 一个世纪以来，后装机治疗随着放射肿瘤学的进展也在高速前进，由于高科技电子技术和计算机水平的快速发展、生物工程技术的开拓，在基础理论研究和临床验证的配合下，必将促进后装机治疗技术的改进和完善，扩大临床适应证、提高治疗效果、产生更多的新理论。

（周菊英　徐晓婷）

sānwéi shìxíng fàngshè zhìliáo
三维适形放射治疗（3 dimensional conformal radiotherapy，3DCRT）
使放射治疗的高剂量分布形状在三维方向上与肿瘤病变（靶区）的实际形状一致的一种放射治疗技术。它能分为经典适形放射治疗（classical conformal radiotherapy，CCRT）与调强适形放射治疗（intensity modulation conformal radiotherapy，IMRT）两种，由于经典适形放射治疗是适形放射治疗的主要形式，临床上通常称经典适形放射治疗为三维适形放射治疗，如未特别说明所提的三维适形放射治疗均指经典适形放射治疗。

放射治疗是肿瘤的一种局部治疗模式，其根本目标是在保护正常组织的前提下，给予靶区尽可能高的剂量，以便最大限度地杀死癌细胞、治愈肿瘤。从物理技术的角度看，实现这一根本目标的途径就是使射线的高剂量分布尽可能地适合靶区的形状，并且靶区边缘的剂量尽可能地快速下降。但在常规放射治疗中，采用传统模拟机定位，只能获得患者的二维图像，医生无法精确地勾画出靶区和危及器官的轮廓，只能在靶区周围加上较大的边界来保证肿瘤受到足够的剂量，这就可能使邻近危及器官所受剂量过大，引起并发症。CT 及磁共振（MR）等影像设备的应用，使放射治疗医生能够获取清晰的患者外轮廓、器官及病灶的三维影像，准确地从三维方向上辨别肿瘤体积及其与周围危及器官的解剖关系。近二十年来，计算机技术飞速发展，这促进了 CT 模拟机和三维放射治疗计划系统的迅速发展，在这基础上，放射治疗界逐步推广了三维适形放射治疗技术。治疗计划上的进步也促使医用加速器生产厂家使用先进技术生产复杂的治疗传输系统，加速器能通过计算机控制多叶准直器（multileaf collimator，MLC）对束流强度进行调制，由此产生复杂而精确的剂量分布。这给开展三维适形放射治疗和调强适形放射治疗提供了有利条件。

发展历史 1959 年，日本高桥（Takahashi）提出了适形放射治疗的概念及原理。1977 年，美国比约格（Bjangard）和基耶夫斯基（Kijewski）等提出了调强放射治疗的原理。20 个世纪 80 年代末、90 年代初，由于计算机及影像技术的高速发展促进了精确放疗设备的开发。1994 年，斯皮鲁（Spirou）等人提出了使用动态多叶准直器（DMLC）来实现 IMRT，而波特菲尔德（Bortfeld）和波伊尔（Boyer）则首先进行了多个静态野的实验（SMLC），发展至今已出现各种束流强度算法及各种调强方式，并在全身各部位肿瘤进行了临床试验，获较佳效果。3DCRT 技术于 20 世纪 80 年代开始广泛应用于临床，目前在发达国家已是常规，在中国采用该技术的患者也在逐年快速增长。

基本原理 三维适形放射治疗的发展得益于 CT 机的发明和计算机技术的进步，采用多个共面或非共面照射野对患者进行治疗，各照射野在它的入射方向上与靶区形状一致，从而减少了靶区周围正常组织所受的剂量，达到保护重要器官的目的。适形可以在两个层面上理解：较低的层面是射野适形，即通过加挡块或用 MLC 形成与靶区投影形状一致的射野形状；而较高的层次是剂量适形，即多射野合成的剂量分布在 3D 空间中适合靶区的形状。对于凸形靶区，只要用多个适形射野聚焦照射靶区，就可以实现剂量适形。对于凹形靶区，仅射野适形不能形成凹形剂量分布，这时需要调整适形野内诸点照射的粒子注量，即调强。因此，IMRT技术可以理解为 3DCRT 技术的延伸。3DCRT 的技术特征是：①采用 CT 模拟机定位，根据 CT 断层图像，或 CT 图像结合其他模式图像（如 MRI 和 PET）定义靶区。②采用 3D 治疗计划系统设计治疗计划，采用虚拟模拟工具布野，采用等剂量分布、剂量体积直方图等工具评价计划。③采用 MLC 或个体化挡块形成的照射野实施治疗。④采用体位固定技术增加重复摆位准确性。IMRT 同样具有这些特征，同时也延伸出一些新的技术特征如计划只能逆向设计，治疗实施不仅可以采用计算机控制的 MLC，还有其他多种方式。3DCRT 的全部工作过程分模体制作、计划 CT 扫描、轮廓勾画、计划设计、计划评价以及体位验证等几个步骤。

临床应用 和 20 世纪 80 年代之前的普通放疗相比，三维适形放疗技术，无疑是一个巨大的进步，首先它可以精确地了解靶区以及正常组织受到的照射剂量；其次由于它对靶区以及周围正常器官的空间位置有很精确的了解，所有不必要的照射可以简单挡去，危及器官可以得到恰当的保护，3DCRT 的优点是显而易见的，这已在鼻咽癌、前列腺癌、非小细胞肺癌等三维适形治疗与常规治疗的研究比较中得以证实。因此，在可能的情况下，根治性放射治疗皆应采用 3DCRT。如靶区形状呈凹陷，或功能显像（PET/SPECT）和生物靶区定位（分子显像/基因显像）提示需对靶区内

进行不等量照射，使用 IMRT 更有优势。

发展趋势 三维适形放疗应用于临床的时间不长，却已显示出它的优点，特别是调强放疗更表现出光明的前景，它使肿瘤局部控制率增加，长期生存率改善，而正常组织的放射损伤却没有增加。作为一个正在发展中的新的肿瘤放射治疗技术，三维适形放疗特别是调强放疗代表着新世纪放射治疗发展的大方向。

（周菊英 徐晓婷）

fàngshè zhìliáoqū

放射治疗区（therapy volume，TV） 由放射肿瘤学主管医生根据治疗目的（根治或姑息）选定的某一等剂量面所包含的体积。通常以 90% 等剂量面作为 TV 的下限，以保证照射范围内的肿瘤及肿瘤可能侵犯的部位得到足够剂量的照射。作为 3DCRT 的理想状态应是该面和靶区形状一致，但在实际工作中不可能做到，符合程度是评价计划的主要指标。

在进行放疗结果的分析和比较时，用一个国际性的规定来描述靶区和正常组织的受照体积和剂量是非常重要的。国际辐射单位和测量委员会（International Commission on Radiation Units and Measurements，ICRU）相继颁布了 ICRU 29 号报告（1978 年）、50 号报告（1993 年）和 62 号报告（1999 年），对各种体积和剂量做出了明确的规定，对

光子束治疗的处方、记录和报告做出了详细的说明和建议。这些报告的规定不仅有利于放射治疗工作者能够执行正确的治疗方针，并在总结经验的基础上不断改进治疗方案，同时也有利于放疗学科内部及其与其他学科之间的相互交流和协作。放疗计划过程中，下列与治疗有关的区域如图 1。

大体肿瘤区（gross tumor volume，GTV）：可触及、可见的或可证实的恶性病变的范围，包括原发灶、转移淋巴结和其他转移灶。可通过临床体检和影像技术来确立 GTV 的范围和部位及形状。

临床靶区（clinical target volume，CTV）：包含 GTV、显微镜下可见的亚临床灶以及肿瘤可能侵犯的范围。CTV 可包含区域淋巴结。它们是在静态影像上确定的，没有考虑器官的运动和治疗方式。

计划靶区（planning target volume，PTV）：PTV 是一个几何学概念，指包含 CTV 及由于照射中患者器官运动、日常摆位误差、

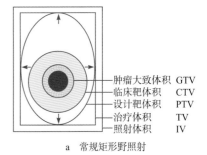

a 常规矩形野照射

肿瘤大致体积 GTV
临床靶体积 CTV
设计靶体积 PTV
治疗体积 TV
照射体积 IV

连PTV最小等剂量面

某条适形等剂量面

连点

瘤体 GTV
靶区 CTV
设计区 PTV
治疗区 TV
照射区 IV

b 适形照射

图 1 各类靶区示意图

放疗中靶位置和靶体积变化等几何学因素而对 CTV 向外扩大后的组织范围，以确保 CTV 得到规定的治疗剂量。另外还有几何不确定因素划分为内在边缘（internal margin，IM）和摆位边缘（set-up margin，SM）。IM 指考虑到患者本身内部器官的运动（如胃和膀胱的充盈度，呼吸引起的运动等）而引起 CTV 的范围、形状和位置的变化所作的边缘扩大。SM 指摆位时患者的移动及射野几何特征变化等因素而引起的不确定性对 CTV 的边缘扩大。PTV 和 CTV 的关系为：PTV = CTV + IM + SM。

照射区（irradiated volume，IV）：指接受一定照射剂量水平的组织体积，通常指 50% 等剂量面所包含的体积。IV 直接反映了正常组织所受剂量的大小，对正常组织的耐受性评估有显著的意义。

适形指数（conformal index，CI）：指 PTV 与 TV 的比值，反映 TV 的形状和大小与 PTV 的符合程度。CI 的定义也暗示了 TV 应完全包含 PTV。理想的计划，应是 TV 和 PTV 完全一致，CI 值为 1，TV 与 PTV 的符合程度是治疗计划评价的标准之一。当 TV 小于 PTV 时，肿瘤控制的概率就会下降，此时需要重新评估治疗计划甚至调整治疗的目的。现实中受照射技术的限制，不可能达到这一点。但调强放射治疗（intensity modulated radiation therapy，IMRT）等现代放疗技术却使得 CI 值逐渐向 1 逼近。

（周菊英　徐晓婷）

fàngshè zhìliáo chǔfāng

放射治疗处方（treatment prescription）

肿瘤放射治疗医师根据病人病情制订放疗计划，对确定所要进行放射治疗照射的所有治疗参数进行定量表述的处方。

填写放射治疗记录单，内容包括病人布野情况、照射条件、照射剂量、治疗方法、时间与剂量的关系等，就像医师开的处方一样，要求放疗技术员严格按照记录单上的医嘱如实执行。

整个放射治疗过程可划分为临床检查及诊断、确定治疗方针、模拟定位、计划设计、治疗验证、计划执行（即治疗）和随访共七个阶段。从患者摆位到治疗结束也就是执行计划的过程。技术员是治疗计划的重要执行者，而执行放射治疗计划的主要依据是放射治疗记录单，同时放射治疗记录单也是放射治疗中必不可少的重要资料。它自始至终地贯串着整个放射治疗过程，如实地反映了病人放射治疗的经过。

内容　放射治疗单由主管医生填写，放疗技师要按填写的每项内容认真理解、正确执行。治疗单的内容及各项参数如下。

疗程　由放射治疗开始按计划治疗到结束，达到预定目的叫一个疗程。

计划　肿瘤的放射治疗一般需要 4~8 周的时间，整个疗程中由不同的计划组成；如先定一个大面积照射计划，照到一定剂量肿瘤缩小后，再定一个随肿瘤缩小而缩野的计划。或先定一个垂直照射计划，照完后再加一个给角照射计划等。

照射野　表示射线束经准直器后垂直通过模体的范围，它用模体表面的截面大小表示照射野的面积。

能量　治疗机的选择不同，能量表示方式不同。①电子直线/感应加速器：X 线 MV，电子线 MeV。②钴-60 治疗机：γ 射线；平均能量 1.25 MeV。③X 线治疗机：X 射线；半价层。

照射距离　①源皮距（SSD）：表示射线源到模体表面照射野中心的距离。②源瘤距（STD）：表示射线源沿射野中心轴到肿瘤内距离。

照射面积　应照射部位体表的面积。

肿瘤深度　体表射野中心到体内肿瘤的距离。

中心轴百分深度量（PDD）或肿瘤最大剂量比（tissue maximum ratio，TMR）　对于放射治疗中所用到的 X（γ）射线或电子束的照射野，模体内照射野中心轴上任一深度 d 处的吸收剂量率 D_d 与参考点深度 d_0 处的剂量率 D_0 的百分比。

校正因子　①托架校正因素。②楔形板校正因素。③组织不均匀性校正。④曲面、斜面、源皮距校正。⑤非标准源皮距校正。⑥大面积不规则野的校正。⑦铅挡块的校正。⑧加填充物剂量校正等。

处方剂量　是根据各项参数校正后的 PDD 或 TMR 及肿瘤剂量求出来的总处方量。技术员根据每次照射所给的每次处方量，累加起来达到总处方量后，就应停止治疗。

摆放病人体位要求　卧位方式、肢体特殊摆放要求、采用何种固定方式等。

照射条件填写要求　①是否加挡铅，铅挡块应挡部位及所需厚度。②机头转角、机架转角。③升床高度，转床角度。④是否需调床头、去床隔板。⑤楔形板（度数、序号、方向）。⑥填充物以及所需填充物的厚度、面积、方向。

标记填写要求　医生在病人身上的体表野每条边缘线，都必须用身体本身不可移动标记物，常用骨骼、人体中线等解剖标记和部位。

图示要求 ①布野情况。②所需照射的部位。③楔形板的方向和楔形板的角度、序号。④铅挡的部位和填充物所放的部位。

医师签字 一定要有主管医师签名和上级医师审核后签名方可治疗。适形、调强放射治疗计划，要有物理师和主管物理师的签名确认。

（周菊英　徐晓婷）

cānkǎo jìliàngdiǎn

参考剂量点 （referencepoint）

规定模体表面下射野中心轴上某一点作为剂量计算或测量参考的点。表面到参考点的深度记为 d_0，对于低于 400kV 的 X 射线，参考点取在模体表面（$d_0 = 0$），对于高能 X 射线或 γ 射线，参考点取在模体表面下射野中心轴上最大剂量点位置（$d_0 = dm$），该位置随能量变化并由能量确定。

在治疗计划系统中，靶区及正常组织中的剂量分布均表示成以靶区内某一点剂量归一的相对剂量分布的形式，该点称为靶区剂量规定点。在 ICRU50 号报告中，ICRU 推荐选择 PTV 内一点作为计划设计的剂量规定点，称为 ICRU 参考点（ICRU reference point），该点剂量为 ICRU 参考剂量。根据以下的原则选择 ICRU 参考点：①该点的剂量与临床有关，在 PTV 剂量中有代表性。②该点位置清楚、明确、易于辨认。③该点剂量能够准确测量。④该点所在区域非剂量陡降段。ICRU 参考点位于 PTV 中心或中心区域。某些情况下难以确定亦可选择 PTV 中有意义的点。

在治疗计划系统中，靶区及正常组织中的剂量分布均表示成以靶区内某一点剂量归一的相对剂量分布的形式，该点称为靶区剂量归一的规定点。ICRU 报告中推荐下述方法作为靶区剂量归一点的规定点。

规定 1：所述靶剂量应针对具体的解剖部位、照射技术及其剂量分布；对一个以上的计划靶区，应该有相应的靶剂量。一旦靶剂量规定点确定以后，不应随疗程中照射野及其安排的改变而改变。

规定 2：对只有一个计划靶区或多计划靶区的第一个计划靶区（通常是肿瘤区），靶剂量规定点选在计划靶区中心或中心附近。对多计划靶区的第 2、第 3 个计划靶区，靶剂量规定点（一个或一个以上）应是解剖部位和剂量分布的代表点，并应注明这些点的位置。

规定 3：靶剂量以及其他剂量规定点不能选在剂量变化梯度较大的地方，即剂量规定点应至少离开射野边缘 2cm。

规定 4：对固定野（包括等中心和固定源皮距）照射，按下述方法选取剂量规定点：①单野照射时，靶剂量规定点应选在射野中心轴上计划靶区中心处。②等剂量比的两个对穿野照射时，靶区剂量规定点应选在两射野中心轴的中点。③剂量比不等的两个对穿插野照射时，靶剂量规定点应选在两射野中心轴上计划靶区中心。④两野或三野以上交角照射时，靶剂量规定点应选在照射野中心轴的交叉点处。

规定 5：X 射线旋转治疗时，当旋转角在 270°~360° 之间时，靶剂量规定点应选在旋转主平面的旋转中心处；当放置角小于 270° 时，靶剂量规定点应选在旋转主平面旋转中心或计划靶区中心处。旋转中心的安排应使得计划靶区中心的剂量接近最大剂量。

规定 6：高能电子束单野照射，当线束垂直入射时，靶剂量规定点应选在射野中心轴上最大剂量点处；当线束斜入射或使用不规则野时，若用计算机计算剂量分布，靶剂量规定点选在射野中心轴上计划靶区中心处，并注明靶剂量不均匀性超过 5% 或者 10% 的偏差时。若用查表计算时，靶剂量规定点应选在假设射野垂直入射时，射野中心轴上最大剂量点位置。

规定 7：如果靶区剂量分布的剂量归一点（100%）与上述靶剂量规定点一致量，100% 等剂量线就代表靶剂量，如果不一致时，用相应的等剂量线计算靶剂量。

（周菊英　徐晓婷）

zhèngcháng zhìliáo jùlí

正常治疗距离 （normal treatment distance，NTD）

放射源到治疗中心的距离。对电子束照射，是从电子束的虚源沿辐射束至限束筒末端所测量的距离；对 X 射线束照射，是从 X 射线束的虚源沿辐射束轴至等中心的距离；对非等中心设备，是至规定平面的距离。照射率与距离平方成反比。

延长治疗距离，可以提高深度量，减少旁向散射，并可扩大照射面积，但无限加大 NTD，剂量率明显下降，在时间上不经济。因近年来放疗技术的应用趋势是采用同中心治疗。

产生不同质的射线的治疗机照射距离不同，如千伏级 X 线机、钴-60 机的正常照射距离为 60~80cm，直线加速器的正常照射距离为 100cm。描述正常照射距离的几个指标。

源皮距（SSD）：表示射线源到模体表面照射野中心的距离。

源瘤距（STD）：表示射线源沿射野中心轴到肿瘤内的距离。

源轴距（SAD）：表示射线源到机架旋转轴或机器等中心的距离。

源托距（STrD）：在制作铅挡块时用到，由源到挡块托盘表面的距离。

源室距（SCD）：在测量中用到，由源到电离室中心且平行于中心轴的距离。

（周菊英　徐晓婷）

děngzhōngxīn

等中心（isocenter）

放射学设备中，各种运动的基准轴线围绕运动的一个公共中心点。又称为机械等中心。辐射束轴从以此点为中心的最小球体内通过。对放射治疗设备而言，即在机器运行的全部角度范围内，医用放射治疗机的三个旋转轴（旋转机架的旋转轴、准直器旋转轴和治疗床的旋转轴）应相交于一点，即为等中心，是各辐射束轴相交的平均点，它与机房中所有激光灯出射平面的焦点相重合。

原理 医用电子加速器是按等中心原理设计的：只要将患者的肿瘤中心置于等中心点上，无论旋转机架、辐射头和治疗床处于什么角度，或作任何旋转，辐射野中心始终与肿瘤中心重合。对医用电子加速器来讲，由于其本身具有的、不可消除的机械等中心误差、限束系统误差、辐射束流方向的误差，都对辐射束轴产生影响，使得辐射束轴在机架和限束系统的全部角度范围内有一定的变化，不可能始终通过空间上的一个不动点。但是，在空间上一定存在一个不动点，它是各个方向的辐射束轴在空间形成的最小包络区的形心，这个形心就是等中心点。

如果机器的等中心精度较差（即误差较大），表现为各辐射束轴线偏离较大，辐射束轴线与治疗床旋转轴线偏离较大。在进行等中心放射治疗时，辐射野中心将偏离肿瘤中心，造成较大的治疗误差。因此，为保障肿瘤辐照的准确性，等中心精度称为医用电子加速器性能评价的一个重要指标。

应用 等中心原理在临床上具有非常重要的意义，如利用等中心原理，可以灵活的确定辐照入射方向，使一些要保护的人体组织避开辐射通过的路径；利用等中心原理，可以对同一肿瘤进行不同入射角度的照射，既不降低肿瘤接受的累积剂量，又可减少辐射对通过路径中正常组织的累积剂量，尽可能地减少对正常组织的损伤；利用等中心原理，可以进行弧形治疗和立体定向治疗。

放射过程中放射源到肿瘤或靶区中心的距离是固定的，这种放射治疗方式称为等中心定角放射治疗，又称固定源瘤距治疗，其特点是只要将机器旋转中心放在肿瘤或靶区中心上，即使机器转角准确性稍有误差或病人体位稍有偏差，都能保证射野中心轴能通过肿瘤或靶区中心（图1）。最重要的是升床高度，因为升床高度也就是将肿瘤中心（靶区中心）送到治疗机旋转中心轴的位置，因此，等中心照射时，必须先对好距离再给机架角度。等中心技术摆位方便、准确，因此在临床上应用广泛。

（周菊英　徐晓婷）

zǔzhī-kōngqìbǐ

组织-空气比（tissue-air ratio, TAR）

模体中射野中心轴等中心处，其组织深度为 d 时的吸收剂量率，与同一空间位置空气中一小体积软组织内吸收剂量率之比。病人或模体内射野中心轴上 Q 点的剂量 D_Q 或剂量率 $\dot{D}_Q$ 与射野中心轴上同一点的空气中的小质量水介质剂量（剂量率）D_Q 或 $\dot{D}_Q$ 之比。

发展历史 组织空气比概念

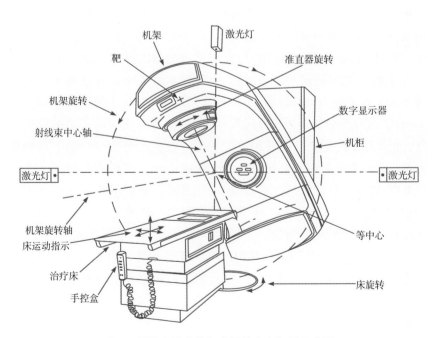

图1　医用电子直线加速器等中心机械示意图

首先是由加拿大物理学家约翰斯（Johns）于20世纪50年代初提出的，目的是解决钴-60和中低能量等光子射线束旋转治疗的剂量计算。随后扩展应用到多个静态野的等中心照射。在旋转照射治疗中放射源围绕旋转轴作圆周运动，旋转轴通常在肿瘤内。围绕病人旋转过程中源皮距随病人的轮廓而不断变化，但源轴距保持不变。

计算方法 $\text{TAR}(z, A_Q, h\nu)$ 公式为：

$$\text{TAR}(z, A_Q, h\nu) = \frac{D_Q}{D'_Q} = \frac{\dot{D}_Q}{\dot{D}'_Q} \quad (1)$$

测量 TAR 的几何条件：体模中的 D_Q 测量条件见图1（a），空气中 $\dot{D}_Q$ 测量条件见图1（b）。A_Q 为置于机器等中心的 Q 点处的射野大小。

与 $\text{PDD}(z, A, f, h\nu)$ 受到四个参数的影响相比，$\text{TAR}(z, A_Q, h\nu)$ 只受三个参数的影响：深度 z、深度 z 处的射野大小 A_Q 和射线能量 $h\nu$，在临床治疗的 SSD 范围内（50~150cm）TAR 基本上与源皮距或源轴距无关。

当 A_Q 和 $h\nu$ 不变时，在大于 z_{max} 的深度处 TAR 随 z 的增加而减小。

当 z 和 $h\nu$ 不变时，TAR 随射野 A_Q 增大而增大。

当 z 和 A_Q 不变时，TAR 随 $h\nu$ 的增加而增加。

当 $z = z_{max}$ 时，TAR 与峰值散射比相等：

$$\text{TAR}(z = z_{max}, A_Q = A_p, h\nu) = \text{PSF}(A_p, h\nu) \quad (2)$$

零野的组织空气比即 $\text{TAR}(z, 0, h\nu)$ 可以按以下公式计算：

$$\text{TAR}(z, 0, h\nu) = e^{-u_{eff}(z-z_{max})} \quad (3)$$

此处的 u_{eff} 是能量为 $h\nu$ 的光子线有效衰减系数。射野 A 0×0 是假想的射野，由于散射体积为0，该射野在模体内某深度处的剂量完全只有原射线的贡献。

组织空气比采用电离室测量最可靠；但比测量百分深度剂量要麻烦得多。测量水中不同深度的组织空气比时，必须保持电离室到源的距离不变，因此很难采用自动测量技术。此外，测量小质量水介质剂量必须非常小心地保证足够的建成和避免电离室受到来自治疗室墙壁和地板的散射影响。

由于小质量介质的剂量不建议应用在大于钴-60和4MV的兆伏级光子射线线上，组织空气比的概念不用在中高能光子射线的剂量学中。对于这些能量所采用的函数与组织空气比相似，但没有测量小质量介质剂量所存在的诸多限制。

与百分深度剂量（PDD）比较，组织空气比定义时的照射野大小，不在模体的表面，而是在定义深度 d 处的照射野大小。作为组织空气比的特例，如果深度正好位于参考深度 d_0 处，其组织空气比通常取名为反向散射因子（back scatter factor，BSF），或峰值散射因子（peak scatter factor，PSF）。组织空气比表示的是空间同一位置，即与放射源的距离相同，不同散射条件下（模体和空气中），吸收剂量的比值。因此，影响组织空气比的因素仅为射线束的能量，照射野大小和模体中深度。随射线能量、组织深度和射野大小的变化非常类似于百分深度剂量。如射野面积为零，此时的组织空气比值称作零面积组织-空气比（zero-area tissue-air ratio），是组织空气比的特殊形式。

应用 随着高能光子射线在放射治疗中的应用，上式定义的组织空气比，在实际测量中会遇到困难。主要是测量空气中的吸收剂量，需要在刚好达到电子平衡厚度的模体中测量，对钴-60 γ 射线及中低能量的 X 射线，所需的平衡厚度小于1cm，而高能量的 X 射线，所需的平衡厚度要大于2cm，则模体材料的直径有时会等于或大于一些治疗的照射

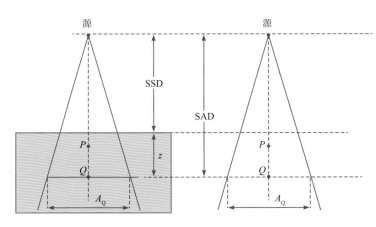

a 确定水体模中 Q 点的剂量   b 确定 Q 点的小质量水介质剂量

图1 TAR 的测量和定义的几何示意图

注：Q 是距离放射源为 SAD 的等中心处的一个点，A_Q 是体模内深度为 z 处的射野大小。

野，显然给测量带来一些困难。因此定义和应用组织空气比这一剂量学参数，一般多限于钴-60 及中低能量的 X 射线。

对高能 X（γ）射线，组织空气比从表面开始先随组织深度增加而增加，达到最大值后，随深度增加而减少。窄束或零野照射时，由于散射线所占的比例比较小，在最大剂量深度 dm 以后，组织空气比近似随深度变化遵循指数吸收衰减规律：

$$\mathrm{TAR}(d,0) = \mathrm{e}^{-\bar{\mu}(d-d_m)} \quad (4)$$

公式中给定模体材料和射线能量的窄束的平均线性衰减系数。随着射野增大，由于散射线的贡献，使其组织空气比随深度的变化较为复杂。

（周菊英　詹　蔚）

zǔzhī-mótǐbǐ

组织-模体比（tissue-phantom ratio，TPR）

TAR 概念于适用等中心摆位条件下对钴-60 射线及其能量以下的光子射线。但对于直线加速器产生的兆伏级 X 射线，由于难于测量空气中的小质量水介质的剂量（需要的电离室平衡帽太大），使其应用变得不合适。为了解决这个问题，组织体模比（TPR）的概念被引入到兆伏级射线等中心摆位的应用中。TPR 公式如下：

$$\mathrm{TPR}(z, A_Q, h\nu) = \frac{D_Q}{D_{Qref}} = \frac{\dot{D}_Q}{\dot{D}_{Qref}} \quad (1)$$

此处 D_Q 和 $\dot{D}_Q$ 是在模体内射线中心轴上任意一点 Q 的剂量和剂量率，D_{Qref} 和 $\dot{D}_{Qref}$ 则是在模体内射线中心轴上参考深度 Z_{ref} 处（一般是 5cm 或 10cm）的剂量和剂量率。

当 TPR 的参考深度 Z_{ref} 在最大剂量深度 z_{max} 处时，这个特殊的 TPR 称为组织最大比（TMR）描述，公式如下：

$$\mathrm{TMR}(z, A_Q h\nu) = \frac{D_Q}{D_{Qmax}} = \frac{\dot{D}_Q}{\dot{D}_{Qmax}} \quad (2)$$

此式的 D_Q 和 $\dot{D}_Q$ 是在模体中深度为 z 的 Q 点处的剂量和剂量率，而 D_{Qmax} 和 $\dot{D}_{Qmax}$ 则是在模体中深度为 z_{max} 的 Q 点处的剂量和剂量率。除了 Z_{ref} 变成了 Z_{max}，TMR 的几何定义和图 1 所示的相同。类似于组织空气比，组织体模比和组织最大比受到深度 z、射野大小 A_Q、射线能量 $h\nu$ 三个参数的影响，但不受源轴距 SAD 和源皮距 SSD 的影响。

组织最大比的范围是 $z \to \infty$ 时为 0，$z = z_{max}$ 时为 1 即 $0 \leqslant \mathrm{TMR}(z, A_Q h\nu) \leqslant 1$。$A_Q$ 和 $h\nu$ 不变，TPR 随 z 的增大而减小。z 和 $h\nu$ 不变，TPR 随 A_Q 的增加而增加。z 和 A_Q 不变，TPR 随 $h\nu$ 增加而增加。

（周菊英　詹　蔚）

散射-空气比（scatter-air ratio，SAR）

模体内某一点的散射剂量率与该点空气中吸收剂量率之比。与组织空气比的性质类似，散射空气比与源皮距无关，只受射线能量、组织深度和射野大小的影响。散射空气比主要是为了更好地区分模体中剂量的原射线和散射线的份额，以此来计算不规则射野的剂量。

因为模体内某一点的散射剂量等于该点的总吸收剂量扣除原射线剂量，因此某射野 FSZ，在深度 d 处的散射空气比在数值上等于该野在同一深处的组织空气比减去零野的组织空气比：

$$\begin{aligned} \mathrm{SAR}(d, \mathrm{FSZ}_d) \\ = \mathrm{TAR}(d, \mathrm{FSZ}_d) - \mathrm{TAR}(d, 0) \end{aligned} \quad (1)$$

式中：TAR（d，0）为零野的组织空气比。零野的物理意义是没有散射线，因此，TAR（d，0）表示了射野的原射线的剂量。

根据上述的定义，模体内射野中心轴上任意一点的剂量为：

$$D(d, \mathrm{FSZ}_d) = D_p(d, 0) + D_s(d, \mathrm{FSZ}_d) \quad (2)$$

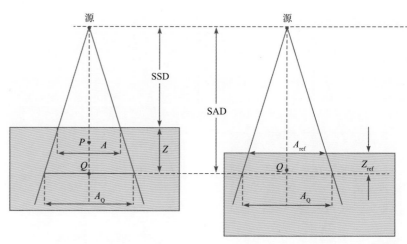

a　在体模中深度 z 处测量 D_Q 的几何示意图　　b　在体模中深度 z_{ref} 处测量 D_{Qref} 的几何示意图

图 1　测量 TPR（d，A_Q，$h\nu$）的几何示意图

注：图 a 和图 b 中测量点到源的距离和测量点处的射野大小都是相同的。

式中：$D_p(d,0)$ 为原射线的剂量；$D_s(d,\mathrm{FSZ}_d)$ 为散射线的剂量，它们分别为：

$$D_p(d,0) = D_a \times \mathrm{TAR}(d,0) \quad (3)$$

$$D_s(d,\mathrm{FSZ}_d) = D_a \times \sum_i \mathrm{SAR}(d,r_i)\frac{\Delta\theta_i}{2\pi} \quad (4)$$

式中：D_a 为计算点处空气中的吸收剂量。如图 1 所示，$\sum_i \mathrm{SAR}(d,r_i)\frac{\Delta\theta_i}{2\pi}$ 为计算点深度处射野的平均散射空气比：

$$\overline{\mathrm{SAR}}(d,\mathrm{FSZ}_d) = \sum_i \mathrm{SAR}(d,r_i)\frac{\Delta\theta_i}{2\pi} \quad (5)$$

式中：$\mathrm{SAR}(d,r_i)$ 为深度 d 处，半径为 r_i 的第 i 个小扇形的散射空气比；$\Delta\theta_i$ 为半径 r_i 的圆形野的小扇形的张角。上式求和称克拉克森（Clarkson）方法。此方法适合于包括方形野、矩形野、圆形野及其他任何形状的不规则野的剂量计算，特别是散射线剂量计算。根据这个原理，可以由已知的（或测量的）方形野的组织空气比推算出它的等效圆形野的半径和散射空气比。

$$\overline{\mathrm{SAR}}(d,r) = \overline{\mathrm{SAR}}(d,\mathrm{FSZ}_{sxs}) \quad (6)$$

对射野中心轴外任意点 P，将（3）改为下式，其他式均不变：

$$D_p(x,y,d) = D_a \times \mathrm{TAR}(d,0) \times \mathrm{POAR}(x,y,d) \quad (7)$$

式中：D_a 为空气中点 $(0,0,d)$ 的吸收剂量，$\mathrm{TAR}(d,0)$ 为零野深度 d 处的组织空气；$\mathrm{POAR}(x,y,d)$ 为模体中的计算深度 d 处的原射线的离轴比，其值依赖于均整器、源的大小、准直器设计等。

（周菊英　詹　蔚）

bànzhí shēndù

半值深度（half-value depth）
IAEA TRS 398 定义的电子束剂量中的射线束质指数。用 R_{50} 表示。由于电子束频谱较复杂，任何单独的能量参数都不能完全地表现电子束的特性。所以用几个参数用于描述射线束，例如模体表面最大可几能量 $E_{p,0}$，模体表面的平均能量 $\overline{E}_0$，和吸收剂量降至最大剂量 50% 时的深度 R_{50}。

模体表面最大可几能量 $E_{p,0}$ 实证与水中实际射程 R_p 具有下列关系：

$$E_{p,0} = 0.22 + 1.09R_p + 0.0025R_p^2$$

式中：$E_{p,0}$ 单位为兆电子伏特，R_p 单位为 cm。

模体表面的平均能量 $\overline{E}_0$ 同半值层深度 R_{50} 的关系为：

$$\overline{E}_0 = CR_{50} \quad (1)$$

式中：$C = 2.33\mathrm{MeV/cm}$（水中）。

深度 R_{50} 由 R_{50} 测量的 $R_{50,\mathrm{ion}}$（即电离曲线降至最大值的 50% 的深度）计算得来：

$$R_{50} = 1.029R_{50,\mathrm{ion}} - 0.06(\mathrm{g/cm^2})$$
$$(\text{for } R_{50,\mathrm{ion}} \leqslant 10\ \mathrm{g/cm^2}) \quad (2)$$

$$R_{50} = 1.059R_{50,\mathrm{ion}} - 0.37(\mathrm{g/cm^2})$$
$$(\text{for } R_{50,\mathrm{ion}} > 10\ \mathrm{g/cm^2}) \quad (3)$$

（周菊英　詹　蔚）

biǎomiàn xīshōu jìliàng

表面吸收剂量（surface absorbed dose）　模体表面处于一特定距离时，在模体中辐射束轴上 0.5mm 深度处的吸收剂量。此剂量包括原射线和组织向该测量点的散射线。如果射线从多个方向入射，应是各照射方向的原射线和散射线到达此点的剂量之和。

远距离照射时，低能 X 射线的表面吸收剂量较高，但在高能时表面剂量则比较低，这是由于建成效应的作用，射线能量越高，最大剂量点越深，表面剂量就越低，皮肤保护效应就越好。对电子线而言，表面剂量在 75%~100%。能量低于 12MeV 电子线，表面剂量是最大剂量的 75%~90%，尚有一定的皮肤保护效应。随着能量的提高，表面剂量提高，15MeV 电子线，表面剂量达到 93% 以上，皮肤反应强烈。这个现象与光子相反。近距离照射时局部剂量很高，然后随深度加深，剂量陡然下降，因此表面吸收剂量也较高。

（周菊英　詹　蔚）

shēnbù jìliàng

深部剂量（depth dose）　放射线经过皮肤射入身体，在中心线束上某一深度处的剂量。又称深度剂量。该点的剂量包括被浅层组织吸收以外射线和周围组织对该点的散射线，若该点恰为肿瘤

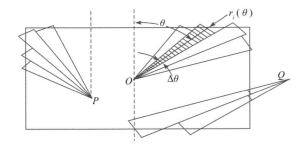

图 1　计算点处平均散射空气比计算示意图

注：O 点在射野中心轴上；P 点为射野内离轴点；Q 为射野外一点。

中心则该点剂量称为肿瘤量。在源皮距和辐射野面积一定时，当射线入射到人体（或模体）中时，吸收剂量将随深度变化，辐射束轴上的吸收剂量随深度而变化的关系曲线则称为深度剂量曲线（depth dose chart）。如果射线从多个方向入射，该点的深度剂量应是各照射方向的原射线和散射线到达此点的剂量之和。

影响深度剂量的因素有：射线能量、射线种类、组织深度、组织密度、射野大小、源皮距和线束准直系统等。因此做患者体内剂量计算时，必须考虑这些因素对深度剂量分布的影响。

（周菊英　詹　蔚）

bǎifēn shēndù jìliàng

百分深度剂量 （percentage depth dose，PDD）

射野中心轴上某一深度处的吸收剂量率与参考点深度处剂量率的百分比（图1）。

基本原理　百分深度剂量的公式如下：

$$PDD = \frac{\dot{D}_d}{\dot{D}_{d_0}} \times 100\% \qquad (1)$$

对能量 ≤400 kV X 射线，因参考点取在模体表面（$d_0 = 0$），上式变为：

$$PDD = \frac{\dot{D}_d}{\dot{D}_s} \times 100\% \qquad (2)$$

式中：$\dot{D}_s$ 为射野中心轴上皮肤表面剂量率。

对高能 X（γ）射线，因参考深度取在射野中心轴上最大剂量点深度 d_m 处，上式变为：

$$PDD = \frac{\dot{D}_d}{\dot{D}_m} \times 100\% \qquad (3)$$

式中：$\dot{D}_m$ 为射野中心轴上最大剂量点处剂量率。最大剂量深度 d_m 随射线能量增加而增加，如钴-60γ射线，最大剂量点深度在距表面（或皮下）5mm 深度处，10MV X 线，最大剂量点深度在表面 2.5cm 处，半价层为 1~2mmCu 的低能 X 线，当射野很大时，最大剂量点略在表面下，此时参考点仍然在表面，故最大吸收剂量点处的百分深度剂量大于 100%。例如，HVL = 2.0mm Cu X 射线，SSD = 50cm，射野面积为 400cm²，在 0cm，1cm，2cm 深度处，百分深度剂量分别为 100%，102.4%，99.0%。产生这种情况不是由于电子建成效应，而是由于大照射野造成的过量散射。原则上说，应该按最大剂量点作为参考点，

实际上并非这样，对能量小于 400kV X 线，参考点依然放在表面上。

影响因素　影响百分深度剂量的因素有：①射线能量。从图2可以看出，在其他条件相同时，通常射线能量越高，百分深度量越大。②照射野面积。面积越大，百分深度量越大，这可以从图2中百分深度量曲线随照射野面积单调上升看到。同时也可以看到，射线能量越高，上升的趋势变缓；能量越低，百分深度量随照射野大小的变化越大，而高能时，变化就不太明显了。③照射野形状。通常在其他条件相同时，照射野越偏百分深度量则越小。如果以矩形照射野为例，设 a 是照射野的长轴，b 是照射野的短轴，a/b 的值越大，百分深度量就越小。④组织深度。剂量建成区以下的深度处，百分深度量随着深度增加而减小。⑤源皮距。源皮距增加，百分深度量增加。在放射治疗临床实践中，源皮距是一个很重要的参数，从剂量学角度考虑，选择该参数要综合权衡输出剂量和百分深度剂量，选择较小的源皮距，虽然可以得到较高的输出剂量，但百分深度剂量会较小。加大源皮距，百分深度剂量可增

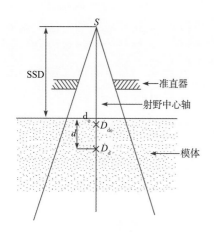

图1　百分深度剂量定义示意图

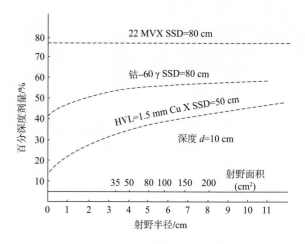

图2　百分深度剂量随面积和能量变化

加，但得到的输出剂量可明显下降，在时间上不一定经济。应用高能量的 X（γ）射线治疗深部病变，源皮距通常为 100cm，最小源皮距一般为 80cm。为临床应用，百分深度剂量一般在标准源皮距条件下测量，当源皮距变化时，可应用平方反比定律进行换算。

（周菊英 詹 蔚）

chūshè jìliàng

出射剂量（exit dose） 射线穿过身体在对侧射出口表面的剂量。可通过电离室、半导体二极管、胶片、端口影像系统（EPID）等测量获得，在放射治疗中获取出射剂量的方法更多的是应用 EPID，测得的出射剂量在适当的软件环境中可与治疗计划系统（TPS）算出的出射剂量预测进行剂量比对，可以从剂量的角度分析投照误差，验证患者的剂量分布，分析投照误差。这种方法的优点是能在与实际治疗相同的机架方向进行验证，而不是仅在垂直的束流方向，其验证条件也更符合实际治疗情况。

（周菊英 詹 蔚）

děngjìliàng tú

等剂量图（isodose chart） 将模体中百分深度剂量相同的点连结起来，成等剂量线，又称等剂量曲线，等剂量线构成等剂量面。剂量在模体中的分布情况用等剂量面来表示称等剂量分布。每个照射野的剂量分布情况通常用照射野主平面上的等剂量分布曲线图表示。等剂量曲线与中心轴深度量相比反映出线束离轴方向上的剂量变化，它通常按 10%等剂量间隔绘制成曲线，且归一于线束中心轴上的最大剂量点，即 d_{max} 点剂量值为 100%。等剂量图、剂量体积直方图、通量图都是评估治疗计划的工具。使用等剂量图可以按 CT 层面逐层观测剂量分布，评估剂量适形度。

X（γ）射线等剂量曲线特点

X（γ）射线与电子线的等剂量曲线有不同的特点（图1）。

①同一深度处，射野中心轴上的剂量最高，向射野边缘剂量逐渐减少。但在加速器中，为了使在较大深度处剂量分布较平坦，均整器设计有意使其剂量分布在靠近模体表面处，中心轴两侧的剂量分布偏高一些。②在射野边缘附近（半影区），剂量随离轴距离增加逐渐减少。这种减少，一方面由于几何半影、准直器漏射引起，另一方面由于侧向散射的减弱引起。由几何半影、准直器漏射和侧向散射引起的射野边缘的剂量渐变区称为物理半影，通常用 80%和 20%等剂量线间的侧向距离表示物理半影的大小，一般 5～10mm。③射野几何边缘以外的半影区的剂量主要由模体的侧向散射、准直器的漏射线和散射线造成。④准直范围外较远处的剂量由机头漏射线引起。照射野的等剂量曲线的形状受射线束的能量、放射源的尺寸、准直器、照射野大小、源皮距和到准直器距离等诸多因素的影响。

电子线的等剂量线分布特点

当一定能量的电子线进入介质，线束因为散射在模体内迅速展宽，影响等剂量线分布的因素有等剂量水平、电子线能量、射野大小和线束准直情况等。一般电子线等剂量线分布的特点为：随着深度增加，低值等剂量曲线向外侧膨胀，高值等剂量曲线向内侧收

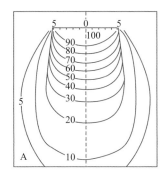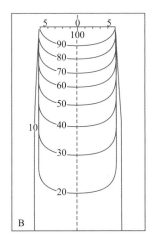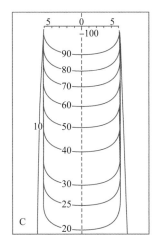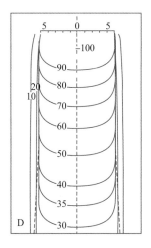

图1 光子线等剂量线图，10cm×10cm 射野

注：A 为 200kV，SSD＝50cm，HVL＝1cmCu；B 为钴-60，SSD＝80cm；C 为 4MV X 线，SSD＝100cm；D 为 10MV X 线，SSD＝100cm。

缩，并随电子线能量而变化，特别是能量大于 7MeV 时后一种更为突出。

图 2 显示 9 MeV 和 20 MeV 能量电子线的等剂量线分布，可以明显看出电子线等剂量线的外侧膨胀和内侧收缩现象。随着深度增加，电子线能量渐减，散射角越来越大，低值等剂量曲线（<20%）向外侧膨胀；当电子线能量大于 15 MeV，同样因为散射的原因，高值等剂量曲线（>80%）明显地内侧收缩。

射野大小也对高值等剂量线的形状有所影响，图 3 显示 13 MeV 的电子线照射野从 3cm×3cm 到 20cm×20cm 等剂量线变化情况。可以看出，90% 等剂量线的底部形状由弧形逐渐变为平直。

造成电子束等剂量曲线这些特点的主要原因是电子束易于散射的特性。对于不同类型、不同限束系统的治疗机，这些特点会有显著不同。限光筒的下端面与患者皮肤之间的距离，患者体表的弯曲程度、电子束的入射方向等，都会影响电子束等剂量分布曲线的形状。在临床应用时，电子束治疗选择照射野大小的原则，应确保特定的等剂量曲线完全包围靶区。

（周菊英 詹蔚）

fàngshèxìng hésù xiǎnxiàng

放射性核素显像（radionuclide image）

将放射性药物引入体内后，以脏器内、外或正常组织与病变之间对放射性药物摄取的差别为基础，利用显像仪器获得脏器或病变的影像技术。常用的显像仪器为 γ 照相机和发射型计算机断层照相机（ECT），后者又分为正电子类型的 PECT 和单光子类型的 SPECT。按显像的方式分为静态和动态显像两种。由于病变部位摄取放射性药物的量和速度与它们的血流量、功能状态、代谢率或受体密度等密切相关，因此所得影像不仅可以显示它们的位置和形态，更重要的是可以反映它们的上述种种状况（可以统称为功能状况），故是一种功能性显像。众所周知，绝大多数疾病的早期，在形态结构发生变化之前，上述功能状态已有改变，因此放射性核素显像常常能比以显示形态结构为主的 XCT、MRI、超声检查等较早地发现和诊断很多疾病。但它的空间分辨率不如上述其他医学影像方法，清晰度较差，应根据需要适当选择或联合应用各种显像方法。

竞争放射分析无需将放射性物质引入体内。脏器功能测定和放射性核素显像需将放射性药物引入体内，但其量极微，加上现在所用放射性核素的半衰期都较短，一次检查所致人体的辐射吸收剂量很低，一般皆低于常规的 X 线检查，所以是安全的。

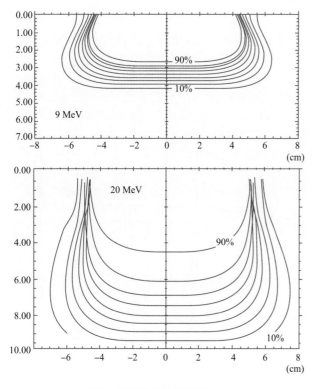

图 2 电子线的等剂量线分布

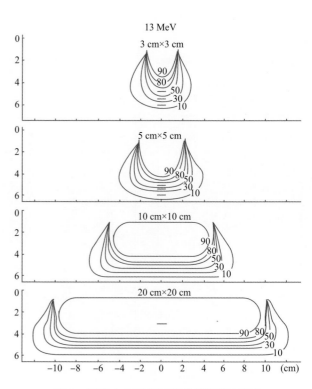

图 3 射野大小对电子线等剂量线的影响

放射性核素检查的主要内容有：①心血管系统。主要有心肌显像和心功能测定。②神经系统。主要有局部脑血流（γCBF）断层显像、局部脑葡萄糖代谢显像和神经受体显像。③肿瘤显像。主要有放射免疫显像（RII）、其他特异性亲肿瘤显像、镓-67显像、骨转移灶显像和淋巴显像。④消化系统。主要有肝血管瘤显像、肝胆显像、异位胃黏膜显像和活动性消化道出血显像。⑤呼吸系统。主要用于早期诊断发病2~3日内的肺栓塞。⑥泌尿系统。主要有泌尿系动态显像。利用99mTc-DMSA可以显示肾实质影像，能灵敏地发现肾脏瘢痕。此外，放射性核素显像还可用于内分泌系统、骨骼系统和血液系统疾病的诊断。

（樊飞跃　张良安）

fàngshèxìng hésù zhìliáo

放射性核素治疗（radionuclide therapy）

利用在机体内能高度选择性聚集在病变组织内的放射性药物，在体内杀伤病变细胞达到治疗疾病的治疗手段。该治疗方法对周围组织影响极小，对医护人员及家属几乎无影响，与其他治疗方法相比，具有无痛、安全、有效和经济等独特优势，是通常临床难以治疗或不能获得满意疗效的多种疾病提供了较为有效的治疗手段。

随着科学技术的不断发展，目前放射性核素治疗已经成为治疗多种临床疾病的重要方法，并已广泛应用于许多临床学科，成为临床上较为常规的治疗方法，发挥着重要的作用。核医学科自建科起，就开展了放射性核素治疗，目前在以下几个方面已经积累了较丰富的经验：①碘-131治疗甲状腺功能亢进症（甲亢）。②碘-131治疗功能性甲状腺癌转移灶。③骨转移癌的内照射治疗。④锶-90敷贴治疗血管瘤。

碘-131治疗甲状腺功能亢进症　碘-131治疗甲亢是核医学在治疗上应用得最早的一种方法，迄今为止已有50多年的历史。甲状腺具有高度摄取碘-131的功能，碘-131衰变时放出的β射线，射程短仅2~3mm，对周围正常组织一般无影响，可取得类似部分切除甲状腺组织的效果。此治疗方法适用于25岁以上的Graves病患者、抗甲状腺药物无效、过敏、治疗后复发、甲亢手术后复发、甲亢伴明显突眼、患者不愿手术或有手术禁忌证（如心脏病、糖尿病或血液病）的病人。碘-131治疗甲亢较之传统的药物、中草药和外科手术治疗方法具有以下优点：①治疗方法简便经济、安全无痛苦。完成相关检查后，多数患者只需服一次药，整个治疗便结束，不需住院，少数服用碘-131一次未愈者，可以进行多次碘-131治疗。②治疗效果特佳，有效率在98%以上，一次治愈率高达（70~80）%。③可治疗有严重并发症，如心脏病，手术后复发或手术后难以再次手术的患者。④不损伤甲状旁腺等甲状腺周围组织，颈部也不留瘢痕。⑤治疗中副作用较小，对骨髓、白细胞、生育、肿瘤、遗传及脱发等均无明显影响，虽少数患者可能出现甲状腺功能低下（简称甲低），但只要给予甲状腺激素替代治疗便会迅速纠正。

碘-131治疗功能性甲状腺癌转移灶　碘-131是碘的放射性同位素，甲状腺是其功能性靶组织。碘-131治疗甲状腺癌主要针对分化好的乳头状癌（papillary thyroid carcinoma，PTC）和滤泡状癌（follicular thyroid carcinoma，FTC）以及两种细胞混合型癌。而对转移灶的治疗主要是功能性甲状腺癌转移灶（functional thyroid lesions）。当代国内、外内分泌外科学及内分泌学及核医学专家认为，甲状腺癌的治疗应分3个步骤：甲状腺外科全切+碘-131切除残余灶（转移灶）+足量L-T4抑制治疗。文献报道，乳头状癌和乳头滤泡混合癌仅用手术切除，其复发率为32%；手术加T4抑制治疗复发率为11%；而手术碘-131及T4抑制治疗联用后复发率为0.27%，因此国内外学者主张分化好的PTC及FTC全切后配合碘-131的治疗。

内照射治疗骨转移癌　恶性肿瘤的骨转移发生率很高，一旦癌细胞转移至骨后，绝大多数（>70%）的患者会出现剧烈的持久性骨痛，且大多数为难治性骨痛，即使外照射，化疗及麻醉镇痛药物都难以控制。放射性核素治疗癌症骨转移是目前较为有效的一种方式，也可用于治疗其他种类的癌症。其原理是利用放射性核素或其标记物（放射性药物），通过代谢或其他途径引入体内，选择性地聚集在病变部位，利用其发射出的射程很短的β粒子或α粒子，对病变进行集中照射。

放射性核素治疗在治疗骨转移灶时，多发性骨转移灶（有时多达几十处），注射一针放射性药物，通过代谢可浓聚于所有转移部位进行治疗，而正常组织滞留很少是其优势；对单灶而言，用放疗（外照射）就比较合适。

核素治疗应当在有放射性核素检查和治疗条件的医院进行，以防放射性核素污染。常用的放射性核素药剂包括含有锶-89与钐-

153 的放射性药物。核素治疗的锶-89 的半衰期为 50 天，其放射的 β 射线在治疗后的两个半衰期（约 101 天）内释放量为 75%。由于释放期较长，治疗效果一般在药剂注射后 7~20 天开始显现，且疼痛缓解较缓慢，治疗后骨髓康复期也相对较长。钐-153 的半衰期为 1.9 天，其放射的 β 射线在治疗后的两个半衰期（约 4 天）内释放量为 75%。钐-153 对疼痛缓解的起效及骨髓康复的时间均较短，但其 β 粒子能量较锶-89 低，因而穿透性较弱。两种常用的放射性核素治疗对骨髓均具有抑制作用并可引起血小板和中性粒细胞计数的减少，但钐-153 的这一不良反应较锶-89 更为严重。因此，肿瘤患者在放射性核素治疗过程中应接受至少为期 8 周的每周全血细胞计数，对患有血小板减少症（$<100×10^9/L$）或中性粒细胞减少症（$<2×10^9/L$）的患者应慎用或避免使用。当脊柱转移时，如出现硬膜外转移灶，则禁止核素治疗。

锶-90 敷贴治疗血管瘤　血管瘤以前多采用手术或冷冻等治疗，自从能生产放射性核素以来，放射性敷贴治疗日益增多。目前主要使用磷-32、锶-90-钇-90 敷贴器产生的 β 射线来治疗血管瘤。对比传统治疗方法，放射性敷贴治疗无痛苦，愈后一般不留瘢痕。

敷贴治疗皮肤血管瘤的主要原理是发射 β 射线，通过电离作用使病变组织发生形态及功能变化，血管内皮细胞肿胀、发生炎性改变、萎缩，以至血管闭合，最后被纤维细胞代替，达到治疗目的。锶-90 经 β 衰变成钇-90，再经过 β 衰变变成锆-90，在这些连续衰变过程中释放出能量为 0.195 7 MeV 和 0.933 1 MeV 的 β 射线，其中起主要治疗作用的是 0.933 1 MeV 的 β 射线。后者在组织中的最大穿透距离为 11cm，且其剂量随组织深度增加而迅速减少，深 1mm 处组织剂量 53%，2mm 处为 26%，3mm 处为 12%，而 6mm 处仅剩 1%，所以特别适合数毫米的浅表性疾病治疗，对治疗域的周围及全身器官无损伤，使用安全可靠。毛细血管瘤经照射后，血管内皮细胞肿胀、炎性改变，血管壁出现早期退化，从而使血管闭合，达到治疗目的。

（樊飞跃　张良安）

dānguāngzǐ fāshè jìsuànjī tǐcéng xiǎnxiàng

单光子发射计算机体层显像

（single photon emission computed tomography，SPECT）　单光子发射计算机体层显像是以普通 γ 发射体为探测对象的发射计算机断层显像技术。单光子发射计算机断层显像（single-photonemissioncomputedtomography，SPECT）和正电子发射断层成像术（positron emission tomography，PET）是核医学的两种 CT 技术，由于它们都是对从病人体内发射的 γ 射线成像，故统称发射型计算机断层成像术（emission computed tomography，ECT）。

基本原理　γ 照相机探头的每个灵敏点探测沿一条投影线进来的 γ 光子，其测量值代表人体在该投影线上的放射性之和。在同一条直线上的灵敏点可探测人体一个断层上的放射性药物，它们的输出称作该断层的一维投影。图中各条投影线都垂直于探测器并互相平行，故称为平行束，探测器的法线与 X 轴的交角 θ 称为观测角。γ 照相机是二维探测器，安装了平行孔准直器后，可以同时获取多个断层的平行束投影，这就

是平片。平片表现不出投影线上各点的前后关系。要想知道人体在纵深方向上的结构，就需要从不同角度进行观测。可以证明，知道了某个断层在所有观测角的一维投影，就能计算出该断层的图像。从投影求解断层图像的过程称作重建。这种断层成像术离不开计算机，所以称计算机断层成像术（computered tomography，CT）。CT 设备的主要功能是获取投影数据和重建断层图像。

临床应用　包括以下几方面。①骨骼显像。骨骼显像是早期诊断恶性肿瘤骨转移的首选方法。可进行疾病分期、骨痛评价、预后判断、疗效观察和探测病理骨折的危险部位。②心脏灌注断层显像。心肌缺血的诊断。可评价冠状动脉病变范围，对冠心病危险性进行分级；评价冠脉狭窄引起的心肌血流灌注量改变及侧支循环的功能，评价心肌细胞活力；对心肌梗死的预后评价和疗效观察；观察心脏搭桥术及介入性治疗后心肌缺血改善情况。心肌梗死的诊断，心梗伴缺血的诊断，判断心肌细胞存活情况。心肌病、室壁瘤的鉴别诊断。③甲状腺显像。异位甲状腺的诊断和定位。具有独特价值。甲状腺结节功能的判断和良恶性鉴别，具有较高诊断价值。高分化甲状腺转移灶的定位和诊断。甲状腺大小和重量的估计。④局部脑血流断层显像。缺血性脑血管意外的诊断。具有较高诊断价值。癫痫致痫灶的定位诊断。癫痫发作间期的阳性率高达 60%（而 XCT 和 MRI 的阳性率约 25%）。判断脑肿瘤的血运，鉴别术后或放疗后复发和瘢痕。痴呆分型，尤其对早老性痴呆（阿尔茨海默病）的诊断有较高价值。⑤肾动态显像及肾图检

查。了解肾动脉病变及双肾血供情况；对肾功能及分肾功能的判断；了解上尿路通畅情况及对尿路梗阻的诊断；监测移植肾血流灌注和功能情况；以及了解糖尿病对肾功能的影响。⑥甲状旁腺显像。对甲状旁腺腺瘤的诊断和定位。⑦肾上腺髓质显像。对嗜铬细胞瘤及其转移灶的诊断及定位，及恶性嗜铬细胞瘤[131]I-MIBG 治疗后随访。⑧肺灌注显像与肺通气显像。对肺动脉血栓栓塞的诊断与疗效判断。⑨肝脏胶体显像、肝血流与肝血池显像。对肝海绵状血管瘤的诊断。⑩肝胆动态显像。用于鉴别梗阻性黄疸和肝细胞性黄疸；鉴别先天性胆道闭锁和婴肝综合征及疗效观察。⑪肠道出血显像。最适用于探测胃以下、乙状结肠以上的活动性下消化道出血。⑫异位胃黏膜显像。对梅克尔憩室的诊断及定位，对肠梗阻或肠套叠（怀疑与梅克尔憩室或小肠重复畸形有关）的鉴别诊断。

（樊飞跃　张良安）

zhèngdiànzǐ fāshè jìsuànjī tǐcéng xiǎnxiàng

正电子发射计算机体层显像

（positron emission compute tomography，PET）　用解剖形态方式进行功能、代谢和受体显像的技术。又称为正电子发射计算机断层扫描。它是一种最先进的医学影像技术，具有无创伤性的特点。是目前临床上用以诊断和指导治疗肿瘤最佳手段之一。

发展历史　正电子发射体层显像（PET）是1990年代开始应用于临床的医学成像设备。其成像原理与CT、MRI、超声等完全不同，采用在核医学中广泛使用的放射性核素进行成像。PET检查时使用的是正电子放射性核素，这类放射性核素半衰期通常很短（数分钟至数十分钟），因此由专用的小型医用回旋加速器现场生成，在化学合成仪中与探针结合后再注射到患者体内，然后将患者送入PET设备中进行扫描成像。

基本原理　PET 的独特作用是以代谢显像和定量分析为基础，应用组成人体主要元素的短命核素如碳-11、氮-13、氧-15、氟-18等正电子核素为示踪剂，不仅可快速获得多层面断层影像、三维定量结果以及三维全身扫描，而且还可以从分子水平动态观察到代谢物或药物在人体内的生理生化变化，用以研究人体生理、生化、化学递质、受体乃至基因改变。近年来，PET 在诊断和指导治疗肿瘤、冠心病和脑部疾病等方面均已显示出独特的优越性。

正电子发射体层显像（PET）所用的探针与 Optix MX 所使用生物大分子探针有些类似，其呈现的也是功能代谢信息，而非解剖结构信息。在临床使用中，代表功能信息的 PET 图像的分辨率太低，难以精确定位，因此目前通常把 PET 与 CT 设计在同一个机架中，由同机图像融合而获得具有精确解剖空间定位的功能代谢图像。PET 成像原理独特，对使用环境要求很高，且全套设备极其昂贵，因而 PET 通常设置在医院单独成立的 PET 中心内，而非放射科。

正电子发射体层显像（PET）属于发射型断层成像设备，成像所需的放射线来自于受检者体内，这与放射线来自于体外并穿透机体的 CT 是不同的，后者属于透射型成像设备。PET/CT 属于多模成像（multi-modality imaging）的一种方式，将医学分子影像技术推向新的高度。目前，PET/CT 已经在临床的肿瘤、心血管和神经系统疾病的诊断和治疗中得到广泛应用，其中肿瘤方面的应用占到90%左右。

正电子发射体层显像（PET）近年来受到广泛关注的原因是其真正实现了患者的功能代谢检查，包括基因表达、生物标志物定位定量和药物代谢等以往在临床检查中难以实现的目标，使早期诊断和疾病干预成为可能。PET 诊治的应用范围和准确性极大依赖于发现高质量的特异性探针，只有找到疾病特异性的生物探针才有可能实现特定病症的早期诊断。例如，18F 标记的葡萄糖（FDG）能够被代谢旺盛的组织大量吸收，从而被广泛应用于肿瘤发生和转移的早期检测，以及放化疗疗效的监测，但是 FDG 在脑部和炎症病灶处也会集聚，造成了许多假阳性，而在某些恶性程度不高的肿瘤中会呈现假阴性。新型 PET 探针的研究必须在活体小动物体内进行，因此 microPET 就应运而生。

（樊飞跃　张良安）

lìzǐ zhírù zhìliáo

粒子植入治疗（radionuclide interstitial implantation therapy）

将放射源植入肿瘤内部，让其持续释放出射线以摧毁肿瘤的治疗手段。又称放射性粒子植入治疗技术。粒子植入治疗技术涉及放射源，其核心是放射粒子。现在临床运用的是一种被称为碘-125 的物质。每个碘-125 粒子就像一个小太阳，其中心附近的射线最强，可最大限度降低对正常组织的损伤。

放射性粒子植入治疗技术主要依靠立体定向系统将放射性粒子准确植入瘤体内，通过微型放射源发出持续、短距离的放射线，使肿瘤组织遭受最大限度杀伤，而正常组织不损伤或只有微小损伤。专家认为，相比其他肿瘤治疗技术，放射性粒子植入治疗技术本身技术含量并不高、难度并不大。但由于直接植入人体内，而且是放射源，所以要严格把握适应证。

粒子植入治疗可以追溯到20世纪初。早在1909年，法国巴黎镭放射生物实验室就利用导管，将带有包壳的镭置入前列腺，完成了第一例前列腺癌近距离治疗。但早期技术由于剂量掌握不当，会造成患者直肠严重损伤，所以运用并不广泛。直到1931年，瑞典研究人员提出了近距离治疗的概念，并发明了剂量表格计算方法，才减低了并发症风险。20世纪70年代，美国纽约纪念医院开创了经耻骨后组织间碘粒子种植治疗前列腺癌的先河，形成了前列腺癌近距离治疗的基础。目前，放射性粒子植入治疗早期前列腺癌在美国等国家已成为标准治疗手段，在中国其治疗理念也渐渐得到认可。

（樊飞跃　张良安）

yīxué nèizhàoshè jìliàng fāngfǎ

医学内照射剂量方法（medical internal radiation dose，MIRD）

核医学患者内照射剂量估算方法。是美国核学会医学内辐射剂量委员会提出的。通过几年的建立和完善，他们定义了核医学剂量学的方法、公式和模式。

用医学内照射剂量方法是计算核医学诊疗中患者和受检者靶器官（r_k）吸收剂量的基本方法。若在源区（r_h）范围是内均匀分布的，计算靶区平均吸收剂量的基本公式如下：

$$D_k = \sum_h \tilde{A}_h S(r_k \leftarrow r_h) \quad (1)$$

式中：r_k 为靶区域；r_h 为源区域；$\tilde{A}_h$ 为源区的累积活度；S 为源器官每单位累积活度引起的靶器官的平均吸收剂量。当存在多重源区时，对于一个给定的靶区的总平均吸收剂量是来自各个源区吸收剂量之和。

所有的其他项合并为了 S 因子，它用下式计算：

$$S(r_k \leftarrow r_h) = \frac{k \sum_i n_i E_i \phi_i(r_k \leftarrow r_h)}{m_k} \quad (2)$$

式中：E_i 和 n_i 分别为源器官 i 种核衰变的能量和份额；m_k 为靶器官的质量；$\phi_i(r_k \leftarrow r_h)$ 为靶器官的吸收分数。对 β 核衰变，靶器官的吸收剂量主要来自本身的核素沉积，此时源器官与靶器官是同一器官，这时的 $\phi_i(r_k \leftarrow r_h) = 1$。其余情况可根据源靶器官间的几何关系和之间的组织的减弱情况来计算。因此，要用公式（1）计算吸收剂量的关键是计算 $\tilde{A}_h$。一般来说，$\tilde{A}$ 用下式计算：

$$\tilde{A}_h = \int_{t_0}^t A_h(t_0) e^{-\lambda t} dt \quad (3)$$

式中：λ 为有效衰变常数，与有效半衰期 T 有关，$\lambda T = \ln 2 \approx 0.69315$。只要知道放射性核素在施用（假定施用为 0 时刻）经过 t_0 时间后在源器官中的放射性初始活度为 $A_h(t_0)$，就可以用公式（3）计算出 $\tilde{A}_h$。假定在核素治疗中，最初的施用量为 A_0，施用量转移到源器官的分数为 f_h，则 $A_h(t_0) = f_h A_0$，将此式代入（3）式积分后可得：

$$\tilde{A}_h = \frac{f_h A_0}{\lambda}(e^{-\lambda t_0} - e^{-\lambda t_1}) \quad (4)$$

将（4）式代入（1）式可得：

$$D_{r_k} = A_0 \sum_h \frac{f_h}{\lambda}(e^{-\lambda t_0} - e^{-\lambda t_1}) S(r_k \leftarrow r_h) \quad (5)$$

假定：$C_{Ak} = \sum_h \frac{f_h}{\lambda}(e^{-\lambda t_0} - e^{-\lambda t_1}) S(r_k \leftarrow r_h)$，则：

$$D_K = A_0 \times C_{Ak} \quad (6)$$

式中：A_0 为施用活度，单位为 MBq；C_{Ak} 为核医学诊疗中，施用单位放射性活度后靶器官的吸收剂量，单位为 mGy/MBq。C_{Ak} 不但与核素类型有关，还与化合物类型、施用方式有关。ICRP 已计算了核医学不同情况下的 C_{Ak} 值，并以分别在 ICRP53，80 和 106 号出版物种发布。

（樊飞跃　张良安）

huànzhě jìliàng gūsuàn jìsuànjī xìtǒng

患者剂量估算计算机系统

（the computer system of patient dosestimation）　直接用核医学诊疗中的施用量估算靶区域 k 的剂量的方法。其计算公式如下：

$$D_k = A_0 d_k(Nc, Age) \quad (1)$$

式中：Nc 为核素、化合物形态及施用方式；Age 为年龄；$d_k(Nc, Age)$ 为施用单位某一化合物形态的核素引起的靶器官的剂量，单位为 μGy/MBq。ICRP 对核医学目前使用的不同化学形态的放射性核素的 $d_k(Nc, Age)$ 进行了计算，计算结果公布在 ICRP53、80 和 106 号出版物中。

基于公式（1）的计算公式和 ICRP 给出的 $d_k(Nc, Age)$ 就可以计算患者在核医学诊疗中所接受的剂量。将 ICRP53、80 和 106 号出版物中的 $d_k(Nc, Age)$ 建成一个计算机数据库，从而很容易用公式一进行核医学中患者所接受的剂量。

（张良安　樊飞跃）

临床核医学剂量学 （clinical nuclear medicine dosimetry）

línchuáng héyīxué jìliàngxué

临床核医学剂量学是临床核医学中，为优化诊疗方案，尽可能降低患者和受检者接受剂量的学科。

简史 追溯 1956~2006 年期间核医学剂量学的历史是一件很有意义的事，有两个重要的事件都发生在这个时期的初期。首先，1957 塔克（Tucker）和他的同事在美国布鲁克赫文（Brookhaven）国家研究所研制出了锝-99m 发生器。可将短半衰期放射性核素分发到有一定距离的现场，它大大加强了锝-99m 的使用范围和发挥其独特图像特征，带来了核医学的革命。锝-99m 特别有吸引力之处是在给出高质量影像的同时，病人接受的剂量相对较低。第二个重要事件是，由昆比（Quimby）和马里内利（Marinelli）成功研制了辐射剂量计算的全面的数学方法，1948 年和 1963 年发表了研究结果，1955 年引入了算术和几何平均的概念。

研究方法 为计算组织剂量，必须确定这些组织中单位质量吸收的能量，并进一步计算吸收剂量和当量剂量。在计算中，通常假设放射性物质在源区是均匀分布的，此时辐射能量和靶区质量是两个很重要的参数。根据识别的放射性核素、粒子或射线的特征能量和丰度，可给出依赖于放射性现存活度的释放率。剂量计算需要的主要量有：每次衰变的能量和数目，靶区的质量和活度。另一个重要的系数是发射能量系数，它可成为吸收系数，用符号 φ 代表。对于光子（γ 和 X 射线），一些能量将逃逸出内剂量估算感兴趣的组分和大小的区域（对大多数软组织，其直径在 cm 量级）。对电子和 β 射线，大多数能量将被吸收，所以，这时的吸收系数为 1.0。通常将电子和 β 射线称为非贯穿辐射，将 γ 和 X 射线称为贯穿辐射。吸收剂量计算的一般等式如下：

$$\dot{D} = \frac{kA \sum_i n_i E_i \phi_i}{m} \quad (1)$$

式中：$\dot{D}$ 为吸收剂量率（rad·h^{-1} 或 Gy·s^{-1}）；A 为放射性活度（μCi 或 MBq）；n 为每次核衰变发射的能量为 E 的辐射数量；E 为每次辐射的能量（MeV）；ϕ 为靶器官的吸收分数；m 为靶组织（或器官）的质量（g/kg）和 k 是比例常数（rad·g·μCi^{-1}·h^{-1}·MeV^{-1} 或 Gy·kg MBq^{-1}·s^{-1}·MeV^{-1}）。

比例常数的选用要适当是很重要的。计算的结果，除非使用完全相同的单位，否则应对比例系数进行适当的修正。

（张良安）

核医学中的微剂量学 （microdosimetry in nuclear medicine）

héyīxué zhōng de wēijìliàngxué

研究核医学中细胞或亚细胞水平的微观剂量分布的学科。α 核素广泛应用于放射免疫治疗，对 α 核素剂量学临床和理论上的研究越来越受到人们的关注。α 射线射程短（仅相当于几个细胞直径），碰撞阻止本领高（α 射线可达 102 MeV·cm^2/g，而 β 射线约 100 MeV·cm^2/g）的特性，使得 α 核素的吸收剂量在细胞水平的分布有明显差异的。一些学者从理论上计算了细胞亚细胞水平（即微剂量领域）的 S 因子，并研究了不同核素、不同靶源组合和不同靶源大小对细胞 S 因子的影响。然而这些研究均假设放射性核素均匀分布于整个细胞，或者只分布在细胞膜或细胞中心。显然，这是对放射性核素细胞分布极端条件下的简单假设。为了研究放射性核素细胞亚细胞水平微观分布类型对 S 因子的影响，以钋-213 为例，计算了几种可能的微观分布类型（均匀分布、中心分布、细胞膜分布、线性递增、线性递减、指数递增、指数递减）下细胞 S 因子，并在均匀分布情况下的结果进行了比较。同时研究了靶源大小对放射性核素不同微观分布下细胞 S 因子的影响，并分析了放射性核素不同微观分布下细胞 S 因子差异的来源。

研究方法 单事件蒙特卡罗随机模拟技术被广泛用于估算细胞微剂量参数。通常用计算机软件估算细胞 S 因子。利用蒙特卡罗方法随机模拟 α 粒子的发射；基于连续慢化近似模型，根据 α 粒子的剩余射程–能量的关系，采用插值法计算 α 粒子射入靶区和射出靶区时对应的动能。细胞模型采用充满水的同心球模型，靶区通常选为整个细胞或细胞核。源区 S_h 对靶区 T 的 S 因子 $S(T \leftarrow S_h)$ 即为大量单次辐射事件在靶区内吸收剂量的平均值：

$$S(T \leftarrow S_h) = \frac{1}{I} \sum \frac{I}{i} \frac{\Delta E_i}{m_T} \quad (1)$$

式中：I 为模拟次数，ΔE_i 为第 i 次辐射模拟在靶区内沉积的能量，其值等于 α 粒子入射动能与出射动能的差。m_T 为靶区的质量（等于靶区体积 $4\pi R_T^3/3$ 与密度 ρ_T 的乘积）。

对于特定的某次辐射，其辐射分支根据所使用的放射性核素的衰变数据随机选择，同时假设出射 α 粒子各向同性，其出射角按照等式（2）的约束条件随机选择。

$$\cos^2\theta_x + \cos^2\theta_y + \cos^2\theta_z = 1 \quad (2)$$

式中：θ_x，θ_y 和 θ_z 分别为 α 粒子出射方向与三个坐标轴的夹角。对于线性递减、指数递增、指数递减分布，由于其概率密度函数的反函数无数值解，无法用反函数法直接随机确定单次辐射核素点源距细胞中心的距离（即辐射初始位置）。为研究上述分布下的细胞的 S 因子，对计算模型进行如下改进：

$$
\begin{aligned}
&S(T \leftarrow S_h) \\
&= \frac{1}{Im_T} \sum_{i=1}^{I} \Delta E_i \\
&= \frac{1}{Im_T} \sum_{i=1}^{I} \int_{LB}^{UB} 4\pi r_i^2 \Delta E(r_i) C(r_i) \, dr
\end{aligned}
\quad (3)
$$

等式（3）中的积分部分用如下数值法求解：

$$
\begin{aligned}
&\int_{LB}^{UB} 4\pi r^2 \Delta E(r) C(r) \, dr \\
&= \sum_{j=1}^{J} 4\pi r_j^2 \Delta E(r_j) C(r_j) \frac{UB - LB}{J}
\end{aligned}
\quad (4)
$$

因此，等式（1）可改写为：

$$
\begin{aligned}
&S(T \leftarrow S_h) \\
&= \frac{UB - LB}{m_T} \frac{1}{I \times J} \sum_{i=1}^{I} \sum_{j=1}^{J} 4\pi r_{i,j}^2 \\
&\quad \Delta E(r_{i,j}) C(r_{i,j})
\end{aligned}
\quad (5)
$$

式中：I 为实验总次数；J 为每次实验中对 r 的均匀采样次数；UB 和 LB 分别为源区内放射性核素与细胞中心距离的上限和下限；第 i 次实验第 j 次均匀采样得到的放射性核素分布在距细胞中心 $r_{i,j}$ 处，此处放射性核素一次随机辐射在靶区内的能量沉积记为 $\Delta E(r_{i,j})$；$C(r_{i,j})$ 表示放射性核素分布在距细胞中心 $r_{i,j}$ 处的概率密度。对于任意 $C(r)$ 均满足：

$$\int_{LB}^{UB} 4\pi r^2 C(r) \, dr = 1 \quad (6)$$

当计算细胞对细胞的 S 因子（此时 $LB = 0$，$UB = Rc$）时，不同微观分布的概率密度函数及由等式（6）推导出的相应的归一化约束条件（表1）。由于 $C(r) \geq 0$ 及各种分布的归一化约束条件可以推出：

线性递增分布：

$$0 \leq \alpha \leq \frac{1}{\pi R_c^4}$$

线性递减分布：

$$0 \leq \alpha \leq \frac{3}{\pi R_c^4}$$

（张良安　樊飞跃）

fàngshè jìliàng jiāncè yǔ píngjià

放射剂量监测与评价 （dose monitoring and evaluation of radiation） 放射人员受到的剂量监测与评价。放射剂量监测与评价主要分为外照射剂量监测与评价和内照射剂量监测与评价。

外照射剂量监测与评价 外照射剂量监测与评价主要通过个人剂量监测、场所剂量监测、源项参数监测和其他参数获得基础的测量数据。个人剂量监测有光子个人监测和其他个人监测（主要是中子和高能电子）；场所剂量监测主要有空气比释动能、注量、周围剂量当量和定向剂量当量测量；源项参数主要指源的总活度、几何参数及源屏蔽参数等；其他信息监测时指前三种方法度无法进行的情况下，利用工作量和防护状况进行的监测。有了这些监测数据在有下述方法进行剂量评价。

有个人监测资料时的情况包括以下几个方面。

器官剂量估算在有 X、γ 个人监测资料的情况下，器官剂量估算应优先使用这些资料，其器官剂量估算模式为：

$$D_T = \frac{C_{kT} H_p(d)}{C_{kP}} \quad (1)$$

式中：D_T 为 T 器官的剂量，单位 Gy；$H_P(d)$ 为个人剂量当量，单位 Sv，对 X、γ 外照射，一般 $d = 10\text{cm}$，当 X 射线能量 <20keV 还应考虑 $d = 0.07\text{cm}$ 的情况，当要考虑眼晶体辐射损伤时，$d = 3\text{ cm}$；C_{kP} 为从空气比释动能到个人剂量的转换系数，单位为 Sv/Gy，其值可以从 ICRP74 号出版物中查到，注意，这个值是射线能量和入射角的函数。C_{kT} 为空气比释动能到器官剂量的转换系

表 1　放射性核素不同分布类型对应的分布概率密度函数

分布类型	概率密度函数	归一化约束条件
均匀分布	$C(r) = 3/4\pi R_c^3$	—
线性递增	$C(r) = C_0 + \alpha r$	$4\pi \left(\frac{1}{3} C_0 R_c^3 + \frac{\alpha}{4} R_c^4 \right) = 1$
线性递减	$C(r) = C_0 - \alpha r$	$4\pi \left(\frac{1}{3} C_0 R_c^3 - \frac{\alpha}{4} R_c^4 \right) = 1$
指数递增	$C(r) = D_0 + e^{\alpha r}$	$\dfrac{4\pi \left[6e^{\alpha R_c} - 6\alpha R_c e^{\alpha R_c} + 3\alpha^2 R_c^2 e^{\alpha R_c} + D_0 \alpha^3 R_c^3 - 6 \right]}{3\alpha^3} = 1$
指数递减	$C(r) = D_0 + e^{-\alpha r}$	$\dfrac{4\pi \left[-6e^{-\alpha R_c} + 6 - 6\alpha R_c e^{-\alpha R_c} - 3\alpha^2 R_c^2 e^{-\alpha R_c} + D_0 \alpha^3 R_c^3 \right]}{3\alpha^3} = 1$

注：α 为递增或递减速度常数；R_c 为细胞半径；C_0 和 D_0 分别为线性和指数分布对应的 $r = 0$ 处放射性核素的归一化概率密度。

数，单位为 Gy/Gy，它既是能量的函数，也是入射角的函数。在有中子个人监测资料的情况下，器官剂量估算应优先使用这些资料，其估算模式为：

$$D_T = \frac{C_{\Phi T} H_p(d)}{C_{\Phi P}} \qquad (2)$$

式中：$C_{\Phi T}$ 为中子注量到器官剂量的转换系数，单位为 pGy cm²，此时的估算仅适用于全身均匀照射的情况。$C_{\Phi P}$ 为中子注量到个人剂量当量的转换系数，单位为 pSv cm²，注意此值是入射角的函数。

有效剂量估算在有 X、γ 个人监测资料的情况下，其有效剂量（E）估算模式为：

$$E = \frac{C_{kE} H_p(d)}{C_{kP}} \qquad (3)$$

式中：E 为有效剂量剂量，单位 Sv；$H_p(d)$，C_{kp} 的含义与公式（1）相同；C_{kE} 为空气比释动能到有效剂量的转换系数，单位为 SvGy，它既是能量的函数，也是入射角的函数。

在有中子个人监测资料的情况下，其有效剂量（E）估算模式为：

$$E = \frac{C_{\Phi E} H_p(d)}{C_{\Phi P}} \qquad (4)$$

式中：$C_{\Phi E}$ 为中子注量到器官有效剂量的转换系数，单位为 pSv cm²。此时的估算仅适用于全身均匀照射的情况。$C_{\Phi P}$ 的含义与公式（2）相同。

无个人监测资料时的情况 器官剂量估算对 X、γ 射线的情况，只要带电粒子平衡条件能得到满足，又有射线能量信息时，可用以下公式估算器官剂量。

$$D_T = C_{kT} \dot{K} \cdot \frac{(\mu_{en}/\rho)_w}{(\mu_{en}/\rho)_a} \cdot t \cdot (1-g) \qquad (5)$$

式中：$\dot{K}$ 为人员所处位置的空气比释动能率，Gy·h⁻¹；$(\mu_{en}/\rho)_a$ 和 $(\mu_{en}/\rho)_w$ 为分别是空气与组织的质量能量吸收系数，常用值可以在一般剂量学书中查到；t 为累积受照时间，单位为 h；g 为电离辐射产生的次级电子消耗于轫致辐射的能量占其初始能量的份额。在空气中，对于 ⁶⁰Co 和 ¹³⁷Csγ 射线，$g=0.3\%$，对于光子最大能量小于 300keV 的 X 射线，g 值可忽略不计。

当有中子辐射场注量监测数据和中子能量信息时，可以用以下公式计算器官剂量当量。

$$D_T = C_{\Phi T} \cdot \Phi \qquad (6)$$

式中：Φ 为中子注量，单位为 cm⁻²；$C_{\Phi T}$ 的含义与公式（2）相同。

有效剂量估算对 X、γ 射线的情况，只要带电粒子平衡条件能得到满足，又有射线能量信息时，可用以下公式估算器官剂量。

$$E = C_{kE} \dot{K} \cdot \frac{(\mu_{en}/\rho)_w}{(\mu_{en}/\rho)_a} \cdot t \cdot (1-g) \qquad (7)$$

式中：$\dot{K}$、$(\mu_{en}/\rho)_a$ 和 $(\mu_{en}/\rho)_w$、t、g、的含义与公式（5）相同；C_{kE} 的含义与公式（3）相同。

当有中子辐射场注量监测数据和中子能量信息时，可以用以下公式计算器官剂量当量。

$$E = C_{\Phi E} \cdot \Phi \qquad (8)$$

式中：Φ 为中子注量，单位为 cm⁻²；$C_{\Phi E}$ 的含义与公式（4）相同。

内照射剂量监测与评价估算
包括以下几个方面。

估算的基本模式 内照射事故病人剂量估算的基本估算公式如下：

$$H_T(\tau) = I_0 h_T(\tau) \qquad (9)$$

$$E(\tau) = I_0 e(\tau) \qquad (10)$$

式中：$H_T(\tau)$ 为待积器官当量剂量，单位为 Sv；$E(\tau)$ 为待积有效剂量，单位为 Sv；I_0 为放射性核素的摄入量，单位为 Bq；$h_T(\tau)$ 是待积组织或器官的剂量系数，它是每单位摄入量引起的待积组织或器官剂量预定值，单位为 Sv/Bq；$e(\tau)$ 称作待积有效剂量系数，它是每单位摄入量引起的待积有效剂量预定值，单位为 Sv/Bq。ICRP 对 $h_T(\tau)$ 和 $e(\tau)$ 值进行了计算，并在其相应的出版物中公布出来。因此，原则上只要能估算出摄入量（I_0）再结合 ICRP 给出的 $h_T(\tau)$ 或 $e(\tau)$ 值，就可以方便地计算出待积组织当量剂量 $H_T(\tau)$ 或待积有效剂量 $E(\tau)$。

摄入量 I_0 的估算方法 摄入量 I_0 的估算方法主要有三种：一是通过人们对食物、水和空气的消耗量并结合对这些物质的放射性监测，对人们的摄入量进行估算（以下简称消耗量方法）；第二种方法是利用内照射个人剂量监测数据进行摄入量估算，这时包括特殊和常规个人剂量监测两种（以下简称个人监测方法）；第三种是核突发事件下（核恐怖和核电事故）依据核事故现场的实测资料建立了一套事故内照射剂量估算的经验公式（以下简称突发事件方法）。

消耗量剂量模式下 I_0 的估算 这个剂量模式主要分为吸入和食入两大类。在进行吸入 I_0 估算时除了要考虑空气污染监测结果外，还应考虑呼吸率和居留因子等因素对结果的影响。食入又分为饮水和食用两大类。在进行饮水 I_0 估算时除了要考虑水污染监测结果外，还应考虑水系损失、饮用量等因素对结果的影响。食用又可以分为水产品、动物和农产品食品，此时若用环境监测资料计算既麻烦误差也大，最好直接测量这些食物的放射性含量，但也还应当考虑商业和家庭对食物的加工和贮存过程中带来的活度损失及食用量等因素对结果的影响。

通过以上的分析，这时的摄入量（I_0）可以用下式计算：

$$I_0 = I_{吸} + I_{饮水} + I_{食用} \qquad (11)$$

式中：$I_{吸}$为吸入空气而产生的放射性核素摄入量；$I_{饮水}$为饮水而产生的放射性核素摄入量；$I_{食用}$为食用各类食物而产生的放射性核素摄入量。

用个人监测数据估算 I_0 个人监测方法是在核和辐射事故情况下评价个人内照射剂量的一种十分重要的方法，它能够快速地给出比较直观、有效的结果。人们常常通过个人监测来检查职业人员受到内照射的程度，它是评价个人体内放射性污染的主要根据。在核和辐射事故发生的情况下，也常常需要个人监测方法来检测职业人员和公众是否受到了内照射。个人监测方法主要有空气个人监测、生物样品个人监测和体外个人监测方法。

空气个人监测：空气个人监测方法通常是采用个人空气采样器（PAS）直接对内污染进行监测，并用监测结果估计放射性核素吸入量。

当监测结果是监测周期内的累积放射性活度，则可直接视为此时的摄入量 I_0。若监测结果是核素空气浓度 $c_{j空}$（kBq/m^3），还需要有呼吸率（$B_{空}$）和监测周期（T）的值，这时核素 j 的摄入量 I_{j0} 可用下式计算：

$$I_{j0} = c_{j空} B_{空} T \qquad (12)$$

体外个人监测方法：体外直接测量法是使用探测器直接从体外测量全身或器官内放射性核素的活度用以估算摄入量的一种方法，其结果较生物样品测量法的结果更加可靠。这一方法在核和辐射事故应急测量中经常使用。但是，它仅适用于那些能发射可以逃逸出人体的射线的核素，也就是说，它只能用于能发射 X 射线、γ 射线、正电子（检测其湮灭后放出的 γ 射线）、高能 β 粒子（检测其发出的韧致辐射）以及某些 α 发射体（检测其特征 X 射线）的核素。另外，测量前一定要清除身体表面污染的干扰。直接从体外测量全身或器官内放射性核素的含量可以快速而简便地估算体内相应器官或组织的放射性活度，从而可首先估算出 I_0 再估算内照射剂量。用测量值（M）（Bq）推算 I_0 的基本公式如下：

$$I_0 = M/m(t) \qquad (13)$$

式中：$m(t)$ 为摄入 1Bq 某核素 t 天时体内或器官内核素的含量（Bq），$m(t)$ 在 ICRP 的第 54 和第 78 号出版物的附录中可查得。应当说明的是，公式（13）不适用于连续摄入的情况，此时要使用公式（13），可用 $m(T/2)$ 代替 $m(t)$ 进行计算，T 为监测周期（天）。

生物样品的检测：生物样品包括尿、粪、血液、呼出气、唾液和汗液等，但常用的是尿和粪样，所以习惯上又称排泄物分析。通过生物样品检测也可推算出 I_0，推算的 I_0 不但与生物样品检测的结果有关，也与内照射的模式有关。

对不释出 γ 射线或仅释出低能光子辐射的放射性核素，个人体内污染量的监测主要借助于排泄物的分析。早期的粪样监测结果有助于判断人员是否受到污染。尿样放射性监测结果发现有异常，则证明摄入体内的放射性核素已吸收入体液中。

用公式（13）可以通过测量值（M）（Bq/d）来推算 I_0。

核事故应急情况的经验公式 在核恐怖事件或核事故发生的情况下，需要立即得出可靠的剂量学资料，上述的一般方法实现起来比较困难，也不太现实。美国核管局通过对事故现场监测资料的分析，得出一套估算事故情况下摄入量的经验公式。中国依据这些经验公式发布了一套核事故应急情况下公众受照剂量估算的模式和参数的国家标准《核事故应急情况下公众受照剂量估算的模式和参数》。基于这些经验公式，可以在核恐怖事件或核事故发生后对核素造成的内照射剂量做出快速有效的评价。

（张良安　樊飞跃）

jìliàng chóngjiàn

剂量重建（dose reconstruction） 回顾剂量中对受照人员的剂量进行回顾性测量和估算。放射事故和辐射流行病学中的剂量重建也是目前国际原子能机构所关心的热点问题。2000 年在日本广岛召开的国际放射防护学会国际会议，还对回顾性剂量学的方法进行了专题讨论。近年来，人们又开始研究应用 Monte Carlo（MC）随机模拟来实现剂量重建的新方法，这些方法在前苏联切尔诺贝利核电站事故中已开始了尝试。

在放射事故剂量重建中，源项资料、受照模式资料、现场样品和生物样品等的收集是剂量重建的基础性工作，应该在事故后尽早地进行，也应该做到尽可能地翔实。

外照射放射事故剂量重建主要有两大类，即直接测量方法和模拟估算方法。直接测量主要包括生物剂量、电子自旋共振（EPR）（生物物理方法）和物理剂量（用现场中砖、瓦、手表元件等样品）方法。模拟估算方法主要有实验模拟和理论模拟两种，理论模拟又分为数字算法和MC算法两类。

数字算法十分繁杂，在剂量重建中很少应用。为保证MC理论模拟算法的精度，必须要有足够的抽样次数，抽样次数太多，人工计算太困难，但计算机来完成这份工作却十分容易。因而理论模拟主要指MC理论模拟。图1是目前流行的剂量重建主要方法的框图。

一般来说，直接测量法的结果比较直观，易于被人们接受。但这些方法的共同缺点是很难在事故早期给出用与应急决策的剂量值，也难以估算器官剂量，特别是非均匀受照的情况下。EPR、TLD和生物剂量都需有较好的实验室、设备及技术较熟练的人员，而MC模拟算法只要备有相应的

计算机软件和会使用这种软件人员，就可以对事故的早期剂量进行估算，也可对器官剂量进行估算。需要尽快给出事故剂量时，需要进行器官剂量估算时，特别是均匀受照情况下，最好选用实验模拟和MC模拟算法。

（张良安　樊飞跃）

méngtèkǎluó mónǐfǎ
蒙特卡罗模拟法（monte-carlo simulation）

将所求解的问题同一定的概率模型相联系，用电子计算机实现统计模拟或抽样，以获得问题的近似解的一种随机模拟计算方法，以概率和统计理论方法为基础的一种计算方法。使用随机数（或更常见的伪随机数）来解决很多计算问题。

发展历史　蒙特卡罗方法于20世纪40年代美国在第二次世界大战中研制原子弹的"曼哈顿计划"计划的成员乌拉姆和冯·诺伊曼首先提出。数学家诺伊曼用驰名世界的赌城——摩纳哥的蒙特卡罗（Monte Carlo）来命名这种方法，为它蒙上了一层神秘色彩。在这之前，蒙特卡罗方法就已经存在。1777年，法国布冯（Buffon）提出用投针实验的方法求圆周率π。这被认为是蒙特卡罗方法的起源。

基本思想　Monte Carlo方法的基本思想很早以前就被人们所发现和利用。早在17世纪，人们就知道用事件发生的"频率"来决定事件的"概率"。19世纪人们用投针试验的方法来决定圆周率π。21世纪40年代电子计算机的出现，特别是近年来高速电子计算机的出现，使得用数学方法在计算机上大量、快速地模拟这样的试验成为可能。

考虑平面上的一个边长为1的正方形及其内部的一个形状不规则的"图形"，如何求出这个"图形"的面积，Monte Carlo方法是这样一种"随机化"的方法：向该正方形"随机地"投掷N个点，有M个点落于"图形"内，则该"图形"的面积近似为M/N。可用民意测验来做一个不严格的比喻。民意测验的人不是征询每一个登记选民的意见，而是通过对选民进行小规模的抽样调查来确定可能的优胜者。其基本思想是一样的。

科技计算中的问题比这要复杂得多。如金融衍生产品（期权、期货、掉期等）的定价及交易风险估算，问题的维数（即变量的个数）可能高达数百甚至数千。对这类问题，难度随维数的增加呈指数增长，这就是所谓的"维数的灾难"（Curse of Dimensionality），传统的数值方法难以对付（即使使用速度最快的计算机）。蒙特卡罗方法能很好地用来对付维数的灾难，因为该方法的计算复杂性不再依赖于维数。以前那些本来是无法计算的问题现在也能够计算了。为提高方法的效率，科学家们提出了许多所谓的"方差缩减"技巧。

另一类形式与蒙特卡罗方法相似，但理论基础不同的方法

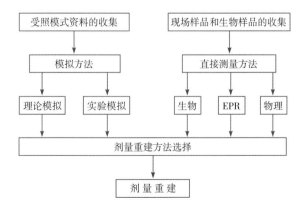

图1　剂量重建方法示意图

——"拟蒙特卡罗方法"（Quasi-Monte Carlo method），近年来也获得了迅速发展。中国数学家华罗庚、王元提出的"华-王"方法即是其中的一例。"华-王"方法的基本思想是"用确定性的超均匀分布序列（数学上称之为 Low Discrepancy Sequences）来代替蒙特卡罗方法中的随机数序列"。对于某些问题，"华-王"方法的实际速度一般可以比蒙特卡罗方法提高甚至数百倍，并且可以计算精确度。

基本原理 由概率定义知，某事件的概率可以用大量试验中该事件发生的频率来估算，当样本容量足够大时，可以认为该事件的发生频率即为其概率。因此，可以先对影响其可靠度的随机变量进行大量的随机抽样，然后把这些抽样值一组一组地代入功能函数式，确定结构是否失效，最后从中求得结构的失效概率。蒙特卡罗法正是基于此思路进行分析的。

设有统计独立的随机变量 x_i（$i=1,2,3,\cdots,k$），其对应的概率密度函数分别为 $f_{x1},f_{x2},\cdots,f_{xk}$，功能函数式为 $Z=g(x1,x2,\cdots,xk)$。

首先根据各随机变量的相应分布，产生 N 组随机数 x1, x2, ⋯, xk 值，计算功能函数值 $Zi=g(x1,x2,\cdots,xk)$（$i=1,2,\cdots,N$），若其中有 L 组随机数对应的功能函数值 $Zi\leq0$，则当 $N\rightarrow\infty$ 时，根据伯努利大数定理及正态随机变量的特性有：结构失效概率，可靠指标。

从蒙特卡罗方法的思路可以看出来，该方法回避了结构可靠度分析中的数学困难，不管状态函数是否非线性、随机变量是否非正态，只要模拟的次数足够多，就可以得到一个比较精确的失效概率以及可靠度指标。特别是在岩土体分析中，变异系数往往会较大，与当量正态化法（JC 法）计算的可靠指标相比，结果更为精确，并且计算思路简单，易于编制程序。

（张良安　樊飞跃）

shùjù chùlǐ jí bùquèdìngdù gūsuàn
数据处理及不确定度估算

（data processing and uncertainty estimation） 对实验测量数据正确的处理和表征的参数。是正确了解和解释实验结果的基本条件。过去的误差理论是建立在"误差＝真值-样本均值"基础上发展的，实际上真值是无法知道的，这样误差也就是一个不确定的量，而且过去不仅各国的误差评定方法不同，不同领域或不同的人员对测量误差的处理方法也往往各有不同的见解。这种误差评定方法的不一致，使不同的测量结果之间缺乏可比性，这与当今全球化市场经济的发展是不相适应的。社会、经济、科技的进步和发展都要求改变这一状况。用测量不确定度来统一评价测量结果就是在这种背景下产生的。

为能统一地评价测量结果的质量，1963 年原美国标准局（NBS）的数理统计专家埃森哈特在研究"仪器校准系统的精密度和准确度估计"时就提出了采用测量不确定度的概念，并受到国际上的普遍关注。20 世纪 70 年代 NBS 在研究和推广测量保证方案（MAP）时对测量不确定度的定量表示又有了新的发展。"不确定度"一词源于英语"uncertainty"，原意为不确定，不稳定，疑惑等，是一定性表示的名词。描述测量结果准确度和精度的最合理的量是不确定度。为解决测量不确定度表示，1980 年国际计量局在征求了 32 个国家的意见后，发出了推荐采用测量不确定度来评定测量结果的建议书。该建议书向各国推荐了测量不确定度的表示原则。1981 年第 70 届国际计量委员会（CIPM）讨论通过了该建议书。1986 年国际计量委员会要求，国际计量局（BIPM）、国际电工委员会（IEC）、国际标准化组织（ISO）、国际法制计量组织（OIML）、国际理论和应用物理联合会（IUPAP）、国际理论和应用化学联合会（IUPAC）以及国际临床化学委员会（IFCC）等七个国际组织成立专门的工作组，起草关于测量不确定度评定的指导性文件。经过工作组近七年的讨论，由 ISO 计量技术顾问组第三工作组（ISO/TAG4/WG3）起草，并于 1993 年以七个国际组织的名义联合发布了《测量不确定度表示指南》（Guide to the Expression of Uncertainty in Measurement，以下简称 GUM）和第二版《国际通用计量学基本术语》（International Vocabulary of Basic and General Terms in Metrology，VIM）。1998 年中国发布了 JJF1001-1998《通用计量术语及定义》，其中前六章的内容与第二版 VIM 完全相对应。除此之外，还增加了国际法制计量组织所发布的有关法制计量的术语及定义。1999 年中国发布 JJF1059-1999《测量不确定度评定与表示》，其基本概念与 GUM 完全一致。2003 年中国国家实验室认可委员会（CNAL）又先后发布了关于不确定度的相应的规定和规范。这些文件就成为中国进行测量不确定度评定的基础。

A 类不确定度（type A evaluation of uncertainty） A 类不确定度是某一测量系列（x_1, $x_2,\cdots,x_n$）的统计误差。在进行 A

类不确定度评定中，首先就得求这一测量系列 $(x_1, x_2, \cdots, x_n)$ 的平均值和标准差：

$$\bar{x} = \frac{1}{n} \sum_i x_i \qquad (1)$$

$$s(x_i) = \sqrt{\frac{\sum_{i=1}^{n} (x_i - \bar{x})^2}{n-1}} \qquad (2)$$

在现在的有关标准和规范中，将标准差称为单次测量结果的不确定度，即：

$$u_A(x_i) = s(x_i) \qquad (3)$$

在现在的有关标准和规范中，将平均值的标准差（标准误）称为平均值的 A 类不确定度，通常未加说明的 A 类不确定度指平均值的 A 类不确定度，即：

$$u_A(\bar{x}) = s(\bar{x}) = \frac{s(x)}{\sqrt{n}} \qquad (4)$$

B 类不确定度评定（type B evaluation of uncertainty） 它是被测量列不能用统计方法估算出来的不确定度分量，它相应于测量的系统误差。系统误差的特征是：在同一条件下，多次测量同一量值时绝对值和符号保持不变；或在条件改变时，按一定规律变化的误差。

B 类标准不确定度具有以下特征：非直接测量；服从一定的概率分布；通常使用预计分布；预计分布常用科学判断或推测得出的，比较简单的预计分布是正态分布和直方分布。

B 类标准不确定度通过这些预计分布估算，ISO 建议，这时的 B 类标准不确定度可用标准偏差和变异来表征。

B 类不确定度评定的通用计算公式如下：

$$u_B = \frac{a}{k} \qquad (5)$$

式中：a 为被测量可能值的区间半宽度，k 为包含因子。a 的信息来源有：以前的测量数据，经验和一般知识，技术说明书，校准证书，检定证书测试报告及其他材料，手册参考资料。

为了方便，在个人和场所剂量检测时，其 B 类标准不确定度的分布可以假设为直角概率密度分布，由某一原因（i）引起的 B 类标准不确定度可用以下方法计算。

$$u_B = u(x) = \frac{a}{\sqrt{3}} \qquad (6)$$

式中：a 为允许误差限的绝对值，是某一影响参数时相应变异值的一半。

合成标准不确定度（combined standard uncertainty） 在以上 A 和 B 类不确定度定量标准分析的基础上，确定各不确定度分量对总不确定度的定量贡献，这些贡献无论与单独不确定度来源有关，还是与几个不确定度来源的联合效应有关，都必须表示为标准偏差并按合成规则合成，给出合成标准不确定度，用符号 $u_c(y)$ 表示。

当被测量只有一个影响因素时，则有：

$$u_c(x_i) = \sqrt{u_A^2 + u_B^2} \qquad (7)$$

B 类标准不确定度的典型分布假设为直角概率密度分布，则合成不确定度还可以表示为：

$$u_c = \sqrt{u_A^2 + \frac{1}{3} a^2} \qquad (8)$$

扩展不确定度（expanded uncertainty） 它是用合成标准不确定度 u_c 和包含因子 k 的乘积。合成不确定度仍有标准偏差的特性，例如，若它服从高斯（或正太）概率密度分布，这样均值一个标准差的每一边相应的置信限大约是 66%，要得到更高置信限水平的不确定度，就必须将合成标准不确定度乘上一个适当的因子 k，得到扩展不确定度（也称为总不确定度），因子 k 称为包含因子，其典型值为 2 或 3，分别相应于 95% 或 99% 置信限水平的不确定度。

在一般情况下，扩展不确定度由下式计算。

$$U_c = k \times \sqrt{u_A^2 + \frac{1}{3} \sum_i a_i^2} \qquad (9)$$

在不确定度计算中必须清楚标明包含因子（k）的值。

放射防护中的不确定度及其评价 在 ICRP 第 103 号出版物中强调，辐射剂量评价是放射防护的基础，尽管不论是器官或组织中的当量剂量还是有效剂量都是不能被直接测量的。在评价上述剂量时，必须使用一些模型来模拟外照射的几何条件、放射性核素在人体中的摄入及滞留的生物动力学行为，以及人类解剖学参数。就方法学和实际应用而论，对剂量学的考虑也是非常重要的。在许多情况下，根据实验研究和人体研究，已建立了这些模型及其参数，用以得出模型参数值的"最佳估计"。人们认识到，在一些参数值和模型本身的表述或结构方面还存在很大的不确定性。这些参数值的变化，对于内照射剂量评价所必需的模型来说是特别重要的。通过判断，从很宽的数值范围中选出所需的参数来评价用于剂量评价的权重因数和其他参数。

区分不确定度和变异性是很

重要的。不确定度代表一种置信水平，它可被赋予一个给定的参数值，或对模型的预测，或者人群剂量的中位值的估计值。包括被确定的参数在低量程范围内的测量不确定度在内。在所有的外推方法中，特别是在评价小剂量范围内的辐射剂量及其效应时，这是一个非常重要的因素。变异性（严格来讲为生物变异性），指所关注人群中不同成员之间的定量差异，如在生理和代谢参数方面。例如，具有相同性别和年龄，具有完全相同的膳食结构的两个健康人，可以在物质通过结肠的转移率方面显示出巨大的差异。同样，都是在初始摄入的情况下，人群中的个体成员在甲状腺摄入放射性碘方面也存在巨大的变化。在根据有限的、高度易变的观察结果来进行估算时，变异性将是估算中位值时一个重要的不确定度来源。

根据流行病学和中大剂量区的实验放射生物学数据已经获得了随机效应的危险系数，根据该系数导出了 w_R 和 w_T 值。在较低剂量区的危险系数对于放射防护和有效剂量的概念是非常重要的，该危险系数是根据在较高的剂量区测量的数据，采用线性无阈模型（LNT 模型）外推得到的。该模型是尚未被科学验证的一种假设。人们认为该模型是对现有的实验和流行病学数据最合适的解释，并且与目前对随机效应的理解是一致的。然而，它的使用也引入了很大的不确定性，特别是在小剂量和低剂量率照射方面。所假定的剂量响应的线性和剂量的可相加性为低剂量区放射防护中所使用的概念所必需的条件，特别是对于有效剂量的使用。

辐射剂量和健康危害评价相关的不确定度分析中，应考虑到的一些比较重要的因素为：辐射在组织中能量沉积的不均匀性。放射性核素在人体和组织中的不均匀分布，在考虑短射程的电离粒子如 α 粒子时尤为重要；对于内照射评价，生物动力学模型及其参数值是变化的，并且依赖于照射的具体条件；人类群体的生理学和其他参数在世界范围内的不同种族之间是变化的；在利用放射生态模型来评价放射性核素在食物中的浓度时，变异性可能会变得很大，因此，将生活习性资料作为摄入参数经常具有很大的不确定度，生物变异性是大的，而测量到的活度值通常是低的。RBE 值对于 w_R 的选择是非常重要的，是随所考虑的终点和实验设计的变化而变化的。这些值经常取自动物或离体实验数据。诱发癌症的靶细胞及其在组织中的位置尚不清楚。对于随机效应，在低剂量区的剂量响应、外推模式以及 LNT 模型尚有不确定性。为了估算与评价健康危害相关的参数，进行了性别平均，这也会带来不确定性。不确定性的程度随各种参数和所定义的不同照射情形的不同而不同。因此，给出一个不确定度的通用值是不可能的，但对于特殊情况应有或已经有这种考虑，在开展复杂的评价时也应包括这些考虑。通常可以说，包括放射性核素生物动力学在内的内照射辐射剂量评价的不确定度大于外照射的。不同核素之间的不确定度的程度是不同的。

ICRP 很重视防护中的不确定性问题，并正在致力于做出严格评价，以尽可能减少这些不确定性。但对于监管过程中的前瞻性评价，ICRP 认为剂量学模型及其推荐用来根据工作场所和环境辐射场的定量信息或放射性核素的摄入量来确定剂量的参数，应被作为参考模型和数值。这些数值已经被约定作为固定的，是不具有不确定性的。

ICRP 同样认为，为推荐剂量限值或约束所需的剂量学模型和参数值被确定为参考数据，因此也是不具有不确定性的。然而，这些模型和数值将被定期重新评估，并且在新的科学数据和信息出现时，可能被 ICRP 根据上述评估的结果进行更新。

值得注意的是委员会推荐的剂量学模型、转换系数和其他参数的主要和基本目的在于正常职业照射的计划和评价、流出物向环境排放的计划以及通常的剂量评价。需要用它们来证明服从剂量限值。这些都是剂量比较低的情况。在大剂量区，如在事故照射之后，或为了流行病学研究，需要有关个体和受照条件方面的更具体的信息。在这种情况下，对所有不确定度的来源均应予以考虑，包括个体解剖学和生理学数据的变异性，放射性核素源项、生物动力学及外照射辐射入射方向等具体信息。

总之，已经建立了用于前瞻性放射防护目的参考模型及其参数。当受照水平低时，这些模型和参数值也可用于证明满足剂量限值，但一般来说不应将其用于个体的危险估计或流行病学研究。如果有这种情况发生，那么应对其不确定度进行认真的评估。如果没有这类个体数据，可以使用参考参数，但这必须记载清楚。对使用上的这种限制特别适用于有效剂量。为了评价和判断个体情况，应采用器官或组织的吸收剂量，并结合采用最合适的生物动力学参数、电离辐射的生物效能资料和危险系数。对这些情况，应考虑其不确定度。

（樊飞跃 张良安）

shòuzhào móshì
受照模式（exposed model）

人体受照时所处的几何状态。在需要用模拟方式（实验和理论）进行剂量重建时，最关键的信息就是受照人员的受照模式。受照模式主要包括受照人员的体位、人员与源的几何位置关系、不同体位及几何关系下受照的持续时间等。受照人员的体位主要指站立、坐、蹲、躺位。

源到坐标原点的距离中的坐标原点就是受照人员躯干底部中心点。因此，在受照模式中，坐标系统的原点也就取在受照人员躯干底部中心点。在描述受照模式中通常采用如图1的MIRD坐标系统。躯干底端中心是MIRD坐标的原点。

在实际事故剂量重建中，人源坐标系是不一致的（图2），只有统一在一个坐标系统描述才能较好进行估算。一般的做法是使MIRD和实际被估算人的坐标系一致，也就是说把人作为MIRD坐标系统的参照系，并将源坐标系统的数学表达转化为MIRD系统的数学表达，这样才好进行剂量模拟估算。

人员与源的几何位置关系是一个相当复杂的三维关系，在剂量重建中，为辐射防护评价上的方便，通常用入射到人体上的照射几何条件通常简化为平行线束以下几种入射几何条件。

前后入射（AP）：是垂直于人体长轴（Z轴）从人体正面的入射；后前入射（PA）：是垂直于人体长轴（Z轴）从人体背面的入射；侧向入射（LAT）：是垂直于人体长轴（Z轴）从人体侧

面的入射，当需要更详细的描述时，从左侧的表示为LLAT，从右侧的表示为RLAT；转动入射（ROT）：是垂直于人体长轴（Z轴）围绕着长轴均匀速度转动方式的入射，也可以认为是身体在围绕着长轴均匀速度转动；各向同性入射（ISO）：每单位立体角注量不随角度变化的辐射。

（张良安 樊飞跃）

MIRD réntǐ shùxué móxíng
MIRD 人体数学模型（MIRD mathematical model of the human body）

在进行MC计算时，采用数学方法描述出的抽样区域的几何边界。例如，用MC计算人体躯干的平均剂量时，就需要在一个特定的椭圆柱（20cm×40cm×70cm）内按点随机抽样计算。在MIRD坐标系中，用数学

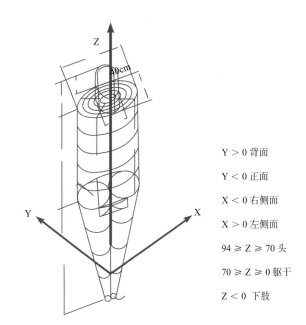

Y > 0 背面

Y < 0 正面

X < 0 右侧面

X > 0 左侧面

94 ≥ Z ≥ 70 头

70 ≥ Z ≥ 0 躯干

Z < 0 下肢

图1　MIRD 坐标系示意图

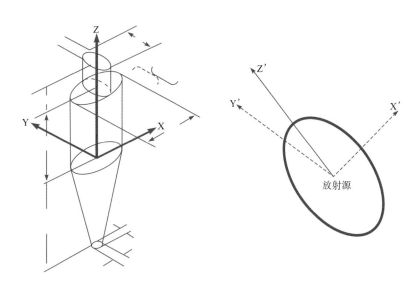

放射源

图2　人源坐标系统差异示意图

方法描述这个椭圆柱的几何边界就比较容易了。图 1 是 MIRD 数学模型的外形尺寸和器官分布图。

MIRD 模型的身高为 174cm。在计算中给了一个简化的假设，即：人体的器官尺寸与身高成正比变化。这样，就可以用实际身高与 MIRD 身高的比例来修正器官尺寸，从而，使用 MC 计算时就方便多了。

计算系统中通常使用 MIRD 坐标体系见受照模式的图 1。躯干底端中心是 MIRD 坐标的原点。

为了便于数学运算，MIRD 给出了大部分器官的数学描述。在计算中，少数器官 MIRD 未给出，这时，根据中国现已公布的参考人参数，给出了数学描述。为了说明器官数学描述方法，例如，图 2

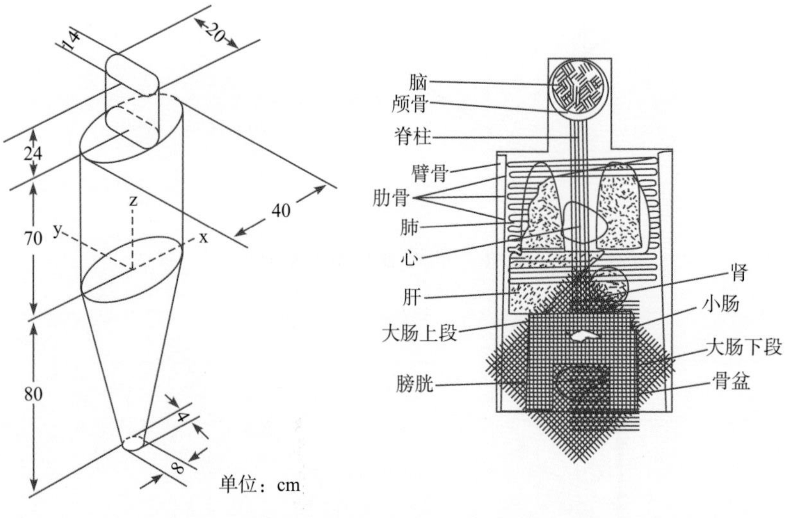

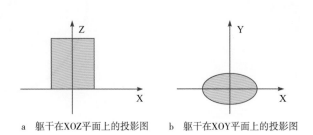

图 1 MIRD 数学模型的外形尺寸和器官分布

图 2 躯干的数学模型及其在坐标系中位置图

是人体躯干的属性描述和模型。

$$\left(\frac{x}{20}\right)^2 + \left(\frac{y}{10}\right)^2 \leqslant 1 \quad 0 \leqslant Z \leqslant 70 \quad （1）$$

（张良安　樊飞跃）

réntǐ tǐsù shùxué móxíng

人体体素数学模型（mathematicallmodeling of voxel phantom）

对电离辐射的吸收或散射作用与人体组织基本相同的物体，可在各种测量中用于模拟实际条件的人体模型。又称模体。根据不同需要，由组织等效材料构成的人体模拟物或具有约定尺寸的几何模型，既可代表整个人体，也可代表特定的人体局部。人体体素数学模型是基于医学 X 射线断层扫描影像的计算机模拟人模，用人体各器官和组织的特有的密度和原子组成的三维小体素描述解剖单元构成的模体（下页图 1）。

在辐射防护中，人体模型广泛用于受照人员剂量估算的研究，如组织器官的剂量计算、个人剂量监测设备的校准、人体吸收剂量的分布研究等。长期以来许多研究工作是基于简单粗糙的数学模型或者物理模型。近年来，精细的人体体素模型和蒙特卡罗（Monte Carlo）模拟计算方法结合已经应用于辐射防护的研究中。这种模型是基于人体的计算机断层成像（CT）、磁共振成像（MRI）或解剖图片建立的，更能真实反映人体结构。但是由于体素模型一般由几百万甚至上亿个小体素组成，在蒙特卡罗模拟计算中，一方面，如果逐个对小体素进行几何和物理性质的描述，需要巨量的计算机内存 RAM；另一方面，粒子在模型中输运时，每进入或离开一个体素都要对粒子与物质发生作用的位置、方式和粒子的状态等做出判断和记录，导致输运过程非常慢。如美国伦斯勒理工学院建立的 VIP2Man 模型，包含了约 3.7 亿个大小为 0.33mm×0.33mm×1mm 的体素，即使通过使用查找表（LUT）算法降低了对计算机内存的要求，模拟计算的时间仍太长，进一步降低 VIP2Man 模型的精细度（体素大小 4mm×4mm×4mm）后，在 PC 上模拟计算 10^7 个粒子仍需要约 50 小时。为了使现有的计算机能够满足应用体素模型来进行模拟计算的要求，需要开展体素模型的 Monte Carlo 计算方法研究。

使用人体 CT 图片，MRI 或者解剖图片建立体素模型如图所示。可以认为人体是由大量的小体素组成，根据图片各像素提供的信

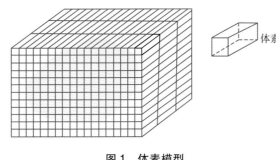

图1 体素模型

息如灰度、密度或者解剖信息来确定各小体素所属的组织器官。图片提供关于人体解剖的信息越细致，体素就可划分得越小，模型也就更加接近真实人体。这里提到的体素模型是基于 IAEA 提供的、供内照射活体测量国际比对用的 JAERI2II 躯干物理模型的 CT 图片建立的。该体素模型包含有肺、肌肉、胸壁和骨骼等组织器官，体素大小为 0.273 cm×0.273 cm×0.6 cm，共有 819 200 个体素（128×128×50）。

（张良安　樊飞跃）

shíyàn nǐrén mótǐ

实验拟人模体 （experimental anthropomorphic phantom）

以人体体型和脏器参数为依据，用与活体组织对 X、γ 射线吸收、散射相似的多种复合高分子材料制成的具有骨骼、肌肉、内部脏器及皮肤的人体模型。又称仿生人、模拟人。模拟人的外部形态与人体相似，材料组织与人体组织等效，内部结构与人体类似。模拟人的皮肤一般用组织等效性能好的高分子材料制成的，不同年龄和性别的模拟人皮肤有不同的弹性和质感，内部器官也是如此。模拟人用 X 射线摄影照的片子与真人几乎没有差异。由于模拟人各部位的元素构成和质量密度与人体相当，因而其对各种射线的吸收与人体相似。

模拟人有男性模拟人和女性模拟人，也有不同性别组的模拟人，还有实用与不同防护或质量控制检测的各种功能模体，例如女性盆腔、胸部及病灶模体、鼻咽腔模体、DSA 检验模体、CT 检验模体、X、γ 刀检验模体、加速器治疗机检验模体、牙科机检验模体、乳腺机检验模体等，还有仿真脏器和组织的模体。

在辐射防护中，模拟人主要用来进行内外照射的剂量和防护测量，医用辐射设备的质量控制测量，仪器设备的校准和理论模拟估算等。

（张良安　樊飞跃）

mónǐ suànfǎ jìsuànjī xìtǒng

模拟算法计算机系统 （computer system of simulation algorithm）

用于模拟算法评价剂量的计算计软件系统。理论上讲，模拟算法有两种，即数值算法和随机算法。数值算法十分繁杂，而且有的模拟计算还不可能。因此，目前的模拟算法指的就是随机算法。

蒙特卡罗随机算法 模拟算法就是蒙特卡罗随机算法（MC）。在 MC 算法中，实际上是将一个十分复杂的多维空间的问题化为简单的点对点剂量估算方式来处理。如图 1 中，需要计算一个三维照射源（S）引起的一个三维器官（T）的剂量。按数值算法，这是一个十分复杂的多维空间的积分，计算十分困难，有时也是不可能的。

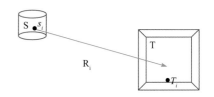

图1 MC 算法示意图

从图 1 中可以看出，可以在源器官 S 中找到一点 S_i，在靶器官 T 中找到一点 T_j，假定源的放射性活度在源内是均匀分布的，则这时候源对靶点的剂量可用点源公式计算。可以在源 S 内随机抽样很多的 S_i 点，也可以在器官 T 内抽很多的 T_j 点，均可进行点源公式计算，只要抽样点足够多，各次计算的均值就近似地等于图中那个复杂的多维空间的积分的值。

$$D_{ij}=\dot{K}_{ij}(\mu_{en}/\rho)_T/(\mu_{en}/\rho)_a(1-g)t \tag{1}$$

式中：$(\mu_{en}/\rho)_a$ 和 $(\mu_{en}/\rho)_T$ 分别为空气和器官 T 的质能吸收系数；g 为轫致辐射所带走的能量分数，一般情况下，$g\approx 0$；t 为器官 T（人员）在该辐射场停留的时间；$\dot{K}_{ij}$ 为该辐射场（S_i 点源）在器官 T_i 点的空气比释动能率，它可以通过以下的非点源空气比释动能计算公式计算，即：

$$\dot{K}_{ij}=\frac{A\cdot\Gamma_k}{R_{ij}^2}\exp(-\mu_s d-\mu_f f-\mu_m m)\cdot(1+SPR(m)) \tag{2}$$

若对源 S 进行了 N 次随机抽样，在器官 T 内进行了 M 次随机抽样，则其器官 T 的平均剂量为：

$$D_T = \frac{1}{N \times M} \sum_{i=1(S)}^{N} \sum_{j=1(T)}^{M} D_{ij} \quad (3)$$

对三维源 S 和三维器官 T，源在器官中引起的剂量在数值算法中通常用以下多重三维积分公式计算：

$$D_T = \frac{1}{V_S \times V_T} \iiint_S \iiint_T D_{ij}(S_i, T_i) \, dv_S \, dv_T$$
$$(4)$$

要对（4）式计算十分困难，但用公式（5）和 MC 算法计算就相对容易得多，当（5）式中的 $N \to \infty$，$M \to \infty$，则（5）式的计算结果就接近（4）式的计算结果。这样就可用（5）式的计算来代替（4）式的计算。在应用现代计算机技术计算（5）式是十分容易的。

总的来说，MC 模拟计算是以（5）（6）（7）式为基础的，即以以下一组公式为基础：

$$D_T = \frac{1}{N \times M} \sum_{i=1(S)}^{N} \sum_{j=1(T)}^{M} D_{ij} \quad (5)$$

$$D_{ij} = \dot{K}_{ij} (\mu_{en}/\rho)_T / (\mu_{en}/\rho)_a (1-g) t$$
$$(6)$$

$$\dot{K}_{ij} = \frac{A \cdot \Gamma_k}{R_{ij}^2} \exp(-\mu_s d - \mu_f f - \mu_m m) \cdot [1 + SPR(m)] \quad (7)$$

在 *MC* 计算中，每随机抽样一次都需要计算一次（6）式，因此，通常将 D_{ij} 称为 *MC* 器官模拟计算的观测量。

模拟算法中的 MIRD 人体数学模型　见 MIRD 人体数学模型。

随机抽样方法　为对放射源随机抽样，首先在计算机内生成三组彼此独立的随机数组 ξ_1、ξ_2、ξ_3。源内的任一随机抽样点 P

(x', y', z')，总可以分别用 ξ_1、ξ_2、ξ_3 表示出来，即：$x' = x'$ (ξ_1)，$y' = y'$ (ξ_2)，$z' = z'$ (ξ_3)。这样，就可以通过计算机产生的随机数来完成非点源中计算点的抽样。为增加运算速度，进行源抽样时，若抽样点 (x', y', z') 不在放射源内，则无需进行其他运算，而进行放射源内另一随机点的抽样。

同样，可用另外三组彼此独立的随机数组 ξ_4、ξ_5、ξ_6 来完成器官内的抽样，即：$x = x$ (ξ_4)，$y = y$ (ξ_5)，$z = z$ (ξ_6)。若抽样点不在器官内，不必进行其他运算，而是进行另一器官点的抽样。

基础理论间的逻辑关系　剂量估算软件的基本逻辑路线如下：

剂量学的基本公式 + MC 算法

↓

MC 型的剂量学的公式 + MIRD 人体器官数学模型

↓

剂量估算模式 + 计算机化

↓

光子剂量估算用户模块

剂量估算程序的逻辑框图　从上面的讨论可以看出，MC 计算的关键在于对观测量 d_{ij} 的随机抽样。图 2 是利用 MC 算法，对 d_{ij} 进行抽样观测的逻辑框图。图中的累加单元 d_T 就是对某一器官的 d_{ij} 观测值的累加。

（张良安　樊飞跃）

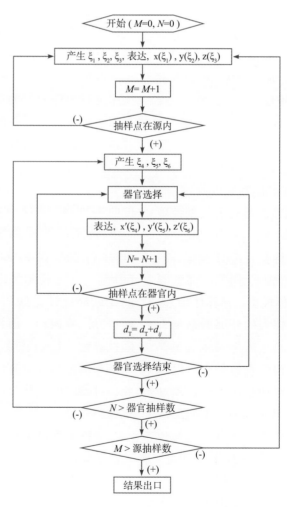

图 2　用 MC 方法抽样观测 d_{ij} 的逻辑框图

mónǐ cèliáng shíyàn

模拟测量实验（analog measurement experiment）

对事物的内部结构，运动变化过程进行模拟的实验方法。又称模拟实验。在辐射防护中的模拟测量实验主要用于事故前瞻性和回顾性模拟剂量估算。在事故情况下，往往不能复原原来的辐射场，这时就需要用模拟辐射场进行模拟测量；在前瞻性事故风险评估中，也是假设的事故情景，因此也是进行的模拟实验。

模拟测量实验中，关键的问题是必须使模拟的场所、条件、环境、受照模式等因素要仅可能的接近实际情况。场所信息主要包括源项的相关信息，源在场所中的几何位置，辐射场随时间和空间的变化情况等因素。条件主要指辐射设备使用中的设置参数及工作条件。环境因素主要指温度、湿度和大气压，在放射性核素污染模拟实验中，还需要有风向和风速的信息。受照模式是模拟测量实验不确定度的主要来源。受照模式主要包括受照类型（外照射，吸入类照射，食入内照射等），受照人员在辐射场中的活动路线，及其在不同几何位置的停留时间，屏蔽情况等诸多信息。另外有的模拟测量实验中还需要有受照人员的年龄、性别、体型和身高等个人信息。

（张良安 樊飞跃）

diànzǐ zìxuán gòngzhèn jìliàng fāngfǎ

电子自旋共振剂量方法

（dose method of electron spin resonance）在磁场存在的情况下，将射频加在含有未成对电子的顺磁物质上，产生射频电磁能共振吸收现象，利用该现象进行剂量评估的方法。对一个牙齿提供者而言，牙齿珐琅质中稳定的辐射诱发自由基是他的吸收剂量重建的很好的机会。为了实现这一机会，选择适当的剂量读出方法是必要的。有人尝试使用热和释光激方式进行剂量读出，但都没有成功。

基本原理 对牙齿珐琅质剂量重建，目前电子顺磁共振仍然是唯一可行的方法。由于电子自旋的转移，电磁能量的共振吸收而形成 EPR。需要施用一个静态磁场，就可解析出不同电子自旋水平。不成对电子的自由基的自旋等于 1/2。在磁场中，有不同能量的 +1/2 和 -1/2 两个磁水平。在共振条件下，这两个水平之间的转移是可能的，其能量转移满足以下关系：

$$h\nu = g\mu_B B \qquad (1)$$

式中：ν 为共振频率，h 为普朗克常数，g 为 g 因子，是一个常数，自旋 1/2 时约等于 2，μ_B 为玻尔磁子，它是基本电子磁矩，以及 B 是磁场感应强度。从（1）式可以得出一个重要的结论：所加的磁场与共振频率之间有线性关系。最常使用的微波能量出于所谓的 X 波段。对于 X 波段 $\nu \approx 9.8 kHz$ 和 $B \approx 350 mT$。EPR 读出设备常被称为电子顺磁共振谱仪。一般的电子顺磁共振谱仪的三个主要组成部分是：带有稳压电源的电磁铁，它提供扫描共振条件；微波发生器组成的微波单元，微波腔和探测器；对在磁场扫描通过共振条件下样品的微波吸收提供一个信号通道，它提供放大、纯化和记录。

为了提高信号的信噪比，现代电子顺磁共振光谱仪采用高频磁场调制结合相敏检测。正弦磁场（典型值是幅度为 mT 的几十分之一，频率为 30~100Hz）在加

上更强大的外部磁场后，会慢慢地呈线性变化。当扫描光谱线时，这样的叠加使总磁场产生轻微的振动，会使吸收发射一定程度的振荡，因此，使二极管电流的振荡。从技术上讲，放大振荡电流比放大恒定电流容易，并且在另一方面，噪声的贡献仅限于该频率接近的调制频率。因此，这种情况下产生的信噪比可能比没有它时的高几个数量级。然而，不像其他谱线方法那样，这时的谱不是吸收曲线原始光谱线形式，而是一阶导数的形式。共振微波吸收的一阶导数通常就称为 EPR 信号。

每一个物种的自由基具有独特的 EPR 谱，它是通过线宽，形状和共振场来区分。后者的值与 g 因子成正比（见公式 1），对所有 1/2 自旋 g 因子大致相同（等于 2）。不幸的情况是大多数的 EPR 信号谱在谱中重叠。有时候，不同的线宽和形状可帮助解决问题，但在某些情况下，反倒使问题难以解决。峰值通常正比于自旋数，从而作为电子顺磁共振剂量测量方法，它也与辐射诱发自由基产额有关，因此，也与吸收剂量有关。在电子顺磁共振谱仪（EPR）操作时，主要是通过它的微波、场和信号通道的组成部分选择三组技术参数。EPR 最重要的技术参数是灵敏度（或每单位线宽的最低限度可测量自旋浓度），长期和短期的稳定性，信噪比。时间的稳定性最重要，这是因为 EPR 谱是通过共振条件依次连续积累。因此，任何频率或磁场随着时间的位移都会导致频谱失真。

EPR 包含多种信号，可分为两类，辐射诱发和对辐射不敏感信号。这种分法是一种近似，因为所谓的 EPR 谱非辐射敏感成

分，实际上也会受到辐射的轻微影响，用 100Gy 以上的照射实验证明了这种影响。然而，在辐射剂量重建范围，可认为这部分对辐射是不灵敏的。牙齿釉质中辐射诱发自由基的主要成分是碳酸盐衍生（CO_2^-，CO_3^-，CO^-，CO_3^{3-}），另外部分是磷酸盐（PO_4^{2-}）和氧气（O^- 和 O_3^-）。确定自由基是基于辐照合成碳（碳-13）羟基磷灰石的 EPR 和 EN-DOR（电子核双共振）测量。并非所有的辐射诱发的自由基都是热稳定的，例如，碳酸根，自由基，当 g-值相应的 EPR 信号在 2.006 0 到 2.012 2 范围，辐照后的前两个星期内，在室温下就会完全衰退。剂量重建使用 $g_\perp$ = 2.0018 和 $g_\parallel$ = 1.9971（信号最大为 G = 2.0032，最小为 G = 1.9971）的不对称的 EPR 信号。信号主要是来自稳定的二氧化碳自由基。加热之前照射牙釉质样本的 EPR 实验表明，至少有两个组的二氧化碳对信号有贡献：一是羟基磷灰石晶体表面，另一组是和磷灰石晶体结构内部，例如羟基（OH^-）或磷酸盐（PO_4^{2-}）。化石牙齿珐琅质研究表明，对不对称的 EPR 信号有贡献的稳定自由基的寿命估计为 10^7 年。然而，热不稳定的自由基也对不对称的 EPR 信号有贡献。照射后信号幅度会逐渐增加，这可能是因为不稳定的信号的贡献，并在室温条件下约 4 周后达到稳定状态。照射后在 90 ℃退火 2 小时增加的信号可以固定在牙齿珐琅质样品上。然而，有一些证据表明，增加的信号在高温并不稳定，在室温 10~20 天内大多数信号都会消失。在室温下的不对称的 EPR 信号强度在照射后 3 天内增加约 4%。

不同类型的电离辐射（β，α，γ 和 X 射线）和紫外线照射产生基本相同的 EPR 信号，很可能是在羟基磷灰石内产生同一类型的辐射诱发自由基。用 EPR 谱区分辐射类型是不可能。牙釉质 EPR 谱中的辐射不敏感部分通常称为"固有"或"本底"信号。不幸的是，与辐射诱发部分不同，在牙齿珐琅质自由基内的这些信号并没有明确具体的原因。大多数人认为这些信号与钙化组织内的有机成分有关。然而，其他可能的来源不能排除。另一种假设是，位于晶体表面的一氧化碳自由基可能是这一信号的贡献者。

辐射不敏感成分的特征 可以归纳如下。

本底信号强度与有机含量的钙化组织（高有机物含量钙化组织中本底信号较强）有很强的相关性。例如，牙齿珐琅质的非矿物成分约为 2% 而牙本质中有 30% 左右，与牙本质的本底信号是牙釉质本底信号的 10 倍以上；本底信号强度与牙釉珐琅质晶粒度大小有很强的依赖关系。当晶粒大小从 2mm 降低到 50~100 μm，本底信号峰-峰幅度将增加了 50%~70%；当在 100~200 ℃ 加热后，牙釉质中本底信号的峰-峰值幅度会增加。牙齿珐琅质在 150 ℃下 1 小时退火，本底信号该峰-峰值幅度增加了 1.9 倍，在 200 ℃下 1 小时退火后增加 4.9 倍；经过 250 ℃ 1 小时的退火，本底信号会激烈的改变，其 g 因子的变化从 2.004 6 至 2.003 8，线宽从 0.870 下降到 0.633 mT，其峰-峰高度增加了大约 80 倍

（相对于它退火的值）。

龋齿牙釉质发灰部分的本底信号强度与正常牙的信号相比要高 3 倍。但可以用化学方法减少这种本底信号。

（张良安 樊飞跃）

qiánjìliàng cèliáng jìshù

前剂量测量技术 （pre-dose measurement techniques） 测量石英等材料在受电离辐射后，能以某种形式记录下受照射剂量的大小的过程。当通过适当的温度激活后，测量其 110 ℃ TL 峰（对石英）的响应来确定受照射剂量的大小。先前受照射的石英样品通过热激活使其 110 ℃峰的响应值有很大提高，且提高的程度正比于先前受照射的剂量的大小，可用图 1 所示的模型来解释。假设发光中心有两种状态，一种是激活状态，在此状态下发光中心可以接受电子并发光。另一种状态是退激活状态。在此状态下发光中心不能接受电子也不能发光。激活状态可以通过失去空穴而变为退激活状态。

基本原理 在实验室用石英进行实验研究的基本过程是：首先将先前受过照射的样品照射一小的实验剂量，测量其 110 ℃峰的 TL 响应值为 S_0。然后进行热激活处理，再照一相同的实验剂量并测量 110 ℃峰的 TL 响应值为 S_n，接着再照一大的刻度剂量 β，并

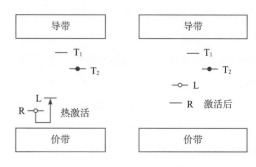

图 1 前剂量技术原理示意图

再一次进行热激活处理，处理后再照一相同的实验剂量并测量110℃峰的 TL 响应值为 $S_{n+\beta}$。可按公式（1）计算前剂量的大小。

$$D = \frac{S_n - S_0}{S_{n+\beta} - S_n}\beta \qquad (1)$$

式中：S_0 为热激活前的灵敏度；S_n 为热激活（约 500℃）后的灵敏度；$S_{n+\beta}$ 为照射一刻度剂量 β 并热激活后的灵敏度

样品处理 受辐射事故照射的现场样品中（砖、瓦等）的总的吸收剂量包含两种成分：天然本底剂量，和来源于放射事故的事故剂量。事故剂量等于总剂量与自然本底剂量之差。利用热释光前剂量技术测定出现场样品中（砖、瓦等）的总的剂量和本底剂量即可求出事故剂量。

样品处理方法 ①现场样品的预处理。取受事故照射的现场样品（砖、瓦）和现场对照样品若干块，将两组样品分别去除表面 3mm 后的表层，经粉碎的砖块颗粒利用标准筛筛取 80 目以下的颗粒，用摇床将矿砂和黏土分离，然后利用 WCF-1-63 自动磁分离仪对样品进行磁分离弃去磁性颗粒，经鉴定非电磁性颗粒 80% 以上为石英颗粒，因石英颗粒外有黏土包被，故呈红色。②样品的化学处理。经过对红砖样品的去除表层、粉碎、筛分、磁分离后，再经下列步骤处理：用蒸馏水清洗至水清为止；丙酮中清洗 10 分钟，然后再用蒸馏水清洗 2 ~ 3 次；40%HF 处理：将样品置于一塑料杯中，加入 40%HF，浸泡一小时，其间可用一塑料棒搅拌以加快黏土的分离，直至样品基本呈白色，用蒸馏水清洗，如果样品仍呈少许红色，可再加少许 40%HF，至样品呈白色，再用蒸

馏水清洗；样品经上述步骤处理后，在 50℃ 的 $AlCl_3$ 饱和溶液中浸泡 15 分钟；样品浓盐酸中处理 30 分钟；蒸馏水中清洗 2 ~ 3 次，80℃ 干燥；将处理好的样品用标准筛分离出 80 ~ 200 目的样品备用。

现场样品的前剂量的测定 首先，选取适宜的未受事故照射的砖块作为对照样品。对对照样品的要求：生产年代与受事故照射的砖块一致；块中的石英颗粒的类型、前剂量特性应尽可能与受照射的砖块一致。总之对照与受照射样品之间除了接受与未接受事故照射之外应尽可能保持一致。利用前剂量热释光技术对事故现场样品的 γ 辐射剂量重建方法的基本过程可用图 2 表示。

激活温度取 450℃，半小时，实验剂量照射 50mGy 左右。实验剂量照射的目的是提高灵敏度（注意在测量中也应照射同样的实验剂量），公式（2）是用现场样品测量结果估算剂量的方法，即：

$$D = \frac{R_N - R_0}{R_{N+\beta} - R_N} \cdot \beta \qquad (2)$$

式中：R_0 为对照样品激活后的110℃ 的 TL 响应值本底；R_N 为受照样品激活后 110℃ 的 TL 响应；$R_{N+\beta}$ 为受照样品+β 刻度剂量激活后 110℃ 的 TL 响应。

（张良安 樊飞跃）

中子活化分析（neutron activation analysis，NAA） 通过鉴别和测试试样因辐照感生的放射性核素的特征辐射，进行元素和核素分析的放射分析化学方法。又称仪器中子活化分析。活化分析的基础是核反应，以中子或质子照射试样，引起核反应，使之活化产生辐射能，用 γ 射线分光仪测定光谱，根据波峰分析确定试样成分；根据辐射能的强弱进行定量分析。一般中子源由核动力装置提供，质子源采用回旋加速器或范德格拉夫式加速器。活化分析大体分为 5 个步骤，即：试样和标准的制备、活化、放射化学分离、核辐射测量和数据处理。

本法的特点在于灵敏度极高，准确度和精密度也很高；可测定元素范围广，对原子序数 1 ~ 83 之间的所有元素都能测定，并具有多成分同时测定的功能，在同一试样中，可同时测定 30 ~ 40 种元素。因而适用于环境固体试样中的多元素同时分析，如大气颗粒物、工业粉尘、固体废弃物等中的金属元素测量。由于仪器价格昂贵，分析周期较长，操作技术比较复杂，目前，在中国配置不多。它是大气颗粒物的多元素同时分析方法中灵敏度较高的一种，在国外环境监测中广为应用。

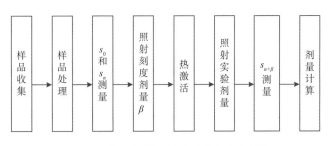

图 2 事故现场样品剂量重建方法流程图

发展历史 1936 年匈牙利化学家赫维西和莱维用镭-铍中子源（中子产额约 3×10^6 中子/秒）辐照氧化钇试样，通过镝-164（n，γ）镝-165 反应［活化反应截面为 2 700 靶（恩），生成核镝-165 的半衰期为 2.35 小时］测定了其中的镝，定量分析结果为 10^{-3} g/g，完成了历史上首次中子活化分析。

原理 中子是电中性的，所以当用中子辐照试样时，中子与靶核之间不存在库仑斥力，一般通过核力与核发生相互作用。核力是一种短程力，作用距离为 10^{-13} cm，表现为极强的吸引力。中子接近靶核至 10^{-13} cm 时，由于核力作用，被靶核俘获，形成复合核。复合核一般处于激发态（用 * 表示），寿命为 $10^{-12} \sim 10^{-16}$ s，它通过 4 种方式退激发。

中子与靶核碰撞时，有三种作用方式：①弹性散射。靶核与中子的动能之和在散射作用前后不变，这种作用方式无法应用于活化分析。②非弹性散射。若靶核与中子的动能之和在作用前后不等，则该能量差导致复合核的激发，引起非弹性散射，此时生成核为靶核的同质异能素，一些同质异能素的特征辐射可通过探测器测定，这种作用方式可用于活化分析。③核反应。若靶核俘获中子形成复合核后放出光子，则被称为中子俘获反应，即（n，γ）反应，这就是中子活化分析利用的主要反应，此外（n，2n）、（n，p）（n，a）和（n，f）等反应也可用于中子活化分析。

中子辐照试样所产生的放射性活度取决于下列因素：①试样中该元素含量的多少，严格地讲，是产生核反应元素的某一同位素含量的多少。②辐照中子的注量。③待测元素或其某一同位素对中子的活化截面。④辐照时间等。

特点 它与其他元素分析法相比较，有许多优点：①灵敏度高，准确度、精确度高。NAA 法对周期表中 80% 以上的元素的灵敏度都很高，一般可达 $10^{-6} \sim 10^{-12}$ g，其精度一般在 ±5%。②多元素分析，它可对一个样品同时给出几十种元素的含量，尤其是微量元素和痕量元素，能同时提供样品内部和表层的信息，突破了许多技术限于表面分析的缺点。③样量少，属于非破坏性分析，不易沾污和不受试剂空白的影响；此外还有仪器结构简单，操作方便，分析速度快等特点。这种方法的主要缺点是：只能给出元素的含量，不能测定元素的化学形态及其结构；检测不到不能被中子活化的元素及含量，半衰期短的元素也无法测量；灵敏度因元素而异，且变化很大（例如，中子活化分析对铅的灵敏度很差而对锰、金等元素的灵敏度很高，可相差达 10 个数量级）；由于核衰变及其计数的统计性，致使中子活化分析法存在的独特的分析误差，这种误差的减少与样品量的增加不成线性关系；此外，探测仪器也较昂贵。

发展趋势 ①从单纯的元素分析扩展到化学状态的测定：随着中子活化分析应用领域的扩大，不仅需要测定样品中元素的含量，而且还要求深入研究元素的分布和状态。例如，在环境科学研究中分析水中痕量元素时，增加超过滤法前处理，将水样分解成低分子量组分、胶体、假胶体和颗粒物，再用中子活化法分别测定处于不同状态的元素含量。②瞬发分析的应用：常规中子活化分析无法利用核反应截面高而生成稳定核素的核反应，例如镉-113（n，γ）镉-114（反应截面为 2×10^4 靶）；而瞬发 γ 射线中子活化分析却能够克服这一困难。应用瞬发法可以测定河流沉积物中的硅、硫、铜、镉和汞等元素，这些都是常规中子活化分析很难测定的元素。③计算机的广泛应用：70 年代以来，中子活化分析的样品日趋复杂，例如，环境科学中的大气颗粒物，生命科学中的生物组织，地球化学中的陨石，考古学中的陶、瓷器等，都要求同时提供数百个样品中的几十种元素的含量。计算机与自动活化分析装置配合使用，可以控制照射时间、冷却时间、计数时间，控制样品的输运、分析操作及数据处理等。

（张良安　樊飞跃）

wàizhàoshè jiāncè

外照射监测（monitoring of external exposure）　对外照射个人剂量监测和场所的辐射监测。在外照射个人监测中主要有光子个人监测和中子个人监测。场所监测主要有空气比释动能，注量和实用量的监测。一般来说，场所空气比释动能监测适合于 X 和 γ 射线的场所，而中子场所以测量注量为主。周围剂量当量测量适合中子、X、γ 或其混合长的测量，定向剂量当量测量低能光子场。电子外照射测量注量或吸收剂量。表 1 是外照射测量中常用的物理量及其适用范围。

在表中必须注意：空气比释动能 k_a 这个量是仅适用于 X 和 γ 辐射场的测量，特别是医用 X 和 γ 诊断和治疗的工作场所。而且在用测量值进行剂量估算时，要特别注意转换系数的影响因素很多。首要的问题，是带电粒子平衡（CPE）条件必须得到满足，

表 1 外照射监测常用物理量及适用范围

监测的量	一般的防护评价			事故和治疗剂量估算		
	中子	X，γ	电子	中子	X，γ	电子
个人剂量当量 H_p (d)	√	√	√	×	×	×
个人（吸收）剂量 D_p (d)	×	×	√	√	√	√
空气比释动能 k_a	×	√	×	×	√	×
周围剂量当量 H^* (d)	√	√	×	×	×	×
定向剂量当量 H' (d, α)	×	√	×	×	×	×
注量 Φ	√	√	√	√	√	√

注：√表示适合；×表示不适合。

否则就找不到一个恒定的空气比释动能到吸收剂量的转换系数；即使 CPE 条件得到满足，转换系数还受射线能量，入射方向和线束大小（照射野）的影响，因此要细心选用 ICRP74 号出版物中的转换系数。

三个实用量 [H^*（10），H'（d，α）和 H_p（d）] 是为了评价辐射防护剂量限制是否超过而设计的适用量，这些量设计中就对辐射场进行了限制性假设，例如扩展场的假设，对剂量水平不高，测量不确定度要求也不高时，例如估算有效剂量，还是可以使用的。但对测量不确定度要求高的事故和治疗剂量估算就不能使用。

表中的电子外照射仅对高能电子而言，实际上在个人监测中，直接测量 H_p（0.07）虽然可以，但多是将 D_p（0.07）直接赋予 H_p（0.07），这是因为在电子照射的情况下计算 D_p（0.07）比测量 H_p（0.07）更方便些。注量是一个辐射剂量测量的最基本的物理量，因此它适用于所有情况的测量和剂量估算。

（张良安 樊飞跃）

gōngzuò chǎngsuǒ jiāncè

工作场所监测（monitoring of workplace）

对放射工作人员场所的辐射监测过程。工作场所监测主要包括剂量率、污染水平和气载放射性物质测定，或它们的组合。从辐射类型上讲，防护场所监测主要是有对 X、γ 和中子的外照射场所监测，α、β 表面污染监测，氡、钍射气及其子体的监测，和气溶胶监测等。从形式上讲可以用直读式仪表对场所的辐射（或放射性）水平及表面污染水平进行直接测量或监测；也可以通过一些间接测量方法，例如通过对食品、水、动植物、土壤、建材等的放射性分析来达到场所监测的目的。

周围剂量当量 H^*（d）和定向剂量当量 H'（d，Ω）是用于外照射场所监测的两个实用量，它们适用于对中子和光子（X 和 γ）的外照射场所监测，不适用于电子的场所监测，也不适用于 α、β 表面污染监测，氡、钍射气及其子体的监测和气溶胶监测。注量或注量率可以用来进行中子、光子（X 和 γ）和电子的外照射场所监测。空气比释动能仅适用于光子（X 和 γ）外照射场所监测。

（张良安 樊飞跃）

X、γ wàizhàoshè chǎngsuǒ jiāncè

X、γ 外照射场所监测（site monitoring of X and γ-ray）

在 X、γ 外照射的场所，用仪器进行场所监测的过程。过去是照射量，现在是空气比释动能 K_a，这类监测仪器测量的物理量应当是照射量和空气比释动能 K_a。照射量已是一个被空气比释动能 κ_a 所取代的量，实质上讲这类监测仪器测量的物理量应当就是空气比释动能 K_a。为辐射防护评价的方便，两个场所实用量，周围剂量当量 H^*（d）和定向剂量当量 H'（d，Ω）也用来测量 X，γ 辐射的场所剂量水平。

就 H^*（d）而言，对强贯穿辐射，d 常用 10mm 这个深度，因而此时周围剂量当量可表示为 H^*（10）。对弱贯穿辐射，其皮肤深度为 0.07mm，眼晶体深度为 3mm，并分别表示为 H^*（0.07）和 H^*（3）。按 ICRU 的建议，所有外辐射防护测量仪器的刻度可应用实用量。因此，在这种情况下，按照射量或比释动能等刻度的仪器都应重新进行刻度。此时应当按使用现场的能量，将用空气比释动能 K 校准的仪器乘以表 7.17 中给出的 H^*（10）/K_a 后，而得到的周围剂量当量 H^*（10）的刻度；如果是照射量 X 或注量 Φ 刻度的仪器，也只需乘上表 1 中相应的转换因子就可得到周围剂量当量 H^*（10）的刻度；只有这样刻度仪器的读数单位才应是 Sv 及 mSv（累积测量）或 μSv/h 及 mSv/h（瞬时测量）。从表 1 可以看出，$H^*(10)/K_a$ 或 $H^*(10)/X$ 有很强的能量依赖关系，相差 6 倍左右，因此用周围剂量当量 H^*（10）刻度的仪器必须明确地说明其刻度值实用的范围，否则会带来极大的测量误差。例如，若仪表是在钴-60 辐射场刻度的，此时 $H^*(10)/K_a = 1.16\ \text{Sv}\cdot\text{Gy}^{-1}$。若将该仪器用到乳腺摄影机房的防护监测（能量可能低到 15keV），此时的 $H^*(10)/K_a = 0.271\ \text{Sv}\cdot$

表1 K_a、X 和 Φ 到 $H^*(10)$ 和 $H'(0.07)$ 间的转换系数

光子能量 （MeV）	$H^*(10)/K_a$ Sv/Gy	$H'(0.07, 0^0)/K_a$ Sv/Gy	k_a/Φ （pGy·cm^2）	$H^*(10)/\Phi$ （pSv·cm^2）	$H'(0.07, 0^0)/\Phi$ （pSv·cm^2）	$H^*(10)/x$ cSv·R^{-1}
0.010	0.008	0.95	7.60	0.061	7.20	–
0.015	0.26	0.99	3.21	0.83	3.19	0.237
0.020	0.61	1.05	1.73	1.05	1.81	0.521
0.030	1.10	1.22	0.739	0.81	0.90	0.96
0.040	1.47	1.41	0.438	0.64	0.62	1.29
0.050	1.67	1.53	0.328	0.55	0.50	1.46
0.060	1.74	1.59	0.292	0.51	0.47	1.52
0.080	1.72	1.61	0.308	0.53	0.49	1.51
0.100	1.65	1.55	0.372	0.61	0.58	1.44
0.150	1.49	1.42	0.600	0.89	0.85	1.31
0.200	1.40	1.34	0.856	1.20	1.15	1.22
0.300	1.31	1.31	1.38	1.80	1.80	–
0.400	1.26	1.26	1.89	2.38	2.38	1.10
0.500	1.23	1.23	2.38	2.93	2.93	–
0.600	1.21	1.21	2.84	3.44	3.44	1.06
0.800	1.19	1.19	3.69	4.38	4.38	1.04
1	1.17	1.17	4.47	5.20	5.20	1.03
1.5	1.15	1.15	6.12	6.90	6.90	1.01
2	1.14	1.14	7.51	8.60	8.60	1.00
3	1.13	1.13	9.89	11.1	11.1	0.99[a]
4	1.12	1.12	12.0	13.4	13.4	–
5	1.11	1.11	13.9	15.5	15.5	–
6	1.11	1.11	15.8	17.6	17.6	–
8	1.11	1.11	19.5	21.6	21.6	–
10	1.10	1.10	23.2	25.6	25.6	–

注：a 因为光子能量大于 3 MeV 后难以达到电子平衡，故无法精确测定照射量。

Gy^{-1}，其转化系数仅为钴-60 辐射场的 0.23 倍，这样的测量结果是无法接受的。对能量大于 1MeV 的辐射场，用钴-60 辐射场刻度的仪器测量，带来的误差不会大于 6%，在这种情况下，可以将钴-60 辐射场刻度的仪器用做所有周围剂量当量测量；而且 $H^*(10)/K_a$ 在 1.10 到 1.17 之间，此时直接用 K_a 刻度的仪器测量 $H^*(10)$ 带来的误差也小于 20%，这在防护场所测量中也是可以接受的。

定向剂量当量 $H'(d, \Omega)$ 通常用于对弱贯穿辐射的测量，皮肤和眼晶体的定向剂量当量可以分别表示为 $H'(0.07, \Omega)$ 和 $H'(3, \Omega)$。测量 $H'(d, \Omega)$ 要求辐射场在测量仪器范围内是均匀的，并要求仪器具有特定的方向响应。为说明方向角 Ω，要求选定一个参考的坐标系，在此系统中 Ω 可以表述出来（如用极角或方位角）。该系统的选择常依赖于辐射场。此时应当按使用现场的能量，将用空气比释动能 κ 校准的仪器乘表 1 中给出的 $H'(0.07)/K_a$ 后，而得到的定向剂量当量 $H'(0.07)$ 的刻度；如果是注量 Φ 刻度的仪器，也只需乘表 1 中相应的转换因子就可得到定向剂量当量 $H'(0.07)$ 的刻度；只有这样刻度仪器的读数单位才应是 Sv 及 mSv（累积测量）或 μSv/h 及 mSv/h（瞬时测量）。但这类仪器有很强的方向响应，使用时必须十分留心。

（樊飞跃 张良安）

pífū wūrǎn jiāncè

皮肤污染监测（skin contamination monitoring） 对皮肤放射性污染进行的监测活动。确定是否符合剂量限值，特别是避免确

定性效应发生；在过量照射的情况下，开始适当的医学检查和干预行动。

一般考虑，强贯穿辐射对皮肤的随机效应而言，用有效剂量限值就能提供足够的辐射防护；除 α、β 和热粒子的情况，实际上没有必要进一步的考虑；对弱贯穿辐射：这时需要有另外的限值来防止确定性效应发生。ICRP 已提出了这类建议，即在 $1 cm^2$ 上平均不超过 500mSv 的年当量剂量限值，通常的测量深度是 0.07 mm（$7 mg/cm^2$），这种情况下对皮肤的剂量是由于皮肤污染造成的。

皮肤污染不可能是均匀的，总是发生在身体的某一部分，最容易发生的部位是手。出于日常控制的目的，关注 $100 cm^2$ 的平均污染是适当的。因此，在日常的监测中，皮肤污染监测应当能说明 $100 cm^2$ 的平均剂量当量。在大多数污染环境监测仪器中，其读数是与一个导出限值来比较，例如，污染水平限值，它的单位是 Bq/cm^2，它是考虑由于污染造成的剂量与基本剂量限值相当，当然，此时不仅仅考虑皮肤污染引起的照射，也应当考虑其他可能的途径，尽可能减少污染。当二次限值未超过时就没有必要进一步估算当量剂量。但污染的时间长或污染水平高时，估算剂量当量还是必要的。这类估算通常不很精确，特别是污染物已被皮肤表层以下吸收的情况，极端情况下，不确定度可达两个数量级。这种量化过程不应按常规的外照射进行处理。但当估算的当量剂量超过限值的 1/10 时，应当将其包含在个人的个人剂量记录中。一些污染环境可能使污染物进入人体引起内照射。这时还应当进行内污染物监测。

一些情况下，可能产生热粒子照射。这种照射是由 1 mm 的离散的放射源引起的空间非均匀照射。这时除了考虑是否符合剂量限值外，应特别关注防止急性溃疡的发生。它要求在 $1 cm^2$ 范围，测量深度为 $10~15 mg/cm^2$，所得出的平均剂量应小于 1 Sv。由于热粒子具有特别局部的性质，要在工作场所辐射场周围探测它是很困难的。因此这类问题的重点是识别和控制。

（樊飞跃　张良安）

zhōngzǐ wàizhàoshè chǎngsuǒ jiāncè

中子外照射场所监测（site monitoring of neutron）

在中子外照射的场所，通过测量其注量来进行场所测量的过程。中子的能谱很宽，这给中子的测量带来了很大的麻烦。一般将中子能谱分为两大类，即：校准（或称参考）谱和实用谱。传统上将同位素源作为参考谱，通常用的是锎-252 和 α-中子源（主要是镅-241-铍或钚-238-铍）来校准剂量计和仪器。实用谱主要指反应堆、医用加速器、硼中子俘获（BNCT）治疗、高能加速器、工业源应用、源和核材料运输，航空机组等工作场所。

为评价中子辐射防护的主要物理量是中子能谱，即中子注量的微分分布，$\Phi_E (E)$，其中 E 是中子能量。在实际应用中，注量率，即注量对时间的导数，它随位置而异，可能需要加以考虑。这里，只对注量率加权值感兴趣。因此，将讨论限制在规范化的注量和假设注量的空间分布是均匀的就足够了。

测量仪器通常采用中子注量响应 $R_\phi (E)$ 描述。在特定中子场中，仪器的读数 M 可以通过 Φ_E (E) 和 $R_\phi (E)$ 的乘积来计算。这里未考虑死亡时间、衰退或本底的影响。

中子注量具有角度分布特性。除 H^*（10）外，在计算个人当量剂量时应考虑注量的角度分布特性。测量仪器的测量结果带有一定的不确定度，为方便，通常不考虑转换系数的不确定度。一般情况，在一些特定的实验条件下，注量及注量响应也不考虑它们的不确定度，不过有时也需要对由仪器测量得出的结果进行变异分析。正因如此，在 IAEA 给出的转换系数中只给出了三位有效数，其中仅前两位有意义。

中子一般是通过测量其注量来进行场所测量的。在辐射防护评价中，周围剂量当量 H^*（10）也适用于中子，但中子监测的国家基准是中子注量 Φ，因此，要用仪表直接测读周围剂量当量 H^*（10）或有效剂量 E，必须用相关转换系数，将其转化为周围剂量当量刻度。

（樊飞跃　张良安）

dōng、tǔ shèqì jíqí zǐtǐ jiāncè

氡、钍射气及其子体监测

（monitoring for radon, thoron and their daughters）　在氡、钍射气及其子体的场所里进行测量的过程。为了确定工作场所氡水平的高低、干预行动的效果和评价工作人员或公众受到的照射是否超过有关标准，就需要对氡的浓度进行测量。

基本原理　目前很多的技术可有效地用来测量氡、钍射气及其子体。尽管氡、钍射气的子体对呼吸道的照射的贡献很大，但母体氡和钍射气控制了子体在空气中的浓度。有时收集一些瞬间的样品，可由闪烁瓶进行测量。当收集的样品放在闪烁瓶中后，

闪烁瓶内的 α 辐射引起闪烁，从而被计数，当将这些闪烁瓶与适当的计数器和记录设备连接后就可进行连续的监测。当氡、钍射气及其子体浓度随时间变化时，连续监测是必要的。通过对滤片上收集的空气中放射性物质的分析或对衰变产物的连续监测可对氡、钍射气子体进行测量。

把含有活性炭的罐在空气中暴露几天后，可实现快速测量。这样设备收集的进入活性炭罐的氡气的分数应是可重复的，通过 γ 谱仪或者液闪计数器可对收集在活性炭上的放射性材料的活度进行估计。这种估计通常在中心实验室进行。

灵敏的"驻极体"离子室（EIC）也可用来进行短期测量。这种小的离子室的收集电压是通过一个驻极体（电的绝缘体）加

上的。由于通常情况下大气中氡浓度变化很大，这种方法对特别实用于室外氡或其子体的长时期的平均测量。这种方法可实现短到几秒，长到一年，甚至更长的测量。

核衰变信息 一般来说，应根据需要开展长期或短期的测量。例如在研究加热、通风或空调随季节变化时就需要长期氡浓度测量，长期测量通常可以进行几个月。如果能保证测量的精确度要求，可采用多次重复的短期测量（通常是几天）。若对评估一个建筑物内的氡浓度水平开展的补充测量，进行抽样或短期测量是可以的。但在氡浓度到达行动水平以上、需对个人剂量进行是否超标准的判断及在收集适当的氡的剂量资料时，开展长时间的测量是必要的。这时不但需要

场所监测，也需要用个人监测的方法。在氡和钍射气的辐射防护评价中往往需要相关的核衰变信息，在表 1 和表 2 中列出了相关的信息。

从 3 个月到一年以上的平均氡浓度长期测量，用被动式探测器（无动力操作）可很容易和精确地进行测量。通常应用的有两种被动式探测设备，即：α 径迹探测器和 EICs。α 径迹探测器是长期测量中应用最广泛的探测器。它是由一个小的塑料容器构成，在里面嵌上了一个小片的固体核径迹探测器（SSNTD）材料，用它来进行 α 粒子探测。在被动式氡探测器中使用最多的 SSNTD 材料是 CR-39、LR-115 和聚碳酸酯。为打开塑料容器内探测器的灵敏体积必须安装一个滤片以便阻止氡子体的进入和减缓钍射气的进

表 1 铀衰变系中的放射性核素

放射性核素（括号内是曾用名）	半衰期	射线能量（MeV）		
		α	β（max）	γ 光子（括号内是跃迁概率）
$^{238}_{92}$U	4.47×10^9a	4.20	−	−
$^{234}_{90}$Th	24.10d	−	0.20, 0.11	0.093（0.06），0.063（0.05）
$^{234m}_{91}$Pa	1.17min		2.27（99.84%）	1.001（0.008），0.766（0.003），内转换（0.0016）
$^{234}_{92}$U	2.46×10^5a	4.77	−	−
$^{230}_{90}$Th	7.54×10^4a	4.69	−	0.068（0.004）
$^{226}_{88}$Ra	1600a	4.78	−	0.186（0.036）
$^{222}_{86}$Rn	3.824d	5.49	−	−
$^{218}_{84}$Po（RaA）	3.05min	6.00（99.98%）	未知能量（0.02%）	−
$^{214}_{82}$Pb（RaB）	26.8min	−	0.67, 0.73	0.352（0.38），0.295（0.19）
$^{214}_{83}$Bi（RaC）	19.9min	55（0.02%）	3.27, 1.54, 1.51（99.98%）	0.609（0.46），1.764（0.15），1.120（0.15）
$^{214}_{84}$Po（RaC′）	1.64×10^{-4}s	7.69		
$^{210}_{82}$Pb（RaD）	22.3a		0.017, 0.064	0.047（0.043）
$^{210}_{83}$Bi（RaE）	5.01d		1.16	
$^{210}_{84}$Po（RaF）	138.4d	5.30		
$^{206}_{82}$Pb（RaG）	−	−		

表2　钍衰变系中的放射性核素

放射性核素（括号内是曾用名）	半衰期	射线能量（MeV）		
		α	β（max）	γ光子（括号内是跃迁概率）
$^{232}_{90}$Th	1.46×10^{10} a	4.01	–	0.064（0.0026）
$^{228}_{88}$Ra	5.75a	–	0.039	0.013（0.02）
$^{228}_{89}$Ac	6.15h	–	1.16，1.73	0.911（0.26），0.969（0.16）
$^{228}_{90}$Th	1.91a	5.42	–	0.084（0.012）
$^{224}_{88}$Ra	3.66d	5.69	–	0.241（0.041）
$^{220}_{86}$Rn（Tn）	55.6s	6.29	–	–
$^{216}_{84}$Po（ThA）	0.145s	6.78	–	–
$^{212}_{82}$Pb（ThB）	10.46h	–	0.34，0.57	0.239（0.30）
$^{212}_{83}$Bi（ThC）	60.55 min	6.05（36%）	2.25（64%）	0.727（0.066）
$^{212}_{84}$Po（ThC′）	1.64×10^{-7} s	8.78	–	–
$^{208}_{81}$Ti（ThC″）	3.06min	–	1.80，1.29，1.53	2.615（0.36），0.583（0.30）
$^{208}_{82}$Pb（ThD）	稳定	–	–	–

入。广泛应用的这类氡探测器，它的塑料容器有一个很狭窄的入口窄缝，它起到一个扩散势垒区的作用，这样就不用再使用滤片。这个设备灵敏体积里的氡和它的短寿命子体衰变的部分α粒子轰击到SSNTD材料上，并产生了亚微观的损伤径迹。此设备在现场经过一段时期照射后，将其带回实验室，在浓氢氧化钠溶液中对SSNTD材料进行化学或电化学蚀刻。蚀刻过程是将亚微观的损伤径迹变成为在光学放大镜下可见的径迹。径迹数可用直接观测或通过一个自动设备进行读数。径迹数与平均氡浓度和时间乘积的关系通过实验方法确定。同时，也可以用这种方法对钍射气进行测量。

用于氡长时期测量的另一种被动式探测器就是EIC。当辐射在驻极体上产生离子后，在驻极体的电荷随之减少，氡照射前后驻极体上电荷的差异是平均氡浓度和时间乘积的函数，因此，可用这种差异来刻度平均氡浓度和时间乘积。对结果进行本底γ辐射影响修正是必要的，为此，往往另用一个驻极体来专门测量本底γ辐射。

（樊飞跃　张良安）

yuánjiāncè
源监测（source monitoring）对释放到环境中的放射性物质的活度的测量，或直接测量由于设施中的源引起的辐射的过程。以源监测为目的，通常将设备视为一聚集源，这样源监测的关注点就是源对环境的释放（例如，通风烟囱，流出物排放点）和在控制区和监督区边界及设施周围的剂量和剂量率。由于泄漏和不可控的释放，可形成气体、气溶胶或液体。

目的　在实际工作中源监测的主要目的是：①验证气载放射性物质和液体流出物的排放是否符合相关的管理限值。②提供检查运行中的废物处理和控制系统的必要信息。③对可能出现与批准的规范操作发生偏离情况提供早期预警。④提供排放到环境的放射性的数据资料，为环境辐射水平及活度浓度，公众受照预测模型的估算提供基础依据（例如，排放率及放射性核素成分等）。

以上所列目标没有按优先排序，因为不同情况和不同要求，优先的目的是变化的。它们的相对重要性也随潜在释放的放射性核素的性质和数量而异。

此外，源监测的信息也可能与环境监测结合起来进行监测，这样的监测包括：①排放趋势的识别，特别是能标识长期种植和排放处理过程的问题。②种植的操作类型与核素排放水平的关系。③协同环境监测计划确定不同环境区域的放射性核素的扩散及其后果。④源监测数据有助于人相关事项的处理，值得注意的是这些数据有助于国家和国际有关放射性环境排放数量的记录。

监测计划　源监测项目在设计时应当考虑能给出上述目的的

所有信息。特别值得注意的是，要符合上面的目的，监测项目的计划应根据情况适时更新。应做到确保样品的代表性，并且对确定审管部门规定期内的总排放和随时间推移的变化趋势应有足够的有效数据。这个计划通常包括以下内容：①项目中包括的核素清单。②排放抽样的时间和频度。③抽样地点。④抽样方法。⑤实验室分析项目。⑥结果记录的形式。

排放的放射性核素的组分和浓度可能在很宽的范围变化，特别是核设施。因此抽样应是仔细评估监管机构要求的预期放射性核素混合目标物后再选择。设计的项目中至少应包括从辐射防护的角度看的那些重要的核素，在任何情况下，必须包括监管机构规定的那些放射性核素。在一些特定情况下，重点应放在由于排放而对代表性人员的总剂量贡献较大的那些核素上。在核事故发生后，还应增加与事故相关的特定放射性核素的监测。

在一些情况下，如果监管机构允许的话，测量总排放量就足够了，也就是排放的总 α、β/γ 放射量。对惰性气体、核素组分十分清楚、和活度浓度不太高时，仅测总放是适当的。然而在进行这样监测时，需要考虑存在的天然放射性核素。

源监测主要有连续监测和不连续监测两种类型。对不连续监测的情况，抽样和测量的频度决定于排放率和非计划的释放的情况。

（樊飞跃 张良安）

diànlí fúshè huánjìng jiāncè

电离辐射环境监测 （monitoring for environmental ionizing radiation）

为确保公众受到适当的辐射防护，对排放和相关环境介质中放射性含量的适当监测的过程。简称辐射环境监测。环境电离辐射监测主要包括辐射环境质量监测，辐射污染源监测，以及辐射事故监测。

发展历史 电离辐射环境监测最早起始于第二次世界大战期间，美国为了研制原子弹，在汉福特建造了生产钚的反应堆，并用哥伦比亚河的水来冷却反应堆部件，开始有流出物进入环境，由此引起了人们对环境影响的关注，从此开始了辐射环境监测的历史。后来的核试验、原子弹爆炸、温茨开尔和三里岛事故又进一步把辐射环境监测的深度和广度推进了一步。1986 年的切尔诺贝利事故则把快速报警和自动监测网络技术的重要性提高到新的高度。近年来，随着核能的发展和世界冷战的结束，老一代核设施退役的进程明显加速，公众的环境参与意识也有了极大的提高，这不仅给环境监测提出了新的内容和要求，而且更使环境监测的重要性突破了纯技术的范畴，改善公众关系，提高公众信任度成为环境监测的重要任务之一。

监测对象和目的 所谓辐射环境监测，是对操作放射性物质的设施周界之外的辐射和放射性水平所进行的与该设施运行有关的测量，辐射环境监测的对象是环境介质和生物。辐射环境监测的根本目的在于检验核设施运行在周围环境中造成的辐射和放射性水平是否符合国家的和地方的有关规定，并对人为的核活动所引起的环境辐射的长期变化趋势（其中包括由人为活动所造成的天然放射性核素的重新分布所引起的环境辐射水平的变化）进行监视。当然，环境监测所获得的大量数据也可用于有关科学研究。

具体来讲，环境监测的目的又可以包括以下几个方面：①评价核设施在包容放射性物质和控制流出物方面的有效性。②监视环境中的辐射水平和放射性污染水平，并评价其长期趋势，发现问题及时改进。③评价由于核设施的运行而释放到环境中的放射性物质或辐射对人产生的实际的或潜在的照射水平，或估计这种照射的上限。④收集与污染物进入环境的历程有关的资料，尤其是要发现以前尚未注意到的照射途径和释放方式。⑤异常释放或发生事故时，作出迅速响应，通过监测为评价事故后果和应急决策提供依据。⑥探测和评价来源于其他释放源的放射性，以区分和比较核设施的运行影响。⑦证明向环境的释放符合相应规程的要求，向公众提供相关信息，改进公众关系。

辐射环境质量监测 辐射环境质量监测的目的是积累环境辐射水平数据；总结环境辐射水平变化规律；判断环境中放射性污染及其来源；报告辐射环境质量状况。辐射环境质量监测的原则是辐射环境质量监测的内容，因监测对象的类型、规模、环境特征等因素的不同而变化；在进行辐射环境质量监测方案设计时，应根据"辐射防护最优化原则"进行优化设计随着时间的推移和经验的积累，可进行相应的改进。辐射环境质量监测内容主要包括：陆地 γ 辐射剂量、空气（气溶胶、沉降物、氚、氡）、水（地表水、地下水、饮用水和海水）、底泥（江、河、湖及近岸海域沉积物）、土壤和生物中的放射性核素含量的分析。

辐射环境质量监测通常应按国家相关规定进行环境本底调查、

常规环境监测和监督性环境监测。环境本底调查是源项单位在运行前对其周围环境中已存在的辐射水平、环境介质中放射性核素的含量，以及为评价公众剂量所需的环境参数、社会状况等所进行的调查。常规环境监测是源项单位在正常运行期间对其周围环境中的辐射水平以及环境介质中放射性核素的含量所进行的定期测量。监督性环境监测是环境保护监督管理部门为管理目的对各核设施及放射性同位素应用单位对环境造成的影响所进行的定期或不定期测量。

辐射环境污染源监测 辐射环境污染源监测目的是对辐射污染源进行监督性监测。主要目的是监测污染源的排放情况；核验排污单位的排放量；检查排污单位的监测工作及其效能；为公众提供安全信息。

辐射环境污染源监测在执行有关国家规范的要求时应注意以下一些原则：①凡是不能被国家法规所豁免的辐射源和实践均应按法规要求进行适当和必要的流出物监测和环境监测。②流出物监测和环境监测内容应视伴有辐射设施的类型、规模、环境特征等因素的不同而不同。③在制定流出物监测和环境监测方案时应根据辐射防护最优化原则和辐射环境污染源的具体特征有针对性地进行优化设计并随着时间的推移在经验反馈的基础上进行相应的改进。④凡是有多个污染源的伴有辐射设施应遵循统一管理和统一规划的原则。

辐射事故监测 辐射事故发生后，按国家有关事故管理的规定和标准进行的监测。

意义 IAEA在"源和环境辐射监测系统和项目"（IAEA-安全报告 No.64，2010）中明确指出：在核和其他工业，医院和研究机构的正常的作业活动中，也会有放射性核素排放到大气和水环境中。为确保公众有适当的辐射防护，对排放和相关环境介质中放射性含量的适当监测是一基本的监管要求。这样的监测可以提供放射性物质的排放和环境中的放射性核素浓度的实际数量，它是判断释放符合管理限值、评估公众受辐射照射和为辐射防护最优化提供资料的需要。

在核和放射事故的情况下，会产生放射性核素向大气和水环境的不可控的排放。这时对排放的放射性核素和环境的监测也是必要的。在这种情况下，监测不但用来评价公众受到的辐射照射，而且为制定公众防护行动提供依据，这些行动包括长期对策。关于向环境排放的核素相关的源和环境监测是一些IAEA安全标准的主题，特别是"辐射防护中的源和环境监测"（IAEA 安全标准 RS-G-1.8，2005）。IAEA-安全报告 No.64 是为了完善安全标准 RS-G-1.8，而且将取代原来的安全报告 No.41（放射污染环境监测的设计和目标）和安全报告 No.46（从核设施释放到环境中的气溶胶和液态放射性监测）。IAEA-安全报告 No.64 与安全标准 RS-G-1.8 一样，主要涉及对有监管情况的放射性核素排放到环境相关的源和环境的监测。安全报告 No.64 也涉及了事故期间一般性的应急监测和事故后的监测，特别是对长半衰期核素的监测，在事故后，这类核素可能会分布范围很广。事故医学应急监测的详细信息表述在IAEA的一个技术报告"核或辐射应急情况下的通用监测程序（IAEA—TECDOC—1092，1996.6)"中。在常规监测方面，各国的相应技术规范也更加完善，例如，中国 2001 年颁布了环境保护行业标准《辐射环境监测技术规范》就是很好的说明。

（樊飞跃 张良安）

jiàncái fàngshèxìng shuǐpíng cèliáng
建材放射性水平测量 （measurement of radioactivity levels in building materials）

对常用建筑材料的放射性水平测定并估算室内辐射剂量的过程。一般情况下，建筑物的放射性大部分来自建筑材料中的天然放射性核素，这些放射性物质对公众造成附加照射，一般表现为全身外照射及其衰变子体的内照射。对建筑材料放射性物质含量的限值是基于辐射防护基本安全标准而确定的，并以常见的放射性核素镭-226、钍-232 和钾-40 的比活度表征。如果建造住房和工作用房的建筑材料中镭-226、钍-232 和钾-40 的比活度分别为 120、100 和 1 000Bq·kg^{-1}，并假定公众在室内的居留因子为0.8，则建材放射性对公众个体造成的年有效照射剂量约为1.1mSv，已经略为超过国家规定的公众的有效剂量限值。

参考标准 为保障公众及其后代的健康与安全，促进建筑材料的合理利用和建材工业的合理发展，各国相继根据本国的放射卫生防护法规和标准制定出建筑材料放射性物质的限制标准及相应的检测方法，并授权或指定有关部门负责贯彻实施。中国现行关于建筑材料放射性主要有以下三部标准，分别是：1994 年国家建筑材料工业局颁布的 JC518-1993《天然石材产品放射防护分类控制标准》；2010 年国家质量技术监督局修订发布的 GB 6566—2010《建筑材料放射性核素限量》；2000 年国家质量技术监督局修订发布的 GB 6763—2000《建筑材料产品及建材用工业废渣放射性物质控制要求》。

一般分类　随着社会的发展和科学技术的进步，建筑材料的种类也逐渐增多，尤其是掺工业废渣的建筑材料及美化人们生活的岩石建筑材料已成为当今世界重要的建材，但无论是掺工业废渣的建筑材料还是石材产品，其中有一部分建材的放射性的活度明显超过中国现行的国家建筑材料放射性限制标准所规定的限值。因此，常用建筑材料的放射性水平测定并估算室内辐射剂量是广大公众十分关注的问题。按国家标准 GB 6566 的要求，对建筑材料主要开展以下的检测。

γ 射线空气比释动能率的测量　在离周围建筑物 20m 以外的空地上，距地面高 1 m 处测量本底 γ 射线空气比释动能率。在面积大于 $2m \times 2m$，质量厚度大于 $150 g/cm^2$ 的干燥建筑材料堆垛上，距堆垛上表面 0.1 m 处，测量中心点的 γ 空气比释动能率。

当建筑材料堆垛表面 γ 空气比释动能率超过 200nGy/h（含本底）时，必须对建筑材料进行天然放射性核素镭-226、钍-232 和钾-40 比活度的测量。

镭-226、钍-232 和钾-40 比活度的测量　可按 GB/T 11734 的推荐方法，用 γ 能谱分析方法测量建筑材料的镭-226、钍-232 和钾-40 的比活度。

建材中镭-226 和钍-232 比活度测量分析还采用闪烁射气法和分光光度法，钾-40 也采用四苯硼钠沉淀容量法测量，不过国家标准 GB 6566 推荐采用 γ 能谱测量。

（樊飞跃　张良安）

fàngshèxìng cèliáng shíyànshì
放射性测量实验室（radioactivity surveying laboratory）　进行放射性测量的实验室。放射性测量实验室分为两个部分，一是放射化学实验室，二是放射性计测实验室。

放射化学实验室　放射性样品的处理一般应在放射化学实验室内进行。为得到准确的监测结果和考虑操作安全问题，该实验室内应符合以下要求：①墙壁、门窗、天花板等要涂刷耐酸油漆，电灯和电线应装在墙壁内。②有良好的通风设施，大多数处理样品操作应在通风橱内进行，通风马达应装在管道外。③地面及各种家具面要用光平材料制作，操作台面上应铺塑料布。④洗涤池最好不要有尖角，放水用足踏式龙头，下水管道尽量少用弯头和接头等。此外，实验室工作人员应养成整洁、小心的优良工作习惯，工作时穿戴防护服、手套、口罩，佩戴个人剂量监测仪等；操作放射性物质时用夹子、镊子、盘子、铅玻璃屏等器具，工作完毕后立即清洗所用器具并放在固定地点，还需洗手和淋浴；实验室必须经常打扫和整理，配置有专用放射性废物桶和废液缸。对放射源要有严格管理制度，实验室工作人员要定期进行体格检查。

上述要求的宽严程度也随实际操作放射性水平的高低而异。对操作具有微量放射性的环境类样品的实验室，各项措施中有些可以省略或修改。

放射性计测实验室　放射性计测实验室装备有灵敏度高、选择性和稳定性好的放射性计量仪器和装置。设计实验室时，特别要考虑放射性本底问题。实验室内放射性本底来源于宇宙射线、地面和建筑材料甚至测量用屏蔽材料中所含的微量放射性物质，以及邻近放射化学实验室的放射性沾污等。对于消除或降低本底的影响，常采用两种措施，一是根据其来源采取相应措施，使之降到最小程度，二是通过数据处理，对测量结果进行修正。此外，对实验室供电电压和频率要求十分稳定，各种电子仪器应有良好接地线和进行有效的电磁屏蔽，室内最好保持恒温。

（樊飞跃　张良安）

fàngshèxìng cèliáng yíqì
放射性测量仪器（radioactivity surveying instrument）　基于射线与物质间相互作用所产生的各种效应而进行放射性物质测量的仪器。放射性测量仪器种类多，需根据监测目的、试样形态、射线类型、强度及能量等因素进行选择。下页表 1 列举了不同类型的常用放射性检测器。

放射性测量仪器检测放射性的基本原理基于射线与物质间相互作用所产生的各种效应，包括电离、发光、热效应、化学效应和能产生次级粒子的核反应等。最常用的检测器有三类，即电离型检测器、闪烁检测器和半导体检测器。

电离型检测器　电离型检测器是利用射线通过气体介质时，使气体发生电离的原理制成的探测器。应用气体电离原理的检测器有电流电离室、正比计数管和盖革计数管（GM 管）三种。电流电离室是测量由于电离作用而产生的电离电流，适用于测量强放射性；正比计数管和盖革计数管则是测量由每一入射粒子引起电离作用而产生的脉冲式电压变化，从而对入射粒子逐个计数，适于测量弱放射性。以上三种检

表 1　各种常用放射性检测器

射线种类	探测器	特点
α	闪烁探测器	检测灵敏度高，探测面积大
	正比计数管	检测效率高，技术要求高
	半导体探测器	本底小，灵敏度高，探测面积小
	电流电离室	测量较大放射性活度
β	正比计数管	检测效率较高，装置体积较大
	盖革计数管	检测效率较高，装置体积较大
	闪烁探测器	检测效率较低，本底小
	半导体探测器	探测面积小，装置体积小
γ	闪烁探测器	检测效率高，能量分辨力强
	半导体探测器	能量分辨力强，装置体积小

测器之所以有不同的工作状态和不同的功能，主要是因为对它们施加的工作电压不同，从而引起电离过程不同。

电流电离室　这种检测器用来研究由带电粒子所引起的总电离效应，也就是测量辐射强度及其随时间的变化。由于这种检测器对任何电离都有响应，所以不能用于鉴别射线类型。

A、B 是两块平行的金属板，加于两板间的电压为 V_{AB}（可变），室内充空气或其他气体。当有射线进入电离室时，则气体电离产生的正离子和电子在外加电场作用下，分别向异极移动，电阻（R）上即有电流通过。电流与电压的关系：开始时，随电压增大电流不断上升，待电离产生的离子全部被收集后，相应的电流达饱和值，如进一步有限地增加电压，则电流不再增加，达饱和电流时对应的电压称为饱和电压，饱和电压范围（BC 段）称为电流电离室的工作区。由于电离电流很微小（通常在 10^{-12}A 左右或更小），所以需要用高倍数的电流放大器放大后才能测量。

正比计数管　在此，电离电流突破饱和值，随电压增加继续增大。这是由于在这样的工作电压下，能使初级电离产生的电子在收集极附近高度加速，并在前进中与气体碰撞，使之发生次级电离，而次级电子又可能再发生三级电离，如此形成"电子雪崩"，使电流放大倍数达 10^4 左右。由于输出脉冲大小正比于入射粒子的初始电离能，故称为正比计数管。

正比计数管内充甲烷（或氩气）和碳氢化合物气体，充气压力同大气压；两极间电压根据充气的性质选定。这种计数管普遍用于 α 和 β 粒子计数，具有性能稳定、本底响应低等优点。因为给出的脉冲幅度正比于初级致电离粒子在管中所消耗的能量，所以还可用于能谱测定，但要求的条件是初级粒子必须将它的全部能量损耗在计数管的气体之内。由于这个原因，它大多用于低能 γ 射线的能谱测量和鉴定放射性核素用的 α 射线的能谱测定。

盖革（GM）计数管　是目前应用最广泛的放射性检测器，被普遍地用于检测 β 射线和 γ 射线强度。这种计数器对进入灵敏区域的粒子有效计数率接近100%；它的另一个特点是，对不同射线都给出大小相同的脉冲，因此不能用于区别不同的射线。

在一密闭玻璃管中间固定一条细丝作为阳极，管内壁涂一层导电物质或另放进一金属圆筒作为阴极，管内充约 1/5 大气压的惰性气体和少量猝灭气体（如乙醇、二乙醚、溴等），猝灭气体的作用是防止计数管在一次放电后发生连续放电。为减小本底计数和达到防护目的，一般将计数管放在铅或生铁制成的屏蔽室中，其他部件装配在一个仪器外壳内，合称定标器。

闪烁检测器　闪烁检测器是利用射线与物质作用发生闪光的仪器。它具有一个受带电粒子作用后其内部原子或分子被激发而发射光子的闪烁体。当射线照在闪烁体上时，便发射出荧光光子，并且利用光导和反光材料等将大部分光子收集在光电倍增管的光阴极上。光子在灵敏阴极上打出光电子，经过倍增放大后在阳极上产生电压脉冲，此脉冲还是很小的，需再经电子线路放大和处理后记录下来。

闪烁体的材料可用 ZnS、NaI、蒽、萘等无机和有机物质。探测 α 粒子时，通常用 ZnS 粉末；探测 γ 射线时，可选用密度大、能量转化率高，可做成体积较大并且透明的 NaI（T1）晶体；蒽等有机材料发光持续时间短，可用于高速计数和测量短寿命核素的半衰期。

闪烁检测器以其高灵敏度和高计数率的优点而被用于测量 α、β、γ 辐射强度。由于它对不同能量的射线具有很高的分辨率，所以可用测量能谱的方法鉴别放射性核素。这种仪器还可以测量照射量和吸收剂量。

半导体检测器　半导体检测器的工作原理与电离型检测器相似，但其检测元件是固态半导体。

当放射性粒子射入这种元件后，产生电子-空穴对，电子和空穴受外加电场的作用，分别向两极运动，并被电极所收集，从而产生脉冲电流，再经放大后，由多道分析器或计数器记录。

半导体检测器可用作测量 α、β 和 γ 辐射。与前两类检测器相比，在半导体元件中产生电子-空穴所需能量要小得多。例如，对硅型半导体是 3.6eV，对锗型半导体是 2.8eV，而 NaI 闪烁体发生一个光电子所需能量约 100eV（在百 eV 量级），也就是说，在同样外加能量下，半导体中生成电子-空穴对数比闪烁探测器中生成的光电子数多近百倍。因此，前者输出脉冲电流大小的统计涨落比较小，对外来射线有很好的分辨率，适于作能谱分析。其缺点是由于制造工艺等方面的原因，检测灵敏区范围较小。但因为元件体积很小，较容易实现对组织中某点进行吸收剂量测定。

硅半导体检测器可用于 α 计数和测定 α 能谱及 β 能谱。对 γ 射线一般采用锗半导体作检测元件，因为它的原子序较大，对 γ 射线吸收效果更好。在锗半导体单晶中渗入锂制成锂漂移型锗半导体元件，具有更优良的检测性能。因渗入的锂不取代晶格中的原有原子，而是夹杂其间，从而大大增大了锗的电阻率，使其在探测 γ 射线时有较大的灵敏区域。应用锂漂移型半导体元件时，因为锂在室温下容易逃逸，所以要在液氮致冷（-196℃）条件下工作。

（樊飞跃　张良安）

diànlíshì yíqì

电离室仪器 （ionization chamber instrument）

用电离室做探测器的一类仪器。电离室由处于不同电位的电极和限定在电极之间的气体组成，通过收集因辐射在气体中产生的电子或离子运动而产生的电讯号来定量测量电离辐射的探测器。

分类　分为脉冲电离室和电流电离室，前者可记录单个辐射粒子的电离辐射，主要用于重带电粒子的能量和注量或注量率的测量，后者则用来记录大量辐射产生的平均效应，用于测量 X 射线、γ 光子束、β 射线和中子束的注量、注量率和剂量。根据电离电流的大小可以确定放射性活度。按照被测射线种类不同，电离室可分为 α 电离室、β 电离室和 γ 电离室。

基本原理　电离室是气体探测器中原理最简单的。其工作是利用电场收集在气体中直接电离所产生的全部电荷。电离室由两个基本电极组成，一个是高压电极，另一个是收集电极，室内充有高压气体氩气，外面是一个密封外壳。当入射的 γ 射线射到电离室灵敏体积中，在电极或室壁上打出次级电子（光电子和康普顿电子），次级电子使气体产生电离，生成正负离子对。当存在电场时（两个电极加上极化电压时），离子和电子所呈现的正电荷向阴极的漂移和负电荷向阳极方向漂移构成电流。一定体积的气体受恒定的 γ 射线照射时，离子对的生成率是恒定的。电离室是在一个密封的气体容器内，有两个基本电极，当外加电压时，在两电极间产生电场。γ 射线入射到电离室的灵敏体积中，产生离子对，在电场作用下正负离子向相应的电极漂移，在外电路中形成电流。外电路收集到的电流就是电离电流。若 η 为电离室中的体积元 dv 内单位体积中离子对的产生率，N 为灵敏体积 V 内产生的离子对总数，e 为电子电荷。电离室平均电离电流 I_c 就由下式求出：

$$I_c = e\int_V \eta dv = eN \qquad (1)$$

一定体积的气体受恒定 γ 射线照射时，产生的电离电流 I_c 正比于该体积内离子对的生成率。该离子生成率与入射的 γ 射线强度成正比。因此 I_c 正比于入射的 γ 射线强度。若在外电路串接负载电阻 R，则其上面将产生一个电压信号 V 用 $V=I_cR$ 计算。电离室输出信号正比于电离室处 γ 射线的强度。

电离室的基本结构常见的有平板形和圆筒形。它的基本组成部分由两个电极，密封外壳和电极引出的绝缘子，里面充有工作的气体（氩或其他惰性气体）。绝缘子和保护环。由于电离室的电离电流是弱电流，因此收集这些弱电流是要很注意的。电离室两个电极要有支承的绝缘子。电极引出线也要有绝缘子和又能密封的部件。这就要注意选择绝缘子的材料及绝缘子的形状（结构）设计。

（樊飞跃　张良安）

zìyóu kōngqì diànlíshì

自由空气电离室 （free-air ionization chamber）

用于照射量或空气比释动能基准测量的电离室。

下页图 1 是自由空气电离室的示意图。光栏 F 用于限定入射 X 或 γ 射线束的截面积 a_0，射线从 F 射入，通过空气平板电离室由孔 O 射出。A 为电离室的高压电极，B 为收集电极，B_1、B_2 是保护电极，B_1、B_2 的电位与 B 电极相近。A、B 电极之间以相等间隔安置一组保持中间电压的保护

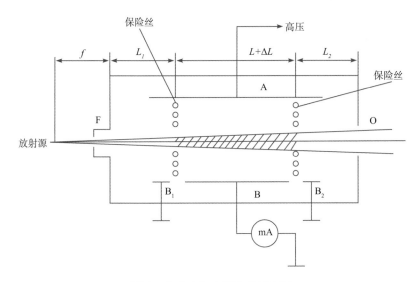

图 1　自由空气电离室的示意图

丝，借以使 A，B 电极的电势差所形成的电场分布均匀并与 A、B 电极垂直。X 或 γ 射线束的边缘到电极的垂直距离，以及 B 电极前缘到射线入口的距离 L_1 和 B 电极后缘到射线出口的距离 L_2 的长度至少应大于次级电子在空气中的射程，从而保证次级电子不会碰到电极，且使电子平衡条件得以满足。这样，在保护丝和 A、B 电极所围的体积（称收集体积或电离体积）内所产生的全部离子对，都是入射的 X 或 γ 射线在测量体积 V（阴影部分）中释出的次级电子所产生的。

测量体积 V 与收集电极长度 L 和有效体积中心处的束面积成正比。由于入射束面积随着离开辐射源的距离平方而改变，而照射量（或空气比释动能）与此距离的平方成反比，因此，在电离室的测量体积内产生的次级电子在电离室体积中产生的一种符号离子的总电荷量为 $Q = X a_0 L \rho$，式中：X 为入射 X 或 γ 射线在入射光栏 F 处的照射量，单位为 C/kg；a_0 为入射光栏截面积，单位为 m^2；L 为收集电极的有效长度，

单位为 m；ρ 为标准状况下空气的密度，单位为 kg/cm^3。于是，入射光栏位置处的照射量 X，可用下式给出：

$$X = \frac{Q}{a_0 L \rho} = \frac{Q}{V \rho} \qquad (1)$$

将 $\rho = 1.293 kg/m^3$ 代入上式可得：

$$X = 0.773 \frac{Q}{V} \qquad (2)$$

自由空气电离室用来测量空气比释动能时，有如下关系：

$$K_a = 26.17 \frac{Q}{(1-g)V} \qquad (3)$$

实际测量中，测量的结果还需对射线束在光栏和收集体积之间的减弱，离子符合过程造成的离子对损失、空气密度、空气湿度以及入射辐射的散射等进行修正。考虑到全部相关因素后，用自由空气电离室测量的空气比释动能或照射量的不确定度约在 1% 以内。

通常照射量空气比释动能的标准剂量装置是采用大气压下的自由空气电离室，适合于能量在

10keV～3MeV 之间的 X 或 γ 射线的测量。当射线能量大于 3MeV 时，由于次级电子的射程较长，为满足带电粒子平衡条件，需要建立一个很大的自由空气电离室或充以高气压的电离室。例如，对于钴-60 的 γ 射线，次级电子的最大射程大约为 5 m，因此要用自由空气电离室测量这种能量的 γ 射线时，其尺寸就很大了，当能量高于 3 MeV 后，要构建自由空气电离室在技术上有较大的困难。当能量低于 10keV 时的 X 或 γ 射线，因空气对其吸收严重，以致测量误差较大。目前，对能量较高的 X 或 γ 射线，其测量大多采用空腔电离室。

（樊飞跃　张良安）

kōngqiāng diànlíshì

空腔电离室（cavity ionization chamber）　基于布拉格-戈瑞原理做成的空腔理论设计的电离室。它主要用于照射量和空气比释动能的基准测量。

当布拉格-戈瑞原理做成的空腔理论的条件能得到满足时，在无空腔时介质（m）的吸收剂量（D_w）与空腔气体（g）中由次级电子产生的电离之间有如下关系：

$$D_w = 33.85 q_g \bar{S}_{m,g} \qquad (1)$$

式中：33.85 为电离形成一对离子所消耗的平均能量，单位为 eV；q_g 为次级电子在单位质量空腔气体中所产生的电荷，单位为 C/kg；$\bar{S}_{m,g}$ 为物质与空腔内其他的平均质量碰撞阻止本领比。

因为：

$$D_a = \frac{(\mu_{en}/\rho)_a}{(\mu_{en}/\rho)_w} D_w$$

所以有：

$$D_a = 33.85 \frac{(\mu_{en}/\rho)_a}{(\mu_{en}/\rho)_w} q_g \bar{S}_{m,g} \qquad (2)$$

因为：

$$D_a = (1 - g)K_a \quad (3)$$

式中：g 为电离辐射产生的次级电子消耗于韧致辐射的能量占其初始能量的份额；K_a 的单位是 Gy。

用公式（2）和公式（3）可得：

$$K_a = 33.85 \frac{(\mu_{en}/\rho)_a}{(1-g) \times (\mu_{en}/\rho)_w} q_g \overline{S}_{m,g} \quad (4)$$

式中：μ_{en}/ρ 为不同介质中的质量能量吸收系数。

因为空气吸收剂量（D_a）与照射量（X）之间的关系是 $D_a = 33.85X$，所以上式可以变为：

$$X = \frac{(\mu_{en}/\rho)_a}{(\mu_{en}/\rho)_w} q_g \overline{S}_{m,g} \quad (5)$$

公式（4）是用空腔电离室测量空气比释动能的基本公式，公式（5）是测量照射量的基本公式。

最理想的情况下是：用空气等效电离室，即室壁材料和腔内空气完全是组织等效的，这时公式（4）和公式（5）可以分别简化为：

$$K = \frac{33.85}{1-g} \frac{Q}{V\rho} \quad (6)$$

$$X = q_a \frac{Q}{V\rho} \quad (7)$$

式中：Q 为电离室的测量体积内产生的次级电子在电离室体积中产生的一种符号离子的总电荷量，单位为 C；V 为电离室的灵敏体积，单位为 m^3；ρ 为标准状况下空气的密度，单位为 kg/m^3。

实际上，要做到室壁材料完全与空气等效很困难，但是，在一定条件下可以做到近似空气等效。在一级近似下，公式（4）和公式（5）可以简化为：

公式（5）中的 $\overline{S}_{m,g}$ 与相关物质的有效原子序数 Z_e、原子量（或分子量）A，有如下关系：

$$\overline{S}_{m,g} = (Z_e/A)_w / (Z_e/A)_a \quad (8)$$

将上式带入公式（4）和公式（5）可以得到：

$$K = \frac{33.85}{1-g} \cdot \frac{Q}{V\rho} \cdot \frac{(Z_e/A)_w}{(Z_e/A)_a} \cdot \frac{(\mu_{en}/\rho)_a}{(\mu_{en}/\rho)_w} \quad (9)$$

$$X = \frac{Q}{V\rho} \cdot \frac{(Z_e/A)_w}{(Z_e/A)_a} \cdot \frac{(\mu_{en}/\rho)_a}{(\mu_{en}/\rho)_w} \quad (10)$$

如果电离室壁（W）是用碳、铝一类的低 Z 材料（Z<30）做成的，则上面公式中的 $(Z_e/A)_w / (Z_e/A)_a \approx 1$。若入射光子与室壁的作用是在康普顿散射为主的能量范围内时，则 $(\mu_{en}/\rho)_a / (\mu_{en}/\rho)_w \approx 1$，于是公式（7）和公式（9）就可以分别的简化为公式（6）和公式（7）。

目前国际普遍使用石墨空腔电离室作为测量 ^{137}Cs（0.662MeV）和钴-60（1.25MeV）γ 射线的空气比释动能或照射量的标准装置。当光子能量大于几个 MeV 时，与光子的平均自由程相比，次级电子的射程会增加，这样很难建造满意的空气比释动能和照射量标准。因为，此时要使室壁厚度达到次级电子平衡时，光子束在壁中的减弱就会太大了。美国国家标准技术研究院（NIST）用作 γ 射线照射量基准的石墨空腔电离室是一套六个球形电离室，其有效体积为 1~50 cm^3。所有这些电离室，包括中心收集电极对 γ 射线束照射量率的不确定度为 0.7%。

这些电离室在 NIST 钴-60 γ 射线束中的相互比对表明：除 1cm^3

电离室外，其他电离室的偏差在 0.1% 范围以内，而 1cm^3 电离室的响应与其他 5 个电离室的平均响应相差大约在 0.3% 以内。

（樊飞跃 张良安）

wàituī diànlíshì

外推电离室（extrapolation ionization chamber） 可以用来测定组织等效材料中 β 射线的吸收剂量的电离室。外推电离室是其电极之间距离可变的平行板电离室。电离室的中央是收集电极，在收集电极外围有一较宽的保护电极，两者保持相同的电位，它们都是用喷涂了铝或石墨的组织等效材料（如聚苯乙烯、聚乙烯等）制成。高压电极由涂有导电材料的聚酯薄膜构成，同时它也是电离室的窗。调节螺旋可以改变高压电极与收集电极间的距离，因而也就改变了电离室空腔的体积。

用外推电离室测量某一深度剂量的方法是：固定入射窗厚度 L，逐渐减小电离室空腔体积，观察相应的电离电流的变化。借以得到外推电离室空腔无限小时，单位质量空气中的电离值。据此可以求得给定窗厚情况下（相应于介质某一深度处）的吸收剂量率 $\dot{D}_L$。

为了测量组织浅表剂量，其方法是：先按上述方法，求得每一厚度 L 下的吸收剂量率 $\dot{D}_L$，再由 $\dot{D}_L$ 随厚度 L 的变化曲线，如下页图 1 所示，外推到介质表面厚度为 L_0 处的吸收剂量率 $\dot{D}_{L_0}$。

当满足布拉格-戈瑞原理时，根据外推电离室的测量结果，可用下式决定被测介质的吸收剂量率 $\dot{D}_w$：

$$\dot{D}_w = 33.85 \dot{I}_a \overline{S}_{m,g} = 33.85 \dot{I}_{a,v} \overline{S}_{m,g} \quad (1)$$

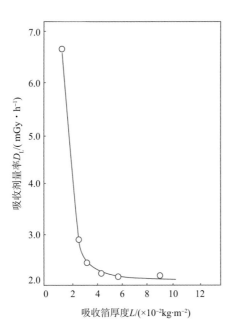

图1 改变吸收箔厚度 L，推算介质不同深度处的吸收剂量率（天然铀块的 β 辐射至聚乙烯中的吸收剂量率）

式中：33.85 为电离形成一对离子所消耗的平均能量，其值为 33.85 eV；$\bar{S}_{m,g}$ 为物质与空腔内其他的平均质量碰撞阻止本领比；I_a、$I_{a,v}$ 分别为空腔内单位质量或单位体积空腔内产生的电离电流，他们的单位分别是 A/kg 或 A/m³。其中，$I_{a,v}$ 用下式计算：

$$\left.\begin{array}{l} I_{a,v} = \dfrac{Q}{t} \cdot \dfrac{1}{a_0 d} \cdot k_{P,T} \\[2mm] K_{P,T} = \dfrac{273.2 + T}{273.2} \cdot \dfrac{760}{P} \end{array}\right\} \quad (2)$$

式中：Q 为在照射 t（s）时间内电离室收集的电荷，单位为 C；a_0 为收集电极的面积，单位为 m²；d 为极间的距离，单位为 m；$K_{P,T}$ 为测量时温度 T 和大气压 P 不同于标准状况而引进的修正系数。

（樊飞跃 张良安）

huódùjì

活度计（activity meter） 用于测量放射性活度的仪器。又称放射性核素活度定标器。放射性核素活度定标器最基本的部分是一个充气的井型电离室，在测量时，将测量的样品放进电离室内。样品的放射性活度是通过测量发射的粒子与电离室气体相互作用产生的电离电流强度进行测量的。电离室通常是密封带高压，并有两个共轴的圆锥电极，在两个电极上加有不同的高压。电离电流通过静电计测量并经处理器处理后用数字方式显示，单位为活度单位（例如，Bq）。静电计处理过程包括校正系数的应用。尽管绝大多数放射性核素活度定标器是上述形式，但也还有其他的形式。后者需要手动方式将电离电流强度转换为放射性活度。校准曲线通常由厂家提供，并以公开发表的形式出版。校准系数主要依赖于核素类型、能量和放射性强度。当然，样品中发射的射线从核素衰变处到电离室气体灵敏体积的路程中的减弱也应当考虑。对单个核素而言，校准系数也依赖于样品的体积和物理特性，样品盒的结构以及它在井型电离室中的位置。因此，测量时，对某一核素不能使用单一的校准系数。电离室周围的铅屏蔽，既可减少工作人员受到的辐射照射，也可降低环境本底辐射对测量结果的影响。设备中的样品盒活动衬套，在电离室被污染的情况下，要便于清洁。各部件的拆卸，也会影响校准系数的使用，因此，去污过程后，只有检测样品位置准确，才能使用相应的校准系数。移动和维修部件都有可能使厂家提供的修正系数失效。

基本要求 已测样品的放射性活度用 Bq 表示。活度测量的范围与核素类型有关，然而，在核医学的情况下，测量的精度要求优于±5%，其范围值在 1 MBq～10 GBq 之间。

除放射性核素活度定标器外，还应有以下辅助设备：①一个称配方溶液的秤，要求至少精确到±0.1%。②经校准的容积分液器，其精确度优于±1%。③封装放射性溶液的玻璃小瓶和中隔盖（septum closures），需要标明大小、厚度、化学组分。④用于分液和保存放射性溶液的塑料注射器，需要标明大小、厚度、化学组分，及校准情况。⑤经校准的时钟。⑥参考源。用于经常性检验的长寿命放射源，典型的有 5 MBq 铯-137 或 100 MBq 钴-57 的密封源。有污染必须清洁和去污，并且必须防止样品的放射性交互污染。

质量控制（QC）的工作内容
为了进行测量的质量控制（QC）应开展以下工作。

工作前必要信息的评估 在每天工作开始以前，要检查所有必要信息是否已提供，对每一个制备的或校准的放射性样品必要信息包括以下的内容：①核素的辨识。②在参考时间放射性核素的活度。③参考时间。④有标记化合物的，还应有其辨识信息。⑤每次制备的总的体积和质量。⑥容器的类型和大小。

每天开展工作前质量控制（QC）应做的检查仪器设备的项目 ①高压。②置零。③显示。④时钟。⑤本底。⑥源响应。⑦在校准位置的相对响应。

性能检验 在适当的时候应对仪器设备开展以下性能检验：①高压。②显示。③零点调节。④时钟准确度。⑤本底。⑥源响应。⑦在整个使用范围的准确度。⑧精密度。⑨相对响应。⑩附件的校正。⑪线性。

（樊飞跃　张良安）

gàigé-mǐlè jìshùguǎn

盖革－米勒计数管（Geiger-Müller counter tube）

探头管内含有能猝灭的气体（如氯、氖或乙醇等），可以阻止电压在盖革区时的连续放电，以便再接受射线电离产生的离子，记录新的电脉冲的一种气体放电计数管。是一种常用的核辐射探测器，由盖革和米勒在1928年发明的。

计数管的阴极为金属筒或涂有导电层的玻璃圆筒。阳极为圆筒中心的钨丝或钼丝。圆筒与金属丝之间用绝缘体隔开，并在它们之间加上电压。核辐射进入计数管后，管内气体产生电离。当负离子在电场作用下加速向阳极运动时，由于碰撞气体分子产生次级电子，次级电子又碰撞气体分子，产生新的次级电子。这样，次级电子急剧倍增，发生"雪崩"现象，使阳极放电。放电后由于雪崩产生的电子都被中和，阳极被许多正离子包围着。这些正离子被称为"正离子鞘"。正离子鞘的形成，使阳极附近电场下降，直到不再产生离子增殖，原始电

离的放大过程停止。由于电场的作用，正离子鞘向阴极移动，在串联电阻上产生电压脉冲，其大小决定于正离子鞘的总电荷，与初始电离无关。

正离子鞘到达阴极时得到一定的动能，能从阴极打出次级电子。由于此时阳极附近的电场已恢复，次级电子又能再一次产生正离子鞘和电压脉冲，从而形成连续放电。若在计数管内加入少量有机分子蒸气或卤族气体，可以避免正离子鞘在阴极产生次级电子，而使放电自动停止。盖革－米勒计数管简称GM计数管，它常用于X射线和γ辐射场。它们产生很大的脉冲，因此可以方便地计算和处理。由于高计数率的时间损失，限制了它的应用范围。还应注意确保超载率的剂量率可能会超出刻度的范围。这是在进行型式试验时，应当开展的基本检验。通用计数器具有光子探测效率，典型值为0.5%，在较宽能量范围，基本上是一个常数。这意味着，周围剂量当量响应有能量依存性。对钢薄壁探测器当能量>50keV或对端窗探测器当能量为15 keV时，为得到$H^*(10)$好的能量和角度响应，应用有效过滤器的设计。应注意的是，若将GM计数管用到脉冲式辐射场中进行测量，可能会低估所测的辐射量。

（樊飞跃　张良安）

zhèngbǐ jìshùqì

正比计数器（proportional counter）

一种测量放射性强度的装置，由充气（常用甲醇与氩混合气体）的管或小室作探头，当对探头施加的电压在一定范围内时，射线在管内引起电离所产生的脉冲大小与射线的能量成正比，与探头相连的电子系统就能够分析

不同能量的射线、测量不同能量射线的强度。

正比计数器用气体作为工作物质，输出脉冲幅度与初始电离有正比关系的粒子探测器，可以用来计数单个粒子，并根据输出信号的脉冲高度来确定入射辐射的能量。这种探测器的结构大多采用圆柱形，中心是阳极细丝，圆柱筒外壳是阴极，工作气体一般是惰性气体和少量负电性气体的混合物。入射粒子与筒内气体原子碰撞使原子电离，产生电子和正离子。在电场作用下，电子向中心阳极丝运动，正离子以比电子慢得多的速度向阴极漂移。电子在阳极丝附近受强电场作用加速获得能量可使原子再电离。从阳极丝引出的输出脉冲幅度较大，且与初始电离成正比。

正比计数器具有较好的能量分辨率和能量线性响应，探测效率高，寿命长，广泛应用于核物理和粒子物理实验。1~50keV的X射线经常用正比计数器进行探测。要求是具有较薄的入射窗口，以获得较低的低能端探测下限，较大的观测面积，以及良好的气密性。常用的是铍窗正比计数器。当代X射线探测器多采用正比计数器阵列和装有多根阳极丝和阴极丝的多丝正比室，以获得更大的有效观测面积。

近年来制作的气体闪烁正比计数器，能量分辨率比一般气态正比计数器约高一倍。为了观测较弱的X射线源，需要高灵敏度的探测器，为此制作了大面积窗口正比计数器，如小型天文卫星－A携带的窗口面积为840cm²的铍窗正比计数器，采用的是正比计数器组合的方法。此外，确定X射线源的位置需要有高分辨率的探测器；而为了制造这种探

测器，就相应地需要制作对测定位置灵敏度高的正比计数器。

由于气体倍增正比计数器的灵敏度比电离室高。正比计数器既可用做连续电流探测器，也可用做脉冲探测器，测量光子的剂量率在 1 mSv/h ~ 10 Sv/h 范围。这种仪器的主要优点是：灵敏度高、剂量范围大和响应的能量依赖性低。但这类仪器对高压稳定性要求很高，而且价格比电离室和 GM 仪器高。

（樊飞跃　张良安）

shǎnshuò tàncèqì

闪烁探测器（scintillation detector）

当粒子进入闪烁体时，闪烁体的原子或分子受激而产生荧光的辐射探测器。闪烁探测器主要由闪烁体、光的收集部件和光电转换器件组成。利用光导和反射体等光的收集部件使荧光尽量多地射到光电转换器件的光敏层上并打出光电子。这些光电子可直接或经过倍增后，由输出级收集而形成电脉冲。早在 1903 年就有人发现 α 粒子照射在硫化锌粉末上可产生荧光的现象。但是，直到 1947 年，将光电倍增管与闪烁体结合起来后才制成现代的闪烁探测器。很多物质都可以在粒子入射后而受激发光，因此闪烁体的种类很多，可以是固体、液体或气体。

无机闪烁体　固体的无机闪烁体一般指含有少量混合物（激活剂）的无机盐晶体。虽然用纯无机盐晶体也可作为闪烁体，但加了激活剂后能明显提高发光效率。当闪烁体中原子的轨道电子从入射粒子接受大于其禁带宽度的能量时，便被激发跃迁至导带。然后，再经过一系列物理过程回到基态，根据退激的机制不同而发射出衰落时间很短的荧光（约

10ns）或是较长的磷光（约 1ns 或更长）。最常用的无机晶体是用铊激活的碘化钠晶体，即碘化钠（铊），最大可做到直径 500mm 以上。它有很高的发光效率和对 γ 射线的探测效率。其他无机晶体还有碘化铯（铊）、碘化锂（铕）、硫化锌（银）等。新出现的有锗酸铋等。气体和液体的无机闪烁体，多用惰性气体及其液化态制成、如氙、氪、氩、氖、氦等。其中以氙的光输出最大而较多使用。

有机闪烁体　有机闪烁体大多属于苯环结构的芳香族碳氢化合物，其发光机制主要由于分子本身从激发态回到基态的跃迁。同无机晶体一样，有机闪烁体也有两个发光成分，荧光过程小于1ns。有机闪烁体又可分为有机晶体闪烁体、液体闪烁体和塑料闪烁体。有机晶体主要有蒽、萘等，具有比较高的荧光效率，但体积不易做得很大。液体闪烁体和塑料闪烁体可看作是一个类型，都是由溶剂、溶质和波长转换剂三部分组成，所不同的只是塑料闪烁体的溶剂在常温下为固态。还可将被测放射性样品溶于液体闪烁体内，这种"无窗"的探测器能有效地探测能量很低的射线。液体和塑料闪烁体还有易于制成各种不同形状和大小的优点。塑料闪烁体还可以制成光导纤维，便于在各种几何条件下与光电器件耦合。

光电转换器　光电转换器件一般采用光电管与光电倍增管。但是，后出现的半导体光电器件，具有高的量子转换效率和低功耗，便于闪烁探测器的微型化和提高空间分辨率。已有人研制成闪烁体与光电器件均用半导体材料组成的单片集成化的闪烁探测器。

利用光电倍增管倍增系统所做成的电子倍增器，也可单独用来探测辐射。将分立的二次级改为连续的二次级后，形成通道型电子倍增器。用微通道板作为电子倍增系统的光电转换器件，不但可以得到较高的灵敏度，而且还具有良好的时间特性和位置分辨率。

闪烁探测器具有探测效率高和灵敏体积大等优点。其能量分辨率虽然不如半导体探测器好，但对环境的适应性较强。特别是有机闪烁体的定时性能、中子、γ 分辨能力和液体闪烁的内计数本领均有其独特的优点。因此，它仍是广泛使用的辐射探测器。

有机闪烁体的有效原子序数十分接近空气，因此在进行照射量率或空气比释动能率测量时，除能量低于 0.1 MeV 的辐射场外，能量响应引入的不确定度很小。例如，蒽，针对每个单位 Kerma下降，主要因为只有外层的晶体照射。掺入少量的高原子序数材料，前面的晶体可以部分抵消这一下降和对目前已商业化的测量计，以测量能量 20 keV 的光子。

闪烁体可用于所有类型的 X 和 γ 射线测量。在相对较弱的辐射场，尽管电子学部分与电离时的大小差不多大小，但探测器的灵敏体积十分小。尽管常用 1 cm^{3}的晶体，但在进行天然本底剂量学测量时，高灵敏的更大的晶体是必要的。碘化钠（NaI）晶体，广泛应用于 γ 能谱，它是非常灵敏的探测器。然而，它们的响应具有很强的能量依赖性。所以，这种方法不能用于精确的剂量学量测量。然而，光谱分析技术的仪器还是得到了普遍的应用，由于它很灵敏。

（樊飞跃　张良安）

bàndǎotǐ tàncèqì

半导体探测器 (semiconductor detector)

以半导体材料为探测介质的辐射探测器。又称固体电离室。最通用的半导体材料是锗和硅，其基本原理与气体电离室相类似。

发展历史 半导体探测器的前身可以认为是晶体计数器。早在1926年就有人发现某些固体电介质在核辐射下产生电导现象。后来，相继出现了氯化银、金刚石等晶体计数器。但是，由于无法克服晶体的极化效应问题，迄今为止只有金刚石探测器可以达到实用水平。半导体探测器发现较晚，1949年开始有人用α粒子照射锗半导体点接触型二极管时发现有电脉冲输出。到1958年才出现第一个金硅面垒型探测器。直至20世纪60年代初，锂漂移型探测器研制成功后，半导体探测器才得到迅速的发展和广泛应用。

仪器应用 半导体探测器有两个电极，加有一定的偏压。当入射粒子进入半导体探测器的灵敏区时，即产生电子-空穴对。在两极加上电压后，电荷载流子就向两极作漂移运动，收集电极上会感应出电荷，从而在外电路形成信号脉冲。但在半导体探测器中，入射粒子产生一个电子-空穴对所需消耗的平均能量为气体电离室产生一个离子对所需消耗的1/10左右，因此半导体探测器比闪烁计数器和气体电离探测器的能量分辨率好得多。半导体探测器的灵敏区应是接近理想的半导体材料，而实际上一般的半导体材料都有较高的杂质浓度，必须对杂质进行补偿或提高半导体单晶的纯度。通常使用的半导体探测器主要有结型、面垒型、锂漂移型和高纯锗等几种类型。金硅面垒型探测器1958年首次出现，锂漂移型探测器60年代初研制成功，同轴型高纯锗（HPGe）探测器和高阻硅探测器等主要用于能量测量和时间的探测器陆续投入使用，半导体探测器得到迅速的发展和广泛应用。

结型探测器 结构类似结型半导体二极管，但用于探测粒子时要加上足够的反向偏压。这时电子和空穴背着PN结移动而形成灵敏区。结型探测器一般采用硅单晶。这是因为硅具有较大的禁带宽度，可用以保证在室温下工作时有足够小的漏电流。此外它的灵敏层厚度一般只有1mm左右，故只适于探测穿透力较小的带电粒子。

面垒型探测器 一般采用N型单晶硅片，并将金沉积在上面制成，故又称为金硅面垒型探测器。它是利用金和半导体之间接触电势差，在半导体中形成没有自由载流子的耗尽层，即是探测器的灵敏区。在采用高纯度硅材料时，其厚度可达4～5mm。此外，还可以用极薄的硅片做成全耗尽型探测器，或称为dE/dX型探测器，最薄可达1～2μm。入射粒子可以穿过它并根据其能量损失率而鉴别粒子种类。

锂漂移型探测器 为了探测穿透能力较强的γ射线，要求探测器有更大的灵敏区。这种效果通常是使锂漂移进入P型半导体材料，进行补偿而获得。由于锗比硅对γ射线有更高的探测效率，故一般采用锗（锂）漂移探测器。这种探测器的灵敏体积可大于200cm³。但是，由于其死层较厚，故在探测较低能量的X射线时，往往采用硅（锂）漂移探测器。锂漂移型探测器的另一个特点，是当它被用来探测X及γ射线时必须保持在低温（77K）和真空中工作。

高纯锗探测器 随着锗半导体材料提纯技术的进展，已可直接用超纯锗材料制备辐射探测器。它具有工艺简单、制造周期短和可在室温下保存等优点。用超纯锗材料还便于制成X、γ射线探测器，既可做成很大灵敏体积，又有很薄的死层，可同时用来探测X和γ射线。高纯锗探测器发展很快，有逐渐取代硅锂的趋势。

应用领域 随着科学技术不断发展需要，科学家们在锗锂Ge（Li）、硅锂Si（Li）、高纯锗HPGe、金属面垒型等探测器的基础上研制出许多新型的半导体探测器，如硅微条、Pixel、CCD、硅漂移室等，并广泛应用在高能物理、天体物理、工业、安全检测、核医学、X线成像、军事等各个领域。世界各大高能物理实验室几乎都采用半导体探测器作为顶点探测器。美国费米实验室的CDF和D0，SLAC的B介子工厂的BaBar实验，西欧高能物理中心（CERN）LEP上的L3、ALEPH、DELPHI、OPAL，正在建造的质子-质子对撞机LHC上的ATLAS、CMS及日本的KEK，德国的HARA、HARB及Zeus等。ATLAS和CMS还采用了硅微条探测器代替漂移室作为径迹测量的径迹室。近些年高能物理领域所有新的物理成果，无不与这些高精度的具有优良性能的先进探测器密切相关。

发展趋势 上述各种γ射线探测器均须在低温下工作。人们日益注意探索可在常温下探测γ射线的半导体材料。一些原子序数较大的化合物半导体，如碲化镉、砷化镓、碘化汞、硒化镉等，均已用于制备 X、γ 射线探测器，并已取得不同程度的进展。

（樊飞跃　张良安）

zhōngzǐ cèliáng yíqì

中子测量仪器（neutron instrument）

用于监测中子辐射场的仪器。主要包括以下几种。

使用慢化体的测量仪器　慢化体测量仪器是中子场监测中最常用的仪器。它是由一个含氢慢化体和热中子探测器构成，探测器通常使用充有 BF₃ 或 ³He 气体正比计数器，或 ⁶LiI 闪烁体探测器。这些探测器是应用 ^{10}B（n, α）^{7}Li，^{3}He（n, p）^{3}H 或 ^{6}Li（n, α）^{3}He 反应进行探测的。这些反应的 Q 值很高，因此，能很好地鉴别 γ 辐射。选择适当厚度的慢化屏蔽，或壁的厚度和混合的气体及压力，中子的响应可以调解以便给出一个粗略正比于剂量当量或剂量的输出。通过对一组不同直径的慢化球的数学分析可得到粗略中子谱。

用含氢慢化体热化的中子，安德森（Andersson）和布劳恩（Braun）生产了一种仪器，中子能量到 10MeV，剂量响应均有很好的能量响应。仪器用的是一个 BF₃ 正比计数器，用带孔的有镉屏蔽的圆柱形慢化体环绕，有各向异性响应（2 倍或更高）。使用直径为 20~30 cm 的球形聚乙烯慢化体就可已解决各向异性响应问题。

⁶LiI 和 ³He 正比计数器是另外类型的用于中子测量的正比计数器，这类正比计数器都具有对中能中子的过度响应特性。

另一种是将两个慢化球（直径分别为 107mm 和 64mm）放在同一个容器中组成的，其重量为 3 kg，它的剂量当量范围是 20~200 mSv/h，在热中子到 10 MeV 的能量响应为 ±30%。大球对观测中子谱的响应用两个球的比例给以修正，修正因子从 0.15 到 0.8。修正是由仪器自动进行。

电离室仪器　电离室主要用来测量 X 和 γ 辐射，但当电离室的壁和气体都使用氢，它将对中子灵敏。不过，它也对光子灵敏，因此需要有两个电离室，其中一个对中子是相对不灵敏的（例如，石墨壁和 CO₂ 混合气体，或铝壁和氩气）用以对 γ 响应的修正。组织当量电离室测量中子吸收剂量，而不是剂量当量。由于每单位剂量的响应 γ 比中子的小，因此，很难鉴别两种类型的效率，所以在中子监测中不太使用电离室。小的组织当量电离室能用来做报警式个人剂量计。

其他中子仪器　在一些特殊情况下，可用其他的中子探测方法，但不做日常的辐射防护监测。

反冲质子正比计数器　反冲质子正比计数器通常用聚乙烯，并充气压为 100 kPa 的乙烯（C₂H₄）和环丙烷（C₃H₆），壁的厚度选择基于能量和射程的关系计算，所以系统满足希拉格-戈瑞（Bragg-Gray）原理的要求。反冲质子谱可用数学分析方法得到，并用来推断入射中子谱。这种中子谱可用来确定周围剂量当量。这个系统的实际能量范围是 10 keV~1.5 MeV。

罗西（Rossi）正比计数器　组织当量正比计数器沉积能量的 LET 测量，然后确定剂量。测量的 LET 在加上 ICRP 的 Q-L 关系表可确定出平均品质因子 Q，然后将其使用在测量仪器中，这样就可将剂量转换为剂量当量。这类仪器可用于混合辐射场的测量。

闪烁体　有机闪烁体探测器提供了一种中子剂量学和能谱学的潜在简单的方法，这是因为它可以由组织当量材料组成，并且体积很小。但它存在两个主要的缺点：首先是中子的产生光的效率很低，在光电倍增管的第一级，典型情况，产生一个光电子需要 1~2keV 的能量；另外，它对 γ 辐射非常灵敏，对 γ 辐射仅需要 1/3 反冲质子的能量就能产生一个光电子。然而可以通过脉冲的形状来鉴别出这两种不同的信号。这类探测器的能量范围在 0.2~20 MeV 之间。

半导体探测器　通常半导体探测器的材料是硅和锗，都不直接用于中子测量。然而，中子可在硼酸锂、硼、⁶LiF、聚乙烯和聚碳酸酯等的转换箔（薄片）中产生质子、氚和 α 粒子，中子谱仪就是通过对这些次级粒子的测量来实现的。这类仪器体积小，灵敏，例如，它的电离产额是电离室的 10 倍，它的强度是电离室内气体的 1 000 倍。

被动式场所监测仪器　对 γ 剂量率极其高的中子场的测量或者是一个很强的脉冲形式的场（例如，一个加速器周围），由于这时电子饱和，所以一般的主动式的仪器无法进行测量。在这种情况下常用径迹蚀刻、活化箔和 TLD。这些探测器通常用做慢化体中心的热中子探测。径迹蚀刻探测器和活化箔（例如，金或铟）的 γ 鉴别能力很高，并对中子灵敏。

一个非常有吸引力的技术是聚碳酸酯泊与硼的组合体，这时一个（n, α）反应会在聚碳酸酯泊上产生径迹，通过电化学蚀刻的方法可以将其显影出来。这种方法的上限是 1 mSv，所以它只能用于本底辐射。

（樊飞跃　张良安）

gùtǐ jìliàngjì

固体剂量计（solid state dosi-meter）

利用辐射在固体中能够引起各种变化，例如，玻璃辐照后变色；一些材料受辐照后，加热可能发光；一些材料受辐照后，用紫外光照射可能发光；一些材料受辐照后，用激光可能发光等；如果固体物质能发生这种变化，就可以用它来进行辐射剂量测量，这就是固体剂量计的基本原理。

常用的固体剂量计分为三类：热释光剂量计；固体核径迹探测器和半导体剂量计。总的来说，固体剂量计有以下优点：便于测定；与电离辐射的授予能量存在确定的函数关系，以线性为佳；固体剂量计的工作原理性的范围限定；固体剂量计易于刻度；优点很多，使用范围很广。

固体剂量计的主要特点如下：不总是能够与电离室、量热计或化学剂量计截然区分开的另一类剂量测量器件；利用电离辐射在固体物质中引起的电子和空穴能级占据情况变化和晶格结构变化来测定吸收剂量的固体剂量计；不能用于绝对测量；灵敏体积难以精确测量，其响应与材料组成及加工条件相关；灵敏体积小，结构简单，成本低，剂量测量范围广；用途广，可用于环境监测，个人剂量监测，医疗照射剂量测量，考古定年等。

（樊飞跃 张良安）

rèshìguāng jìliàngjì

热释光剂量计（thermolumi-nescence dosimeter，TLD）

基于热释光技术的一种个人剂量计。由一个或多个热释光探测器（元件）装在适当的容器内组成的无源器件。需经热释光剂量读出仪测读后得出结果。热释光是一种材料受到电离辐射照射后经加热所发射的光。被辐照的材料中形成的电子陷阱受加热激发后，会释放陷阱中的电子，从而发射光，它的强度（或释放陷阱中电子的数量）直接与材料中接受的剂量有关。由于热和光的激发均有可能引起陷阱中电子的释放，在读出前，受环境温度或光的激发，会产生一些随机的释放，通常称这种释放为衰退。在热释光剂量方法（TLD）中，通过适当的刻度方法，可用相关信号来测量剂量当量。热释光的机制是复杂的，但一般理论模型已经提出，每个热荧光体有自己的模型，与模型对应的特定材料显示出非常不同的特征。

在剂量学中应用这一现象时，热释光材料在加热过程中所释放的光用一个光电倍增管或其他光学设备来观测。加热温度与读出光的输出量的关系曲线通常称为"发光曲线"。发光曲线的形状决定于存在于材料中杂质和晶格缺陷的类型和数量，以及受热的历史和对材料的处理。光电倍增管的灵敏度高，高信噪比和大动态范围。发光曲线下的面积用来测量剂量。热释光材料在读出过程中释放了储存的受照信息，它可以用来记录新的受照信息（尽管一些材料在使用前还需要进一步退火）。

随着固体热剂量计和读出仪器的进展，TLD 已经得到了广泛的应用。已经有很多有效的商品 TLD，它被广泛用在日常个人剂量监测、环境监测和临床辐射剂量测量等方面。TLD 在辐射防护剂量学方面受到广泛重视的原因如下：①有的 TL 材料的组织等效性好，有的几乎相当于组织材料。②对于个人及环境监测具有足够高的灵敏度和准确性。③商业可用性强，作为小型固体探测器适应手动和自动处理。④适合测试皮肤和肢体剂量。⑤在不同环境条件下大多数 TL 材料具有优良的长期稳定性。⑥具有易加工性。⑦可复用性好。⑧线性响应好，剂量和剂量率测量范围大。

由于探测器和它的覆盖层对 β 而言太厚了，所以当前的 β 个人剂量计都存在能量阈值问题。商品中虽有了薄和超薄探测器，但要大规模的进行日常监测还是有困难。TL 材料对中子的响应决定于探测器的组成、TLD 的包装和中子的能量。一些磷光体对热中子灵敏，但对快中子却不太灵敏。为增加 TLD 对快中子的响应，开展了很多这方面的技术研究，利用身体做慢化体将其转化为热中子，这在中子反照率个人剂量计中得到了实际的应用。

通过磷光体发光曲线的研究，可以优化测读 TL 的过程。

典型的 TLD 测读周期中的主要参数如下：预热温度（最大 $2\,500\,℃$）$160\,℃$。预热时间（最大 99s）10s。测读温度（最大 $4\,000\,℃$）$280\,℃$。测读时间（最大 200s）12s。退火温度（最大 $4\,000\,C$）$300\,℃$。退火时间（最大 99s）10s。

最常用的 TL 磷光体有：氟化锂（LiF），氟化钙（CaF_2），硼酸锂（$Li_2B_4O_7$）和硫酸钙（$CaSO_4$）。

用于个人监测时对热释光材料性能的主要要求：主要陷阱中心应在 $200\,℃$ 左右，可以减低室温衰退的概率；发射光谱应在蓝色光区，PMT 管对这一光谱灵敏；与组织有相似的响应，质量减弱系数相近；低温峰在测读时，易于与主峰分离。

常用 TLD 通常被制作成片（$3.2\ mm×3.2\ mm×0.9\ mm$）、小

球、小棒或粉末。粉末在使用前应装在小的胶囊中。

（樊飞跃　张良安）

guāngjīfāguāng jìliàngjì

光激发光剂量计（optically stimulated luminescence dosimeter，OSL）

基于光激发技术的一种个人剂量计。光激发光过程可以选择激发光的波长来释放一般热释光过程无法释放的被较深的电子陷阱俘获的电子，因此，与热释光测量相比，可通过选择不同激发光的波长实现对剂量的多次测量。光激发光又称光致发光，是一项新的辐射剂量监测技术，在全球范围内用于个人剂量监测已有数年的历史，使用该技术进行个人剂量监测的人数已有约150万人。

光激发光剂量计的探测元件是 Al_2O_3：C 粉末制成的。每一个探测元件是一个圆形的 Al_2O_3：C 圆片，它是由两片聚酯胶片压夹住 Al_2O_3：C 粉末构成，厚度总计为0.3mm。目前的商品剂量计由4个固定在滑片上的探测元件和外壳构成。在读取剂量时，Al_2O_3：C 受到发光二极管所发出光的激发而释放荧光信号，该信号正比于所受辐照强度。光致发光是非破坏性的，绝大部分的荧光信号仍保留在元件内，可以重复分析。

有几种物质，它们受到辐照后所产生的电子空穴对会被物质内的晶格缺陷捕获；这些被捕获的离子对在受到外界激发后会发射出光。发射光的强度与所受辐照的强度和激发的强度成正比。如果是受热激发（TLD，热释光），被捕获的离子将全部被释放；如果是受光的激发，每一次激发则只有很少一部分离子被释放。通过控制激发光的频率可以

优化这个过程，光电倍增管被用于探测发射光的强度，而这种物质则被用作 OSL 探测元件。

Al_2O_3：C（又称刚玉或蓝宝石）作为剂量计元件。Al_2O_3：C 具有很高的灵敏度［是 LiF（TLD100）的 40～60 倍］，其主体发射峰在 410～420 nm（绿光）处。作为辐射剂量计它具有出色的品质，线性响应可达到50Gy。

人们已经开发出了数种方法用于 Al_2O_3：C 的分析，其中包括用于分析 Luxel 剂量计的 POSL（脉冲光致发光）方法。LED（发光二极管）所发射出的波长为532 nm 的光被用作激发光源，相比于用激光作为激发光源的传统方法它不再那么昂贵，设备体积小，坚固，紧凑，非常适合于实验室安装。OSL 已在中国得到了成功的应用。

OSL 在应用中有以下的优点：①重复分析。OSL 剂量计可以完全地进行重复分析，相比于 TLD 的对剂量信号的破坏性读取，可以方便地用于剂量验证、存档、复核及取证。②环境稳定性。Al_2O_3：C 材料本身的特性以及剂量计的实用性设计，可使剂量计具有抗冲击，同时对湿、热及化学物质不敏感。③衰退。OSL 剂量计的极佳的衰退特性可以延长佩戴期限。④灵敏度。OSL 剂量计以 Al_2O_3：C 的优良灵敏度性能，它的灵敏度与 TLD（Mg，Cu，P）相近。

（樊飞跃　张良安）

fúshèguāng jīfāguāng jìliàngjì

辐射光激发光剂量计（radiation optically stimulated luminescence dosimeter）

是利用光激发光技术进行剂量评价的剂量计。又称辐射光致发光剂量计。其基础是当掺银磷酸盐玻璃受到电离

辐射照射后会形成致发光中心。随后当玻璃受到紫外线辐射，就会发射可见光，其强度与电离辐射的吸收剂量有线性关系。与热释光不同，在通常的读出过程中，发光中心不会受到破坏，并且极其稳定，室温下几年才会衰退。

大规模生产的磷酸盐玻璃重复性好和灵敏度恒定。因此，不需要刻度个人探测器。应用商用脉冲紫外激光读出器减少了"前剂量"—未辐照的玻璃的明显读数—这个值大约为 10 μSv。这消除了一些缺点，在老的常规读出技术中，为了测量剂量低于100μSv，需要对玻璃清洗和扣除前剂量。

由于一些玻璃材料具有高原子序数，应使用能量补偿滤片。对光子能量高于 15keV 时，这样提供的玻璃剂量计能量依赖在±15%。一个完整的磷酸盐玻璃剂量系统，自动读出使用紫外激光激发可用于规模的个人监测。磷酸盐玻璃剂量计经常被用于测量 H_p（10）和 H_p（0.07）的个人监测和环境监测，剂量范围从环境水平到事故剂量测量。玻璃剂量计优点包括永久和长期的剂量信息保存，良好的准确性，可忽略的衰落和可重复剂量测读。

（樊飞跃　张良安）

bǐng'ānsuān jìliàngjì

丙氨酸剂量计（alanine dosimeter）

利用电子自旋共振谱仪在丙氨酸中生成的自由基浓度来测量其吸收的辐射剂量的仪器。简称丙氨酸剂量计。是一种新型的自由基剂量计。

1959 年美国伦道夫（Randolph）等人发现几种氨基酸多晶经钴-60γ 射线和 X 射线辐照后能生成长寿命的自由基。1962 年美国布拉德绍（Bradshow）等人将

丙氨酸结晶粉末作为固体剂量计，用谱仪测定电离辐射在丙氨酸中产生的自由基数目。后来德国辐射与环境研究中心（GSF）将丙氨酸多晶粉末和石蜡混合制成剂量计，用分析法进行辐射剂量测量研究发现，丙氨酸剂量计不仅能测量 γ 射线和电子束的辐射剂量，也能用于质子、中子、粒子及重离子的剂量测量。

通常利用电子自旋共振谱仪测量用 γ 射线和电子束辐照过的丙氨酸剂量计的剂量响应曲线，研究其零剂量、探测下限、线性范围、饱和区域以及辐照和保存时环境条件的影响，并从微剂量学角度研究其剂量响应，给出特征剂量。

丙氨酸剂量计具有体积小、稳定、测量精度高、线性范围宽（对 γ 射线）等优点，是一种良好的传递剂量计。此外，它还具有生物等效性好，能重复测量而不会损失信息，这对于放射医学和放射生物学的应用是其他剂量计所不能比拟的。

丙氨酸剂量计的剂量响应是一条近乎 45° 的直线，且与剂量率无关，是微剂量学研究中一种理想的一次击中探测器，其特征剂量 $D_{37} = 8.5 \times 10^4 Gy$。特征剂量表征介质受辐射作用的灵敏度。丙氨酸剂量计对湿度较灵敏，光照也有一定影响。因此，使用和保存时要注意封装和避光。

（樊飞跃　张良安）

α jìngjì shíkè cèliáng

α 径迹蚀刻测量 （α-track etch survey）

通过测量氡及其子体产生的 α 径迹来寻找深部铀矿的新技术。又称径迹找矿法。其原理是应用 α 粒子穿过物质时可在物质中留下痕迹，其痕迹的数量与放射性矿物含量成正比。具体做法是用硝酸纤维薄膜或醋酸纤维薄膜等核径迹探测器来记录 α 粒子在探测器上产生的痕迹。经化学腐蚀和镜下观察或扫描记录，计算探测器上由于 α 粒子轰击而产生的径迹的密度，进而判断深部铀矿是否存在。野外工作时是将薄膜（如胶片）固定于杯子内，倒置于测点下 30～50cm 处，经 20～30 天照射后取出，进行化学蚀刻，计算径迹密度。其特点是：探测深度大可达 100 米以上，这是由于它是采用积累法测量 α 粒子之故。径迹蚀刻测量广泛应用于其他领域。

（樊飞跃　张良安）

xiùzhēnshì jìliàngjì

袖珍式剂量计 （pocket dosimeter）

一种能佩戴在人体上的测量电离辐射的小型剂量计。有两种类型：一种为非直读式，使用后需用带静电计的装置来测量其剂量。另一种为直读式，剂量计内装有石英丝静电计，可直接读出剂量值。目前仍在用作个人监测，尽管它们的使用已有所下降。它们是一个带有石英丝的小型离子室，石英丝的偏转正比于接受的剂量，通过观察石英丝在剂量计刻度盘上的偏转，就可读出剂量。这些设备简单，成本低。然而，它们的灵敏度对当前的个人剂量监测还是不够的。此外，他们的剂量范围也十分有限，最大剂量是最小剂量的 20 倍左右。直读式袖珍剂量计的选择，取决于预期的最大剂量和辐射性质。使用中的主要问题是调零和漏电的影响，零点和泄漏的问题限制了仪器的最低探测限。

（樊飞跃　张良安）

fǎnzhàolǜ zhōngzǐ gèrén jìliàngjì

反照率中子个人剂量计 （albedo neutron dosimeter）

利用热中子探测器探测经人体慢化反射回来的中子进行测量的仪器。探测器可以是胶片、TLD，甚至径迹蚀刻探测器。TLD 剂量计主要是利用氟化锂-6 和氟化锂-7 对探测器中的锂-6 的锂-6（n，α）氢-3 反应探测中子。由于锂-6 和锂-7 同时对光子灵敏，而锂-7 对中子不灵敏，这样由锂-7 和锂-6 的响应差扣除光子剂量而得到中子剂量。

基本原理　设想一对锂-6 和锂-7 探测器放在已知剂量当量 $H_{p,n}(10)$ 的中子辐射场中，$H_{p,n}(10)$ 可以用多球技术或组织等效正比计数器测定，则 TLD 探测器的中子剂量当量响应为：

$$R_{H,n} = M/H_{p,n}(10) \qquad (1)$$

式中：M 为 TLD 读出仪对剂量计的反照中子剂量读数。

$$M = f_c(^6N_k M_6 - ^7N_k M_7) \qquad (2)$$

式中：M_6 或 M_7 分别为锂-6 和锂-7 在中子场中读数（经过零剂量读数校正）；^6N_k 和 ^7N_k 分别为锂-6 和锂-7 剂量元件的光子（铯-137 或钴-60）刻度因子；f_c 为读出仪当日校正因子。

在反照率剂量计实际设计中，往往不简单地利用一对 TLD，事情也远非如此理想，实际上也不能直接利用读数 M 给出的个人剂量当量响应，这主要是由于中子慢化反散射份额是随着中子能量变化的，热中子可占到 60%，而 10 keV 以上急剧下降。这也就造成 10 keV 以上中子灵敏度显著下降。

这种剂量计不可逾越的缺点，也决定了它很难直接应用于快中子剂量场监测。但是任何工作场所，不管是核电厂、粒子加速器、核燃料循环又都会由于建筑材料、设备装置散射慢化而会有低能中子成分。所以，实际上 TLD 反照率剂量计仍可以使用于任何场所作中子个人剂量监测。为此，必须引入场所相关的刻度因子 n_N。同时考虑到 ^6Li 对中子和 γ 辐射实际响应的差别，引入校准因子 $n_{n,\gamma}$，则剂量计中子个人剂量当量响应 $R_{H,n}$ 为：

$$R_{H,n} = n_{n,\gamma} \cdot n_N \cdot f_c ({}^6N_k M_6 - {}^7N_k M_7)$$
$$(3)$$

式中：$n_N = R_n (i) / R_\gamma (i)$，为监测场所中子响应与 γ 响应之比，并对参考中子场响应归一，可利用场刻度得到；$n_{n,\gamma}$ 为参考中子场中中子响应与 γ 响应之比，它实际上是个常数，与探测器类型、热处理及读出程序有关。而 X、γ 剂量当量响应可由下式得到：

$$R_{H,\gamma} = M/H_{p,\gamma}(10) = f_c \cdot {}^7N_k \cdot M_7$$
$$(4)$$

式中：M 为剂量计 γ 辐射读数；$H_{p,\gamma}$（10）为测量点 X、γ 个人剂量当量，其他符号意义同前。

结构设计 TLD 反照率剂量计基本形式包括两对 TLD 探测器，中间用镉片或硼-10 片隔开。上面的 TLD 用于探测入射热中子，而下面的 TLD 用于探测反照中子。这样将中子场中的慢中子与快中子分量分开，再以一定的算法给出总剂量当量（图1）。

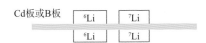

Cd板或B板

| ^6Li | ^7Li |
| ^6Li | ^7Li |

图1 反照率中子剂量计的基本结构

注意事项 ①镉或硼-10 板要足够厚，能阻挡大部分热中子，否则会给估算总中子剂量带来困难。一般取 4~15mm 厚的镉，或相当厚度的硼-10。②这个板的线度应尽量大，使得入射热中子经人体散射后不再被探测到。估算表明，直径 10cm 的板才能达到这个要求。这对于剂量计的设计是太大了。为此，可以利用较小板而对底部 TLD 入射热中子的响应进行校正，如在反应堆热柱上利用顶部 TLD 和底部 TLD 读数来确定这个校正因子。③由于镉或硼-10 板会吸收部分 X、γ 辐射。尤其是镉对 γ 辐射屏蔽效果远大于含硼塑料，要估算 X、γ 辐射剂量，底部的 ^7Li 仍是不可省略的。④镉在俘获中子后会放出 γ 射线，一是增加了 γ 本底，再者也会对人员造成一定的辐射剂量。尽管有文章表明这个剂量很小且使用镉有很多优点，欧洲国家如英国、德国还是宁愿使用含硼塑料。

TLD 反照率个人剂量计作为中子个人剂量监测，有不可取代的优点，便宜、易读。有必要设计发展自己的反照率个人剂量计。这种剂量计的使用要特别注意：①正确佩戴，特别是有的剂量计设计有佩戴方向要求。以及尽量保证贴近身体。②对使用的剂量计要进行场刻度，以确定校准因子 nN。③一般说来，经过精细设计和场刻度的剂量计只适用于做过场刻度的辐射场。④不直接用于高能中子而无慢化的中子辐射场。

了解优缺点后，TLD 反照率个人剂量计会得到很好的利用，应该多进行这方面的研究，找到适合中国国情的 TLD 反照率中子个人剂量计，来解决目前中子个人剂量尚无监测手段的问题。

（樊飞跃 张良安）

guī'èrjíguǎn zhōngzǐ jiliàngjì

硅二极管中子剂量计（silicon diode neutron dosimeter） 宽基硅二极管作为测量快中子的剂量计。其体积小巧、坚固耐用、读数简便。对射线和热中子不灵敏，而对快中子的灵敏性好。

宽基硅二极管快中子剂量计，是一种基区较宽的 P+—n—n+ 结构的硅二极管。使用中子照射时，中子与硅晶格中的硅原子发生弹性碰撞、非弹性碰撞以及核反应而损失能量，使被碰撞的硅原子发生位移，形成大量的空位－间隙原子对。这种空位－间隙原子对的作用像位于禁带中的复合中心或俘获中心一样，会降低了半导体硅的载流子寿命。半导体硅经一定能量的中子注量 Φ_n 照射后，体内载流子寿命 τ 满足以下关系：

$$\frac{1}{\tau} \simeq \frac{1}{\tau_0} + K_n \phi_n \qquad (1)$$

式中：τ_0，τ 分别为快中子照射前后的载流子寿命；K_n 为与中子能量有关的损伤系数。τ 与双基扩散系数 D，扩散长度 L 有以下关系：

$$L^2 = D\tau \qquad (2)$$

从式（1）和（2）式可以看出，用快中子照射硅时，降低了硅二极管基区载流子寿命，从而 V_b 随 L 的减小将按下式规律而上升：

$$V_b = \frac{2KT}{q} \sinh\left(\frac{d}{2L}\right) \left[2 \operatorname{arc tg}(e^{d/2L}) - \frac{\pi}{2}\right]$$
$$(3)$$

式中：K 为玻兹曼常数；T 为绝对温度；q 为电子电荷。宽基硅二极管的正向电压降，主要由欧姆接触电压降、P-n 结电压降和基区电压降三部分组成。硅二极管受中子照射后，使基区电压降升高，整个二极管的正向压降也随之升高。通过测量硅二极管在快中子照射前后的载流子寿命的变化，能较灵敏地量度出快中子的吸收剂量。

宽基硅二极管快中子剂量计与传统的阈值探测器、乳胶法相比，不仅灵敏度高，其能响也好。与快中子乳胶或其他纤维片方法相比，灵敏度较低，但方法简便、准确度高，并能应用于野外环境中。它虽有温度效应、分散性、响应的非线性以及回火效应等问题，但可以根据预先测试的曲线进行修正。

（樊飞跃　张良安）

huàxué jiliàngjì
化学剂量计 （chemical dosimeter）
用电离辐射引起的化学变化来确定吸收剂量的仪器。用化学剂量计测量吸收剂量的方法统称为化学剂量法。

在电离辐射作用下，任何能定量分析的化学反应都可以作为化学剂量法的测定体系，已经采用的或试用的化学剂量计已不下几十种。为适应不同的剂量范围，精确测量被照射物的吸收剂量，使剂量计的组分与被照射物具有等效的电子密度和原子组成是很必要的。因此，测定生物材料、有机体和水溶液样品的吸收剂量，常采用水溶液体系的化学剂量法；对更加广泛地被照射物，则可用各种气体、液体和固体的化学剂量法。

特点　化学剂量计在照射前后要具有稳定性和重现性，最好无辐照后效应或后效应持续的时间较短。对于理想的化学剂量计，要求作为量度变化程度的辐解产物的产额不受剂量率、辐射的种类和辐照温度的影响，或在一定条件下影响很小；反映产物的累计量与吸收剂量之间应有线性关系。另外，剂量计的制法应尽量简单，分析方法也应简便可靠。

化学剂量计的辐解产物的 G 值是用绝对剂量法（如量热法）核定的。化学剂量计由于使用方便，常作为次级标准剂量计。

水溶液剂量体系中最有代表性、历史最久的是硫酸亚铁剂量计，它是由弗里克和莫尔斯于 1929 年创立的，称作弗里克剂量计。该剂量计的主要组分是：10^{-3} mol/L 硫酸亚铁或 $Fe(NH_4)_2(SO_4)_2$、10^{-3} mol/L 氯化钠和空气饱和的 0.4mol/L 硫酸的水溶液。为避免杂质，特别是有机杂质的干扰，要求所用的试剂要纯，器皿要洁净，配制溶液要用高纯水。由于长期的校核，弗里克剂量计的组分和 G 值已十分确定，已被作为次级标准剂量计使用，准确度可达 1% ~ 2%，适用的剂量范围为 40~400Gy，是化学剂量法中使用最广泛的剂量计。对 γ 射线和电子辐射，弗里克剂量计的 G (Fe^{3+}) 值为 15.6。三价铁离子的数量用紫外吸收光谱法分析时，其吸收峰值为 304nm，25℃时摩尔消光系数为 2 173 ± 0.6L/ (mol·cm)，温度每升高 1℃，系数值增加 0.69%。硫酸亚铁剂量计的 G (Fe^{3+}) 值随传能线密度的变化而有所变化。适当地改变剂量计的组分和分析方法可扩大测试使用范围。

化学剂量计反应　另一种比较广泛使用的化学剂量计是硫酸铈及硫酸亚铈剂量计，它可测量高达 $2×10^6$ Gy 的吸收剂量。其组分是硫酸高铈溶于 0.4mol/L 硫酸的水溶液中并加少量三价铈离子使体系保持平衡，主要的反应是四价的高铈离子被还原成三价的铈离子。

为适应各种不同的剂量范围、不同的被照射体系和不同的测试要求，采用的剂量体系还有丙氨

酸的电子自旋共振测试体系、有色或无色有机玻璃体系、辐射致色染料溶液或膜体系，三醋酸纤维膜和各种类型的膜或固体剂量计。尽管其中某些体系在化学反应的同时伴随着物理效应或测试时采用化学和物理的综合方法，但这类剂量计仍作为化学剂量计的一种，被广泛地采用。

（樊飞跃　张良安）

jiāopiàn jiliàngjì
胶片剂量计 （film dosimeter）
将照相胶片放在有适当滤片的容器内组成的剂量计。又称照相胶片剂量计。照相胶片剂量计常用于光子、β 和热中子辐射的个人剂量监测。

发展历史　早在 19 世纪末，在发现 X 射线的过程中，照相胶片（乳胶）就开始用来记录辐射水平。直到今天，它还是一种重要的探测手段。

基本原理　普通胶片是由悬浮在明胶基体中的银颗粒（主要是溴化银）构成的乳胶以及玻璃或醋酸纤维素薄膜衬底构成的。电离辐射在乳胶中的作用类似于可见光、射线与溴化银微粒相互作用后，使之"感光"，被"感光"的溴化银微粒就会出现超过一定数量的，被还原的银原子。当乳胶被显影剂作用时，有足够银原子的区域会进一步发展（显影）而使该区域的所有银原子被还原。再经过定影的过程，洗去那些未被还原的溴化银微粒后，由微小银粒组成的像便显示和固定下来。因此，可见光及电离辐射都能将乳胶中的溴化银微粒还原为银原子微粒，形成"潜像"。显然，光和电离辐射越强，生产的潜像越多，经显影和定影后，得到的银原子微粒的密度也就越大，则像的相应部位也就越黑。

射线照相的原理是由辐射源发射的 X 或 γ 射线，穿过物体而投射在照相胶片上，照相胶片上就可得到与物体相应部位密度相关的"射线照相"。所用射线既可以是 X 或 γ 射线，也可以是中子或电子加速器产生的轫致辐射等（图1）。

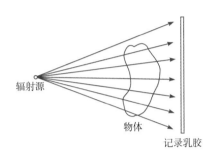

图1 射线照相原理示意图

图 1 中的照相乳胶的典型厚度为 $10\sim20\mu m$，溴化银颗粒直径在 $1\mu m$ 以下，溴化银含量占全部重量的 40% 左右，为了增加灵敏度，有些射线胶片两面都涂敷了乳胶。在 X 或 γ 射线入射时，它与物质相互作用，产生次级电子，是次级电子使溴化银微粒"感光"。X 或 γ 射线与胶片的相互作用概率很低，最高野不会超过百分之几，因此，一般照相胶片的测量灵敏度不高。

黑度与曝光量的关系见图 2。D 定义为用光学黑度计测到的胶片的黑度，可以看出，曲线分为

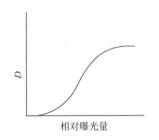

图2 典型的灵敏度曲线

三部分：第一部分是曝光量很低的情况，这时很难与本底影像区分；第二部分是黑度与曝光量的线性区，这是剂量计使用的区域；第三部分是饱和区，这个区域内，黑度不随曝光量变化。

一般拍片胶片可用于光子和 β 监测，但这种方法对只要有足够能量能产生乳胶中的银离子的任何辐射的电离都有响应。通过镉滤片对中子的俘获和产生的 γ 射线能使胶片变黑，就常用来对热中子进行间接测量。

在实际应用中，一个复杂的因素是胶片相对人体组织而言的能量响应差异较大。用适当材料和厚度的一个或多个滤片可以补偿胶片剂量计的能量响应。这样的补偿对能量高于 0.1MeV 的光子是可行的，对低能光子应采用多滤片系统（例如，铜、锡、铅及塑料滤片，和开窗）也是必要的。通过对不同滤片的响应的分析，可以估计出入射辐射的类型和剂量。

当新的胶片和胶片显影过程发生变化，对其主要剂量学特性都应进行检验。胶片佩戴一般周期是一个月，适于在控制区使用。当使用周期更长时，应当考虑信号衰退的问题。用相同的胶片照射已知的剂量来刻度胶片剂量计是十分必要的。

胶片剂量计可作为鉴别剂量计，除剂量外，还可以给出质量信息。这种技术可以非常经济，决定于自动化程度。胶片剂量计容易受温度和湿度影响，从而导致潜影的衰退。能量响应可能需要一个复杂的过滤系统来解决。这种类型的个人剂量计，只要设计合理，可以测量光子的 H_p（10）和 H_p（0.07），也可测量能量超过 0.5 MeV 的 β 辐射。

（樊飞跃 张良安）

jìngdiànjì

静电计（electrometer） 测量微弱直流电流和电荷的仪器。又称电势差计或指针验电器。将静电计的金属球和金属外壳分别与被测量的导体用导线连接，例如分别与平行板电容器的正负极板相连。

基本原理 从上面的构造分析，知道静电计本身其实就是一个电容器。金属球、金属杆、指针相当于电容器的一个电极，金属外壳也相当于一个电极，它们之间是绝缘的。其电容的大小由金属壳的几何尺寸的大小和金属杆及指针的长短、位置所决定。因为指针的偏转角变化对静电计的电容的影响很小，故在指针转动过程中可近似认为静电计的电容值不变。现以测电容器电压为例说明其原理。将一个已充电电量为 Q 的平板电容器与静电计相连，此时指针和金属杆带正电，外壳的内表面将出现负的感应电荷，从而在金属杆与外壳间形成电场，指针表面的电荷受到电场力的作用，或者说受到来自杆上同种电荷的排斥力及金属盒内壁的异种电荷的吸引力，使得指针偏转，带电量越多，场强越强，则指针的偏角也越大。

根据 $Q = CU$，可知当静电计电容 C 保持不变时，静电计两极间的电势差 U 与其带电量 Q 成正比，U 越大，Q 越大，指针所受电场力越大，指针张角因此就越大。由此可见，指针张角大小能定性地反映静电计两极间的电势差的大小。

由于静电计的特殊结构，使得它又具备验电器不能替代的某些作用。它不但可以定性测量两导体的电势差，还可以定性测量

某导体的电势，甚至还可以测量直流电路中的电势差。既然静电计本身也是一个电容器，那么把静电计并联在直流电路中电势差不为零的两点时，静电计就会被充电，其指针就应该偏转。但实际上在一般直流电路中，由于电压较小，使静电计所带电荷量很小，指针的偏转角度几乎觉察不出来。静电计上的刻度一般是以静伏（静电系单位）为单位的，而 1 静伏 = 300V。故一般的直流电压不能使静电计指针有明显偏转。如果把静电计接在具有几百、几千甚至几万伏电压的直流电路中，静电计指针就会有明显偏转，也就可以用静电计来测量某两点间的电压。例如把静电计接在感应圈的副线圈上，指针偏转角度会忽大忽小，说明感应圈输出的是不稳定的脉动电压。

要特别注意的是，验电器与静电计从原理和用途上看都不能说是一回事，它们只是在结构上相似而已。

（樊飞跃 张良安）

qìpàoshì

气泡室（bubble chamber）

一种装有透明液体（如液体氢、氦、丙烷、戊烷等）的耐高压容器。

发展历史 1910 年，英国物理学家威尔逊（Charles Thomson Rees Wilson，1869 ~ 1959）通过显示在饱和蒸气中运动的带电粒子周围的雾气，揭示了这些粒子的径迹。云雾室突然膨胀时，使蒸气过饱和，液体就凝聚在带电粒子运动路径上所留下的离子的周围。在强烈的侧射光照射下就可看到这种雾，像高空飞行的飞机留下的蒸气尾迹一样。威尔逊云雾室有着光辉的历史，尤其是它曾显示了第一个人工蜕变粒子的径迹，中子反应引起的反冲质

子的径迹，正电子和簇射的径迹等。云雾室气体密度低是很大的缺陷，即单位体积中含有的物质非常少。

1952 年，美国物理学家格拉塞（Donald Arthur Glaser，1926 ~ ）为如何探测高能粒子的运动径迹而冥思苦想，他往酒杯里倒啤酒时被啤酒中冒着的气泡吸引，如果扔到杯中一个小粒子，气泡会追随粒子的运动轨迹而形成。他由此受到启发，用液体来取代威尔逊云雾室中的气体，可使密度大约增加上千倍。他用了一种处于沸点温度的液体，再使压力突然降低，从而使液体处于其沸点以上的温度，观察在离子运动路径上形成的气泡。他制成了世界上第一台气泡室，在乙醚液中显示了宇宙射线粒子的径迹。在他成功地观察到第一批径迹后，他又用不同的液体进行试验。这以后气泡室开始用于高能物理研究，气泡室技术得到不断发展。气泡室的发明是格拉塞对高能物理学做出的杰出贡献，它为粒子物理研究开拓了新的领域，在原子核科学技术史上也是一个创举。他因此获得了 1960 年诺贝尔物理学奖。

基本原理 它是利用在特定温度下通过突然减压使某种工作液体在短时间内（一般为 50ms）处于过热的亚稳状态而不马上沸腾，这时若有高能带电粒子通过就会发生局部沸腾，并在粒子经过的地方产生大量的气泡，从而显示出粒子的径迹。根据径迹的长短、浓淡等数据，便能清楚地分辨出粒子的种类和性质。然后气泡室又恢复至高压状态，气泡立即消失，这样气泡室可以连续使用。气泡室容积大小从数毫升到 100L，所用液体为液氢、液

氙、乙醚、丙烷等；气泡室的压力从 1 个大气压到几十个大气压。气泡室因密度大、循环快，所搜集到的各种信息大约是云雾室的 1 000 倍。

气泡室最有用的液体是液态氢，因为氢是已知的最简单的原子。每一个氢原子含有一个原子核（它只由一个质子构成），还有一个孤零零的电子绕着原子核旋转。因此，液态氢是只由一些孤立的质子和电子构成的。在液态氢中发生的亚原子事件就特别简单，很容易从气泡所组成的径迹辨认出来，而所有其他液体的原子核，由几个质子和几个中子组成。

物理学家可以从粒子的径迹中了解许多情况，如气泡室放在强磁体的两个磁极之间，效果更好。那些能够留下气泡径迹的粒子总是带电的——带正电或带负电。如果它们带的是正电，那么，在磁体的影响下，它们的路径就会朝一个方向弯曲；如果它们带负电，它们的路径就朝相反的方向弯曲；从它们路径弯曲的程度可以确定它们的运动速率，再加上径迹的粗细等因素就能确定粒子的质量。当一个粒子衰变成两个以上的粒子时它的径迹就会分叉，在粒子发生碰撞的情况下径迹也会分叉。在一张特定的气泡室照片中，会出现大量径迹。有粒子相遇的、分开的，还有分叉的。有时在一个径迹图形的几个部分之间还有些空白，这些空白就要用某种不带电的粒子来解释，因为不带电粒子在气泡室中运动时不会留下可见的径迹。物理学家从各种径迹的复杂组合中可以辨认出所碰到的粒子类型，或者发现某种新的粒子。

气泡室技术复杂，造价和加速器差不多，是当时研究基本粒

子的最有效的工具之一。为了充分利用它们的功能，必须用半自动方式扫描成百万张照片，扫描装置的输出送至计算机中进行分析。实现这项任务的计算机程序设计是建立该系统中的一项困难工作。将气泡室和计算机连接起来能得到丰富的实验资料，大型实验室中取得的胶卷可分送世界各地的用户反复研究，以期从这些原始材料中得到一些结果。由于阿尔瓦雷斯发展了氢泡室技术和数据分析方法，他获得了1968年诺贝尔物理奖。

（樊飞跃　张良安）

wēi'ěrxùn yúnshì

威尔逊云室（Wilson cloud chamber）　一种能显示高速带电粒子径迹的探测器。又称云室（cloud chamber）。发明者为英国物理学家威尔逊（Charles Thomson Rees Wilson，1869～1959年）。

发展历史　1894年起威尔逊研究云雾中的光学现象。1895年，他设计了一套设备，使水蒸气冷凝来形成云雾。当时普遍认为，要使水蒸气凝结，每颗雾珠必须有一个尘埃为核心。威尔逊发现：潮湿而无尘的空气膨胀时出现水滴（图1）。他认为这可能是水蒸气以大气中导电离子为核心而凝聚的结果。

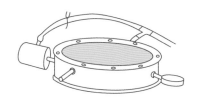

图1　威尔逊云室示意图

1896年他用当时新发现的X射线照射云室中的气体，观察到X射线穿过之处空气被电离，带电离子会形成细微的水滴，显示出X射线的运动轨迹，威尔逊为云室增设了拍摄带电粒子径迹的照相设备，使它成为研究射线的重要仪器。1911年他首先用云室观察到并照相记录了α和β粒子的径迹。英国物理学家布莱克特（Patrick M. S. Blackett，1897～1974）将威尔逊云室用于核物理及宇宙射线研究。1924年他用云室照片首次成功地验证了人工轻核转变，即氮-14核俘获α粒子变为氧-17。最初的云室不管出现的粒子轨迹是否有意义随时进行记录。

1923年，美国物理学家康普顿利用威尔逊发明的云雾室成功地观察到了光子与电子碰撞。

1925年布莱克特对威尔逊云室作了重要改进，将盖革计数器与云室联合运用，云室的记录改由其上方的盖革计数器检测到粒子而启动，几乎每张得到的照片都包含着引人入胜的事物，为云室在近代物理研究中的应用翻开了崭新的一页。云室实验很快表明，电子携带的能量高达10亿电子伏，比以往所知来自放射性的电子的能量要大1 000倍。布莱克特改进威尔逊云室方法及在核物理和宇宙线领域的发现，使他获得了1948年诺贝尔物理学奖。

1928年以后，这一技术在全世界各有关实验室得到推广，取得了重要的成就。由于威尔逊在云室方面的贡献，他获得了1927年诺贝尔物理学奖。

1932年，美国物理学家安德森（Carl David Anderson，1905～1991年）与内德梅耶（Seth Neddermeyer，1907～1988年）将云室置入一个强磁场之中观察宇宙射线。宇宙射线进入云室后会留下轨迹，拍下轨迹的照片，即可用来进行分析。安德森每隔15s使云室膨胀一次并拍摄照片。通过对1 300张粒子轨迹照片的详细分析，发现有一种粒子的轨迹与当时已知的带电粒子的轨迹不一样。根据轨迹偏转的方向，可以判断这种粒子的电荷是正的，又根据轨迹曲率的大小，可推知这种粒子要比质子轻得多，且与电子的质量近乎相等。

安德森后来了解了狄拉克理论后发现，他们所发现的上述粒子正是英国物理学家狄拉克（Paul A. M. Dirac，1902～1984年）预言过的"反"粒子。正电子的发现是物理学发展史上的又一座里程碑。它说明了理论在认识未来世界中所起的巨大作用；更重要的这是人类第一次从实验上发现了反物质，是人类对物质世界认识的一大飞跃，也为物理学家探寻新的粒子指明了新的方向。由于安德森的这一重大发现，他获得了1936年的诺贝尔物理学奖。在安德森发现正电子后的短短几个月，布莱克特用他拍摄的正负电子成对产生过程的宇宙线径迹照片也有力地证实了正电子的存在。

1932年，英国物理学家查德威克（James Chadwick，1891～1974年）采用电离室、计数器和云雾室实验，证实波特的贯穿辐射不是γ射线，而是一种以前尚未发现的、与氢核（质子）的质量差不多的、但不带电的中性粒子。这正是1920年卢瑟福猜想原子核内可能存在的一种中性的粒子，即中子。中子的发现，不仅改变了当时人们的物质结构的概念，同时还为研究和变革原子核提供了一种有力的手段，促进了核裂变研究工作的发展和原子能的利用。由于这一重要的发现，查德威克获得了 1935 年诺贝尔奖物理学奖。

1935 年日本物理学家汤川秀树（Hideki Yukawa，1907～1981 年）预言存在一种质量处于电子与质子之间的粒子。1937 年内德梅耶和安德森在宇宙射线云室实验中检验出一种粒子的质量约为 200 个电子的质量。物理学家普遍认为，这种粒子就是汤川秀树预言过的那种粒子，取名介子。实际上核力理论所需要的粒子是直到数年以后才发现的 π 介子。当时云室发现的这种粒子被重新命名为 μ 介子，后简称为 μ 子，现在 μ 子已不再划归介子类。

发展趋势 云室技术曾有过多方面的应用，在探测器历史上有过它的辉煌，20 世纪 30 年代初期是使用云室的全盛时期，不少学者创造性地利用云室取得了许多重要成果。即使发明了更灵敏的径迹探测器后，云室技术仍然偶尔使用。

（樊飞跃　张良安）

wàizhàoshè gèrén jiāncè píngjià

外照射个人监测评价 （external exposure monitoring and evaluation）

评价个人受照剂量上限或借以评价工作场所现有防护措施的有效性的过程。监测职业人员在一个给定周期内或在一次操作过程中受到的外照射累积剂量。主要为职业外照射个人监测评价，任何放射工作单位都应根据其从事的实践和源的具体情况，负责安排职业照射监测和评价，评价主要以外照射个人监测为基础。通过职业照射人员佩戴的个人剂量计可获得事故受照剂量，作为医学处理的剂量依据。

监测方法 职业外照射个人监测所要测量的量是个人剂量当量 $H_p(d)$，d 指人体表面指定点下面的深度。根据 d 取值的不同，$H_p(d)$ 可分成：$H_p(0.07)$，适用于体表下 0.07mm 深处的器官或组织，多用于皮肤；$H_p(3)$，适用于体表下 3mm 深处的器官或组织，多用于眼晶体；$H_p(10)$，适用于体表下 10mm 深处的器官或组织，在特定条件下也适用于有效剂量评价。

监测范围 ①对于任何在控制区工作，或有时进入控制区工作且可能受到显著职业外照射的工作人员，或其职业外照射年有效剂量可能超过 5mSv/a 的工作人员，均应进行外照射个人监测。②对于在监督区工作或偶尔进入控制区工作，预计其职业外照射年有效剂量在 1～5mSv/a 范围内的工作人员，应尽可能进行外照射个人监测。③对于职业外照射年剂量水平可能始终低于法规或标准相应规定值的工作人员，可不进行外照射个人监测。另外，如果工作场所已经采取了简单的防护措施，而且在任何情况下也不会徒手拿到放射源，在这样的条件下，操作放射源的活度低于下述数值时，不需要进行外照射个人监测，γ 辐射体（其中 β 辐射全被屏蔽）为 50 MBq；β 辐射体（伴有或没有 γ 辐射）$E_{\beta max} \geqslant$ 0.3 MeV 时为 5 MBq；$E_{\beta max} < 0.3$ MeV 时为 50 MBq。

监测类型 分为常规监测、任务相关监测和特殊监测。常规监测是为确定工作条件是否适合于继续进行操作，在预定场所按预定监测周期所进行的一类监测。确定常规监测的周期应综合考虑放射工作人员的工作性质、所受剂量的大小、剂量变化程度及剂量计的性能等诸多因素。任务相关监测是为用于特定操作提供有关操作和管理方面即时决策支持

数据的一类监测。特殊监测是为阐明某一特殊问题而在一个有限期间所进行的一类监测。特殊监测本质上是一种调查，常适用于有关工作场所安全是否得以有效控制的资料缺乏的场合。监测内容包括光子辐射、强贯穿辐射和弱贯穿辐射混合辐射场、中子和 γ 射线混合辐射场、不均匀照射及异常照射。

测量结果评价 在常规检测中，能给出皮下 0.07 mm 浅表剂量和皮下 10 mm 深部剂量的个人剂量计，可提供评价所需的剂量数据。眼晶体的深度介于上述深度之间，而且在多数情况下眼晶体能够得到适当防护。在某个复杂而不均匀的辐射场中，可以采用简化方法评价皮肤剂量和皮下深部组织或器官剂量。同时佩戴以下两种个人剂量计：一种记录强贯穿辐射，记录的剂量代表皮下深部组织器官的当量剂量或有效剂量；另一种记录弱贯穿辐射，记录的剂量代表皮肤的当量剂量。

由于职业类别与类型以及职业照射剂量的分布也影响个人剂量监测结果评价的可比性。因此，应当注重剂量分布研究，最后做出公认的评价结果。

质量保证 是职业外照射个人监测的重要组成部分，应将质量保证始终贯穿于从监测计划制定到结果评价的全过程。在制定职业外照射个人监测计划时，必须同时制定质量保证计划。制定质量保证计划一般应考虑：健全的个人监测和质量保证组织机构；标准方法、标准器具、标准物质和参考辐射的应用与保持；仪器和装置的性能与质量及其定期校准和经常维护；监测过程中每一环节的质量控制措施；监测结果的量值必须能溯源到国家基准并

符合不确定度要求；技术人员的选择和培训。

（娄　云）

jiāncè shèbèi jiàozhǔn

监测设备校准 （calibration of monitoring equipment）

表面污染监测设备每年应定期送交国家计量测试机构进行验定或采用具备专门资格的机构提供的有证标准物质或参考物质进行校准（或自验），确保监测设备量值溯源到 SI 国际单位制基准与国家计量基准的过程。

监测设备校准的依据是《α、β 表面污染测量仪与监测仪的校准》（GB/T 8997—1988）、《用于校准表面污染监测仪的参考源 β 发射体和 α 发射体》（GB/T 12128—1989）等国家标准。

对测量仪器的要求是测量仪器的特性和性能应符合于 GB/T 5202 的要求。仪器应能测量 GB 18871 中规定的表面污染控制水平以下的放射性活度，污染测量的结果将与该限值比较。探测器的适用性，不但由仪器效率决定，而且还由灵敏窗的大小而定。对于大面积污染的测量，应采用有较大灵敏窗的探测器。

（吴锦海）

zuìdī tàncè shuǐpíng

最低探测水平 （minimum detectable level，MDL）

在给定的置信度下，一种测量方法能够探测出（检出）的区别于零值的最小样品贡献。又称探测下限 （lower limit of detection，LLD）。在辐射监测中，用于评价探测能力的一种统计量的值。

基本原理 最低探测水平，不是测量装置的技术指标，而是用于某一测量的技术指标，包括测量方法、仪器和人员的操作，表示为了以预定的置信度，精确地推断低水平放射性的存在，要求样品必须含有的最小放射性活度所相应的计数。给出探测下限时需同时给出与该测量相关的参数，例如，测量效率、测量时间或测量时间的程序安排、样品体积或质量、化学回收率和本底以及可能存在的干扰因素。

环境样品的放射性水平通常很低，有时几乎与本底水平接近，由于放射测量的统计涨落，判断低水平环境样品中是否存在人工核素污染时难免出错。如果环境样品中不存在人工核素污染（$\mu = 0$），而竟被判断为有污染，这种性质的判断错误在统计假设的检验上被称为犯了第一类错误；如果样品中实际上存在人工核素污染（$\mu = \mu_0$），竟被判断为不存在环境污染，这种性质的错误在统计假设的检验上被称为犯了第二类错误。在统计学中通常把第一类错误的概率用 α 表示，而把犯第二类错误的概率用 β 表示。例如，当 $\alpha = 0.05$ 时表示在 100 次的观测中犯第一类错误的概率为 5%。

α 是显著性水平，1-α 称为置信度，把 1-β 称为实验的检出率或实验的功效。在制定检验计划时，总是希望 α、β 越小越好。但是 α 和 β 值不会同时减小，因为当 α 变小时，β 则增大，所以在测量实践中 α 值总是事先指定的，而 β 值则和指定的 α 值及样品中所含放射性活度有关。在环境样品测量中通常把 α 值定得大一些，相应地缩小了 β 值。

计算方法 对计数率、活度或活度浓度的探测下限而言，可以由样品的最小可探测净计数 LLD_n 求得。采用近似于正态分布的 LLD_n 在大多数情况下，是可以接受的。LLD_n 由下列公式计算：

$$LLD_n = (K_a + K_B) S_n \qquad (1)$$

式中：K_a 为显著性水平等于犯第一类错误的概率 α 时标准正态变量的上侧分位数；K_B 为显著性水平等于犯第二类错误的概率 β 时标准正态变量的上侧分位数；S_n 为样品计数的标准差。常用的 K_a、K_B 值见表 1。

在样品测量中，当净计数比本底计数小时，要使样品总计数的标准差与本底计数的标准差 S_b 值相等，可用下式计算：

$$S_n = \sqrt{2} S_b \qquad (2)$$

如果 $\alpha = \beta = 0.05$，即 $K_\alpha = K_B = 1.645$，则 LLD_n 由下式计算：

$$LLD_n = 2\sqrt{2} K_\alpha S_b = 4.65 S_b \qquad (3)$$

式中：S_b 可为多次重复测量的高斯分布的本底计数标准差，也可为由本底平均计数计算的泊松分布标准差，计算时须指明是哪类分布给出的标准差。

如果样品的测量时间 t 与本底的测量时间 t_b 相同，采用泊松分布标准差。假如置信度为 95%，

表 1　常用的 K 值表

α 或 β	1-β	K（K_α 或 K_B）	$2\sqrt{2}$ K
0.02	0.98	2.054	5.18
0.05	0.95	1.645	4.65
0.10	0.90	1.282	3.36
0.20	0.80	0.842	2.38
0.50	0.50	0	0

净计数率的 LLD_n 由下式结算：

$$LLD_n = 4.65\sqrt{\frac{n_b}{t_b}} \qquad (4)$$

式中：n_b 为在 t_b 时间内测量的本底计数率。

（娄　云）

shòuzhào rényuán fēnbùbǐ

受照人员分布比（the distribution ratio of exposed workers NR_E）

放射工作人员接受照射年剂量超过特定值 E（mSv）的工作人员数与受监测人员总数的比值。

计算方法　受照人员分布比可理解为不同接受剂量水平的人群与总人群的人数比。受照人员分布比和受照人员集体剂量分布比（不同接受剂量水平的人群与总人群的集体剂量比）是职业照射评价中极其常用的两个量，这两个量分别关心接受剂量大的人群的人数和集体剂量在总职业人群中的份额。受照人员分布比 NR_E 用以下公式估算。

$$NR_E = \frac{N(>E)}{N} \qquad (1)$$

式中：$N(>E)$ 是接受剂量超过 E mSv 的人员总数；N 是整个职业人群总人数。E 常取 1、5、10、15，如 NR_{15} 表示年个人剂量超过 15mSv 的工作人员与受监测人员总数的比值。

形成过程　《电离辐射防护与辐射源安全基本标准》（GB 18871—2002）和 ICRP 60 号出版物将职业照射定义为：除了国家有关法规和标准所排除的照射以及根据国家有关法规和标准予以豁免的实践或源产生的照射以外，工作人员在其工作过程中所受到的所有照射。在 ICRP103 号出版物中对职业照射做了如下的定义：职业照射是除下列情况以外的工作人员在其工作过程中所受到的所有照射：①被排除的照射和从豁免源及含放射性物质的豁免活度引起的照射。②任何医疗照射。③常态本地的本底辐射。

职业外照射个人监测与评价是评估辐射工作人员的有效剂量和主要受照器官的当量剂量；提供工作人员和工作场所辐射剂量变化趋势以及有关防护条件充分性的资料，为实现辐射防护最优化服务；提供数据以评估异常照射和事故照射剂量情况；也为审管部门制定方针、政策和辐射流行病学研究提供有用资料。

受照人员分布比是职业照射评价的重要内容，IBSS 和 CBSS 规定，放射工作人员均应进行个人监测，职业照射的评价主要应以个人监测为基础，按国家审管部门的有关规定报送职业照射的检测记录和评价报告，其目的是评价工作人员对其预期任务的适任和继续适任的程度。

受照人员分布比概念的提出参考了 ICRP 第 60 号出版物《国际放射防护 1990 年建议书》、ICRP 第 75 号出版物《工作人员放射防护的一般原则》、ICRP 第 78 号出版物《工作人员内照射个人监测》以及 IAEA 安全丛书 115 号《国际电离辐射防护和辐射源安全的基本安全标准》等资料的有关内容。

受照人员分布比在《职业照射个人监测规范外照射监测》（GB 5294—2001）中首先提出，其附录表 A9 注明：（受照）人员分布比指年个人剂量超过 E（mSv）的工作人员数与受监测人员总数的比值，E 多取 15，今后可能会附加较低的值。《职业性外照射个人监测规范》（GBZ 128—2002）延续了受照人员分布比的定义。

功能或作用过程　职业照射剂量评价应依据吸收剂量 D_T、当量剂量 H_T 或有效剂量 E 等防护量。在进行职业照射评价时，一个人员接受的内、外照射总有效剂量 E 可用以下公式计算：

$$E \cong H_P(10) + E(50)$$
$$E(50) = \sum_j e_{j,inh}(50) \times I_{j,inh} + \sum_j e_{j,ing}(50) \times I_{j,ing} \qquad (2)$$

式中：$e_{j,inh}(50)$ 为吸入放射性核素 j，每单位活度引起的待积有效剂量；$I_{j,inh}$ 为 t 时期内，吸入放射性核素 j 的活度；$e_{j,ing}(50)$ 为食入放射性核素 j，每单位活度引起的待积有效剂量；$I_{j,ing}$ 为 t 时期内，食入放射性核素 j 的活度。

按照 ICRP 74 出版物的建议，如果 $H_P(10)$ 的值较低，特别是诊断 X 射线的情况，可将 Hp(10) 的值直接视为有效剂量，由此引入的误差 <50%。当年剂量低于 15mSv 时，按 GBZ 128 和 GBZ 129 的规定，只要误差不大于 50%，都是可以接受的。在年剂量大于 15mSv 时，这时候应仔细对有效剂量进行较精确的估算。

受照人员分布依据有效剂量 E 对受照人员剂量进行分布，主要关注高剂量人群的人数在总职业人群中的份额。

（杨小勇）

jítǐ jìliàng fēnbùbǐ

集体剂量分布比（the distribution ratio of collective dose, SR_E）

指年个人剂量超过特定值 E（mSv）的年集体剂量与年总集体剂量的比值。这一比值表明受到高水平个人危险照射的工作人员所接受的集体剂量的份额。集体剂量分布比可理解为不同接受剂量水平的人群与总人群的集体剂量比。受照人员分布比（不同接受剂量水平的人群与总人群的人数比）和受照人员集体剂量分布比是职业照射评价中极其常用的两个量，这两个量分别关心接受剂量大的人群的人数和集体剂量在总职业人群中的份额。

计算方法 集体剂量分布比 SR_E 用以下公式估算。

$$SR_E = \frac{S(>E)}{S} \qquad (1)$$

式中：$S(>E)$ 为接受剂量超过 E mSv 的人群的集体剂量；S 为整个职业人群的集体剂量。目前，E 多取 15mSv，今后可能会附加较低的值。

形成过程 《电离辐射防护与辐射源安全基本标准》（GB 18871—2002）和 ICRP 60 号出版物将职业照射定义为：除了国家有关法规和标准所排除的照射以及根据国家有关法规和标准予以豁免的实践或源产生的照射以外，工作人员在其工作过程中所受到的所有照射。在 ICRP103 号出版物中对职业照射做了定义为职业照射是除下列情况以外的工作人员在其工作过程中所受到的所有照射：①被排除的照射和从豁免源及含放射性物质的豁免活度引起的照射。②任何医疗照射。③常态本地的本底辐射。

职业性外照射个人监测与评价是评估辐射工作人员的有效剂量和主要受照器官的当量剂量；提供工作人员和工作场所辐射剂量变化趋势以及有关防护条件充分性的资料，为实现辐射防护最优化服务；提供数据以评估异常照射和事故照射剂量情况；也为审管部门制定方针、政策和辐射流行病学研究提供有用资料。

集体剂量分布比是职业照射评价的重要内容，IBSS 和 CBSS

规定，放射工作人员均应进行个人监测，职业照射的评价主要应以个人监测为基础，按国家审管部门的有关规定报送职业照射的检测记录和评价报告，其目的是评价工作人员对其预期任务的适任和继续适任的程度。

集体剂量分布比概念的提出参考了 ICRP 第 60 号出版物、ICRP 第 75 号出版物《工作人员放射防护的一般原则》、ICRP 第 78 号出版物《工作人员内照射个人监测》以及 IAEA 安全丛书 115 号《国际电离辐射防护和辐射源安全的基本安全标准》等资料的有关内容。

集体剂量分布比在《职业照射个人监测规范外照射监测》（GB 5294—2001）中首先提出，集体剂量分布比指年个人剂量超过 E（mSv）的工作人员年集体剂量与年总集体剂量的比值，E 多取 15，今后可能会附加较低的值。《职业性外照射个人监测规范》（GBZ 128—2002）延续了集体剂量分布比的定义。

功能 职业照射剂量评价应依据吸收剂量 D_T、当量剂量 H_T 或有效剂量 E 等防护量。

在进行职业照射评价时，一个人员接受的内、外照射总有效剂量 E 可用以下公式计算：

$$E \cong H_p(10) + E(50)$$
$$E(50) = \sum_j e_{j,inh}(50) \times I_{j,inh} + \sum_j e_{j,ing}(50) \times I_{j,ing} \qquad (2)$$

式中：$e_{j,inh}(50)$ 为吸入放射性核素 j，每单位活度引起的待积有效剂量；$I_{j,inh}$ 为 t 时期内，吸入放射性核素 j 的活度；$e_{j,ing}(50)$ 为食入放射性核素 j，每单位活度引起的待积有效剂量；$I_{j,ing}$ 为 t 时期内，食入放射性核素 j 的活度。

按照 ICRP 74 出版物的建议，

如果 $H_p(10)$ 的值较低，特别是诊断 X 射线的情况，可将 $H_p(10)$ 的值直接视为有效剂量，由此引入的误差<50%。当年剂量低于 15mSv 时，按 GBZ 128 和 GBZ 129 的规定，只要误差不大于 50%，都是可以接受的。在年剂量大于 15mSv 时，这时候仔细应对有效剂量进行较精确的估算。

集体剂量分布依据有效剂量 E 对受照人员剂量进行分布，主要关注高剂量人群的年集体剂量在年总集体剂量中的份额。

（杨小勇）

gèrén jiāncè fāngfǎ xìngnéng jiǎnyàn
个人监测方法性能检验（performance test of personal monitoring method） 技术服务机构或检验组织对个人剂量监测系统的精确度及准确度进行检验或考核。包括常规性能检验和性能检验考核。

个人监测方法性能检验是验证个人监测系统质量控制工作的重要手段。个人监测系统是否能达到技术要求主要是通过性能检验或能力验证来考核。实验室条件下的个人监测系统的质量控制工作包括监测设备的质量控制、实验条件的质量控制以及实验技能的质量控制工作。

形成过程 美国国家标准化组织 ANSI、IAEA 辐射实用手册及 IAEA 安全丛书均对个人监测方法性能检验进行了描述，中国《外照射个人剂量系统性能检验规范》（GBZ 207—2008）就是个人监测系统在实验室条件下的质量控制效果检验的国家强制性标准。

功能 个人监测方法性能检验包括常规性能检验和性能检验考核。

常规性能检验 常规性能检验要求技术服务机构开展个人监

测期间自行对其个人监测系统进行常规性能检验，常规性能检验周期一般为 6 个月。常规性能检验要求对个人监测系统精确度及准确度、最低可探测水平、剂量元件的线性进行检验。

性能检验考核 技术服务机构开展个人监测服务前以及开展服务期间定期实施性能检验考核。性能检验考核周期一般为 3~4 年。

性能检验考核按相应的考核程序进行，由检验参与者在检验组织规定的时限内提供足够数量的剂量计；检验组织在收到剂量计后，进行照射分组并选择相应的照射源、模体、照射条件、照射角度及照射量，剂量计照射后检验组织者将已照射的剂量计返回给检验参与者；检验参与者在收到已照射的剂量计后在规定时间内给出已照射剂量计的测量值，并作为考核结果报送检验组织；检验组织在收到检验参与者的报告后对考核结果进行判定，并向检验参与者通报。

(杨小勇)

gèrén jiāncè fāngfǎ bǐduì

个人监测方法比对 (individual monitoring comparison)

对个人监测方法进行实验室间比对的行为。利用工作人员佩戴剂量计进行的测量或对其体内或排泄物中放射性核素的种类和活度进行的测量，以及对测量结果的解释。主要指内照射和外照射个人剂量监测。

(杨小勇)

nèizhàoshè gèrén jiāncè

内照射个人监测 (internal exposure personal monitoring)

通过生物监测和体外直接测量来测量人体内的放射性核素的含量，判定其是否超过国家规定的年剂量限值的过程。

种类 内照射个人监测分为常规监测、特殊监测、任务相关监测和验证性监测。此外还有伤口监测和医疗后的监测。

常规监测 是对工作人员进行定期的监测，旨在证明工作条件是否令人满意或确认是否发生了异常情况。通常仅用于对那些被指派到涉及污染的控制区和预期有显著摄入的控制区工作的工作人员。常规监测仅仅当工作在正常操作时存在连续污染的情况下才是需要的。在常规监测中，测量是按预定的时间而与已知的摄入无关的情况下进行的。因而对摄入模式作一些假设是必要的。

特殊监测 在实际发生或怀疑发生异常情况下进行的监测。任务相关监测是为了对某一特定操作提供信息而进行的监测。当长期工作在不能令人满意的条件下实施短期操作时，这种监测特别有用。由于特殊监测和任务相关监测都是针对真实的或者怀疑发生了异常事件。在这种情况下，摄入的时间或者潜在摄入的时间是已知的。另外，通过对它们的监测可以对致污物的物理和化学形态提供更多的信息。

验证性监测 对个人进行偶然的监测，旨在验证工作条件是否良好。这种测量只能定性地加以解释，如果出现意外的测量结果，就表明有理由作进一步调查。这种验证性监测对于那些长期滞留在体内的放射性核素是最有用的，并且通过偶然的测量可以验证体内的放射性活度。

注意事项 在涉及多种放射性核素引起照射的情况下，需要对工作场所进行监测。为了证明工作条件令人满意或者在个人监测不能为工作人员提供充分保护的情况下，可以引进工作场所监

测程序。对于那些不常常涉及气载污染而被划为控制区工作的工作人员和不可能有显著摄入放射性核素的工作人员，工作场所的常规监测足以保证摄入量能被严格控制。

是否进行个人内照射监测取决于多种因素。对于通常在控制区工作并可能受到显著职业性内照射的工作人员必须进行常规个人监测。经验表明，由职业照射产生的放射性核素年摄入所致的待积有效剂量始终不可能大于 1mSv 时，一般可以不进行常规内照射个人监测。但要进行工作场所监测。如果工作人员的皮肤被划伤、刺破或擦伤，如有伤口污染时，应对其个人进行伤口监测。当工作人员接受阻吸收、促排等医学干预措施时，应对其进行医学干预后的内照射个人监测。

常规内照射个人监测频度依赖于内照射水平的高低、摄入核素的理化形态、放射性核素的滞留和排泄、测量技术的灵敏度以及在摄入量和待积有效剂量的估算中可以接受的不确定度等因素。选择合理的测量技术可使测量值的不确定度变小。不确定度的主要原因是摄入时间是未知，在常规监测计划中应当选择合适的测量频度把由于摄入时间未知而导致的不确定度减少到可接受的水平。在 ICRP 第 78 号出版物的附录中给出了一些主要核素可供选择的个人监测周期。

实施放射性核素摄入量的个人监测主要通过体内放射性活度测量、生物样品分析（如排泄物的监测）、个人空气取样器（PAS）采样分析或者这些技术的组合。测量技术的选择取决于放射性核素的辐射特性、摄入途径、摄入核素的理化形态、在人体内

的代谢行为、所需的测量频度以及相关测量设备的灵敏度、适用性和方便性。一些主要核素可供选择的测量方法可从该出版物的附录中找到。

常规监测计划如果有足够的灵敏度，通常只采用一种测量方法，例如对氚的摄入量的尿液监测。还有一些放射性核素，例如钚的同位素测量和剂量估算以及结果解释都存在困难，因而不得不联合使用几种测量方法。如果能获得足够灵敏的几种不同的测量方法，则从解释的准确性来说，通常优先选择的顺序是：体内活度测量、排泄物分析和个人空气取样。

工作场所的空气样品监测结果可以提供有助于解释个人监测结果的一些资料。例如粒子大小、化学形态和可溶性以及摄入时间。工作场所空气浓度的监测结果有时被用来估算个人摄入量及其待积有效剂量。但是，根据空气样品浓度测量得出的摄入量需要进行解释分析以免误读。为了得到能代表工作人员呼吸带的空气样品，最通常的方法是在工作场所选定一些不同位置抽取空气样品，再将样品混合而得。如果此方法被用于常规估算摄入量时，应当采用一个专门的监测程序来确保结果具有代表性。

与特殊任务或者偶然事件有关的监测常常联合使用几种测量技术。

（樊飞跃　张良安）

bǎqìguān
靶器官（target organ）　在内照射剂量估算中，指体内沉积放射性核素对一些器官或组织引起了内照射剂量的器官；在外照射剂量估算中，一般为需要评价的器官或组织；在微剂量领域，可能

会引起细胞或 DNA 受到照射的器官。甲状腺是碘的靶器官。

含有放射性核素的物质被吸收后可随血流分布到全身各个组织或器官，沉积在这些组织或器官的放射性核素放射的 α、β、γ 射线，会对该器官或其他器官造成吸收剂量，因此，有内照射剂量估算意义的靶器官往往不限于一个，有时有几个组织或器官。

对仅沉积了 α、β 发射体放射性核素的组织或器官而言，这个组织或器官本身就是唯一的靶器官。如果还沉积有发射 γ 射线的放射性核素，这时的靶器官不但有放射性核素沉积的组织或器官，而且还有 γ 射线能达到的器官，靶器官的多少，主要决定于射线的类型和能量。对具有 γ 发射的核素进入人体后，几乎能对身体的所有器官或组织造成照射。要对人体内所有的器官或组织的吸收剂量都进行估算是十分繁杂的事，也没有这个必要。

对辐射防护评价而言，需要进行内、外照射剂量估算时，有效剂量及待积有效剂量计算中，要考虑进入权重计算的所有靶器官。在核医学的病人有效剂量评估中，也需考虑进入权重计算的所有靶器官。

一般来说，在内外照射剂量估算中，靶器官基本上是效应器官。

（樊飞跃　张良安）

yuánqìguān
源器官（source organ）　内照射剂量估算中，含有一定量放射性核素的机体组织或器官；在微剂量学中，指放射性核素沉积的细胞，亚细胞或 DNA。又称库器官。在内照射剂量估算中，源器官中沉积的放射性核素会对它本身或其他一些器官或组织引起内照射剂量；在微剂量领域，源器

官中沉积的放射性核素可能会引起细胞或 DNA 受到照射。

含有放射性核素的物质被吸收后可随血流分布到全身各个组织或器官，沉积在源器官的放射性核素放射的 α、β、γ 射线，会对该器官或其他器官造成吸收剂量，因此，有内照射剂量估算意义的源器官往往不限于一个，有时有几个组织或器官。对碘-131、碘-125 等碘类放射性核素，在器官剂量估算中源器官仅需考虑甲状腺这个源器官就可以了，但对其他全身性分布核素，就应当考虑更多的源器官。源器官的选取主要决定于核素的类型。

对仅沉积了 α、β 发射体放射性核素的组织或器官而言，这个组织或器官不但是源器官，而且本身就是唯一的靶器官。如果源器官中沉积的是发射 γ 射线放射性核素，这时可能还会对其他组织和器官引起照射。

对辐射防护评价而言，需要进行内照射剂量估算时，待积有效剂量计算中，要考虑进入权重计算的所有器官剂量，造成这些器官剂量的源器官不止一个，尤其是对有 γ 发射的核素体内沉积的情况，这是一个应当注意的问题。

一般来说，在内照射剂量估算中，源器官不一定是效应器官，对仅有 α、β 发射核素沉积的源器官，源器官就是效应器官。

（樊飞跃　张良安）

kōngqì gèrén cǎiyàng jiāncè
空气个人采样监测（personal air sampling to monitor）　为评价个人通过吸入摄入量的内照射个人监测方法。对它的一般要求是：①一般来说空气采样分析的不确定度很大，因此，在无法开展体外监测和生物样品检测的情

况下，才使用这一个人剂量监测方法；例如对于不发射强贯穿辐射，且在排泄物中浓度很低的放射性核素，如锕系元素，空气样品测量结果可用来估算摄入量。②个人空气采样器（PAS）的采样头应处于呼吸带内（一般取离地 1.5 米）；采样速率最好能代表工作人员的典型吸气速率（~$1.2m^3 \cdot h^{-1}$）。③可在取样周期终了时对滤膜上的放射性用非破坏性技术进行测量，以及时发现不正常的高水平照射。然后将滤膜保留下来，把较长时间积累的滤膜合并在一起，用放射化学分离提取方法和高灵敏度的测量技术进行测量。④没有关于粒子大小的专门资料的情况下，可假定活度中值空气动力学直径（AMAD）为 5μm。

对个人空气采样器（PAS）应注意以下的要求：①应收集足够多的放射性物质，收集量的多少主要取决于对 PAS 能监测到的最低待积有效剂量的大小的要求。对于常规监测来说，一般要求能监测到年摄入量产生的待积有效剂量超过年剂量限值的 1/10。②采样器应抽取足够体积的空气，以便对工作人员呼吸带空气活度浓度给出能满足统计学要求的数值。③采样器的气溶胶粒子采集特性应是已知的。

当用固定空气采样器（SAS）来进行人员的摄入量估算时，应注意以下的要求：①对于在空气中易于扩散的化合物，如放射性气体和蒸气（如 $^{14}CO_2$ 和氚水），SAS 可对其吸入量给出一个较合理的估计，对于其他物质，如再悬浮颗粒，给出的误差可能在一个量级或一个量级以上。②通过对 PAS 和 SAS 测量结果的比较，确定两者的比值，可利用该比值解释 SAS 的测量结果。利用 SAS 的测量结果估算个人剂量时，要求对照射条件及工作实践进行仔细评价。

（樊飞跃 张良安）

yǐnshuǐ fàngshèxìng nóngdù jiāncè

饮水放射性浓度监测（radioactivity concentration monitoring of drinking water）

测定饮用水中总 α、总 β 放射性浓度的过程。自然环境中天然存在的以及人类活动产生的放射性核素主要是发射 α、β 射线的放射源，这些放射性污染物进入人体后，会继续放出 α、β 射线，伤害人体组织，并可积蓄在人体内部，促成贫血、恶性肿瘤等各种病症及对其后代有不良影响。因此，测定饮用水中总 α、总 β 放射性浓度尤为重要，是生活饮用水必检项目。因为所测量的是含有总 α、总 β 放射性各种核素放射性浓度的总和，而不是单一核素，因此所有方法都不具有特异性。由于饮用水中放射性浓度低，接近或略高于本底水平，测量中干扰因素多，准确测量困难。

水样预处理 放射性测量的水样处理过程烦琐，包括：取样、浓缩、转换、洗涤、灼烧、灰化、称重等一系列环节。操作必须认真仔细，尽量减小误差。在水样的浓缩时，温度不能过高（80℃左右），以免因爆沸造成水样损失。在蒸发过程中可以添加水样，但需控制体积不超过烧杯容积的 1/2。在水样浓缩时，如果采用塑料薄膜铺于医用托盘上，置水样于红外制样箱内浓缩的方法，会由于制样箱一次浓缩的水样数少、速度慢，而且薄膜在灼烧时，会产生难闻气味，用玻棒搅动时容易结块粘于玻棒上，造成样品损失。因此建议不要使用上述方法，

而采用烧杯加热蒸发法。硫酸的加入量对水样残渣的影响实验结果表明，不加硫酸和加入量过多均可导致残渣易吸潮。为了避免灰化的残渣吸潮影响铺样和测量，所以对样品进行硫酸盐化是必要的。硫酸盐化过程可在水样浓缩时进行，以能和 1.8g 碳酸钙完全反应来计算硫酸的加入量，硫酸可稍过量，但最初样品体积的选择以不超过 1g 固体残渣为宜（若总固体量超过 1g 应相应增加硫酸用量）。

本底测量 在弱放射性测量中，本底测量是否准确是至关重要的。对于总 α 测量，浓密源法中测量盘底部的 α 放射性对样品计数没有贡献，样品计数将要扣除的本底将是仪器本身不可避免的固有本底，另外，不装测量盘测本底不可取，因为测量盘位置以下可能存在的 α 射线也计入本底，而这部分附加的本底不可能在样品计数中出现，如果采用这个本底值，会导致测量结果偏低。对于总 β 测量，测量盘表面的放射性会不可避免地加在样品计数中。考虑到两方面的影响因素，解决办法是选用一批专用测量盘，仔细清洁烘干后，分别测量本底值，取本底值小且基本相同的测量盘置干燥器保存待用，并选 α 本底计数率最小的测量盘作为专用本底盘，总 β 本底则采用各测量盘的平均本底值。

测量本底的时间要尽量长，至少要比测样时间长。一般采用测本底时间为 1000 分钟，而测样和标准源的时间为 400 分钟。

平时应经常测量仪器的本底和效率，画出控制图。在测量样品前，如果这两项数据均在控制范围内，说明仪器工作正常。

标准源的使用 放射性测量

中一般采用与样品源中放射性核素的有效能量相接近的标准源作比较测量。因为粉末源比电镀源更能接近实际，故用其作为标准源。按 ISO9696 的规定在锔-241 和钚-239 之间优先选用前者。因为源的厚度严重影响粒子的计数率，所以要用与样品源相同质量的标准源来刻度探测系统。

因为所用的大多数仪器是同时进行 α、β 测量，故必须同时兼顾 α、β 的测量要求，一般称取量为 0.1A mg（A 为测量盘的面积，mm^2）则可满足测定。样品残渣一定要研细混匀。铺样可采用压样器压样和甲醇+丙酮（1+1）铺样两种方法。由于称取的样品量较少，采用压样法较难使样品均匀铺开（压样时容易聚成块），且制好的源易因操作的不当带来的震动而散开变形，标准源的制备更要格外小心。故推荐采用甲醇+丙酮（1+1）展开法，但制好的源需经红外干燥器干燥后方可测量，干燥后不易变形。有的在干燥过程的溶剂中加聚乙烯醋酸盐，以助于源的粘合。

测量的要求　制好的源在放进仪器测量前必须认真检查样品盘边缘有无污染物，如有，必须清洁干净，否则，容易弄污仪器探头。放进源时应轻推，取出时慢拉。有资料表明，对含镭-226比活度较高的水样，由于镭-226衰变产生的子体放射性可使计数率增长，在一个月内可能出现比初始计数率高 4 倍的计数，使总 α 测量值偏高。因此，应在测量源干燥后马上进行测量，报告中应注明采样、灼烧和测量时间。

对于大气潮湿，为了使电子元件及线路保持干燥，应设恒温恒湿机或应经常开动仪器，并进行抽湿维护，使仪器处于说明书中要求的环境条件。测量标准源或水样后，要及时将源取出。仪器使用一段时间后，用酒精棉清洁送样板。

（樊飞跃　张良安）

shípǐn fàngshèxìng nóngdù jiāncè
食品放射性浓度监测（radio-activity concentration monitoring of food）
对因使用放射性物质的生活活动和医疗、科学实验的放射性废物排放，以及意外事故中放射性核素的渗漏所污染的食物进行监测的过程。这些放射性核素均可通过食物链各环节污染食物，特别是鱼类等水产品对某些放射性核素有很强的富集作用，以致超过安全限量造成对人体健康的危害，还可引起动物多种基因突变及染色体畸变，即使小剂量也对遗传过程发生影响。人体通过食物摄入放射性核素一般剂量较低，主要考虑慢性及远期效应。即使偶然事故也不能忽视其严重性。因此，对食物中的放射性浓度进行检测，对保护公众的健康有极其重要的意义。

食品的天然放射性核素　自然界天然存在的放射性核素多数属于铀、钍、锕三系，三系起始元素为铀-238、钍-232、镭-235。各系中包括许多子体（如镭-226、钋-210 等），另有少数元素不属于三系如钾-46、铷-87 等。存在于地壳中还有一些元素如碳-14 和氚是宇宙射线作用于大气中稳定性元素的原子核而产生的。这些天然放射性核素广泛分布于空气、土壤和水中，构成了自然界的天然辐射源，它们与稳定性同位素一样参与外环境与生物体间的物质自然交换过程，所以在动植物组织内均有放射性核素存在，即为动植物性食品的天然放射性本底。由于环境中放射性核素分布不同，不同地区食品中的放射性核素量不相同，同一地区不同食品天然放射性核素浓度亦有较大差异。在食品中重要的天然放射性核素还有钾-40，它在自然界分布很广，半衰期为 1.3×10^9 年，是通过食品进入人体量最大的天然放射性核素。估计成人每日约摄入 0.085Bq，全身剂量为 200μGy/y，主要存在于软组织中，骨含量只为软组织的 1/4。在天然钾中，钾-40 含量稳定，为 0.0118%，故可从食品总钾的测量来估算钾-40 含量。

食品放射性污染　食品可以吸附或吸收外来的（人为的）放射性核素，使其放射性高于自然放射性本底，称为食品的放射性污染。食品的放射性污染来源于 3 个方面。空中核爆炸试验、核废物的排放和意外事故。

环境中放射性核素通过食物链各环节向食品转移污染食品。由于动物的生活环境、生理特点各不相同，受到污染程度也有差异，全面评价食品放射性污染应予考虑。放射性核素向食品转移的途径有以下几种。

向水生生物体内转移　放射性核素进入水体后根据其化学性质溶于水或以悬浮状态存在，可附着于水生生物体表逐步向内渗透，或通过鱼鳃、口腔进入鱼体。浮游生物表面积较大，可吸附相当大量放射性物质。放射性物质可从水直接进入水生植物组织内，鱼及水生动物可直接吸收，又可通过食饵摄入。低等水生生物为鱼及水生动物的主要食饵，它们通过食物链的污染具有生物富集的重要意义。

向植物的转移　放射性核素进入植物的途径是通过沉降物、雨水和污水将放射性核素带到植物表面，并渗透入植物组织即直接污染；植物根系也可从土壤中吸收放射性核素即间接污染。放射性核素在植物表面聚集和向内转移的量与气象条件、核素理化性质、植物种类和农业生产技术等因素有关。雨水冲刷可降低植物表面污染量，叶类植物表面积大易聚集较多的放射性核素；带纤毛的籽实和带壳的产品污染量较低。放射性核素中碘-131 易被植物吸收，铯-137，锶-90 易从叶部向内部组织转移，有些易从根系吸收，其吸收速度顺次为锶-89，锶-90 >＝碘-131 >钡-140 >铯-137 >钌-106 >铈-144，钇-90 >钚-238。土壤中的钙和钾影响锶-90 和铯-137 向植物转移。锶-90 在含钙低的砂土中比含钙高的黏土中更易进入植株，在土壤中加石灰，硫酸钙和钾肥可使锶-90 和铯-137 进入植株的量降低。土壤中加腐殖质，或当土壤中放射性核素的稳定性同位素含量增加时，均可减低植株从土壤的吸收量。放射性核素在土壤表层吸附较多，深耕可将大部分放射性核素埋入深层，使根须短的植物如水稻吸收量减少。

向动物和人体的转移　环境中放射性核素通过牧草、饲料、饮水等途径进入禽畜体内，储留于组织器官中，半衰期长的锶-90、铯-137 以及半衰期短的锶-89、钡-140 等对动物的污染是食物链中重要的核素。这些核素还可进入奶及蛋中。这两种都是婴幼儿及病人的重要食物。环境中放射性核素通过各环节的转移最终均会到达人体，在人体内储留造成潜在的危害。

食品放射性浓度检测方法
食品样品的采样，预处理，结果数据处理和检测质量控制按国家标准 GB 14883.1—94 的要求进行；不同核素在食品中的浓度检测方法分别按相应的国家标准和行业标准的规范进行。

当今世界上最准确也最直接测定食品中放射性核素的方法是测定 γ 射线的能谱。食品中常会碰到的大部分放射性物质发出的穿透能力很强的 γ 射线，而 γ 射线的能量又往往表征所关心的核素。所以利用测定食品中各种成分的 γ 射线的能量来代表样品中每个放射性同位素的含量。

γ 能谱仪采用的探测器有两种：一种是碘化钠型，探测效率高、牢固、价格便宜，用 1kg 样品只需 1 分钟便可测得对铯-134 或铯-137 的检测限 370Bq。数据分析则只需数秒钟，但分辨差。碘化钠能谱仪能将天然放射性钾的峰与铯的峰分得很开，但铯的同位素铯-137 和铯-134 的峰重叠在一起，要分别确定比较困难。另一种比较成熟的探测器是高纯锗（HPGe），价格比较昂贵，操作复杂，分辨性好，以至能在同一条谱线中分出几百种不同的 γ 射线能量。

（樊飞跃　张良安）

tǐwài fàngshèxìng cèliáng
体外放射性测量（in vitro measurement of radioactivity）　使用探测器直接从体外测量全身或器官内放射性核素的活度用以估算摄入量的一种方法。又称直接测量方法（direct measurement）。其结果较生物样品测量法的结果更加可靠。

根据体内核素分布特性体外直接测量可以用全身测量（图 1），也可以用局部测量（下页图 2）。对主要集中在某一特定器官的，通常采用局部测量，例如碘-131 的体内污染就可以用如图 2 的

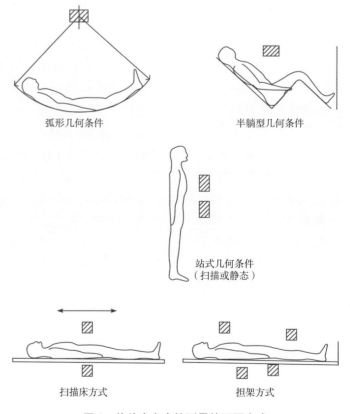

弧形几何条件　　半躺型几何条件

站式几何条件
（扫描或静态）

扫描床方式　　担架方式

图 1　体外全身直接测量的不同方式

局部测量。一般情况下用如图1的全身测量，这种测量有站立、躺、坐各种姿势，可以使用静态测量，也可以用扫描的方式。

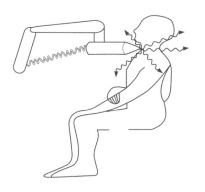

图2 体外局部直接测量法示意图

体外直接测量设备由一个或多个安装在低本底环境下的高效率探测器组成。探测器的几何位置应符合测量目的。可用于发射特征 X 射线、γ 射线、正电子和高能 β 粒子的放射性核素，也可用于某些发射特征 X 射线的 α 辐射体。对于发射 γ 射线的裂变产物和活化产物，如碘-131、铯-137和钴-60，可使用较简单的探测器进行监测，甚至可以采用局部体外测量。对少数放射性核素如钚的同位素，则需要高灵敏度探测技术。

当伤口中存在能发射高能量 γ 射线的污染物时，通常可用 β-γ 探测器加以探测；当污染物为能发射特征 X 射线的 α 辐射体的情况下，可用 X 射线探测器探测；当伤口受到多种放射性核素污染时，应采用具有能量甄别本领的探测器。伤口探测器应配有良好的准直器，以便对放射性污染物进行定位。在进行直接测量前一定要清除身体表面污染的干扰，应进行人体表面去污。

这一方法在核和辐射事故应急测量中经常使用。但是，它仅适用于那些能发射可以逃逸出人体的射线的核素，也就是说，它只能用于能发射 X 射线、γ 射线、正电子（检测其湮灭后放出的 γ 射线）、高能 β 粒子（检测其发出的轫致辐射）以及某些 α 发射体（检测其特征 X 射线）的核素。直接从体外测量全身或器官内放射性核素的含量可以快速而简便地估算体内相应器官或组织的放射性活度，从而可首先估算出 A_0 再估算内剂量。

（樊飞跃 张良安）

shēngwù yàngpǐn jiǎncè

生物样品检测 （detection of biological samples）

在内照射个人剂量监测，事故体内污染监测中都需要进行生物样品的监测。一般来说，内照射个人剂量监测主要用尿样，偶尔用粪样。在事故或怀疑内污染的情况下，可先用粪样筛查。一些事故情况下，除了尿样和粪样外，有时也需要取血液样，特别是中子照射的情况。

样品收集 在体内污染监测中，体内放射性药物清除主要是通过尿液排出，药物可以原型（母体药物）或代谢物及其缀合物等形式排出。尿液主要成分是水、含氮化合物（其中大部分是尿素）及盐类。尿液中的放射性药物浓度较高，收集量可以很大，也方便，但尿液浓度通常变化较大，应测定一定时间内排入尿中药物的总量，测定尿中药物的总量时，将一定时间内（如 8 小时、12 小时或 24 小时等）排泄的尿液全部储存起来，并记录其体积，取其一部分测定药物浓度，然后乘以尿量求得排泄总量。采集尿液时，需用量筒准确地测量储尿量，并做好记录。

尿液中药物浓度与血药浓度相关性差；受试者的肾功能正常与否直接影响药物排泄，因而肾功能不良者不宜采集尿样；婴儿的排尿时间难于掌握，尿液不易采集完全并不易保存。

采集的尿样应立即测定。若收集 24 小时的尿液不能立即测定时，应加入防腐剂置冰箱中保存。常用防腐剂有甲苯等，短时冷藏，长时冷冻。

生物样品分析前处理技术 主要应考虑生物样品的种类，被测定药物的性质和测定方法 3 个方面的问题。

样品的分离、纯化技术应该依据生物样品的类型。例如，血浆或血清需除去蛋白，使药物从蛋白结合物中释出；唾液样品则主要采用离心沉淀除去黏蛋白；尿液样品常采用酸或酶水解使药物从缀合物中释出。

生物样品一般多在碱性下提取，多数药物是亲脂性的碱性物质，生物样品中的内源性物质多是酸性的。当碱性药物在碱性 pH 不稳定时，则在近中性 pH 处用氯仿和异丙醇提取。

提取时于水相（体液样品）中加入有机溶剂后，一般只提取一次。如有必要还需将第一次提取分离出的含药物有机相再用一定 pH 的水溶液反提取（back extraction），然后再从水相将药物提取到有机相。

（樊飞跃 张良安）

huánjìngzhōng tiānrán fàngshèxìng

环境中天然放射性 （natural radioactivity in environment）

天然放射物质和来自其他天然源的电离辐射。首先是宇宙射线，构成第一种本底辐射，它约占人类所受本底外照射的 40% 左右。

地球上发现的天然放射性核

素，有两大来源。一类是来自地球本身的所谓原生放射性核素，它们相对于地球年龄（估计为 4.5×10^9 年）来讲，具有足够长的寿命，因此至今仍然可以被明显探测到。另一类，是来自宇宙射线的感生放射性。

原生放射性核素是重元素的同位素，即分别以铀-238，铀-235和钍-232为首的三个天然衰变系列。每一个系列均包含有 10 多个子体。世界上的任何物质中，实际上都或多或少包含有示踪量的地球原生放射性核素，因此它们或其子体在环境中是无所不存在的。虽然随着地质地域等条件的不同，地壳中的这种原生放射性核素的含量有所不同，但只要不受干扰，它们对人类产生的天然辐射照射应该是基本恒定的。但是人类的某些生产活动（如矿的开采和冶炼）却可以引起天然辐射环境的显著改变，而使得人类受照增加。

除了上述三个天然系列核素以外，至今已经认识到的单个存在的非系列性天然放射性核素有 20 多种。它们的半衰期虽然很长，但其同位素和元素丰度很低，因此除了钾-40 和铷-87 以外，绝大多数对环境放射性的贡献很小。钾-40 是钾的一种同位素，它几乎存在于一切生物和其他环境介质中。铷-87 虽然也是重要的单个存在的天然放射性核素，但是它只发射 0.274MeV 的 β 射线，不发射 γ，因此也不如钾-40 重要，它广泛分布在岩石和土壤中，在多数岩石中的放射性浓度为 $0.007 \sim 0.019$Bq/g，在土壤中约为 0.007Bq/g。

在由宇宙射线感生的放射性核素中，比较重要的有氢-3 和碳-14 等。其中由宇宙射线感生的氚量并不小，据估计每年全球感生氚量约 1.48×10^{17}Bq，氚通过氧化或与普通氢交换而形成氚水，然后通过降雨等进入水体。碳-14 参加生物圈循环，有较大的生物学重要性。据估计天然碳-14 的全球年产生量约 1.0×10^{15}Bq，经过长时间的转移之后，其中的绝大部分会进入深海。另外，钠-22 和铍-7 等很多宇宙射线感生核素，只能作为大气和生态过程的示踪物被测量到，对环境监测的重要性不大。

（樊飞跃　张良安）

kōngqì fàngshèxìng nóngdù jiāncè

空气放射性浓度监测（air radioactivity concentration monitoring）

对空气中放射性气体、氡及其子体和气溶胶进行的监测。当在大气中有可能存在放射性污染或大气放射性含量变化时，需要进行放射性气体监测。

按监测的目的分类，放射性气体监测的主要内容是：工作场所监测、排放监测和环境监测。按监测的类型分类，主要有：氡及其子体的监测、其他放射气体监测和放射性气溶胶的监测。

氡及其子体的监测中，一般分为氡浓度监测和氡子体浓度监测。除氡以外的其他放射气体监测有放射性惰性气体监测、氚的监测、气态碘的监测、其他放射性气体的监测。在这些监测中应注意监测时的取样方法及测量方法。

放射性气溶胶的监测中应特别注意放射性气溶胶的取样。此外，应按有关标准和规范进行放射性气溶胶浓度的测量和放射性气溶胶粒度分布的测定。

（樊飞跃　张良安）

fàngshèxìng qìróngjiāo jiāncè

放射性气溶胶监测（monitoring for radiation aerosol）

利用移动式或步进式滤纸带收集气溶胶样品，并用 α，β 探测器测定其放射性活度，以监测环境空气中放射性气溶胶含量的活动。也有用固定式滤纸进行累积取样。取样量一般在每分钟几十次以上。利用 α，β 探测器测定收集在滤纸上的气溶胶活度。

这种系统中，安排探测器对准或靠近取样口的优点是可以及早发现空气污染，但却同时由于滤纸从取样口运动到探测器下面所可能提供的时间延时有限，因此已收集在滤纸上的天然放射性（主要是短寿命核素）也就得不到充分的衰变，因而不可能利用充分的衰变来降低天然放射性气溶胶的干扰，从而不可能明显提高对人工核素的监测灵敏度（图1）。

在不少设计中，把探测器安排在离开取样口较远的地方，或同时设置近、远两个探测器：用

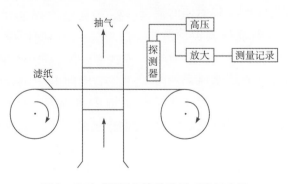

图 1　移动式滤纸气溶胶监测系统示意图

对准取样口的探测器来及早发现较严重的空气污染；用较远的探测器来延时探测较低水平的污染。除了利用常见的人工核素和天然氡、钍子体的半衰期之间的差别以外，还有利用α粒子能量之间的差别的。能量甄别法以及利用天然氡、钍子体系列的总α与总β计数之比具有某种恒定的α/β比值或利用氡、钍衰变链中某些子体（如RaC′）在α衰变之后所生成的子体（RaD）的半衰期极短（160μs），因而会马上放出另一个α粒子的特性而构成"假符合"事件来降低天然放射性气溶胶本底，提高监测人工核素的灵敏度。

采用上述衰变、能量甄别、α/β比值以及假符合法，或它们的组合可以在天然氡、钍子体浓度为5Bq/m³量级时，在1小时左右时间内测到的人工α和β放射性气溶胶浓度可达到0.05~1 Bq/m³。

对空气中碘-131的监测，一般采用活性炭滤纸或滤盒取样，对元素态放射性碘的收集效率一般可达到95%以上，而对可能同时存在的惰性气体的收集效率则要低得多。为提高和稳定对有机态碘的收集效率，常需采用浸渍活性炭或对进气（即取样气体）进行加温去湿的办法。在严重事故情况下，当惰性气体浓度很高因而对碘的监测会产生严重干扰时，也有改用银沸石来采样的，但价格较贵。利用活性炭滤材来监测空气中碘-131时，当取样率为5m³/h左右时，监测灵敏度可达到0.5Bq/m³的水平。

（樊飞跃 张良安）

dōng jíqí zǐtǐ

氡及其子体（radon and its daughters）氡在标准状况下氡的密度为9.96kg/m³，是空气的

7.7倍。它能溶解于水和许多液体，还能溶解于血液和脂肪，而在人体内组织的溶解度却很低，一旦脱离含氡气体环境，很快经肺排出。氡是气体，而其衰变子体却是固体。氡子体既有α辐射，也有β和γ辐射，因此氡子体是α、β、γ的混合辐射源。当人们进入含有较高浓度氡的环境时30~40分钟吸入与呼出的氡达到平衡，当离开此环境1小时后，90%的氡被排出。

性状 氡子体是钋、铅、铋等金属粒子。氡-222经α衰变以后，顺序生成的产物是钋-218（RaA）、铅-214（RaB）、铋-214（RaC）和钋-214（RaC¹），它们的半衰期都较短，最后的产物是铅-210，半衰期较长为22.3年。所以，一般主要考虑氡-222和钋-218、铅-214、铋-214和钋-214对人体的影响。当吸入氡的短寿命子体后不断地沉积在呼吸道表面，在局部区域内不断积累。因此吸入含氡气体对呼吸道造成的辐射危害，主要来自氡子体，氡子体在呼吸道的沉积率为20%~50%，而沉积率是决定呼吸道上皮组织接受辐射剂量的一个重要因素。氡及其子体对人类的辐射危害主要是肺癌，其潜伏期可长达15~40年。

来源 自然界中氡的天然放射性同位素有氡-222、氡-220和氡-219，分别来源于铀系、钍系和锕系三种主要天然放射性衰变系列。铀系和钍系都在自然界中广泛存在，由它们衰变出来的氡-222和氡-220的半衰期分别为3.83天和55.6秒。而锕系（铀-235）在自然界中含量很少，仅占铀-238含量的0.72%，而且由它衰变的氡-219的半衰期更短，只有3.96秒，在产生的瞬间就衰变

掉了。所以在空气中几乎显不出它的存在。因此氡-222是低层大气中天然放射性气体的主要组分。在人们接受的来自天然辐射的剂量中大约50%是由氡及其短寿命衰变子体产生的。所以氡-222及其子体的生物学危害已引起人们越来越广泛的重视。目前许多国家都在开展这方面的调查测量和研究工作。

室内空气中的氡主要来源是建筑物下的地层、建筑材料、水源和燃料（煤、液化气等），其浓度不仅取决于这些材料的含氡量、物理性质（如空隙率、孔隙大小等）、环境条件（温度、湿度、大气压等）和时间因素（季节、昼夜变化），还取决于室内的通风条件。

由于建材所致的人类剂量可以与X射线诊断所致剂量相比较，而建材中释放的氡所引起的内照射剂量较之建材的γ外照射是主要的。因此进行建筑物室内氡及其子体浓度的调查测量和研究，对进行辐射防护研究是十分必要的。

测量仪器和方法 氡及其子体的测量方法很多，测氡主要有静电计法、活性炭浓缩法、闪烁室法、双滤膜法、气球法等。测氡子体方法有季夫格劳三点法、托马斯三段法、马兹等的α谱仪法、马尔科夫法和部分计数法等。

测量氡浓度 采用静电计法和双滤膜法，辅以闪烁室法。测氡子体浓度采用马尔科夫法，辅以托马斯三段法。双滤膜法的最大优点是排除了子体的干扰。在氡浓度较高的情况下，测量简便、迅速、准确，灵敏度可由37Bq/m³提高到0.37Bq/m³。增大取样筒体积，可提高灵敏度。本方法的原理如下页图1所示。

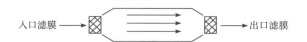

图 1 双滤膜法原理示意图

入口滤膜 → ⊠ → 出口滤膜

在抽气过程中，入口滤膜滤掉空气中的氡-222 子体和其他固态放射性核素。纯氡-222 在筒内飞行途中又产生新的子体，其中一部分扩散在筒壁上，另一部分为出口滤膜所收集。由于子体遵循一定规律积累和衰变，所以测出出口滤膜上的 α 放射性强度就可确定氡浓度。其计算公式如下：

$$X_{R_n} = \frac{16.65(N_X - N_b)}{E \cdot Z \cdot V \cdot F_f \cdot \varepsilon} \quad (1)$$

式中：X_{Rn} 为氡浓度，单位为 Bq/m^3；N_X 为出口滤膜上的积分计数；N_b 为本底计数，一般 $N_b = 0$；E 为仪器的计数效率；Z 为与取样时间、计数时间间隔有关的修正系数；V 为取样流速，单位为升/分；F_f 为新生子体到达出口滤膜的份额，它与 μ 值有关；$\mu = \pi DL/g$，其中 $\pi = 3.14$，D 为粒子的扩散常数，单位为 cm^2/s，L 为双滤膜筒的长度，单位为 cm，g 为取样流速，单位为 cm^3/s；ε 为自吸收和过滤效率因子。

测量氡子体浓度马尔科夫法主要优点是设备简单、操作方便，测量时间短，不同平衡比下，方法误差不同，总的误差在 11% ~ -9.5% 之间，测量误差能满足防护要求。其计算公式为：

$$X_{egR_n} = \frac{1.16 N_{7-10}}{E \cdot V \cdot F \cdot f} \quad (2)$$

式中：X_{egRn} 为氡子体浓度，单位为 Bq/m^3；N_{7-10} 为取样后第 7 至第 10 分钟内的 α 积分计数；E 为仪器的计数效率；V 为取样流速，单位为升/分；F 为滤膜的过滤效率；f 为滤膜的自吸收系数。

（樊飞跃 张良安）

pínghéng yīnzǐ

平衡因子（equilibrium factor）氡的平衡当量浓度与氡的实际浓度之比。又称为工作水平比，用 F 表示。平衡当量浓度是氡与其短寿命子体处于平衡状态、并具有与实际非平衡混合物相同的 α 潜能浓度时氡的活度浓度，按 IAEA 建议，通常 F 值在 0.4 ~ 0.5 之间。

国际放射防护委员会（International Commission on Radiological Protection，ICRP）认为平衡因子是空气中实际存在的子体潜能和与氡处于平衡态的子体潜能之比，用下式来计算：

$$F = 100(WL)/C_{Rn} \quad (1)$$

式中：WL 为工作水平的数值，C_{Rn} 为以 pCi/L 表示的氡的活度浓度。F 值等于 1 的情况是少见的，与通风状况有密切的关系。表 1 列出了 F 随通风率 λv 的变化关系。

联合国原子辐射效应科学委员会（United Nations Scientific Committee on the Effect of Atomic Radia-tion，UNSCEAR）在 1982 年的报告中列举了一些国家矿山近年来所选取的 F 值。法国铀矿山 F 平均值为 0.17，美国科罗拉多铀矿山 F 值为 0.29，中国的 F 值，铀矿山为 0.32；对非铀矿山，法国为 0.70，挪威为 0.50 ~ 0.60，瑞典是 0.70，波兰为 0.30。UN-SCEAR 最后建议，F 值对铀矿山取 0.30，对非铀矿山取 0.70。

在实际测量过程中，一般用气球法测氡浓度，用马科夫法测潜能。在实际测量中氡以 Bq/m^3 为单位，潜能以 J/m^3 为单位，通过简单的换算即把公式（1）转化为如下的形式：

$$F = 1.78 \times 10^8 E_\alpha / C_{Rn} \quad (2)$$

式中：E_α 为以 J/m^3 为单位的潜能值，C_{Rn} 为以 Bq/m^3 为单位的氡的活度浓度。

（樊飞跃 张良安）

gōngzuò shuǐpíng

工作水平（working level）氡或者氡子体暴露的一个瞬时量，用 WL 表示。1951 年美国公共卫生官员小组根据科罗多高原铀矿中氡子体浓度的数值，把 $1 \times 10^{-9} Ci/L$ 的氡子体（钋-218 + 铋-214）定为最大工作水平（maximum working level）。由氡转为子体，是从危害的角度上对氡认识的重大转变。稍后又把一个工作水平降为 $1 \times 10^{-10} Ci/L$ 的氡子体（钋-218 + 铋-214）。

1953 年 ICRP 采用了 100pCi/L 的氡为容许水平，但当时没有规定子体的组成情况。1956 年美国公共卫生官员小组首

表 1 在不同通风率下的 F 值

λv (h⁻¹)	0	0.1	0.3	0.5	0.7	1.0	1.5	2.0	3.0	5.0	10.0
F	1.00	0.928	0.784	0.689	0.628	0.526	0.436	0.356	0.269	0.182	0.103

先提出 α 潜能的概念，并建立了测量方法，还将与 100pCi/L 的氡平衡的子体总潜能（1.3×10^5 MeV/L）定为 1 个工作水平，简化为 WL。

工作水平与在国际单位制（SI）的关系是，$1 \text{ WL} = 2.1 \times 10^{-5}$ J/m³。一个工作水平（WL）相当于一升空气中任意组合的氡或钍射气子体最终发射出的 α 能量为 1.3×10^5 MeV。在氡及其子体平衡的条件下，活度浓度，各类暴露量间有如下的换算关系：

$$1 \text{Bq} \cdot \text{m}^{-3} = 3.45 \cdot 10^4 \text{ MeV} \cdot \text{m}^{-3}$$
$$= 5.5 \cdot 10^{-9} \text{J} \cdot \text{m}^{-3}$$
$$= 0.27 \text{mWL}$$

氡及其子体的控制标准的浓度单位换算列在表 1 中。

工作水平月是氡或者氡子体暴露的一个时间积分量，它是在一个工作水平的子体潜能值的场所工作 170 小时的总的暴露量，用符号 WLM 表示。工作水平月与在国际单位制（SI）的关系是 1 WLM = 3.54 mJ·h·m⁻³ = 170 WL·h。在氡及其子体平衡的条件下，累积活度浓度，各类累积暴露量间有如下的换算关系：

$$1 \text{J} \cdot \text{h} \cdot \text{m}^{-3} = 6.24 \cdot 10^{12} \text{MeV} \cdot \text{h} \cdot \text{m}^{-3}$$
$$= 4.8 \cdot 10^4 \text{WL} \cdot \text{h}$$

$$= 1.8 \cdot 10^8 \text{Bq} \cdot \text{h} \cdot \text{m}^{-3}$$
$$1 \text{WLM} = 170 \text{WLh}$$
$$= 2.2 \cdot 10^{10} \text{MeV} \cdot \text{m}^{-3}$$
$$= 3.5 \cdot 10^{-3} \text{J} \cdot \text{h} \cdot \text{m}^{-3}$$
$$= 6.3 \cdot 10^5 \text{Bq} \cdot \text{h} \cdot \text{m}^{-3}$$

$$1 \text{Bq} \cdot \text{a} \cdot \text{m}^{-3} = 8760 \text{Bq} \cdot \text{h} \cdot \text{m}^{-3}$$

氡及其子体的控制标准的相应的年暴露量单位换算关系列在表 2 中。

（樊飞跃 张良安）

dōngzǐtǐ α qiánnéng

氡子体 α 潜能（radon daughter α potential energy） 氡的所有子体完全衰变为铅-210 时所放出的 α 粒子能量的总和。大气中氡子体活度浓度除以 Bq·m⁻³ 表示外，还常用氡子体 α 潜能浓度表示，简称潜能值，单位是 J·m⁻³。所谓氡子体 α 潜能浓度是单位体积空气中氡短寿命子体完全衰变为铅-210 所释放出 α 粒子的总能量，常用 α 潜能浓度单位为 MeV/L（图 1）。

在氡子体衰变过程中，发射 α，β，γ 粒子，三者都有一定的能量，之所以只计 α 粒子能量是因为：①三种粒子中 α 粒子的能量最大。②对于肺剂量的贡献不同，α，β 粒子产生吸收剂量比值，在肺泡区为 10，在气管和支气管区为 100。

氡及其子体每个原子及每贝可的 α 潜能列于下页表 1 中。表中的 λ 是氡及其子体的衰变常数。下页表 2 中列出了氡及其子体每 Bq/cm³ 的 α 潜能值。

在铀矿井空气中，α 潜能浓度通常用工作水平（WL）来表示。所谓一个工作水平是每升空气中任意组成的氡短寿命子体衰

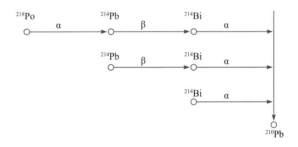

图 1 氡子体潜能贡献示意图

表 1 氡的控制标准中浓度单位换算关系

平衡当量氡浓度/Bq·m⁻³	氡子体 α 潜能浓度		
	10^{-6} J·m⁻³	WL	10^3 MeV·L⁻¹
行动水平 400	2.20	0.108	13.8
设计水平 200	1.10	0.054	6.9

表 2 氡及其子体的控制标准的相应的年暴露量单位换算关系

控制标准（平衡当量氡浓度）	平衡当量氡浓度的时间积分			氡子体 α 潜能浓度的时间积分		
	Bq·a·m⁻³	10^6 Bq·h·m⁻³	10^{-3} J·h·m⁻³	WLM	WLh	10^6 MeV·L⁻¹
400	200	1.752	9.70	2.770	473.0	60.94
200	100	0.876	4.85	1.385	236.5	30.47

表1　氡及其子体每个原子及每 Bq 的 α 潜能值

放射性核素	E_α MeV	α 潜能值					
		每个原子（ε_p）		每 Bq（ε_p/λ）		每分每次衰变	
		MeV	10^{-10} J	MeV	10^{-10} J	MeV	10^{-10} J
^{222}Rn	5.47	19.3	3.07	9.15×10^6	1.47×10^4	1.52×10^5	245
^{218}Po（RaA）	6.00	13.7	2.19	3.20×10^3	5.79	60.2	0.096
^{214}Pb（RaB）		7.89	1.23	1.78×10^4	28.6	297	0.476
^{214}Bi（RaC）	7.69	7.69	1.23	1.31×10^4	21.0	219	0.350
^{210}Pb（RaC'）		7.69	1.23	2.00×10^{-2}	3.00×10^{-6}	–	–

表2　氡及其子体每 Bq/cm³ 的 α 潜能值

放射性核素	MeV/L	10^{-10} J/m³	10^{-6} WL
^{218}Po（RaA）	3.62	5.79	27.8
^{214}Pb（RaB）	17.8	28.6	138
^{214}Bi（RaC）	13.2	21.0	101
^{210}Pb（RaC'）	2.00×10^{-5}	3.00×10^{-5}	1.60×10^{-6}

变时释放出 1.3×10^5 MeV 的 α 潜能值。放射性浓度为 3.7Bq·L^{-1} 的氡及其短寿命达到放射平衡时，其子体衰变所释放的 α 潜能值为 1.3×10^5 MeV，即相当于 1WL。氡子体 α 潜能或潜能浓度均为吸入氡子体内照射剂量估计和危害评价的重要物理参数。

（樊飞跃　张良安）

huánjìng yàngpǐn jiǎncè

环境样品检测（detection of environmental samples）

通过对大气、水体、固体废物、噪声、土壤、生物、农牧产品、农药等样品进行的环境检测。它是环境监测的重要手段，通过环境样品检测能够及时掌握污染物产生的原因及污染的动向，并能为环境和人员接受剂量的评价提供基础数据。

目的　①评价核设施对放射性物质的包容和流出物控制的有效性。②测定环境物质中放射性核素浓度或照射率的变化。③评价公众受到的实际照射及潜在照射剂量或估算可能的剂量上限值。④发现未知的照射途径和为确定放射性核素在环境中的运输模式提供依据。⑤出现事故排放时，保持能快速估计环境污染状态的能力。⑥鉴别由其他来源引起的放射性污染。⑦对环境辐射本底水平实施调查。⑧验证是否满足限制向环境排放射性物质的规定和要求。⑨改善核设施营运单位与公众关系。

注意事项　①辐射源（包括样品源）的放射性活度会随时间推移而衰减，因此，样品分析测试要及时。②环境样品的辐射值或放射性核素含量水平很低，需要专门的低水平测量技术和高灵敏度仪器进行测量。③样品成分复杂，外来干扰因素多，被污染的可能性大，要求分析方法及仪器具有良好的选择性和分辨率。④样品需要足够量大，方可满足测量方法的探测限和准确度要求。⑤环境的辐射和放射性水平是随时间和空间变化的，因此，时间和空间采样的合理性极为重要，不单要有采样数量的要求，而且要对时间和空间具有代表性。⑥样品放射性活度具有低水平和涨落性的特点，通常要求长时间测量，因此，测量仪器稳定性要求高。⑦要对环境样品进行有效的测量，要按相关的规范进行采样样品的前处理。另外，对样品测量结果的评价和解释应合理，测量结果不但应给出测量的平均值，而且必须给出测量均值的不确定度。

（樊飞跃　张良安）

jiāncè jiéguǒ píngjià

监测结果评价（evaluation of monitoring results）

将所计算的放射性核素的摄入量与该核素年摄入量限值（ALI）进行比较，或将剂量计算结果与年剂量限值进行比较及评价的过程。放射性核素摄入人体内以后，将沉积、滞留在它们所亲和的组织或器官，对其产生辐射剂量，一直到它被排出为止。可以通过对体内监测、排泄物分析和空气浓度的监测估算放射性核素的摄入量、组织或器官的待积当量剂量及全身待积有效剂量。评价指标如下。

调查水平：诸如有效剂量、摄入量或单位面积或单位体积的污染水平等量的规定值，达到或超过此值时应进行调查。

记录水平：审管部门所规定的剂量、暴露量或摄入量的一个水平，职业人员所受的剂量、暴露量或摄入量达到或超过这一水平时，则应记入他们的个人剂量档案中。

导出空气浓度：年摄入量限值除以参考人在一年工作或生活时间中吸入的空气体积所得的商。在职业照射时，一年通常按 2 000 小时计算。

常规监测中可根据对工作场所条件的了解及具体情况取年剂量限值或年摄入量限值的不同份额作为调查水平（如 1/10ALI）或记录水平（如 1/200ALI），当超过调查水平时应做进一步的调查，查明原因；超过记录水平时应将测量结果记入个人受照记录。

事故发生时的工作人员摄入量产生的待积有效剂量可能要超过剂量限值。为了照射评价一般需要收集尽可能多的资料，诸如事故时间、性质、所涉及的放射性核素的化学形态、粒子大小、空气浓度、表面污染检测水平、核素在受照个体的滞留特点、生物检验采样和全身测量的时间、鼻涕、鼻拭、其他皮肤污染水平以及外照射测量结果。只有在充分分析所有这些数据的基础上，尽可能消除不确定因素之后才能对剂量做出合适的估计。采用直接方法还是间接方法进行监测将主要取决于致污染放射核素的放射学特性。如果外污染放射性核素是 γ 辐射体，一般直接测量应在受照者被去污后进行。事故后应对尿样和粪样进行分析，以证实放射性物质的摄入。大量放射性核素被摄入的情况下血样分析是正当的。

基于生物检验数据的记录评价体系，一般是首先由直接测量或间接测量结果计算放射性核素的摄入量，然后根据 ICRP 推荐的剂量系数计算有效剂量。现在已提出其他的评价方法，即如果摄入时间已知，可由生物检验结果直接计算有效剂量。

（张良安　张钦富）

cānkǎo mótǐ

参考模体（reference phantoms）　具有 ICRP 参考人解剖和生理特性的人体的三维像素模体。参考人是用于辐射防护目的的一个理想化的成年人模型。其器官或组织当量剂量的计算是通过男性参考人和女性参考人相应剂量平均求得的，参考人的当量剂量用于计算有效剂量。有效剂量是对性别平均参考人而定义的。为了确定有效剂量，应先评价参考男人和参考女人的器官或组织当量剂量，然后通过平均来得出参考人的当量剂量。有效剂量是将当量剂量乘以性别平均的组织权重因数，再将参考人所有的组织加权当量剂量加起来而得到的。

参考男人和女人的当量剂量和参考人有效剂量的评价，是基于人体仿真模型的使用。委员会没有指定具体的模体，事实上使用了各种数学模体，如 MIRD 体模、Kramer 等的区分性别的模型（1982 年），或 Cristy 和 Eckerman 的区分年龄的模体（1987 年）。

国际放射防护委员会（international commission on radiological protection，ICRP）采用男性和女性参考模体计算了器官和组织的当量剂量。为了为评价当量剂量和有效剂量提供实用的方法，计算了参考模体在标准照射条件（单能辐射、外照射标准几何条件、放射性核素在人体的标准动力学模型）下，与物理量如粒子注量或外照射空气比释动能、内照射的放射性摄入量相关的转换系数。

体素（体积元）模型是基于真人的医学影像资料建立的，与数学、模拟模体相比，体素模型可提供人体更真实的信息，因此，委员会决定使用体素模型来确定参考模体，用于修订器官的剂量转换系数。这些模型（或计算体模）代表参考男人和女人，其器官质量与第 89 号出版物（ICRP，2002）中所汇集的参考值相同。

根据身高和体重接近参考男人和女人的两个人的体素模型，已经建立了两个体素参考模型，其中一个是成年男性，一个是成年女性。这两个模型是利用一个人的高分辨率连续扫描 CT 图片建立的，包含数百万个体素，可提供人体的三维表达和人体主要器官和结构的空间形态。大约定义了 140 个器官和组织，包括各种骨骼组织、软骨、肌肉和主要血管。在不使真实的解剖学条件失真的情况下，对两个模型的器官质量均做了一定调整来近似第 89 号出版物中给出的参考成年男性和女性的数值。

体素参考模型就是对参考男人和女人的计算表达，连同辐射运输和能量沉积模拟程序的使用就可以计算出工作人员和成年公众成员的内照射剂量系数。可使用这些模型来计算源区域 S_i 发射的辐射在靶区域 T_j 中的能量吸收份额。同样，这些模型将用于计算人体外部的辐射场照射时器官或组织 T 中的平均吸收剂量 D_T 和计算有效剂量与辐射场中特定量之间的关系。也将建立不同年龄的儿童的参考计算模型，用于公众成员的剂量系数的计算。

（樊飞跃　张良安）

fàngshèxìng hésù zài réntǐnèi de dàixiè

放射性核素在人体内的代谢

（ metabolism of radionuclides within human body） 环境中放射性核素（包括天然的和人工的）随食物、水和空气被人体摄入以后，在人体内的吸收、分布、沉积和排出等一系列动态过程。这个过程与核素类型、摄入方式、年龄等一系列因素有关。

放射性核素的摄入 吸收环境中放射性核素主要通过呼吸道、胃肠道和伤口进入人体。少数核素亦可透过完整的皮肤进入体内。放射性气溶胶，例如氡以及氚水和碘的蒸气极易经呼吸道肺膜或肺泡进入血流；而放射性气溶胶在呼吸道内的沉积、转移和吸收过程则是一个十分复杂的过程，它既取决于呼吸道的解剖生理因素（如解剖学特征、肺容量、肺活量、吸入量和呼吸频率等），又取决于放射性气溶胶的理化性质（粒子大小、密度和溶解度等）。一般的规律是，大粒子在鼻咽部沉积多，在肺部沉积少，小粒子则相反；在参考工作人员正常鼻吸收时，活性中值空气动力学直径为 $0.2\sim10\mu m$ 范围内的气溶胶，其沉积率在胸外气道部为 $5\%\sim80\%$，在肺泡间质部为 $2\%\sim20\%$，在气管支气管部为 $3\%\sim6\%$。劳动强度的改变会使上述沉积率有一定变化。由肺部吸收进入血液的份额在 $5\%\sim80\%$ 范围。放射性核素经胃肠道的吸收率随其化学属性而有很大差异。像钠、钾、铯、氚、碘等放射性核素 100% 吸收入血，而像钍、钇等这类镧系元素经胃肠道的吸收率仅在 $0.001\%\sim0.01\%$。一些气态或蒸气状态的放射性核素，以及溶于有机溶液或酸性溶液的化合物可

通过无损伤皮肤进入人体。天然放射性气溶胶在支气管表面的沉积率，6 岁儿童的数值约为成人的 2 倍。年龄小于 1 周岁的儿童要考虑放射性核素经胃肠道吸收入血液分数的校正；月龄越小，婴儿的校正倍数越大。

放射性核素在人体内的代谢 放射性核素在体内器官的代谢与年龄的关系，一般规律是沉积率随器官增重率的增加而增多，生物半排期随器官质量增大而延长。换言之，儿童时期器官质量小而生长快，放射性核素在他们的器官内沉积较多，转移较快。以年龄为 1、5、10 和 15 岁分组，碘在这 4 组人员甲状腺内生物半排期分别为 25 天、30 天、44 天和 50 天；铯在全身慢排隔室中该代谢参数分别为 16 天、32 天、52 天和 96 天。放射性核素被吸收入血液后，随血液循环分布到体内各器官或组织中去。分布到某器官或组织中活度的多少以滞留分数（器官或组织中放射性核素含量占全身滞留量的分数）表示。分布类型大体上分为两种，一种是相对均匀型，例如钠、钾、铯等放射性核素吸收入血液后均匀地分布于全身。另一种是亲器官型，如钍等三价和四价阳离子元素的放射性核素亲肝型分布，钙、钡和钇等元素的放射性核素亲骨型分布，铀等五价到七价的放射性核素多为亲肾型分布，碘的放射性核素是亲甲状腺型分布。亲骨型放射性核素依据它的微细定位，还可区分为骨体积沉积型和骨表面沉积型，前者均匀分布于骨体积中，后者沉积于骨质表面。亲器官分布的特点决定了体内某些器官或组织易受到较多的辐射照射剂量，从而导致较重的损伤。凡化合价态相同的放射性核素，

一般说来在体内分布的类型基本相同。对稀土族核素来说，还存在下列规律性，即离子半径越大，在肝内沉积越多，骨内沉积越少；离子半径越小，则相反。

放射性核素的排除 排除已进入人体内的放射性核素可通过呼吸道、肾、胃肠道、胆汁、汗腺、唾液腺和乳腺等多种途径从人体内排除，排除速率视放射性核素的理化性质和进入人体的途径而异。气态和挥发性放射性核素主要经呼吸道排除，排除率高，速率也快。如在鼻咽部或气管支气管部沉积的放射性气溶胶大部分于 $2\sim3$ 天内被咳出或清除到胃肠道。在肺部沉积的放射性气溶胶，视其化合物溶解度的不同，以不同的速率被吸收，依供剂量估算用的新呼吸道模型分为快速（F）、中速（M）和慢速（S）吸收三类，它们的初始（10 天内）转移入血的份额依次约为 20%、2% 和 0.02%。进入胃肠道内不易吸收的放射性核素 99% 以上自粪便排除；它们在胃、小肠、大肠上段和下段的平均停留时间有较大的差别，典型的数值依次为 1、4、15 小时和 24 小时。那些选择性沉积在肝脏内的放射性核素亦可通过胆汁自肠道排除。吸收入血液的可溶性核素，主要经肾脏随尿排出。而那些吸收入血液后易在体内水解的放射性核素，如钚-239 等，随尿的排出率要低得多。反应堆事故时易释放到环境中的放射性碘，进入人体后可通过乳腺、汗腺、和皮肤等途径排出。描述放射性核素从器官或体内排除过程的两个代谢参数是生物半排期和排除函数。生物半排期是由于代谢因素使已进入体内的放射性核家的含量自体内排除一半所需的时间。从实际效果而

论，结合核素的放射性衰变，使体内放射性核素活度减少一半所需的时间称为有效半减期。匀分布型或亲软组织（肝、肾和甲状腺等）型放射性核素的生物半排期一般为十余天至百余天，而亲骨型放射性核素的生物半排期则以数年甚至近百年计。排除函数用于表达放射性核素的排除随时间的动态变化过程。当排出速率不随时间改变时，可用指数函数表示。少数情况下，可用单一指数函数表达排除全过程，但大多数放射性核素在体内各代谢隔室的排出速率不同，故以几个指数函数之和表示。对多数亲骨型放射性核素来说，排出速率随时间后延而降低，此时用幂函数取代多项指数函数和来表达其时相的特点。

（张良安　张钦富）

hūxīdào móxíng

呼吸道模型（human respiratory tract model，HRTM）
用于估算通过呼吸方式摄入放射性核素的数学模型。1994 年国际放射防护委员会（international commission on radiological protection，ICRP）提出了人类呼吸道模型用于代替 1979 年的肺模型。该模型是一个更细致具体的多隔室系统，是更为完善的生物动力学模型，它提供了比 1979 年的模型更多、更精确、更实用的参数和数据，更有利于计算生物学意义的辐射剂量和对监测数据进行解释。具体有以下几种类型。

形态学模型　将呼吸道分为 4 个解剖区　①胸腔外区（extrathoracic region，ET）。②支气管区（bronchial region，BB）。③细支气管区（bronchiolar region，bb）。④肺泡–间质区（alveolar interstitial region，AI）。所有 4 个区都含有淋巴结组织（LN），其中 LN_{ET} 负责排出 ET 区物质，LN_{TH} 负责排出 BB、bb 和 AI 区物质。

生理学参数　呼吸道各区所受纳的辐射粒子与呼吸道某些生理参数密切相关。因为吸入空气的体积、换气速率以及通过鼻、口吸入的份数和活动等都与吸入辐射粒子的数量有关。呼吸道模型给出了工作人员的参考呼吸数值、换气率、不同状态下吸入空气的体积和普通白种人群的呼吸参数的参考值。

沉积模型　该模型用于估算暴露于气载核素环境下人员各呼吸道解剖区的沉积份额。每个区的沉积效率是根据粒子通过空气动力学和通过热力学两个过程进行沉积。在缺乏粒径具体数据时，对于公众和工作人员的照射，沉积份额分别按活度中值空气动力学直径（AMAD）为 1μm 和 5μm 的气溶胶考虑。该模型给出了暴露于 AMAD 为 5μm 的气溶胶的参考工作人员（轻体力劳动）粒子在各区的沉积份额、在参考工作人员呼吸道各区中粒子的沉积份额随 AMAD 和 AMTD（活度中值热力学直径）的变化图以及在白种人不同年龄组的呼吸道各区中粒子的沉积份额随 AMAD 的变化曲线。

廓清模型　沉积在呼吸道内的粒子主要靠 3 个途径廓清：向血液转移、吞咽转入胃肠道和机械清除转运到其他部位。将吸入物质分为 F（快速被血液吸收的物质）、M（中等吸收率的物质）和 S（极难溶的物质）三类。

（张良安　张钦富）

xiāohuàdào móxíng

消化道模型（human alimentary tract model，HATM）
用于估算通过食入方式摄入放射性核素的数学模式，系指 ICRP 消化道模型（HATM）。2006 年 ICRP 发表第 100 号出版物提出了人类消化道新的生物动力学和剂量学模型以取代 1979 年发布的第 30 号出版物中的胃肠道模型，用于估算因食入进入人体的放射性核素所致的辐射剂量。新模型将消化道分为口腔、食管、胃、小肠、大肠、直肠和肛门 6 个库室，与旧模型相比它更多地根据生理学特征，考虑了在小肠以外的其他库室的吸收，还考虑了有关物质通过胃肠道各部分转移的新资料，包括与年龄和性别相关的差异，以及疾病的影响。新模型适用于儿童和成人摄入放射性核素的所有情景，在很大的照射条件范围内为消化道剂量计算提供所必要的灵活性，胃肠道吸收因子 f_A 取代过去的 f_1，f_A 不仅考虑从小肠的吸收，当有相关资料可用时还考虑物质从胃肠道其他部位的吸收。它提供了消化道各部位尺寸的年龄依赖参数值，以及物质通过这些部位运输的相关时间。对成人，给出了消化道各部位尺寸和物质通过这些部位运输时间的性别依赖参数值。计算口腔、食管、胃、小肠和结肠内诱导癌症的靶细胞的剂量。它提供了关于物质通过消化道运输资料以及放射性核素滞留与吸收资料的评论，考虑了有关健康效应的数据，主要是为了指明消化道黏膜层内诱导癌症的靶细胞，以及证明消化道各部位采用剂量平均的方法是正当的。对食入放射性核素的例子，比较了用 HATM 与用 30 号出版物模型计算的剂量，假定对核素的吸收仅发生在小肠部位。也举例考虑了其他部位的吸收与可能的消化道滞留对剂量的影响。该报告也考虑了模型假设中的不确定性，以及他们对剂量的影响，包括消化道尺寸、物质通过时间、放射性核素吸收值以及诱导癌症的靶部位。

(张良安　张钦富)

zuìxiǎo yǒuyìyì huódù

内照射摄入量 （inter-exposure intake）

通过吸入、食入、完好皮肤或皮肤伤口进入体内的放射性核素的量。放射性核素被摄入以后将以一定的速率向体液转移，一部分通过呼吸道、消化道和皮肤随呼出气、汗液，尿、粪排泄物排出体外，其余部分将沉积在该核素所亲和的器官或组织中，通过监测不同时刻核素的沉积量和排出量，可以推算出体内核素的吸收量、摄入量和产生的剂量。

常用监测方法　①全身或器官中放射性核素的直接测量。由一个或多个安装在低本底环境下的高效率探测器组成的直接对全身和局部进行体外监测的设备，可用于发射特征 X 射线、γ 射线、正电子和高能 β 粒子的放射性核素，也可用于某些发射特征 X 射线的 α 辐射体。进行直接测量前应进行人体表面去污。②排泄物及其他生物样品分析。对不发射 γ 射线或只发射低能光子的放射性核素，排泄物监测可能是唯一合适的监测技术。对于发射高能 β、γ 射线的辐射体，排泄物分析也是合适的监测技术。排泄物分析计划一般只包括尿分析，但当核素主要通过粪排泄时应分析粪样；常规筛选时应分析鼻涕或鼻拭样；怀疑有高水平污染时应分析血样；有碳-14、镭-226 和钍-228 内污染时应测量呼出气的活度；极毒核素污染伤口时应测量切除的组织样。③空气采样分析。当放射性核素用体内活度直接和间接测量存在某些困难时，如对不发射强贯穿辐射且在排泄物中浓度很低的钚和铀的大多数同位素，可用个人空气采样器和固定空气采样器进行监测，但根据空气样品的分析估算摄入量带有很大不确定度。

摄入量估算　①如果进行了一次特殊或任务相关监测，测量值为 M，则其摄入量是 I = M/m (t)，式中：I 为放射性核素摄入量，单位为贝可（Bq）；M 为摄入 t 天时测得的体内或器官内核素的含量（Bq）或日排泄量（Bq·d^{-1}）；m（t）为摄入单位活度后 t 天时体内或器官内核素的含量（Bq）或日排泄量（Bq·d^{-1}）的预期活度值，可在 ICRP78 号出版物中查出。②对于内照射常规个人监测，这时假定摄入发生在监测周期（T）的中间（T/2）。对于一次测量值为 M 时，摄入量 I = M/m (T/2)，M 是监测期（T）末所测得的体内或器官内核素的含量（Bq）或日排泄量（Bq·d^{-1}）；m（T/2）可在 ICRP78 号出版物中查出。

用上述方法求得的摄入量，再乘上有效剂量的剂量系数（可在 ICRP78 号出版物中查出），就可以得到待积有效剂量，再与剂量限值和调查水平比较进行防护评价。

(张良安　张钦富)

zuìxiǎo yǒuyìyì huódù

最小有意义活度 （minimum significant activity，MSA）

在给定的置信水平下，与本底有显著性区别的放射性活度值。最小有意义活度是一个判断水平，对特定的测量方法而言，它是测量值大于本底响应的最小的有意义的信息。如果用 n_b 表示本底计数率，t_s 为样品计数时间和 t_b 本底计数时间，F 表示校准因子，在 95% 置信水平时，MSA 用下式计算：

$$MSA = \frac{1.56}{F}\sqrt{\frac{n_b}{t_s}\left(1+\frac{t_s}{t_b}\right)} \quad (1)$$

$$\sigma_b = \sqrt{\frac{n_b}{t_b}} \quad (2)$$

所以：

$$MSA = \frac{1.56\sigma_b}{F}\sqrt{\left(1+\frac{t_s}{t_b}\right)}$$

当样品计数时间（t_s）和本底计数时间（t_b）相同时，即 $t = t_s = t_b$，则：

$$MSA \approx \frac{2.33\sigma_b}{F} \quad (3)$$

要注意的是最小有意义活度与最低可探测活度（MAD）的概念不同。

(张良安　张钦富)

zuìdī kětàncè xiàxiàn

最低可探测下限 （minimum detectable activity，MDA）

在一定的置信水平（通常取 95%）下，可探测出的最小活度的净信号。最低可探测活度是对测量方法的探测限的描述，一般情况下，MDA > MSA，通常情况有如下关系：

$$MDA = \frac{3}{Ft_s} + 2MSA \quad (1)$$

有意义的最小活度（minimum significant activity，MSA）为如在一个样品中，产生能可靠的从背景中区分出来的具有一定水平可信度的计数率。由于随机效应，样本准确的 MSA 会有 50% 自由的活动度。然而一个真正的背景样本将被视为是 95% 的自由活度。MSA 有时被称为决定限。一个样本的 MSA 被认为是临界计数水平。国际原子能机构提供了有关监测的工人放射性核素摄入量的方案设计指导，包括对方法和监测频率的意见。重要的是，所使用的监测方法有足够的灵敏度来检测感兴趣的活动水平。监测的频率和在例行监测方案所需的方法取决于所处理的活度，放射性核素的保留和排泄，对摄入剂量评估现有的测量技术的敏感性和可接受不确定性。暴露水平可能波动的幅度也需要加以考虑。摄入后，采用直接或间接的生物测定法，无论是在身体中残留的一定数量的活度，还是从体内排出的，可能会低于 MSA。

（张良安 张钦富）

biǎomiàn wūrǎn jiāncè

表面污染监测 （surface contamination monitoring） 对使用非密封源的工作场所、使用密封源若源发生破损泄漏的场所或意外发生放射性污染事件的场所进行的表面放射性污染监测活动。监测内容可涉及场所（地面、工作台、墙面、设备表面）、人体暴露部位（手、足、头发表面）以及人员穿着的衣具表面等。表面污染测量有直接和间接测量方法两种；直接测量是采用表面污染测量仪进行的，测定单位面积上的放射性活度，以证实是否超过表面污染控制水平。间接测定通常是采用擦拭法进行的，用擦拭法只能测定可去除的表面污染与低能 β 放射性核素的表面污染（如 ^3H、^{14}C 等）。当表面有非放射性液体或固态的沉淀物或有干扰辐射场存在时，直接测量可能很困难或不可能。特别是由于场所或相对位置的局限，使直接测量不容易接近污染表面，或是干扰辐射场严重地影响污染监测仪的工作时，间接方法一般更为合适。但是，间接方法不能测量固定污染，故间接方法一般更多地用于可去除污染的测量。由于直接方法和间接方法对测量表面污染均存在固有的缺陷，所以在很多情况下，两种方法都采用，以保证测出结果最好地满足测量的目的。

（吴锦海）

biǎomiàn wūrǎn jiāncè píngjià

表面污染监测评价 （evaluation of surface contamination monitoring） 为评价表面污染监测的准确性和有效性，而进行的评价工作。评价人员应由熟悉相关标准和法规、能正确和熟练使用表面污染监测仪器的合格人员从事监测工作；应选用具有一定不确定度、可探测下限、经定期计量校准、状态稳定的监测仪器；应制定监测方法、监测范围和频度的监测实施程序；并有对监测记录进行核对，对监测报告予以审核签发，对监测档案及其保存等有完整质控管理的运作过程。

质量保证 监测的质量保证，有现场质量保证、实验室质量保证和实验室间质量保证三部分组成。现场质量保证主要是对现场操作部分的质量控制，现场质量保证要特别注意监测点或采样点的选择，采样方法，样品处理的保存等，故应事先制定现场质量保证计划。实验室质量保证是由实验室执行的一个连续的、系统的而有规则的实践活动，是对参与监测人员的工作质量、能力和技术素质的一个系统检查。为做好实验室质量保证，必须在质量保证规定的要求下，按照质量控制的要求认真确定标准的监测程度与方法，监测仪器的选择与检定。实验室间的质量保证，最好有一个既不属于任何实验室，又与之有密切工作关系的独立机构来完成，这个机构应保持中立与公正。

质量控制 监测的质量控制主要是针对监测活动和结果的质量进行控制与评价。其主要涉及质量控制校准，即表面污染监测是否受控；质量控制的常用方法如对监测限、校准曲线、准确度等的控制；任何监测报告提供的信息和结论都必须有正确、完整的原始资料作依据，原始数据记录都应做到科学性与准确性。数据复审与核查通常由监测项目负责人进行，以确保监测数据完整与正确无误，检查数据记录是否符合实验室或现场的规定和要求，复审完毕应签名，填写复审时间。若发现问题应及时查清纠正，并签署处理意见，表面污染监测应由熟悉相关法规与标准，并经过培训与考核，能正确和熟练使用表面污染监测仪器的合格人员从事监测工作。进行表面污染监测时应选用具有一定不确定度，可探测下限，经定期计量校准，状态稳定的监测仪器，并制定相关监测方法。监测范围和频度等监测实施程序以及对监测档案及其保存等有完整的质量控制管理运作过程。

总之，为了提高表面污染监测的质量，努力做好上述监测工作的质量保证与质量控制工作是非常重要的。

（吴锦海）

jiāncè yíqì jiàozhǔn fāngfǎ

检测仪器校准方法 （calibration method of testing instrument） 为保证测量设备检验测量的可靠性与准确性，对其进行定期校准所采用的方法。校准仪器，大体有测量 X 射线照射量的自由空气电离室、测量 γ 射线照射量的空腔电离室、测量射线吸收剂量的外推电离室、测量 γ 射线和电子吸

收剂量的量热计及化学剂量计等。

校准在机械上是精密的，以保证仪器或辐射源的位置重复性和距离的准确性。按照美国国家标准，仪器或辐射源的位置误差对辐射场数值的影响不大于±5%。对于一个非密封的标准电离室，当测量时的条件和参考校准条件之间不同时，必须加以校正，其公式为 $M_0 = M \cdot C_{t \cdot p} \cdot C_h$，式中：$M_0$ 校准到参考标准条件（$P_0 = 101.3$ kPa，$t_0 = 293.15$ K 和 $h_0 \leq 65\%$）的数值；M 为在测量条件下（P，t 和 h）所得的数值，此处 P 为测量时的空气压强；t 为测量时的空气温度；h 为测量时的相对湿度；C 为对空气密度的校正因子。所以标准实验室应具有湿度计、气压计、温度计、计时器等计量设备及水平仪、工业电视机、精密的数字电压表、静电计和多量程的照射量率仪等。

对于 X、γ 射线剂量仪器的校准方法有两种，分别为标准仪器法和标准源法。测量 X 射线和低能 γ 射线的仪器通常使用过滤或荧光 X 射线源作为辐射源，其有效能量低于 300 kV，这时用标准仪器法进行校准。在其他情况下，核素源作为辐射源时用校准源法较为适宜。在需要时 2 种方法可以同时采用。

标准仪器法　可分为替代法和同时法两种。

替代法　基本原理是将标准仪器放进辐射场中，记下其读数，然后准确地在同一位置代之以待校准的仪器，比较它们的读数，就得到校准的结果。这个方法需要在辐射场中附加一个监督电离室来检验 X 射线机输出量的变化，以便对其变化进行校正。

同时法　基本原理是将待校准仪器和校准仪器一起置于均匀的辐射场中，并使它们的探测器几何中心与 X 射线管的焦斑处于同样的距离，待校准仪器的校准因子是通过其读数与校准仪器的读数（需换算为标准照射量率）比较而确定的。

校准源法　基本原理是 γ 射线次级标准源经国家基准校准后，离它一定距离处的照射量率是已知的，用已知的照射量率校准仪器时，仪器在校准点处的照射量率 P（$C \cdot kg^{-1} \cdot h^{-1}$ 或 $R \cdot h^{-1}$）由下式计算：

$$P = P_{100} \left(\frac{100}{R} \right) \cdot e^{-\mu(R-100)} \cdot K_d \cdot K_c \tag{1}$$

式中：P_{100} 为标准 γ 源在 1 m 距离处产生的照射量率 P（单位为 $C \cdot kg^{-1} \cdot h^{-1}$ 或 $R \cdot h^{-1}$）；R 为源中心至仪器的电离室中心的距离（单位为 cm）；μ 为辐射在空气中的线性减弱系数（单位为 cm^{-1}）；K_d 为考虑到源本身衰变的校正系数 $K_d = e^{-0.693t/T}$，其中 t 为标准源的校准日期与用于校准工作日期之间的时间间隔；T 为核素的半衰期；K_c 为考虑到电离室有限大小的校正系数，其计算公式由电离室的形状决定。

球状电离室 K_c 按公式（2）计算：

$$K_c = \frac{1}{1 + \frac{(a/D)^2}{3} + \frac{(a/d)^4}{5} + \cdots} \tag{2}$$

式中：a 为电离室的半径；D 为电离室中心到源的距离。

圆柱状电离室 K_c 按公式（3）计算：

$$K_C = \frac{1}{K_t} \text{ 或 } \frac{1}{K_e} \tag{3}$$

式中：K_t 或 K_e 分别为对侧面源和端面源的值，这两个数值可通过查表得出。

（娄　云）

fàngshèxìng shíyànshì fēnxī jìshù

放射性实验室分析技术（radioactive laboratory analysis techniques）

通过仪器设备分析待测样品中放射性物质的种类及含量的测量技术。它和一般实验室分析技术的主要区别是样品含有放射性，具有测量的灵敏度高、被测样品不稳定及含量低的特点。一般分析程序是：样品预处理、放化分离、制备适当形式的放化纯样品及测量。分析过程中要防止其他核素的污染、准确测定回收率、定期检定计量器具和测量仪器等质量保证工作。广泛地应用在大气、水、食物及生物样品中放射性物质的测量。

根据放射性物质的物理化学特点及衰变特性，选择合适的测量方法和检测仪器进行测量分析。放射性检测仪器的基本原理是基于射线与物质间相互作用所产生的各种效应，包括电离、发光、热效应、化学效应和能产生次级粒子的核反应等。常用的探测器有以下几种。

电离室　利用射线通过气体介质时，使气体发生电离的原理制成的探测器。测量由于电离作用而产生的电离电流，适用于测量强放射性物质；主要用来研究由带电粒子所引起的总电离效应，即测量辐射强度及其随时间的变化。

正比计数管　由于输出脉冲大小正比于入射粒子的初始电离能，故定名为正比计数管。这种计数管普遍用于 α 和 β 粒子计数，具有性能稳定、本底响应低等优点。

盖革（GM）计数管　普遍地用于检测 β 射线和 γ 射线强度。

闪烁探测器 利用射线与物质作用发生闪光的仪器。它具有一个受带电粒子作用后其内部原子或分子被激发而发射光子的闪烁体。当射线照在闪光体上时，便发射出荧光光子，并且利用光导和反光材料等将大部分光子收集在光电倍增管的光阴极上。光子在灵敏阴极上打出光电子，经过倍增放大后在阳极上产生电压脉冲，此脉冲还是很小的，需再经电子线路放大和处理后记录下来。闪烁检测器以其高灵敏度和高计数率的优点而被用于测量 α、β、γ 辐射强度。

半导体探测器 其工作原理与电离型检测器相似，但其检测元件是固态半导体。当放射性粒子射入这种元件后，产生电子-空穴对，电子和空穴受外加电场的作用，分别向两极运动，并被电极所收集，从而产生脉冲电流，再经放大后，由多道分析器或计数器记录。半导体检测器可用作测量 α、β 和 γ 辐射。

热释光剂量计 加热被射线照射后的热释光材料，储存在热释光材料中的射线的能量就以光的形式释放出来，测量光子的数目就可以记录射线量的大小。可测量 α、β、γ 等多种射线，具有灵敏度高、量程宽、体积小、可重复利用的特点。

固体核径迹剂量计、辐射光致荧光剂量计、光激发光剂量计、胶片剂量计等也用于辐射的测量分析。

（张良安）

huóhuà fēnxī

活化分析（activation analysis）

由中子、带电粒子、γ 射线等将样品活化，对其衰变特性进行测量的分析技术，它比化学分析灵敏。其原理是：中子、带电粒子或 γ 射线同样品中所含核素发生核反应，使之成为放射性核素（这个过程称为活化），测量此放射性核素的衰变特性（如半衰期、射线的能量和射线的强度等）来确定待分析样品中所含核素的种类及其含量。包括中子活化分析、带电粒子活化分析和光子活化分析几种。

中子活化分析 中子根据能量的不同分为热中子和快中子（用得最多的是 14MeV 中子）。由于热中子同核相互作用主要是吸收反应（在多数情况下就是辐射俘获反应，见中子核反应），反应截面比快中子大几个数量级，通常反应堆热中子的注量率又可以比快中子的大四五个数量级以上，因此更适用于痕量元素的分析。热中子活化分析还具有以下特点：①灵敏度高，在约 10cm·s 的中子注量率下对于周期表中大部分元素含量的最低探测极限可达 $10^{-6} \sim 10^{-13}$g 数量级甚至更低（如 Au 可达 10g）。②抗污染能力强，经活化后的样品进行处理时一般不必顾虑由于试剂或器皿引入的沾污。③选择性好，能鉴别化学性质相近的元素甚至同位素。④对同一样品可进行多元素分析。⑤在某些条件下可以不破坏样品。⑥精密度高。但是对于一些轻元素如碳、氮、氧、氟等的热中子活化分析比较困难，而快中子活化分析却很有效（除碳外），特别是对于微量氧的分析，具有快速、准确、不破坏样品的特点，且具有一定的灵敏度（可达百万分之几十）。

带电粒子活化分析 常用的带电粒子有质子、氘核、氚核和 α 粒子重离子。这种方法最常用于超纯材料中微量轻元素的分析，如硅、锗、砷化镓等半导体材料中硼、碳、氮、氧的测定，以及各种高纯金属中轻元素的测定。还可用于矿物、土壤、植物等样品中微量元素的测定。

光子活化分析 除了具有以上两种分析共同的优点外，还有其特有的长处：自屏蔽效应不像热中子那么严重；对轻元素有很高的灵敏度，不仅对不能作快中子或热中子活化分析的碳、铍和氚可以进行有效的分析，即使对分析氮、氧和氟等元素也是非常有用的；此外它还可以测定一些其他的元素如卤族元素、锶、铬、铷、铊和铅等，特别是对诸如包含有钠、钾或锰等的矿物、地质样品，有可能无干扰地进行非破坏性分析。事实上，使用电子直线加速器产生的高能轫致辐射活化源以来，光子活化分析技术已从集中在少数几个轻元素的单一元素测定扩展到五六十种中重和重元素的非破坏性分析，在科学和工业的许多领域都获得了广泛的应用。

近年来，由于高分辨半导体 γ 射线探测器的使用，电子计算机在核分析技术上的应用，以及在此基础上建立的各种高效的 γ 能谱分析及数据处理系统，可以快速、自动地对复杂的 γ 谱形进行解析、计算和同位素识别，促进了活化分析技术的迅速发展，并可以使分析过程完全自动化。活化分析技术已成为现代先进痕量分析技术之一，不仅在高纯材料研究中，而且在诸如生命科学、地球和宇宙化学、环境科学、冶金学、法学、考古学等领域中都得到了广泛的应用。其特点有：①灵敏度高，对大多数元素的分析灵敏度在 $10^{-6} \sim 10^{-13}$g 之间。②精密度好，一般为±5%，有时可以达到±1%。③准确度好。

④有专属性，各种元素生成的放射性核素具有自身专属的半衰期和辐射能量。⑤化学分离工作相对比较简单，且无试剂空白。⑥可进行多元素同时测定，在同一份试样中可同时测定 30~40 种元素，最高可达 56 种元素。⑦可测定同位素组成。⑧可以进行无损分析。活化分析不足之处是所需设备复杂、价格贵；分析周期较长；不能测定元素的化学状态和结构。

（张良安　张钦富）

zìxiǎnyǐng fēnxī

自显影分析 （self-imaging analysis）

利用感光材料的感光特性，使之感受放射性核素的射线照射后，经过显影和定影而得到和标本中放射性示踪剂所在部位、强度完全一致的银粒影像的技术。所得到的图像称为放射自显影像，其形成过程的基本原理是当感光材料与含放射性示踪剂的标本紧密接触时，感光材料受到放射线的照射后，带负电的溴离子发射出电子，该电子使带正电的银离子还原，在感光材料中形成潜影，经显影处理后显出黑化的银粒即放射自显影像，影像的黑度与标本中放射性示踪剂的活度高低呈正比关系，这就可以通过定量放射自显影，从而得出标本中放射性示踪剂的量。

自显影分析在探讨放射性核素在体内的转运和转化过程中有其独特的优越性：①当标本中的放射性活度很低时可通过延长曝光时间而得到所需要的自显影像。②探测的分辨力极高，如放射性核素氢-3 标记化合物的分辨力在电子显微镜下可达到 0.1μm。③影像准确逼真、结果生动。④能准确地反映功能与形态的定位关系。⑤能从整体水平上对各脏器进行滞留量的比较。⑥是研究细胞内物质转运与转化的有效方法。

目前应用的放射自显影分析有：①整体放射自显影术。②光镜放射自显影术。③电镜放射自显影术。④荧光增敏放射自显影术。⑤双标记放射自显影术。⑥中子诱发放射自显影术。

（张良安　张钦富）

yètǐ shǎnshuò pǔyí fēnxī

液体闪烁谱仪分析 （analysis of liquid scintillation spectrometer）

利用核辐射与液体闪烁体相互作用，使其电离、激发而发射荧光来测量放射性的技术。这种液体闪烁体是用发光物质溶于有机溶液内制成的。

形成过程　在卡尔曼（Kallmann）领导下，1948 年希尔福斯（Hereforth）在一篇论文中记载了在有机化合物中的闪烁光的发现。1948 年 9 月 13 日希尔福斯（Hereforth）在柏林夏洛滕堡技术大学提交的论文中报道了芳香化合物能够转化吸收核辐射能量为光子。1950 年卡尔曼（Kallmann）和雷诺兹（Reynolds）等证实某些有机化合物溶液在被核辐射轰击时发出荧光。从此，液体闪烁谱仪分析就是探测和定量测量放射性活度的非常流行的技术。这个技术在生命和环境科学中是最有用的。液体闪烁谱仪分析的很多原理覆盖了低水平环境放射性监测，以及在科学研究、放射性同位素应用和核电站中较高水平放射性的测量。

在过去几十年中，使用液体闪烁谱仪分析测量示踪的放射性核素，在生命科学领域已经获得了很多前沿性的，甚至诺贝尔奖的发现。液体闪烁谱仪分析一直是科学研究中用于放射性核素定量分析的最流行的实验技术。它不仅主要用于测量发射 α 和 β 的原子，还可以用于测量发射弱的 γ 射线、X 射线和俄歇电子的粒子，最近的进展发现可以应用液体闪烁谱仪分析中子、γ 辐射和高能带电粒子。

原理和应用　液体闪烁谱仪分析包括把含有放射性的样品放入玻璃或塑料容器中，这种容器叫闪烁小瓶，并且加入一种特别的闪烁液。闪烁液是用发光物质溶于有机溶液内制成的。它具有发光衰减时间短、透明性好、容易制备、成本较低等优点。闪烁液常用二甲苯等作为溶剂，并以某些有机闪烁物质和 POPOP 分别作第一闪烁剂和第二闪烁剂。第一闪烁剂为荧光物质，第二闪烁剂称为波长转换剂。

放射性样品被放入闪烁液中形成均匀的计数溶液，放射性核素首先将辐射能量转移给溶剂，使溶剂分子处于激发态。退激时将能量转移给第一闪烁剂，第一闪烁剂分子退激时发出一定波长的荧光。通过光收集系统，被光电倍增管光阴极接收后将荧光转换为光电子。电子流经光电倍增管多级阴极线路逐级放大后成为电脉冲，输入电子线路部分，而后由定标器记录下来，完成放射能-光能-电能的转换。发生在闪烁谱仪中，探测核辐射的过程可分为 5 个相互联系的过程：①射线进入闪烁液中，与液闪混合液中溶剂分子发生作用，闪烁液吸收带电粒子能量而导致形成激活的有机溶剂分子，然后转化它们的能量到有机闪烁体或受激荧光源。②这些激发的闪烁体分子通过一种发射荧光的机制，快速地损失它们能量，返回到基态，发射荧光光子。③将闪烁光子收集到光电倍增管的光阴极上，由于光电效应，光子在光阴极上击出光电子。④光电子在光电倍增管中倍增，电子流在阳极负载上产生电信号。⑤此信号由电子仪器记录和分析。

发展趋势 根据现有的液体闪烁谱仪分析的某些专门应用，可以看出液体闪烁谱仪分析很有可能在那些未想到的领域中得到更加广泛的应用。

非均相闪烁计数中所涉及的原理提供了许多可能的途径来利用整个体系。除在胶体计数中采用的液-液体系外，还有固-液体系，在固-液体系中闪烁剂既可在液相中也可在固相中。通过将闪烁剂固定在固相中，可以测定流动的色谱洗脱液的放射性或气相谱中流动的气体的放射性。将同位素结合在固相闪烁体中，可以获得一个方便的闪光源，用来测定一系列有色溶液产生的颜色猝灭水平。

对决定猝灭程度参数的研究，最有成效的成果，就是使人们有可能更多地了解有关生物化学系统结构方面的知识，特别是了解那些涉及改变细胞器结构方面的知识。通过适当选择前体分子，把β放射性样品置于这些结构中，可能从观察到的猝灭的变化，获得有关改变中的环境的大量信息。

在受控化学发光反应领域中，特别是在痕量金属和有机物质的超灵敏分析方面也有很大发展前景。采用不同底物的生物发光体系，也可能为重要的生物化学底物提供强有力的超灵敏分析工具。

（樊飞跃 徐小三）

α pǔyí fēnxī

α 谱仪分析 （analysis of α spectrometer） 用来测量 α 放射性核素的分析方法。此方法适用于生物样品和环境样品中的低水平 α 放射性核素测定（α 能量低于 10.0MeV）。

分析原理 以半导体 α 谱仪为例。样品经过前处理，化学分离，制成电沉积待测样品，置于具有一定真空度的由金硅面垒型半导体探测器组成的测量室内进行测量。由于 α 粒子与探测器相互作用，在前置放大器输出端产生幅度正比于入射粒子能量的脉冲信号，经过线性放大输入多道脉冲高度分析器分析，从而得到计数按能量（或道址）分布的 α 粒子能谱。由此谱进行核素识别和活度测定。

谱仪工作状态选择 根据偏压-分辨率实验曲线，选择分辨率最好的偏压作为探测器的最佳偏压值；根据样品的活度和所含核素的组成确定待测样品到探测器的距离，一般在 2～20mm 范围内选择，测量室的真空度一般控制在 10～1Pa（10^{-1}～10^{-2} mmHg）。

α 谱仪刻度 包括：①用于能量刻度的 α 刻度源必须是活度分布均匀、表面没有污染的电沉积源，其能量应能覆盖待测样品的能量范围。②用于效率刻度的 α 刻度源必须满足均匀性好，活度不确定度应该小于±3.5%，其几何形状、大小与待测样品相同。对于低活度 α 放射性核素的测定，要求刻度源的活度为待测样品的 10～30 倍。

谱仪的探测效率按式下式计算，探测效率的相对标准差应小于±5%。

$$E_a = \frac{R_s}{R_a} \qquad (1)$$

式中：E_a 为谱仪的探测效率；R_s 为刻度源的净计数率，（单位为 s^{-1}）；R_a 为刻度源的 α 粒子绝对发射率，（单位为 s^{-1}）。

分析步骤 包括以下几种。

样品的制备 一次分析所需样品量计算 包括以下几种情况。

最少样品量按式下式计算：

$$Q_{min} = \frac{LLD}{C_i \times Y} \qquad (2)$$

式中：Q_{min} 为一次分析需要的最少样品量，单位为 g 或 L；LLD 为 α 谱仪的探测下限，单位为 Bq；C_i 为预计样品中被测核素的浓度，单位为 Bq/g 或 Bq/L；Y 为被测核素的化学回收率。

最多样品量按下式计算：

$$Q_{max} = \frac{S_i \times a \times m}{C_i \times Y} \qquad (3)$$

式中：Q_{max} 为一次分析所取样品量的上限值，单位为 g 或 L；S_i 为被测核素的比活度，单位为 Bq/μg；a 为待测样品的有效面积，单位为 cm^2；m 为被测 α 核素的最大允许质量厚度，单位为 $10μg/cm^2$；C_i 为预计样品中被测核素的浓度，单位为 Bq/g 或 Bq/L；Y 为被测核素的化学回收率。

制备方法选择一种活度已知的核素作为示踪剂加入被分析样品中，加入量的多少根据被分析核素的活度和能量而定，以能满足计数的统计要求和不干扰被测核素的分析为宜。将被测核素电沉积在一个不锈钢盘上（或铂盘上）。电沉积源制好后应及时进行 α 能谱测量，以避免子体生长而干扰被测核素的分析。用同样的方法，制备试剂空白样品。

测量 ①用刻度好的 α 谱仪测量仪器本底和试剂空白样品的 α 谱对一特定的化学分析程序，应测 3～5 个试剂空白样品，求出各个待测核素所在能区范围内的仪器本底加试剂空白样品的平均计数率（cps）。②在完全相同的仪器状态下，测量待测样品的 α 谱。

α 能谱分析方法 包括以下几个步骤。

α 能峰面积的确定 从测量的 α 能谱中确定各能峰对应的能量和峰面积。对于发射多种能量 α 射线的核素，能峰面积应包括全部能峰。

被测核素的活度计算 ①加入的示踪剂是 α 辐射体时按下式计算：

$$A_i = A_t \frac{N_t/T_i - N_{bi}/T_b}{N_t/T_i - N_{bt}/T_b} \quad (4)$$

式中：A_i 为被测核素的活度，单位为 Bq；A_t 为加入示踪剂的活度，单位为 Bq；N_i 为被测核素所在能区的积分计数；N_{bi} 为上述能区内仪器本底加试剂空白样品的积分计数；N_t 为示踪剂所在能区的积分计数；N_{bt} 为示踪剂所在能区的仪器本底加试剂空白样品的积分计数；T_i 为样品的计数时间，单位为 s；T_b 为本底计数时间，单位为 s。②加入的示踪剂不是 α 辐射体时计算公式如下：

$$A_i = \frac{N_t/T_I - N_{bi}/T_b}{E_a \times Y} \quad (5)$$

式中：E_a 为 α 谱仪的探测效率；Y 为示踪剂的化学回收率；A_i，N_i，N_{bi}，T_i，T_b 的意义同公式（2）。

示踪剂化学回收率的计算 公式如下：

$$Y = \frac{N_t}{A_t \times E_\beta \times T} \quad (6)$$

式中：Y 为示踪剂的化学回收率；N_t 为示踪剂的净计数；A_t 为加入示踪剂的活度，单位为 Bq；E_β 为仪器的探测效率；T 为计数时间，单位为 s。

被测核素的浓度计算：

$$C_i = \frac{A_i}{Q} \quad (7)$$

式中：C_i 为被测核素的浓度，单位为 Bq/g 或 Bq/L；Q 为被测样品的用量，单位为 g 或 L；A_i 为被测核素的活度，单位为 Bq。

干扰 分辨率大于 25keV 时可能有相互叠加的 α 峰，对这种峰应进行校正。在同时分析一种元素的多种同位素时，各个同位素之间的 α 峰能叠加造成相互干扰。可采取重峰分析和根据核素的分支比进行修正。

报告 样品分析报告应包括核素的活度（Bq/L）浓度和相应的计数标准差，并注明所采用的置信度。对于低于探测下限的核素，其浓度以"小于 LLD"表示。其他如刻度误差，化学回收率误差也需要在报告中注明。

样品计数标准差 S_0 用下式计算：

$$S_0 = \sqrt{\frac{N_i}{T_i^2} + \frac{N_b}{T_b^2}} \quad (8)$$

式中：N_i 为被测核素所在能区的积分计数；N_b 为相应能区内的仪器本底和试剂空白样品的积分计数；T_i 为样品计数时间，单位为 s；T_b 为试剂空白样品计数时间，单位为 s。

（娄 云）

γ pǔyí fēnxī

γ 谱仪分析（analysis of γ spectrometer） 用 γ 谱仪测定 γ 放射性核素组成和含量的分析方法。工作时，探测器将不同能量的射线变成相应幅度的电脉冲并加以放大。放大的脉冲送到脉冲幅度分析器加以分离，然后由记录显示电路记录。待测样品的活度应高于谱仪的探测限。适用于生物样品中天然或人工放射性核素比活度的测量。

仪器装置 包括 γ 能谱仪与测量装置。γ 能谱仪主要包括探测器、多道脉冲幅度分析器（多道分析器）、屏蔽室和其他电子学设备。其中探测器又有碘化钠探测器〔NaI（Tl）〕和高纯锗（HpGe）探测器可根据 γ 射线能量范围采用不同材料和不同类型的探测器。

能谱刻度和效率刻度 具体如下。

能量刻度 建立全能峰位置（道址）与 γ 射线能量的关系。在选定的实验条件下，利用已知能量的 γ 放射源，测出它们的 γ 射线在 γ 谱中对应的全能峰位置，得出一组（能量，位置）数据，然后作出全能峰位置和 γ 射线能量的关系曲线。

效率刻度 全能峰的探测效率是用高纯锗 γ 谱仪测得的刻度源特定 γ 射线能量的全能峰的净计数率与刻度源中该 γ 射线的发射率之比。在谱仪分析能量区范围内，应选择多个能量点测量全能峰效率，得到不同能量的全能峰效率后。绘出全能峰效率与 γ 射线能量的关系曲线。这时根据该曲线可以得到任何能量的全能峰效率，这时的全能峰效率是间接传递的效率数据。

γ 谱仪分析方法 包括以下几种情况。

相对比较法求解样品中放射性核素比活度 该法适用于有待测核素体标准源可以利用的情况，适用各种计算机解谱方法，如总峰面积法、函数拟合法和逐步最小二乘拟合法等，计算出标准源和样品谱中各特征光峰的全能峰面积，然后按公式计算出各个标

准源的刻度系数 C_{ji}。

$$C_{ji} = \frac{第\ j\ 种核素体标准源活度}{第\ j\ 种核素体标准源\ 第\ i\ 个特征峰的全能峰面积}$$

$$（1）$$

那么被测样品的第 j 种核素的比活度 Q_j（Bq/kg）计算公式如下

$$Q_j = \frac{C_{ji}(A_{ji} - A_{jib})}{W \times D_j} \qquad （2）$$

式中：A_{ji} 为被测样品第 j 种核素的第 i 个特征峰的全能峰面积，单位为计数/s；A_{jib} 为与 A_{ji} 相对应的光峰本底计数率，单位为计数/s；W 为被测样品的净干重，单位为 kg；D_j 为第 j 种核素校正到采样时的衰变校正系数。

由效率曲线求解样品中核素的比活度 该方法适用于没有待测核素体标准源而有效率曲线可利用的情况，是根据效率刻度后的效率曲线或效率曲线的拟合函数求出某特定能量 γ 射线所对应的效率值，然后用下式计算核素的比活度 Q_j（Bq/kg），

$$Q_j = \frac{A_{ji} - A_{jib}}{P_{ji} \times \eta_i \times W \times D_j} \qquad （3）$$

式中：η_i 为第 i 个 Y 射线特征峰所对应的效率值；p_{ji} 为第 j 种核素发射第 i 个 γ 射线的概率；A_{ji}、A_{jib}、W 和 D_j 意义同公式（2）。

用逆矩阵法求解核素含量 该法主要用于样品中核素成分已知而能谱又部分重叠的情况，用该方法必须首先确定响应矩阵。确定响应矩阵的所有标准源核素必须包括待求样品中的全部待求核素，不同核素所选特征道区不得重合。特征道区选择原则为：①对于发射多种能量 γ 射线的核素，特征道区应该选择分支比最大的 γ 射线全能峰区。②如果几

种能量的 γ 射线的发射概率差不多，那么就应选择其他核素 γ 射线的康普顿贡献少的能量高的 γ 射线峰区。③如果两种核素发射几率最大的 γ 射线峰重叠，那么其中一种核素就只能取其次要的 γ 射线作为特征峰。④特征道区宽度的选取是使多道分析器的漂移效应以及相邻峰的重叠保持最小。正确选择特征道区是逆矩阵法解析 γ 能谱的基础。在求得多种核素混合样品的 γ 谱中某一特征道区的净计数率后，样品中的 j 种核素的比活度 Q_j（Bq/kg）计算如下式：

$$\begin{aligned} Q_j &= \frac{1}{WD_j} \times X_j \\ &= \frac{1}{WD_j} \sum_{i=1}^{n} a_{ji}^{-1} C_i \quad j = 1, 2, \cdots, m \end{aligned}$$

$$（4）$$

式中：a_{ji} 为 j 种核素对第 i 个特征道区的响应系数；C_i 为混合样品 γ 谱在第 i 个特征道区上的计数率；X_j 为样品中第 j 种核素的活度，单位为 Bq；W 和 D_j 的意义同公式（2）。

用①或②的方法分析 γ 谱时，对镭-226 可选 352.0、609.4、1120.4 和 1764.7keV，对钍-232 可选用 238.6、583.1、911.1 和 2614.7keV，它们的结果应在计数误差范围内一致，镭-226 和钍-232 的比活度可由所选各特征光峰结果的平均值给出。

干扰和影响因素 在含复杂 γ 辐射体的混合物中测定一种核素时，其他核素的干扰程度由几个因素决定。如果多种核素从辐射计量角度可以认为是以近似相等的比例存在，那么在光峰不能完全分辨时，将呈现干扰，如果多种核素从辐射计量角度被认为以不相等的比例存在于混合物中，

并且较高 γ 能量的核素占了优势，那么可以解释为 γ 谱中较低能量的小峰时存在严重的干扰。例如：铀系的主要 γ 射线是钍-234 的 92.6 keV，然而钍系有一个 93.4 keV 的 X 射线，当被测样品钍核素含量高时则 93.4keV 的 X 射线峰将对铀系的 92.6keV 的峰产生严重干扰。谱仪系统的本底是另一重要干扰因素，另外样品的密度也影响分析结果。可采取重峰分析、屏蔽、扣本底、密度校正等措施来减少各种因素对结果的影响。

（娄 云）

α、β jìshùqì

α、β 计数器（α，β counter）是一种专门探测电离辐射（α 粒子、β 粒子）强度的记数仪器，以电脉冲的形式记录、分析辐射产生的某种信息。

种类 有气体电离探测器、多丝室和漂移室、半导体探测器、闪烁计数器和切伦科夫计数器等。

气体电离探测器 通过收集射线在气体中产生的电离电荷来测量核辐射。主要类型有电离室、正比计数器和盖革计数器。它们的结构相似，一般都是具有两个电极的圆筒状容器，充有某种气体，电极间加电压；差别是工作电压范围不同，电离室工作电压较低，直接收集射线在气体中原始产生的离子对。其输出脉冲幅度较小，上升时间较快，可用于辐射剂量测量和能谱测量。正比计数器的工作电压较高，能使在电场中高速运动的原始离子产生更多的离子对，在电极上收集到比原始离子对要多得多的离子对（即气体放大作用），从而得到较高的输出脉冲。脉冲幅度正比于入射粒子损失的能量，适于作能谱测量。盖革计数器又称盖革-米

勒计数器或 G-M 计数器，它的工作电压更高，出现多次电离过程，因此输出脉冲的幅度很高，已不再正比于原始电离的离子对数，可以不经放大直接被记录。它只能测量粒子数目而不能测量能量，完成一次脉冲计数的时间较长。

多丝室和漂移室 这是正比计数器的变型。既有计数功能，还可以分辨带电粒子经过的区域。多丝室有许多平行的电极丝，处于正比计数器的工作状态。每一根丝及其邻近空间相当于一个探测器，后面与一个记录仪器连接。因此只有当被探测的粒子进入该丝邻近的空间，与此相关的记录仪器才记录一次事件。为了减少电极丝的数目，可从测量离子漂移到丝的时间来确定离子产生的部位，这就要有另一探测器给出一起始信号并大致规定了事件发生的部位，根据这种原理制成的计数装置称为漂移室，它具有更好的位置分辨率（达 $50\mu m$），但允许的计数率不如多丝室高。

半导体探测器 辐射在半导体中产生的载流子（电子和空穴），在反向偏压电场下被收集，由产生的电脉冲信号来测量核辐射。常用硅、锗做半导体材料，主要有三种类型：①在 n 型单晶上喷涂一层金膜的面垒型。②在电阻率较高的 p 型硅片上扩散进一层能提供电子杂质的扩散结型。③在 p 型锗（或硅）的表面喷涂一薄层金属锂后并进行漂移的锂漂移型。

闪烁计数器 通过带电粒子打在闪烁体上，使原子（分子）电离、激发，在退激过程中发光，经过光电器件（如光电倍增管）将光信号变成可测的电信号来测量核辐射。闪烁计数器分辨时间短、效率高，还可根据电信号的大小测定粒子的能量。闪烁体可分三大类：①无机闪烁体，如用银（Ag）激活的硫化锌 ZnS（Ag）主要用来探测 α 粒子；玻璃闪烁体可以测量 α 粒子。②有机闪烁体，包括塑料、液体和晶体（如蒽、芘），前两种使用普遍。由于它们的光衰减时间短（2～3ns，快塑料闪烁体可小于 1ns），常用在时间测量中。它们对带电粒子的探测效率将近百分之百。③气体闪烁体，包括氙、氩等惰性气体，发光效率不高，但光衰减时间较短（<10ns）。

切伦科夫计数器 高速带电粒子在透明介质中的运动速度超过光在该介质中的运动速度时，则会产生切伦科夫辐射，其辐射角与粒子速度有关，因此提供了一种测量带电粒子速度的探测器。此类探测器常和光电倍增管配合使用；可分为阈式（只记录大于某一速度的粒子）和微分式（只选择某一确定速度的粒子）两种。

除上述常用的几种计数器外，还有气体正比闪烁室、自猝灭流光计数器，都是近期出现的气体探测器，输出脉冲幅度大，时间特性好。

应用领域 ①监测个人辐射暴露。②地区或周界监测。③监测辐射泄漏和污染。④确保符合管理部门规定。⑤监测本底辐射的变化。⑥核物理原理演示。⑦检查辐射性矿物。

（娄 云）

yīyòng fúshè zhìliàng kòngzhì jiǎncè

医用辐射质量控制检测

（quality control testing of medical radiation） 为保证医学影像质量和技术质量达到规定的要求，通过对放射诊疗设备的性能检测与维护，以及对射线影像形成过程的检测和校正行为。以保证影像质量的技术。

理论基础 包括以下几个方面。

医用辐射 即电离辐射在医学上应用的统称。已形成 X 射线诊断（又称放射诊断）、放射肿瘤学（放射治疗）、核医学等分支学科。电离辐射应用于医学方面的三大环节为诊断、治疗和防护。

放射诊断 依据 X 射线的穿透作用、差别吸收、感光作用和荧光作用，并结合患者的临床症状来判断疾病的性质，并得出结论的一门学科。

放射治疗 主要依据其生物效应，应用不同能量的射线对人体病灶部分的细胞组织进行照射时，即可使被照射的细胞组织受到破坏或抑制，从而达到对某些疾病，特别是肿瘤的治疗目的。放射治疗是治疗恶性肿瘤的主要手段之一。

放射防护 在利用射线的同时，人们发现射线可导致病人脱发、皮肤烧伤、工作人员视力障碍，白血病等问题，放射防护即研究保护人类免受或少受电离辐射危害的应用性学科。指研究保护人类免受或尽量少受电离辐射危害的要求、措施、手段和方法。

一般要求 各类检测应由经过培训并获得相应资格的人员进行。检测用计量仪器应根据有关规定进行检定，检测结果应有溯源性。质量控制的检测项目、检测装置及检测周期，应根据放射诊断部门、诊断设备及检测目的确定。各类检测的项目和稳定性检测的周期，可参照各检测标准。

适用范围 常见医用辐射设备包括：X 射线透视机，X 射线摄影机，CT 机，乳腺 X 射线摄影机，牙科 X 射线摄影机，计算机

X射线摄影机（CR），数字减影血管造影设备（DSA），医用电子直线加速器设备，远距放射治疗设备，后装放射治疗设备，立体定向外科放射治疗设备，PET-CT、SPECT设备等。

分类 医用辐射质量控制检测可以分为验收检测、状态检测及稳定性检测。

验收检测 是放射诊疗设备安装完毕或重大维修后，为鉴定其影响影像质量的性能指标是否符合约定值而进行的检测。放射诊疗设备安装完毕或大修后，应进行验收检测。设备在状态检测中发现某项指标不符合标准，但无法判断原因时，应采取进一步的验收检测方法进行检测。验收检测前，应由完整的技术资料，包括订货合同或双方协议、供货方提供的设备手册或组成清单、设备性能指标、使用说明书或操作维修规范。验收监测应按照国家标准，或按照购买合同所约定的技术要求进行检测。应由供货商、医疗单位协助有资质的第三方共同完成。

状态检测 是为评价设备状态而进行的检测。放射诊疗设备应每年（或依据标准要求）进行状态检测。稳定性检测结果与基线值的偏差大于控制标准，又无法判断原因时也进行状态检测。验收检测合格的设备应在一段试运行期后进行状态检测，并建立相关参数的基线值。应由有资质的单位实施检测。

稳定性检测 是为确定放射诊疗设备在给定条件下的设备性能相对于一个初始状态的变化是否仍符合控制标准而进行的检测。对放射诊疗设备及影像形成过程应进行稳定性检测。稳定性检测的条件应严格保持一致，各次检测的结果应有可比性。最初的稳定性检测应建立各项被测参数的基线值，此后的稳定性检测结果绘成质量控制图或直接与基线值进行比较，当差别大于控制标准时，应进行一次状态检测，以查明原因，采取校正行动。稳定性检测应由医疗卫生单位自身实施检测。

结果评价及处理 评价各类检测结果时应与相应的标准或合同进行比较。检测结果不符合相应标准或合同是应按照规定程序处理。检测中被查明可能影响影像质量和患者剂量的问题必须加以校正。如无法校正，应考虑更换部件、限制使用范围或更换设备。

（岳保荣）

X shèxiàn tòushìjī zhìliàng kòngzhì jiǎncè

X射线透视机质量控制检测

（quality control testing of X-ray fluoroscopic equipment） 对X射线透视机的部分性能进行的定期检测与校正行为。目的是保证X射线透视过程中医学影像质量和技术质量达到规定的要求。

X射线透视基本原理 利用荧光屏或影像增强器，在X射线荧光作用下获取被检查部位的组织影像的一种检查方法。透视可以同时观察器官的形态和功能动态变化，并立即得出结论。但是，透视影像对比度和清晰度较差，缺乏客观记录。直接荧光屏透视中患者和职业人员的接受的辐射剂量较大。

一般要求 质量控制检测分为验收检测、状态检测以及稳定性检测。质量控制一般用非介入检测方法。质量控制检测中任何时候都不应该超过X射线管组件最大功率额定值。检测用计量仪器应根据有关规定进行检定，检测结果应有溯源性。检测模体的尺寸应至少大到在所适用检测条件下足以使全部有用线束得到衰减。验收检测和状态检测应由取得资质的技术机构进行。

检测项目及技术要求 可依据标准《医用常规X射线诊断设备影像质量控制检测规范》（WS 76—2020）提出的影像质量保证要求，对X射线透视设备进行质量控制检测，检测项目包括：X射线管电压指示的偏离，有用线束半值层，透视受检者入射体表空气比释动能率典型值，透视受检者入射体表比释动能率最大值，透视荧光屏灵敏度，空间分辨力，低对比分辨力，影像增强器的入射屏前空气比释动能率，影像增强器系统的自动亮度控制，透视照射野尺寸及中心等。X射线透视设备的检测项目及技术要求应符合标准 WS 76—2020 中附录 B 的要求。

重要参数 包括以下几方面。

自动亮度控制 在X射线透视设备中，通过对X射线发生装置及影像增强器和电视显示系统的一个或几个因素的控制来控制照射量率及影像亮度的操作方法，简称 ABC。

荧光屏灵敏度 荧光屏在单位空气比释动能率的X射线激发下的亮度。$B = b/K$，B 为荧光屏灵敏度，$cd \cdot m^{-2}/mGy \cdot mm^{-1}$；$b$ 为荧光屏亮度，$cd \cdot m^{-2}$；K 为荧光屏入射面空气比释动能率，mGy/min。

（岳保荣）

X shèxiàn shèyǐngjī zhìliàng kòngzhì jiǎncè

X射线摄影机质量控制检测

（quality control testing of X-ray radiography equipment） 为保证X射线摄影过程中医学影像质

量和技术质量达到规定的要求，对 X 射线摄影机的部分性能进行的定期检测与校正行为。

X 射线摄影理论基础　以 X 射线作为载体，利用其穿透性和荧光作用对增感屏和/或胶片系统进行曝光，以获取被照体信息影像的摄影方法。X 射线摄影成像清晰，对比度良好、有客观记录。20 世纪 80 年代以来，随着 CR、DR 的广泛应用，X 射线摄影进入数字化时代。

X 射线摄影的影像分为模拟影像和数字影像。所谓模拟影像，是以一种直观的物理量来连续地、形象地表现出一种物理特性的图案。它的特点是连续、直观、获取方便，图像表现具有概观性和实时动态获取等特点。但是，模拟影像重复性较差，一旦成像无法再改变或进行后处理；灰阶动态范围小。屏/片系统所获取的影像是模拟影像。

数字影像是指完全以一种有规则的数字量的集合来表现的物理图案。数字影像的特点是灰阶动态范围大，密度分辨力相对较高，线性好，层次丰富，可进行后处理等。CR、DR、CT、DSA 图像均为数字影像。

一般要求　质量控制检测分为验收检测、状态检测以及稳定性检测。质量控制一般用非介入检测方法。质量控制检测中任何时候都不应该超过 X 射线管组件最大功率额定值。检测用计量仪器应根据有关规定进行检定，检测结果应有溯源性。检测模体的尺寸应至少大到在所适用检测条件下足以使全部有用线束得到衰减。验收检测和状态检测应由取得资质的技术机构进行。

检测项目及技术要求　可依据标准《医用 X 射线诊断设备影像质量控制检测规范》（WS 76—2020）提出的影像质量保证要求，对 X 射线摄影设备进行质量控制检测，检测项目包括：X 射线管电压指示的偏离，辐射输出量及其重复性、线性（管电流时间积互换性）和有用线束半值层，曝光时间指示的偏离，自动照射量控制响应，自动照射量重复性，几何学特性，聚焦滤线栅与有用线束中心对准，X 射线管的有效焦点，等。X 射线摄影设备的检测项目及技术要求应符合标准 WS 76—2011 的要求。

重要参数　包括以下几方面。

基线值　设备性能参数的参考值。试运行后状态检测合格得到的数值，或由相应标准给定的数值。

自动照射量控制　又称自动曝光控制，即在 X 射线发生装置中，通过一个或几个加载因素自动控制，以便在预选位置上获得理想照射量的操作方法，简称 AEC。

高对比分辨力　又称空间分辨力，即在特定条件下，特定线对组测试卡影像中用目力可分辨的最小空间频率线对组，其单位为 lp/mm。

低对比度分辨力　又称密度分辨力，即可以从一均匀背景中分辨出来的特定形状和面积的低对比度微小目标。

（岳保荣）

X shèxiàn jìsuànjī duàncéng shèyǐng zhuāngzhì zhìliàng kòngzhì jiǎncè

X 射线计算机断层摄影装置质量控制检测（quality control testing of X-ray equipment for computed tomography）　为保证 X 射线计算机断层扫描（CT）过程中医学影像质量和技术质量达到规定的要求，对 CT 的部分性能进行的定期检测与校正行为。

计算机断层扫描（CT）基本原理　包括以下几个方面。

利用计算机技术对被测物体断层扫描图像进行重建获得三维断层图像的扫描方式。该扫描方式是通过单一轴面的射线穿透被测物体，根据被测物体各部分对射线的吸收与透过率不同，由计算机采集透过射线并通过三维重构成像。

计算机断层扫描可提供被测物品的完整三维信息，由于电脑断层的高分辨率，不同物体对射线的吸收和透过率不同，即使是小于 1% 的密度差异也可以区分出来，由于断层成像技术提供三维图像，依需要不同，可以看到轴切面、冠状面、矢切面的影像。这给医学诊断、工业检测和科研带来了极大的便利。但是 CT 扫描带来的危害也必须引起重视。CT 主要的危害来自于射线源，高能射线源能对人体组织及环境造成不可逆转的破坏，即使是医用的 X 射线 CT，多次的累积使用，X 射线依然会对患者被照组织产生一定的影响。

CT 机质量保证。指以最小的代价和最低的病人受照剂量，来获取有诊断价值的影像而进行的有计划的系统的活动。它包括影像质量控制、CT 设备校正与维修、临床辐射剂量与影像质量的研究与评价、专业人员培训，以及为顺利实施上述工作而制定的质量保证计划等。

一般要求　CT 机影像质量控制检测分验收检测、状态检测及稳定性检测。验收检测指 CT 机安装完毕或重大维修后，为鉴定其影响影像质量的性能指标是否符合约定值而进行的监测。状态检测是为评价目前 CT 机状态而进行的检测。稳定性检测是为确定 CT

机或在给定条件下形成的影像相对一个初始状态的变化是否符合控制标准而进行的日常检测。

检测项目及技术要求 可依据标准《X射线计算机断层摄影装置影像质量保证检测规范》（GB 17589—2011）提出的影像质量保证要求，对X射线计算机断层摄影装置进行质量控制检测，检测项目包括：定位光精度，层厚偏差，水的CT值，噪声，均匀性，高对比分辨力，低对比分辨力，CT剂量指数，诊断床定位精度，扫描架倾角。X射线计算机断层摄影设备的检测项目及技术要求应符合标准GB 17589—2011中的要求。

重要参数 包括以下几种。

CT值 用来表示与CT影像每个像素对应区域相关的X射线衰减平均值。CT值通常用Hounsfield作为单位，简写成HU。按照CT值的定义，则必然有水的值为0，空气的值为-1000，这两个值不随X射线能量而变化，为一个常数，除此之外，任何其他物质的CT值都会随X射线能量不同而不同。

CT剂量指数 单次扫描剂量描述方法用CT剂量指数（CTDI）来表示。将模体内垂直于断层平面方向（Z轴）上Z点的吸收剂量D（z）沿Z轴从$-l$到$+l$对剂量剖面曲线积分，除以标称层厚T与扫描断层数N的乘积。CT使用的CTDI有CTDI$_{100}$，CTDI$_w$，CTDI$_{vol}$等。其中CTDI$_{100}$是迄今广泛应用的最基本的反映CT机扫描剂量特性的表征量，可用于统一比较CT机性能。CTDI$_W$用来反映扫描平面中的平均剂量。CTDI$_{vol}$可以反映整个扫描容积中的平均剂量，它与螺距密切相关。

层厚 扫描野中心处灵敏度剖面曲线的半值全宽。扫描切层的厚薄，不但关系到空间分辨力，而且也关系到密度分辨力和病人接收的X射线剂量。扫描切层愈薄，空间分辨力愈好，但因切层薄接收的X射线光子数减少，其密度分辨力愈差。由于切层薄，扫描的层数增多，病人接收的X射线剂量之总量将会增加。

空间分辨力 在物体与背景在衰减程度上的差别与噪声相比足够大的情况下，CT机成像时分辨不同物体的能力。亦称高对比分辨力。空间分辨力通常用每cm内的线对数（lp）来表示，线对数越高，表明空间分辨力越强。也可用可辨别物体的最小直径（mm）来表示，可辨别直径越小，即空间分辨力越高。两种表示方法可以互换，其换算方法为：若可分辨出线对为每厘米n个线对（lp/cm），则可换算成5/n（mm）=可分辨物体最小直径（mm）

密度分辨力 又称低对比分辨力，即CT机分辨与均匀背景物质成低对比的物体的能力，通常用百分比来表示。影响密度分辨力的重要因素是噪声和信噪比，而降低噪音和信噪比的重要条件是提高探测器的效率及X射线剂量。密度分辨力恰当的表示方法是：密度分辨力，物体直径，接受剂量。如某CT图像的密度分辨力为0.35%，5mm，3.5cGy，表示在物体直径为5mm，病人接受剂量为3.5cGy时，该CT的密度分辨力为0.35%。

噪声 在均匀物质影像中，给定区域CT值对其平均值的变异。其大小可用感兴趣区中均匀物质的CT值的标准偏差表示。噪声的大小与单位体素间光子量的多少有关，单位体素内接收的光子量越多，体素间的光子分布相对越均衡，噪声就越小。

（岳保荣）

rǔxiàn X shèxiàn shèyǐngjī zhìliàng kòngzhì jiǎncè

乳腺X射线摄影机质量控制检测（quality control testing of X-ray mammography equipment）

为保证乳腺X射线摄影过程中医学影像质量和技术质量达到规定的要求，对乳腺X射线摄影机的部分性能进行的定期检测与校正行为。

乳腺X射线摄影基本原理

利用乳腺摄影专用X射线机（如钼靶X射线机），采用低能X射线摄取乳腺软组织影像的一种放射学检查方法。由于乳腺软组织之间的衰减系数相差极小，因此必须应用低能量X射线摄影来获得。乳腺X射线摄影装置的性能需要满足：较强的低对比度检测能力、较高的空间分辨力、最小的辐射剂量。

目前在用的乳腺X射线摄影机有屏/片乳腺X射线摄影机，乳腺CR摄影机和乳腺DR摄影机。乳腺DR摄影凭借其动态范围宽，后处理方便，图像易传输和存储等众多优势，有逐步取代屏/片乳腺X射线摄影和乳腺CR摄影的趋势。

一般要求 乳腺X射线摄影机质量控制检测分为验收检测，状态检测和稳定性检测。各种检测都应有严格的检测记录，验收和状态检测还应有检测报告。质量控制检测一般用非介入方法。用于检测半值层所用的标准铝吸收片，其纯度不应低于99.9%，厚度尺寸误差应在±0.1mm范围以内。进行乳腺X射线摄影设备检测的仪器必须为乳腺摄影X射线专用的探测器。

验收检测 乳腺X射线摄影

设备验收检测前，应有完整的技术资料，包括订货合同或双方协议、供货方提供的设备手册或组成清单、设备性能指标、使用说明书或操作维修规范。乳腺 X 射线摄影设备安装后，应按照国家标准要求或按照购买合同所约定的技术要求进行验收检测。设备大修后，也应进行验收检测。

状态检测　验收检测合格的乳腺 X 射线摄影设备在一段试运行期后进行状态检测，并建立相关参数的基线值。乳腺 X 射线摄影设备应每年进行状态检测。稳定性检测结果与基线值的偏差大于控制标准，又无法判断其原因时也应进行状态检测。

稳定性检测　状态检测合格的乳腺 X 射线摄影设备，在使用中应按规定进行定期的稳定性检测。每次稳定性检测应尽可能使用相同的设备并作记录；各次稳定性检测中，所选择的曝光参数及检测的几何位置应严格保持一致。

检测项目及技术要求　乳腺 X 射线摄影机质量控制检测可依据标准《乳腺 X 射线屏片摄影系统质量控制检测规范》提出的影像质量保证要求进行，检测项目包括：标准照片密度，胸壁侧的射野准直，胸壁侧射野与台边的准直，光野/照射野的一致性，自动曝光控制，管电压指示的偏离，辐射输出量的重复性，乳腺平均剂量，高对比分辨率，辐射输出量率，特定辐射输出量，X 射线管的焦点尺寸，半值层，曝光时间指示偏离等。乳腺 X 射线摄影设备的检测项目及技术要求应符合 WS 518—2017 要求。

重要参数　平均腺体剂量。即 AGD，乳腺 X 射线摄影中所致受检者乳房的腺体组织中（不包括皮肤和脂肪组织）的平均吸收剂量。平均腺体剂量是乳腺 X 线摄影中对乳腺辐射风险评价最适宜的量。也是乳腺 X 射线摄影中被推荐作为诊断参考水平的一个量。其大小为乳房体表入射空气比释动能 $K_{a,i}$ 与平均腺体剂量转换因子 C_g 的乘积。

（岳保荣）

yákē X shèxiàn shèyǐngjī zhìliàng kòngzhì jiǎncè

牙科 X 射线摄影机质量控制检测（quality control testing of dental X-ray radiography equipment）

为保证牙科 X 射线摄影过程中医学影像质量和技术质量达到规定的要求，对牙科 X 射线摄影机的部分性能进行的定期检测与校正行为。

牙科 X 射线摄影机基本原理　利用 X 射线成像技术，获取口腔内影像，用以牙科疾病的诊断的摄影方法。用于牙科 X 射线摄影的设备有口内影像接收器牙科 X 射线影设备，口外影像接收器牙科全景 X 射线影设备，以及口外影像接收器的头颅 X 射线摄影设备。

一般要求　牙科 X 射线摄影机设备的质量控制检测主要分为三大类，验收检测、状态检测和稳定性检测。用于检测用的测量设备应按照国家标准或可能存在的国际标准进行校准。测量设备的不确定度应小于测量值的允差。

验收检测　验收试验的目的是证实设备规定的特性在规定允差内。在进行验收试验前，应先确认试验设备的目录，随机文件和试验用工具的符合性。每一项目应用型式标记（型式代号）和系列号来识别，并且全部的目录应符合购货合同。无屏牙科 X 射线片（无屏片）对可见光感光计的响应与它对 X 射线辐射的响应不相同。用测试 X 射线设备有效的设备来评价专用的牙科胶片处理系统的性能是更为可行的。当超过规定的限量值或允差时，至少再做两次附加的测量来验证结果。评价与限制值（高于或低于）有关的结果时，应考虑测量中的不确定性。

在成像过程中，X 射线摄影胶片和胶片处理是关键的部件。用户的责任是确保这些部件以可接受方式进行，例如考虑灵敏度、对比度和伪影的消除。这些器件的性能试验应先于任何验收试验测试，包括牙科 X 射线设备的 X 射线摄影胶片的辐射。

状态检测　验收检测合格的牙科 X 射线摄影设备应该依据国家标准定期进行状态检测。稳定性检测结果与基线值的偏差大于控制标准，又无法判断其原因时也应进行状态检测。

稳定性检测　当新的 X 射线设备投入使用时，或者更换 X 射线设备的任何部件、附件及试验设备时，都可能引起试验结果的变化。在验收试验表明其性能参数满意后，应立即进行初始稳定性试验。初始稳定性试验的目的是为被试参数建立新的基准值。任何可能引起稳定性试验结果明显差异的部件在进行更换时，应建立一个新的基准值。如果这个更换的部件涉及 X 射线设备或附件，在验收试验表明其性能符合要求后，应进行新的稳定性试验。

稳定性试验应按照本部分相关条款的规定重复进行。此外，在下述情况下应重复稳定性试验：当怀疑有故障时；当设备经过维修可能影响其性能参数时，立刻进行稳定性试验；当试验结果超出已确立的准则，需要确认时。

基准值的记录应保存到下一次，直至新的初始稳定性试验完成。稳定性试验记录应至少保存二年。

检测项目及技术要求 牙科 X 射线摄影设备质量控制检测项目包括：X 射线管电压，总滤过，焦点，辐射输出，泄漏辐射等。牙科 X 射线摄影设备的性能验收检测可依据标准 GB/T 19042.4—2005 执行。

（岳保荣）

jìsuànjī X shèxiàn shèyǐng zhìliàng kòngzhì jiǎncè

计算机 X 射线摄影质量控制检测（quality control testing of computed radiography）

为保证计算机 X 射线摄影过程中医学影像质量和技术质量达到规定的要求，对 CR 摄影系统的部分性能进行的定期检测与校正行为。

CR 摄影系统理论基础 采用可重复使用的成像板代替增感屏胶片作为载体，经 X 射线曝光，用激光扫描获得影像信息，通过光学系统收集和放大、计算机采集、而得到的数字化的影响显示的一种 X 射线摄影设备，简称 CR 系统。

1981 年日本富士胶片公司首先推出了成像板技术。成像板的研发为计算机 X 射线摄影的实现奠定了基础。一套完整的 CR 系统由一定数量的成像板、图像阅读器、图像处理工作站、图像存储系统等 4 个部分组成。

一般要求 对 CR 系统的检测分为验收检测（设备新安装或大修后）、状态检测（每年一次）和稳定性检测（每周、每月和每半年）。质量控制检测一般采用非介入检测方法。验收检测前应对 CR 系统所有供货清单盘点和核查。应对每一块成像板和暗盒进行目视检查，是否有表面缺陷或刮擦痕迹；检查暗盒的开启和合拢是否灵活。验收检测前对 CR 主机设备的外围附属的各种设备，如激光打印机、工作站影像监视器、胶片观片灯箱都应进行初始调试和检验。当新安装的 CR 系统投入临床使用后，应定期进行状态检测和稳定性检测，前后的检测条件应严格保持一致，使各次检测结果有可比性。验收检测和状态检测表明其性能满意后，应进行初始稳定性检测，建立相关参数的基线值。

检测项目及技术要求 计算机 X 射线摄影设备质量控制检测项目包括通用检测项目和专用检测项目。可依据《计算机 X 射线摄影（CR）质量控制检测规范》（WS 520—2017）以及《医用 X 射线诊断设备影像质量控制检测规范》（WS 76—2020）提出的要求进行检测。CR 系统专用检测项目包括：IP 暗噪声，IP 影像的均匀性及一致性，照射量指示校准，IP 响应线性，激光束功能，空间分辨力与分辨力重复性，低对比细节探测，空间距离准确性，IP 擦出完全性，滤线栅效应（混叠），IP 通过量等。CR 系统专用检测项目的技术要求应符合标准 WS 520—2017 的要求。

重要参数 包括以下几种。

成像板 采用一种 X 射线存储发光材料（如氟卤化钡）制成的 X 射线面探测器。X 射线在 IP 中形成一幅电子空穴对分布的潜影，它在红色激光扫描机下复合并发出紫光，其强度与 X 射线的强度成比例。CR 系统的扫描读出装置将 IP 的电子潜影读出并将数字化的影像显示在 CR 系统的显示屏上，简称 IP。

照射量指示 CR 系统生产厂提供的一种能反映影像采集过程中成像板所获取的入射照射量的特定技术方法。用这些照射量指示的方法实现受检者的辐射剂量限定和检测。目前中国市场上的 CR 生产厂家所采用的照射量指示参数都不一样。

（岳保荣）

shùzì jiǎnyǐng xuèguǎn zàoyǐng X shèxiàn shèbèi zhìliàng kòngzhì jiǎncè

数字减影血管造影 X 射线设备质量控制检测（quality control testing of X-ray equipment for digital subtraction angiography）

为保证利用 DSA 设备开展的诊断及治疗过程中医学影像质量和技术质量达到规定的要求，对 DSA 设备的部分性能进行的定期检测与校正行为。

DSA 理论基础 数字减影血管造影，即血管造影的影像通过数字化处理，把不需要的组织影像删除掉，只保留血管影像，这种技术称为数字减影技术。其特点是图像清晰，分辨率高，对观察血管病变，血管狭窄的定位测量，诊断及介入治疗提供了真实的立体图像，为各种介入治疗提供了必备条件。主要适用于全身血管性疾病及肿瘤的检查及治疗。应用 DSA 进行介入治疗为心血管疾病的诊断和治疗开辟了一个新的领域。主要应用于冠心病、心律失常、瓣膜病和先天性心脏病的诊断和治疗。DSA 是 20 世纪 80 年代继 CT 之后出现的一项医学影像学新技术，是电子计算机与常规 X 射线血管造影相结合的一种新的检查方法，也是介入放射学发展的基础。

一般要求 目前只有针对 DSA 验收检测的一项标准，即《医用成像部门的评价及例行试验：数字减影血管造影（DSA）X

射线设备成像性能验收》（GBT 19042.3—2005）。国家尚没有针对 DSA 设备的状态检测标准。验收检测的目的是表明设备规定的特性在规定的允许误差内，DSA 功能需要具有摄影功能的数字化 X 射线影像增强器电视技术，对该部分的检测可依据其他标准进行。对 X 射线透视功能的试验应在 DSA 功能试验之前或与之同时进行。质量控制检测中应当优先考虑采用非介入测量。所用的测量设备应当具备合格的校准证书。每次超过规定的限制值或公差都应再进行两次额外的测量以验证该结果。

检测项目及技术要求 DSA 的检测项目主要包括 DSA 可视空间分辨率、DSA 对比灵敏度、动态范围，每影像空气比释动能，伪影等。其检测模体包括：X 射线衰减模体，空白插件，血管模拟插件，低对比线对插件和对比度线性插件等。

重要参数 包括以下几个方面。

DSA 可视空间分辨率 DSA 系统显示高对比度细小结构的能力。影响系统空间分辨率的因素很多，主要有 I.I 分辨力、系统几何放大倍数、X 射线焦点尺寸和电视系统分辨力。

DSA 对比灵敏度 DSA 系统显示相对于背景低对比度血管的能力。

对比度和空间的一致性 对于常规透视、摄影设备，在不同厚度或密度的组织覆盖下的血管虽充有密度相同的对比剂，而他们的图像对比度是不同的，对于 DSA 系统，即使覆盖血管的组织的密度和厚度变化很大，也能使这些血管图像的对比度相同。此特性称为对比度一致性；空间一致性指在影像增强器视野内系统的放大倍数是一致的。由于增强器的入射面不是理想平面，以及电视系统和增强系统的非线性的影响，要得到较好的空间一致性是困难的。如果系统空间一致性得不到满足，图像就会产生严重畸变。

对比度线性 指 DSA 系统能是图像的对比度与碘对比剂的厚度成正比，而不受 X 射线剂量的影响。系统的对比度线性不仅与对数处理电路有关，还受 I.I、电视系统和模数转换电路线性的影响。因此这个参数是对系统整体线性性能的综合反映。

（岳保荣）

yīyòng diànzǐ zhíxiàn jiāsùqì zhìliàng kòngzhì jiǎncè

医用电子直线加速器质量控制检测（quality control testing of medical electron linear accelerator） 为保证放射治疗过程中患者剂量准确以及设备技术质量达到规定的要求，对医用电子直线加速器设备的部分性能进行的定期检测与校正行为。

医用电子直线加速器基本原理 包括以下几个方面。

医用电子直线加速器 利用具有一定能量的高能电子（速度达到亚光速）与大功率微波的微波电场相互作用，从而获得更高的能量。这时电子的速度增加不大，主要是质量不断变大。电子直接引出，可作电子线治疗。电子打击重金属靶，产生轫致辐射，发射 X 射线，作 X 线治疗。

联锁装置 一种保护装置，参数在规定的范围内机器能正常工作，若其中某一参数超过规定范围时防止设备启动或持续运行的装置。

分类 医用加速器按照能量区分可以分为低能机、中能机和高能机。不同能量的机器的 X 线能量差别不大一般为 4MeV 或 6MeV 或 8MeV，有的到 10MeV。按照 X 能量的档位加速器分为单光子、双光子和多光子。低中高能机的区分主要在于给出的电子线的能量。和高能物理用电子直线加速器相比，1~50MeV 属于低能范围，但对临床使用，能量为 50MeV 的医用电子直线加速器属于高能范围。

一般要求 加速器辐射安全、电气、机械安全技术要求及测试方法必须符合国家标准相关的有关规定。为防止超剂量照射，控制台必须显示辐射类型、标称能量、照射时间、吸收剂量、吸收剂量率、治疗方式、楔形过滤器类型及规格等辐照参数预选值。辐照启动必须与控制台显示的辐照参数预选值联锁，控制台选择各类辐照参数之前，辐照不得启动。必须装备两道独立的剂量监测系统，每一道剂量监测系统必须能单独终止辐照，一道剂量监测系统发生故障不得影响另一道系统的功能。

两道剂量监测系统显示的剂量读数在辐照中断或终止后必须保持不变，辐照中断或终止后必须把显示器复位到零，下次辐照才能启动；由于元件或电源失效造成辐照中断或终止，失效时刻读数显示必须储存在一个系统内，以可读取方式至少保留 20 分钟以上。两道剂量监测系统采用双重组合情况下，当吸收剂量达到预选值时，两道系统必须都终止辐照。两道剂量监测系统为初/次级组合情况下，当吸收剂量达到预选值时，初级剂量监测系统必须终止辐照，次级监测系统必须在超过吸收剂量预选值不大于 15%

或不超过等效于正常治疗距离上0.4Gy的吸收剂量时终止辐照。

若设备处于某一种状态下，在正常治疗距离上能产生高于规定最大值二倍的吸收剂量率时，则必须提供一联锁装置，以便在吸收剂量率超出规定最大值不大于二倍时终止辐照。在任何情况下，不得切断这一联锁装置。必须装备检查所有安全联锁的设施，用于在辐照间歇期间检查安全联锁（包括防止剂量率大于预选值十倍的联锁），确保各类系统终止辐照的能力和防止超剂量照射。

控制台必须配置带有时间显示的辐照控制计时器，并独立于其他任何控制辐照终止系统。当辐照中断或终止后，必须保留计时器读数，必须将计时器复零后，才能启动下一次辐照。控制台和治疗室内必须分别安装紧急停机开关。

使用计算机控制系统的加速器软件和硬件控制程序必须加密，未经允许不得存取或修改；用于监视联锁或作为测量线路、控制线路一部分的计算机一旦发生故障，必须终止辐照。

治疗室选址和建筑设计必须符合相应的放射卫生防护法规和标准要求，保障周围环境安全；线束直接投照的防护墙（包括天棚）按初级辐射屏蔽要求设计，其余墙壁按次级辐射屏蔽要求设计；穿越防护墙的导线、导管等不得影响其屏蔽防护效果；X射线标称能量超过10MeV的加速器，屏蔽设计应考虑中子辐射防护；治疗室和控制室之间必须安装监视和对讲设备；治疗室应有足够的使用面积；治疗室入口处必须设置防护门和迷路，防护门必须与加速器联锁；治疗室外醒

目处必须安装辐照指示灯及辐射危险标志；治疗室通风换气次数应达到每小时3~4次。

加速器安装竣工投入运行前或运行参数及屏蔽条件等发生改变时，必须有省级放射卫生防护监督监测部门对有关区域进行全面防护监测和辐射安全评价。在正常运行情况下，工作场所和周围区域辐射水平每年监测一次；安全联锁系统每月检查一次。加速器剂量监测系统定标每周监测一次，百分深度剂量、均整度每半年监测一次。所有监测资料必须详细记录，并妥善保管，存档备案。

检测项目及技术要求 医用电子直线加速器的质量控制检测项目包括X射线的性能部分和电子线的性能部分。X射线的性能部分的检测指标包括：辐射质，辐射野的均整度，辐射野的对称性，剂量示值的重复性、剂量示值的线性，剂量示值的误差等。X射线的性能部分的检测指标包括辐射质、辐射野的均整度、辐射野与光野的重合、辐射野的对称性、剂量示值的重复性、剂量示值的线性、剂量示值的误差等。医用电子直线加速器系统的检测项目与技术要求应符合标GB 15213—94的要求。

（岳保荣）

yīyòng γ shèxiàn yuǎnjù fàngshè zhìliáo de zhìliàng kòngzhì jiǎncè

医用γ射线远距放射治疗的质量控制检测（quality control testing of medical γ-ray teletherapy）

为保证γ射线远距离放射治疗过程中患者剂量准确以及设备技术质量达到规定的要求，对远距离放射治疗装置的部分性能进行的定期检测与校正行为。

γ射线远距离放射理论基础

包括以下几个方面。

γ射线远距离治疗 用置于辐射源组件中的放射性核素发出的伽玛射线束，在辐射源至皮肤之间的距离不小于50cm时实施的体外射束医学治疗，通常钴-60γ射束治疗，简称γ远距治疗。

钴-60远距离治疗机 利用放射性核素钴-60源产生的辐射束进行放射治疗用的设备。放射源活度一般不超过370Tbq（10000Ci）。机器由机头、机架、控制设备和治疗床组成。机头是机器的主要部件，放射源装在特制的浇有铅的不锈钢抽屉内，用铅和钨合金做防护，用远距离控制，使放射源在"储藏"和"照射"位置上移动。机头可以上下移动或做旋转运动以适应多种方式治疗。

一般要求 对γ射线远距离治疗进行检测时，所使用的各类检测仪器必须符合国家相应标准的要求，并经过国家法定部门的检定或校准，并在指定的检定有效期内。检测时应使用容积不小于30×30×30cm的水模体。对常规质控检测亦可使用固体模体。γ远距治疗设备内的钴-60放射源，应符合GB 4076的要求。放射源的活度应不少于37TBq。γ远距治疗设备，用于治疗的源皮距不得小于600mm，源皮距指示器指示的源皮距位置与实际位置的偏差不得大于3mm。有用射束在模体校准深度处吸收剂量的相对偏差不大于±3%。辐射野内有用射束非对称性不大于±3%。γ射束远距治疗机计时器在一定时间间隔内控制给出的输出剂量与在相同时间间隔内剂量仪测出的剂量之间的相对偏差不大于±2%。有用射束轴，在不同准直器位置时，束轴在与其垂直的参考平面上的

投影点的变化范围不大于 2mm。经修整的半影区宽度不得超过 10mm。灯光野边界线与照射野边界线之间的重合度每边不大于 2mm。辐射野的均整度，在辐射野边长 80% 的范围内，最大、最小剂量相对于中心轴剂量的百分偏差不大于 ±3%。机械等中心在与束轴垂直的参考平面上的投影的轨迹的最大径不大于 2mm。

放射防护检测分类 包括以下几种。

型式试验 当新产品投产，间隔一年以上在投产的产品或设计、工艺、材料有长大改变，可能影响产品的防护性能时，应进行型式试验。

出厂检验 γ 远距治疗设备产品，出厂前厂家应按国家标准的规定进行检验，达到国家标准后方可出厂。厂家提供的出厂产品的放射防护与安全性能结果，应为辐射源在额定装机容量下的检测结果。

验收检测 凡属下列情形之一者，应进行验收检测：新购置或引进的 γ 远距治疗设备；更换放射源的 γ 远距治疗设备；经过重大维修的 γ 远距治疗设备；闲置或停止使用 6 个月以上重新启用的 γ 远距治疗设备；新建、改建、扩建及续建的 γ 远距治疗室。

状态检测 对正常使用中的 γ 远距治疗设备或治疗室的放射防护与安全状态，应进行定期检测。状态检测的周期一般为一年一次。

质量控制检测 γ 远距治疗单位为保证 γ 远距治疗的放射防护与医学治疗质量，应对 γ 远距治疗设备有用射束的吸收剂量、放射治疗工作场所及周围环境的放射防护进行检验测试。在 γ 远距治疗设备正常使用情况下，每天应检查源皮距指示器、门联锁和照射室内监测器等；每月检测灯光野与辐射野重合度、计时器走时的准确性和水模体（或固体模体）中校准点吸收剂量等。对上述检查、检测结果均应做详细记录，发现异常及时纠正。

检测项目及技术要求 可依据标准《医用 γ 射束远距治疗防护与安全标准》（GBZT 161—2004）的要求，对钴-60 远距离治疗机进行质量控制检测，检测项目包括：准直器旋转中心，灯光野与照射野的重合性，半影区宽度，辐射野对称性，输出剂量的重复性，输出剂量的线性，治疗计划的吸收剂量偏差等。钴-60 远距离治疗机的检测项目及技术要求应符合标准 GBZ 161—2004 的要求。

(岳保荣)

hòuzhuāng γ yuán zhìliáo de zhìliàng kòngzhì jiǎncè

后装 γ 源治疗的质量控制检测（quality control testing of γ-ray source afterloading brachytherapy）

为保证后装放射治疗过程中患者剂量准确以及设备技术质量达到规定的要求，对后装放射治疗机的部分性能进行的定期检测与校正行为。

理论基础 包括以下几点。

后装 先将施源器置放于接近肿瘤的人体天然腔、管道或将空心针管置入瘤体，再导入放射源的技术，多用于计算机程控近距离放疗设备。由于使用前可将空载源管插入病灶区，经准确定位后，再把放射源用压缩空气送入定位准确，可以减少工作人员所受剂量，该类治疗机的输出量和剂量分布一般用小型电离室和固体剂量计（如 TLD）在模体内测定。

后装治疗 将放射源通过施用器放置在人体组织或腔体内的治疗技术。

后装机质量保证 在放射治疗中病人得到最准确的受照剂量，最优化的辐射防护。为了达到这个目的，质量保证包括源活度校准，剂量仪的校准，源传输 S 到位精度测量，医用物理制定放射治疗计划及实施治疗，治疗结束后，检查放射源是否安全回到贮源器。

一般要求 包括以下几个方面。

检定校准 对新安装、换源后和维修后的设备，要及时进行检测，以保证治疗剂量的准确可靠。后装放射治疗设备的计时装置和出源长度应定期进行校准。剂量仪和井型电离室在使用过程中，由于使用时间长或某些零件磨损或老化，维修调试后，仪器的刻度因子发生了变化，因此剂量仪要定期送计量部门检定或校准。井型电离室校准周期为二年。后装放疗设备的防护性能每年至少检测一次。

验收检测 后装治疗机安装结束或重大维修后，为检查治疗机性能指标是否符合要求而进行的检测。状态检测：为评价后装治疗机状态进行的检测。稳定性检测：为确保后装治疗机在治疗条件下，各项性能参数既符合要求且运行稳定的检测。

责任管理与分工 放射治疗科的放射肿瘤学家（科主任）全面负责全科工作，工程师负责设备维修，调试和校准，医用物理师负责放射源校准，在放射治疗计划系统上的影像图上重建三维，制定放射治疗计划，实施病人治疗时的摆位。治疗结束后，用检测仪测量放射源是否安全回到贮源器里。

检测项目及技术要求 后装放射治疗设备质量控制检测项目

包括治疗源活度测量；单源及源可单独选择的多源系统吸收剂量重复性；源随机选择的多源系统吸收剂量重复性测量；源传输到位精确度测量；距离贮源器表面 5cm 处的任何位置泄漏辐射的空气比释动能率；距离贮源器表面 100cm 处任何位置泄漏辐射的空气比释动能率测量等。

后装放射治疗设备的检测项目与技术要求应符合标准《后装 γ 源治疗的患者防护与质量控制检测规范》（WS 262—2017）、《放射治疗放射防护要求》（GBZ 121—2020）、《核医学放射防护要求》（GBZ 120—2020）、《医用 γ 射线后装近距离治疗辐射源检定规程》（JJG 773—2013）等的要求。

重要参数 包括以下几个方面。

空气比释动能强度 自由空间中的空气比释动能率和沿放射源中垂线从放射源中心到标定点的距离平方乘积。用井型电离室测量电离电荷，经各项校正因子和空气比释动能强度与源外观活度转换系数修正，计算源外观活度。实测的源外观活度与厂家提供的源标称活度进行比较，两者的相对偏差不能大于±5%。

源外观活度 当密封放射源产生的空气比释动能率与同种核素裸源产生的空气比释动能率相同时，则把裸源活度看作该种核素密封源外观活度。

（岳保荣）

lìtǐ dìngxiàng wàikē fàngshè zhìliáo de zhìliàng kòngzhì jiǎncè

立体定向外科放射治疗的质量控制检测（quality control testing of stereotactic radiosurgery）为保证立体定向外科放射治疗过程中患者剂量准确以及设

备技术质量达到规定的要求，对实行立体定向放射治疗的设备部分性能进行的定期检测与校正行动。

立体定向外科放射治疗理论基础 利用立体定向装置、CT、磁共振或 X 射线数字减影等影像设备及三维重建技术确定病变组织和邻近器官的准确位置及范围，使用小野集束 X 射线或 γ 射线聚焦在靶点进行大剂量照射的技术。使用钴-60γ 射线进行立体定向放射治疗的设备俗称 γ-刀。使用医用电子加速器的高能 X 射线进行立体定向放射治疗的设备俗称 X-刀。

一般要求 治疗单位应制定与其治疗项目相适应的质量保证方案并保证其正确实施，为每位患者精确制定治疗计划并对其实施定位、精确治疗。治疗单位应制定 γ-刀与 X-刀治疗的防护安全应急预案，该应急预案应明确紧急情况下工作人员必须采取的处置程序和措施。

验收检测 新安装的 γ-刀或 X-刀治疗设备在投入使用前，应由具备检测资质的技术机构对其剂量学参数和防护安全等性能进行验收检测。确认合格后方可启用。使用中的 γ-刀和 X-刀治疗设备及其配套的影像设备应定期维修，设备大修或更换重要部件后应由具备检测资质的技术机构对其剂量学参数和防护安全等性能进行检测，确认符合国家标准后方可启用。

状态检测 对于使用中的 γ-刀和 X-刀治疗设备，应由具备检测资质的技术机构按照国家标准规定的全部检测项目每年至少进行一次状态检测。

稳定性检测 γ-刀或 X-刀治疗设备在投入使用后，治疗单位

应按照其制定的质量保证方案的频度至少对以下项目定期进行稳定性检测或防护安全检查：γ-刀和 X-刀安全连锁装置和剂量监测系统；γ-刀和 X-刀照射野尺寸与标称值最大偏差；γ-刀和 X-刀焦平面上照射野半影宽度；γ-刀焦点计划剂量与实测剂量的相对偏差；γ-刀定位机械中心与照射野中心的偏离；X-刀等中心偏差；X-刀等中心处计划剂量与实测剂量相对偏差。

机房防护要求 γ-刀或 X-刀治疗室应独立建制或设置在建筑物底层的一端，面积应不小于 30m²，层高不低于 3.5m。治疗室建筑应有满足防护要求的屏蔽厚度，在距治疗室墙体外 30cm 可达界面处停留的医务人员（不含放射工作人员）或其他公众成员所受到的年平均有效剂量不超过 1mSv，该处因透射产生的空气比释动能率一般应不大于 2.5μGy/h。必要时治疗室入口处采用迷路形式。控制室操作台和防护门至少应有两种以上安全联锁装置。治疗室内应安装能紧急终止照射的应急开关。入口处应设置显示治疗源工作状态的讯号灯。控制室与治疗室应配置固定式剂量监测报警装置。治疗室内应有良好的通风，机械通风换气次数一般为每小时 3～4 次。

检测项目及技术要求 立体定向外科放射治疗设备质量控制检测项目包括焦点剂量率，焦点计划剂量与实测剂量的相对偏差，机械中心与辐射野中心之间的距离，辐射野半影宽度，辐射野尺寸（FWHM）与标称值最大偏差，透过准直体的泄漏辐射，非治疗状态下杂散辐射。立体定向外科放射治疗设备的检测项目与技术

要求应符合标准《X、γ 射线头部立体定向外科治疗放射卫生防护标准》（GBZ 168—2005）的要求。

（岳保荣）

dānguāngzǐ fāshè jìsuànjī duàncéng xiǎnxiàng shèbèi zhìliàng kòngzhì jiǎncè

单光子发射计算机断层显像设备质量控制检测（quality control testing of SPECT equipment）

为保证利用放射性核素进行诊断、治疗的过程中医学影像质量和技术质量达到规定的要求，对 SPECT 设备的部分性能进行的定期检测与校正行为。

理论基础 主要包括以下几个方面。

核医学 将开放的放射性核素应用于医学诊断和治疗的学科。SPECT 是采用单光子发射计算机断层术获取闪烁图像的一种成像设备（single-photon emission computed tomography，SPECT）和 PET 设备（positron emission tomography，正电子发射断层成像设备），这两种设备均应用核医学的两种类型 CT 技术，都是对从病人体内发射的 γ 射线成像。

SPECT 成像原理 γ 照相机探头的每个灵敏点探测沿一条投影线进来的 γ 光子，其测量值代表人体在该投影线上的放射性之和。在同一条直线上的灵敏点可探测人体一个断层上的放射性药物，它们的输出称作该断层的一维投影。各条投影线都垂直于探测器并互相平行，故称之为平行束，探测器的法线与 X 轴的交角 θ 称为观测角。γ 照相机是二维探测器，安装了平行孔准直器后，可以同时获取多个断层的平行束投影，这就是平片。平片表现不出投影线上各点的前后关系。要想知道人体在纵深方向上的结构，

就需要从不同角度进行观测。可以证明，知道了某个断层在所有观测角的一维投影，就能计算出该断层的图像。从投影求解断层图像的过程称作重建。这种断层成像术离不开计算机，所以称作计算机断层成像术（CT）。CT 设备的主要功能是获取投影数据和重建断层图像。

一般要求 如果没有其他规定，测量的计数率应不大于 $2 \times 10^4 s^{-1}$。测量前对装置的调试应采用制造者常规所用的步骤，而不应为特定参数的测量做专门的调试。对多探头系统还应提供获得整套数据所需覆盖的最小旋转范围（如对三探头是 120°）。如果 SPECT 按影响性能参数的非圆形轨迹运行，实验结果应另行报告。SPECT 在平面操作下的参数必须首先测量。任何一项测量如果不能按标准规定进行，则应说明偏差的原因和进行测量的环境。

检测项目及技术要求
SPECT 设备质量控制检测项目包括系统平面灵敏度、固有空间分辨率、系统空间分辨率、固有空间均匀性、固有空间线性、最大计数率、断层空间分辨率，等。SPECT 设备质量设备的检测项目与技术要求应符合标准《放射性核素成像设备性能和试验规则 第 2 部分：单光子发射计算机断层装置》（GB/T 18988.2—2013）、《放射性核素成像设备性能和试验规则伽马照相机》（GB/T 18989—2013）的要求。

重要参数 具体如下。

平面灵敏度 当准直器与脉冲辐射分析器窗限定时，探头的计数率与含有特定核素且面积确定的平面源活度之比，此平面源距准直器前端面的距离为 Z 且与准直器轴轴线垂直对中，其活度

区集中在中心附近。

（岳保荣）

fàngshè fánghù

放射防护（radiation protection）

研究保护人类及其生存环境免受或尽量减少电离辐射的影响和实现这种保护的方法。又称辐射防护，主要包括电离放射影响的防护对策、措施和方法的研究。在放射防护领域，防护与安全不可分割，安全主要涉及保持对源的控制，而（放射）防护则主要与控制放射照射及其效应有关。两者密切相连，如果所述的源置于控制之下，则放射防护就简单得多，因此，安全必定促进保护。

发展历史 1895 年德国科学家伦琴发现了 X 射线，1896 年法国科学家贝克勒尔发现铀的放射性，1898 年居里夫妇从沥青油矿中分离出天然放射性核素钋和镭，从此人类社会进入辉煌的原子时代。X 射线和放射性核素发现后，最早应用的是医学领域，但是，人们发现放射性照射在给人类带来利益的同时，也会对人体造成损伤。1902 年出现了因射线照射所致的皮肤癌患者死亡的病例报道，于是科学家提出了放射线危险界限的概念。在 19 世纪末，人类对放射防护有了初步认识。20 世纪中期，在核武器的研制过程中，遇到了严重的放射防护问题，放射防护作为一个学科开始形成。放射防护学科的提出，最初的研究对象是人类及生物体的保护，至 20 世纪后期，又提出了非人类物种保护的课题。随着电离放射技术的发展和广泛应用，尤其是核工业的发展及核恐怖事件的发生，其可能的危害已引起国际社会的普遍关注，放射防护本身也得到了进一步发展。

研究范围 ①医用辐射源项的放射防护。②工业用辐射源项的放射防护。③公众生活中氡及其子体等的放射防护。④核反应堆的放射防护。⑤核武器和放射恐怖袭击的放射防护。

研究内容 包括防护对策、防护措施和方法。

防护对策 旨在预防和缓解事故后果的一种行动，包括放射防护计划、防护任务、防护行动及应急准备与响应。①放射防护计划，旨在对放射防护措施提供充分考虑的系统性安排文件。②防护任务，为确保完成某一给定假想始发事件所要求的安全任务而需要产生的最低程度的防护行动。③防护行动，旨在避免或减少公民在紧急情况或慢性照射情况下所受剂量而采取的一种干预行动。长期防护行动：不属于紧急防护行动的防护行动。这类防护行动可能要持续数周、数月或数年。这些行动包括采取避迁、农业对策和补救行动等措施。缓解行动：由营运者或其他方立即采取的行动，以便减少导致需要在厂内或厂外采取应急行动的照射或放射性物质释放情况发展的可能性；或者缓解可能导致需要在厂内或厂外采取应急行动的照射或放射性物质释放源的状况。紧急防护行动：在发生紧急情况时为有效起见必须迅速（通常在数小时内）采取的防护行动，如有延误则将明显降低其有效性。④应急准备与响应采取行动，以降低突发事件对人类健康与安全、生活质量、财产与环境影响的行为。在核应急或放射性应急情况下，最常考虑的紧急防护行动是撤离、个人去污、隐蔽、呼吸道保护、服碘预防以及限制消费可能已受污染的食品。

防护措施和方法 包括外照射防护和内照射防护。

外照射防护方法 包括时间防护、距离防护和屏蔽防护：①时间防护。人体受到照射的累积剂量的大小与其受照时间成正比，接触源的时间越长，受照剂量越大，其危害越严重。因此，在防护实践中，应尽可能减少受照时间，以降低人体的受照剂量。②距离防护。尽可能远离放射源，从而进一步降低人体受照剂量的方法。当电离放射源为点状源，且周围介质对电离放射的吸收很小，甚至可以忽略时，人体受到照射的剂量率与距离的平方成反比，即距离延长一倍，剂量率减少到原来的1/4。③屏蔽防护。利用一定厚度的物质可以吸收和衰减射线的原理，在人体与放射源之间设置一定的屏障，以减少人体受照剂量的方法，包括固定式防护设施、移动式防护装置和个人防护用品。

内照射防护方法 包括优选核素和活度、内外照射防护兼顾及防护设施防护为主，个人防护为辅：①优选核素和活度。对非密封源的使用，在达到同样的应用目的时，要选择毒性低的放射性核素，并将使用量（放射性活度）控制在需要量的最低值。②内外照射防护兼顾。在使用非密封放射源的放射工作场所，大多存在混合放射体，放射性核素既发射 α 或 β 粒子，又放出 γ 射线。因此，既要防止外照射，又要防止内照射。③防护设施防护为主，个人防护为辅，在使用非密封放射源的放射工作场所，应首先做好工作场所的选址，并建立符合国家有关标准要求的防护设施，加强机械通风以及废水、废物的处理；对需要近距离操作放射性核素的工作人员，应穿戴必要的个人防护用品。

发展趋势 ①由ICRP2007年建议书可以看出，电离放射生物效应的基本理论和基本事实没有变化，但也取得了一定进展。一是放射危害系数从 7.3（$10^{-2}Sv^{-1}$）下降到 6（$10^{-2}Sv^{-1}$），二是人类放射防护体系基本保持不变，但有所深化。②放射防护的3条基本原则保持不变，但明确正当性原则和防护最优化原则是源相关的，剂量限值是个人相关的；防护最优化原则和剂量约束是放射防护体系的中心，这一体系适用于所有 3 种照射情景，即计划照射情景、应急照射情景和现存照射情景。③放射防护最基本的水平是源相关的限值，即剂量约束，是最优化过程的起点，安全文化和利益相关者的参与是最优化的重要组成部分。④集体剂量是在放射防护应用过程中为了比较不同的放射防护技术和方法引进的一个量，不能用于流行病学危害评价，特别是对于受到小剂量照射的大人群，根据集体剂量计算癌症死亡率是不恰当的。⑤非人类物种保护。国际放射防护委员会（ICRP）出版了第91号报告《评价电离放射对非人类物种影响的基本框架》，提出了评价电离放射对非人类物种影响的基本原则、评价模式框架和参考动物与植物。⑥风险评价。在辐射防护领域的环境影响评价和安全评价中，引入了风险评价模式，对正常工况、事故状况，尤其是极端自然条件下的风险评价。

（李全太）

fàngshè fánghù tǐxì

放射防护体系（radiation protection system） 一套可行的和有条理的防护方法。鉴于放射照射情况的多样性，为在宽广的应用范围内达到统一要求，国际放射防护委员会（ICRP）建立了一个规范的放射防护体系。放射防护体系包括放射防护基础、放射防护审管的范围和放射防护原则。由于放射防护已经成为一个社会普遍关注的问题，利益相关者的参与已经成为放射防护决策的重要因素。为实现这一放射防护体系，需要建立与放射防护相关的国家基础结构，包括法规体系、审管机构以及人力和物力资源。目前的防护体系能够用合理的结构组成这一复杂的网络。

发展历史　人类放射防护体系是基于下述工作基础上而形成的：①用于评价放射剂量的人的参考解剖学和生理学模式的建立。②放射损伤的分子和细胞水平的研究。③实验动物的研究。④辐射流行病学研究等。

主要内容　①可能存在的放射照射的特征，包括计划照射、应急照射和现存照射。②照射类型的分类，包括一定存在的照射和可能存在的照射，以及职业照射、患者医学照射和公众照射。③被照射人员分为工作人员、患者和公众。④评价类型的分类，即源相关和个人相关。⑤放射防护原则的准确阐述。实践正当性是前提，剂量限值是上限，放射防护最优化是放射防护的目标，也是放射防护中需要研究的主要问题。这3项基本原则是相互关联的，在实践中不可偏废任何一项，构成了放射防护体系的主要内容。⑥需要防护行动或评价的个人剂量水平的描述，包括剂量限值、剂量约束和参考水平等。⑦放射源安全状态的描述，包括它们的安保、应急准备和响应的要求。⑧放射防护审管范围。放

射防护体系对于任何放射照射和放射源都是适用的，但这并不意味着所有照射和放射源都必须审管。事实上，为了达到放射防护的目的，确定审管的范围需要考虑的问题是多方面的，包括社会、经济、文化和法律等因素；需要考虑控制的可能性和必要性。⑨利益相关者的参与。在放射防护体系日趋完善的今天，放射防护与社会的相关性愈来愈密切。在"线性无阈"理论的前提下，放射防护的任何标准均不能排除有害的健康效应，任何放射防护标准和原则都必须定义可接受的危害。必须有利益相关者的广泛参与，才能取得利益相关者之间的相互信任和支持。⑩与放射防护相关的国家基础结构。法规体系包括法律、条例、导则和技术标准；审管机构的任务是审管任何涉及放射源和放射性核素的实践的引入和实施。审管机构的职能通常包括：对从事引起或可能引起放射照射的实践的申请进行审评；对需要遵守特定条件和要求的源和实践进行授证；实施定期检查，以确认是否符合这些条件和要求；以及强行实施任何必要的行动，以保证符合法规和标准。人力和物力资源指满足放射防护要求的人员配置和专用物资储备。

（李全太）

fàngshè fánghù sānyuánzé

放射防护三原则（three principles of radiological protection）

为了避免发生有害的确定性效应，并把随机效应的发生概率限制到可以接受的水平，国际放射防护委员会制定的放射防护原则。包括实践正当性、放射防护最优化和个人剂量限值。实践正当性是前提，剂量限值是上限，放射防

护最优化是放射防护的目标，也是放射防护中需要研究的主要问题。

20世纪早期　20世纪40年代，当放射随机效应被确认后，也就自然提出了一个问题，低于确定性效应阈值不能充分避免放射的有害作用。所以，ICRP在20世纪50年代就提出了"尽一切努力减小各种类型电离辐射剂量达到最低的可能水平"。在明确了"预防原则"后，随后就引起了一个"正当性"的问题；即只有在存在明确的社会利益时，所受危害才是正当的。这就使得ICRP在其第1号出版物中提出了"所有剂量保持在实际可行的尽可能低，并避免一切不必要的照射"。

20世纪中期　1966年，ICRP在其第9号出版物中对最优化作了较为精确的描述："由于任何照射可能包含某些危害，委员会建议：避免一切不必要的照射，所有剂量保持在实际可达到的尽量低的水平，经济和社会的考虑包括在内。"在这里，提出了危害应与所从事活动的利益平衡，并应考虑经济和社会因素。1973年在第22号报告中ICRP提出了代价利益模式，其表述是："定义这样的点是可能的，可以说在这个点，经济和社会因素包括在内，剂量保持在实际可达到的尽量低的水平，在选取的这一剂量上，进一步降低剂量的经济和社会利益等于为了这种减少的经济和社会代价。"在这一报告中还提出了用"合理的"代替了"实际的"一词。1977年，ICRP在第26号出版物中提出了放射防护的正当化、最优化和个人剂量限值的三原则替代以往单一的最大容许剂量值；1983年在其第37号报告中提出了在装置设计和运行中实际应

用的代价利益的数学模式。1988年 ICRP 在其第 55 号报告中继续应用了这些模式。但同时指出："防护最优化的概念在性质上是实用的。最优化提出了思考问题的基本框架，投入的防护资源和达到的防护水平应实现适当的某种程度的平衡，面对其他因素和约束的背景，如何能够达到在这种环境下的最好水平。"

20 世纪后期 1990 年，ICRP 在第 60 号出版物对放射防护的三原则又有新的补充和完善。在其第 60 号报告中指出："最优化的方法可能在一个人和另一个人之间引起相当大的不公平"。为此引入"剂量约束"的概念，"用于在考虑最优化方法中限制选择范围的源相关的个人剂量值"。1993 年，ICRP 在第 63 号出版物"在放射应急中公众防护的干预原则"中强调为了减少事故后果在防护行动设计中最优化的关键作用。1997 年，ICRP 在第 77 号出版物"放射性废物处置的放射防护政策"中说明了最优化原则的判断性质。1999 年，ICRP 在第 82 号出版物"在持续放射照射情况下公众的防护"中指出：有关防护选择的决策过程中"可能需要考虑除了直接与放射防护相关的其他因素"以及"应包括除放射防护专家以外的有关利益相关者的参与"。

21 世纪 ICRP2007 年建议书在 60 号出版物的基础上提出了一套用于计划照射、应急照射及现存照射的原则，并阐明了如何将防护原则应用于放射源和个人，以及如何将源相关原则应用于所有可控的情况。其中，放射防护的正当化、最优化是源相关的，适用于所有照射情况；个人剂量限值是个人相关的，适用于计划照射情况。

（李全太）

fàngshè fánghù zhèngdàngxìng
放射防护正当性（justification of radiation protection）

在计划照射情况下，确定某一实践在总体上是否有益的过程。即引入或继续这一实践对个人和社会带来的预期利益是否超过该实践产生的损害。在应急照射情况下或现场照射情况下，确定一个建议的防护行动或补救行动在总体上是否有益的过程。即引入或继续这个防护行动或补救行动对个人和社会带来的预期利益是否超过该行动的代价及该行动引起的任何损害或损伤。"对于一项实践，只有在考虑了社会、经济和其他有关因素之后，其对受照个人和社会所带来的利益足以弥补其可能引起的放射危害时，该实践才是正当的"。因此，在决定任何一项放射实践时，都应当进行代价和利益的分析，要求其对人群和环境可能产生的危害比起个人和社会从中获得的利益来，应当是小得多，即利益明显大于付出的全部代价时，所进行的放射性工作就是正当的，是值得进行的。

应用方法 在职业照射和公众照射情况下，正当性原则的应用有两种不同的方法，取决于能否控制源。一是用于引入新的放射源的活动或利用已有的放射源开展新的照射项目时，应进行正当性判断，只有利大于弊，能产生净利益时才可以从事该项实践；二是用于改变照射途径而非直接作用于源以控制照射的情况。主要的例子是现存照射和应急照射情况。在此情况下，正当性原则用于决定是否采取行动，以避免进一步的照射。

影响因素 实践的正当性涉及社会、经济和其他许多有关因素，特别是对于一些涉及面很宽的实践，常常难以仅从放射防护的角度作出判断，如一个核电站的选址涉及地质、地震、电网和生态等因素以及社会和经济等各方面的问题，放射防护仅是诸多因素中的一个，很难仅从放射防护的正当性作出判断。但对一些与人体健康直接相关的问题，如医疗照射和在日用商品或产品中添加放射性物质等实践，放射防护正当性的判断可能是决定性的因素。在 GBZ 18871—2002 基本标准中规定："在下列实践中，通过添加放射性物质或通过活化从而使有关日用商品或产品中的放射性活度增加是不正当的：①涉及食品、饮料、化妆品或其他供人食入、吸入、经皮肤摄入或皮肤敷贴的商品或产品的事件。②涉及放射或放射性物质在日用商品或产品（如玩具等）中无意义的应用的实践。"

原则 在基本标准 GB 18871—2002 中规定了"放射诊断和核医学诊断的医疗照射指导水平"。规定了正当性判断的一般原则，诊断检查的正当性判断，群体检查的正当性判断与临床指征无关的放射学检查的控制和关于医学研究中志愿者的照射。正当性判断的一般原则是："在考虑了可供采用的不涉及医疗照射的替代方法的利益大于可能引起的放射危害时，该医疗照射才是正当的。对于复杂的诊断和治疗，应注意逐例进行正当性判断。还应注意根据医疗技术与水平的发展，对过去认为是正当的医疗照射重新进行正当性判断"。确定照射方法总的正当性判断通常是由国家职业团体负责的，有的国家是与国家审管当局共同进行的。医学方法总的利益不仅包括对患者的直接的健康利益，而且也包括对患者家庭和社会的利益。随着危害评价的深入，现有方法有效性的提高以及新方法的建立，对于现行判断应该不断地进行评审。

（李全太）

fàngshè fánghù zuìyōuhuà

放射防护最优化（optimization of radiation protection）

对于来自一项实践中的任一特定源的照射，应使防护与安全最优化，使得在考虑了经济和社会因素之后，个人受照剂量的大小、受照射的人数以及受照射的可能性均保持在可合理达到的尽量低的水平；这种最优化应以该源所致个人剂量和潜在照射危险分别低于剂量约束和潜在照射危险约束为前提条件（治疗性医疗照射除外）。

目的 放射防护安全与最优化的过程，可以从直观的定性分析一直到使用辅助决策技术的定量分析，但均应以适当的方法将一切有关因素加以考虑，以实现下列目标：一是相对于主导情况确定出最优化的防护与安全措施，确定这些措施时应考虑可供利用的防护与安全选择以及照射的性质、大小和可能性；二是根据最优化的结果制定相应的准则，据以采取预防事故和减轻事故后果的措施，从而限制照射的大小及受照的可能性，包括定量和定性的方法，对于一些具体的设计问题和运行检查计划，通常可以主要采用定量的方法。对于涉及公众以及范围较广的问题，难于采用定量的方法。当然，在采用定性的方法时，对其中的某些具体问题也可以采用定量的方法。

运行过程 是在经过正当性判断后，对一切必要照射的防护设计，也包括放射实践中运行过程的最优化。即使受照剂量保持在可合理达到的最低水平，但又不是盲目追求无限制地降低剂量，甚至降至本底水平为目标，否则，所增加的高额防护费用与所降低的有限剂量相比得不偿失。运行过程的最优化主要是放射实践中工艺技术的改进和工作人员技术熟练程度的提高，尽量减少一切不必要的受照过程。

与正当性原则关系 防护最优化原则与正当性原则均为源相关，与剂量限值不同，剂量限值仅仅能够在正常情况下应用，而最优化可在所有情况下应用，包括正常情况、应急情况和可控制的现存情况，剂量约束是最优化过程的上限。最优化涉及个人所受剂量、受照射的人数以及可能存在但不一定接受的照射（即潜在照射）。最优化也包括安全文化的培育、放射性废物最小化的执行和利益相关者的参与等。

（李全太）

jìliàng xiànzhí

剂量限值（dose limit）

受控实践使个人所受到的有效剂量或剂量当量不得超过的值。剂量限制适用于实践所引起的照射，不适用于医疗照射，也不适用于无任何主要责任方负责的天然源的照射。

具体标准 包括以下几个方面。

基本标准 中国基本标准 GB 18871—2002 规定，应对任何工作人员的职业照射水平进行控制，使之不超过下述限值：①由审管部门决定的连续 5 年内的年平均有效剂量 20mSv。②任何一年中的有效剂量，50 mSv。③眼晶体的年当量剂量，150 mSv。④四肢或皮肤的年当量剂量，500 mSv。

年龄为 16～18 岁的人员，为了学习目的或培训的目的有可能使用放射源而受到放射照射。这些人可能包括职业高中的学生和大中专学校的学生，也可能包括接受涉及放射就业培训的徒工，对他们所受到的职业照射应进行控制，以保证他们的安全。另外，这些人尚属未成年人，对其受照控制应比对成年人的更严格。基本安全标准规定应控制这类人员的职业照射使之不超过下述限值：①年有效剂量，6 mSv。②眼晶体的年当量剂量，50 mSv。③四肢或皮肤的年当量剂量，150 mSv。

公众照射剂量限值 实践使公众中有关关键人群组的成员所受到的平均剂量估计值不应超过下述限值：①年有效剂量，1mSv。②特殊情况下，如果 5 个连续年的年平均剂量不超过 1 mSv，则某一单一年份的有效剂量可提高到 5 mSv。③眼晶体的年当量剂量，15 mSv。④四肢或皮肤的年当量剂量，50mSv。

慰问者及探视人员的剂量限值 患者的慰问者在患者诊断或治疗期间所受的剂量不超过 5 mSv。应将探视食入放射性物质的患者的儿童所受剂量限制于 1 mSv 以下。

评价依据 确定剂量限值的主要依据是放射产生的危害，但剂量限值的确定不仅仅是根据对健康的影响，还要考虑社会和经济的因素。剂量限值是不允许接受剂量范围的下限，而不是允许接受的剂量范围的上限。因为剂量限值是与个人直接相关的，所以它是最优化过程的约束条件。评价照射引起的危害时，通常使用如下 4 个剂量水平：①不可接受的，即在任何情况下都没有理由能够容忍的剂量水平。②可容忍的，即虽不情愿但是有理由能够忍受的剂量水平。③可接受的，表示能够接受，并不需要进一步改善防护措施，即已经达到最优化要求的剂量水平。④可忽略的，不需要采取任何防护措施的剂量水平。

剂量限值情况的确认，剂量限值适用于在规定期间内外照射引起的剂量和在同一期间内摄入所致的待积剂量的和；计算待积剂量的期限对成年人的摄入一般为 50 年，对儿童的摄入则应计算至 70 年。为确认是否遵守剂量限值，应利用规定期间内贯穿辐射所致外照射个人剂量当量与同一时期内摄入的放射性物质所致的待积当量剂量或待积有效剂量的和。

意义 剂量限值是"不可接受的"和"可容忍的"区域的分界线，即是不可接受水平的下限，是可容忍水平的上限，也是放射防护最优化约束的上限。个人剂量限制是强制性的，必须严格遵守。即使个人所受剂量没有超过规定的相应的剂量当量限值，仍然必须按照最优化原则考虑是否要进一步降低剂量。所规定的个人剂量限值不能作为达到满意防护的标准或设计指标，只能作为以最优化原则控制照射的一种约束条件而已。

用个人剂量限值对个人受到的正常照射加以限制，以保证除所规定的特殊情况外，由来自各项获准实践的综合照射所致的个人总有效剂量和有关器官或组织的总当量计量不超过所规定的剂量限值。不应将剂量限值应用于获准实践中的医疗照射。此外，还应对个人所受到的潜在照射的危险加以限制，使来自各项获准实践的所有潜在照射所致的个人危险与正常照射剂量限值所相应

的健康危险处于同一数量级水平。

（李全太）

剂量约束 （dose constraint）

对源可能造成的个人剂量预先确定的一种限制。是与源相关的，被用作对所考虑的源进行防护和安全最优化时的约束条件。剂量约束所指的照射是任何关键人群组在受控源的预期运行工程中，经所有照射途径所接受的年剂量之和。

约束值 ICRP 和 IAEA 推荐了通用的约束值。审管部门和运行管理部门可以根据具体情况，选择适当的数值；这些数值通常低于 ICRP 的推荐值。当对给定源选择特定约束值时，应考虑源和相应环境的特征。剂量约束值可望用于在规划和执行任务以及设计实施和设备制造时遇到的各种情况下的放射防护最优化。因此，应根据照射情况的具体特点按各种具体情况分别设定剂量约束值。因为剂量约束值是与源相关的，所以应明确说明与剂量约束值有关的源。

个人类型 在应用剂量约束时，首先需要鉴明被照射个人的类型。至少有 3 类：患者、接受过培训的人员和公众，相应的照射通常称为医疗照射、职业照射和公众照射。医疗照射通常是自愿的，利益和危害主要是患者本身，所以医疗照射通常是单独处理的。在控制区工作的工作人员不是严格的自愿者，但他们是被告之和进行过良好培训的人员，这是一个被告之的单独的人群组。一般工作人员，如管理人员和支持人员最好包括在公众中。采用核医学方法治疗患者时，在医院或家庭中的支持公众人员需要单独考虑。相应的约束应高于一般

公众。

最高限度 剂量约束值的目标是对个人剂量值（由一个源、一个装置中的一组源、一个实际、某一特定类型工业中的一项任务或一组操作造成的）设置一个最高限度，在这些源、实践或任务的放射防护最优化工程中，可以认为这个最高限度是可以接受的。根据情况，剂量约束可表示为单次剂量或给定的一段时间内的剂量。如果工作人员受到不同源或任务的照射，那么必须保证遵守限值。

为了应用最优化，应在设计和规划阶段评估个人剂量，而且正是这些针对各种方案所预计的个人剂量应与相应的剂量约束值比较，预计给出剂量约束值的方案应给予进一步考虑；预计给出剂量高于剂量约束值的方案通常给予舍弃。不应当用剂量约束值来追溯地检查遵守防护要求的情况。

（李全太）

危险约束 （risk constraint）

对于潜在照射，相应的源相关的约束。危险约束像剂量约束一样，是源相关的，且原则上应等于同一个源相关的剂量约束值所隐含的相同健康危险。然而，在单独一个不安全状况的概率及其所致剂量时，可能有很大的不确定性。因此，采用危险约束的通用值通常是适当的。

危险约束值 在放射工作情况下，可以基于正常职业照射的普遍性归纳与总结，而不是给予特定操作更具体的研究。在 ICRP 的剂量限值体系已经得到实施且防护得到最优化的情况下，自某些选定类型的操作中，平均个人的职业照射有效剂量可高达 5mSv。因此，对于工作人员的潜

在照射，ICRP 继续推荐一个通用的危险约束值：每年 2×10^{-4}，相当于平均职业年剂量 5mSv（ICRP，1997）的癌症致死率。对于公众的潜在照射，ICRP 继续推荐每年 1×10^{-5} 危险约束值。在 ICRP 第 64 号出版物中，提出了基于辐射安全考虑可以选择的年概率范围（表 1），这些数值可以代表典型的危险约束值。但是，应当指出的是：这些约束指对个人潜在照射的，还可能存在引起社会影响等其他后果的概率，因此，复杂的潜在照射的情况需要进行多属性分析。

危险评价技术 应用于危险约束控制的危险评价技术可分为确定论评价方法和概率论评价方法，两种方法是相互补充的而不是排斥的。概率安全分析从 20 世纪 70 年代开始发展以来，已经取得了很大进展，并已成为核工业等领域估算危险的最有用工具。近年来，已开始研究概率安全分析在装有放射性同位素的医用和工业装置中的应用。美国 NRC 制定了有关这方面的计划，开展了放射治疗装置危险评价等工作。对于一些简单的装置，人的作用更大，制定良好的质量保证计划是安全的关键。

概率评价预测所有不大可能发生的初因事件有很大的不确定性，因而对总概率的任何估计给予慎重考虑。在许多情况下，为了决策的目的，通过独立地考虑（事件）发生概率及其所致剂量往往可以得到更多的信息。在大型核装置中，对于选定的潜在照射情景，监管机构可以规定作为设计基准事故预防与缓解的剂量准则。考虑了事故的概率之后，对于潜在照射，这里所使用的剂量准则应当从危险约束值导出。除了医疗照射之外，对于一项实践中的任一特定的源，其剂量约束和潜在照射危险约束应不大于审管部门对这类源规定或认可的值，并不大于可能导致超过剂量限值和潜在照射危险限值的值。需要说明的是，无论剂量约束、危险约束还是参考水平，其数值均不是"危险"与"安全"的分界线，也不表示超出其数值就关系到个人健康危害。

（李全太）

cānkǎo shuǐpíng

参考水平（reference level）

在应急照射情况或现存照射情况下，设定的一个剂量、危险或活度浓度水平。高于这个水平，允许照射的发生是不适当的；低于这个水平，防护与安全的最优化方案可继续执行。参考水平值的选择取决于照射实践的具体情况。行动水平、干预水平、调查水平或记录水平。对于放射防护实践中可测的任何一种量都可以建立参考水平。

为有效实施放射防护，放射防护部门可事先规定确定行动的参考水平，为决定采取某种行动而规定的水平。达到或超过该水平时，则应采取某种相应的行动。这种行动可以是把测量值记录存档，或者进一步调查，乃至进行干预。相应的参考水平分别称为记录水平、调查水平和干预水平，前两个水平是直接与职业照射相关的水平。

参考水平应用于应急照射或可控的现存照射情况，将其作为一种具有不同功能的基准。在应急照射或可控的现存照射情况下，不论计划允许发生的照射，或已经发生并已采取防护行动的照射，经测量或评价，只要照射的剂量高于相应的参考水平，就应当设计并优化防护行动，努力把参考水平以上的照射降低到参考水平以下。

鉴于应急照射这种特殊情况，ICRP 认为参考水平的最大值为 100mSv（急性照射或者是 1 年的有效剂量）。ICRP 对参考水平分为 3 个层次：第一层次，年有效剂量小于或等于 1 mSv；第二层次，年有效剂量大于 1 mSv 至小于或等于 20 mSv，第三层次，年有效剂量大于 20 mSv 至小于或等于 100 mSv。

（李全太）

diàochá shuǐpíng

调查水平（investigation level）

由放射防护部门制定的启动某项辐射相关调查所需的条件指标阈值。如剂量当量、摄入量和单位面积的污染水平等，大于此值的结果被认为足够重要；当被测量的某个量高于此水平时，值得进一步调查其发生的原因和造成的后果。调查水平应被视为管理的重要工具，因此，应在工作的计划阶段就应将其明确。根据运行经验可对其进行修改。

调查水平的量值一般为剂量或摄入量，但这些量有时用起来不方便。因此，通常采用更加容易使用的数值，如作业场所的剂量率、空气中放射性物质的浓度

表 1 基于辐射安全考虑可以选择的年概率范围

事件	年概率范围
产生的剂量可作为正常照射的一部分的事件	$10^{-1} \sim 10^{-2}$
仅产生随机效应但高于剂量限值的事件	$10^{-2} \sim 10^{-5}$
可产生某种确定性辐射效应剂量的事件	$10^{-5} \sim 10^{-6}$
可导致人员死亡结果的事件	$< 10^{-6}$

或者放射性物质的体内滞留量或尿中的排泄量。这些量值被称为导出水平。

作用 调查水平在放射防护监测中起着重要作用。审管当局为了审管目的可建立通用的个人剂量调查水平。调查水平可设定为与个人或工作环境相关的任何实际可测量的量。这些量应在放射防护计划中规定，其目的在于帮助控制有关操作和受照。如果调查水平被超过，则应对防护和安全措施进行评审，找出相应的原因。这种评审有时会导致引入新的放射防护和安全措施，确定是否需要采取进一步的措施来改善现有的放射防护条件。

分类 对于个人监测，调查水平为年剂量基本限值的3/10乘以作业时间所占全年工作时间的份数。对于空气污染检测仪的报警阀的设定，可用于启动对空气污染的原因进行调查。个人剂量和摄入量的调查水平可根据预期的个人剂量水平来设定。通常是某一时间周期内的剂量限值的一个份额。

工作场所的监测可涉及剂量率、污染水平以及放射性气溶胶的测量，或者是它们的结合。工作场所的调查水平的确定应根据预测水平和运行经验来制定。通常为导出空气浓度（DAC）的某一份额。根据剂量限值的某一份额导出的表面污染水平对于指明某次测量的意义也是有益的。这些数值经常起到调查水平的作用，可揭示放射防护条件的变差。

对从事一项特殊操作的工作人员可制定一个调查水平，或者对于在一定工作场所工作的人员导出一个水平。后者对于在工作场所可受到数个源的照射或设计多项不同工作任务的工作人员是非常适合的。应通过管理措施确定调查的责任人。调查的目的、调查涉及的行动及每个调查水平，应事先明确。调查水平可用于：①导致可疑受照的情况。②核实剂量测量结果。③现有工作条件下超出剂量限值或调查水平的概率。④拟采取的纠正行动。

（李全太）

记录水平值（value of recording level，VRL）

jìlù shuǐpíngzhí

审管部门所规定的剂量或摄入量的一个水平，工作人员所接受的剂量或摄入量达到或超过这一水平时，则应记入他们的个人受照射水平。

个人监测的记录水平应为年限的1/10乘以进行个人监测的时间所占全年工作时间的份额。对于常规监测，记录水平为监测周期所占年总监测时间之比的1/10。因此若每年监测N次，对于任意的放射性核素的摄入，其记录水平 RL 为：

$$RL = (1/10)(ALI/N) \quad (1)$$

另外，ICRP 还建议若监测的结果均在记录水平以下时仍可将监测结果记录到个人剂量档案。实际上，目前很多机构将其仪器的测量下限作为记录水平。其理由为，有时在集体剂量计算以及最优化分析时需要保存记录，对个人来说，因涉及赔偿时需要，也有必要妥善保存记录。

（李全太）

表面污染控制水平（control level of surface contamination）

biǎomiàn wūrǎn kòngzhì shuǐpíng

为控制放射性污染而规定的限值。适用于操作放射性物质的工作人员的体表和衣物，工作场所的设备、墙壁、地表等表面的放射性污染控制。表面污染指物体或人体表面沾染有放射性微粒、粉尘或放射性液体。被放射性污染的物体，其本身可能是有放射性的，也可能是没有放射性的。因此，当测量某物体周围空间有高于本底的剂量率时，并不能据此判断该物体表面一定有放射性污染。

污染类型分松散污染和固定污染。固定污染和松散污染的 β 射线和 γ 射线会对接近污染表面的人员造成外照射的危害。松散污染可能会因为各种原因再悬浮到空气中，而被吸入体内，也可能因为不正确的方式或不良的个人习惯，由污染的手、体表或伤口进入体内而造成内照射的危害。

对于那些可能与人体接触的表面，如其污染水平高于本底，但没有超过控制水平，在可能的情况下也应去污，使其回到或接近本底水平。表 1 列出了工作场所的放射性表面污染控制水平。

（李全太）

表 1 工作场所的放射性表面污染控制水平/（Bq/cm²）

表面类型	区域	α 放射性物质		β 放射性物质
		极毒性	其他	
工作台、设备、墙壁、地面	控制区（高污染子区除外）	4	4×10	4×10
	监督区	4×10⁻¹	4	4
工作服、手套、工作鞋	控制区	4×10⁻¹	4×10⁻¹	4
	监督区			
手、皮肤、内衣、工作袜		4×10⁻²	4×10⁻²	4×10⁻¹

fàngshèyuán 'ānquán

放射源安全 (safety of radiation sources)

为减少涉及放射源事故可能性并在发生事故时减轻其后果，防止放射源对人们可能造成放射危害所采取的一系列措施。包括管理措施、技术措施和安全文化，还包括放射源的保安工作。

在中国《电离辐射防护与辐射源基本安全标准》中，对放射源安全做出具体的规定，包括注册者和许可证持有者在辐射源安全方面所承担的职责、安全评价、放射源设施设计要求、放射源运行操作和质量保证等方面的要求，通过履行这些要求达到放射源安全使用的目标。它涵盖源的开采、选冶、处理、设计、制造、建造、装配、采购、进口、出口、销售、出卖、出借、租赁、接受、设置、定位、调试、持有、使用、操作、维护、修理、转移、退役、解体、运输、贮存或处置全过程。

注册者和许可证持有者职责

注册者和许可证持有者对放射源安全的职责主要为：注册者和许可证持有者应对其所负责源的潜在照射的控制（即源的安全）负责，应实施《电离辐射防护与辐射源基本安全标准》第3章所规定的一般要求和第4章与第5章所规定的主要要求，并应根据其所负责源的实际情况实施本章所规定的详细要求。对于获准营运核设施或放射性废物管理设施的许可证持有者，除了该标准的要求之外，还应遵循国家有关核设施、放射性废物管理设施的防护与安全的专门法规与标准所规定的要求。应通过与源的供方或设计者、建（制）造者以合同等法律上有效的方式的合作，保证其实践中的放射源是经良好设计和建（制）造的；符合有关防护与安全要求及相应质量标准；经过检查，确认符合相应技术规格书的要求。应对其所负责源的运行操作的安全负全部责任；注册者和许可证持有者可以把所负责的源的运行操作任务委托给其他方进行，但仍然要负责保证源的所有运行操作符合本标准要求。

放射源的保安要求　关于放射源的保安要求，在《电离辐射防护与辐射源基本安全标准》（GB 18871—2002）中关于"源的实物保护"条文中明确指出：应该按照下列要求，使源始终处于受保护状态，防止被盗和损坏，并防止未经法人批准的任何活动：①确保源的实物保护符合注册证和许可证中规定的所有要求，并保证将源的失控、丢失、被盗或失踪的信息立即通知审管部门。②不将源转移给未持有效批准证件的接收者。③对可移动的源定期进行盘存，确认他们处于指定位置并有可靠的保安措施。保安措施适用于放射源使用的整个寿期，包括放射源的生产、供应、接收、贮存、使用、转移、进口、出口、运输、维护或处置等。

放射源的安全管理　对于放射源的安全管理，中国有相关的法律法规。现行有效的法律法规有《中华人民共和国放射性污染防治法》（2003年10月1日起实施）、《放射性同位素与射线装置安全和防护条例》《放射性同位素与射线装置安全许可管理办法》。为了保证放射源的安全防护，国务院环境保护主管部门对全国放射性同位素、射线装置的安全实施统一监督管理。国务院公安、卫生等部门按照职责分工和条例的规定，对有关放射源的安全和防护工作实施监督管理。县级以上地方人民政府环境主管部门和其他有关部门，按照职责分工和条例的规定，对本行政区域内放射源的安全和防护工作实施监督管理。中国对放射源实施许可制度，《中华人民共和国放射性污染防治法》规定：生产、销售、使用放射性同位素与射线装置的单位，应当按照国务院有关放射性同位素与射线装置放射防护的规定申领许可证，办理登记手续。转让、进口放射性同位素与射线装置的单位以及装备有放射性同位素的仪表的单位也应当办理相关手续。

(邓大平)

yuán de wēixiǎn huódù

源的危险活度 (dangerous activity of radiation sources)

特定放射源的核素在设定的多种照射情景条件下足以引起严重确定性效应的最小活度估算值。又称D值（dangerous quantity）。在估算时，有些因素如放射事故或恶意行为造成的社会与经济后果，因为定量和比较效应的方法学问题还未解决而未予以考虑。

严重的确定性效应　在中国的《放射源分类办法》（国家环境保护总局2005）中提到的放射源对人体健康的影响，包括短暂时间（几分钟至几周）照射引起的死亡、使个人生活质量下降的永久性损伤和暂时性损伤，这些健康效应均属于严重的确定性效应。确定性效应通常见于照后即刻。获得的剂量越高，其严重性越大，而且有一个剂量阈值，低于此值则什么也不发生。分为致死效应和非致死效应。

致死性效应　如果发展的话，可导致死亡。辐射照射引起的死亡最终是多发性器官衰竭的结果，这些器官和组织是有选择的，它们的损伤被认为是关键的；对这些器官和组织的照射剂量保持在阈剂量以下就可避免受照人员的死亡。

非致死性效应 指那些降低生活质量的效应，它特定地依赖于器官和组织。

计算方法 在计算 D 值时，采用了专家判断（E）和危险分析（R）两种不同的方法。

专家判断法 根据已有的可供利用的资料、现有规定和专业判断的考虑。在计算感兴趣的许多主要放射性核素的 D 值时采用这种方法。在专家判断方法中，假设参考水平的剂量能引起严重确定性效应，但它低于阈剂量。

危险分析法 是根据发生严重确定性效应危险的定量评价来计算 D 值。这个模型是根据供核电站事故后果分析用的健康效应模型以及对最新的资料和模型的严格评估，旨在用于对事故的响应。在危险分析方法中以能发生严重确定性效应的剂量水平为阈水平。在这个水平受照的人员中有 5% 将发生严重确定性效应。

在计算 D 值时要考虑的器官和组织列于（表 1）。

D₁ 值和 D₂ 值 分别指非漏散的和漏散的放射源在失控时源中放射性核素的活性在意外事故中有理由预计会引起严重的确定性效应。而 D 值则是 D₁ 值和 D₂ 值中最小的数值。非漏散放射源指没有屏蔽而有包壳的放射源。因为放射性物质是密封的，所以仅考虑来自此类源的外照射。漏散放射源指密封源的泄漏、拆卸或其他破裂可造成放射性物质的扩散，例如在火灾和爆炸（例如 RDD）见到的那样。含有放射性惰性气体的放射源的扩散可使全身淹没在局部烟云中而受到全身外照射。不含有放射性惰性气体源的漏散可导致周围环境的污染。这种污染转而能引起内照射和皮肤接触性照射。

（邓大平）

yuán de wēixiǎn zhǐshù

源的危险指数（risk index of radiation sources） 用于判定源或含源实践危险程度的一个指数。

计算方法 即危险指数等于放射源核素的实际使用活度（A）除以该核素的危险活度（D）得到的商，它是一个无量纲的量。它用于放射源和含源实践的危险分类。这一分类是基于安排应急响应的需要，而不应与为其他目的所确定的放射源分类相混淆。计算公式如下式：

$$危险指数 = 源的实际活度 / 危险活度$$

评价 活度大于 D 的源具有导致严重确定性效应的潜在危险性。因此，A/D = 1 被认为是划分两个类别的合理边界值。但是，为了使分类法能够适用于多种不同的应用，显然需要将源分成 2 个以上的类别。

在确定 D 值的过程中，认识到活度超过 D 值 10 倍的源在相对短的时间内可引发生命危险的照射（IAEA 2002a）。因此，将类别边界值设定为 A/D = 10。但是，这将出现一些活度极高的源（例如放射性同位素热电发生器）与活度低得多的源（例如高剂量率近距放射治疗源）处于同一类别中。因此，决定使用运行经验、专业判断和从事故中吸取的经验来区分这些实践，从而产生了另一个边界值，A/D = 1000。

由于有范围很广的实践和源的活度都低于 A/D = 1，因此需要确定另一个类别边界值。运行经验、专业判断和从事故中吸取的经验，再次产生了另一个边界值，A/D = 0.01。放射性活度低于这一类边界值的源的实践，均被认为

表 1 计算 D 值时要考虑的器官和组织

器官或组织	照射途径	组织标号	
		专家判断	危险分析
软组织	近距外照射源	1	1
红骨髓	内照射	2	2
肺部	内照射	3E	3R
结肠或小肠	内照射	4	4
甲状腺	内照射	5	5
皮肤部位	皮肤接触	6E	6R
躯干*	远距外照射源	7	7
红骨髓	远距外照射源	b	b
甲状腺	远距外照射源	b	b
眼晶体	远距外照射源	b	b
女性卵巢	远距外照射源	b	b
男性睾丸	远距外照射源	b	b

注：* 躯干用于简化考虑来自远距源外照射的效应，它包括红骨髓、甲状腺、眼晶体和生殖器官；对此器官来自远距外照射源而发生严重确定性效应的阈剂量低于躯干的参考水平和阈水平，因此，对此器官不作专门的剂量计算。

是可以"豁免"监管控制。放射性核素的特定豁免水平见《电离辐射防护与辐射源安全国际基本安全标准》。

作用 A/D 值可用于对源的相对风险进行初步分级。但以往的经验表明，尽管 A/D 比为分类提供了一个粗略且合理的基础，但其他风险因素可能也是重要的。因此，在审议每一实践或源的类别时，还需考虑工作性质、源的可移动性、从已报告事故中吸取的教训以及在该项应用中典型活度和特定活度等因素。例如，如果仅考虑活度，某些低活度的放射性同位素热电发生器可被分为 2 类。但是，所有的放射性同位素热电发生器都被分到 1 类，因为它们可能被放置到偏僻位置使用，处于无人监管状态，而且它可能含有大量的钚或锶。同样，尽管仅根据其活度判断，有些用于工业射线探伤的 ^{169}Yb 可分到 3 类，但由于曾经发生了数量相对较多的与工业射线探伤源相关的辐射照射事故，因此将这种实践都分到 2 类。

（邓大平）

fēnlèi fánghù

分类防护（categories of radiation protection） 根据与受照的行为或状态的不同，而将电离辐射照射按照不同的目的进行分类的方法。根据辐射源与人体的相对位置，可将辐射作用于人体的方式分为外照射、内照射、放射性核素体表污染及复合照射；按照照射的状态不同可将辐射照射分为正常照射和异常照射（潜在照射）；按照受照射群体的不同还可以分为职业照射、医疗照射和公众照射；按照照射的情况可分为计划照射情况、现存照射情况和应急照射情况。

外照射 辐射源位于人体外对人体造成的辐射照射。外照射可以是全身受照或局部受照。如果位于人体外的 X 射线、γ 射线或 β 射线的辐射源被关闭或移走，则不会有进一步的辐射发生。如果辐射源体积很小，且紧贴身体（在衣服口袋里或用手摸），一般只发生局部照射；相反，若人员离源相对较远或源的大小与人体大小相当，人体围绕源移动，则可导致受照剂量近似均匀分布的全身照射。离源越远，移动越频繁，剂量分布越均匀。如果源相对紧贴身体，并有一些屏蔽，将导致部分或局部受照；源贴身越近，照射范围越小，但局部照射剂量越大。

防护 防护措施可采取时间、距离和屏蔽防护。

评价 利用佩戴在身体上的个人剂量计得到个人监测结果；或者，例如在前瞻性评价中，先测量或估计出 H^*（10），再利用适当的转化系数。个人监测的运行实用量是 H_p（10）和 H_p（0.07）。假若个人剂量计是佩戴在其照射具有代表性的位置上，并且是在低剂量和全身均匀照射的假定下，那么，对于放射防护目的来讲，H_p（10）值提供了对有效剂量足够精确的估计。

内照射 进入人体内的放射性核素作为辐射源对人体的照射。辐射源沉积的器官，称为源器官；受到从源器官发出辐射照射的器官，称为靶器官。均匀或比较均匀地分布于全身的放射性核素引起全身性损害。选择性分布的放射性核素以靶器官的损害为主，靶器官的损害因放射性核素种类而异。例如放射性碘可引起甲状腺损伤，镭、钚等亲骨放射性核素可导致骨损伤，稀土元素和以胶体形式进入体内的放射性核素可导致网状内皮系统的损伤。由于各种器官或组织的放射敏感性（radiosensitivity）不同，内照射空间分布的问题就非常重要。

防护 可通过阻断放射性核素进入体内的途径来实现，例如在通风橱内操作开放性放射性核素、穿戴呼吸防护面具、手套等器具等措施。

评价 以计算放射性核素摄入量为基础的，可以认为放射性核素摄入量是内照射剂量评价的一种运行实用量。摄入量可以根据直接测量（例如，全身或指定器官和组织的体外监测），或者间接测量（例如，尿或粪），或者对环境样品的测量，以及利用生物动力学模型来估算。根据摄入量以及 ICRP 对大量放射性核素所推荐的剂量系数，就可以计算出有效剂量。剂量系数是对不同年龄的公众和职业照射的成人给出的。

滞留体内的放射性核素，会在由它们的物理半衰期和它们在体内的滞留特性所决定的期间内对人体组织产生剂量。由此，它们可以在摄入后的若干月，或若干年内对人体组织产生剂量。由于需要对由放射性核素产生的照射进行监管，同时考虑到辐射剂量在延长时间段内的累积，从而引入了待积剂量这个量的定义。由摄入体内的放射性核素所产生的待积剂量，是在指定时间段内预期会授予的总剂量。

对于待积剂量的实践应用与评估，ICRP 继续建议，待积剂量是针对发生摄入的那一年来给定的。对于工作人员，待积剂量通常是对摄入后的 50 年时段来评估的。对于婴儿和儿童，剂量将评估到 70 年。

（邓大平）

jìhuà zhàoshè

计划照射 （planned exposure situations）

那些在照射发生之前可以对放射防护进行预先计划的，以及那些可以合理地对照射的大小和范围进行预估的照射情况。包括那些已按 ICRP 以前建议中的实践进行适当管理的源和情况。在设施或源的正常运行条件下，包括在可能发生的能够保持在控制条件之下的小的意外事件情况下，受到或预计会受到的照射称为正常照射（conventionality exposure）。

内容 在引入一个计划照射情况时，应当考虑与放射防护相关的所有方面。如果需要的话，这些方面将包括设计、建造、运行、退役、废物管理、以前占用的土地和设施的恢复，并将考虑潜在照射及正常照射。计划照射情况也包括患者的医疗照射，包括他们的抚育者和照顾者。一旦紧急情况已得到控制，计划照射的防护原则也适用于与现存照射和应急照射有关的计划工作。计划照射情况的建议与 ICRP 第 60 号出版物（ICRP，1991b）及其后续出版物提出的实践的正常作业和医学防护的那些建议，没有实质性变化。

所有类型的照射都可能在计划照射情况中发生，即职业照射、公众照射和患者的医疗照射，包括他们的抚育者和照顾者。计划照射情况的设计与开发应当对偏离正常作业条件引起的潜在照射有适当的重视。应当对潜在照射评价和受照人员安全与安保的相关问题给予应有的关注。

放射防护三原则 国际放射防护委员会的放射防护三原则适用于计划照射情况。

正当性原则 任何改变照射情况的决定都应当是利大于弊。这就意味着通过引入新的辐射源，减少现存照射或减低潜在照射的危险，人们能够取得足够的个人或社会利益以弥补其引起的损害。

防护最优化原则 在考虑了经济和社会因素后，遭受照射的可能性、受照射人员数目以及个人所受剂量的大小均应保持在可以合理达到的尽可能低的水平，这意味着在主要情况下防护水平应当是最佳的，取利弊之差的最大值。为了避免这种优化过程中的严重不公平的结果，应当对个人受到特定源的剂量或危险需要加以限制（剂量约束或危险约束以及参考水平）。

剂量限值的应用原则 除了患者的医疗照射之外，任何个人受到来自监管源的计划照射的剂量之和不能超过国际放射防护委员会推荐的相应限值。监管剂量限值由监管机构考虑国际建议而确定，此限值适用于计划照射情况的工作人员及公众人员。计划照射中的职业照射使用剂量限值和剂量约束；公众照射使用剂量限值和剂量约束；医疗照射适用的诊断参考水平或剂量约束（对抚育者、照顾者以及研究中的志愿者）（表1）。

对于计划照射情况的公众照射，国际放射防护委员会仍然建议剂量限值表述为：年有效剂量 1mSv。然而在特殊情况下，假定在限定的 5 年内平均每年不超过 1mSv，在单个的一年内可以允许有效剂量的数值大一些。

前两项原则是源相关的，后一项原则是个人相关的。

（邓大平）

xiàncún zhàoshè

现存照射 （existing exposure situation）

那些不得不采取控制决策时就已经存在的照射情况。有许多类型的现存照射情况可能会产生足够高的照射，对此理应采取放射防护行动，或至少理应考虑这些行动。

现存照射情况可能是很复杂的，它们可以涉及多个照射途径，并且它们通常产生低到（极个别情况）几十毫希沃特范围内的年个人剂量分布。这些情况常包括住宅，例如氡照射情况，以及受照射个人习性决定照射水平的许多情况。另一个例子是长期污染地区个人照射的分布，它直接反映了受影响居民饮食习惯的差异。照射途径的多样性和个人习性的重要性将导致照射情况难于控制。

国际放射防护委员会建议，参考水平（用个人剂量规定）应当与为实施现存照射情况下照射的最优化过程一起使用。其目的是实施最优化的防护策略或循序渐进的一系列这类策略，这将把个人剂量降低到参考水平之下。然而，低于参考水平的照射应是不容忽视的，或是否需要采取进

表 1 计划照射情况下推荐的剂量限值

限值类型	职业	公众
有效剂量	20 mSv/a，在规定的 5 年内平均	1 mSv/a
年当量剂量		
眼晶体	150 mSv	15 mSv
皮肤	500 mSv	50 mSv
手足	500 mSv	—

一步的防护措施。最优化过程的终点必不能固定在事先规定的水平，防护最优化水平将取决于具体的情况。决定控制一个特定情况的参考水平的法律地位是监管机构的责任。回顾性的，当防护行动已经实施时，参考水平也可用作评价防护策略有效性的准则。在现存照射情况下，参考水平的应用，最优化过程结果的个人剂量分布是随时间演变的。

现存照射情况的参考水平通常设定在 1~20mSv 预期剂量层次内。有关的个人应当接收到关于照射情况以及降低他们的剂量的措施的基本信息。在那些个人生活方式是照射的关键环节的情况下，个人监测或评价及教育与培训可能是重要的要求。在核事故或辐射事件之后，生活在污染的土地上是这类照射的典型情况。

为现存照射情况制定参考水平所考虑的主要因素：控制这种情况的可能性，以及类似情况过去的管理经验。在大多数的现存照射情况下，把照射降低到接近或近似视为"正常"情况的水平既是受照个人的愿望，也是主管部门的愿望。这特别地适用于人类行动产生的物质引起的照射情况，即 NORM 残留物和事故污染。

（邓大平）

yìngjí zhàoshè

应急照射（emergency exposure situation）

紧急情况下受到的照射。即使在设计阶段已经采取了所有合理的措施降低潜在照射的概率和后果，但仍可能需要对这些照射考虑有关的应急准备和响应。应急照射情况是意外情况，对此可能要求实施紧急防护行动，也许还需要实施更长期的防护行动。在这些情况下，可能

会发生公众成员或工作人员的照射，以及环境污染。照射可能是由几个独立途径也可能是同时起作用而导致的，在这个意义上讲，照射可能是非常复杂的。更进一步地讲，放射危害可能伴随其他危害（化学、物理等）。因为潜在的应急照射情况是可以预见，所以应当对响应行动做出计划，其准确度或高或低，取决于所考虑的装置或情况的类型。然而，因为实际的应急照射情况本来是不可预测的，所以必要的防护措施的准确类型是不可能预先知道的，只需灵活地逐步适应实际情况的需要。

覆盖事件 国际放射防护委员会目前强调适用于应急照射情况的防护策略正当性和最优化的重要性，最优化过程受参考水平支配。由于存在多个、独立、同时、并随时间变化的照射途径的可能性，在开发与实施防护措施时，着重于所有途经可能导致的总照射是重要的。同样的，一个总体防护策略也是必要的，通常包括评估放射情况和实施不同防护措施。在应急照射情况的演变期，这些措施很可能随时间而变化，而当应急照射情况可能影响不同的地理区域时，这些措施很可能随地点而变化。假定未采取防护行动时因应急照射情况预期导致的总剂量称作预期剂量。当实施了防护策略时可能产生的剂量称作剩余剂量。此外，每一个防护措施都将防止某些照射，这就称作可防止的剂量。ICRP 目前建议着重于总体防护策略的最优化，而不是个人措施的最优化。

应急照射评价 在应急照射情况下，当在短时间内剂量可能会达到高水平时应对严重确定性健康效应的预防给予特别关注。

在重大应急情况下，基于健康效应的评价是不充分的，必须对社会、经济和其他后果给予应有的考虑。另一个重要的目标是，在实际可行的范围内，准备恢复认为是"正常"的社会和经济活动。

在应急情况的计划中，最优化过程应当应用参考水平。应急情况下最高的计划剩余剂量的参考水平，典型的是在 20~100mSv 预期剂量层次内。总体防护策略中的预期剩余剂量与该策略适宜性初始评估中的参考水平进行比较。在计划阶段，应当拒绝不能把剩余剂量降低到低于参考水平的防护策略。

响应行动 计划应当产生一组行动，一旦一个应急照射情况已经发生，如果实际情况要求这些紧急行动，就可以自动地投入实施。紧随一个立即行动决策之后，可以评估预期剩余剂量的分布，参考水平作为评价防护策略的有效性以及需要修正或采取附加行动的基准。高于或低于参考水平的所有照射都应当进行防护的最优化，应当对高于参考水平的照射给予特别关注。

防护策略 当为一个特定的应急照射情况制定防护策略时，可能需要鉴明要求特殊防护措施的一些不同人群。例如，为鉴明所考虑照射的大小，距离一个应急照射情况的始发点（即，一个装置、一个应急地点）的距离可能是重要的，因而对确定防护措施的类型和紧急程度也是重要的。考虑到受照射人群的多样性，防护措施的计划应当以在不同人群中鉴明的代表人受到的照射为基础。当一个应急情况已经发生后，计划的防护措施应逐渐演变以最佳地适应所考虑的所有受照射人

群的实际情况。应当对孕妇和儿童给予特别关注。

应急计划应发展成可以处理所有可能的情景。一个应急计划的制定是一个多步骤的反复过程，它包括评估、计划、资源分配、培训、演习、监查及修订。辐射应急响应计划应当整合到综合危害应急管理计划之中。

假若发生了应急照射情况，那么第一个问题就是判明应急情况的性质。初始响应应当以一种一致且灵活的方法按照应急计划去执行。最初实施的防护策略将是应急计划中针对相关事件情景所描述的那些对策，它是作为计划阶段的一部分根据通用最优化做出的。一旦开始实施应急计划中的措施，应急响应的特点在于评议、计划和执行的迭代循环。

应急响应不可避免地是随着时间的推移从一个仅有很少信息向一个可能具有极多信息发展的过程，预期的防护和那些受影响的相关事物随时间的推移也有极大的增加。应急照射情况分为三个阶段：早期阶段（可以分为报警和可能的释放），中期阶段（以任何释放的停止和释放再次得到控制为开始）和晚期阶段。在任何阶段，决策者都必然会对有关情况有一个不完整的理解：未来的影响、防护措施的有效性以及其他因素中受到直接或间接影响的那些因素的关注。因此，一个有效的响应必须随着其影响的定期评议灵活推进。参考水平为这个评议提供了一个重要的输入信息，它也为所知道的有关照射情况与施行防护措施所提供的防护进行比较提供了一个准则。对应急照射情况所导致的长期污染的管理视为一种现存照射情况。

（邓大平）

qiánzài zhàoshè

潜在照射 （potential exposure）

有一定把握预期不会受到但可能会因源的事故或某种具有偶然性质的事件或事件序列（包括设备故障和操作错误）所引起的照射。异常照射和潜在照射是一类照射。异常照射指当辐射源（如核电站）失去控制时，工作人员和公众所接受的可能超过为他们所规定的正常情况下的剂量当量限值的照射。异常照射可分为事故照射和应急照射。

潜在照射与正常运行时计划操作引起的照射之间常是相互联系的。例如，在正常运行期间降低照射的行动可能增加潜在照射的概率。例如，对长寿命废物进行贮存而不是进行弥散，可以降低排放引起的照射，但将会增加潜在照射。为了控制潜在照射，需要进行某些监督和维修活动。这些活动可能会增加正常照射。

覆盖事件 在引入一个计划照射情况的计划阶段，就应考虑潜在照射。应当认识到照射可能导致行动的可能性，即降低事件的发生概率和假设任何一个事件发生后限制和降低照射（缓解）的行动。在应用正当化和最优化原则时，应当对潜在照射给予充分的考虑。潜在照射广泛地覆盖三种类型的事件。

个人 通常影响遭受计划照射个人的那些事件：通常涉及的人数是少的，且涉及的危害是直接受到照射人员的健康危险。这些照射发生的过程是相对简单的，例如，可能不安全地进入一个辐照室。ICRP 在其 76 号出版物中给出了这种潜在照射防护的具体指南。

群体 会影响较大数量的人，且不仅会涉及健康危险，也会涉及其他危害的那些事件，例如污染土地和需要控制食物消费，涉及的机制是复杂的。一个例子就是在一个核反应堆内可能发生一个大事故，或可能发生放射性物质的恶意使用。ICRP 在其 64 号出版物中提供了这类事件防护的概念框架。在第 96 号出版物中，提供了涉及恶意目的的事件发生之后放射防护的若干建议。

未来长时期内 远的未来且将在长时期内施予剂量的那些事件。例如，在固体废物处置于深层地质库的情况下，发生在遥远未来的照射伴随着相当大的不确定性。因此剂量估计不应用于度量超过大约几百年未来的健康危害。更确切地说，剂量估计代表处置系统提供的防护指标。ICRP 在其 81 号出版物中给出了关于长寿命固体放射性废物处置的具体指南。

潜在照射评价 为了计划或判断防护措施的目的，潜在照射的估计通常基于：①情景的构造，期望它典型地代表导致照射的事件序列。②每个这些序列的概率评价。③所致剂量评价。④与该剂量相联系的危害的估计。⑤结果与某些可接受准则的比较。⑥防护的最优化，该步骤可能会要求上述步骤重复几次。

注意事项 ICRP 在其第 76 号出版物中讨论了情景构造与分析原则的应用。潜在照射可能性的决策应当既考虑照射发生的概率也要考虑照射的大小。在一些情况下，可以独立考虑这两个因素进行决策。在其他情况下，考虑辐射相关死亡的个人概率而不是有效剂量。为了这个目的，概率定义为一年内遭受剂量的概率和可能遭受该剂量时的辐射相关死亡概率之积，于是，所致概率可与一个危险约束值进行比较。

如果该概率低于危险约束值，它可能是可以忍受的。

危险约束，像剂量约束一样，是源相关的且原则上应等于同一个源相应的剂量约束值所隐含的相同健康危险。然而，在估计一个不安全状况的概率及其所致剂量时可能有很大的不确定性。因此，采用危险约束的通用值通常是适当的。在工作人员情况下，它可以基于正常职业照射的普遍性归纳与总结，而不是给予特定操作更具体的研究。在ICRP的剂量限制体系已经得到实施且防护得到最优化的情况下，自某些选定类型的操作（UNSCEAR，2000）中，平均个人的职业照射有效剂量可高达5mSv。因此，对于工作人员的潜在照射，ICRP继续推荐一个通用的危险约束值：每年$2×10^{-4}$，它相当于平均职业年剂量5mSv（ICRP，1997b）的致死癌症概率。对于公众的潜在照射，ICRP继续推荐每年$1×10^{-5}$危险约束值。

概率评价的使用受到对不一定会发生的事件预测程度的限制。在因宽泛的初因事件谱所致事故发生的情况下，由于预测发生所有不大可能的初因事件有很大的不确定性，因而对总概率的任何估计给予慎重考虑。在许多情况下，为了决策的目的，通过独立地考虑（事件）发生概率及其所致剂量往往可以得到更多的信息。

在大型核装置中，对于选定的潜在照射情景，监管机构可以规定作为设计基准事故预防与缓解的剂量准则。考虑了事故的概率之后，对于潜在照射，这里所使用的剂量准则应当从危险约束值导出。

（邓大平）

chíxù zhàoshè

持续照射 （prolonged exposure）

没有任何不间断人类活动予以维持而长期持续存在的非正常公众照射。这种照射的剂量率基本上是恒定的或者下降缓慢的。

特点 ①年剂量相对较低，通常不可能产生确定性效应。②照射水平随时间的变化相对较慢。③在这种水平下，对人工放射性核素的贡献容易区分，但对天然放射性核素贡献的区分则较为困难。

分类 持续照射可能是应急存在的照射，也可能是潜在的照射。例如：有的核设施引起的地下水和土壤的污染，这些地下水和土壤当前可能没有被利用，因而也不产生现存的照射，但却有可能在将来产生照射。持续照射的源可以是人工放射性核素，也可能来自天然放射性核素。按照其来源可分为：①以前在审管控制下但从现在观点看是不合适的运营造成的污染。②已退役的设施和场址遗留的残余的污染。③事故产生的大量放射性核素释放到环境中造成的残余的长期的污染。④在审管部门规定中没有明确属于辐射相关的人为活动引起的长期照射，如氡及其子体浓度较高的建筑物和含天然放射性核素浓度较高的水的无控制使用引起的污染等。

天然存在的高本底辐射地区产生的长期慢性照射是自古以来就存在的，如生活在高海拔地区的居民和土壤或岩石中放射性核素含量高的地区的居民。从原则上说，这种情况也属于持续照射的范围，但在这种情况下存在许多复杂的社会问题，必须谨慎地加以考虑。在中国，除氡以外，以不规定明确要求为好。

（邓大平）

注意事项 在确定行动水平时，应该注意的是：①在估算个人剂量时，应考虑生活习惯在正常范围，而不是单独考虑具有异常生活习惯的人。然而，行动水平应考虑不同的年龄组，包括对放射性敏感的亚人群组，如儿童和婴儿。②在估算集体剂量时，应谨慎地考虑集体剂量的空间和时间分布。在有些情况下，对现在的一代其集体剂量可能相对较小，但对将来可能较大、反之亦然。③在根据环境和流出物数据，按照一定模式估算剂量时，应注意许多参数都可能影响其计算结果，如个人的生活习惯、代谢参数和环境污染物的物理和化学形态等。④应考虑可放置的辐射危害和补救行动产生的危害及代价的平衡。另外应强调指出的是，干预的过程本身是实践，必须遵守实践的防护体系。

（邓大平）

zhíyè zhàoshè

职业照射 （occupational exposure）

除了国家有关法规和标准所排除的照射以及根据国家有关法规和标准予以豁免的实践或源所产生的照射以外，工作人员在其工作过程中所受的所有照射。国际放射防护委员会（ICRP）把职业照射定义为工作人员由于他们的工作受到的辐射照射，ICRP注意到通行的对任何有害物质的职业暴露的定义包括所有在工作中遭受到的暴露而不问其来源。然而，辐射无处不在，直接应用上述定义势必将使所有工作人员均受到放射防护的管理。所以，ICRP会使用术语"职业照射"仅限于正常工作场合下能合理地视作运营管理者负有责任的那些情况下，在工作中受到的照射。排除照射以及来自豁免实践或豁免源的照射通常不计入职业照射。

责任划分　雇主对工作人员的防护负主要责任。然而，源的许可证持有者（如果与雇主不同）也对工作人员的防护负有责任。如果工作人员从事的工作中包含或可能包含不在他们的雇主控制之下的源，那么源的许可证持有者和雇主应通力合作，互通信息，另外如有必要，应在工作场所促进适当的防护。

工作人员　ICRP 将工作人员定义为任何专职、兼职或临时性受雇于雇主的人员，而且这些人员清楚关于职业放射防护的权利和义务。自主经营者既是雇主又是工作人员。从事涉及辐射的医疗职业工作人员属职业照射。

雇主、许可证持有者　雇主、许可证持有者很重要的一项职责是保持对辐射源的控制，以及对受到职业照射工作人员的控制。

工作区域划分　为了达到此目的，ICRP 继续推荐对工作区域实行分类，而不是对工作人员实行分类。要求正式划定工作场所中置有放射源的区域，以有助于对源的控制。采用两种指定场所：控制区和监督区。

控制区　是一个规定区域，在控制区内需要或可能需要采取特殊的防护措施或安全规定，以在正常工况下控制正常照射，或阻止污染的蔓延，以及预防或限制潜在照射的范围。处于工作场所"控制区"内的工作人员应当掌握足够的信息并经过特殊的培训，他们构成一个容易辨认的群体。需要经常地对这些工作人员在工作场所遭受到的辐射照射进行监测，偶尔他们也需要接受特殊的医学监护。

监督区　指其工作条件应不断加以检查，但通常无需专门程序的区域。控制区经常处于监督区内，但并非必须处于监督区内。

特殊情况下的防护原则　包括以下几种情况。

妊娠或哺乳期　对于妊娠或哺乳期工作人员的照射，在职业照射的控制上没有理由区分性别。如果一个女性工作人员声明（即通知雇主）已妊娠，则必须考虑保护胚胎或胎儿的附加控制，对妊娠妇女工作中的防护方法应为胚胎或胎儿提供与公众成员完全相似的保护。如果母亲在声明妊娠之前所受到的照射是在 ICRP 建议的防护体系内，那么，上述政策就足以实现这种保护。一旦雇主得知职工妊娠的通知，就必须考虑对胚胎或胎儿进行附加保护。自声明妊娠之日起，妊娠工作人员的工作环境应该能够确保在余下的孕期内胚胎或胎儿受到的附加剂量不超过 1mSv。

对胚胎或胎儿的剂量的限制，并不意味着妊娠妇女需要完全避免与射线或放射性物质接触，或者必须阻止其进入特定的辐射区域或在该区域内工作。但的确意味着雇主需要仔细检查孕妇的受照情况。特别是必要时应改变她们的工作环境，以保证在妊娠期内事故照射的可能性和放射性物质的摄入量非常低。

航空和太空照射　ICRP 建议在商用喷气式飞机的运行和宇航中受到的宇宙射线的照射属于职业照射的一部分，对于频繁飞行的乘客所受到的照射不必按职业照射控制。因此，实质上只需考虑机组人员。唯一可行的监管措施是通过控制飞行时间和航线的选择来控制个人照射。

有些特殊的宇宙射线照射情形，如太空旅行中的照射，在这里，剂量可能相当大且采取某些类型的控制是有必要的。考虑到能够引起这类照射的情况特殊，应当单独处理这些照射。

分类　人类的各种活动，包括核燃料循环不同阶段的工作，在医学、科研、工业、农业和国防活动中使用辐射源和 X 射线设备，以及职业性接触含有浓缩的天然放射性核素的物质等，均可能发生职业照射。职业照射的分类见表1。

职业照射剂量限值　必须对任何工作人员的职业照射加以控制，以使其不超过下列限值：①连续 5 年以上年平均有效剂量 20mSv。②任何单一年份内有效剂量 50mSv。③一年中眼晶体所受当量剂量 150mSv。

表 1　职业照射的分类及其代号

照射源	职业分类及其代号
核燃料循环	铀矿开采 1A　铀矿水冶 1B　铀的浓缩和转化 1C　燃料制造 1D
	反应堆运行 1E　燃料后处理 1F　核燃料循环研究 1G
医学应用	诊断放射学 2A　牙科放射学 2B　核医学 2C　放射治疗 2D
	介入放射学 2E　其他 2F
工业应用	工业辐照 3A　工业探伤 3B　发光涂料工业 3C
	放射性同位素生产 3D　测井 3E　加速器运行 3F　其他 3G
天然源	民用航空 4A　煤矿开采 4B　其他矿藏开采 4C
	石油和天然气工业 4D　矿物和矿石处理 4E　其他 4F
其他	教育 5A　兽医学 5B　科学研究 5C　其他 5D

一年中四肢（手和脚）或皮肤所受当量剂量 500mSv。对于年龄在 16~18 岁正在接受涉及电离辐射的就业培训的实习生和年龄在 16~18 岁并要求其学习过程中使用源的学生，必须控制其职业照射，以使这种照射不超过下列限值：①一年中有效剂量 6mSv。②一年中眼晶体所受的当量剂量 50mSv。③一年中四肢或皮肤所受当量剂量 150mSv。

（邓大平）

yīliáo zhàoshè

医疗照射（medical exposure）

患者（包括不一定患病的受检者）因自身医学诊断或治疗所受的照射、知情但自愿帮助和安慰患者的人员（不包括施行诊断或治疗的执业医师和医技人员）所受的照射，以及生物医学研究计划中的志愿者所受的照射。

发生过程　患者的辐射照射发生在诊断、介入和治疗程序中。医疗放射实践具有一定独特性质，需要有与其他计划照射情况不同的放射防护方案，医疗照射旨在给患者以直接利益。尤其在放射治疗中，高剂量照射的生物学效应，如杀死细胞，对治疗癌症和其他疾病来说对病人是有益的。因此，ICRP 的这些建议在应用到辐射的医学应用方面需要单独的指导。

医疗照射主要施予接受放射诊断检查、介入程序或放射治疗的人员（患者）其他照顾或者抚育患者的人员也会受到照射。这些人员包括患者的父母和其他有关人员，通常包括家庭成员和亲密朋友，这些人员可能在诊断过程中帮扶儿童，或在患者接受放射性药物后、或在近距离治疗期间可能接近患者。出院患者有时也会对一般公众成员造成照射，

但这类照射一般总是很小。此外，生物医学研究中的志愿者往往经历与患者相似的涉及辐射的医学程序。医疗照射包括上述这些所有类型的照射。

与其他照射的区别　放射防护体系在医疗领域中的实施与其他两类照射（职业照射和公众照射）之间存在重要差异，包括：①在应用患者防护的最优化原则时，利益与危险被患者同一个人接受，患者所受剂量主要根据医疗需要来决定。对患者的剂量约束是不适用的，尽管在职业照射和公众照射中剂量约束是很重要的。但对患者的照射需要进行某些管理，ICRP73 号报告推荐了使用诊断参考水平（ICRP，1996a），并在支持导则 2（ICRP，2001b）中给出了进一步的指导，中国《电离辐射防护与辐射源安全的基本安全标准 GB 18871》中也给出了诊断指导水平。②不建议对患者个人实施剂量限制，因为这可能影响到患者的诊断或治疗的效果，使弊大于利。因此，重点在于医疗程序的正当性和防护的最优化。

防护原则　参与患者照射程序的医师和其他卫生专业人员，应始终接受放射防护原理的培训，包括物理学和生物学的基本原理培训。对患者医疗照射的最终责任在于医师，因此医师应当熟知所采用程序的危险与利益。

外照射对患者的医疗照射，一般只关心身体的有限部位，医务人员充分了解照射野中正常组织的剂量是非常重要的。在此种情况下必须谨慎，以避免发生不希望的组织反应。

剂量限制　用于患者照射计划和危险-利益评估的相关量是当量剂量或受照组织的吸收剂量。

有效剂量用于患者照射的评价是受到严格限制的，在对医疗照射进行定量评价时必须考虑这一点。但有效剂量对不同诊断程序剂量大小的比较，以及同类技术和方法在不同医院和国家中的应用比较，以及对相同医疗检查中不同技术的应用比较都是有用的。然而，对于患者的照射计划，以及危险-利益分析来讲，当量剂量或受照组织中的吸收剂量才是恰当的量。当器官和组织只是部分受照，或接受非常不均匀照射时（尤其是 X 射线诊断这种情况），采用有效剂量来评价和解释患者的医疗照射是很成问题的。

在使用任何电离辐射医学应用程序之前，确定女性患者是否妊娠是非常重要的。由于发育中的胚胎或胎儿对电离辐射的敏感性，对妊娠期间的医疗照射的可行性和效能需要给予特殊的考虑。

核医学诊断程序结束后，很少需要对公众进行防范，但有些核医学治疗程序，尤其是涉及碘-131 的核医学治疗程序可对其他人员产生较高的剂量，特别是那些参与陪护和照顾患者的人。因此，对在医院或家中抚育这些患者的公众成员需要个别考虑。对抚育者和照顾者需要剂量约束，ICRP 给出了其剂量约束值为：每次急性暴露，5mSv。

ICRP 将所有生物医学研究中志愿者的受照归并于医疗照射这一类别中。对他们的剂量限制是合适的，ICRP 给出了不同情形下的剂量约束简要总结：如果对社会的利益是较小的，剂量限值是小于 0.1mSv；如果利益较大，剂量限值为 0.1~1.0mSv；利益较大，剂量限值为 1~10mSv；利益相当大，剂量限值是大于 10mSv。

（邓大平）

gōngzhòng zhàoshè
公众照射（public exposure）

公众成员所受的辐射源的照射，包括获准的源和实践所产生的照射和在干预情况下受到的照射，但不包括职业照射、医疗照射和当地正常天然本底辐射的照射。广义而言，指除职业受照人员和医疗受照人员以外的任何社会成员。但对于验证是否符合公众照射的年剂量限值而言，则指有关关键人群组中有代表性的个人。

辐射来源　公众照射来源于一系列辐射源。各种各样的天然源和人工辐射源造成公众成员的照射。来自天然源的照射是公众照射组分中远在其他组分之上的最大一项，但不能因此认为对较小但较容易控制的人工源的照射给予较少的关注是正当的。妊娠工作人员的胚胎和胎儿的照射作为公众照射管理。

约束剂量　剂量约束应当用于相应关键人群组的平均剂量。在过去的几十年中，关键人群组概念的应用取得了大量的经验。同时，公众成员所受剂量的估算技术也有了发展，特别是概率方法越来越多的应用。

关键人群组　通常，特别是对于公众照射，每个源可能对多个受照射个人造成照射。为了达到保护公众的目的，ICRP 使用了"关键人群组"的概念，表征代表人群中受高端照射人员所接受剂量的个人（ICRP，1977）。这里的"关键"（critical）没有"危机"的含义。为了实现对公众的放射防护目的，ICRP 现在推荐使用"代表人"替代早期的"关键人群组"概念，并在第 101 号出版物中提供了"代表人"的特征及其剂量估算方法。代表人可以是假定的，然而，重要的是用以代表人的习性（如食品消费量、呼吸速率、位置、当地的资源利用）是代表人群中受到高端辐射照射的那些人员中少数个人的典型习性，而不是人群中某个人的极端习性。可以考虑一些极端或异常的习性，但是它们不应作为考虑为"代表人"的特性。

剂量水平　在防护体系中，计划照射情形下公众照射使用剂量限值和剂量约束，应急照射和现存照射情形下使用参考水平。计划照射情况下 ICRP 推荐使用的剂量限值如下：有效剂量 1mSv/a（在特殊情况下，假如 5 年期间平均不超过 1mSv/a，那么可以允许单独一年内的有效剂量大一些）；眼晶体年当量剂量 15mSv；皮肤当量剂量 50mSv。

在计划照射情况下，ICRP 继续推荐公众照射应当低于源相关约束值的最优化程序和应用剂量限值进行控制，公众照射的约束值必须小于公众剂量限值，并且典型地要由国家监管机构规定。对于废物处置的公众照射的控制，ICRP 建议一年内不超过约 0.3mSv。并在其第 81 号出版物中关于长寿命放射性废物的计划处置给出了详细的阐述。

在 ICRP 第 82 号出版物中，在长寿命放射性核素有计划排放到环境的情况下，考虑到任何合理的组合和累积，计划评价应当考虑环境中的累积是否可能会导致约束值被超过。在这里，这些验证考虑是不可能的或是非常不确定的，因而把一年内 0.1mSv 量级的剂量约束应用于可归因于长寿命人工放射性核素所致剂量的持续成分。在涉及天然放射性物质的计划照射情况下，这种限制是不合理的，也是不要求的。为了确保持续实践引起的年剂量累积不会导致剂量限值在未来被超过，可以应用剂量负担。这是来自一个事件最终可能会产生的总剂量，例如一个计划活动一年内引起的排放。对于涉及长寿命天然放射性核素的特定情况，例如采矿和水冶活动，可以要求某些灵活性。

（邓大平）

fúshè gānyù
辐射干预（radiation intervention）

任何减少或避免不属于受控实践的，或因事故而失控的源所致的照射或照射可能性的行为。干预是涉及辐射照射的两大类人类活动之一，另一类为实践。如发生严重的核事故后，把人群从事故地区撤离，对污染地区进行去污等属于干预。干预与实践不同，干预的目的是降低或者避免业已存在的照射或照射的可能性。干预活动开始之前，照射就已经存在。照射或照射可能性是启动干预活动的直接原因。干预活动不受正常运行情况下辐射防护标准的控制，干预活动时必须采用干预情况下的防护标准。

分类　根据不同的照射情况，干预又分为持续照射情况的干预和应急照射情况的干预。持续照射情况的干预是要求采用（并不紧急的）补救行动来减少或避免持续照射，这种情况包括：①天然辐射照射，如室内或工作场所高浓度氡产生的照射。②由以前的事件在所采取的防护行动已经终止后留下的放射性残留物（如事故造成的放射性污染）的照射，以前未获得严格审管而进行的实践和使用放射源而造成的放射性残留物的照射。③监管部门或干预组织确定需要干预的任何其他持续照射。

应急照射情况的干预是要求采取紧急的防护行动来减少或避

免照射，这种情况包括：①已启动应急计划或应急程序的事故和紧急情况。②监管部门或干预组织所确定的需要干预的任何其他暂时性照射情况。

基本原则　按照 ICRP 建议对于干预的放射防护体系其一般原则是：①正当性，干预应当利大于害，即干预必须是正当的。②最优化，干预的形式、规模及持续时间应当谋求最优化。此外，由于应急照射的特殊性，还把"应尽所有可能的努力来防止严重的确定性健康效应"作为应急照射下干预的首要原则。

特点　干预的特点有以下几个方面。

正当化　在持续照射情况下，干预的即刻好处是期望获得可防止剂量，即期望减少现存剂量，随之而减少对个体辐射健康效应的危险和减少受照群体的辐射危害。另外的好处是使公众放心，从而减少由此情况造成的忧虑。由干预而带来的弊端包括代价、伤害及社会紊乱。假如干预的利益抵消了其弊端，则干预的净利益将是正的，就是说干预是正当的。

当干预为净利益，或者在干预前和干预后各种属性之间的平衡是正值时，则干预是正当的。当干预所带来的属性总和减去不采取干预而已有的各属性总和大于零时，可以获得量化的正当化结论。在干预前和干预后各属性值之间的差而不是绝对值，对判断正当性关系更大。正当化应通过决策辅助过程来客观地评估。这个过程可以是定性的或者是定量的，可以是简单的或者是复杂的。如果采用一个简单的定量决策辅助技术，所有属性必须用相同的单位表示。由于代价是用货币单位表示的，可以用当量的货币值来赋值于其他属性，或者变化一下，也可考虑用其他的常用单位。有些属性是适合于定量的，也有许多属性是不容易定量的，如安心、忧虑、社会秩序紊乱和政治压力。这种技术能够接受不同定量程度的属性输入资料。因而，它能用于评价许多相差甚大的持续照射情况时干预的正当性。

在更宽范围的决策过程中，应承认利益相关者的作用。其目的在于使那些与情况有关的人应包括在内，给予机会参与决策过程。利益相关者卷入的程度视情况不同而不同。利益相关者参与的一个重要例子是在事故后的长期干预行动中，尤其是在对情况"正常"的定义时。利益相关者可起到作用的另外一个例子是在几十年污染的人类定居地，在污染时并没有对栖息地最终的重新定居给予足够的考虑。

总之，在持续照射情况下，干预的正当性应该用决策辅助过程的方法来评估，此过程要求与辐射防护有关的所有的长期属性有一个正的净差值。这种决策辅助过程的结果应该作为输入资料进入到决策过程，此过程可以包括其他考虑及利益相关者的参与。重要的是要保证各种会影响决策的因素应每个只被考虑一次。决策辅助技术能够去避免因素的"二次计入"，其方法是弄清楚在给定的建议或决定中哪些因素已经包括过去。在任何情况下，用于干预的整个决策过程应尽可能是完整的。

最优化　防护行动的最优化是对已正当化的干预防护行动的形式、范围及持续时间的决策过程。其目的不仅是获得正值的净利益，也在于获得最大的净利益。此步骤从概念上与对实践中源的防护最优化没有区别。正当性中提到的决策辅助技术也适用于防护行动的最优化。这些技术并不依赖于引起持续照射情况的性质。

通常，其净利益是正值的正当化干预方案不止一个。净利益是零或负值的其他方案是不正当的。在最优化过程中不应当考虑那些不正当的方案。在正当的方案中，最优化的防护方案将是使这种净利益达最大的防护行动的形式、范围及持续时间的综合方案。最优化的防护方案不一定是那些使剩余年剂量达最低的方案。

有些干预方案能涉及人类栖息地限制使用。这些方案在最优化过程中可加以考虑，其前提是用这种管理性控制要求来实施这种限值是可行的。这些方案应在相同基础上与用其他方法获得的剂量限值方案进行比较。然而，并不要求对限制人类栖息地利用的方案在决策过程中得到优先考虑，这主要因为出于对社会、政治因素的考虑。

总之，按照 ICRP 在实践方面建议的防护最优化的一般方法，能够实施防护行动的最优化。优化的防护行动的形式、范围和持续时间应当从正当化干预方案中选择。对有些持续照射情况，限制对人类栖息地的利用可以使最优化过程得出一个方案。

(李福生)

gānyù xíngdòng shuǐpíng

干预行动水平　（intervention action level）针对应急照射情况或持续照射情况所制定的可防止剂量水平，当这种水平被达到时，应考虑采取相应的防护水平或补救行动。

使用条件　器官和组织受到急性照射时，任何情况下都应进行干预的剂量水平，相当于发生确定性效应的阈剂量，所以这些剂量水平实质是以预期剂量表示的干预水平。只要预期剂量超过这些水平，干预总是正当的。适用于紧急防护行动的通用优化干预水平分别是以下几方面。

隐蔽 2天内可防止剂量为10mSv。决策部门也可建议在较短时间内和在较低干预水平下进行隐蔽，或者为便于执行下一步防护措施，也可以将隐蔽的干预水平适当降低。

临时撤离 不长于1周的时间里可防止剂量为50mSv。当能迅速和容易完成撤离时，决策部门可建议在较短时间内在较低干预水平下开始撤离，而在撤离有困难时，采用更高的干预水平可能是合适的。

碘防护 甲状腺的可防止待积吸收剂量为100mGy。

注意事项 对于较长期防护行动，开始和终止临时避迁的通用干预水平分别是1个月内30mSv和10mSv；如果预计1年或2年之内月累积剂量不会降低到该水平以下，则考虑实施永久再定居；当预计终生剂量可能会超过1Sv时，也应考虑实施永久再定居。

对于事物和饮水的控制，采用与干预水平相对应的另一个量，即通用行动水平。通用行动水平为行动水平是针对持续照射或应急照射情况所制定的剂量率水平

表1 急性照射的剂量行动水平

器官和组织	2天内器官或组织的预期吸收剂量/Gy
全身（红骨髓）	1
肺脏	6
皮肤	3
甲状腺	5
眼晶体	2
性腺	3

或污染核素的活度浓度水平，当这种水平被达到时，应考虑采取相应的补救行动或防护行动。应用时，应将对应核素组的通用行动水平值独立于该组中各核素活度的总和表1。

（李福生）

dōng xíngdòng shuǐpíng

氡行动水平（radon action level） 预先规定的给定空间内的平衡当量氡浓度，超过或预期超过这一浓度时，就需要采取补救行动。对于住宅和工作场所内的氡持续照射情况，最优化的行动水平应处于行动水平之下。在大多数情况下，住宅中氡持续照射的优化行动水平应在年平均活度浓度为 $200\sim400Bq^{222}Rn/m^3$ 范围内。其上限值用于已建住宅氡持续照射的干预，其下限值用于对待建住宅氡持续照射的控制。工作场所中氡持续照射情况下补救行动的行动水平是在年平均活度浓度 $500\sim1000Bq^{222}Rn/m^3$ 范围内。达到 $500Bq^{222}Rn/m^3$ 时，宜考虑采取补救行动；达到 $1000Bq^{222}Rn/m^3$ 时，应采取补救行动。

（李福生）

shípǐn xíngdòng shuǐpíng

食品行动水平（food action level） 将对不同核素组分别给出的水平值单独应用于相应核素组中各种核素的活度的总和。需要时，应在应急计划中规定用于停止和替代特定食品与饮水供应的行动水平。如果不存在食品短缺

和其他强制性的社会或经济因素，则停止和替代特定食品与饮水供应的行动水平应根据准则确定。应将所确定的行动水平应用于可直接食用的食品和经稀释或恢复水分后再食用的干燥的或浓缩的食品。在某些情况下，如果食品短缺或有其他重要的社会或经济因素考虑，可以采用数值稍高一些的优化的食品与饮水行动水平。但是，当所使用的行动水平高于标准所给出的行动水平时，则采取行动的决策必须经过干预的正当性和行动水平的最优化分析。对于消费数量很少的食品，如香料，由于它们在人们的全部膳食中所占的份额很小，使个人照射的增加也很小，因此，可以采用比主要食品高10倍的行动水平。食品通用水平见表1。

（李福生）

qīngjié jiěkòng shuǐpíng

清洁解控水平（clearance level） 审管部门规定的、以活度浓度和/或总活度表示的值。当设定的目标物的活度浓度和/或总活度等于或低于该值时，可以不再受审管部门的监管。在实践上也是一种豁免，是从被审管的实践中豁免。电离辐射防护与辐射源安全基本标准中关于清洁解控的定义是："审管部门按规定解除对已批准进行的实践中放射性材料或物品的管理控制。"在使用这一概念时，值得注意的是：①放射性物质有控制的向环境排放虽然也

表1 食品通用水平

放射性核素	一般消费食品/(kBq/kg)	牛奶、婴儿食品和饮水/(kBq/kg)
^{134}Cs，^{137}Cs，^{103}Ru，^{106}Ru，^{89}Sr	1	1
^{131}I	1	0.1
^{90}Sr	0.1	0.1
^{241}Am，^{238}Pu，^{239}Pu	0.01	0.001

是经审管部门批准的，但不是清洁解控。其批准是有条件的，如要求环境监测和评价等。②清洁解控也不是放射性废物的下限。废物中放射性活度的含量低于清洁解控的放射性活度，从审管角度看它不应再作为放射性废物。但高于这一水平时则需具体分析。一般地说，清洁解控的水平低于源的豁免值，因为在计算清洁解控水平时通常是针对大量物质的。

(李福生)

huòmiǎn

豁免（exemption） 由于源或实践太小，不需要对其应用授权，或已是防护的优化选择而不需考虑其剂量或风险的实际水平，基于其产生的照射（包括潜在照射）的水平或可能性，经审管部门同意免除对其部分或全部的审管控制。实践和实践中的源经确认符合规定的豁免要求或水平，并经审管部门同意后所豁免。中国基本标准中关于豁免的一般准则是：①被豁免实践或源对个人造成的辐射危险足够低，以至于再对他们加以管理是不必要的。②被豁免实践或源所引起的群体辐射危险足够低，在通常情况下再对它们进行管理是不值得的。按照最优化的原则，如果辐射防护最优化的分析表明豁免是最优化的结果，则这一实践应考虑可以豁免。在最优化分析中审管所需要的资源也应作为需要考虑的一个因素。在代价利益分析中，如果集体剂量小于1人·Sv，则预期危害是很小的。但这并不意味着实践引起的集体剂量大于1人·Sv就不能豁免，但这种情况下必须证明其结果是符合最优化原则的。在基本标准中的放射性核素的豁免活度浓度与豁免活度是基于

$10\mu Sv \cdot a^{-1}$ 计算的。为了计算这些豁免水平，必须明确照射的情景。这些情景是基于少量放射性物质的，对于低浓度的大量放射性物质是不适用的。豁免是有条件的，不是仅考虑其是否低于 $10\mu Sv \cdot a^{-1}$。在确定豁免值时，需要考虑放射性源项的物理化学形态，不仅要考虑科学技术因素还需要考虑社会因素。

(李福生)

páichú

排除（exclusion） 任何本质上不能通过实施对照射的大小和可能性进行控制的照射情况，如人体内的钾-40，到达地球表面的宇宙射线引起的照射，即应被排除。对各种介质中放射性含量的排除水平，ICRP建议草案中是：人工α核素含量为0.01Bq/g、β和γ核素为0.1Bq/g、天然核素铀和钍系为1Bq/g。在IAEA BSS中，作为排除的例子还提到了"在大多数自然物质中未经人工加工的放射性核素浓度。""未经人工加工的浓度"可能是考虑到包含天然原始放射性浓度的某些天然物质，在加工处理过程中可能产生较高浓度的放射性副产物、放射性废物或放射性残渣，因而需要对其进行审管。"大多数自然物质"可能指只有少数工业，其操作物质中放射性浓度高到需要考虑和控制其照射。考虑到天然放射性物质无处不有以及公众对天然照射的接受性，对含铀、钍系放射性核素的物质，排除水平建议为小于 $10^3 Bq/kg$。

(李福生)

huánjìng fàngshè fánghù

环境放射防护（environmental radiation protection） 关于放射性核素在人类环境的转移，涉及计划照射情况的防护行为。因为

这些直接影响到人类的放射防护。在这种情况下，为保护一般公众而需要的环境控制标准将保证其他物种不会处于危险状态。考虑更宽范围的环境情况是必要的，而不管它们与人类是否有任何关系。即使在计划情况下，也需要一些国家管理部门直接并明确地证明环境正受到保护。

因此，为了评价评估照射与剂量的关系、剂量与效应的关系及这些效应的后果，对于非人类物种需要在共同的科学基础上建立一个更加清晰的后果。这个问题首次在ICRP第91号出版物中进行了讨论，结论是从建立保护人类的系统性框架中汲取教训是有必要的。这个框架以极广范围的知识为基础。

(李福生)

cānkǎo dòngwù hé zhíwù

参考动物和植物（reference animal and plant） 针对主要环境中具有代表性的若干典型生物，开发的具有该动物或植物基本生物学特征的理想化模型。在人类放射防护的研究中很大程度上得到了解剖学和生理学参考模型发展的帮助。同样采用一个类似方法作为开发保护其他物种的进一步建议与指导的基础可能是有益的。这些实体将构成一个更加结构化的理解照射与剂量、剂量与效应及这些效应的潜在后果之间关系的方法的基础。

参考动物和植物被视为具有明确假定的一种特定类型动物或植物基本生物学特征的假想实体，当在种群分类水平上描述其共性时，具有确定的解剖学、生理学和生命史特征。为此，不必把参考动物和植物作为直接目标，但是作为参考点，应当为做出某些管理决策提供一个基础。目前，

正在开发各种类型生命循环不同阶段简单的剂量学模型和相关参数集，也正在对可得到的各种类型辐射效应的资料进行评述。根据目前对不同类型动物和植物辐射效应的知识水平，为做出判断显然需要某些形式的实用方法。然而，除哺乳动物外，普遍地缺乏能够建立剂量-响应关系合理结论的资料，尤其是在大多数照射情况下相对较低剂量率的有关资料。总而言之，实际上大多数动物和植物的辐射效应数据库与关于"化学毒性"研究中数据库是不相同的，在这里产生给定效应必需的那些水平比预期在大多数环境情况下的剂量照射水平要高出许多个数量级。

辐射的另外一个参考源，那就是这些动物和植物不断地并"特有地"受到天然本底辐射照射。因此，动物和植物的附加辐射剂量，可以与那些类型动物和植物中已知的或预期的具有确定生物效应的那些剂量率及这些类型动物和植物在它们的天然环境中正常遭受的剂量率进行比较。

(李福生)

shíjiàn huódòng zhōng fàngshè fánghù

实践活动中放射防护 （radiation protection in practice）

对于某种实践采取的放射防护行动。①实践的正当性。对于一项实践，只有在考虑了社会、经济和其他有关因素之后，其对受照个人或社会所带来的利益足以弥补其可能引起的辐射危害时，该实践才是正当的，对于不具有正当性的实践及该实践中的源，不应予以批准。②剂量限制和潜在照射危险限制。应对个人受到的正常照射加以限制，以保证获准实践的综合照射所致的个人总有效剂量

和有关器官或组织的总当量剂量不超过规定的相应剂量限值。③防护与安全的最优化。对于来自一项实践中的任一特定源的照射，应使防护与安全最优化，使得在考虑了经济和社会因素之后，个人受照剂量的大小、受照射的人数以及受照射的可能性均保持在可合理达到的尽量低水平。这种最优化应以该源所致个人剂量和潜在照射危险分别低于剂量约束和潜在照射危险约束为前提条件，治疗性医疗照射除外。④剂量约束和潜在照射危险约束。除了医疗照射之外，对于一项实践中的任一特定的源，其剂量约束和潜在照射危险约束应不大于审管部门对这类源规定或认可的值，并不大于可能导致超过剂量限值和潜在照射危险限值的值。

(陈英民)

gōngzuò chǎngsuǒ fēnqū jí kòngzhì

工作场所分区及控制 （zoning and control of the workplace）

为了方便辐射防护管理和职业照射控制，将工作场所分区管理的行为。目的是既节约资源又保障防护和安全需要的做法。

分区原则　在现行的《电离辐射防护与辐射源安全基本标准》中将工作场所分为控制区和监督区。按照其分区原则和方法具体如下。

控制区　把需要和可能需要专门防护手段或安全措施的区域定为控制区，以便控制正常工作条件下的正常照射或防止污染扩散，并预防潜在照射或限制潜在照射的范围。

监督区　通常不需要专门的防护手段或安全措施，但需要经常对职业照射条件进行监督和评价的区域。

控制原则　具体如下。

对控制区的要求　①确定控制区的边界时，应考虑预计的正常照射的水平、潜在照射的可能性和大小，以及所需要的防护手段与安全措施的性质和范围，采用实体边界划定控制区，采用实体边界不现实时也可以采用其他适当的手段。②对于范围比较大的控制区，如果其中的照射或污染水平在不同的局部变化较大，需要实施不同的专门防护手段或安全措施，则可根据需要再划分出不同的子区，以方便管理。③在控制区的进出口及其他适当位置处设立醒目的警告标志，制定职业防护与安全措施，包括适用于控制区的规则与程序，运用行政管理程序（如进入控制区的工作许可证制度）和实体屏障（包括门锁和联锁装置）限制进出控制区，限制的严格程度应与预计的照射水平和可能性相适应，按需要在控制区的入口处提供防护衣具、监测设备和个人衣物贮存柜，按需要在控制区的出口处提供皮肤和工作服的污染监测仪、被携出物品的污染监测设备、冲洗或淋浴设施以及被污染防护衣具的贮存柜，定期审查控制区的实际状况，以确定是否有必要改变该区的防护手段或安全措施或该区的边界。

对监督区的要求　采用适当的手段划出监督区的边界，在监督区入口处的适当地点设立表明监督区的标牌，定期审查该区的条件，以确定是否需要采取防护措施和做出安全规定，或是否需要更改监督区的边界。

(陈英民)

kāifàngxìng gōngzuò chǎngsuǒ fēnjí

开放性工作场所分级 （classification of the open workplace）

将非密封源工作场所分级管理

的过程。又称非密封源工作场所分级。按放射性核素日等效最大操作量的大小将非密封源工作场所分为甲、乙、丙级（表1）。

表1　非密封源工作场所分级

级别	日等效最大操作量（Bq）
甲	$>4\times10^9$
乙	$2\times10^7\sim4\times10^9$
丙	豁免活度值以上~2×10^7

其中，放射性核素的日等效操作量的计算：放射性核素的日等效操作量等于放射性核素的实际日操作量（Bq）与该核素毒性组别修正因子的积除以与操作方式有关的修正因子所得的商。放射性核素的毒性组别修正因子及操作方式有关的修正因子分别见表2和表3，放射性核素的毒性分组参见《电离辐射防护与辐射源安全基本标准》（GB 18871—2002）。

表2　放射性核素的毒性组别修正因子

毒性组别	毒性组别修正因子
极毒	10
高毒	1
中毒	0.1
低毒	0.01

（陈英民）

表3　操作方式与放射源状态修正因子

操作方式	放射源状态			
	表面污染水平较低的固体	液体，溶液，悬浮液	表面有污染的固体	气体，蒸汽，粉末，压力很高的液体，固体
源的贮存	1000	100	10	1
很简单的操作	100	10	1	0.1
简单操作	10	1	0.1	0.01
特别危险的操作	1	0.1	0.01	0.001

污染控制（control of the contamination）　杜绝或减少污染物排放的措施。污染控制分为两种：非开放场所中放射性污染的控制和表面污染控制。①非开放场所中放射性污染的控制。应根据情况对放射源采取最优化的措施，限制污染在公众可达到区域内的公众照射；针对源的建造和运行，建立专门的包容措施，以防止污染向公众可达的区域内扩散。②表面污染控制。即工作人员体表、内衣、工作服以及工作场所的设备和地面等表面放射性污染的控制。工作场所的表面污染控制水平如表1所列。

应用这些控制水平时应注意：①表1中所列数值系指表面上固定污染和松散污染的总数。②手、皮肤、内衣、工作袜污染时，应及时清洗，尽可能清洗到本底水平，其他表面污染水平超过表1中所列数值时，应采取去污措施。③设备、墙壁、地面经采取适当的去污措施后，仍超过表1中所列数值时，可视为固定污染，经审管部门或审管部门授权的部门检查同意，可适当放宽控制水平，但不得超过表1中所列数值的5倍。④β粒子最大能量小于0.3MeV的β放射性物质的表面污染控制水平，可为表1中所列数值的5倍。⑤^{227}Ac、^{210}Pb、^{228}Ra等β放射性物质，按α放射性物质的表面污染控制水平执行。⑥氚和氚化水的表面污染控制水平，可为表1中所列数值的10倍。⑦表面污染水平可按一定面积上的平均值计算：皮肤和工作服取$100cm^2$，地面取$1000cm^2$。

工作场所中的某些设备与用品，经去污使其污染水平降低到《电离辐射防护与辐射源安全基本标准》中所列设备类的控制水平的五十分之一以下时，经审管部门或审管部门授权的部门确认同意后，可当作普通物品使用。

（陈英民）

人流和物流控制（passenger and logistics control）　核设施在厂房设计和设备通行布置时，设计物料和人员使用不同路线的行为。要制定工作人员管理制度，使人员在放射性区域内逗留时间最短，使操作人员在手套箱和通风柜周围走动不受任何阻碍。在直接维修热室和去污车间之间留有一块便于移动设备的地方，还要考虑运输污染设备的运输路线，使工作人员在运输时受到的放射性照射最小。要从实体和行政管理两方面控制人员进出。为防止因疏忽造成工作人员放射性照射，可采用锁闭门来可靠地控制人员进出，在需要经常维修的部件和设备附近设有一定的活动区，便于工作人员迅速进出，使工作人员尽量缩短受照时间。

（陈英民）

通风控制（ventilation control）　控制污染空气的扩散，把工作场所空气中放射性物质或由辐射照射产生的非放射性有害气体的浓度保持在可合理达到的尽可能低的水平的过程。为达到辐射防

表1 工作场所的放射性表面污染控制水平

表面类型		α 放射性物质		β 放射性物质
		极毒性	其他	
工作台、设备、墙壁、地面	控制区 *	4	4×10	4×10
	监督区	4×10⁻¹	4	4
工作服、手套、工作鞋	控制区	4×10⁻¹	4×10⁻¹	4
	监督区			
手、皮肤、内衣、工作袜		4×10⁻²	4×10⁻²	4×10⁻¹

注：*为该区内的高污染子区除外。

护的目的，在通风系统设计中通常采取以下措施。

换气：工作场所及设备房间应有足够的换气次数，以保证工作人员进行操作和设备正常运行的环境条件。辐射照射下，空气吸收辐射能量并通过电离离子的作用产生臭氧（O_3）和氮氧化物（NO_x），在 NO_x 中以 NO_2 为主，它们是具有刺激性作用的非放射性有害气体，对非辐射危害因素的防护主要通过通风换气进行。《医用电子加速器卫生防护标准》（GBZ 126—2002）以及《γ 远距治疗室设计防护标准》（GBZ/T 152—2002）规定：治疗室通风换气次数应达到每小时 3～4 次。《临床核医学放射卫生防护标准》（GBZ 120—2006）规定：①不同类别核医学工作场所的室内通风要求见表1；②合成和操作放射性药物所用的通风橱，工作中应有足够通风（一般风速不小于1m/s），排风口应高于本建筑屋脊，并酌情采用活性炭过滤或其他专用过滤装置。

控制空气流向：对于不同的空气污染区，应使空气从低污染区流向高污染区。对于含有空气污染源（如放射性液体泄漏）的房间，应保持一定的负压，必要时应使用逆止阀，以防止空气的倒流。

控制工作场所气流模式：合理地布置进风、排风口，同时考虑到可能发生的干扰，必要时加上局部通风，以保证不论污染源发生在何处，都有足够的风量把污染源带走，不存在死角。

闭式循环：对于大的密闭房间，即只有维护检修时才有工作人员进入的房间，可以设置闭式循环的通风系统。根据需要，使用系统冷却、除尘、除碘或除氢等设备，以降低空气的温度、放射性物质或爆炸性气体的浓度。

净化：对排往环境的空气应根据需要进行衰变、过滤、除碘，达到规定水平后再排出。

监测与控制：对排出的空气应进行监测，必要时启动净化系统以减少排往环境的放射性物质。

表1 不同类别核医学工作场所的室内通风要求

场所分类	室内通风
Ⅰ	应设抽风机
Ⅱ	有较好通风
Ⅲ	一般自然通风

（陈英民）

zòngshēn fángyù

纵深防御（defense in depth）

对源运用与其潜在照射的大小和可能性相适应的多层防护与安全措施的过程。又称深度防护。以确保当某一层次的防御措施失效时可由下一层次的防御措施予以弥补或纠正从而达到：①防止可能引起照射的事故。②减轻可能发生的任何这类事故的后果。③在任何这类事故之后将源恢复到安全状态。

对于核实施，纵深防御包括五个层次：第一层：防止异常运行和故障。第二层：控制异常运行并探测故障。第三层：控制设计基准范围内的事故。第四层：控制电厂的严重状况，包括防止事故发展并减轻严重事故的后果。第五层：减轻放射性物质大量释放所产生的放射学后果。

目的 ①补偿潜在的人为故障和部件失效。②通过避免对设施和屏障本身的损害保持屏障的有效性。③在这些屏障不能充分发挥有效性的情况下，保护工作人员、公众和环境在事故工况下免受损害。

实施方法 下面是核反应堆在设计、运行阶段纵深防御所涵盖的基本内容。

设计中的基本实施方法 ①预防：防止偏离正常运行及防止系统失效。②检测：检测和纠正偏离正常运行状态，以防止预计运行事件升级为事故工况。③保护：设置应对设计基准事故的专设安全设施和应急操作规程，首先将核设施引导到可控状态、然后引导到安全停堆状态、并且至少维持一道包容放射性物质的屏障。④包容：设置应对严重事故的事故管理导则，尽可能将放射性物质包容在核设施内部。⑤应急：制定应急响应计划，减轻放射性物质释放造成的放射性后果。

纵深防御在运行中的基本实

施方法 ①运行限值和条件。②运行规程。③堆芯管理和燃料装卸。④人员的资格和培训。⑤维修、在役试验、检查和监督。⑥应急准备

(陈英民)

liánsuǒ zhuāngzhì

联锁装置（interlock device）

使有关部件的动作互相关联，每个部件必须处于规定状态或工况，否则源不能投入运行或使用，使已投入运行或使用的源立即关停的一种安全控制方法（装置）。

对于大型辐照装置，安全联锁装置是保证人员不受照射的重要保护系统。它的作用是安全防护门关上并锁住，整个装置才能接通电路，辐射源才能从贮源室中提升出来；而辐射源被提升起来在辐照位置时，安全防护门则无法开启。这样在照射时，人员无法进入辐照室。在设置安全联锁装置的同时，还要考虑在辐照室内安装停闭启动辐射源装置，并设置明显标志。万一有人被关在辐照室内无法出来时，可以在辐照室内自己关闭紧急制动电闸，使辐射源无法升起。

对于 γ 远距离治疗装置，联锁装置在下列故障发生时必须防止照射继续进行：①两个定时器中任意一个损坏不能工作。②启动照射 2.5 秒后，源抽屉不能到达照射位置。③在固定束治疗时，照射头移动。④在移动束治疗时，启动 5 秒后不运动、中途发生不正常的停止或超出预选角度 5° 以上。⑤治疗室门被开启时。⑥照射中断或照射终止后，源抽屉不能回到贮存位置时必须立即报警。

对于加速器，虽然加速器类型、具体场所和用户要求等会有很大差别，但是，所有的联锁装置都应遵守"故障-安全"原则，即联锁的任何组件出现机械或电气故障时，联锁装置都应可靠地使加速器停止运行。联锁设计时要注意多重性和冗余性。在加速器厅或靶厅内，人员容易达到的地方，应设置一个或多个应急开关。应将电子束的控制与辐照材料运输系统进行联锁。所有的人行通道必须安装联锁开关，如果该通道开启，联锁开关可使加速器停止运行。

(陈英民)

hòuguǒ fēnxī

后果分析（consequence analysis）

以在放射实践活动中假设的核或放射事故为基础，估计这一事件及事故对有关的个人和公众所致的潜在剂量，从而对事故后果进行的评定。①以在安装、操作、运行、运输或贮存过程中放射性物质外泄而在人类环境中扩散和转移的假想事件为基础，估计这一事件对有关的个人或公众所致的潜在照射剂量，从而对事件的后果进行评定。②对正常运行以及与经批准的设施或其部分有关的可能事故的放射学后果（如剂量、放射性浓度）进行评估。后果分析与危险评价的区别在于前者不包括概率性。

基于事故工况评价的事故后果评价是事故早期防护行动决策的主要技术依据。事故中期和晚期，防护行动的决策将主要依靠环境监测结果，但事故后果评价仍然是重要的辅助手段。环境应急监测也是一种事故后果评价的有效手段，但通常所说的事故后果评价多指模式估算（包括基于工况的后果评价）。这两种方法对于实时评估或预测事故对环境和人的辐射影响都是必需的，是相互依存和相互补充的。

(陈英民)

tuìyì

退役（decommissioning）

核设施或铀钍矿地面设施利用寿期终了时，为了使其退出服役，在充分考虑工作人员和公众健康与安全和保护环境的前提下所进行的各种活动。退役的最终目标是厂址的无限制释放或利用。完成这一过程一般需要数年、数十年或更长的时间。

退役活动的内容包括移走放射性物质（如乏燃料、新燃料组件和放射源）、去污、切割解体、拆卸设备、拆除房屋、清污场址等。

退役活动应该准备充分、措施落实、管理严格、监督到位。原则上，在核设施的设计和建筑时就应该考虑退役问题。但是，实际上国内外所有老的核设施在设计和建造时，都没有考虑到退役，都未做退役安排，至今还有不少人认为退役是核设施关闭之后才考虑的事情，这在一定程度上增加了退役的难度和退役的费用。

早先，国际原子能机构曾把退役分为：监督贮存、有限制开放和无限制开放三个等级。随着退役技术的发展和人们对退役认识的提高，三级退役概念已逐渐弃之不用。现在，国际原子能机构把退役分为三种策略（strategy），即：①立即拆除。②延缓拆除。③就地埋葬。

核设施退役不管采取什么策略，在它的实施过程中都会分成为若干阶段（phase 或 stage），至少可分为：①前期阶段（准备阶段）。②实施阶段。③验收阶段。

实施阶段又常分为若干子阶段。

(陈英民)

píngbì shèjì

屏蔽设计（shielding design）

在屏蔽防护中，根据电离辐射源

的辐射特性及辐射方式，按照屏蔽设计目标要求，确定屏蔽防护的样式或形状，选择适当的防护材料及组合，计算并确定防护材料厚度及组合的过程。对于一个具体的辐射源或装置，防护材料的选择及其厚度的确定，应当应用最优化程序，即在考虑了经济和社会因素后，应当使辐射照射保持在可以合理做到的最低水平。要使屏蔽层设计得安全合理，要注意以下几点：①首先要确定放射源的分布和工作制度，并应该在考虑正常工作的同时考虑可能的事故情况。通常，将可能出现的强度最大、辐射穿透能力最强的源作为屏蔽的对象。②必须根据各个部位的运行操作和维修情况以及各种人员的流动情况来确定各个部位的剂量当量率设计水平以及有关的屏蔽层布置要求。③应因地制宜地选择屏蔽材料。④应该对屏蔽层的局部屏蔽能力薄弱以及孔洞的射线泄漏予以特别注意。⑤为快速进行屏蔽计算，必须对辐射源的几何形状进行合理的简化。一般屏蔽设计时，应考虑辐射源或装置的最大辐射值或工作负荷、最大辐射野、常用最大瞬间剂量率值等极端条件，并应适当留有余地，并兼顾将来的发展需求。

GBZ/T 201.2—2011 中列出了典型电子直线加速器放射治疗机房的混凝土屏蔽设计（表1）。示例机房为地上一层建筑，有用线束不向迷路照射，采用钢筋混凝土（密度 $2.35t/m^3$）结构屏蔽，机房长 7m，宽 6m，高 3.2m。机房顶主屏蔽区向机房内凸。等中心位于机房的中心，距地面 1.3m。迷路横宽 2.1m，内口宽 2.2m。机房的放射治疗装置：X 射线 6MV、10MV、15MV 和 18MV；等中心处的剂量率为 $2.4×10^8 \mu Sv/h$；机头泄漏辐射比率为 10^{-3}，等中心处的最大治疗野面积 40cm×40cm。距机房墙外 30cm 处的剂量率控制水平设为 $2.5\mu Sv/h$，机房顶的剂量率控制水平设为 $100\mu Sv/h$。

（朱建国）

píngbì fánghù

屏蔽防护（shielding protection）

在人体与外照射源之间设置的能减弱剂量率的实体屏障。利用屏蔽体减少人员受外照射的防护措施，称为屏蔽防护。它是外照射防护的三个基本措施之一，其余两个措施为时间防护和距离防护。为了达到电离辐射源预期的应用目的和保证对预定照射程序的有效控制和操作，客观上不允许无限制地缩短受照时间和增大与电离辐射源的距离。在此情形下，为了达到有效防护的目的，屏蔽防护是必须的。如何设置合适的防护屏障则取决于良好的屏蔽设计。例如，对于医用诊断 X 射线机房，墙壁可采用37cm的砖墙，防护门及防护窗可采用2mmPb或相应铅当量的铅玻璃作为屏障进行屏蔽防护。

（朱建国）

píngbì shèjì mùbiāo

屏蔽设计目标（shielding design goal）

屏蔽体以外的剂量当量水平。它用于设计计算和评估

表1 典型机房的混凝土屏蔽设计（混凝土厚度 X 和辐射源与关注点的距离 R）

屏蔽区	关注点	入射角 θ	砼厚度 距离 R/（cm）	6MV	10MV	15MV	18MV
有用束	b	0°	X	212	236	259	270
主屏蔽墙			R	692	716	739	750
与主屏蔽区直接相连的次屏蔽区	d2	30°	X	105	113	122	126
			R	684	711	738	752
侧屏蔽墙	e	0°	X	112	118	124	127
			R	442	448	454	457
迷路外墙	k	0°	X	99	104	109	111
			R	741	751	762	766
迷路内墙	g	30°	X	102	107	113	115
			R	785	804	824	833
有用束	l	0°	X	169	188	207	214
主屏蔽顶			R	489	508	526	534
与主屏蔽顶直接相连的次屏蔽顶	m2	30°	X	75	82	87	90
			R	449	471	492	501

为放射工作人员和公众防护而建造的屏蔽体。屏蔽设计目标是一个实际值，他用来评估屏蔽体以外关注点的剂量水平。在《医用X射线CT机房的辐射屏蔽规范》（GBZ/T 180—2006）中，机房屏蔽目标为"剂量目标值应同时满足下列要求：①机房外的人员可能受到照射的年有效剂量小于0,25mSv，相应的周有效剂量小于5μSv。②在距机房外表面0.3m处，空气比释动能小于7.5μGy/h。"在GBZ/T 201.1—2007《放射治疗机房的辐射屏蔽规范第1部分：一般原则》中，屏蔽设计目标实际上就是治疗机房辐射屏蔽的剂量参考控制水平。该标准规定"放射治疗机房外控制区的工作人员周剂量控制水平≤100μSv/周，放射治疗机房外非控制区的人员周剂量控制水平≤5μSv/周；距治疗机房墙和入口门外外表面30cm处，对于人员全居留场所，剂量当量率≤2.5μSv/h，对于人员部分和偶然居留场所，剂量当量率≤10μSv/h"。

（朱建国）

píngbì tòushè yīnzǐ

屏蔽透射因子（shielding transmission factor）

在辐射源与某位置之间有防护屏障和没有防护屏障时，该位置辐射水平的比值。它是屏蔽效果的一种度量，常用字母B表示。它与衰减倍数（K）互为倒数。IAEA（international atomic energy agency）给出了放射治疗装置的防护设计中屏蔽透射因子（B）的计算公式，对主屏蔽墙，考虑每周剂量率，$B = P(d+SAD)^2/(WUT)$，其中P是墙外关注点的每周剂量控制值，d是关注点与等中心点的距离，SAD是源轴距，W是工作负荷，U是使用因子，T是居留因子；

对主屏蔽墙，考虑瞬间剂量率，$B = P_{IDR}(d+SAD)^2/DR_0$，其中$P_{IDR}$瞬间剂量率控制值，$DR_0$是等中心点的剂量率。对副屏蔽墙，考虑泄漏辐射，$B_L = 1000Pd_s^2/(WT)$，其中P是剂量控制值，$d_s^2$是等中心点与关注点的距离；考虑患者的散射辐射，$B_p = Pd_{sca}^2 d_{sec}^2/[\alpha WT(F/400)]$，其中$d_{sca}$是源到患者的距离，$d_{sec}$是关注点到患者的距离，$\alpha$是$d_{sca}$处散射比，F是患者受照面积；考虑主射束照射主屏壁墙的散射，$B_w = Pd_w^2 d_r^2/(\alpha AWUT)$，其中$d_w^2$是源到散射表面（受照墙体）的距离，$d_r^2$是关注点到散射表面（受照墙体）的距离，$\alpha$是墙的反散射系数，A是受照墙体的照射面积。当屏蔽透视因子确定后，墙体厚度可以查衰减表，或者用十分之一层计算方法，计算公式为：$D = TVL_s \log_{10}(1/B)$，其中D为屏蔽墙的厚度，TVL_s为某种射线能量相应墙体材料的十分之一层。《放疗机房的辐射屏蔽规范第2部分电子直线加速器放射治疗机房》（GBZ/T 201.2—2011）中也列出了屏蔽透视因子的计算公式和相关数据，与上述公式基本相同。

（朱建国）

mígōng píngbì shèjì

迷宫屏蔽设计（maze shield design）

在屏蔽机房设计时，为了使机房防护门外辐射剂量逐步降低从而减轻防护门的防护要求，机房门出口不直接对外，而是采用曲折出口的设计方式。类似迷宫一样。根据迷路的形状，可分为"L型""Z型"及多折型。对医用放射治疗机房，常采用"L型""Z型"迷路。对于大型辐照装置，通常采用多折型。带迷路的治疗机房屏蔽的考虑因素：①在迷路内口处，应避免宽束有

用束直接照射迷路外墙，并尽可能避免4π有用束和泄漏辐射直接照射迷路外墙。②迷路外墙与迷路内墙不重叠的位置应考虑可能受到的有用束和/或泄漏辐射的一次散射照射其至直接的斜射照射。③应考虑治疗机房内辐射源值迷路内口相应墙区的照射，及其至迷路入口的散射辐射剂量。④迷路内墙应有足够的屏蔽厚度，使得过辐射源点穿过迷路内墙直接设想迷路内口的辐射剂量仅占入口处控制剂量的一个分数（如1/4）。⑤迷路内、外墙总的屏蔽应满足对外墙外部场所中驻留人员的防护。迷路内外墙应适当分配，使过辐射源垂直射向迷路内墙的辐射，经内屏蔽墙衰减后达到迷路外墙内表面，并经其散射至迷路入口的辐射剂量，仅占上述第3条的一个分数（1/4）。通常，迷路外墙内表面散射中心处的辐射剂量率应小于上述第3条入口出剂量率的100倍，迷路外墙的屏蔽透射因子应小于10^{-2}。⑥迷路入口门的辐射屏蔽应综合考虑上述第3条、第4条和第5条辐射的总和及各项所占的剂量份额和辐射质。⑦治疗机房迷路应有足够长度。迷路的宽度应适合待安装设备和患者（病床）的通过。应注意到过宽的迷路会增加迷路入口处的散射辐射剂量。在迷路内口设置"过梁"（迷路内口上部的横截墙），有利于减少迷路入口处的散射辐射剂量。

（朱建国）

xièlòu fàngshè bǐlǜ

泄漏放射比率（leakage radiation ratio）

辐射源或装置在出束情况下，在有用线束区外，距离辐射源或装置某距离处的泄漏空气比释动能率与有用线束中心轴

上距辐射源或装置相同距离处的空气比释动能率的比值。又称泄漏辐射比率。在放射治疗设备中，根据泄漏辐射的射线不同，通常分为 X 射线泄漏辐射率和中子泄漏辐射率。GBZ 126—2011《电子加速器放射治疗放射防护要求》中规定了具体要求。

对患者平面上的辐射防护要求 包括以下几个方面。

对 X 射线泄漏辐射的防护要求：①透过限束装置的 X 射线泄漏辐射，任何限束装置在 M 区域（在患者平面以有用线束轴为中心，并以最大照射野为其边界的区域中任何处泄漏辐射的空气吸收剂量与最大吸收剂量的比值不应超过 0.2%。②对任何尺寸的照射野，泄漏辐射穿过任何限束装置在 M 区域中的平均吸收剂量与最大吸收剂量的比值不应超过 0.75%。③几何照射野边界外 2cm 处至 M 边界之间的区域中，吸收剂量与最大吸收剂量的比值不应超过 10%。④从任一个电子束限束器外表面外推 2cm 或从限束器末端到离外壳 10cm 处测量的吸收剂量与最大吸收剂量的比值不应超过 10%。

对 M 区域外泄漏辐射（不包括中子）的防护要求：①吸收剂量与最大吸收剂量的比值不应超过 0.2%。②其平均值与最大吸收剂量的比值不应超过 0.1%。

对 M 区域外的中子泄漏辐射的防护要求：①在正常使用条件下 M 区域外，中子的吸收剂量与最大吸收剂量的比值应不超过 0.05%，其平均值（不大于的 800cm^2 面积上的均值）与最大吸收剂量的比值不应超过 0.02%。

在患者平面外的辐射防护要求 患者平面外测试区泄漏 X 射线辐射的吸收剂量最大吸收剂量的比值不应超过 0.5%；患者平面外测试区泄漏中子辐射的吸收剂量最大吸收剂量的比值不应超过 0.05%。

（朱建国）

jūliú yīnzǐ

居留因子（occupancy factor）辐射源出束时间内，某区域内受照射人员驻留的平均时间占出束时间的份额。在屏蔽计算公式中，常用 T 来表示。一般分为全部居留、部分居留和偶然居留三种，取值也各不相同，T = 1 表示全居留。在放射治疗机房的屏蔽设计中，不同场所的居留因子见表 1，其他机房的设计也可参考。选取居留因子时，可参考表 1 中数值，但主要根据实际居留情况确定，不可生搬硬套。

（朱建国）

shǐyòng yīnzǐ

使用因子（use factor U）向某有用线束屏蔽方向照射的时间占总照射时间的份额。在屏蔽计算公式中，常用 U 来表示，也有称束定向因子或利用因子，它是辐射源朝向有变化的情况下，对工作负荷进行修正的一个因子，也即 U ≤ 1。对于朝向不能改变的有用线束和非有用线束（如泄漏辐射和散射辐射），无需考虑修正，此时 U = 1。对于朝向可以改变的有用线束，则要根据各个朝向的时间占总照射时间的比例确定，常采用分数来表示，如 1/4、1/10、1/16。GBZ 152—2002 给出了利用因子的取值原则：有用线束固定照射方向 U = 1；旋转式治疗机：有用线束朝向墙壁 U = 1/4；顶棚 U = 1/16。

（朱建国）

zhǔ píngbìqiáng

主屏蔽墙（shielding wall for primary radiation）用于屏蔽有用线束的墙、地板、天花板或其他结构。在放射治疗装置中，有用线束指患者放射治疗用的辐射束。有用线束又称主射线束，治疗机房有用线束可直接照射到的区域称为主屏蔽（区）墙，其他区域称为次屏蔽（墙），用来屏蔽泄漏辐射和散射辐射。如果放疗装置安装在可到达区域的上部，主射束可照射到的地板也成为主屏蔽墙。主屏蔽墙一般比其他墙（即副屏蔽墙）要厚。主屏蔽墙的宽度应略大于有用线束在机房屏蔽墙（或顶）的投影，GBZ/T 201.1—2007 给出的计算公式为 $Y_p = 2[(a + SAD)/\tan(\theta) + 0.3]$，

表 1 在放射治疗机房的屏蔽设计中不同场所的居留因子

场所	居留因子典型值	居留因子的范围	示例
全居留	1	1	管理人员或职员办公室、治疗计划区、治疗控制室、护士站、咨询台、有人护理的候诊室及周边建筑物的驻留区
部分居留	1/4	1/2~1/5	1/2：相邻的治疗室、与屏蔽室相邻的病人检查室 1/5：走廊、雇员休息室、职员休息室
偶然居留	1/16	1/8~1/40	1/8：各治疗室房门 1/20：公厕、自动售货区、储藏室、没有座椅的户外区域、无人护理的候诊室、病人滞留区域、屋顶、门岗室 1/40：仅有来往行人车辆的户外区域、无人看管的停车场、车辆自动卸货/卸客区域、楼梯、无人看管的电梯

式中：Y_p 为机房有用束主屏壁区的宽度（m），SAD 为源轴距（m），θ 为治疗束的最大张角（相对束中的轴线），a 为等中心点至"墙"的距离（m），当主屏蔽区向机房内凸时，"墙"指与主屏蔽相连接的次屏蔽墙（或顶）的内表面；当主屏蔽区向机房外凸时，"墙"指与主屏蔽区墙（或顶）的外表面。采用十分之一值层法主屏蔽墙厚度的计算公式，从剂量考虑，$D = TVL\log_{10}[WUT/(P(d+SAD)^2)]$，其中 P 是墙外关注点的剂量控制值，d 是关注点与等中心点的距离，SAD 是源轴距，W 是工作负荷，U 是使用因子，T 是居留因子，TVL 为最高能量的射线相应墙体材料的十分之一值层；如果考虑瞬间剂量率，主屏蔽墙厚度计算 $D = TVL\log_{10}[DR_0/(P_{IDR}(d+SAD)^2)]$，其中 P_{IDR} 为瞬间剂量率控制值，DR_0 是等中心点的剂量率。对于医用 X 射线诊断摄影机房，GBZ 130—2002 规定摄影机房有用线束朝向的墙壁（即主屏蔽墙）应有 2mm 铅当量的防护厚度。

（朱建国）

副屏蔽墙（shielding wall for secondary radiation） 用于屏蔽泄漏辐射和散射辐射的墙、地板、天花板或其他结构。对于防护结构而言，主屏蔽墙以外的部分，均为副屏蔽墙。对于放射治疗机房，副屏蔽墙的厚度计算应同时考虑泄漏辐射和散射辐射的影响，当考虑泄漏辐射时，治疗装置泄漏辐射的量，以距源 1m 处的泄漏辐射剂量率直接给出，或给出相对有用线束的泄漏辐射比率，屏蔽需注意到泄漏辐射的辐射质可能不同于有用线束。对于 X 射线管治疗装置，泄漏辐射呈现"硬

化"；而对加速器 X 射线治疗装置，泄漏辐射呈现相对"软化"。对于散射辐射：副屏蔽墙的计算可能需要考虑有用线束的一次散射辐射；散射辐射屏蔽应考虑辐射剂量和辐射质。副屏蔽墙的屏蔽可能包含着泄漏辐射和散射辐射的复合作用。通常分别估计泄漏辐射和各项散射辐射，当它们的屏蔽厚度相差一个十分之一值层（TVL）或更大时，采用其中较厚的屏蔽。当相差不足一个 TVL 时，则在较厚的屏蔽上增加一个半值层（HVL）厚度。当 X 射线束以 θ 角斜射入厚度为 X 的屏蔽物质时，射线束在斜射路径上的有效屏蔽厚度 $X_e = X \cdot \sec\theta$，其中 θ 为斜射角，即入射线与屏蔽物质平面的垂直线之间的夹角。对于医用 X 射线诊断机房，GBZ 130—2002 规定摄影机房有用线束朝向的墙壁应有 2mm 铅当量的防护厚度，其他侧墙壁（即副屏蔽墙）应有 1mm 铅当量的防护厚度。透视机房各侧墙壁应有 1mm 铅当量的防护厚度。

（朱建国）

半值层（half-value layer） 将某种特定物质放入辐射场后，可使辐射场的辐射水平降至原来的一半的该物质的厚度。又称半价层，简称 HVL 或 HVT。例如对于钴-60γ 射线，铅的半值层厚度为 1.2cm，也就是说 1.2cm 的铅，可使关注点的钴-60γ 射线的辐射水平降至屏蔽前的一半。表 1 列出了几种常用材料对宽束 γ 的 HVL。

半值层也用作表征 X 射线的线质，依激发 X 射线的电压高低，半值层分别用毫米铝、铜或铅表示，见下页表 2。

（朱建国）

十分之一值层（tenth value layer） 在 X、γ、n 等辐射束射入物质的路径中，将辐射剂量率减少至某初始值 1/10 的物质厚度。又称十值层、什值层。简称 TVL。辐射束在物质路径中，自入射表面起始的第一个十分之一值层常常不同于以后的十分之一值层，记为 TVL_1。在指明 TVL_1 的场合，符号 TVL 指第一个十分

表 1 几种常用材料对宽束 γ 的 HVL（cm）

射线能量	水	空心砖	混凝土	重混凝土	铁	铅	钨	铀
10keV	1.2	0.09	0.04	0.012	0.004	–	–	–
20keV	2.3	0.39	0.14	0.05	0.016	–	–	–
50keV	4.2	1.7	1.0	0.23	0.08	0.011	0.0035	0.0012
100keV	6.8	3.8	2.5	0.7	0.27	0.038	0.014	0.0065
200keV	10	6.5	4.4	1.7	0.73	0.135	0.065	0.038
500keV	14	10	6.4	3.1	1.6	0.56	0.32	0.23
660keV	15	11	6.8	3.5	1.8	0.7	0.45	0.34
1MeV	16	12	7.5	4.2	2.2	1.1	0.78	0.61
1.25MeV	17	14	8.0	4.5	2.4	1.2	0.90	0.72
2MeV	20	15	9.2	5.4	2.7	1.6	1.2	1.0
5MeV	23	19	11	6.7	3.1	1.4	1.3	1.0
10MeV	28	22	13	7.2	3.0	1.7	1.2	0.9

注：材料的密度（g/cm³）分别为水 1.0，空心砖 1.2，混凝土 2.2，重混凝土 3.2，铁 7.8，铅 11.4，钨 19.1，铀 19.0。

表2 用以表示半值层及适应各种能量的过滤材料

X射线的激发电压	表示半值层的物质	常用过滤材料（从辐射源向外依次排列）
~120kV	铝	铝
~400kV	铜	铜+铝或锡+铜+铝
~1MV	铜	锡+铜+铝
~3MV	铜或铅	铅+锡+铜+铝
~50MV	铅	碳、铝或铜，作为补偿过滤

之一值层以后的十分之一值层；在没有指明 TVL_1 的场合，符号 TVL 指辐射束在物质中任何深度下的十分之一值层，或称平衡十分之一值层（也记为 TVL_e）。$TVL = HVL/\log_{10}2$。它一般应用于宽束辐射，与辐射源的种类、材料及其组成密切相关。对于给定的辐射和材料，$HVL = \log_{10}2 \cdot TVL = 0.301TVL$。十分之一值层常用于放射治疗机房的屏蔽墙厚度估算，基本公式为：$X_e = TVL \cdot \log_{10}B^{-1} + (TVL_1 - TVL)$，式中：$X_e$ 为有效屏蔽厚度，B 为屏蔽透射因子，TVL_1 及 TVL 的意义如前所述。NCRP Report No. 151 列出了相关数据，见表1。

由表可见，TVL_1 与 TVL 相差并不大，因此在实际估算中，为简化计算，近似认为 $TVL_1 = TVL$。

（朱建国）

gùyǒu lǜguò
固有滤过（inherent filtration）

X射线管玻璃壳、玻璃壳与保护罩窗口之间的油层、保护罩窗以及安装在窗口处的过滤板（如钼、铑、铝、铜等）的总和。根据X射线管的用途不同及峰值电压的不同，其过滤板不尽相同。例如对于乳腺机，常用钼和铑做过滤；对于医用诊断射线机而言，过滤板为1~2mmAl。对于工业X射线探伤机，过滤板常用铝、铜或铝铜组合。

（朱建国）

fùjiā lǜguò
附加滤过（additional filtration）

在X射线管窗口可以更换的其他过滤板的过滤。在实际工作中，有时需要对X射线的线质进行调节，这时，就需要采用附加过滤。例如在同一台X射线机上，对于60kVp的X射线，固有过滤就足够了，不需要附加过滤，但对于120kVp的X射线，则可能需要1mmAl的附加过滤，从而过滤那些无用的能量较低的射线，使线质提高，有利于降低受检者的照射和成像。

（朱建国）

lěijī yīnzǐ
累积因子（build up factor）

在宽束辐射的屏蔽计算过程中，在所关心的位置上，真正观察到的某一辐射量的大小与根据窄束指数衰减规律算得的同一个辐射量大小的比值。又称积累因子。按所观察的辐射量的不同，例如剂量、能量注量等，可有不同的积累因子，如剂量累积因子、能量累积因子等。除非吸收物质厚度为0，累积因子才等于1，否则，累积因子的数值总大于1。累积因子不仅与入射γ光子的能量有关，而且还与屏蔽体厚度、屏蔽材料的原子序数、屏蔽体的几何条件及其与探测点之间的位置等因素有关；另外，高能γ光子通过屏蔽体时产生的次级辐射—电子所致的轫致辐射也对积累因子有影响。当以高原子序数的材料作屏蔽设计时，按照惯例应当有2倍的安全系数。不过，对于给定几何形状的辐射源和特定的吸收物质，累积因子主要决定于光子能量和吸收物质的厚度。有时，辐射防护屏障是由几层屏蔽材料叠合而成，那就需要考虑多层屏蔽的积累因子。本质上，累积因子是为了计算在宽束射线情况下，多次散射的影响。

（朱建国）

表1 普通混凝土、钢及铅对于主屏蔽的 TVL 值

屏蔽物质	TVL	4MV X	6MV X	10MV X	15MV X	18MV X	20MV X	25MV X	30MV X	Co-60
混凝土（cm）	TVL_1	35	37	41	44	45	46	49	51	21
	TVL	30	33	37	41	43	44	46	49	21
钢（cm）	TVL_1	9.9	10	11	11	11	11	11	11	7.0
	TVL	9.9	10	11	11	11	11	11	11	7.0
铅（cm）	TVL_1	5.7	5.7	5.7	5.7	5.7	5.7	5.7	5.7	4.0
	TVL	5.7	5.7	5.7	5.7	5.7	5.7	5.7	5.7	4.0

注：混凝土的密度为 $2.35g/cm^3$，钢的密度为 $7.8 g/cm^3$，铅的密度为 $11.35 g/cm^3$。

yīyòng fàngshè fánghù

医用放射防护 （medical radiation protection）

电离辐射在医用照射中的防护。医用照射包括作为受检者与患者医学诊断的处方内容所接受的照射、职业健康监护中个人所接受的照射、群体健康检查中个人所接受的照射、在医学或生物学，诊断或治疗的研究项目中健康个人或患者自愿参与受到的照射、法医程序中个人所接受的照射，也包括病人扶持者、陪伴者个人接受的照射，但不包括医疗照射中职业人员所接受的照射。医用辐射防护是辐射防护的重要组成部分，它涵盖受检者与患者的医疗照射防护，还有公众照射的防护，包括保障医用辐射工作场所周围环境的安全以及合理减少医疗照射所致公众剂量负担，同时还涉及潜在照射的防护。医用辐射的职业人员占中国总职业人员的60%以上，因此，从职业照射防护角度看，医用辐射也极其重要。

形成过程 医疗照射是不断增加的最大人工电离辐射照射来源。在世界范围内每年有40亿人次接受诊断照射，由此造成的年集体剂量约为$4×10^6$人·Sv，相当于在世界范围内平均每人每年0.4mSv。中国每年有4.2亿人次接受诊断照射，由此造成的年集体剂量约为$5×10^5$人·Sv，这些剂量显然还不包括放射治疗所造成的剂量。

由于医用辐射防护在整个辐射防护领域的地位越来越重要，国际放射防护委员会（ICRP）10年来出版了80、84、85、86、87、88、90、93、94、97、98、102、105及112号报告，给出了医用辐射防护及其放射治疗、核医学、介入、CT及放射诊断的质量保证、质量控制、患者剂量及其管理、事故预防、孕妇照射等医疗照射各个方面的建议。国际原子能机构（IAEA）在近年来推出了20多项直接与医疗照射有关的安全标准、安全报告和技术文件，除上述内容外，还涉及医用放射性废物管理、各类放射诊疗辐射安全标准的应用、医用辐射源刻度等。2006年卫生部发布的《放射诊疗管理规定》是中国医用辐射防护管理规范性文件。中国在现行的放射防护基本标准《电离辐射防护与辐射源安全基本标准》（GB 18871—2002）框架下，已形成医用辐射防护标准体系，该体系可分为基础通用、放射诊断学（介入）、核医学和放射肿瘤学四类。第一类包括通用要求、术语、培训、屏蔽及其他；后三类分别包括设备的生产、安装和使用、受检者和患者的防护、电离辐射剂量学和质量保证与质量控制。

基本内容 医用辐射防护的基本内容包括：医疗照射的责任、正当性判断、医疗照射防护的最优化、剂量约束和诊断指导水平及事故防范。

医疗照射的责任 医疗照射的主要法律责任人是医院法人，对保证患者的防护与安全负法律责任，如处方医师资格、按处方诊疗、防护知识培训、资质考核及档案、正当性判断、质量管理及防护检测等。处方医师的职责主要有四个方面：①承担受检者和患者的医疗照射正当性判断。②对医疗照射最优化和诊疗结果进行临床评价。③负责与患者的风险沟通。④与其他责任人沟通相关信息。合格专家、防护管理人员及其他相关人员在各自职责范围内对辐射防护法规和标准的应用负责。医疗照射防护还对设备供应商规定了具体责任，他们应对设备设计建造、设备及配件的供应、故障维修、退役、操作者的培训等负有责任。

医疗照射的正当性 通过对医疗照射的类型、治疗方法及过程和对受检者和患者产生的利弊考量其对患者和社会产生了足够的利益，这类医疗照射才是正当的。若结论否定，则应尽可能采用不涉及医疗照射的替代方法。在使用新技术、新方法前要进行正当性判断，已判断为正当的诊疗照射类型，每隔一定时间或应用范围等变化，需要再次进行正当性判断。对于孕妇等特殊人群及已被判为不正当的照射类型但又必须使用时，应逐例进行正当性判断。要特别注意对阳性率不高的群体检查做正当性判断。医学志愿人员接受医疗照射也要进行正当性判断。

防护的最优化 医疗照射最优化的主要内容包括一般要求、操作要求、质量保证和质量控制以及培训。诊疗程序中患者防护最优化的基本目标是使利益最大程度地超过危害。最优化过程应考虑经济和社会因素、便于使用、质量保证、患者剂量、放射性药物的施用、管理等，并使之能得到足够的诊断信息和治疗效果。最优化的主要方法有：放射治疗要逐例制定照射计划；在可能引起患者高剂量照射的情况下，应确保有适当的设备、技术和辅助设施，重视质量控制措施、患者剂量和放射性药物估计施用量的质量保证；对帮助和安慰患者的志愿者制定剂量约束值，对医学志愿者接受的剂量进行控制；为核医学诊治患者提供辐射防护指导。放射诊断、核医学和放射治疗有具体的操作最优化、质量保证和质量控制要求。培训要求包括培训时间保证、课程设置、证书、继续医学教育等。

诊断指导水平　由相应的专业机构与审管部门制定，在当前良好医术（而非最佳医术）可以实现的医疗实践前提下，中等身材的受检者在特定放射诊断项目中的受照剂量或放射性核素摄入量。指导水平通常是可测量的量值，并应根据技术的进步不断对其进行修订，供有关执业医师作为指南使用，以便当某种检查的剂量或活度超过相应指导水平时，采取行动改善优化程度，使在确保获得必需的诊断信息的同时尽量降低受检者的受照剂量。不应将所确定的医疗照射指导水平视为在任何情况下都能保证达到最佳性能的指南；实践中应用这些指导水平时应注意具体条件，如医疗技术水平、受检者的身体和年龄等。

剂量约束　由审管部门或其授权的机构针对医学研究中志愿者、明知受照而自愿帮助护理、扶持与慰问或探视正在接受医疗照射的患者的人员所制定的防护最优化的剂量约束。剂量约束的作用在于将防护最优化中所考虑的方案限制在不会使个人剂量超过剂量约束值的那些方案。剂量约束值与防护最优化相关，应前瞻性地使用，而不应将其作为一种次级的剂量限值形式回顾性地使用。剂量约束的另一种作用是保证一个个体所受来自可能使其受照的不同实践的剂量总和不会超过剂量限值。对患者本人不能实施剂量约束，而应用诊断参考水平。

事故防范　医院应采取一切合理的措施，包括不断提高所有有关人员的安全文化素养，编制应急计划，酌情进行应急干预，防止发生潜在的事故性医疗照射，特别是高剂量放射治疗事故。对各种治疗事件、诊断性照射事件及可能造成患者的受照剂量与所预计值显著不同的设备故障、事故或其他异常偶然事件及时进行调查。对于每一项调查，均应计算或估算受检者与患者所受到的剂量及其在其体内的分布；提出防止此类事件再次发生需要采取的纠正措施；实施其责任范围内的所有纠正措施；按规定尽快向审管部门提交书面报告，说明事件的原因和采取纠正措施的情况；将事件及其调查与纠正情况通知受检者与患者及有关人员。医院应在审管部门规定的期限内保存并在必要时提供相关照射和服用放射性药物的类型及活度的记录。

问题与发展趋势　医用辐射是不断增加的最大人工电离辐射照射来源，医用辐射防护已经成为涉及所有公众成员及其后代的重要公共卫生问题，正越来越引起社会各界普遍关注。加强医用辐射防护是放射防护领域新进展的显著特点。随着计算机技术、网络技术、材料科学等学科技术的发展，医用辐射三大分支空前发展，γ 刀、X 刀开创了立体定向放疗技术，适形放射治疗、调强放射治疗（IMRT）开创了精确放疗新技术，其质量保证和质量控制以及事故预防成为医用辐射防护的重中之重。CT 不断更新换代和迅速普及，其应用占医疗照射的比重持续上升，成为医疗照射防护关注的热点。新兴的介入放射学使临床诊断及治疗技术更趋于微创、快速、安全及有效，其发展和应用几乎遍及各个临床学科。鉴于其操作的特殊性，介入放射学中工作人员和患者的防护也成为医用辐射防护的又一个热点课题。

（余宁乐）

bìngrén fàngshè fánghù

病人放射防护（radiation protection of patients）

在医疗机构接受放射诊断检查、介入放射学程序和放射治疗的人员（患者）在医疗照射过程中需要采取的防护方法。放射诊断检查包括 X 射线透视、X 射线摄片、CT 扫描、口服或注射放射性同位素后的器官扫描等；介入放射学程序指以影像诊断为基础，在医学影像诊断设备的引导下，利用穿刺针、导管及其他介入器材，对人体某些器官或疾病（如心脏、脑血管、外周血管和肿瘤等）进行诊断或治疗；放射治疗包括医用电子直线加速器、钴-60 治疗机、γ 射线头部立体定向外科治疗、后装机、深部 X 射线治疗机、皮肤敷贴器、粒子植入和口服放射性同位素碘-131 对甲状腺疾病的治疗等。

形成过程　从 1895 年伦琴发现 X 射线至今已有 100 多年的历史，最初利用 X 射线诊断技术进行直接透视、间接透视、直接摄影、间接摄影、断层乃至多轨道断层摄影，到后来的放射治疗技术的应用，经历了一个漫长的过程。20 世纪 50 年代以前，放射防护的主要对象为职业工作人员和公众，辐射防护的主要目的是要避免高剂量电离辐射照射后不可避免的皮肤红斑或造血器官功能障碍等生物学危害。对病人防护要求的资料报道始见于 1982 年 ICRP 第 34 号出版物《放射诊断中患者的防护》，之后于 1985 年和 1987 年又相继发行了 44 号《放射治疗中患者的防护》，52 号《核医学中患者的防护》两个出版物。中国已颁布实施的《远距治疗患者放射防护与质量保证要求》（GB 16362—2010）中对远距离放射治疗中的患者防护提出了明确的要求，"远距治疗中患者防护的一般性要求应遵循 GBZ 179 中的有关规定""除非在临床上有充分理由和明显指征，对怀孕或可能怀孕的妇女及儿童应慎重采用放射治疗。在对孕妇实施任何放射治疗时应进行更为缜密的放疗计划，以使胚胎或胎儿所受到的照射剂量减至最小"。《医用 X 射线诊断受检者放射卫生防护标准》（GB 16348—2010）对 X 射线诊断中受检者的防护原则和基本要求，以及对儿童、育龄妇女、孕妇的特殊要求也作出了明确的规定。

基本内容 国际放射防护委员会（ICRP）2007 年的建议书指出，病人在医疗照射过程中需要采取的防护方法，不同于其他两类照射（职业照射和公众照射）情况下的放射防护方法。这种照射是为了患者的直接利益有意而为的，在放射治疗中，用大剂量辐射所产生的生物效应治疗癌症或其他疾病，也即为患者获取了利益。

病人接受的照射分为外照射和内照射两种。外照射是辐射源来自于体外的照射，离开辐射源后病人将不再受到照射；而内照射则是病人经口服或注射放射性同位素后所受到的照射，进入人体内的放射性核素，在人体内的滞留时间会随着核素的生物半排期不同而不同，滞留在体内的放射性核素，它们可以在进入人体以后的若干月，或若干年内对人体组织产生剂量。

病人在进行医疗照射前应当进行正当性判断，只有证明医疗照射给受诊断或治疗的个人或社会所带来的利益大于可能引起的辐射危害时，医疗照射才是正当的。病人的放射防护在放射诊断和介入放射学程序中意味着要避免一切不必要的重复检查，应认真对哺乳期妇女、孕妇和育龄妇女的诊断性医疗照射进行正当性判断，特别是腹部和骨盆检查，也应注意儿童的诊断性医疗照射的正当性判断。而在放射治疗中则要求避免健康组织受到不必要的照射。目标是医疗程序的正当性和防护的最优化要符合医疗目的，不建议对患者个人实施剂量限制，因为这可能会影响到患者的诊断或者治疗的效果。

除放射治疗外，医疗照射的目的不是施予病人剂量，而是利用电离辐射来提供放射诊断的信息或进行介入放射学程序，剂量要经过深思熟虑后给定，并且不能被无限制地减少，以保证不影响预期的诊断效果。辐射的医学应用在本质上是志愿的，伴随着对患者个人直接健康利益的期望，病人同意或认同使用伴有电离辐射的医疗程序，这种决定是在不同程度的知情或认同的情况下做出的，它不仅包括预期的利益，同时也包括潜在的危险。

应用 X 射线诊断检查中受检者所受的医疗照射应经过正当性判断，掌握好适应证并注意避免不必要的重复检查，尤其对妇女儿童的 X 射线诊断检查更应慎重进行判断。受检者所受的医疗照射应遵循安全与防护最优化的原则，使其接受的剂量保持在可以合理达到的最低水平。对于常用的医用 X 线诊断检查使用医疗照射指导水平，医疗机构还应配备防护性能和质量合格的受检者防护用品，其防护性能不小于 0.5mm 铅当量。

对儿童进行 X 射线检查时，应注意对其非检查部位的防护，特别应加强对性腺及眼晶体的屏蔽防护，除临床必需的 X 射线透视检查外，应对儿童采用 X 射线摄影检查，并且使用短时间曝光的摄影技术，对婴幼儿进行 X 射线摄影时，一般不应使用滤线栅。

对育龄妇女进行腹部或骨盆部位的 X 射线检查时，应首先问明是否已经怀孕并了解月经情况；对孕妇的 X 射线检查必须向受检者说明可能的危害，在受检者本人知情同意并签字后才可实施此类检查；妇女妊娠早期，特别是在妊娠 8～15 周时，非急需不得实施腹部尤其是骨盆部位的 X 射线检查。严格控制对孕妇进行腹部 X 射线检查，以减少胚胎、胎儿的受照危害；孕妇分娩前，不应进行常规的胸部 X 射线检查。

在放射诊断中，可使用防护三角、防护巾、防护围脖等对患者的性腺、活性骨髓、女性乳腺、胎儿及儿童骨骺等射线较敏感的器官进行屏蔽防护。

对介入放射学程序操作中患者所受高辐射剂量的防护，最根本的措施应致力于避免患者接受不必要的照射。由于介入放射学程序操作对患者的损伤主要是辐射诱导的皮肤损伤，因此防护措施应该针对这种皮肤剂量的减少，如使用较先进的设备，采用最优化的检查参数，采取剂量分散措施，加强对操作者的训练等。

对患者进行放射治疗前，应根据当前的医疗技术水平，进行正当性判断，只有当利大于弊且相对利益最大时，方能进行放射治疗。放射肿瘤医师在放射治疗前应当把可能的放射风险告知患者，严格掌握放射治疗的适应证，良性疾病尽量不采用放射治疗；对患者制定放射治疗计划时，应按病变情况，采用包括器官屏蔽在内的适当的技术措施以保护正常组织与器官，并对射野内重要组织器官的吸收剂量进行计算，使其处于可合理达到的尽量低水平。对怀孕或可能怀孕的妇女及儿童应慎重采用放射治疗，除非在临床上有充分的理由和明显的指征，并在实施这类放射治疗时应进行更为缜密的放疗计划，尽可能减少射线对胚胎或者胎儿以及儿童的影响。在治疗过程中，还应经常对患者受照部位进行检查与分析，根据病情变化的需要及时调整治疗计划，密切注意放射治疗中出现的放射反应与可能出现的放射损伤，采取必要的医疗保护措施。

（余宁乐　张乙眉）

yīliáo zhàoshè de zhèngdàngxìng

医疗照射的正当性（justification of medical exposure）　在考虑了可供采用的不涉及医疗照射的替代方法的利益和危险之后，仅当通过权衡利弊，证明医疗照射给受照个人或社会带来的利益大于可能引起的辐射危险时，该医疗照射才是正当的。对于复杂的诊断与治疗，应注意逐例进行正当性判断。还应注意根据医疗技术与水平的发展，对过去认为是正当的医疗照射重新进行正当性判断。

形成过程　1977 年国际放射防护委员会（ICRP）第 26 号出版物首次提出了辐射实践的正当性、防护最优化和个人剂量限值的放射防护三原则；世界卫生组织技术报告丛书第 689 号《放射诊断检查的合理方法》、第 757 号《影像诊断在儿科学中的合理应用》以及第 795 号《影像诊断在临床实践中的有效选择》均对辐射实践的正当性进行了阐述；

1990 年 ICRP 第 60 号出版物进一步充实了放射防护三原则构成的放射防护体系；1996 年 ICRP 第 73 号出版物提出，在辐射的医学应用中，正当性原则适用于三个层次；2005 年 IAEA《医疗电离辐射照射的安全防护》安全导则 No. RS-G-1.5 对医疗照射中放射诊断、核医学及放射治疗的正当性的判断进行了分类描述；2007 年 ICRP 第 103 号出版和第 105 号出版物中沿用了原有的层次划分，并补充了新的资料和例证。

中国 1984 年发布的《放射卫生防护基本标准》（GB 4792—1984）对辐射实践的正当化进行了定义；20 世纪 90 年代国家、部门及行业相关标准均涉及辐射实践的正当性，如《医用 X 射线诊断的合理应用原则》（WS/T75—1996）、《临床核医学中患者的放射卫生防护标准》（GB 16361—1996）等。2002 年发布的《电离辐射防护与辐射源安全基本标准》（GB 18871—2002），结合中国实际情况，提出了医疗照射的正当性判断。2007 年实施的《医疗照射放射防护基本要求》（GBZ 179—2006）进一步细化并补充了医疗照射的正当性判断。

原理和应用　正当性判断过程是在辐射健康效应的风险和医疗照射对个人的临床利益之间进行平衡，它包括对替代诊断和治疗技术利弊的考虑。在判断医疗照射的正当性时，应该确保医学专业学会的不断参与，因为有效医疗实践的问题对这些判断将是最重要的。

一般原则　医疗照射均应有足够的净利益，在能取得相同净利益的情况下，应尽可能采用不涉及医疗照射的替代方法，在无替代方法时也应权衡利弊，证明

医疗照射给受诊断或治疗的个人或社会带来的利益大于可能引起的辐射危害时，医疗照射才是正当的。

三个层次　在第一个层次上，是接受辐射在医学中的应用。医疗照射对患者可以带来利大于弊。这个层次的正当性，目前已被人们普通接受。在第二个层次上，确定具有特定目标的特定程序，并作出正当性判断（如，对已显现相关症状的患者的胸部 X 射线检查，或其危险状况是可以被探知或处置的一组人员的胸部 X 射线检查）。这个层次的正当性目标，是要判断医疗照射程序是否能提高诊疗水平，或提供患者的必要医学信息。在第三个层次上，应证明应用于患者个体的特定放射诊疗程序是正当的（即判断医疗照射对患者的应用是利大于弊）。因此，应当由执业医师在考虑到照射的具体医疗目标和受照者个人特征的基础上，考虑所有可利用的信息，事先对所有个人的医疗照射的正当性作出明确判断。

注意事项　①所有新型医疗照射的技术和方法，使用前都应通过正当性判断；已判断为正当的医疗照射类型，当取得新的或重要的证据并需要新判断时，应对其重新进行正当性判断。②通过正当性判断的所有新型的医疗照射技术和方法，使用时，应严格控制其适应证范围，要用到新的适应证时必须另行进行正当性判断。③每一项医疗照射实践，应根据诊疗目的和受照人员特征对其进行正当性判断；如果某一项医疗照射通常被判定为非正当性，在特殊情况下又需要使用它时，就应逐例进行正当性判断；执业医师和有关医技人员应尽可

能使用与计划照射相关的患者先前已有的诊断信息和医学记录，避免不必要的重复照射。④出于生物医学和医学研究目的的志愿人员的医疗照射也应进行正当性判断，志愿人员对所进行的研究应是事先知情并同意的，健康儿童不应作为生物或医学研究计划的受试者。⑤应特别注意不能从医疗照射中得到直接健康利益人员的正当性判断，特别是因法医目的而受照的人员。⑥应正确合理地使用诊断性医疗照射，掌握好适应证，避免不必要的重复检查。⑦应认真对哺乳期妇女、孕妇和育龄妇女的诊断性医疗照射进行正当性判断，特别是因腹部和骨盆检查，也应注意儿童的诊断性医疗照射的正当性判断。⑧应考虑通过群体性检查可能查出的疾病、对被查出的疾病进行有效治疗的可能性和由于某种疾病得到控制而使公众所获得的利益，只有这些受益足以补偿在经济和社会方面所付出的代价（包括辐射危害）时这种检查才是正当的。⑨应该仔细考虑每一个放射治疗程序和正当性，放射治疗中患者接受的剂量可能引起明显的并发症，并也应当是放射治疗程序正当性判断中不可缺少的部分。⑩如果照射未被判为正当，应严格禁止实施。

发展趋势 医疗照射在本质上是患者在不同程度知情同意情况下自愿接受的，患者个人同时是直接健康利益和辐射危害的受体。确保对患者利大于弊，净效益为正，是医疗照射的首要目标，同时应恰当地考虑到对放射工作人员和其他人员的辐射照射危害。由于医用辐射实践的独特性质，对患者的医疗照射，需要采取与其他计划照射情景不同的、更加

细致的正当性判断方法。执业医师应保证为患者提供有效的诊治，包括防止患者免受不必要的辐射照射，应用特定放射诊疗程序的正当性判断，是执业医师的职责所在，必须给予高度重视。

中国应进一步加强医疗照射的正当性的管理与监督，贯彻落实《电离辐射防护与辐射源安全基本标准》（GB 18871—2002）和《医疗照射防护基本要求》（GBZ 179—2006）以医疗照射正当性判断的原则和方法，进行代价与利益定量分析，权衡医疗照射的利与弊，并作出最后的决策。

(余宁乐)

yīliáo zhàoshè de zuìyōuhuà

医疗照射的最优化 （optimization of medical exposure）

对于来自实践中的任一特定源的照射，应使其防护与安全最优化，使得在考虑了经济和社会因素之后，个人受照剂量的大小、受照射的人数以及受照射的可能性均保持在可合理达到的尽量低水平。在诊断与介入医疗程序的照射中，使用诊断参考水平来达到防护最优化的目的，而不采用对个体或者剂量约束的方法。这一机制是通过管理患者剂量来使其与医疗目的相适应的；在放射治疗中，最优化不仅涉及将处方剂量施予肿瘤，而且还涉及如何保护靶体积之外的健康组织。

形成过程 1977年国际放射防护委员会（ICRP）第26号出版物首次提出了辐射实践的正当性、防护最优化和个人剂量限值的放射防护三原则；1990年ICRP第60号出版物进一步充实了放射防护三原则构成的放射防护体系；2002年颁布的国家标准《电离辐射防护与辐射源安全基本标准》中进一步明确了防护与安全最优

化的重要性，阐述了医疗照射防护最优化的一些基本措施；2006颁布的国家标准《医疗照射防护基本要求》中指出医疗照射的最优化中对于放射诊断、核医学和放射治疗的不同操作要求，提出在儿童检查、群体检查、CT诊断、介入治疗或放射治疗中可能引起患者高剂量的情况下的医疗照射，应确保有适当的设备、技术和辅助设备；还应重视包括质量控制措施、患者剂量或放射性施用量估计在内的质量保证；2007年ICRP第105号出版物中提出患者在医疗照射防护最优化的基本内容：①设备和装置的适当选择。②基本目的是净效益最大化，净效益可能会直接反映在金融成本上，但也可能涉及不容易量化的社会成本。③保护的对象包括病人、工作人员和公众。

应用 患者医疗照射防护最优化的基本目标是使利益最大程度超过危害，由于患者受到有意安排的辐射照射，防护最优化可能是复杂的且不一定意味着要降低患者所受剂量，因为应该最优先考虑在医疗照射中获得可靠的诊断信息和在治疗性照射中达到治疗效果。医疗照射最优化过程应包括设备的选择，除考虑经济和社会因素外，应对便于使用、质量保证（包括质量控制）、患者剂量的评价和估算、放射性药物的施用、管理等诸方面进行考查，使之能得到足够的诊断信息和治疗效果：

设备要求 医疗照射所使用的辐射源应符合对辐射源的安全所规定的有关要求；尤其应将医疗照射所使用的系统设计成可及时发现系统内单个部件的故障，以使对患者的任何非计划医疗照射减至最小，并有利于尽可能避

免和减少人为失误。

操作要求 医院在分析设备供方提供资料的基础上，辨明各种可能引起非计划医疗照射的设备故障和人为失误；采取一切合理措施防止故障和失误，包括选择合格人员、制定适当的质量保证与操作程序，并就程序的执行和防护与安全问题对有关人员进行充分的培训与定期再培训；采取一切合理措施，将可能出现的故障和失误的后果减至最小；制定应付各种可能事件的应急计划或程序，必要时进行应急训练。

医疗照射的质量保证 医院应根据国家有关医疗照射质量保证的标准和要求和制定全面的医疗照射质量保证大纲；制定这种大纲时应邀请诸如放射物理、放射药物学等有关领域的合格专家参加。医疗照射质量保证大纲应包括：①对辐射发生器、显示设备和辐照装置等的物理参数的测量（包括调试时的测量和调试后的定期测量）。②对患者诊断和治疗中所使用的有关物理及临床因素的验证。③有关程序和结果的书面记录。④剂量测定和监测仪器的校准及工作条件的验证。⑤放射治疗质量保证大纲的定期和独立的质量审核与评审。

发展趋势 医疗照射最优化是一个前瞻性的反复过程，旨在防止或降低未来的照射。它考虑到技术和社会经济的发展，既需要定性的判断，也需要定量的判断。在放射治疗中，应逐例制定对治疗靶区的照射计划，使靶区受到适当医疗照射并使非靶区的器官和组织所受剂量保持在尽可能低的水平；对帮助和安慰者的志愿者所受的照射制定剂量约束值，以便对他们进行剂量控制；对自愿接受治疗实验的患者，执业医师应对其靶区剂量水平进行专门的计划；对法医检查中的受检人员、医学和药物医学研究的志愿者所受的照射应进行控制，使这些人员的受照射剂量保持在尽可能低的水平。对接受核医学诊治的患者应提供合法的指导或说明书，使接触他们的人员所受到的剂量保持在尽可能低的水平。

（余宁乐 陈群）

yīliáo zhàoshè de zhěnduàn zhǐdǎo shuǐpíng

医疗照射的诊断指导水平

（diagnosis guidance level of medical exposure） 医疗业务部门选定并取得审管部门认可的剂量、剂量率或活度值。又称医疗照射指导水平（guidance level for medical exposure）或诊断参考水平（diagnostic reference level, DRLs）、参考剂量水平（reference dose levels）。用以表明一种参考水平，高于该水平时则应由执业医师进行评价，以决定在考虑了特定情况并运用了可靠的临床判断后是否有必要超过此水平。

基本内容 医疗照射指导水平是通过广泛的质量调查数据推导的，它是以现行良好实践为基础，对一般患者可做到的合理剂量或活度的参考水平，建立的指导水平只能针对中等身材受检者提出一种合理的平均而言的典型值，作为当前良好实践的指南，而不能视为在任何情况下都能保证达到最佳性能的指南。医疗照射指导水平是对专业判断水平的补充，在实践中应用这些指导水平时应注意具体条件，如医疗技术水平、患者身材和年龄等，应用应有灵活性，以便容许依据正确的临床判断实施高于某指导水平的照射。个人受到的剂量超过该指导水平，并不一定构成违反要求，然而，反复地和显著地高于指导水平则可能提示存在重大问题，并可能是由事故性医疗照射所致，这种情况需要进行调查。考虑到当地的医疗实践和可获得设备的性能等具体情况，指导水平只适应于某一国家或地区。对常用诊断性医疗照射，应通过广泛的质量调查数据推导，并遵循《电离辐射防护与辐射源安全基本标准》（CBSS）的相应要求，由相应的专业机构与审管部门制定医疗照射的指导水平，提供给有关的执业医师作为指南使用，并根据技术的进步不断对其进行修订，以便当某种检查的剂量或活度超过相应指导水平时，采取行动改善优化程度，使在确保获得必需的诊断信息的同时尽量降低患者的受照剂量；当剂量或活度显著低于相应的指导水平而照射又不能提供有用的诊断信息和给患者带来预期的医疗效益时，按需要采取纠正行动。

CBSS要求应制定供执业医师使用的医疗照射指导水平，并指出医疗照射指导水平应：对于中等身材的受检者，是一种合理的剂量指征；为当前良好医术（而不是最佳医术）可以实现的医疗实践提供指导；在可靠的临床判断表明需要时，可以灵活应用，即允许实施更高的照射；随着工艺与技术的改进而加以修订。对于典型成年受检者，CBSS首次给出了各种常用的X射线摄影和X射线CT检查、乳腺X射线摄影和X射线透视的医疗照射指导水平，和各种常用的核医学诊断的活度指导水平。

医疗照射指导水平仅应用于在进行医学成像程序时患者所受到的辐射照射（包括放射诊断和核医学诊断）的安全防护管理和

质量控制。他们不适用于放射治疗和核医学治疗过程。

问题与发展趋势 医疗照射防护的重要性和迫切性已经越来越得到社会各界的认可和重视，建立并正确应用医疗照射诊断指导水平是加强医疗照射防护的重大新举措。但是，医疗照射指导水平不应该一成不变。随着各种医用辐射设备与配件和技术方法的不断进步，应及时修订已有的指导水平以适时推进提高医疗照射的放射防护最优化水平。此外，中国幅员辽阔，各地发展状况很不平衡，还应鼓励各省地市县结合实际，大力加强各种受检者与患者所受辐射剂量的监测，积累宝贵资料，建立适合本地区的有关医疗照射指导水平，力求不断合理降低平均每次诊断所致受检者剂量，还可以制定更细化的医疗照射指导水平，这些都是今后应不断加强的工作。

（余宁乐　曹兴江）

yīliáo zhàoshè de jìliàng yuēshù

医疗照射的剂量约束 （dose constraints of medical exposure）

由审管部门或其授权的机构针对医学研究中志愿者、明知受照而自愿帮助护理、扶持与慰问或探视正在接受医疗照射的患者的人员所制定的防护最优化的剂量约束。医疗照射的剂量约束包括陪同受检者的亲朋好友以及生物医学研究中志愿者的照射的约束，对患者本人不能实施剂量约束，而应采用诊断参考水平。医疗照射指在放射诊断检查、介入和放射治疗过程中受检者或病人受到电离辐射的内外照射，患者的照顾陪同人员也会受到照射，包括患者的父母和其他家庭成员及朋友。另外在生物医学研究中，志愿者也受到了与患者类似的照射。

形成过程 1977年，国际放射防护委员会（ICRP）第26号出版物首次提出剂量限制体系的概念，随后在1991年ICRP第60号出版物补充和发展了第26号出版物关于医疗照射的防护原则，在关于辐射防护新的基本建议中，提出辐射防护体系分为职业照射、患者的医疗照射和公众照射，明确提出了"医疗照射防护体系"（the system of protection in medical exposure），进一步强调医疗照射实践的正当性和防护最优化，重申剂量限值不适用于医疗照射，在防护最优化中建议考虑剂量约束。

随后ICRP第73号出版物"医学中的放射防护与安全"中也对医疗活动中的辐射防护和安全提出了建议，ICRP第103号和105号出版物中进一步明确了辐射防护的基本框架体系，对计划照射（患者的医疗照射除外）情况下剂量水平的限制采取了术语"剂量约束"，除了患者受到的医疗照射以外，任何个人受到来自监管源的计划照射的剂量之和不能超过委员会推荐的剂量限值，剂量约束为最优化过程提供了一个期望的上限。医疗照射的剂量约束值不作为审管部门监管限值。

基本内容 医疗照射的剂量约束值包括对患者的抚育者和照顾者、生物医学研究中的志愿者的剂量约束。

应保证使接受放射性核素治疗的患者的扶持人员、慰问者和探视人员及家庭成员得到有关辐射防护措施，使其不超过剂量约束值。放射性核素治疗如涉及碘-131的核医学治疗，可对周围人员特别是陪同和照顾患者的人员产生较高的剂量。因此对在医院或家中这些患者的陪同和照顾人员应更多考虑。

ICRP第94号出版物中提供了使用非密封放射性核素治疗的患者出院的相关建议，包括对婴幼儿和没有直接参与陪护的公众应按照每年1mSv的年剂量限值来约束，对于直接参与探视和陪护抚育的人员则每个疗程（从治疗后到出院的时间）的剂量约束为5mSv，剂量约束需要灵活应用，如病情较为严重的儿童，则陪护家长的剂量约束可以放宽。

欧洲委员会1998年报告提出了对不同类型陪护者的剂量约束值建议，较ICRP第94号报告书更为详尽（表1）。

如患者接受永久性放射性粒子植入治疗情况时，绝大多数情况下探视和陪护人员的所受剂量仍远低于1mSv的年剂量，但有时候植入粒子的患者配偶在此期间怀孕，预期年剂量将超过1mSv。

表1　不同类型陪护者的剂量约束值

陪护者类型	提出剂量约束值的原因（危险、习惯）	剂量约束值（mSv）
亲属和密友、公众	是公众剂量限值的一部分	0.3
孕妇	保护未出生孩子	1
从出生到2岁的儿童	与父母的密切身体接触	1
3～10岁儿童	与未出生儿童具有同样的危险	1
60岁及以下成人	危险是幼儿的1/3～1/2；对患者配偶的特定建议；不适用于安慰病情严重的住院患者的情况	3
超过60岁的成人	危险是一般人群水平1/10～1/3	15

另外患者在植入密封源几个月内死亡，则需采取相应措施，避免放射性物质释放被公众吸入。

在生物医学研究中，志愿者起着非常重要的作用，特别是一些探索性研究对于疾病的诊断有着直接价值，其他一些研究则对药物代谢以及工作环境中放射性核素污染的转归途径提供信息。因此应对参与生物医学、药物医学研究的志愿者所受的照射进行控制，使这些人员的受照剂量保持在尽可能低的水平。

ICRP 第 62 号出版物中阐述了生物医学志愿者在不同情况下的剂量约束，按照生物医学志愿者在试验中对社会的利益大小来进行区分见表 2。

表 2　生物医学志愿者在不同情况下的剂量约束

对社会的利益大小	剂量约束值（mSv）
较小的	<0.1
居中的	0.1~1
适中的	1~10
相当大的	>10

在许多国家，妊娠妇女也可以作为志愿者参与生物医学研究课题。但从保护胚胎或胎儿的角度出发，除非怀孕是研究不可缺少的部分，应当控制妊娠妇女参与涉及电离辐射的生物医学研究。

问题与发展趋势　医用辐射是不断增加的最大人工电离辐射照射来源，医疗照射防护的重要性和迫切性也越来越得到社会各界的认可和重视，已经成为涉及所有公众成员及其后代的重要问题。

目前随着临床核医学的广泛应用与开展以及生物医学、药物医学试验的发展，越来越多的医学研究志愿者、护理、扶持与慰问或探视正在接受医疗照射的患者的人员不可避免受到了医疗照射。关于这部分人员的剂量约束值的确定，也是医疗照射防护的最优化的重要组成部分。

中国目前也制定了关于医疗照射放射防护的基本要求（GBZ 179—2006）等相关标准规范，其中对医疗照射防护的最优化、医疗照射的剂量约束值和各类放射诊疗操作中的防护也作了相应规定。但是，如何更好地做好医疗照射的防护，还需要审管部门、放射执业医师、志愿者和公众共同努力，使人员的受照剂量限制在尽可能低的水平。

（余宁乐　周献锋）

bìngrén gèrén fánghù yòngpǐn

病人个人防护用品 （patients personal protective equipment）

患者或病人在疾病诊疗过程中用于免遭或减轻不必要的放射性伤害的个人防护用品。在诊疗过程中尚不能消除或有效减轻有害因素和可能存在的事故因素时，病人个人防护用品是主要的防护措施，是保证放射诊疗过程安全、维护患者的安全的重要物质保障。

在达到预期诊断目标和计及相关医疗照射指导水平前提下，选择合适的操作参数保证患者受到最小的剂量；如果可行，放射诊断检查中应对辐射敏感器官（性腺、眼晶体、甲状腺等）提供屏蔽或者核医学检查中阻断非受检器官对放射性核素的摄取，必要时进一步考虑促排。放射治疗中，则应对非靶器官实施屏蔽保护。

患者在放射诊疗过程中视具体情况选择确当的病人防护用品。一般从两个方面考虑，一是患者外照射的防护，即在患者与辐射源之间设置合适的防护屏障。屏蔽材料的选择和屏障活度的确定，取决于许多因素，主要与电离辐射源的辐射特性、材料的辐射屏蔽性能以及辐射防护的基本标准有关。二是防止放射性物质吸入或放射性物质污染皮肤造成内照射或皮肤损伤，其基本要求是：防护性能好，表面光滑不易污染，易于去污；耐腐蚀，化学稳定性高；结构简单，使用方便；符合生理卫生要求，穿着舒适。

用于外照射防护的病人防护用品，其屏蔽性能很大程度上取决于所用材料物质的原子序数。对于 γ 射线，一般要用原子序数（Z）较大的物质，如铅、铁、水泥、铅玻璃灯。对于中子，中子与物质的作用较复杂，但对它的防护可归结为快中子的慢化和热中子的吸收。因而屏蔽中子主要是选择适当的慢化剂和吸收剂。对中子慢化要用原子序数较小的物质，最好是含 H 较多的物质，对热中子的吸收应选用中子吸收截面较大的物质。对于 β 射线，一般而言选用密度越大的物质效果越好，但是密度越大的物质在与 β 粒子作用时其附加产生的 γ 辐射也越强，因此通常采用有机玻璃、塑料和铝板等轻物质。在工作中应根据所使用的放射性核素的种类、数量、性状和操作方式等情况，合理地选用病人防护用品。

（余宁乐　杨春勇）

línchuáng héyīxué de fàngshè fánghù

临床核医学的放射防护 （radiation protection of clinical nuclear medicine）　运用辐射防护三原则，对临床核医学开展放射防护的工作。临床核医学是为了诊断、治疗或研究，把开放性放射性核素给患者服用的实践。其诊断方法按放射性核素是否引入

受检者体内分为体外检查法和体内检查法，根据最后是否成像分为显像和非显像两种。

形成过程 核医学是核科学技术与医学相结合的产物。1920年代放射性核素示踪方法应用于生物学实验研究中，1925年应用于实现测定人体的血流速度，1950年代研制出 γ 照相机，1960年代^{99m}Tc 发生器和^{99m}Tc 标记显像剂开始应用于临床，1970年代发射型断层显像装置 SPECT 和 PET 的出现使分子核医学得到迅速发展。

国际放射防护委员会（ICRP）自成立以来颁布了一系列与临床核医学放射防护相关的文献，如17号出版物《放射性核素临床研究中患者的防护》、60号出版物《ICRP1990年建议书》、73号出版物《医学辐射防护和安全》、77号出版物《放射性废物处理的辐射防护原则》、78号出版物《工作人员内照射的个人监测》、80号出版物《放射性药物所致病人剂量》、88号出版物《母亲摄入放射性核素所致胎儿剂量》、94号出版物《非封密放射性核素的病人出院》、105号出版物《医学辐射防护》、106号出版物《放射性药物的病人辐射剂量》。中国自1984年颁布《放射卫生防护基本标准》（GB 4792—84），制定了工作人员和公众剂量限值、放射工作场所表面污染控制值，对指导中国临床核医学放射防护工作起到了重要作用。根据国际原子能机构（IAEA）国际辐射安全基本标准，2006年中国颁布实施了《电离辐射防护与辐射源安全基本标准》（GB 18871—2002），对工作人员职业照射提出了新的限值，同时对医疗照射防护提出了具体要求。临床核医学方面的主要放射防护标准包括《临床核医学卫生防护标准》（GBZ 120—2006）、《放射性核素敷贴治疗卫生防护标准》（GBZ 134—2002）、《临床核医学中患者的放射卫生防护标准》（GB 16361—1996）、《医用放射性废物的卫生防护管理》（GBZ 133—2009）、《职业性皮肤放射性污染个人监测规范》（GBZ166—2005）、《放射性核素成像设备性能与实验规则第一部分：正电子发射断层成像装置》（GB/T 18988.1—2003）、《放射性核素成像设备性能与实验规则第二部分：单光子发射计算机断层装置》（GB/T 18988.2—2003）、《放射性核素成像设备性能与实验规则第三部分：伽玛照相机》（GB/T 18988.3—2003）。

基本内容 核医学的放射防护涉及核医学工作者职业照射、接受诊疗的患者照射和公众照射，同时也涉及潜在照射的防护内容。临床核医学使用非密封源，特点是使用和操作过程中它们的物理化学性质可能变化，使操作过程中的辐射危险性增加。针对可能产生的外照射、内照射及表面污染，放射防护的基本内容包括以下几方面。

场所分级与分类 临床核医学工作场所应按 GB 18871—2002 要求计算日等效最大操作量进行场所分级，按 GBZ 120—2006 要求计算操作最大量放射性核素的加权活度进行场所分类。

场所布局与设计 建设单位根据拟定使用的放射性核素的种类及用量，合理选址。布局应有利于实施工作程序，根据放射性水平高低按依次设置工作场所，设计工作人员、病人进入场所和离开核医学场所通道。依据管理需要按工作人员年有效剂量将场所分为控制区和监督区，并确认各个场所的防护要求。控制区地面及墙壁接缝做到无缝隙、易清洗；通风橱内及操作台面应设搪瓷或陶瓷托盘，便于表面污染处理。

职业照射防护 设置恰当屏蔽、尽可能增加距离和缩短操作时间实施防护，使用铅防护服、铅罐、铅防护套减少人员外照射；加强通风和清洁去污、开展污染监测和废物管理以减少人员内照射。临床核医学应用的各个环节必须配置符合国家标准的固定防护设施和个人防护用品。工作人员离开场所应进行污染监测。开展放射防护监测，其中工作场所监测包括外照射水平监测、空气污染监测和表面污染监测；个人监测针对外照射、内照射和皮肤污染监测。根据不同核医学实践的需要，各有侧重地分别加强相关防护监测。

医疗照射防护 根据 GB 18871—2002 和 IAEA No. Rs-G-1.5 开展医疗照射最优化工作，制定全面的质量保证大纲开展核医学质控工作。专业人员应经过特别的培训，有专门的知识和经验。核医学设备及放射性药物活度计应符合国际电工委员会或国家认可的标准。需要开展活度计的定期检定和患者处方活度的测量，以确保患者服用放射性药物活度准确性。根据 GB 18871—2002 规定的指导水平指导医院核医学诊断工作并评定核医学设备性能。许可证持有者应结合图像质量评定开展诊断程序中典型患者的用药活度指导水平调查。

废物处置 根据放射性废物的性状、体积以及所含放射性核素的种类、半衰期、比活度等分别采取处置办法。短半衰期的废物可采取放置法、长半衰期核素的废物可用埋存法处理。放射性废液处理方法主要有稀释法、放置法和浓集法。

问题与发展趋势 不断发展的临床核医学工作已经成为涉及所有公众成员及其后代的公共卫生问题。新的核仪器推动了核医学的发展，随着 PET/CT、SPECT/CT 的应用，分子显像发展迅速，同时新的药物得到广泛应用。临床核医学工作人员和患者防护面临新挑战，；临床核医学的质量保证是今后辐射防护的重要内容。今后应结合美国国家电器制造商协会（NEMA）标准、国际原子能机构（IAEA）出版物和中国相关管理规定，建立涉及放射性安全、放射性药品、设备质控监测、人员资格及注册多方面的质量保证体系。

（余宁乐 王 进）

fàngshè zhìliáo shìgù de yùfáng

放射治疗事故的预防 （radiotherapy accident prevention）
采取各种设施和措施防患于未然、根除可能的事故原因防止放射治疗事故的发生的行为。放射治疗事故指从防护或安全的观点看，其后果或潜在后果不容忽视的任何意外事件，包括各种治疗事件，如弄错患者或其组织的、剂量或分次剂量与处方数值严重不符以及可能导致过度急性次级效应的治疗事件及各种可能造成患者的受照剂量与所预计值显著不同的设备故障、事故或其他异常偶然事件。

IAEA 和国际放射防护委员会（ICRP）经过仔细分析发现，放射治疗中事故性照射的主要起因有：工作人员教育和培训不足；对重要任务的工作制度和程序（例如调试、校准和治疗）不健全；设备设计、制造、测试和维护的缺陷；缺乏交流和重要信息的传递；缺乏独立的检查（纵深防御缺陷）；人为错误；工作人员的疏忽大意和失察；放射源在无安全保障措施的状态下长期存放或被遗弃。在已报道的许多事故性照射中，无法识别单一的起因，常常是多重原因共同导致事故的发生。

虽然已经有大量严重的、致命的放射治疗事故报道，但可能更多的事故已经发生，或没有被认识到，或未向审管部门报告，或未公开报道。对新设备、新技术需要更为充分的质量保证和高质量的维护，如果对此缺乏足够的重现将是非常危险的。随着放射治疗技术的日益广泛应用，如果不采取有效预防措施，预计事故发生率还会增加。

预防措施 ①建立规范的放射治疗机构准入和放射治疗技术准入制度以及监督管理制度。②应用纵深防御原则，针对给定的安全目标运用多种防护措施，使得即使其中一种防护措施失效，仍能达到该安全目标。③放疗机构应在有相关领域适当的合格专家参加的情况下，建立一个全面的质量保证大纲。质量保证大纲应涵盖设备购置、验收检测和调试、校准、治疗计划及其实施、维修、双向交流和事件报告整个环节的相应的职责和程序，特别注意外部质量监查的作用。④应将放疗设备设计成可用通过自动拒绝设计规范以外的操作要求或通过对指令的有效性提问的方法来减少人员失误。屏蔽室的设计要求要使工作人员在照射时处于其外而又不过度地隔离患者。⑤应高度重视对放射治疗工作者的教育培训，上岗前必须接受放射防护培训，并经考核合格之后才有资格参加相应的工作；在岗期间应定期接受再培训；在采用一种新的治疗方式或不同类型的设备前必须接受相应的培训。⑥治疗设备在安装、调试时、源改变之后和可能影响剂量测定的大修大改之后均应进行校准，并应按标准测试程序进行常规检测，以便发现性能上有意义的变化。放射治疗源的校准错误可能导致涉及许多患者的不当治疗，并且可能导致严重后果，应鼓励使用"纵深防御"原则，也就是说借助于冗余度和多样性来防止校准错误。⑦工作规程应要求关键性步骤均需要独立的确认。患者身份和与治疗计划的准确对应要经双重核实。⑧放疗机构应采取一切合理的措施，包括不断提高所有有关人员的安全文化素养，防止发生潜在的事故性医疗照射。

高危场所照射控制措施 ①在对计划照射的靶体积施以所需要的剂量的同时使正常组织在放射治疗期间所受到的照射控制在可合理达到的尽量低水平，并在可行和适当时采用器官屏蔽措施。②除有明显临床指征外，避免对怀孕或可能怀孕的妇女施行腹部或骨盆受照射的放射治疗。③周密计划对孕妇施行的放射治疗，以使胚胎或胎儿所受到的照射剂量减至最小。④将放射治疗可能产生的危险通知患者。

错误放置或错误使用治疗用放射源可造成非常严重的后果。应频繁并全面清点近距治疗用源，并为放射源的储存和最后处理做好安排。

（余宁乐 范向勇）

hé hé fàngshè shìgù yīxué yìngjí

核和放射事故医学应急
（medicine emergency of nuclear and radiation accident） 对可能出现的各种核与辐射突发事件，

运用科学的组织管理和良好的医学处置方法，有计划、有准备、有组织地完成一系列预防和救治的行为。核和放射事故医学应急是核和放射事故应急的重要组成部分。

目的 拯救生命并执行必要的应急医学程序；处理放射损伤和应急情况造成的损伤；采取必要的公共卫生行动，这包括公众建议和咨询以及长期医学随访。

核事故分类 国际原子能机构和世界卫生组织等国际组织将核和放射事故分为以下几种类型：反应堆应急（动力反应堆与研究反应堆）；临界事故；丢失或被窃危险源的应急；使用或误用危险工业源的应急；事故性过量医学照射；涉及放射性物质的运输和实验室应急；包括蓄意使用放射性物质的应急；空气、食品和供水被放射性物质污染的应急。针对不同事故类型，国际原子能机构给出了可能产生的健康后果的不同特点。

政策依据 中国于2006年1月颁布《国家核应急预案》，规定应急响应时，卫生部应根据情况提出保护公众健康的措施建议；按照国家核应急协调委的安排，组织医学应急支援，并组织现有力量参与对场外应急辐射监测（人员饮用水和食品的监测）进行支援；参与事故调查和健康效应评价，组织对受过量照射人员的医学跟踪。该预案还规定，为在应急响应时能迅速有效地对中、重度辐射损伤人员组织医疗救治，并为公众提供有效的医学保障，卫生部和总后卫生部按照规定的职责任务分工，制定好支援预案，包括落实救治伤员的专科医院，安排或准备适量的专用药物（如稳定碘片和专用医疗药物）与器材，并制定好具体实施支援的程序。

中国于2005年12月颁布实施的《放射性同位素与射线装置安全和防护条例》规定：辐射事故发生后，卫生部门负责辐射事故的医疗应急。核和放射事故中，受害者可能受到一种或多种伤害：外照射（局部、部分或全身）、污染（内部/外部）和普通创伤。根据受害者受到损伤的类型，可对受害者分为：有放射照射症状的人群、复合伤人群（放射加创伤）、有外/内污染的人群、潜在有放射症状的人群、未受照但有普通创伤的人群、确信没有创伤也未受照的人群、需要对心理压力进行咨询的人群。

核和放射事故医学应急和对有关人员的医学救助，在很大程度上取决于与应急有关的因素，如应急的种类，即人员是否受到了外照射或放射性物质的污染、受害人员的数量、是否有普通创伤及普通伤的严重程度。

中国核和放射事故医学应急组织体系及其职责 在核和放射事故的医学应急中，卫健委的主要职责包括贯彻执行国家核事故和放射事故应急工作方针和应急预案、审查编制卫生部核事故和辐射事故卫生应急预案及相关工作规范、组织国家级的核事故和辐射事故的卫生应急准备和响应；指导地方卫生部门的核和放射事故医学应急准备和响应工作；组织协调核和放射事故医学应急的国际救援工作。

省、市（地）、县级卫生行政部门的主要职责是制订辖区内的核事故和辐射事故卫生应急预案；组织实施辖区内的核事故和辐射事故卫生应急准备和响应工作，指导和支援辖区内下级卫生行政部门开展核事故和辐射事故卫生应急工作；指定相关医疗机构和放射卫生机构承担辖区内的核事故和辐射事故卫生应急工作；负责辖区内核事故和辐射事故卫生应急专家、队伍的管理工作；负责与同级其他相关部门的协调工作。

核和辐射损伤救治基地分国家级和地方级，国家级核和辐射损伤救治基地承担全国核事故和辐射事故医疗救治支援任务，开展人员所受辐射照射剂量的监测和健康影响评价，以及特别重大核事故；省级核和辐射损伤救治基地主要任务是：承担辖区内核事故和辐射事故辐射损伤人员的救治和医学随访，以及人员所受辐射照射剂量的监测和健康影响评价；协助周边省份开展核事故和辐射事故辐射损伤人员的救治和医学随访，以及人员所受辐射照射剂量的监测和健康影响评价；负责核事故和辐射事故损伤人员的现场医学处理。

各级卫生行政部门指定的有放射病、血液病、肿瘤或烧伤专科的专科医院或综合医院以及职业病防治院、急救中心等，承担辖区内的核事故和辐射事故医疗救治任务，负责事故伤病员的救治、转运和现场医学处理等任务。已建立核和辐射损伤救治基地的省、自治区、直辖市，由基地负责医疗救治任务。

各级卫生行政部门指定的承担放射卫生工作的疾病预防控制机构、职业病防治机构和卫生监督机构等，承担辖区内的核事故和辐射事故卫生应急放射防护和辐射剂量估算任务。

核和放射事故医学应急准备 信息沟通与协调联动各级卫生行政部门在同级人民政府的统

一领导下，建立健全与核应急协调组织、环保、公安、交通、财政和工信等相关部门，以及军队和武警部队卫生部门的信息通报、工作会商、措施联动等协调机制。

健全卫生应急网络　依托国家级和省级核和辐射损伤救治基地，健全核事故和辐射事故卫生应急网络，加强核事故和辐射事故卫生应急机构和人员队伍建设，建立健全信息沟通和技术合作机制，不断提高核事故和辐射事故卫生应急能力。

卫生部负责国家级核和辐射损伤救治基地的运行和管理，有关省、自治区、直辖市卫生行政部门负责辖区内的省级核和辐射损伤救治基地的运行和管理。

队伍准备　卫生部负责卫生部核事故和辐射事故卫生应急队伍的建设和管理。省级卫生行政部门建立健全辖区内的核事故和辐射事故卫生应急队伍。核设施所在地的市（地）级卫生行政部门建立核事故卫生应急队伍。各级卫生行政部门要组织加强应急队伍培训和演练，不断提高应急队伍的救援能力，确保在突发核事故和辐射事故时能够及时、有效地开展卫生应急工作。

物资和装备准备　各级卫生行政部门负责建立健全核事故和辐射事故卫生应急仪器、设备装备和物资准备机制，指定医疗机构和放射卫生机构做好应急物资和装备准备，并及时更新或维护。核事故和辐射事故卫生应急物资和装备包括核和辐射应急药品、医疗器械、辐射防护装备、辐射测量仪器设备等。

技术储备　国家和省级卫生行政部门组织有关专业技术机构开展核事故和辐射事故卫生应急技术研究，建立和完善辐射受照人员的快速剂量估算方法、快速分类和诊断方法、医疗救治技术、饮用水和食品放射性污染快速检测方法等，加强技术储备。

通信与交通准备　各级卫生行政部门要在充分利用现有资源的基础上建设核事故和辐射事故卫生应急通信网络，确保医疗卫生机构与卫生行政部门之间，以及卫生行政部门与相关部门之间的通信畅通，及时掌握核事故和辐射事故卫生应急信息。核事故和辐射事故卫生应急队伍根据实际工作需要配备通信设备和交通工具。

资金保障　核事故和辐射事故卫生应急所需资金，按照《财政应急保障预案》执行。培训各级卫生行政部门定期组织开展核事故和辐射事故卫生应急培训，对核事故和辐射事故卫生应急技术人员和管理人员进行国家有关法规和应急专业知识培训和继续教育，提高应急技能。

演练　各级卫生行政部门适时组织开展核事故和辐射事故卫生应急演练，积极参加同级人民政府和核应急协调组织举办的核事故和辐射事故应急演练。

公众宣传教育　各级卫生部门通过广播、影视、报刊、互联网、手册等多种形式，对社会公众广泛开展核事故和辐射事故卫生应急宣传教育，指导公众用科学的行为和方式应对突发核事故和辐射事故，提高自救、互救能力，注意心理应激问题的防治。

国际合作　按照国家相关规定，开展核事故和辐射事故卫生应急工作的国际交流与合作，加强信息和技术交流，合作开展培训和演练，不断提高核事故和辐射事故卫生应急的整体水平。

核事故医学应急响应流程
核电厂的应急状态分为四级，即：应急待命、厂房应急、场区应急和场外应急（总体应急）。其他核设施的应急状态一般分为三级，即：应急待命、厂房应急、场区应急。潜在危险较大的核设施可实施场外应急（总体应急）。

辐射事故医学应急响应流程
辐射事故的卫生应急响应坚持属地为主的原则。特别重大辐射事故的卫生应急响应由卫生部组织实施，重大辐射事故、较大辐射事故和一般辐射事故的卫生应急响应由省级卫生行政部门组织实施。

（苏　旭）

hé hé fàngshè shìgù

核和放射事故（nuclear and radiation accidents）　在核设施（如核电站、反应堆，核燃料厂、核原料矿山和核废物处理场等）或核活动（如核技术应用、放射性物质运输和存储等）中发生的导致放射性物质污染环境或使工作人员、公众受到过量照射的事故。事故指任何计划外事件，包括误操作、设备故障或其他灾祸，这些事件的后果或潜在后果从防护或安全的角度来看是不可忽视的。事故发生后所释放出的 α、β 和 γ 射线只能借助专用测试仪器检测，当它们一旦照射到人员，则会使人产生各种各样的放射损伤，甚至致人死亡。核和放射事故具体类型包括：核反应堆事故、辐射装置事故、核材料临界事故、核武器事故、放射性废物储存事故、放射源失控事故以及医疗照射事故等。

核反应堆事故　核能是一种最新式、最干净，且单位成本最低的电力资源；它稳定性高、寿命长及低污染，在解决资源紧缺、改善环境质量方面具有明显的优势；它可促进经济发展并协调经济发展与环境建设的关系，是可持续发展的重要能源。但不可回避的是，在过去近半个世纪中，核能也给人类带来过巨大的伤害，核泄漏这一幽灵就像一颗定时炸弹深埋在人们的心中。历史上曾发生过的核泄漏事故，都造成了相当大的危害，最严重的一次是发生在苏联的切尔诺贝利的核泄漏事故。1986 年 4 月 26 日，位于苏联乌克兰境内的切尔诺贝利核电厂发生的事故是人类迄今为止最为严重的核事故。这次事故引起燃烧爆炸，又因为没有安全壳，大量放射性物质释放到环境中，造成 134 人患急性放射病，其中 30 人在 6 个月内死亡。而早在 1979 年 3 月 28 日美国三哩岛发生的核事故，虽然核电站 2 号机组反应堆芯严重损坏，部分堆芯发生熔化事故，但由于安全壳的包容作用，只有少量的放射物质释放到环境中，没有造成重大的环境污染，也没有人受到严重伤害。

放射源失控事故　随着放射源在工业、农业、医学和教育等各个领域的广泛应用，放射源不仅已是可以合法购买与使用的工业产品，而且其数量也不断大幅度增加。据报道，有数百万枚放射源分布在世界各地，在中国也有放射源 14 万枚左右。如果不加强放射源管理，造成放射源选择，则可能造成重大的核事故，对社会和民众产生较大的负面影响。

1992 年 11 月 19 日，山西忻州一男子在拆除一口废井时，拾到一枚钴-60 放射源，并将其放入上衣口袋，随后感到恶心、呕吐，被送往医院检查治疗，其家人及周围很多人都受到了不同程度的

照射，致使护理他的哥哥和父亲在 8 天内先后死于急性放射病，另有 90 余人受到不同程度的照射，对当地社会和民众造成了引起了不小的恐慌。

1999 年 4 月 26 日河南省封丘县发生一起严重的钴-60 辐射源事故。某医疗机构人员将一台长期未使用的钴-60 治疗机卖给废品收购站，该站人员打开了放射源罐，取出带有放射源的不锈钢棒，进行观看、搬移和称重等活动，并将其卖给了收购不锈钢的一个姓赵的个体户，由赵某开车将其运到家中，放在睡觉的屋内，使赵某、赵妻和 8 岁男孩受到严重的辐射照射。在这次事故过程中，共有 7 人受到了严重过量的辐射照射，其中赵某一家 3 人受到中重度以上的严重辐射损伤（其中剂量最大的接近 6Gy），还有 3 人受到了不同程度的局部皮肤辐射损伤。

放射性废物储存事故　含有放射性核素的废气、废水和固体称为放射性，主要来源于各种核设施的生产活动。因核技术和放射性同位素应用（如医院）也会产生少量放射性废物，但他们的活度一般较低。如果对放射性废物从产生到处置不实施全过程、严格的安全管理，致使放射性废气、废水流入民众生活区域，固体放射性废物暴露在人类居住区，则会使民众受到放射性伤害。20世纪 40 年代，在前苏联乌拉尔南部的克什特姆镇附近，建有一个密封混凝土结构的放射性废物库和液体乏燃料储存场。1957 年8 月 29 日，因废物储存罐冷却系统失灵，液体废弃物逐渐干化，最后只剩下易爆的混合物存留底部，失控的物理化学反应引起了一场严重的爆炸事故，混凝土废

物罐顶盖被炸开，大量放射性物质外流，严重污染了周围环境。

医疗照射事故　目前，随着X 射线诊断、临床核医学和放射治疗等电离辐射技术在医学领域越来越广泛的应用，使众多人群受到辐射的影响，医用辐射成为人类受电离辐射的最大来源。当前大约 15% 的公众电离辐射来源于人工辐射源，几乎均由诊断 X线产生。研究表明，接受 X 射线检查的病人，若照射剂量比较高，其患白血病、腮腺癌的可能性也增加。1968 年 8 月，美国某医疗单位为一名病人静脉注射金-198，按照要求应注入 7.4MBq，却错误地注入了 7 400MBq，导致患者不同组织器官受到了大剂量辐射的照射，致使其肝脏和脾脏缩小，持续性血小板减少，间歇性血尿及结膜出血等。入院后 68 天出现头晕、剧烈头痛、反应迟钝等，最终导致其死亡。

核和放射事故的特点　与一般的爆炸事故、骚乱事故以及其他突发事件相比，核辐射事故具有其本身特有的一些特性，其主要特点有以下几点：

照射的来源和途径多样　由于核辐射事故的种类多，因此，人们受到辐射照射的来源和途径也各有不同。通常情况下，照射的来源和途径可分为两类：即外照射和内照射。体外辐射源对人体的照射称为外照射，它主要来源于职业照射（从事与放射性有关的工作人员）和医疗照射（如X 射线检查、放射性治疗等）。人工放射性污染环境造成的照射（如核爆炸、核能生产、核技术应用等）。进入体内的放射性核素作为辐射源对人体的照射称为内照射。它主要是由于放射性核素经空气吸入、食品或饮水食入，或

经皮肤吸收并存留体内，在体内释放出 α 粒子或 β 粒子对周围组织或器官造成照射，使人体受到伤害。

影响人类身心健康，具有遗传效应 放射性物质可通过呼吸吸入、皮肤伤口及消化道吸收进入人体内，引起内辐射，γ 辐射可穿透一定距离被人体吸收，使人体受到外照射伤害。民众受到照射后，通常会产生疲劳、头晕、失眠、出血、脱发、呕吐和腹泻等症状。孕妇受到照射时，胚胎或胎儿也会受到照射，它将影响到受照者下一代的健康效应。胎儿受照的主要效应包括：胚胎死亡；胎儿畸形和其他的生长或结构改变（胎儿器官形成期受照）；智力迟钝，其发生率随受照剂量而增大。儿童受照后可能影响生长和发育，引起激素缺乏，器官功能障碍，影响智力和认知功能。未成年人受照后，其癌症发生率约为成年人的 3 倍。

引起民众心理恐慌，干扰、破坏正常的生产和生活秩序 历史上曾发生的核辐射事故证明，它可以造成很大的社会心理效应，引起民众心理紊乱、焦虑和恐慌。这种不良的社会心理效应，其危害比辐射本身导致的更严重。由于害怕心理，很多人会出现精神、消化及泌尿等系统的紊乱；由于出现辐射恐惧症，害怕摄入含有放射性的食品，限制饮食，导致营养不良及健康状况恶化；由于怕辐射对胎儿的不利影响，人工流产数量明显增多；对自身和家人尤其是婴儿的健康多疑，总认为健康状况恶化，担心长肿瘤；受核辐射事故伤害人群中有很多人借助酒、镇静剂或麻醉剂等摆脱不安情绪。受核辐射伤害地区还会出现严重的社会动乱。如前

苏联的切尔诺贝利核事故发生后，受辐射地区的人员约 10% 自发逃离；很多人争购火车票和飞机票，无计划地四处投奔亲友，造成交通拥堵和社会混乱；人们盲目的提取存款，有的银行刚开始营业 2 小时就已将款提空；争先抢购药物和其他食品，盲目使用碘剂和抗辐射药，使正常的生产和生活秩序受到严重的破坏。

2009 年 7 月 17 日，河南省开封市杞县众多居民离开家园逃往外地，因为大家听信了"杞县核泄漏了，特别危险，没准还会爆炸"的传言。事实是当地辐照厂的辐照装置在运行中货物意外倒塌，导致钴-60 放射源卡住，不能正常回到水井中的安全位置的事故。这类事故只要处理适当，不可能引起人员伤亡，没有泄漏，更不会爆炸。

影响范围广、涉及人数多、作用时间长 核反应堆事故特别是大量放射性物质释放的情况下，由于烟羽漂移，辐射影响的范围往往较为广泛。切尔诺贝利事故造成 18 000 平方公里耕地受到核辐射污染，其中 2 640 平方公里变成荒原，同时乌克兰有 35 000 平方公里的森林也受到了污染。由于核辐射的范围广，因此，受照射的民众也较多，如美国的三哩岛核事故发生后，受影响的居民达 21.6 万人。由于很多放射性核素具有很长的寿命，因此一旦造成这些核物质的泄漏，则会造成长时间的污染。同时核辐射的远期效应，特别是致癌和遗传效应，要进行数十年甚至终身观察才能做出科学评价。因而核反应堆严重事故的善后处理，非短时间内可结束，有时需几年、几十年，甚至时间更长。

（苏 旭 张良安）

放射源分类（classification of radioactive sources）

IAEA《国际电离辐射防护和辐射源安全的基本安全标准》（基本安全标准）为确保电离辐射源的安全和保安应用提供了国际统一的基准，IAEA《核安全、辐射安全、放射性废物安全和运输安全的法律和政府的基础结构》安全要求对监管控制系统的基本要素做出了规定

分类依据 为了加强放射源的管理，2003 年 6 月人大常委会批准了《放射性污染的预防和控制法》。据此法令，着手修改 1989 年制定的《放射性同位素与射线装置放射防护条例》，引入了 IAEA 导则中新的内容；其中，包括 IAEA 关于放射源分类管理的体系（IAEA 2003a）。2005 年国家环境保护总局根据国务院发布的第 449 号令《放射性同位素与射线装置安全和防护条例》（国务院 2005）发布了第 62 号公告《放射源分类办法》（国家环境保护总局 2005）。此办法给出了 57 种核素放射源和 2 种中子源的 I ~ V 类放射源的活度；给出了各类放射源对人体健康的潜在危害程度。

分类原则 参照国际原子能机构的有关规定，按照放射源对人体健康和环境的潜在危害程度，从高到低将放射源分为 I、II、III、IV 和 V 类，V 类源的下限活度值为该种核素的豁免活度：①I 类放射源为极高危险源，没有防护情况下，接触这类源几分钟到 1 小时就可致人死亡。②II 类放射源为高危险源，没有防护情况下，接触这类源几小时至几天可致人死亡。③III 类放射源为危险源。没有防护情况下，接触这类源几小时就可对人造成永久

性损伤，接触几天至几周也可致人死亡。④Ⅳ类放射源为低危险源，基本不会对人造成永久性损伤，但对长时间、近距离接触这些放射源的人可能造成可恢复的临时性损伤。⑤Ⅴ类放射源为极低危险源。不会对人造成永久性损伤。

一般实践应用源的建议类型，表1列出了一些得到普遍使用的源及其建议类型。

（苏　旭　张良安）

chángjiàn shíjiànyuán de lèibié

常见实践源的类别 （categories for sources used in some common practices） 目前常见实践源的类别见下页表1，这些是已经得到普遍应用的源的一些实例。这份清单并不详尽，可能还存在活度高于或低于所描述的活度的源。这张清单还会随着技术的发展而随时修订。监管机构可以根据其对相关因素，如源的构架方法、物理和化学形式、在偏僻或条件苛刻的环境中使用、既往事故和可携带性等详尽了解来对这种分类结果进行修改。请注意如果有多个源聚集在一起，将会出现的一种情况是，多个放射源相互之间的距离很近，例如在制造过程中（例如在同一房间或建筑中）或在贮存设施（例如在同一场地）内。在这种情况下，监管机构将对源的活度进行累加，以便确定这种情形下的特定类别，从而能采取适当的监管控制措施。在这种情形下，应当用放射性核素的总活度除以适当的 D 值，并将计算所得的 A/D 值与表中给出的 A/D 值进行比较，这样就能根据活度对这组源进行分类。如果是具有不同放射性核素的源聚集在一起，那么就应当采用下列公式计算 A/D 值的总和，并据此来确定类别：

$$A/D = \sum_n \frac{\sum_i A_{i,n}}{D_n} \quad (1)$$

式中：$A_{i,n}$ 为核素类型为 n 的第 i 个放射性核素源的活度；D_n 为放射性核素 n 的 D 值。

要注意的是，在每个案例中，都应当认识到在确定类别时可能需要考虑其他因素。例如，源在制造过程中的聚集和在使用过程中的聚集可能会带来不同的安全隐患。

（苏　旭　张良安）

wēixiǎnyuán

危险源 （dangerous source） 如果失去控制，照射足以导致严重确定性效应发生的放射源。这一类别被用于确定应急响应安排的需要，不得与为其他目的所确定的源的类别相混淆。确定性效应是一种有剂量阈值的辐射健康效应，当剂量超出阈值时，该效应的严重程度随着剂量的增加而加大。当此类效应是致命的或有生命危险的或导致可降低生活质量的永久性伤害时，称为严重的确定性效应。

D 值 D 值是源中放射性核素的特定活度，如果危险源得不到控制，便可能在一系列情景中造成严重的确定性效应，其中既包括来自未屏蔽源的外照射，又包括源物质在漏散之后产生的内照射。因此描述危险源的物理量是 D 值，它用如下方法选取。

对给定的照射情景和给定的剂量标准，通过计算可引发严重确定性效应的放射性物质的量，将危险源的概念转变为运行参数。除了典型的事故情形以外，这些情景还包括可能与恶意行为有关的播散情形。照射情景（和途径）包括：①手持裸源 1 小时，或者将裸源装入口袋 10 小时，或者将裸源放置在房中数日或数周（D_1 值）。②源因火灾、爆炸或人行动等因素发生漏散，导致因吸入、摄入和/或皮肤污染而受到照射（D_2 值）。

故意摄入受到放射性物质污染的食品未被考虑在内。为便于分类，将 IAEA 将给出的 D_1 和 D_2 中的较小值作为 D 值。

危险源值的推导涉及下列剂量标准 ①2 天内器官受到低传能线密度（低 LET）辐射，骨髓的剂量为 1 Gy 或者肺的剂量为

表1　用于一般实践的源的建议类别

类别	源*和实践	活度比**（A/D）
Ⅰ	放射性同位素热电发生器（RTG）、辐照装置、远距放射治疗源、固定式多束远距放射治疗（γ刀）源	$A/D \geqslant 1000$
Ⅱ	工业 γ 射线探伤源、高/中剂量率近距放射治疗源	$1000 > A/D \geqslant 10$
Ⅲ	装有高活度源的固定式工业仪表、测井仪表	$10 > A/D \geqslant 1$
Ⅳ	低剂量率近距放射治疗源（眼部敷贴和永久性植入除外）、未装高活度源的固定式工业仪表、骨密度仪、静电消除器	$1 > A/D \geqslant 0.01$
Ⅴ	低剂量率近距放射治疗眼部敷贴和永久植入源、X 射线荧光（XRF）分析仪、电子俘获设备、穆斯堡尔谱仪、正电子发射断层成像（PET）检查源	$0.01 > A/D$ 且 $A >$ 豁免水平

注：*在确定源的类别时考虑了除 A/D 之外的其他因素。**本栏可纯粹根据 A/D 来确定源的类别。例如，在下列情况下这种分类可能是适宜的，实践是未知的或者未被列出；源是短半衰期的或是未密封的；或者源被聚集在一起。

表1　用于某些常见实践的源的类别

源	放射性核素	使用量 (A)			D 值 (TBq)	A/D 比值	类别	
			Ci	TBq			基于 A/D	建议分类
1 类								
放射性同位素热电发生器（RTG）	锶-90	最大	6.8E+05	2.5E+04	1.0E+00	2.5E+04	1	
	锶-90	最小	9.0E+03	3.3E+02	1.0E+00	3.3E+02	2	1
	锶-90	典型	2.0E+04	7.4E+02	1.0E+00	7.4E+02	2	
	钚-238	最大	2.8E+02	1.0E+01	6.E-02	1.7E+02	2	
	钚-238	最小	2.8E+01	1.0E+00	6.E-02	1.7E+01	2	1
	钚-238	典型	2.8E+02	1.0E+01	6.E-02	1.7E+02	2	
钴用于灭菌和食品保鲜的辐照装置	钴-60	最大	1.5E+07	5.6E+05	3.E-02	1.9E+07	1	
	钴-60	最小	5.0E+03	1.9E+02	3.E-02	6.2E+03	1	1
	钴-60	典型	4.0E+06	1.5E+05	3.E-02	4.9E+06	1	
	铯-137	最大	5.0E+06	1.9E+05	1.E-01	1.9E+06	1	
	铯-137	最小	5.0E+03	1.9E+02	1.E-01	1.9E+03	1	1
	铯-137	典型	3.0E+06	1.1E+05	1.E-01	1.1E+06	1	
自屏蔽辐照装置	铯-137	最大	4.2E+04	1.6E+03	1.E-01	1.6E+04	1	
	铯-137	最小	2.5E+03	9.3E+01	1.E-01	9.3E+02	2	1
	铯-137	典型	1.5E+04	5.6E+02	1.E-01	5.6E+03	1	
	钴-60	最大	5.0E+04	1.9E+03	3.E-02	6.2E+04	1	
	钴-60	最小	1.5E+03	5.6E+01	3.E-02	1.9E+03	1	1
	钴-60	典型	2.5E+04	9.3E+02	3.E-02	3.1E+04	1	
血液/组织辐照器	铯-137	最大	1.2E+04	4.4E+02	1.E-01	4.4E+03	1	
	铯-137	最小	1.0E+03	3.7E+01	1.E-01	3.7E+02	2	1
	铯-137	典型	7.0E+03	2.6E+02	1.E-01	2.6E+03	1	
	钴-60	最大	3.0E+03	1.1E+02	3.E-02	3.7E+03	1	
	钴-60	最小	1.5E+03	5.6E+01	3.E-02	1.9E+03	1	1
	钴-60	典型	2.4E+03	8.9E+01	3.E-02	3.0E+03	1	
多束远距放射治疗（γ刀）源	钴-60	最大	1.0E+04	3.7E+02	3.E-02	1.2E+04	1	
	钴-60	最小	4.0E+03	1.5E+02	3.E-02	4.9E+03	1	1
	钴-60	典型	7.0E+03	2.6E+02	3.E-02	8.6E+03	1	
远距放射治疗源	钴-60	最大	1.5E+04	5.6E+02	3.E-02	1.9E+04	1	
	钴-60	最小	1.0E+03	3.7E+01	3.E-02	1.2E+03	1	1
	钴-60	典型	4.0E+03	1.5E+02	3.E-02	4.9E+03	1	
	铯-137	最大	1.5E+03	5.6E+01	1.E-01	5.6E+02	2	
	铯-137	最小	5.0E+02	1.9E+01	1.E-01	1.9E+02	2	1
	铯-137	典型	5.0E+02	1.9E+01	1.E-01	1.9E+02	2	
2 类								
工业射线探伤源	钴-60	最大	2.0E+02	7.4E+00	3.E-02	2.5E+02	2	
	钴-60	最小	1.1E+01	4.1E-01	3.E-02	1.4E+01	2	2
	钴-60	典型	6.0E+01	2.2E+00	3.E-02	7.4E+01	2	
	铱-192	最大	2.0E+02	7.4E+00	8.E-02	9.3E+01	2	

续　表

源	放射性核素		使用量（A） Ci	使用量（A） TBq	D 值（TBq）	A/D 比值	类别 基于 A/D	类别 建议分类
	铱-192	最小	5.0E+00	1.9E−01	8. E−02	2.3E+00	3	2
	铱-192	典型	1.0E+02	3.7E+00	8. E−02	4.6E+01	2	
	硒-75	最大	8.0E+01	3.0E+00	2. E−01	1.5E+01	2	
	硒-75	最小	8.0E+01	3.0E+00	2. E−01	1.5E+01	2	2
	硒-75	典型	8.0E+01	3.0E+00	2. E−01	1.5E+01	2	
	镱-169	最大	1.0E+01	3.7E−01	3. E−01	1.2E+00	3	
	镱-169	最小	2.5E+00	9.3E−02	3. E−01	3.1E−01	4	2
	镱-169	典型	5.0E+00	1.9E−01	3. E−01	6.2E−01	4	
	铥-170	最大	2.0E+02	7.4E+00	2. E+01	3.7E−01	4	
	铥-170	最小	2.0E+01	7.4E−01	2. E+01	3.7E−02	4	2
	铥-170	典型	1.5E+02	5.6E+00	2. E+01	2.8E−01	4	
近距放射治疗源－高/中剂量率	钴-60	最大	2.0E+01	7.4E−01	3. E−02	2.5E+01	2	
	钴-60	最小	5.0E+00	1.9E−01	3. E−02	6.2E+00	3	2
	钴-60	典型	1.0E+01	3.7E−01	3. E−02	1.2E+01	2	
	铯-137	最大	8.0E+00	3.0E−01	1. E−01	3.0E+00	3	
	铯-137	最小	3.0E+00	1.1E−01	1. E−01	1.1E+00	3	2
	铯-137	典型	3.0E+00	1.1E−01	1. E−01	1.1E+00	3	
	铱-192	最大	1.2E+01	4.4E−01	8. E−02	5.6E+00	3	
	铱-192	最小	3.0E+00	1.1E−01	8. E−02	1.4E+00	3	2
	铱-192	典型	6.0E+00	2.2E−01	8. E−02	2.8E+00	3	
刻度源	钴-60	最大	3.3E+01	1.2E+00	3. E−02	4.1E+01	2	
	钴-60	最小	5.5E−01	2.0E−02	3. E−02	6.8E−01	4	a
	钴-60	典型	2.0E+01	7.4E−01	3. E−02	2.5E+01	2	
	铯-137	最大	3.0E+03	1.1E+02	1. E−01	1.1E+03	1	
	铯-137	最小	1.5E+00	5.6E−02	1. E−01	5.6E−01	4	a
	铯-137	典型	6.0E+01	2.2E+00	1. E−01	2.2E+01	2	

3 类

源	放射性核素		使用量（A） Ci	使用量（A） TBq	D 值（TBq）	A/D 比值	类别 基于 A/D	类别 建议分类
液位计	铯-137	最大	5.0E+00	1.9E−01	1. E−01	1.9E+00	3	
	铯-137	最小	1.0E+00	3.7E−02	1. E−01	3.7E−01	4	3
	铯-137	典型	5.0E+00	1.9E−01	1. E−01	1.9E+00	3	
	钴-60	最大	1.0E+01	3.7E−01	3. E−02	1.2E+01	2	
	钴-60	最小	1.0E−01	3.7E−03	3. E−02	1.2E−01	4	3
	钴-60	典型	5.0E+00	1.9E−01	3. E−02	6.2E+00	3	
刻度源	镅-241	最大	2.0E+01	7.4E−01	6. E−02	1.2E+01	2	
	镅-241	最小	5.0E+00	1.9E−01	6. E−02	3.1E+00	3	a
	镅-241	典型	1.0E+01	3.7E−01	6. E−02	6.2E+00	3	
核子秤	铯-137	最大	4.0E+01	1.5E+00	1. E−01	1.5E+01	2	
	铯-137	最小	3.0E−03	1.1E−04	1. E−01	1.1E−03	5	3
	铯-137	典型	3.0E+00	1.1E−01	1. E−01	1.1E+00	3	

源	放射性核素		使用量（A）		D 值（TBq）	A/D 比值	类别	
			Ci	TBq			基于 A/D	建议分类
	锎-252	最大	3.7E-02	1.4E-03	2. E-02	6.8E-02	4	
	锎-252	最小	3.7E-02	1.4E-03	2. E-02	6.8E-02	4	3
	锎-252	典型	3.7E-02	1.4E-03	2. E-02	6.8E-02	4	
	铯-137	典型	2.0E+00	7.4E-02	1. E-01	7.4E-01	4	
测井源	镅-241/铍	最大	2.3E+01	8.5E-01	6. E-02	1.4E+01	2	
	镅-241/铍	最小	5.0E-01	1.9E-02	6. E-02	3.1E-01	4	3
	镅-241/铍	典型	2.0E+01	7.4E-01	6. E-02	1.2E+01	2	
	铯-137	最大	2.0E+00	7.4E-02	1. E-01	7.4E-01	4	
	铯-137	最小	1.0E+00	3.7E-02	1. E-01	3.7E-01	4	3
	铯-137	典型	2.0E+00	7.4E-02	1. E-01	7.4E-01	4	
	锎-252	最大	1.1E-01	4.1E-03	2. E-02	2.0E-01	4	
	锎-252	最小	2.7E-02	1.0E-03	2. E-02	5.0E-02	4	3
	锎-252	典型	3.0E-02	1.1E-03	2. E-02	5.6E-02	4	
起搏器	钚-238	最大	8.0E+00	3.0E-01	6. E-02	4.9E+00	3	
	钚-238	最小	2.9E+00	1.1E-01	6. E-02	1.8E+00	3	b
	钚-238	典型	3.0E+00	1.1E-01	6. E-02	1.9E+00	3	
刻度源	钚-239/铍	最大	1.0E+01	3.7E-01	6. E-02	6.2E+00	3	
	钚-239/铍	最小	2.0E+00	7.4E-02	6. E-02	1.2E+00	3	a
	钚-239/铍	典型	3.0E+00	1.1E-01	6. E-02	1.9E+00	3	
4 类								
近距放射治疗源-低剂量率	铯-137	最大	7.0E-01	2.6E-02	1. E-01	2.6E-01	4	
	铯-137	最小	1.0E-02	3.7E-04	1. E-01	3.7E-03	5	4
	铯-137	典型	5.0E-01	1.9E-02	1. E-01	1.9E-01	4	
	碘-125	最大	4.0E-02	1.5E-03	2. E-01	7.4E-03	5	
	碘-125	最小	4.0E-02	1.5E-03	2. E-01	7.4E-03	5	4
	碘-125	典型	4.0E-02	1.5E-03	2. E-01	7.4E-03	5	
	铱-192	最大	7.5E-01	2.8E-02	8. E-02	3.5E-01	4	
	铱-192	最小	2.0E-02	7.4E-04	8. E-02	9.3E-03	5	4
	铱-192	典型	5.0E-01	1.9E-02	8. E-02	2.3E-01	4	
	锎-252	最大	8.3E-02	3.1E-03	2. E-02	1.5E-01	4	
	锎-252	最小	8.3E-02	3.1E-03	2. E-02	1.5E-01	4	4
	锎-252	典型	8.3E-02	3.1E-03	2. E-02	1.5E-01	4	
料位计	镅-241	最大	1.2E-01	4.4E-03	6. E-02	7.4E-02	4	
	镅-241	最小	1.2E-02	4.4E-04	6. E-02	7.4E-03	5	4
	镅-241	典型	6.0E-02	2.2E-03	6. E-02	3.7E-02	4	
	铯-137	最大	6.5E-02	2.4E-03	1. E-01	2.4E-02	4	
	铯-137	最小	5.0E-02	1.9E-03	1. E-01	1.9E-02	4	4
	铯-137	典型	6.0E-02	2.2E-03	1. E-01	2.2E-02	4	
	钴-60	最大	5.0E-01	1.9E-02	3. E-02	6.2E-01	4	

续　表

源	放射性核素		使用量 (A)		D 值 (TBq)	A/D 比值	类别	
			Ci	TBq			基于 A/D	建议分类
刻度源	钴-60	最小	5.0E-03	1.9E-04	3.E-02	6.2E-03	5	4
	钴-60	典型	2.4E-02	8.7E-04	3.E-02	2.9E-02	4	
	锶-90	最大	2.0E+00	7.4E-02	1.E+00	7.4E-02	4	
	锶-90	最小	2.0E+00	7.4E-02	1.E+00	7.4E-02	4	a
	锶-90	典型	2.0E+00	7.4E-02	1.E+00	7.4E-02	4	
医用非密封源	碘-131	最大	2.0E-01	7.4E-03	2.E-01	3.7E-02	4	
	碘-131	最小	1.0E-01	3.7E-03	2.E-01	1.9E-02	4	c
	碘-131	典型	1.0E-01	3.7E-03	2.E-01	1.9E-02	4	
5 类								
X 射线荧光分析仪	铁-55	最大	1.4E-01	5.0E-03	8.E+02	6.2E-06	5	
	铁-55	最小	3.0E-03	1.1E-04	8.E+02	1.4E-07	5	5
	铁-55	典型	2.0E-02	7.4E-04	8.E+02	9.3E-07	5	
	镉-109	最大	1.5E-01	5.6E-03	2.E+01	2.8E-04	5	
	镉-109	最小	3.0E-02	1.1E-03	2.E+01	5.6E-05	5	5
	镉-109	典型	3.0E-02	1.1E-03	2.E+01	5.6E-05	5	
	钴-57	最大	4.0E-02	1.5E-03	7.E-01	2.1E-03	5	
	钴-57	最小	1.5E-02	5.6E-04	7.E-01	7.9E-04	5	5
	钴-57	典型	2.5E-02	9.3E-04	7.E-01	1.3E-03	5	
正电子发射断层成像检查源	锗-68	最大	1.0E-02	3.7E-04	7.E-01	5.3E-04	5	
	锗-68	最小	1.0E-03	3.7E-05	7.E-01	5.3E-05	5	5
	锗-68	典型	3.0E-03	1.1E-04	7.E-01	1.6E-04	5	
	氢-3	典型	7.0E+00	2.6E-01	2.E+03	1.3E-04	5	
医用非密封源	磷-32	最大	6.0E-01	2.2E-02	1.E+01	2.2E-03	5	
	磷-32	最小	6.0E-02	2.2E-03	1.E+01	2.2E-04	5	c
	磷-32	典型	6.0E-01	2.2E-02	1.E+01	2.2E-03	5	

注：a 为刻度源可归类到除 1 类以外的所有类别中。监管机构可根据放射性活度及其它具体因素修改其归类。b 为钚-238 源不再用于起搏器。c 为医用非密封源通常归为 4 类和 5 类。这些源的半衰期较短，可视具体情况决定其分类。

6 Gy。这些都是基本安全标准列出的剂量水平，只要达到该水平，通过干预来防止早期死亡是合理的。应当注意，这些是可能有生命危险的最低剂量。② 1 年内受到吸入的高 LET 放射性物质照射，肺的剂量为 25 Gy。这或许是在 1 年半时间内通过辐射肺炎和肺纤维化诱发死亡的剂量水平。③器官在 2 天受到的照射，甲状腺的剂量为 5 Gy。这是基本安全标列出的剂量水平，只要达到该水平，通过干预来防止甲状腺功能减退总是合理的。甲状腺功能减退被假定会降低生活质量。④对于与组织接触的源，（a）当身体大部分距离源（例如口袋中的源）2 cm，（b）手距离源 1 厘米，剂量超过 25 Gy。对坏疽（组织死亡）而言，25 Gy 是阈值剂量。经验表明，身体许多部位（例如大腿）因口袋中的源而导致的组织坏死可以成功治愈，不会导致降低生活质量的后果，条件是在距源 2 cm 内的组织的吸收剂量保持在 25 Gy 以下。但是，对于手持的源而言，在约 1 cm 内的组织的吸收剂量必须保持在 25 Gy 以下，可以防止受到降低生活质量的伤害。⑤对于因太大而不可携带的源，在 100 小时内距源 1 米远的地方，骨髓的剂量为 1 Gy。

（苏　旭　张良安）

wēixiǎn huódù

危险活度（dangerous activity）

特定放射源的核素在设定的多种情景条件下足以引起严重确定性效应的最小活度值。在估算时，有些因素如由放射事故或恶意行为造成的社会经济效果，因为还存在定量和比较效应的方法学问题还未解决，而未予以考虑。

危险活度的计算与选用 源所使用的放射性物质的活度 A 可能会相差很多个数量级；因此需要使用 D 值对各种活度进行归一化处理，以便能为对风险进行比较提供参考。

放射性物质是否是危险活度通常用物理量 A/D 值来描述。对所有放射性物质，用下式计算 A/D 值：

$$A/D_1 = \sum_i \frac{A_i}{D_{1,i}} \quad (1)$$

式中：A_i 为在事故或事件中，第 i 种失控放射性核素的放射性活度，单位为 TBq；$D_{1,i}$ 为对不同的核素，用表1中所列的值。

一系列常见源的 A/D 值列在

表 1　D 值（TBq）

源或材料[a] 核素	D_1[b]	D_2[c]	源或材料[a] 核素	D_1[b]	D_2[c]
H-3	UL[d]	2. E+03[e]	Pm-147	8. E+03	4. E+01
C-14	2. E+05	5. E+01	Eu-152	6. E-02	3. E+01
P-32	1. E+01	2. E+01	Eu-154	6. E-02	2. E+01
S-35	4. E+04	6. E+01	Gd-153	1. E+00	8. E+01
Cl-36	3. E+02	2. E+01[f]	Tm-170	2. E+01	2. E+01
Cr-51	2. E+00	5. E+03	Yb-169	3. E-01	2. E+01
Fe-55	ULd	8. E+02	Re-188	1. E+00	3. E+01
Co-57	7. E-01	4. E+02	Ir-192	8. E-02	2. E+01
Co-60	3. E-02	3. E+01	Au-198	2. E-01	3. E+01
Ni-63	ULd	6. E+01	Hg-203	3. E-01	2. E+00
Zn-65	1. E-01	3. E+02	Tl-204	7. E+01	2. E+01
Ge-68	7. E-02	2. E+01	Po-210	8. E+03	6. E-02
Se-75	2. E-01	2. E+02	Ra-226（progeny）[g]	4. E-02	7. E-02
Kr-85	3. E+01	2. E+03	Th-230	9. E+02	7. E-02[f]
Sr-89	2. E+01	2. E+01	Th-232	ULd	UL[d,f]
Sr-90（Y-90）[g]	4. E+00	1. E+00	U-232	7. E-02	6. E-02[f]
Y-90	5. E+00	1. E+01[h]	U-235（Th-231）[g]	8. E-05	8E-05[i]
Y-91	8. E+00	2. E+01	U-238	UL[d]	UL[d,f]
Zr-95（Nb-95m/Nb-95）[g]	4. E-02	1. E+01	U natural	UL[d]	UL[d,f]
Nb-95	9. E-02	6. E+01	U depleted	UL[d]	UL[d,f]
Mo-99（Tc-99m）[g]	3. E-01	2. E+01	U enriched>20%	8E-05[i]	8E-05[i]
Tc-99mh	7. E-01	7. E+02	U enriched>10%	8E-04[i]	8E-04[i]
Ru-103（Rh-103m）[g]	1. E-01	3. E+01	Np-237（Pa-233）[g]	3. E-01[j]	7. E-02
Ru-106（Rh-106）[g]	3. E-01	1. E+01	Pu-238	3. E+02[i]	6. E-02
Pd-103（Rh-103m）[g]	9. E+01	1. E+02	Pu-239	1. E+00[i]	6. E-02
Cd-109	2. E+01	3. E+01	Pu-239/Be[k]	1. E+00[i]	6. E-02
Te-132（I-132）[g]	3. E-02	8. E-01[h]	Pu-240	4. E+00[i]	6. E-02
I-125	1. E+01	2. E-01	Pu-241（Am-241）[g]	2. E+03[i]	3. E+00
I-129	UL[d]	UL[d,f]	Pu-242	7. E-02[i]	7. E-02[f]
I-131	2. E-01	2. E-01[h]	Am-241	8. E+00	6. E-02
Cs-134	4. E-02	3. E+01	Am-241/Be[k]	1. E+00	6. E-02
Cs-137（Ba-137m）[g]	1. E-01	2. E+01	Cm-242	2. E+03	4. E-02
Ba-133	2. E-01	7. E+01	Cm-244	1. E+04	5. E-02
Ce-141	1. E+00	2. E+01	Cf-252	2. E-02	1. E-01
Ce-144（Pr-144m, Pr-144）[g]	9. E-01	9. E+00	–	–	–

注：a 在公共场所的数量，如果非可控，增加的剂量会引起减低生活质量的损伤；b D_1 是对于外照射，可用于漏散和非漏散两种情况；c D_2 是对于漏散物质，主要指火或爆炸引起的空气漏散，无意摄食，故意的水污染等；d 无限制量，没有涉及放射后果的应急计划的建议；e 假设皮肤吸收剂是吸入吸收剂量的两倍；f 包括具有化学毒的瞬间健康或生命危险（IDLH）空气浓度放射性核素应急，及其风险警示；g D 值计算时，既考虑母体，也考虑重要的衰变产物的放射性核素（括号内），衰变产物半衰期低于 1 年的可以认为与母体是平衡的；h 半衰期低于 1 个月，剂量很小，损伤也小；i 没有瞬间辐射损伤，但 D 值是基于临界损伤确定的；j D 值代表一种放射和临界损伤；k 中子发生器。

表 2 中。A/D 值可用于对源的相对风险进行初步分级，然后在考虑了物理和化学形式、所使用的屏蔽或包装类型、使用情况以及既往事故等其他因素后确定其类别。其他因素的考虑很大程度上基于国际上一致的意见，这不可避免会带有主观性，就像各类别之间的边界值一样。

对漏散性物质用下式计算 A/D 值：

$$A/D_2 = \sum_i \frac{A_i}{D_{2,i}} \qquad (2)$$

式中：A_i 为在事故或事件中，第 i 种失控的漏散形式的放射性核素的放射性活度（单位，TBq）；$D_{2,i}$ 对不同的核素，用表 1 中所列的值。

用危险源进行源分类 按危险源进行分类。对于用于一般实践活度，其分类建议类见表 2。

（苏 旭 张良安）

shīkòngyuán

失控源（orphan source） 失去控制的可能引起严重后果的放射源或含放射性的物质。又称孤儿源。在下面的情况下没有或失去了控制，但一般不会引起其他物质的污染：①为消除放射威胁保护公众的健康和安全，在不可控制的情况下要求移开的情况。②源是否受控的情况尚不清楚。③有时无法选择，不得不使用源时，安全无法保证的情况。④没有资质或不应使用源的人使用放射源。⑤源的保存和管理上存在问题，可能出现被盗，遗失，或被人有意用去伤害人等严重情况。

产生原因 ①含放射性物质（源）的测量、治疗和其他控制装置被不适当地按废金属处理，并用于金属再生。例如，巴西事故和中国的 "4.26" 钴-60 河南事故就是最明显的例子。②在工业，道路和建筑物中使用的含放射性物质的计量器具，没有认真管理，有时出现在路边或河里。③不再使用的油气探测密封放射的源，违反规定的按低级放射废物处理等。

（苏 旭 张良安）

wēixié lèixíng

威胁类型（threat category） 为对核或辐射紧急情况的应急准备和响应进行优化而建立的一种分类方案，以求与威胁评估中所确立的危险的可能大小和性质相适应。核或辐射紧急情况系指因由核链式反应或由链式反应产物衰变产生的能量，或因由辐射照射造成或意识到将造成危害的某种非常规情况或事件，此时必须迅速采取行动，以缓解对人体健康和安全、生活质量、财产或环境造成的危险或有害后果。为了做好应急响应，需要对应急状态进行分级。它由指定的官员对某种紧急状态进行分级以便宣布适用的应急等级的过程。应急等级一经宣布，响应部门就要启动适合这一等级的预先规定的响应行动。IAEA 第 953 号技术文件的整份报告是按 5 个类型应急计划来叙述的，强调此分类仅用于指导计划，而非用于事故发生的过程；它还将紧急情况分为 3 级（class），全面紧急情况（general emergency）、场区内紧急情况（site area emergency）和警报（alert）。强调应急计划的分类不要与《国际核和放射事件分级》相

表 2　基于危险源的源分类

放射源类别	源*和实践	活度比** （A/D）
I	放射性同位素热电发生器（RTG）	$A/D \geqslant 1000$
	辐照装置	
	远距放射治疗源	
	固定式多束远距放射治疗（γ刀）源	
II	工业 γ 射线探伤源	$1000 > A/D \geqslant 10$
	高/中剂量率近距放射治疗源	
III	装有高活度源的固定式工业仪表	$10 > A/D \geqslant 1$
	测井仪表	
IV	低剂量率近距放射治疗源（眼部敷贴和永久性植入除外）	$1 > A/D \geqslant 0.01$
	未装高活度源的固定式工业仪表	
	骨密度仪	
	静电消除器	
V	低剂量率近距放射治疗眼部敷贴和永久植入源	$0.01 > A/D$ 且 $A >$ 豁免水平^c
	X 射线荧光（XRF）分析仪	
	电子俘获设备	
	穆斯堡尔谱仪	
	正电子发射断层成像（PET）检查源	

注：*在确定源的类别时考虑了除 A/D 之外的其他因素；**本栏可纯粹根据 A/D 来确定源的类别。例如，在下列情况下这种分类可能是适宜的，实践是未知的或者未被列出；源是短半衰期的或是未密封的；或者源被聚集在一起。

混淆，国际核和放射事件分级仅用于向公众通报某一事件的严重性或估计的严重性，不能用作应急响应行动的依据。

威胁类型的特征描述 IAEA 2007 年《安全导则》中将核或放射紧急情况对应地分为 5 种威胁等级（表1）。威胁等级 Ⅰ、Ⅱ 和 Ⅲ 代表由不同设施紧急情况所致的威胁程度，顺次降低，相对应急准备和响应安排的紧迫性也不断降低。威胁等级 Ⅳ 适用于那些可能导致任何地方发生紧急情况的活动。威胁等级 Ⅴ 适用于场外区域，在这些区域，为了应对威胁等级 Ⅰ 或 Ⅱ 中所列设施释放放射性物质而造成的污染，并达到要对食品加以限制的程度，故有必要做出准备和响应方面的安排。在此区域通常不涉及辐射源的活动。IAEA 的这两个文件不对恐怖分子或其他犯罪性活动的响应提供指南。

威胁类型的标准 为做好威胁类型的分类，确定设施和实践的紧急情况类型的标准见表2。核紧急情况可见于：①大型辐照装置（例如工业用辐照设备）。②核反应堆（研究堆、船用堆和发电用堆）。③贮存大量乏燃料或液态或气态放射性物质的设施。④燃料循环设施（例如燃料再处理厂）。⑤工业设施（例如生产放射性药物的工厂）。⑥带有大的固定放射源（例如远距治疗机）的研究用或医用设施。放射紧急情况包括：①失控（废弃、丢失、被窃或被发现）的危险源。②工业或医疗用危险源（例如放射照相用的放射源）的误用。③公众受到未知来源的照射和污染。④含有放射性物质的人造卫星再返回。⑤严重的过量照射（能导致严重确定性效应）。⑥恶意的威胁

表 1 核或辐射紧急情况威胁类型特征描述

威胁类型	特征描述
Ⅰ	诸如核电厂这类设施的场内事件[a]（包括可能性很小的事件）可能在场外导致严重的确定性健康效应[b]；或者曾在类似设施中发生过的此类事件。
Ⅱ	诸如某些类型研究用反应堆这类设施的场内事件[a]可能导致场外居民遭受到按照国家标准[c]有必要采取应急防护行动的剂量；或者曾在类似设施中发生过的此类事件。具有 Ⅱ 类型威胁的设施并不包括上述具有 Ⅰ 类型威胁的设施。
Ⅲ	诸如工业辐照装置这类设施的场内事件可能导致有必要在场内采取应急防护行动的剂量或污染，或者曾在类似设施中发生过的此类事件。具有 Ⅲ 类型威胁的设施并不包括上述具有 Ⅱ 类型威胁的设施。
Ⅳ	可能导致在无法预见的地点采取应急防护行动的核或辐射紧急状态。这些状态包括未经授权的活动，例如与非法获得的危险源有关的活动；还包括涉及工业射线照相用源、核动力卫星或热电发生器等危险的可移动源的运输和经授权的活动。Ⅳ类型威胁代表最低等级的威胁水平（它适用于所有国家和地区）。
Ⅴ	通常不涉及电离辐射源的活动。但很有可能[d] 由于 Ⅰ 或 Ⅱ 类型威胁所列的设施发生的事件，包括在别的国家这类设施发生的事件，而受到污染，并达到按照国际标准[e] 必须迅速对食品等产品加以限制的程度。

注：a 包括从现场某一位置产生的放射性物质向大气或水体的释放或外照射（例如由于丧失屏蔽或某个临界事件造成的）事件；b 人员受照剂量将超过在任何情况下预期需要干预的剂量，参见 GBZ/T 113；c 参见 GB 18871；d 指由 Ⅰ 或 Ⅱ 类型威胁中所列的设施偶然发生的重大放射性物质释放的紧急情况。

表 2 确定设施和实践的紧急情况威胁类型的标准

威胁类型	设施和实践[a]
Ⅰ	预计可能在场外导致严重确定性健康效应的应急状态，包括： · 热功率水平大于 100 MW 的反应堆（动力堆、舰船堆和研究堆）[b] · 可能含有最近（指 3 年以内）卸载燃料的乏燃料池，并且 ^{137}Cs 的总量约为 0.1 EBq（相当于热功率 3000 MW 反应堆的堆芯总量） · 扩散性放射性物质的总量足以在场外导致严重确定性健康效应的设施[c]
Ⅱ	预计可能在场外导致需要采取应急防护行动剂量水平的应急状态，包括： · 热功率水平大于 2 MW 小于 100 MW 的反应堆（动力堆、舰船堆和研究堆） · 含有要求活性冷却的最近卸载燃料的乏燃料池 · 可能发生失控临界事故的设施距场外边界不足 500 m · 扩散性放射性物质的总量足以在场外导致需要采取应急防护行动剂量的设施[d]
Ⅲ	预计可能在场内导致需要采取应急防护行动剂量水平的应急状态，包括： · 在丧失屏蔽的情况下，1 m 处的外照射剂量率大于 100 mGy/h 的设施 · 可能发生失控临界事故的设施距场外边界大于 500 m · 热功率水平不超过 2 MW 的反应堆 · 放射性物质总量足以在场内导致需要采取应急防护行动剂量的设施[e]
Ⅳ	移动危险源的营运人，包括： · 在丧失屏蔽的情况下，距源 1 m 处的外照射剂量率大于 10 mGy/h，或活度大于 GBZ/T 208 规定的危险活度值的移动源 · 携带放射源的活度大于 GBZ/T 208 规定的危险活度值的人造卫星 · 如果不加以控制，放射性物质活度按照 GBZ/T 208 是属于危险源的运输 有较大可能遇到失控危险源的设施/场所，例如： · 大型废金属处理设施 · 国家边境口岸 · 具有危险源的固定量具的设施

注：a 为了确定适当的威胁等级，应进行场址逐案分析；b 假设反应堆已在此功率水平运行了足够长时间，致使 ^{131}I 的存储量接近 10 PBq/MW（热功率）。对研究堆，由于其设计和运行情况有很大差别，为了确定多大的存储量和能引起向场外显著的气载释放，需要进行设施逐案分析；c 如果在单一事件中有 10% 存储量释放到大气，则 10 000 倍 D$_2$（D$_2$ - 可弥散物质的危险活度，可自 GBZ/T 208 查得）存储量的设施可属于 Ⅰ 类型威胁的设施；d 如果在单一事件中有 10% 存储量释放到大气，则 100 倍 D$_2$ 存储量的设施可属于 Ⅱ 类型威胁的设施；e 如果在单一事件中有 10% 存储量释放到一个房间中，且房间内的人员在几分钟内能撤离，则 0.01 倍 D$_2$ 存储量的设施可属于 Ⅲ 类型威胁的设施。

和/或活动。⑦运输的紧急情况。随着威胁等级的不同，在IAEA的相关文件中讨论了应急响应地区和区域的划分和建议的大小、不同等级紧急状态的描述和建议标准、应急响应水平的区分（运营者、当地响应组织、国家响应组织、国际）、紧要任务的安排、响应时间目标值、与紧急情况有关的机构和场地的设置、在威胁等级分类前所需的信息、各种响应分队所需的最小建议数。

（苏　旭　张良安）

fàngshè shìgù

放射事故（radiation accidents）

核技术利用中发生的事故。又称为辐射事故。随着科学技术的进步和生产力的发展，在高技术条件下，核能的和平利用日益广泛。放射源、放射性同位素、X射线、γ射线和重离子诊疗设备及含有放射性核素的化工原料被广泛应用到国民经济的各个领域，使用量逐年增加，城市放射性物质日益增多，其潜在的危险不可忽视。在核与辐射技术及医疗应用中都发生过一些核与放射事故，同时也发生过一起误入严重污染区的事故。核技术利用中发生了多起急性放射病及严重的死亡病例。

中国核技术利用开展以来，在各行各业都发生过放射事故，不论从事故的数量还是其辐射危害的严重程度，表明都是与放射源应用有关。放射源照射事故中又以放射源的密封性未被破坏的放射源丢失与被盗事故的后果最严重。

（苏　旭　张良安）

hé hé fàngshè shìjiàn fēnjí

核和放射事件分级（nuclear and radiological event scale）

以规范统一的方式将核与辐射事件的安全意义传达给公众的一个全球性的工具。IAEA制定的国际核与辐射事件分级（the international nuclear and radiological event scale，INES）。像没有里氏震级或摄氏温标就很难了解地震或温度的信息一样，INES也是一种标度方式，它从不同活动的范围（包括对辐射源工业核医学应用、核设施运行和放射性材料运输）解释事件的意义。这个分级表最初在试验期内用于核电厂事件分类，其后扩展并修改以使其能够适用于与民用核工业相关的所有设施。它现在在全世界60个以上的国家内成功使用。

适用于IAEA事故分级表的事件　分级中考虑了3个方面的准则。①准则考虑有场外释放的事件，该栏中最高的7级，相当于具有广泛健康和环境后果的特大事故；该栏最低的3级，代表放射性物质很少量的释放，使公众成员受到的最大剂量相当于公众年剂量限值的几分之一。②准则考虑事件的场内影响，其范围从5级（通常代表堆芯严重损坏的情况）降至2级（存在严重污染或工作人员受到过量照射）。③准则适用于涉及核动力厂纵深防御降级的事件。这里纵深防御系指核动力厂设计中都有的一系列安全系统，用以防止严重场内与场外影响。纵深防御考虑的事件从3级至1级。当某一事件具有一个以上准则所表示的特征时，则按其中任一个准则衡量的最高级别来定级。没有达到3个方面中任何一个的下限的事件定为分级表以下的0级。例如，法国1980年圣洛朗核电厂事故，造成了反应堆堆芯损坏，但无放射性物质外逸，根据场内影响的分级准则，将其定为4级事件；西班牙1989年范德略斯核电厂事件，未造成

放射性物质外逸，也未造成堆芯损坏或场内放射性污染，但该事件使核电厂安全系统损坏导致纵深防御严重降级，根据纵深防御的准则，将其定为3级事件。

不适用于IAEA事故分级表的事件　尽管本表适用于所有装置，但实际上不可能适用于某些类型的设施发生的涉及有相当数量的放射性物质向环境释放的事件。这些设施包括研究堆、未辐照核燃料处理设施和废物贮存场所。分级表不对工业事故或其他与核或放射作业无关的事件进行分级。鉴于经常能从重要性相对较小的事件中获得重要的经验，本分级表不宜作为事件经验反馈的基础。本分级表也不宜用来比较各国之间的安全实绩。

核事件的分级表　分级表将事件分类为7级：较高的级别（4~7）被定为"事故"，较低的级别（1~3）为"事件"。不具有安全意义的事件被归类为分级表以下的0级，被定为"偏差"。与安全无关的事件被定为"分级表以外"。分级表级别如下页表1所示，采用带有关键词的表格形式。事件根据每个栏列出的3个不同方面的影响进行考虑，分别是厂外影响、厂内影响和对纵深防御的影响。

在下页表2中列出了国际上一些典型的事件的分级情况。

（苏　旭　张良安）

zhàoshè qíngjǐng

照射情景（exposure scenarios）

根据不同照射条件，设定的某些待定场景。在IAEA的放射源分类中，其中危险源的归一化量D值是一个关键的量，这个量是在一些特定的照射情景中导出的。

非漏散物质的照射情景　非漏散物质指没有屏蔽而有包壳的

表1　国际核和放射事件分级表基本结构（表中所给的判断仅是粗略的指标）

级别	影响的方面		
	厂外影响	厂内影响	对纵深防御的影响
7 特大事故	大量释放：大范围的健康和环境影响		
6 重大事故	明显释放；要求全面执行应急计划的相应措施	反应堆堆芯/放射性屏障受到严重损坏	
5 具有厂外风险的事故	有限释放；要求部分执行应急计划的相应措施	反应堆堆芯/放射性屏障受到明显损坏/有工作人员受到致死剂量的照射	
4 无明显厂外风险的事故	少量释放：公众受到相当于规定限值的照射	污染严重扩散/有工作人员发生急性健康效应	
3 重大事件	极少量释放：一小部分公众受到规定限值的照射	污染明显扩散/有工作人员受到过量照射	接近事故—安全保护层全部失效
2 事件			安全措施明显失效的事件
1 异常			超出规定运行范围的异常事件
0 偏差	无安全意义		
分级表以外的事件	和安全无关		

表2　国际上一些典型的核和放射事件的事件分级情况

级别/名称	事件性质	实例
7 特大事故	大型装置（如动力堆的堆芯）中大部分放射性物质向外释放。一般涉及短寿命放射性裂变产物的混合物（从放射学上看，其数量相当于超过几万 TBq 的[131]I）。这类释放可能有急性健康效应；在可能涉及一个以上国家的大范围地区有慢性健康效应；有长期环境后果	1986 年苏联（现属乌克兰）切尔诺贝利事故；2011 年，福岛核泄漏事故
6 重大事故	放射性物质向外释放（从放射学上看，其数量相当于几千到几万 TBq 的[131]I）。这类释放将可能需要全面实施当地应急计划中包括的相应措施，以限制严重的健康效应	1957 年苏联基斯迪姆后处理厂（现属俄罗斯联邦）事故
5 具有厂外风险的事故	放射性物质向外释放（从放射学上看，其数量相当于几百到几千 TBq 的[131]I）。这类释放将可能需要部分实施当地应急计划中包括的相应措施以减少造成健康效应的可能性 设施严重损坏。这可能涉及动力堆堆芯大部分严重损坏、重大临界事故，或者是在设施内释放大量放射性的重大火灾或爆炸	1957 年英国温茨凯尔反应堆事故 1979 年在美国三哩岛核电厂事故
4 无明显厂外风险的事故	放射性向外释放，使关键人群受到几 mSv 量级别剂量的照射。对于这种释放，除当地可能需要进行食品管制外，一般不需要厂外保护行动 设施明显损坏。这类事故可能包括造成重大厂内修复困难的损坏，如动力堆堆芯部分熔化和非反应堆设施内发生的释放事件 一名或更多工作人员受到极可能发生早期死亡的过量照射	1973 年在英国温茨凯尔（现为塞拉菲尔德）后处理厂事故 1980 年，在法国圣洛朗核电厂事故 1983 年阿根廷布宜诺斯艾利斯临界装置事故
3 重大事件	放射性向外释放，使关键人群受到十分之几 mSv 量级别剂量的照射。对于这类释放，可能不需要厂外保护措施 造成工作人员受到足以引起急性健康效应的剂量的厂内事件和/或造成污染严重扩散的事件，例如几千 TBq 的放射性释放进入一个二次包容结构，而这里的放射性物质还可以回收到贮存区 安全系统再发生故障可能造成事故工况的事件，或如果发生某些始发事件安全系统将不能防止事故的状况	1989 年，西班牙范德略斯核电厂事故

续 表

级别/名称	事件性质	实例
2 事件	安全系统明显失效，但仍有足够的纵深防御，可以应付进一步故障事件。 包括实际故障定为 1 级但暴露出另外的明显组织或安全问题的事件 造成工作人员受到超出规定年剂量限值照射的事件和/或造成设施内未设 计重点防护的区域内出现超量放射性物质，且需要纠正行动的事件	
1 异常	超出规定运行范围但仍保留有明显的纵深防御的异常情况。这可能归因 于设备故障、人为差错或规程不当，并可能发生于本表覆盖的任何领域， 如电厂运行、放射性物质运输、燃料操作和废物贮存。实例有：违反作 业指导书或运输规章，没有直接安全后果但暴露出组织体系或安全管理 方面不足的事件，管道系统中超出监督预期的较小缺陷	
偏差 0 低于分级范畴	偏差没有超出运行限值和条件，并且依照适当的规程得到正确的管理。 实例有：在定期检查或试验中发现冗余系统中有单一的随机故障，正常 进行的计划反应堆保护停堆，没有明显后果的保护系统假信号触发，运 行限值内的泄漏，无明显安全隐患的受控区域内较小的污染扩散	在安全上无重要意义

放射性物质。因为放射性物质是密封的，所以仅考虑来自此类源的外照射。

情景Ⅰ 指由近距源所致的局部照射，有两种情景：①源拿在手中的"手持"情景。②源放在口袋内的"口袋"情景。经验表明当源可能携带在身上时（例如在口袋内）时，在口袋内限于约 10 小时，在手上限于 1 小时。"口袋"情景计算的 D_1 值要比"手持"情景严，因此在计算 D_1 值只计算"口袋"情景。

未屏蔽源拿在手中或放在口袋内是失控源（被窃或遗失）造成严重辐射损伤最常见的原因。Lilo 辐射事故的经验（IAEA 2000a）表明，放置在口袋内的放射源可以造成身体许多部位（例如大腿和胸部）软组织坏死，面积约 $50 \sim 100 cm^2$，深度约 0.5cm，导致生活质量明显下降。而 Gilan 辐射事故的经验（IAEA 2002a）表明，口袋内的放射源随着时间可沿横轴和纵轴方向移动。

在接触性照射条件下，37GBq（1Ci）源所致的剂量率（Gy/min）如下：$^{137}Cs \sim 5$、$^{60}Co \sim 20$、$^{192}Ir \sim 8$、$^{226}Ra \sim 13$，而造成红斑的阈剂量仅为 3Gy（IAEA 2001）；

情景Ⅱ 情景Ⅱ属于"房间"情景。这个情景假设人员在未屏蔽源附近停留几天到几周，导致全身受到贯穿辐射的外照射。如果一个未屏蔽源留置在人们的生活区（例如卧室或工作场所）很长时间就可出现这种危险的情景。在房间内受到有一定距离未屏蔽源的外照射也是失控源（被窃或遗失）造成严重辐射损伤最常见的原因。在此情景中假设全身与未屏蔽的而有包壳的放射源相距 1m 受照 100 小时。

全身照射引发的严重确定性效应与照射剂量率和照射持续时间有强烈的依赖关系。经验表明（Evans et al.1993，IAEA/WHO 2004），能使吸收剂量在 100h 内超过参考水平的剂量率（即对红骨髓照射剂量率 10mGy/h）则是决定人员是否撤离合理的较低界值。一个失控源无意地被保留在附近（例如在房间内）可以造成能产生严重确定性效应的剂量率。已报道的能导致事故性死亡的"房间"情景中最小的源可使 1m 处红骨髓的剂量率在 $20 \sim 50$mGy/h 之间。所以，对"房间"情景设定照射时间为 100 小时。

假如从一个未屏蔽源产生 10mGy/h 剂量率需要的质量超过 1×10^6g，则这个源属于无限大源，因为源自屏蔽的限制，这样质量的源不可能产生 10mGy/h 的剂量率。所以将 1×10^6g 作为"房间"情景中源的质量限量。

扩散物质的照射情景 密封源的泄漏、拆卸或其他破裂可造成放射性物质的扩散，例如在火灾和爆炸（例如 RDD）见到的那样。含有放射性惰性气体的放射源的扩散可使全身淹没在局部烟云中而受到全身外照射。不含有放射性惰性气体的放射源的漏散可导致周围环境的污染。这种污染转而能引起内照射和皮肤接触性照射。

情景Ⅲ 情景Ⅲ属于"吸入"情景。它用于确定吸入漏散的放射性物质的量。火灾和爆炸可使放射性物质漏散，由于吸入这些气载物质产生的内照射能成为辐射诱发严重确定性效应的原因。

情景Ⅳ 情景Ⅳ属于"食入"情景。它用于确定食入漏散的放射性物质的量。破裂的放射源或可溶性放射性物质漏散到饮用水的水体内后，食入放射性物质可能成为辐射诱发严重确定性效应的原因。

食入的放射性物质的量相对于放射源的质量称为"食入分数"（F_{IV}）。历史上，最大的食入分数见于戈亚尼亚（Goiania）事故的报告（IAEA 1988）。在这次事故中，含有活性为51TBq的可溶性细粉末状铯-137放射源被窃和漏散。它导致约1GBq铯-137被一个儿童无意地食入。此量约为此源活性的1×10^{-5}。据此经验，无意食入的分数定为1×10^{-5}。

利用以下保守的考虑，来估计饮用水源受污染时的食入分数：①放射性物质在水中100%溶解。②放射性物质均匀地与1×10^6L水混合，这个体积要比所有城市公用供水源的水体实际上肯定要小得多。③每人每天饮用2L污染水，共5天。这样的假设预计，饮用污染水将食入在漏散源中放射性物质的1×10^{-5}。因此对无意食入和饮用污染水的食入分数（F_{IV}）均取1×10^{-5}是合理的。也如同情景Ⅲ一样，将1×10^6g设定为漏散物质的质量限量。

情景Ⅴ 情景Ⅴ属于表面"污染"情景。它用于确定局部皮肤接触性照射引起危险的漏散性放射性物质的量。这种照射能引起严重确定性效应。切尔诺贝利事故的经验（Guskova et al. 1989）表明，如果皮肤的严重确定性效应合并全身照射，能导致其他的辐射诱发损伤和死亡。在这种情景中，IAEA关于放射性物质安全运输规定（IAEA 2002b）中设定的情景可用于建立一些参数。

假设从源中泄漏的放射性物质有1×10^{-2}（F_V）均匀污染$1m^2$（S_V）面积的表面上，皮肤表面的污染量占表面污染量的10%（R_V），照射的时间假设为5小时（T_V），手部污染的最大厚度假设约为$0.1g/cm^2$，因此，考虑了漏散物质接触照射的参数，设定1×10^6g为漏散物质的质量限量。

情景Ⅵ 情景Ⅵ属于"淹没"情景。它用于确定放射性惰性气体在房间内扩散时作为一种外照射源能引起危险的量。采用IAEA关于放射性物质安全运输规定（IAEA 2002b）的照射情景作为"淹没"情景的基础。情景Ⅵ假设惰性气体均匀扩散在$500m^3$房间内，人员在房间内受照0.5小时，不考虑由于气体交换带来的放射性气体的稀释。因为任何惰性气体在外界环境扩散将会迅速扩散而使浓度十分低，故仅限于考虑房间内的淹没照射。

（苏 旭）

fàngshè shìgù hòuguǒ píngjià

放射事故后果评价（accident consequence assessment）

核或放射事故后，对事故导致的人员和环境等影响进行的评价。依据事故的定义，一个事故必须有一定的种类和程度的损失发生，这种直接与事故有关联的损失被称为事故直接后果。事故的间接后果通过环境和社会条件对事故的直接后果产生影响。环境的影响不仅体现在事故现场（如地点、时间、天气及交通量），而且也有救护事业、人以及材料的复原、修理等方面。

核和放射事故后果评价的主要内容如图1所示。

事故后果的社会条件方面是法律问题处理、损失规律、家庭和社会范围的后果（关系的认定和关系的变更）以及事故对法律和核与放射应用的影响。事故的直接后果由人员伤亡、环境污染和物质损失组成。人员伤亡包括急性辐射损伤死亡和辐射损伤，辐射损伤又包括确定性效应和随机效应两种。环境污染主要涉及污染的类型、程度和范围。人员伤亡和环境污染会造成严重的社会问题，主要表现在心理和精神方面的伤害，心理和精神后果至今还无法进行定量分析。

为了使得受伤程度规范化，世界各国经过多年的事故研究提出AIS（Abbreviated Injury Scale，简明受伤标准）指数评价受伤。AIS应用后不久就发现，单独用六级标准值还不能完全评价受伤的各个方面，尤其这个标准的吸收剂量和生命危险程度往往不一致。此外，因为缺乏可用数据，极少评价事故受伤的费用。因此，受伤费用评价在目前还难以施行量化评价。AIS分级仅适用评价单一伤害的危险程度。

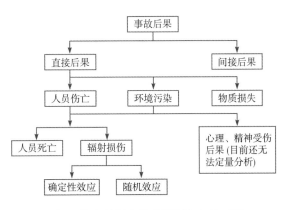

图1 核和放射事故后果评价主要方面

AIS 分级标准将受伤严重程度分为下述 7 个：AIS0 未受伤；AIS1 轻微受伤；AIS2 轻度受伤；AIS3 重伤，但没有生命危险；AIS4 重伤，有生命危险，但有存活的可能性；AIS5 重伤，已无法肯定是否能够存活；AIS6 最严重伤，无法医治，死亡。

AIS 受伤分级仅能给出单一伤害受伤程度；其中，AIS1 受伤者也可能死，这可能导致不同受伤等级的死亡率有相同的现象。因为，死亡率包括所有的受伤，各国对死亡的定义是不同的，由此统计的死亡人数也就不同。

不同 AIS 的死亡概率：AIS 0 死亡率 = 0；AIS 1 死亡率 = 0.6%；AIS 2 死亡率 = 2.2%；AIS 3 死亡率 = 9.3%；AIS 4 死亡率 = 28.3%；AIS 5 死亡率 = 78.4%；AIS 6 死亡率 = 100%。

目前，已有一些可直接用作放射事故后果评价的系统，世界上具有代表性的 3 个事故应急评价与决策支持系统是 RODOS、WSPEEDI 和 ARAC 系统。

(苏　旭　张良安)

héshìgù

核事故（nuclear accidents）

核电厂或其他核设施中发生的严重偏离运行工况的状态。在这种状态下，放射性物质的释放可能或已经失去的控制，达到不可接受的水平。随着科学技术的进步和生产力的发展，在高技术条件下，核能的和平利用日益广泛。放射源、放射性同位素、X 射线、γ 射线和重离子诊疗设备及含有放射性核素的化工原料被广泛应用到国民经济的各个领域，使用量逐年增加，城市放射性物质日益增多，其潜在的危险不可忽视。

在核设施的运行中，曾经发生过多次运行中的辐射事故，其中绝大部分核事故发生在核设施运行初期阶段。发生核事故的主要原因是缺乏经验。核设施运行事故所造成的影响，主要是工作人员受到事故性照射和环境及公众受到事故排放的影响。对 1958～1987 年期间核设施运行期间先后发生的工作人员事故性辐射照射情况（也包括该类设施运行单位中放射性同位素生产和加速器运行中发生的为数很少和后果相对较轻的几起事故性辐射照射，但是铀矿冶系统的未统计在内）。在一些文献中进行过统计分析，所涉及的受照人次数为 2 879 人·次。其中受到内照射 78 人·次，集体有效剂量为 37.4 人·Sv，占事故性辐射照射总的集体剂量的 34.4%，最大个人待积有效剂量为 7.7 Sv。工作人员内污染的主要核素是钚、氚和裂变产物，其中尤以钚为主。在内污染照射总的集体剂量中，钚所致集体剂量占 92.6%，氚和裂变产物所致集体剂量分别占 3.1% 和 3.2%。受到外照射的人次数为 2 801 人·次，集体剂量为 71.1 人·Sv，占事故性辐射照射总的集体剂量的 65.6%，受照者最大个人剂量为 0.60 Sv。中国发生事故性辐射照射的核设施中，居首位的是反应堆，其次是后处理厂。表 1 中归纳列出了中国 1954～2007 年核事故汇总情况。

统计表明：新中国成立以来，截止到 2007 年底，中国核设施运行中受到事故性照射共 2 879 人·次，集体剂量 108 人·Sv，皮肤受辐射损伤 52 人·次，其中 2 人植皮。

(苏　旭　张良安)

hé jí fàngshè shìgù yìngjí dìqū hé qūyù

核及放射事故应急地区和区域（area and zone of accident emergency）

为在事故时能及时、有效地采取保护公众的防护行动，事先在核电厂或某些核设施周围有计划地建立的区域。为便于应急事故工作的响应和准备，将涉及的地区分为现场和场外两个地区（area）；将场外地区分为 2 个应急区域（zone）："预防警戒区"（PAZ）和"应急防护行动规划区"（UPZ）。在 1997 年的文件中还有"较长期防护行动规划区"（LPZ），它位于 UPZ 以外。

现场地区指处于运营者和初始响应人员控制下的地区。对威胁等级 I、II 和 III 的设施而言，现场地区指在设施运营者直接控制下的在安全周边、围栏或其他指明的合适标志物以内的设施周围的地区。对具有威胁等级 IV 的利用放射照相源或其他危险源的经注册的实践而言，现场地区指在运营者控制下的地区。对涉及运输、失控源或局部污染的放射紧急情况而言，初始响应人员应该建立一个有安全周边、含有内

表 1　各类较严重核事故照射所致集体剂量和伤害概况汇总（1954～2007）

受照类型	集体剂量/（人·Sv）	受照人次数/（人·次）	皮肤损伤/（人·次）	
			总计	植皮
外照射	71	2801	52	2
内照射	37	78	—	—
合计	108	2879	—	—

外警戒线的现场地区。

预防警戒区（PAZ） 指已做出安排的在万一发生威胁等级Ⅰ的核或放射紧急情况时采取应急防护行动以减少场外严重确定性健康效应的设施周围区域。表1给出了在放射紧急情况下内警戒区近似半径的建议值。场外地区指运营者和初始响应人员控制地区以外的地区。

建议的PAZ大小是基于考虑下列情况后做出的判断：①对能造成重大影响的大多数紧急情况而言，在释放前或释放后即刻在此半径范围内采取应急防护行动，将避免出现引起早期死亡阈值的剂量。②对能造成影响的大多数紧急情况而言，在释放前或释放后即刻在此半径范围内采取应急防护行动，将避免出现超过应急防护行动通用干预水平（GIL）的剂量。③在切尔诺贝利事故期间，在这些距离内观察到几小时内致死的剂量率。④对PAZ合理的最大半径为5 km。

对于运输、不可控放射源或局部污染，到现场的第一响应人的首要任务是建立一个安全范围，采用隔离措施将场区内外分开（图1）。表1中给出了放射事故情况下，这种控制边界控制建议。

PAZ和UPZ应围绕设施呈粗略环形地区，可能的话，应该用当地的地上标志（例如道路和河流）来确定它的周围边界，以便在响应时易于识别。当发生跨国界的核或放射紧急情况时，此地区不应止于国境线上（图2）。

应急防护行动规划区（UPZ） 指核设施周围的一个区域，或事故现场的一个区域。应对这个区域做出适当的安排，以便在万一发生威胁等级Ⅰ或Ⅱ的核或放射紧急情况时，在这个区域内采

取应急防护行动，以使场外剂量符合国际和国家安全标准的要求。这一区域内的防护行动需要根据

环境监测结果或根据设施当时的状况加以实施。

UPZ适用于威胁等级Ⅰ和Ⅱ

表1 在放射紧急情况下内警戒区（安全周边）的建议半径

时机和场所	状况	初始内警戒地区（安全周边）
初始阶段-地区外	—无屏蔽的或已损坏的可能的危险源[a] —可能的危险源的重大溢出 —涉及可能危险源的火灾、爆炸或冒烟 —可疑的炸弹（潜在的放射扩散装置），已爆或未爆的	溢出区（假如存在此区的话）外周加 30 m 溢出区外周加 100 m 300 m 半径 半径 400 m 或更大以防止爆炸危害
初始阶段-建筑物内	—涉及潜在危险源的损坏、屏蔽的丢失或溢出 —火灾、怀疑放射扩散装置或其他能使放射性物质在建筑物内扩散的潜在危险源事件（例如通过通风系统的内部扩散）	受到影响的房间和邻近地区（包括楼上的和楼下的房间）整个建筑物和如上面所指的建筑物外相应的距离
基于操作干预水平（OIL）-在初始阶段确定后	基于OIL-在初始阶段确定后—周围剂量率 100μSv/h[b] —β 和/或 γ 沉积量1000Bq/cm^2 [c,d] —α 沉积量 100Bq/cm^2 [d]	这些水平已测出的那些地区

注：a 指如果不加控制则有可能造成足以引起严重确定性效应的照射的源；b 为对强 γ 辐射体在地面上 1 m 处测得的周围空气剂量率；c 指这些水平不是在野外直接测量的，因此必须开发针对所用仪器的 OIL 以便确定这些沉积水平是否存在；d 为只能由有资质的放射学评估人员来评估沉积水平。

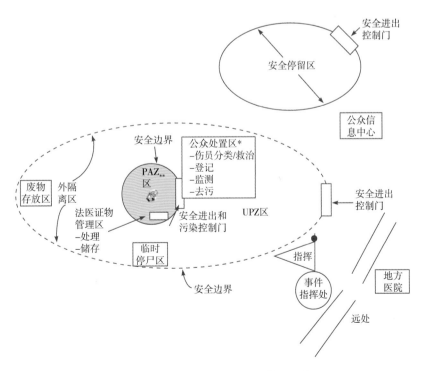

图1 第一响应人应建立的安全范围示意图
注：* 这个区域内的周围剂量当量率应小于 0.3 μSv/h；** 这个区也称为"热区"。

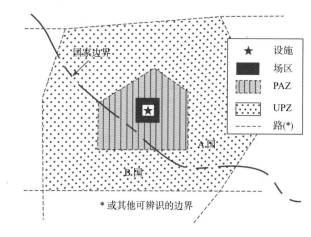

图2　事件现场分区示意图

图例（图内）：
★ 设施
■ 场区
▥ PAZ
░ UPZ
--- 路(*)

国家边界　A.国　B.国
* 或其他可辨识的边界

的核设施和源事故，在这个区域内应该做好就地隐蔽、实施环境监测和根据释放后几个小时内的监测结果采取应急防护行动的准备。建议的 UPZ 大小是基于不同情况（威胁等级 Ⅰ 的设施、威胁等级 Ⅱ 的设施、临界事件）做出的判断。在 IAEA 第 953 号技术文件中，对 3 种地区的大小提出了建议值。以后又对威胁等级 Ⅰ 和 Ⅱ 的 PAZ 和 UPZ 的大小作了细化的建议，见表2。

表 2 给出的 PAZ 和 UPZ 两个应急区域近似半径的建议值有很大的不确定性，如果要满足当地的情况而使用这些数据时要给予 2 倍以下的因子进行修正。每个国家从本国的特点可进行独立的分析，以确定本国的区域大小。

（苏　旭　张良安）

<h2>烟羽（smoke plume）</h2>

yānyǔ

烟羽（smoke plume）　从工厂烟囱中连续排放出来的烟体。又称烟云（smoke cloud）和烟流（smoke plume）。外形呈羽毛状，因而得名。烟羽可被看作是由无数个时间间隔为无限短暂的、依次排放的烟团所组成；烟团各部分的运动速率不同。烟囱一开始排放，每个烟团就向下风方向移动。排放物的量，通常用排放率（kg/h 或 g/s）表示；排放物在下风方向的分布，一般用排放期间的平均浓度（mg/m³）表示。

mg/m^3

　　影响因素　由于烟羽各部分的运动速度不同，因而其外形也千变万化。不同的烟羽形状表示污染物浓度的空间分布不同，与大气湍流、大气稳定度、地形地物和排放参数等有密切的关系。

　　分类　如果粗略地将大气稳定度划分为不稳定、中性和稳定 3 种，则烟羽的几何形态可概括为如图所示的 a、b、c、d 和 e 5 种。

表2　建议的应急区域及其半径

威胁等级	设施	预先警戒区（PAZ）半径[a,b,c]/km	应急防护行动规划区（UPZ）半径[d]/km
Ⅰ	功率>1000MW（热）反应堆	3~5	5~30[e]
	功率 100~1000MW（热）反应堆	0.5~3	5~30[e]
	$A/D_2{}^f \geq 10^5$[g]	3~5	5~30[e]
	$A/D_2{}^f\ 10^4 \sim 10^5$[g]	0.5~3	5~30[e]
Ⅱ	功率 10~100MW（热）反应堆	不设置	0.5~5
	功率 2~10MW（热）反应堆	不设置	0.5~5
	$A/D_2{}^f \geq 10^3 \sim 10^4$[g]	不设置	0.5~5
	$A/D_2{}^f \geq 10^2 \sim 10^3$[g]	不设置	0.5~5
	在 500m 现场范围内可能有可裂变物质	不设置	0.5~1

注：a 为此半径是距设施的近似的缺省距离，应建立该区域的边界。在使用时有 2 倍或以上的差异是合理的。如果经过仔细地的安全分析，可采用不同于本表的距离；b 为建议的半径是近似的距离，在此距离上对骨髓和肺的急性（2 d）剂量可能（但可能性十分低）接近于威胁生命的水平。建议最大的半径是近 5 km。用于反应堆意外的典型源项释放，假设在事故发生概率低的范围内，它可能使场外发生严重确定性效应；c 为根据计算机模拟计算的半径。为了计算的目的，假设均气象状况，无雨，地面水平的释放和受到地面射线 48 h 的照射，也计算对户外中轴线人员 48 h 的剂量；d 为建议的半径是近似的距离，其最大半径为 5~30 km，在此处由吸入、烟云照射和地面射线所致的总剂量将不会超过撤离 GIL 的 1~10 倍；e 为如果用现场个例分析方法以分析，则可认为 5~30 km 之间的距离是合理的；f 为假设 10% 的贮量释放到大气中；g 为假设建筑物内的临界剂量（裂变物质）没有得到足够的屏蔽，临界引起了 1×10^{19} 次裂变，500 m 的半径距离内剂量将超过撤离的 GIL。它包括外照射（γ 和中子）的剂量，这个剂量是利用 RASCAL.3.0 模式计算的。

图右边定性地画出污染源下风方向某一截面处垂直穿过烟轴中心的平均浓度轮廓线，示意出烟羽的几何形态和浓度沿垂直方向分布的关系。在大气湍流强度近似均匀的情况下，浓度分布曲线相对于烟羽轴是对称的，符合正态分布（图1a、b、c）；相反则是非正态分布（图1d、e）。

环链形　这种烟羽曲折呈环链状，在水平和垂直方向上摆动剧烈，容易分裂而消散，并随着与烟囱距离的增大，污染物浓度迅速降低。这种烟羽多出现在午后低层大气不稳定、湍流发展强烈，在晴朗的夏天午后为常见。

锥形　这种烟羽的形状像一个有水平轴的锥体，烟羽体外形清晰。锥形烟羽多出现在阴天、风速较大和低层大气处于中性平衡时，或在早晚大气温度层结转换的过渡时刻（从稳定过渡到不稳定，或从不稳定过渡到稳定）。

此时，近地面气层里的烟羽常沿主导风向流动，呈锥形扩散。锥形烟羽从烟囱到达地面的距离比环链形烟羽长。

扇形　俯视这种烟羽，外形呈扇形。扇形烟羽多出现在晴朗夜间或早晨，当低层风小、气温自下向上增高和大气处于稳定状态时。在这种情况下，烟羽只能在稳定气层内缓慢地向两侧扩散。扇形烟羽内部的污染物浓度很高，当遇到山地、丘陵或高大建筑物时，污染物还会下沉，造成地面污染。

漫烟形（熏烟形）　漫烟形烟羽多出现在日出后辐射逆温被破坏时。此时，烟轴之上有逆温层，而烟轴之下至地面间气层不稳定，因而烟羽上升扩散到一定程度就受到逆温层的阻挡，使垂直扩散空间仅局限于地面至逆温层底之间。在这种情况下，如果低层风小，则大气稀释能力就更

低，高浓度的烟羽会迅速扩展到地面，造成地面的严重污染。烟雾事件大都是在这种情况下发生的。

屋脊形（上升形）　这种烟羽多出现在傍晚，当烟轴之下至地面间气层稳定而烟轴之上气层不稳定时，烟羽则在上面不稳定气层中沿主导风向流动，呈屋脊形扩散。屋脊形烟羽体的下边边缘清晰，烟气浓密；而烟羽体上边稀疏，甚至出现不连续的碎片。

核电站烟羽应急计划区
①核电站烟羽应急计划区，基本上是以核电站为圆心，半径8 km的划定区域，综合地形和长年主导风向等因素，局部地区调整后不到8 km。烟羽应急计划区又分为内区和外区。②以核电站为圆心，半径4 km的划定区域为烟羽应急计划区内区；同样，根据地形特点和主导风向的实际，考虑到实施应急防护措施的需要，局部地区有调整，因此，实际划定的烟羽应急计划区内区范围不完全是圆，局部地区距核电站约5 km。③在烟羽应急计划区内区可能实施的主要应急防护措施有隐蔽、撤离、服用稳定碘、食物和饮水控制等。④烟羽应急计划区内的内区以外的划定区域就是烟羽应急计划区外区，也就是以核电站为圆心，半径为4~8 km的环形区域。⑤在烟羽应急计划区外区可能实施的主要应急防护措施有隐蔽、服用稳定碘、食物和饮水控制等。

（苏　旭　张良安）

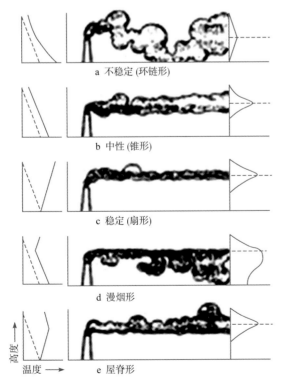

a 不稳定（环链形）

b 中性（锥形）

c 稳定（扇形）

d 漫烟形

高度

温度

e 屋脊形

图1　烟羽的几何形态

dìmiàn chénjī fàngshèxìng hésù
地面沉积放射性核素（ground deposition of radionuclides）　反应堆在爆炸后10天持续释放的放射性核素。其中物质成分很复杂，主要以碘和铯的放射性同位素最

为重要，因为影响公众照射多数来自这些放射性核素。具有短半衰期的碘同位素在短期内有较大的放射性影响；铯同位素的半衰期约为几十年，可带来较长期影响。在核事故时，放射性物质广泛地扩散在空气中，但最终要沉积在地区表面，形成地面沉积放射性核素。放射性物质的扩散与其气溶胶粒子大小和当时天气有关。大颗粒子基本沉降在距反应堆 100 km 的范围内，小颗粒子可扩散至更远，主要随降雨沉降到地面。

对人的外照射和吸收 沉积在地面的放射性物质对人产生的照射，如产生 γ 外照射或通过吸入而转移到人体内产生内照射。沉降照射的剂量一般较浸没照射和吸入照射的剂量小，吸入主要是在悬浮放射性核素引起的，但有害作用持续时间长。

对水体的污染 核试验沉降物会造成全球地表水放射性水平增高。核企业排放的放射性废水，以及冲刷放射性污染物的地面径流水，往往会造成附近水域的放射性污染。地下水受到放射性污染的主要途径有：放射性废水直接注入地下含水层，放射性废水排往地面渗透池和放射性废物埋入地下等。地下水中的放射性核素也可能迁移扩散到地表水中，造成地表水污染。放射性核素污染地表水和地下水，影响饮水水质，并且污染水生生物和土壤，通过食物链对人产生内照射。

对土壤的污染 放射性核素可通过多种途径污染土壤。放射性废水排放到地面上，放射性固体废物埋藏处置在地下，核企业发生放射性排放事故等，都会造成局部地区土壤的严重污染。如美国汉福德钚生产中心从 20 世纪

40 年代中期以来，向地面渗透池排放了 $5 \times 10^3 m^3$ 的放射性废水，其中含钚约 200 kg、铀约 10 万 kg，经过衰变后到 1972 年 β 放射性核素仍残存 20 万 Ci，当地成了全球土壤放射性污染最严重的地区。大气中的放射性沉降，施用含有铀和镭等放射性核素的磷肥和用放射性污染的河水灌溉农田也会造成土壤放射性污染。其特点是污染的范围较大，一般污染程度较轻。

放射性核素在土壤中的扩散迁移与核素本身的性质和状态、土壤的物理化学特性、地表植被以及气象水文等因素有关。不同核素在土壤中的扩散迁移能力有很大差异，其顺序为 H > Tc > Ru > Sr、Cs > Ra > Ru。如美国汉福德钚生产中心 30 多年来，排往渗透池的钚向下迁移穿透的土壤深度不超过 3 m，而氚和钌早已穿透 60 多米的地层，进入地下水。

放射性核素污染土壤后，可以被植物根部吸收，经食物链进入人体，也可以被雨水冲刷污染地表水或者渗入地下水，从而污染水源。

(苏 旭 张良安)

yuán de yìngjí jiāncè
源的应急监测 （emergency monitoring of the source） 尽管事故性事件释放量及分布依赖于工厂的条件和环境的测量，但释放放射性核素的活度信息（源项信息）是极其重要的，这在事故性大气释放时，特别重要。源监测系统至少能提供最有意义的放射性核素释放的数据。对于反应堆事故，短寿命和长寿命放射性核素度需要考虑。这就应包括惰性气体的同位素（如氪和氙的同位素），碲和碘（特别是碘-131），和挥发放射性核素，特别是铯的

同位素（铯-134 和铯-137）。对于其他的核燃料循环工厂，需要考虑长寿命放射性核素（如铯的同位素和锶-90）和 α 发射体（如铀、钚和镅的同位素）的释放。

核设施排放的监测系统也应适合测量可能由严重事故情况释放的高活度浓度。另一方面，监测系统也不能设计成只能满足事故释放的活度浓度范围的测量。对与动力反应堆，对大气释放情况，其典型的监测上限是：对惰性气体，在 10^{15} Bq/m³ 量级，对碘-131 和微粒放射性，在 10^{14} Bq/m³ 量级。然而，如果在事故释放下，可能的释放活度能控制到有实质性的减少，上限可以降低一些。

为了对一个事故性事件的惰性气体进行监测，实用的方法是使用一个用氪-88 和氙-133 校准的 γ 探测器进行测量。在线监测的碘监测设备要能区分碘-131 与碘的其他同位素（碘-132，碘-133，碘-134 和碘-135）。这就要求 γ 谱仪要有高的分辨率。对监测碘同位素和微粒放射性物质使用的常规连续滤片系统，当增加滤片与探测器之间的距离，或仅测量部分滤片，可以扩大测量范围的宽度。如果采用这种方法，要注意对操作人员的适当防护，并防止污染的扩散。测量高放射活度滤片的探测器应在不同的距离对其进行校准。如果在核设施安全分析中，除了对烟囱的监测外，还确认了可能的放射性核素的释放点，用获得的适当监测数据就很容易进行评估。

源监测的可能选项是污染空气或适当通风管道的活度浓度，以及污染地区特定位置的剂量率。对于事故或非正常的大气或液体释放，监测计划应确保抽样能充

分地表征时间和空间特性。要注意监测系统的稳定性，可靠性和释放期和释放后测量条件下测量的上限。

（苏　旭　张良安）

yānyǔ lùguòqī de jiāncè

烟羽路过期的监测 （monitoring during the passage of the smoke plume）

在一个事故释放期或释放后，评估受影响区域的放射性状况或潜在影响，立即用移动测量系统开展监测的过程。在烟云路过期主要的照射途径是烟云中的β和γ发射的放射性核素引起的外照射和吸入放射性核素引起的内照射。IAEA安全标准要求管理人员及地方和国家的应急响应机构应建立适当的应急计划。烟云路过期在应急计划中应包括的场外监测方面，主要有外照射剂量率的监测和空气中放射性核素含量的监测。

外照射剂量率　这类监测大多是通过国家建立起来的环境监测网站来完成，通常是使用在线的电子剂量计或离线的积分式剂量计来实现监测。外照射监测点的位置在放射性核素向大气排放的关键地方。在建立这类监测网站时，就应当考虑到严重事故性的放射性核素大气释放情况下的监测。

监测网站对剂量率的连续监测信息有助于对场外的辐射水平情况的了解。这样的系统要能自动地将监测的信息以在线方式传送给相关的责任和管理机构。在烟云通过期间，监测的频度至少应是1次/10分钟。这样可以提供出烟云移动的信息和影响的范围。

建议在围绕核电站周围，每隔2~3 km建立一个监测站，总共建立大约12个固定的监测站。而且应当考虑要靠近村子和城镇。

当然还应考虑的因素有：电源供给，电信线路，易保养和维修和人身安全等。

当在线监测发现有异常释放的情况时，应立即开展特殊的监测。这样的监测应采用能直接将数据在线传送到应急中心的可移动的监测系统。可移动的监测系统测量位置的选择主要决定于风向。这时应当考虑包括现场监测人员在内的相关人员的防护问题。与日常的排放监测一样，预计的特殊监测也应制定标准的监测程序。特别是离地1m高的测量。监测系统的监测范围应能覆盖可能遇到的所有剂量率。由于需要监测的外照射剂量率范围很宽，因此建议使用具有两个能量补偿的盖革-米勒（Geiger-Müller）计数器，一个覆盖低剂量率区（20 nSv/h~2 mSv/h），另一个覆盖高剂量率范围（0.1 mSv/h ~ 10 Sv/h）。为便于决策，γ监测的结果应以相对于核设施的地图的方式描述。

空气中放射性活度　在一个严重反应堆事故中，100%的放射性惰性气体是从熔损堆芯（degradedcore）释放的。主要的照射途径是外照射，吸入的内照射剂量相对较低。这样，就不必优先分析空气中惰性气体的含量。然而，应依据源项情况，必须开展所有其他放射性核素的测量。

出于场外监测的目的，对日常排放的空气采集和测量系统也要能提供异常排放的信息，特别是事故性事件。当使用固定滤片系统，在抽样后，必须使用HPGeγ谱仪对滤片进行直接测量。用α谱仪分析要花费较长的时间，因此，在未进行任何化学处理和分离前应首先对滤片进行总α放射性测量。α发射体的核素特殊

分析应放在后期，这时会有更多的时间来进行这类分析。特殊情况的α在线探测器应考虑具有能量选择功能。

在线监测可采用自动步带滤片系统（automatic step band filter systems）。这个系统包含一个带HPGe探头的γ谱分析仪和测量α和β放射性的探测器。这个系统常使用一个活性炭滤片，这个滤片放在气溶胶抽样滤片之后，用于元素形式和有机形式的碘同位素的采样。碘同位素可用NaI探测器测量。

（苏　旭　张良安）

yānyǔ lùguòhòu de jiāncè

烟羽路过后的监测 （monitoring after passage of the smoke plume）

在事故烟云路过后，适当地开展的监测。包括：①外照射剂量率。②放射性核素在土壤中的沉积。③新鲜食品和农产品的污染。④水生环境的污染。

这样的监测是必要的，有利于烟云路过后的决策，例如，在烟云路过时，如果让部分人迁移了，通过监测就可决定是否还迁。又如对污染地区限制进入，限制污染食品消费，城市环境去污等相关对策的制定都是很重要的。制定相应的对策应基于预先制定的干预水平。在一次严重的事故中可能会导致很大范围的环境污染。

外照射剂量率　当事故烟云路过后，为了对放射性核素沉积作出一个综合评估，确定必须进一步关注的区域，应对受影响地区开展综合性的γ辐射水平的监测。为了覆盖比核设施提供信息更广泛的范围，应由国家建立的监测网向广大公众提供相关的信息。

要特别注意由于雨水冲刷引起放射性物质沉积增加的区域。

可用车载的移动监测系统来确定这样的区域。用直升机巡测可监测更大的区域。

在大多数核反应堆事故中释放的放射性核素都是短半衰期的，这样，在事故烟云路过数天后，外照射的辐射水平会迅速减少。因而，在核设施附近的测量，应立即重复测量，尽快取得稳定的测量结果。

在城市区域，外照射剂量率的测量给进一步对策提供了依据。例如，需要进一步去污染。用于这样测量的剂量率仪的测量范围应在 50 nGy/h~1 mGy/h。

土壤沉积 就地测量对迅速确定沉积的 γ 发射体的数量和组分时很有用的。应当注意的是，沉积核素的组分随离源的距离是变化的，这是由于不同放射性核素有不同的物理特性（挥发性，粒径等）。就地测量可以提供这一变化的信息。

就地测量的 γ 谱仪要能转载在车上，可以移动。测量的 γ 谱仪的探头应是 HPGe，其探测效率为 10%~20%。效率太高，在污染水平很高时，由于死时间的问题，会导致技术困难。此外，还需要带有高压电源、放大器和ADC 单元（或数据处理系统）的多道分析仪（MCA）和一台笔记本电脑。为防止污染，在 MCA 和笔记本电脑之间避免使用电缆连接。探测器最好安装在离地 1m 高，这样便于结果与剂量率测量结果比较。从实际测量值中减除本底谱后，可以得到沉积放射性的绝对值，本底谱是预先测定的。这类测量中，必须注意避免探测器、附属设备、测量车和相关人员的污染。也可以用采样及随后在实验室用 HPGeγ 谱仪进行分析的方法测量 γ 发射放射性核素的沉积量，测量前应使样品很好地混合。

用采样及随后在实验室分析的方法估算 α 和 β 发射体放射性核素的沉积量。然而，在实验室的放射化学分析，需要花费时间，而且要求有一些经验。

就地 γ 监测的结果和 α、β 发射体放射性核素的抽样测量，可以给出环境中放射性核素的沉积地图。这个地图的质量主要决定于测量的数目。

食品和农产品 事故释放后，植物通过直接沉积大气的放射性物质比通过根部摄入引起的污染要高几个数量级。这样，在有烟云通过时，应立即对叶菜类农产品进行监测，看它们是否超过规定的参考水平。应用这类监测结果要十分注意一些问题，例如，如果打算与同一个参考水平比较来判断农产品的污染水平，在监测前就不要清洗，但要进行剂量估算就应当清洗。另一种方法是，用一种适当的模式，采用沉积的数据来估计农产品的污染水平。

IAEA 在源安全和辐射防护基本标准中给出了农产品污染的参考水平。这个值是世界卫生组织/粮农组织食品法典委员会跟踪切尔诺贝利事故研究的基础上得出的。在事故后的几年中，这个值主要用于贸易食品。这个值又经过被法典委员会修改后用于现在的贸易食品上。按照国家的需要，受影响的国家制定出不同的参考水平是可以的。因此，欧盟对农产品的污染要求就不同。

在严重核电站事故的事件会导致放射性核素的大气排放，排放后的前几周内的关键放射性核素是碘-131。这是因为它可能被大量地释放，而且碘元素形态的沉积速度很高。短和长寿命的铯的放射性同位素也很有意义，因为它们也是事故放射性物质向大气排放的主要部分。这两种元素沉积在牧草上，就很容易转移到奶中。

农产品监测随事故发生的季节不同而不同，因为不同季节有不同的农产品。然而，作为一般的规律，监测的重点应是叶菜类和奶。这样的监测也可以使其他植物和动物产品是否被污染的指示器。

对于决策而言，建议使用随机抽样，接着由一个高纯锗（HPGe） γ 谱测定的测量方法。如果发现有 αβ 发射体存在，应对其进行相应的核素分析。

水生环境污染。事故中放射性核素直接排放到水中就有可能引起水体污染。此外，考虑水的可能的污染，包括饮用水。放射性核素在意外释放中向大气排放，而且沉积在陆地上，对流经沉积地区的水可能引起的污染。仅在事故早期，需要对表面水源进行这类研究。

（苏 旭 张良安）

nèiwūrǎn zhíjiē cèliáng

内污染直接测量（direct measurement for internal contamination） 用测量设备从人体外，直接对体内放射性核素沉积量进行测量的方法。这种测量分为全身测量和局部测量两种。

体外直接测量法 使用探测器直接从体外测量全身或器官内放射性核素的活度用以估算摄入量的一种方法，其结果较生物样品测量法的结果更加可靠。这一方法在核和辐射事故应急测量中经常使用。但是，它仅适用于那些能发射可以逃逸出人体的射线的核素，也就是说，它只能用于能发射 X 射线、γ 射线、正电子

（检测其湮灭后放出的 γ 射线）、高能 β 粒子（检测其发出的韧致辐射）以及某些 α 发射体（检测其特征 X 射线）的核素。另外，测量前一定要清除身体表面污染的干扰。直接从体外测量全身或器官内放射性核素的含量可以快速而简便地估算体内相应器官或组织的放射性活度。

在监测 γ 辐射核素时，通常遇到的是核裂变产物和中子活化产物，例如碘-131、铯-137 和钴-60等。在测量这些核素时，对测量装置的灵敏度要求不是很高，因为简单的装置其灵敏度就可测出相当于工作人员的放射性核素年摄入量限值（ALI）的极小一部分。以全身和甲状腺体外测量的探测阈为例，除镭-226、镭-228、铀-235、锎-252 以外，其他核素的探测阈仅相当于工作人员 ALI 的 1/1 000～1/100 000。

对体内滞留的 α 辐射核素，例如镭、铀和超铀核素等，需有高灵敏度的测量技术。对这些核素的体外测量探测灵敏度很低，镭约为工作人员 ALI 的 1/10，其他的核素相当于 ALI 的 1～10 倍。

体外测量装置一般由一个或几个屏蔽好、效率高的探测器、信号收集系统和数据处理系统等部分组成。测量的部位可以是全身、肺部、甲状腺或骨等。根据测量部位的不同，选择合适的探测器和几何排列位置。

目前 γ 放射性核素体外测量最常用的探测器是铊活化的碘化钠晶体，由于可制成较大的体积，从而使其对 γ 射线有高的探测效率。但是，如果 γ 能谱来自由几种放射性核素组成的混合物，则对这种 γ 谱的分析会遇到一些困难。近年来，用高探测效率的锗探测器对受到混合 γ 辐射核素体内污染的人员进行体外测量的工作日益增多，用这种探测器可简化复杂的 γ 能谱的解谱工作。

注意事项 在进行体外直接测量时，应注意此方法主要用于发射特征 X 射线、γ 射线、正电子和高能 β 粒子的放射性核素，也可用于某些发射特征 X 射线的 α 辐射体。

测量设备由一个或多个安装在低本底环境下的高效率探测器组成。探测器的几何位置应符合测量目的。对于发射 γ 射线的裂变产物和活化产物，如碘-131、铯-137 和钴-60，可使用较简单的探测器进行监测。对少数放射性核素如钚的同位素，则需要高灵敏度探测技术。

当伤口中存在能发射高能 γ 射线的污染物时，通常可用 β-γ 探测器加以探测；当污染物为能发射特征 X 射线的 α 辐射体的情况时，可用 X 射线探测器探测；当伤口受到多种放射性核素污染时，应采用具有能量甄别本领的探测器。伤口探测器应配有良好的准直器，以便对放射性污染物进行定位。在进行直接测量前应进行人体表面去污。

（苏　旭　张良安）

nèiwūrǎn shēngwù yàngpǐn jiāncè

内污染生物样品监测（bioassay for internal contamination）

对排泄物及其他生物样品分析的监测方法。

对于不发射 γ 射线或只发射低能光子的放射性核素，排泄物监测可能是唯一合适的监测技术。对于发射高能 β、γ 射线的辐射体，排泄物分析也是常用的监测技术。尽管在某些情况下，如当元素主要通过粪排泄或要评价吸入 S 类物质自肺部的廓清时，可能要求分析粪样，但在常规监测中，排泄物监测计划一般只包括尿分析。

任务相关监测和特殊监测中可以选择其他生物样品分析方法，例如，通常用鼻涕或鼻试样分析作为常规筛选技术；怀疑有高水平污染时，也可分析血样；在碳-14、镭-226 和钍-228 的内污染情况下，呼出气活度测量是一项有用的监测技术。在极毒放射性核素（如超铀元素）污染伤口的情况下，应对已切除的组织样进行制样和/或原样测量。

尿样分析 ①尿样的收集、储存、处理及分析应避免外来污染、交叉污染和待测核素的损失。②对于大多数常规分析，应收集24 小时尿样；如收集不到 24 小时尿，应把尿量用肌酐量或其他量修正到 24 小时尿；氚是一个例外，只取少量尿，就可由所测尿氚浓度推算体液浓度和摄入量。③要求分析的体积与分析技术的灵敏度有关，对于某些放射性核素，需要分析累积几天的尿样才能达到所要求的灵敏度。④应建立规范化的样品处理和分析程序。⑤在一些任务相关监测和特殊监测中，为减少核素经尿排出的日排量涨落对监测结果的影响，应分别分析连续三天的尿样，或分析连续 3 天的混合样，其平均值作为中间一天的日排量。

粪样分析 ①上述的尿样分析注意事项同样适用于粪样。②由于核素日粪排量涨落较大，使得粪样监测数据的不确定度增大，因此，应连续收集几天的粪样。

生物样品测量 ①生物样品中 γ 辐射体可用闪烁探测器或半导体探测器直接测定。②对 α 和 β 辐射体则要求先化学分离，然后采用合适的测量技术进行测量。

③样品中总 α 或总 β 活度的测量，作为一项简单的筛选技术有时是有用的，但不能用来定量估算摄入量或待积有效剂量，除非放射性核素的组成比例是已知的。

（苏　旭　张良安）

nèiwūrǎn kōngqì gèrén cǎiyàng

内污染空气个人采样 （personal air sampling for internal contamination）

评价个人通过吸入摄入量的内照射个人监测方法。空气个人采样监测方法是在核和辐射事故情况下评价个人内照射剂量的一种十分重要的方法，它能够快速地给出比较直观、有效的结果。

方法简述　采用个人空气采样器（PAS）直接对通过吸入途径引起内污染进行监测，并用监测结果估计放射性核素吸入量。

监测方法的一般要求　①一般来说，空气采样分析的不确定度很大，因此在无法开展体外监测和生物样品检测的情况下，才使用个人剂量监测方法；例如，对于不发射强贯穿辐射，且在排泄物中浓度很低的放射性核素，如锕系元素，空气样品测量结果可用来估算摄入量。②个人空气采样器（PAS）的采样头应处于呼吸带内（一般取离地 1.5 m）；采样速率最好能代表工作人员的典型吸气速率（~ 1.2 m³·h⁻¹）。③可在取样周期终了时对滤膜上的放射性用非破坏性技术进行测量，以及时发现不正常的高水平照射，然后将滤膜保留下来，把较长时间积累的滤膜合并在一起，用放射化学分离提取方法和高灵敏度的测量技术进行测量。④没有关于粒子大小的专门资料的情况下，可假定活度中值空气动力学直径（AMAD）为 5 μm。

对个人空气采样器（PAS）的要求　①应收集足够多的放射性物质，收集量的多少主要取决于对 PAS 能监测到的最低待积有效剂量的大小的要求，对于常规监测来说，一般要求能监测到年摄入量产生的待积有效剂量超过年剂量限值的 1/10。②采样器应抽取足够体积的空气，以便对工作人员呼吸带空气活度浓度给出能满足统计学要求的数值。③采样器的气溶胶粒子采集特性应是已知的。

当用固定空气采样器（SAS）来进行人员的摄入量估算时，应注意以下的要求：①对于在空气中易于扩散的化合物，如放射性气体和蒸气（如 ¹⁴CO₂ 和氚水），SAS 可对其吸入量给出一个较合理的估计，对于其他物质，如再悬浮颗粒，给出的误差可能在一个量级或一个量级以上。②通过对 PAS 和 SAS 测量结果的比较，确定两者的比值，可利用该比值解释 SAS 的测量结果，利用 SAS 的测量结果估算个人剂量时，要求对照射条件及工作实践进行仔细评价。

（苏　旭　张良安）

shìgù zǎoqī jìliàng gūsuàn

事故早期剂量估算 （early dose estimation）

事故早期阶段是从出现明显的放射性释放的先兆到释放开始以后的最初几小时的这段时间。一般称这段时间为烟羽路过期。在烟羽路过期主要的照射途径是烟羽中的 β 和 γ 发射的放射性核素引起的外照射和吸入放射性核素引起的内照射。

烟羽外照射剂量　事故早期的重要照射途径有烟羽外照射（β 和 γ 外照射）。

全身 γ 照射剂量　基于地面上方 1 m 处 γ 周围剂量当量 $H^*(10)$ 用下式计算：

$$H^*(10) = \int_0^\tau \dot{H}^*(10, t)\,\mathrm{d}t \cdot SF_\gamma \tag{1}$$

式中：$H^*(10)$ 为烟羽路过期 τ 内的周围剂量当量，单位为 Sv；$\dot{H}^*(10, t)$ 为烟羽路过期中，t 时刻的周围剂量当量率单位为 Sv·s⁻¹；SF_γ 为建筑物的其他地面屏蔽物的屏蔽因子，进行个体和群体计算时的默认值分别为 1 和 0.7。

基于近地面空气中核素的时间积分浓度 ψ，用下式估算 A_Q：

$$H^*(10) = \psi \cdot C_{\psi H} \cdot SF_\gamma \tag{2}$$

式中：ψ 为近地面空气中核素的时间积分浓度，单位为 Bq·s·m⁻³；$C_{\psi H}$ 为 ψ 到 $H^*(10)$ 的转换系数，可从一些专业书中查找，也可以用实验方法确定；SF_γ 的含义同前。

β 外照射引起的皮肤剂量来自烟羽中放射性惰性气体的定向剂量当量 $H'(0.07)$ 用下式计算：

$$H'(0.07) = \psi \cdot C_{\beta H} \cdot SF_\beta \tag{3}$$

式中：$H'(0.07)$ 为放射性惰性气体定向剂量当量，单位为 Sv；SF_β 是衣服和人体的屏蔽因子，这个因子与个人习惯（例如，衣着和姿势等），季节和时间等因素有关，其时间平均的默认值为 0.5，出于保守考虑也可取 1；$C_{\beta H}$ 为 ψ 到 $H'(0.07)$ 的转换系数，可以用实验方法确定；ψ 近地面空气中核素的时间积分浓度，单位为 Bq·s·m⁻³。

基于近地面空气中效射性核素的时间积分浓度用下式估算：

$$H'(0.07) = \psi \cdot C_{\psi H} \cdot SF_\beta \tag{4}$$

式中：$H'(0.07)$ 为空气中放射性核素引起的定向剂量当量，单位为 Sv；SF_β 含义与公式（3）相同；ψ 的含义与公式（2）相同；C_{BH} 为 ψ 到 $H'(0.07)$ 的转换系数，可从一些专业书中查找，也可以用实验方法确定。

基于皮肤和衣服上核素沉积表面比活度 C_s 进行定向剂量的估算：

$$H'(0.07) = C_s \cdot C_{CH} \cdot SF_\beta \quad (5)$$

式中：$H'(0.07)$ 为沉积在皮肤和衣服上核素所致 β 定向剂量当量，单位为 Sv；C_s 为皮肤和衣服上沉积核素表面比活度，单位为 Bq·m^{-2}；SF_β 含义与公式（3）相同；C_{CH} 为 C_s 到 $H'(0.07)$ 的转换系数，也可以用实验方法确定；SF_β 含义与公式（3）相同。

地面沉积核素 γ 外照射剂量
基于地面沉积核素表面比活度 C_g，用下式估算 $H^*(10)$：

$$H^*(10) = C_g \cdot C_{gH} \cdot SF_\gamma \quad (6)$$

式中：C_g 是地面沉积核素表面比活度，单位为 Bq·m^{-2}；C_{gH} 为 C_g 到 $H^*(10)$ 的转换系数，也可以用实验方法确定；SF_γ 考虑了人员在室内居留份额的时间平均建筑物屏蔽因子。

吸入烟羽中核素内照射剂量
主要有吸入烟羽核素内照射、皮肤和衣服上沉积 β 核素的外照射，核素地面沉积 γ 外照射和吸入再悬浮核素的内照射。

吸入烟羽核素内照射用以下公式计算：

$$H_T = \psi B h_T(\tau) \quad (7)$$

式中：H_T 为吸入烟羽中核素的内照射待积有效剂量或甲状腺待积剂量当量，单位为 Sv；ψ 的含义与公式（2）相同；B 为人的呼吸率，m^3·s^{-1}；$h_T(\tau)$ 为吸入剂量系数，即吸入单位活度核素所

致的待积有效剂量或甲状腺待积剂量当量，单位为 Sv·Bq^{-1}，这个系数可从 ICRP71 和 ICRP72 号出版物查到。

吸入再悬浮核素内照射剂量
这时用以下公式计算：

$$H_T = C_g \cdot B \cdot h_T(\tau) \cdot \int_0^\tau K(t) e^{-\lambda_R t} dt \quad (8)$$

式中：H_T 为吸入再悬浮核素的内照射待积有效剂量或甲状腺待积剂量当量；C_g 的含义与公式（6）相同；B 的含义与公式（7）相同；$h_T(\tau)$ 含义与公式（7）相同；λ_R 为核素的物理衰变常数；τ 为积分时间，一般为一周，6.048×10^5 s。$K(t)$ 为再悬浮因子，它随时间变化，是再悬浮核素浓度与核素地面沉积表面活度之比，也可以用实验方法确定。

（苏 旭 张良安）

shìgù zhōngqī jìliàng gūsuàn

事故中期剂量估算（the mid-dose estimation）
对事故中期阶段进行的剂量估算。事故中期阶段指开始事故放射性释放最初几小时后，一直到延续到几个星期的这段时间，一般称这段时间为烟羽路过后期。事故中期主要的照射途径是地面沉积核素的外照射、吸入再悬浮羽核素的内照射和食入被污染食物与饮水的内照射。事故中期剂量主要基于监测数据进行估算。

外照射剂量
基于地面沉积核素表面比活度 C_g，用下式估算 $H^*(10)$：

$$H^*(10) = \int_0^{1a} \dot{H}^*(10, t) dt$$

$$\dot{H}^*(10, t) = C_g \cdot C_{gH} \cdot SF_\gamma \quad (1)$$

式中：$H^*(10)$ 为地面沉积核素引起的周围剂量当量，单位 Sv；

$\dot{H}^*(10)$ 为地面沉积核素引起的周围剂量当量率，单位为 Sv/s；C_g 是地面沉积核素表面比活度，单位为 Bq·m^{-2}；C_{gH} 为 C_g 到 $\dot{H}^*(10)$ 的转换系数，可从一些专业书中查找，也可以用实验方法确定；SF_γ 考虑了人员在室内居留份额的时间平均建筑物屏蔽因子。

吸入再悬浮核素的内照射剂量
这时用以下公式计算：

$$H_T = C_g \cdot B \cdot h_T(\tau) \cdot \int_0^{1a} K(t) e^{-\lambda_R t} dt \quad (2)$$

式中：H_T 为吸入再悬浮核素的内照射积分时间为 1 年的待积有效剂量或甲状腺待积剂量当量 Sv；C_g 的含义与公式（1）相同；B 为人的呼吸率，单位为 m^3·s^{-1}；$h_T(\tau)$ 为吸入剂量系数，即吸入单位活度核素所致的待积有效剂量或甲状腺待积剂量当量，单位为 Sv·Bq^{-1}，这个系数可从 ICRP71 和 ICRP72 号出版物查到；λ_R 为核素的物理衰变常数；$K(t)$ 为再悬浮因子，随时间变化，是再悬浮核素浓度与核素地面沉积表面活度之比，其值可从一些专业书中查找，也可以用实验方法确定。

摄入被污染食物和饮水的内照射剂量
摄入未经加工处理的被污染的食物所致剂量，用下述计算：

$$H_T = C_{fg} \cdot I_{ag} \cdot h_T(\tau) \cdot G_g \quad (3)$$

式中：H_T 为食入被污染食物 g 所致的待积有效剂量或器官待积当量剂量，单位为 Sv；C_{fg} 为食物 g 中放射性核素的峰值比活度或归一化时刻的比活度，单位为 Bq·kg^{-1}；$h_T(\tau)$ 为吸入剂量系数，即吸入单位活度核素所致的待积有效剂量或甲状腺待积剂量当量，

单位为 Sv·Bq^{-1}，这个系数可从 ICRP71 和 ICRP72 号出版物查到；Gs 为食物 g 中核素比活度的 1 年积分值与某一指定时刻该食物中核素比活度的比值，单位为 Bq·a·kg^{-1}/(Bq·kg^{-1})。摄入经过加工处理的被污染的食物所致剂量应对由于加工引起的放射性丢失进行修正。

饮用被污染的饮水所致的剂量 这时的待积有效剂量或待积剂量当量用下式计算：

$$H_T = C_W \cdot I_W \cdot h_T(\tau) \cdot \frac{1-e^{-\lambda_R T}}{\lambda_R}$$

$$(4)$$

式中，H_T 为摄入被污染的饮水所致的待积有效剂量或待积剂量当量，单位为 Sv；C_W 为饮用水中放射性核素在峰值时刻或归一化时刻的比活度，单位为 Bq·L^{-1}；I_W 为被污染饮水的年摄入量，单位为 L·a^{-1}；$h_T(\tau)$ 为食入单位活度核素所致待积有效剂量或器官待积剂量当量，单位为 Sv·Bq^{-1}；λ_R 为物理衰变常数，单位为 a^{-1}；T 为摄入被污染饮水的持续时间，单位为 a。

(苏 旭 张良安)

fúshè shìgù gānyù

辐射事故干预（accident intervention）

减少事实上业已存在的照射（例如事故照射）的任何行动。包括变更已存在的照射原因，限定已存在的照射途径，以及改变人们的习惯、行动和生活环境，以防止其受到照射。

在国际放射防护委员会（ICRP）第 60 号出版物中，提出了为辐射防护目的使用的基本量，即吸收剂量、当量剂量、有效量、待积有效剂量及集体有效剂量，前一个量主要是评估确定性效应所用的剂量学量，后几个量主要是评估随机性效应危险所用的剂量学量。在核辐射事故情况下，存在着发生确定性效应和随机性效应的可能性，因而应了解上述剂量学量的含义。

剂量指标 在核辐射事故干预中，还有几个专门的剂量。

预期剂量 在发生某一事故时，在不采取任何防护措施或行动的情况下，预期（或预计）会受到的照射剂量。

可避免剂量 采取某项防护措施或行动后所减少的受照剂量。对干预而言，这是个最关键的概念。可避免剂量相当于在采取防护行动情况下预期会受到的剂量与不采取防护行动情况下预期会受到的剂量之差。

剩余剂量 如果干预是完全有效的，则可避免剂量在数值上将等于预期剂量，尽管两者在概念上是不同的量。但干预可能并不是完全有效的，这可能是因为剂量已被接受，或是由于干预只是部分地降低了总的预期剂量。对每种照射途径遗留的剂量（预期剂量减去可避免剂量）称为剩余剂量。

基本原则 在核辐射事故情况下，不应该随意或轻率地作出对公众采取防护措施的决定，因为任何防护措施均会给社会及人员带来风险和代价。为此 ICRP 及国际原子能机构（IAEA）等国际组织提出了决定进行干预的三条基本原则。

应该作出所有可能的努力，以防止发生严重的确定性健康效应 如果所有公众成员的受照剂量均低于引起严重确定性效应的阈值，则此类效应就能加以防止。但由于在剂量预测时会存在一定程度的不确定性，为防止此类效应，采取行动时应稍低于该阈值。

干预应是正当的 即防护措施的引入应该是好处大于危害。在考虑到健康、社会和经济因素后，当预期采取行动后的利大于弊时，干预才是正当的。由于对某些防护措施，干预的不良后果可能超过为避免照射所得到的好处，因而认真考虑干预的利益和不良后果是十分必要的。但如果剂量水平接近或预期接近引起严重确定性效应的阈值时，则防护行动或补救行动几乎在任何情况下都是正当的。

引入干预和后来撤销干预所依据的水平应该进行最优化 以使防护措施产生最大的净利益。当某一防护措施的净利益可达最大时，干预便是最优化的。可以选择每种防护行动的干预水平，高于干预水平通常采取行动，低于干预水平一般不采取行动。因而各种防护措施或防护行动的干预水平值，应该按照能产生最大净利益的方法来选择。

干预工作人员 在要求干预的情况下，公众成员和工作人员的基本区别是：公众成员会受到剂量，除非采取某种行动来保护他们，而工作人员不会受到剂量（在事故的初始阶段除外），除非决定让他们暴露于源照射之下。因此，在大多数情况下，合理的做法是继续在实践防护系统内处理工作人员的照射，尤其是在干预的后期阶段要这样处理。因为照射是从容的和受控制的，应认为工作人员的剂量限值是适用的，除非存在一些使它们不适用的压倒一切的理由，例如需要在事故发生后立即抢救生命，或防止灾难性情况进一步恶化。

除注册者和许可证持有者雇用的那些工作人员外，参与干预的工作人员还可能包括警察、消防队员、医护人员、疏散车辆的司机和乘务员之类支援人员。

对于可能受到大于最大单一年剂量限值的剂量的工作人员，必须事先明确地和全面地告诉他们所伴随的健康危险，并且必须在可行的范围内进行有关可能需要的行动方面的培训。这些行动关系到公众和他们自己的防护。尤其是，应提供有关呼吸防护、防护衣的使用、屏蔽措施和碘预防之类防护措施方面的信息，并在必要时进行这方面的培训。在工作人员可能受到相对高剂量率辐射场照射的场合，应在适当的时期内，提供有关剂量、剂量率和空气浓度方面预先规定的指南。

（苏 旭 张良安）

hé shì gù yìngjí gānyù shuǐpíng

核事故应急干预水平（emergency intervention level）

用于确定核事故时进行干预（如对公众采取应急防护措施）的剂量或污染水平。应急干预水平一般是个剂量范围。在某些欧共同体国家（如英国、德国）用"应急参考水平"，美国用"防护行动水平"，其含义同应急干预水平。为进行核事故应急准备，一些国际组织和许多国家相继提出了应急干预水平的建议值，ICRP，IAEA，世界卫生组织及欧共同体委员会等，对事故不同阶段的干预水平提出了具体建议。

原则 中国有关部门也制定了相应的导则。

事故早期阶段 在短期内（12~24小时）采取隐蔽和服稳定性碘等措施，对个人的风险不大。撤离是更有效的措施，但容易造成混乱，风险大。事故早期采取不同防护措施的剂量水平见表1。

事故中期阶段 此时已有相当大量的放射性物质沉积于地面，

同时，放射性物质还可能继续向大气释放。因而，除早期阶段已采取的防护措施外，还应考虑限制当地生产或当地贮存的食品和水的销售和消费。为避免长时间、过高的累积剂量，可采用有控制、有计划地将人群由污染区搬迁。控制食品和水带来的干扰破坏，要比避迁等措施带来的小得多。中期采取各种防护措施的剂量水平见表2。

事故的晚期阶段 事故晚期（恢复期）作出决定面临的问题是：在早期、中期阶段已采取防护措施的地区是否可以，以及何时可以恢复正常生活；或是否需进一步采取防护措施。在作出这些决定时，继续采取任何防护措施所带来的危险和代价，必须以减少将发生的危险为正当理由。影响作出允许恢复正常生活的因素是多方面的，例如受影响地区进行活动的特点，搬迁人群的大小，季节和时令，去污染的难易程度，以及人们对返回家园的态度等。这些都是在决策过程中必须权衡的因素。

注意事项 决定是否继续采取某项措施，或是否进一步采取行动以减低受照剂量水平，这个过程所涉及的评估方法很类似防护最优化。这就是说，对于人们返回放射性污染区后所受辐射照射危害的代价，应与继续采取防护措施所花的代价，或者采取其他旨在减少辐射危害的措施所花的代价相比，进行代价利益分析。

一般认为，晚期阶段作出恢复正常生活的决定较复杂，尚难提出具体的干预剂量水平。但IAEA曾提出，ICRP建议的剂量当量限值，原则上可作为事故晚期阶段的干预水平，因为此时辐射源已被控制住。

（苏 旭 张良安）

dǎochū gānyù shuǐpíng

导出干预水平（derived intervention level）

与干预水平相应的环境中放射性活度水平或剂量率，它们是可直接与实际监测结果相比较的量。例如，放射性核素在空气中的时间积分浓度、初

表1 早期阶段采取防护措施的剂量

措施	剂量/（mSv 或 mGy）	
	全身	肺*、甲状腺和其他主要受照的单个器官
隐蔽	5~50**	50~500
服稳定性碘	–	50~500***
撤离	50~500	500~5 000

注：*为在高剂量α粒子照射肺的情况下，用吸收剂量（mGy）与RBE的乘积，为应急计划目的，建议RBE为10；**有效剂量当量；***仅用于甲状腺。

表2 中期阶段采取防护措施的剂量*

措施	第一年内累积的有效剂量/mSv	
	全身	主要受照的单个器官
控制食品和水	5~50**	50~500
避迁	50~500	未预定

注：*主管部门对孕妇和特殊人群组的防护问题应特别关注；**为有效剂量当量。

始地面沉积浓度、食物和水的初始峰值浓度及环境中的外照射剂量水平等。在核辐射事故情况下，为保护公众而采取防护措施的主要决策依据是干预水平，但在实际工作中，事故性释放后的监测结果是以环境污染水平或辐射水平表示的。为应用的简捷方便，使环境监测结果与干预剂量水平迅速比较，以便及时判定人员受照剂量，事先应根据干预水平和具体受照情况，推算出相应的导出干预水平。直接将监测结果与导出干预水平比较，即可迅速估计出人员可能受照的剂量，判定是否采取以及应采取何种防护措施。

导出干预水平常用的量 从理论上讲，对每种环境物质和各个照射途径都可确定相应的导出干预水平，但在实际工作中，往往只需考虑那些对照射有重要意义且易于监测的比较重要的量。IAEA 提出了对导出干预水平有用的量的建议（表 1）。

推算导出干预水平的原则和方法 为了估算出导出干预水平，需将放射性核素由环境污染物向人体转移中涉及的各种过程进行模式化处理，并要求这些模式是较真实的和具有针对性的。但是，

很多参数可能影响环境物质中的放射性核素水平与干预剂量水平之间的关系，即影响剂量转换因子的估算。其中比较重要的参数包括防护措施所涉及居民的生活习惯（如食谱、在室内停留时间等），放射性核素在体内的代谢特点环境污染物的理化状态，农业生产和食品加工方法，以及采用的剂量学模型等。在不同情况或条件下，参数可能会有较大变化，因而不可能建立起普遍适用的导出干预水平；同时导出干预水平的不准确程度将随着由干预剂量水平推导过来所需参数和程序的增多而增大。如何结合实际具体地推算出每一项导出干预水平的详细过程，有专门的技术导则或手册详细论述。

（苏　旭　张良安）

yìngjí zhàoshè de kòngzhì

应急照射的控制（control of emergency exposure） 在应急照射情况下，对应急人员的受照剂量进行严格控制的行动。应急照射是在发生事故的情况下，为了应急行动，在十分必要而又无其他技术措施可供选择的条件下，经事先计划，由有关部门批准，少数健康合格的工作人员所接受的超过某一规定的剂量限值的照

射。这种照射应是自愿的，受照者对受照的原因和可能引起的危害是了解的。但在核事故时，除应急照射外，还有为消除事故后果以及必须在放射性物质污染区坚持工作等人员的照射问题。为便于论述，对这些问题也一并在此讨论。

应急照射剂量的控制 包括以下几个方面。

国际放射防护委员会（ICRP）的建议 ICRP 第 63 号出版物（1993），将参加事故干预行动的工作条件分为三种类型，并分别提出了具体的防护措施。第一类是事故现场的紧急行动。第二类是完成事故早期的防护行动及对公众采取防护行动。第三类是恢复工作。

在第一类工作条件下的工作人员，必须是从事救生行动的，是为了防止严重的损伤或防止公众成员的潜在剂量显著增加。这些人员大部分可能是核设施的工作人员或应急救援人员（如消防队员）。对于这种情况，不宜推荐最高剂量水平，但除了救生行动以外的一切行动，要尽力使受照剂量小于可能引起严重确定性健康效应的阈值，即有效剂量低于 1 Sv，皮肤剂量低于 5 Sv。为了救生，接受更高的剂量也可能是正当的。从事这类防护行动的工作者应是自愿的。对他们也应采取相应的防护措施，如保护呼吸道、穿防护服、服碘片、进行剂量监测和记录等。

第二类由那些为避免公众受照而会受到额外照射的人员组成，例如警察、医务人员、运输司机及乘务员等。因为他们所受的照射可以受到控制，因而理想情况下，应把剂量保持在正常条件下被允许的范围内。对这类人员也

表 1　对导出干预水平有用的量

导出干预水平使用的量	相应的照射途径	相应的防护措施
γ 射线外照射周围剂量当量率（$\mu Sv/h$）	由烟羽和地面沉积放射性核素引起的 γ 外照射	隐蔽，避迁，撤离
空气中放射性核素的时间积分浓度（$Bq \cdot s \cdot m^{-3}$）	吸入烟羽中的放射性物质	隐蔽，撤离，服稳定性碘
	烟羽引起的 β 外照射	隐蔽，撤离
	皮肤上沉积物的 β 外照射	隐蔽，撤离
放射性核素地面沉积比活度（$Bq \cdot m^{-2}$）	地面沉积物引起的 β 和 γ 外照射	隐蔽，避迁
	吸入再悬浮物质	隐蔽，避迁
食品、牧草和饮水中的放射性核素浓度（$Bq \cdot kg^{-1}$ 或 $Bq \cdot L^{-1}$）	摄入食物或饮水	限制生产或消费

应采取适当防护措施（如个人防护装备及碘片等）；其受照剂量也应进行评价和记录。

第三类由承担恢复工作的工作人员组成。恢复行动可制定计划，照射也可受到控制，因而建议这类人员按正常职业照射的防护体系来对待。他们的受照剂量也应评价和记录。

国际原子能机构的建议
IAEA 在其 115 号安全丛书（1997）中规定，在一般情况下，从事干预的工作人员所受剂量不得超过职业照射单一年份的最大剂量限值（50 mSv）。为了抢救生命或防止严重损伤，防止集体剂量过大或防止演变成灾难性情况而采取行动，必须尽量把受照剂量保持在单一年份最大剂量限值的 2 倍（100 mSv）以下。为了抢救生命，必须尽量把受照剂量保持在单一年份最大剂量限值的 10 倍（0.5Sv）以下。此外，当采取行动的工作人员所受剂量有可能达到或超过单一年份最大剂量限值的 10 倍（0.5 Sv）时，只有当给他人带来的利益明显大于其本人承受的危险时，才必须采取行动。

参加核辐射事故干预行动的人员须是自愿者，事先应让他们了解所涉及的健康危害；对他们要进行必要的培训，并采取相应的防护措施。

（苏　旭　张良安）

gānyù rényuán de fánghù

干预人员的防护（protective of interfere personnel）　在核和放射事故应急中，对于从事干预的工作人员采取必需的防护措施。在前苏联切尔诺贝利核电站事故中，死亡的是应急干预的人员。

对所有拟参与干预的人员，应事先应按 GB 18871 的要求对可能参与实施应急计划的人员进行专门的技术培训和演练，对未通过技术培训和演练的人员均不能参与实施应急计划的干预行动。

除下列情况外，从事干预的工作人员所受到的照射应按职业照射剂量限值进行控制；① 为抢救生命或避免严重损伤。② 为避免集体剂量过大。③ 为防止演变成灾难性情况。

从事干预时，除了抢救生命的行动外，必须尽一切合理的努力，将工作人员所受到的剂量保持在 100mSv 以下；对于抢救生命的行动，应做出各种努力，将工作人员的受照剂量保持在 500mSv 以下，以防止确定性效应的发生。此外，当采取行动的工作人员的受照剂量可能达到或超过 500mSv 时，只有在行动给他人带来的利益明显大于工作人员本人所承受的危险时，才应采取该行动。

采取行动使工作人员所受的剂量可能超过 50mSv 时，采取这些行动的工作人员应是自愿的；应事先将采取行动所要面临的健康危险清楚面全面地通知工作人员，并应在实际可行的范围内，就需要采取的行动对他们进行特殊培训。

应急人员在参与抢救工作时，应采取安全可靠的防护措施。尽可能减少内照射、外照射和表面污染。对于可能受到大于最大单一年剂量限值的剂量的工作人员，必须事先明确地和全面地告诉他们所伴随的健康危险，并且必须在可行的范围内进行有关可能需要的行动方面的培训。这些行动关系到公众和他们自己的防护。尤其是应提供有关呼吸防护、防护衣的使用、屏蔽措施和碘预防之类防护措施方面的信息，并在必要时进行这方面的培训。在工作人员可能受到相对高剂量率辐射场照射的场合，应在适当的时期内，提供有关剂量、剂量率和空气浓度方面预先规定的指南。

一旦应急干预阶段结束，从事恢复工作（如工厂和建筑物修理，废物处置，或厂区及周围地区去污等）的工作人员所受的照射应按职业照射剂量限值进行控制。任何单位不得因工作人员在应急照射情况下接受了剂量而拒绝他们今后再从事伴有职业照射的工作。但是，如果经历过应急照射的工作人员所受到的剂量超过了 500mSv，或者工作人员自己提出要求，则在他们进一步接受任何照射之前，应认真听取具有资质的放射病专业合格医生的医学劝告。

（苏　旭　张良安）

yǐnbì

隐蔽（sheltering）　核和放射事故干预性防护行动的一种方式。它是利用某种结构防止气载烟羽和/或沉积的放射性核素。一种用来屏蔽外照射和减少通过吸入摄入的气载放射性核素的应急防护行动。

隐蔽是相对容易的一种干预行动方式，但它不太可能作为长时期的措施。在核和放射事故应急的早期阶段，隐蔽可以用来防护主要照射途径的照射。这时伴有持续时间较短的混合放射性核素释放到大气，当烟羽通过时，吸入剂量往往比外照射剂量还大。要评价隐蔽对烟羽中的放射性物质的吸入的防护是十分复杂的事。大多数建筑物可使人员吸入剂量降低 1/3 ~ 1/2，但对于长时间释放的事故，随着事故释放浓度的增加，吸入剂量的降低常在几小时后迅速减少，因而对长时间释放而言，隐蔽的效果较差。隐蔽在室内也可减少外照射剂量，其效果要视建筑物的类型与结构而定。建筑物越大，减弱效果也越明显，砖墙建筑或大型商业结构，可将外照射剂量降低一个数量级或更多，但许多开放型或轻型建筑的防护效果较差。隐蔽一段时间及烟羽过后，隐蔽物内空气中的放射性核素浓度将上升，进行通风是必要的，以便将空气放射性浓度降低到相当于室外较清洁的空气水平。

隐蔽时间较短带来的风险和代价很小，且绝大多数人可在附近的建筑物内暂时隐蔽。但短时间内通知大量人员采取隐蔽措施也非易事，特别是事先无计划的隐蔽，可引起社会、医学和心理等方面的问题。进行隐蔽时，有的家庭成员不在家，对其状况会感到很担心。除工业生产有可能短时间中断外，经济上的损失可能不大。因而一般认为这是一种有效、困难及代价都较小的措施，在事故早期也较易实施。不管是否在潜在的风险区域，在做出干预行动决定之前，应当首先告诉相关人员，进房间去，关好门窗，听听收音机或电视以便得到进一步的指令。这样带来的另一好处是，隐蔽过程中人群已得到控制，有利于进一步采取措施，如疏散人口或撤销已实施的对策等。但隐蔽时间一般认为不应超过 2 天。隐蔽也可用在撤离风险很大的情况（例如，严重自然条件）。

在烟羽过后，由于从烟羽的放射性污染被捕获在隐蔽体内，这时在隐蔽体内的吸入剂量可能比在室外的还高。因此，建议在大量释放停止后，应立即对隐蔽体内进行排风。

隐蔽的有效性差异很大，主要决定于放射性释放的特征和照射源（例如，临界状况），以及隐蔽体的结构和照射途径。隐蔽体的结构千差万别，防护效果也变化很大，在表 1 中列出了三种类型的隐蔽体的结构以及使用建议。

用一定的方法（例如测量仪器或技术标准）事先对核设施周围有关的隐蔽体进行判断，明确隐蔽体的防护效果。

适用于隐蔽的通用最佳干预水平是在不到两天时间内可防止剂量为 10 mSv。应急管理部门可以根据具体情况建议在更低干预水平下进行更短期隐蔽或是以便于采取进一步对策，例如撤离。

（苏　旭　张良安）

chèlí

撤离（evacuation）核和放射事故干预防护行动的一种方式。将人员迅速从某一区域临时转移，以避免或减少紧急情况下的短期辐射照射。撤离是一种干预形式的紧急防护行动。撤离有不同类型，可以是从一个房间、一个设施周围或一个地区撤离。及时的撤离可以防止所有可能的照射途径，并且将人员从事故区域附近移走，这样使事故响应的责任也大为减少。根据预防行动区内的电厂状况，可作为一项预防行动实施撤离。

撤离是最有效的防护对策，可使人们避免或减少受到来自各种途径的照射。但它也是各种对策中难度最大的一种，特别是在事故早期，如果进行不当，可能付出较大的代价，所以对此应采取周密的计划。在事先制定应急计划时，必须考虑多方面的因素。如事故大小和特点，撤离人员的多少及其具体情况，可利用的道路、运输工具和所需时间，可利用的收容中心、地点、设施和气象条件等。

对于包括自然灾害、化学和放射事故和恐怖活动在内的事故，在世界范围内已采用过撤离措施。对这些撤离行动的研究表明，对正常人群而言，撤离的风险比类似条件下正常旅游的还小。然而，对一些特殊的人群，撤离就有很大的风险，例如，医院的病人，如果没有适当的准备，撤离的风险就很大。在撤离中，应当考虑以下的问题：①做出合理的撤离判断和决定。②建立撤离的路线，和交通控制方法。

在核和放射事故应急中，适用于临时撤离的通用最佳干预值是在不到 1 周时间内可防止剂量为 50 mSv（在某些国家为 100 mSv 可防止剂量数值被认为是可进行临时撤离的较为切合实际的

表 1　隐蔽体类型及使用

类型	隐蔽体描述	使用及建议
一般的	典型的欧式和北美房屋及其地下室	对 I 类威胁靠近核设施以气溶胶为主的烟羽不能提供适当的防护；可用于不能进行撤离的情况（例如，严重暴风雨/雪）或作为撤离的准备用房
坚固的	大的多层建筑物或大的砖石建筑远离墙或窗的内厅，估计对外照射和吸入剂量可以降低到 1/10	短时期内可以提供适当的防护，在应急情况下可以提供一天的防护，但应用仪器进行效果评估，并对使用者提供使用限制的说明
专业的	是按对外照射和吸入剂量可以降低到 1/100 进行设计的	可提供适当的防护，可以用于隐蔽体设计期内的基本的应急防护措施

水平。国际放射防护委员会已经建议：在可防止剂量为 500 mSv（或对皮肤的当量剂量为 5 000 mSv）情况下，撤离将几乎总是合理的，还建议最佳防护值的范围可能要比该值低不到 10 倍。如果当局希望在更低干预水平下开始进行更短期的撤离，可以快速进行撤离，例如对较小的居民群体。在撤离可能有困难的情况下，较高的干预水平也可能是合适的，如对庞大的居民群体或是在运输力量不足的情况下。

（苏 旭 张良安）

linshíxíng bìqiān

临时性避迁 （temporarily evacuation）

指人们从某一区域的迁移，并将在一延长的但又是有限的时间内返回原地区的过程。简称避迁。与撤离的区别主要是采取行动的时间长短不同，如果照射剂量率没有高到需及时撤离，但长时间照射的累积剂量又较大，此时就可能需要有控制地将人群从受污染地区避迁。这种对策可避免人们遭受已沉降的放射性核素的持续照射。

临时性避迁不像撤离时那样紧急，居民的迁移可预先周密地计划控制，可以用受控的和安全的方法来进行，故风险一般较撤离时小。但应引起注意的是，居民中某些特殊人群组（如医院的病人），避迁对他们健康的危险可能是较大的。而且因为那些离开家园和尚未搬迁的人们都会有心理负担。如果受污染的地区人口众多，代价和困难可能较大。所以，主管部门要了解污染程度及范围，并及时告知公众是否要避迁，认真做好组织和思想工作。

实施临时性避迁是为了避免或减少在几个月内接受到不必要的高剂量照射，主要是地面沉积放射性的照射。随着时间的推移，由于放射性衰变和自然过程（如雨水冲刷和风化作用）会降低迁出地区的污染水平，使人员能返回这一地区并恢复在该地区的活动。可以采取一些补救措施（包括土地及建筑物、用品等去污），用来缩短临时避迁的时间。有两个因素影响临时避迁的时间，一是经济考虑，应考虑继续进行临时避迁的成本与永久性再定居的费用作比较；二是社会考虑，应考虑到不确定的、临时性的状况难以持久，较长时间的避迁会使受影响的人们产生焦躁和不满情绪，这可能导致劳动生产力的损失及公众健康问题，甚至可能缩短人们的预期寿命。

有关开始和结束临时避迁的通用最佳干预水平分别为 1 个月内 30 和 10 mSv。如果 1 个月内累积的剂量预计在 1~2 年内不会降到这一水平以下，则应考虑长期重新定居，不能期望回家。如果预测终身剂量将超过 1 Sv，则也应考虑长期重新定居。

（苏 旭 张良安）

yǒngjiǔxìng chóngxīn dìngjū

永久性重新定居 （permanent resettlement）

人员从受放射性污染的地区迁出后，而又无法预计能否在可预见的将来返回原住地的状况。长寿命放射性核素产生的照射剂量率下降较缓慢。对某些污染区可能有这种情况，即虽然不需要临时避迁，但剩余剂量却高到需要进行永久性重新定居（或永久性重新安置）。在进行永久性重新定居的决策时，要考虑的因素包括所需资源、可避免的剂量、对个人和社会造成的混乱，以及与减少人们焦虑和使他们安心有关的心理、社会及政治因素。

永久性重新定居所需资源包括人员及其财产的运输，新的住房及其基础设施，以及当新的基础设施建成之前收入的暂时损失。与持续性花费不同，这些资源主要是一次性投资。对于永久性再定居的干预水平，用个人的剩余寿命中可避免的剂量来表示。对于一般居民，有选择地采取某些防护行动，应考虑有可能带来潜在的社会问题；但对于年龄较大的人员，如果情况允许，就应准许他们返回自己的家而不是永久性重新定居。判定永久性重新定居的原则，除了可避免剂量外，还应考虑临时避迁所能承受的最长时限。而这一时限取决于社会的及经济的多种因素。按经济方面的估计，持续临时避迁 1~5 年，其代价将超过永久性重新定居的代价。加上社会等因素的考虑，包括公众不愿临时性居住或可能引起的健康问题以及需建立安定的社会化格局等，均表明临时性避迁不应长于 1 年。

如果剂量刚好低于永久性重新定居的通用干预水平，这意味着有值得重视的个人风险，主管部门应该考虑到，一旦发生事故，情况是否允许在较低的剂量水平下进行干预，以及对受影响地区进行去污。

（苏 旭 张良安）

shìgùxìng qùwū

事故性去污 （accidental decontamination）

在产生事故释放后，对人员、建筑物和设施可能造成放射性污染，使其人员、建筑物和设施的污染水平恢复到正常水平所采取的措施。

人员去污 人员有可能被释放的气溶胶污染，也有可能在操作放射性物质时受到污染。能引起皮肤辐射损伤的皮肤污染水平很罕见，然而，在心理和经济效益方面有严重的问题。有时候，人们总是躲避受到污染的人，而且医生也不愿意治疗他们。此外，在 1986 年切尔诺贝利事故中死亡的人中有几个受到皮肤污染的现场救火的应急响应人员，在 1987 年发生在巴西的高依安尼亚（Goiänia）事故中受到皮肤污染的人员在不注意的情况下将污染的粒子摄入到了体内，这确实是致命的事件。从这两个事件中为防止严重的辐射损伤的发生，个人去污是十分重要的。

为防止大面积的皮肤烧伤，对受严重事故释放的放射性气溶胶污染的应立即去污。这仅对 I 类威胁设施的事故性释放是一个问题，对 II 和 III 类威胁存在可能性。

当皮肤的污染存在被无意之间摄入（例如，将手放在口内）的危险时，也应立即去污。对那些操作含危险放射性核素的物质或直接操作被源污染的物质就有可能出现这种情况。

在巴西的高依安尼亚（Goiänia）事故中，为了消除恐惧，对 10 万多人进行了污染监测，这些人实际上并没有受到实质性的污染。这类情况在事故应急中还会大量的出现。

当被很宽范围污染后很容易监测出来，然而，在其他情况下，需要有个标准来判断可能与不可能引起有意义的健康后果。由于缺乏这样的标准就有可能造成不必要的污染，这样，会对公众和设施是否被污染引起不必要的焦虑。因而，为了评估公众和设施的污染水平，应制定一个判断的标准。

只需简单的换掉衣服，冲洗和淋浴暴露的皮肤就能降低污染的危险水平和防止污染的扩散。这些简单，廉价的去污措施应当使用，哪怕是污染水平很低，这一措施既可以有助于消除焦虑，也不必考虑干预的不正当问题，因此时消耗的成本较低。在应急情况下，特别在大量人群的情况下，应使用这些基础性的去污措施（简单和方便），而且只有这样的措施可以控制大量污染废物的产生。

建筑物和设施去污　去污既是防护措施，也是恢复措施。防护措施通常指直接针对受影响的居民，而恢复措施主要针对自然环境和恢复正常生活条件。恢复措施包括建筑物和土地去污和对污染物的固定、隔离和处置等，指尽可能地恢复到事故前的状况。由于去污后就可以恢复某些活动，因而去污通常要比长期封闭污染区的破坏性小。去污的目的是减少来自地面沉积的外照射，减少放射性物质向人体、动物及食品的转移，降低放射性物质再悬浮和扩散的可能性。在城市地区的去污效果取决于很多因素，不是所有这些因素均可控制。通常，去污操作开始越早效率越高，这是因为随着时间的增加，由于物理的和化学的作用，增加了污染物被污染表面的吸附。但推迟去污也有好处，因为由于放射性衰变和气候风化作用可使放射性水平降低，从而减少了去污人员的集体剂量，所需费用也可降低。

（苏　旭　张良安）

yìngjí fánghù xíngdòng

应急防护行动（urgent protective action）　对威胁等级 I 和 II 类的设施而言，应采取的应急防护行动。对放射紧急情况，在可供利用的监测结果评估前应该采取下列紧急行动。对初始响应人员、在警戒区安全边界内已怀孕妇女或可能妊娠妇女不应在此参与抢救生命的活动，限制在此区停留时间，使用可获得的呼吸道防护措施（如果怀疑气载污染），并采取措施防止误食，更换衣服尽可能快地清洗，尤其是手、脸面和头发。必要时对应急工作人员获得的剂量进行监测，并按照防护标准由辐射评估人员在现场加以控制。

对公众，位于警戒区安全边界内者按照管理部门的指示撤离（或利用良好的隐蔽），避开可能污染的烟尘，在做监测以前不要食用可能污染的食物。不要进食、吸烟和将手放在口中或口旁以避免误食，更换衣服尽可能快捷，尤其是手、脸面和头发，在管理部门指示下，进行监测。

如果怀疑有气载性释放，对 1 km 范围内的公众应建议：①在释放期间停留在屋内。②在接到通知食品是安全的以前，不要食用任何有可能是污染的食品和饮用水（例如当地种植的蔬菜或雨水）。③保证儿童不在地上玩耍。④在食品进行监测以前，在进食饮水或吸烟前要洗手。⑤避开多尘地区或能引起灰尘的活动。

（苏　旭　张良安）

yìngjí zhuàngtài fēnjí

应急状态分级（emergency category）　按照事件的发生过程、性质和机制，中国将突发事件分为自然灾害、事故灾难、公共卫生事件和社会安全事件；前三类事件按其危害程度和影响范围等因素，分为 4 级，即特别重大（I）、重大（II）、较大（III）和一般（IV）。核或放射紧急情况多数属于事故灾难性突发事件，对这类事件的分级国内外也十分重视。1997 年国际原子能机构（IAEA）发表了一份题为《核或放射事故应急响应准备的开放方法》的技术文件，将应急计划分为 5 种类型或等级。2002 年出版的题为《核或放射紧急情况的准备与响应——安全要求》的 IAEA 安全标准丛书，标题的主题由"事故"（accident）更换成"紧急情况"（emergency）。2003 年又发表了其第 953 号技术文件的更新版本。自这两个文件开始，IAEA 已将"应急计划"与"威胁等级（threat category）"相关联了。这个改变更突出反映了此项分类适用于准备阶段，威胁等级是经"威胁评估"后确定的。为实现 2002 年提出的"安全要求"，IAEA 于 2007 年出版了《核或放射紧急情况准备的安排——安全导则》。

在此导则中将紧急情况进一步细化为 2 种类别，即核紧急情况和放射紧急情况。在国内，主管部门发布过核事故应急状态分级、核事故医学应急状态分级和辐射事故等级等，它们是依据事故已造成的后果而分级的。2003 年由国防科工委和卫生部联合发布的《放射源和辐射技术应用应急准备与响应》引用了 IAEA 第 953 号技术文件关于紧急状态分类相关内容。此外，在卫生部《核事故与放射事故应急预案》中按医学应急响应基本程序将核电厂的应急状态分为四级，即：应急待命、厂房应急、场区应急和场外应急（总体应急）。其他核设施的应急状态一般分为三级，即：应急待命、厂房应急和场区应急。潜在危险较大的核设施可实施场外应急（总体应急）。

应急待命（emergency standy） 出现了可能导致危及工厂安全的某种特定的工况或外部事件，工厂有关人员得到通知并进入待命状态；场外某些应急组织可能得到通知，出现可能危及核电厂安全的工况或事件的状态。宣布应急待命后，应迅速采取措施缓解后果和进行评价，加强营运单位的响应准备，并视情况加强地方政府的响应准备。

厂房应急（plant emergency） 厂房应急指辐射后果仅限于工厂的部分区域。按核设施运营单位的应急计划，厂内的人员行动起来，场外有关组织得到通知。这时放射性物质的释放已经或者可能即将发生，但实际的或者预期的辐射后果仅限于场区局部区域的状态。宣布厂房应急后，营运单位应迅速采取行动缓解事故后果和保护现场人员。

场区应急［site（area）emergency］ 辐射后果仅限于场区内。场区人员行动起来，场区外应急组织得到通知，场外的一些机构也可行动起来。事故的辐射后果已经或者可能扩大到整个场区，但场区边界处的辐射水平没有或者预期不会达到干预水平的状态。宣布场区应急后，应迅速采取行动缓解事故后果和保护场区人员，并根据情况做好场外采取防护行动的准备。

场外应急（off-site emergency） 指辐射后果已超越场区边界。场内及场外人员都行动起来。需实施总应急计划，又称为总体应急。事故的辐射后果已经或者预期可能超越场区边界，场外需要采取紧急防护行动的状态。宣布场外应急后，应迅速采取行动缓解事故后果，保护场区人员和受影响的公众。

判定或宣布核事故应急状态等级的依据，是预先确定的核电厂应急行动水平，这里所说的行动水平，系指可用来作为建立应急状态等级和开始执行相应应急措施的阈值。这些数值可以是特定仪表的读数或观测值、辐射剂量或剂量率，也可是气载、水载和地表放射性物质的污染水平。在制定应急计划时，一般应分析可能导致核电厂出现不同应急状态的各种初始（或始发）事件，明确判定不同应急状态的各种特定条件和准则。

在核辐射事故应急中，所谓的辐射应急（radiological emergency），又称为辐射紧急情况，是因包含有大量放射性物质的某一非核燃料循环设施或放射性物质运输过程中发生的事故而导致的应急。

（苏　旭　张良安）

yìngjí jìhuà

应急计划（emergency plan） 为应对核或辐射紧急情况所制定并实施的一种经审批的文件或一组程序。又称应急预案。是目标、政策、应急响应操作概念、及一个有效和协调的应急系统的结构和责任的描述。应急计划是其他计划、程序和审核内容清单制定的基础。对任何可以引起或导致一个需要紧急干预的实践活动或源，都应制定经批准的应急计划。在应急计划中应包括国家响应的协调方面的内容。为协调国家响应，应明确制定和实施响应安排的组织责任；明确界定现场应急责任人与其他响应组织责任；和这些安排与日常应急安排协调作用的描述。安排应包括提供如下情况下的明确和详细地响应表达：公众成员有人因接触源造成的严重污染和照射；放射性物质潜在跨界释放的通知；发现在非控制情况下运输危险源；人造卫星返回前的通知；公众关心或谣传的一个威胁；确保对其他意外的响应。

每一个响应组织，在总的应急计划中都应制定与其他响应组织协调的计划。这包括将危险源非法带进国家；带源的卫星的降落；或事故中放射性物质的跨界释放。在应急计划中，应明确划定现场、场外和跨界干预的责任人及责任。

应急计划应基于对威胁分级的评估，这时还应考虑具有潜在严重后果的事件。核和放射事故的应急计划必须与其他计划（例如，医学救治，执法或救火）协调，要注意，在同时执行计划时，不要给另一计划的执行带来不利影响和困难。

通用应急计划　按实际的情况，应急计划中可以选择如下的内容：①明确不同响应人员的职责。②为进行干预的需要，应该确认不同的操作和其他条件。③基于 IAEA 基本防护标准建议的相关防护行动的干预水平及其应用范围，应该考虑发生的事故或应急的严重程度。④与任何响应组织相关的响应程序，应该包括通信、消防和从其他相关组织获得支持的内容。⑤描述核或放射事故应急的评价方法、仪器及场内外的评价结果。⑥事件中公众信息的安排。⑦中断每个防护行动的判断标准。对应急计划应该进行周期性的评估和更新。

经营组织应急计划　对 Ⅰ，Ⅱ，Ⅲ 或 Ⅳ 类设施的经营机构应当制定能覆盖其所负责的全部活动的应急计划。其应急计划应与公众组织等所有负有应急责任的其他团体协调，并且要送交监管机构。

对 Ⅰ，Ⅱ 或 Ⅲ 类设施的经营组织的应急计划，按实际情况，

可以选择如下内容：①明确指导现场活动的人员和确保与场外组织联络的人员。②发布应急的条件（包括分类标准），授权发布人员的头衔和职务，信息联络的相关人员和公众团体。③在场内外开展的核设施辐射水平的评估计划。④为了减少和控制严重的确定性健康效应，除确保设施正常运转以外，还应该减少场内外人员受到的照射，确保损伤者的医疗救治，采取相应的必要的防护和救治行动。⑤为控制放射性核素释放，应该对设施状态、现场活动和所采取的措施进行评估。⑥完善的指挥和通信系统，包括相关的设施和程序。⑦库存准备应该标识清楚，状态良好，并且放置在指定的位置。⑧执行计划的人员和组织及其行动。⑨应急终止的公布。

应急计划区　应急计划区指为在事故时能及时、有效地采取保护公众的防护行动，事先在核电站或某些核设施周围建立的、制定有应急计划的，并作好应急准备的区域。在实际发生事故的时候，很可能仅局限于应急计划区的一小部分；但是在发生极少见的严重事故时，也可能需要在应急计划区的部分地区采取相应的防护措施。

（苏　旭　张良安）

yīxué yìngjí yù'àn

医学应急预案［medical emergency（response）plan］ 为了迅速、有效和规范地开展核和辐射事故医学应急工作，最大程度地减少事故造成的人员伤亡和社会影响，保障公众的身体健康，维护社会稳定，从而制定出的预案。相关单位和部门在医学应急预案的制定中应该依据《中华人民共和国突发事件应对法》《放射

性同位素与射线装置安全和防护条例》《核电厂核事故应急管理条例》《国家突发公共事件医疗卫生救援应急预案》和《国家核应急预案》等有关法律、法规和规范性文件。不同级别的应急预案应按照应急状态分级制定出不同的应对措施。

国家级卫生应急响应　包括以下几个方面。

厂房应急状态　在厂房应急状态下，卫生部核和辐射应急办接到国家核应急办关于核事故的情况通知后，及时向卫生部核事故和辐射事故卫生应急领导小组有关领导报告，并通知卫生部核应急中心。卫生部核应急中心加强值班（电话 24 小时值班）。各专业技术部进入待命状态，做好卫生应急准备，根据指令实施卫生应急。

场区应急状态　在场区应急状态下，卫生部核和辐射应急办接到国家核应急办关于核事故的情况通知后，卫生部核和辐射应急办主任和卫生部核事故和辐射事故卫生应急领导小组有关领导立即进入卫生部核事故和辐射事故卫生应急指挥中心指导应急工作。卫生部核应急中心各专业技术部应立即进入场区应急状态，做好卫生应急准备，根据指令实施卫生应急。卫生部核事故和辐射事故卫生应急领导小组要及时向国家核事故应急协调委员会（以下简称国家核应急协调委）报告卫生应急准备和实施卫生应急的情况。

场外应急（总体应急）状态　在场外应急（总体应急）状态下，卫生部核和辐射应急办接到国家核事故应急协调委员会关于核事故卫生应急的指令后，卫生部核事故和辐射事故卫生应急领

导小组组长和有关人员进入卫生部核事故和辐射事故卫生应急指挥中心，指挥卫生应急行动。卫生部核应急中心各专业技术部进入场外应急状态，按照卫生部核和辐射应急办的指令实施卫生应急任务。卫生部核事故和辐射事故卫生应急领导小组及时向国家核事故应急协调委员会报告卫生应急的进展情况。

核事故卫生应急工作完成，伤病员在指定医疗机构得到救治，卫生部核事故和辐射事故卫生应急领导小组可宣布核事故卫生应急响应终止，并将响应终止的信息和书面总结报告及时报国家核事故应急协调委员会。

地方医学应急响应　突发核事故，需要进行核事故卫生应急时，地方核事故卫生应急组织根据地方核事故应急组织或卫生部核事故卫生应急领导小组的指令，实施卫生应急，提出医疗救治和保护公众健康的措施和建议，做好核事故卫生应急工作，必要时可请求上级核事故卫生应急组织的支援。

地方医学应急响应包括以下几项内容：①伤员分类。根据伤情、放射性污染和辐射照射情况对伤员进行初步分类。②伤员救护。对危重伤病员进行紧急救护，非放射损伤人员和中度以下放射损伤人员送当地卫生行政部门指定的医疗机构救治，中度及以上放射损伤人员送省级卫生行政部门指定的医疗机构或核和辐射损伤救治基地救治，为避免继续受到辐射照射，应将伤员迅速撤离事故现场。③受污染伤员处理。对可能和已经受到放射性污染的伤员进行放射性污染检测，对受污染伤员进行去污处理，防止污染扩散。④受照剂量估算。收集可供估算人员受照剂量的生物样品和物品，对可能受到超过年剂量限值照射的人员进行辐射剂量估算。⑤公众防护。根据需要发放和指导服用辐射防护药品，指导公众做好个人防护，开展心理效应防治；根据情况提出保护公众健康的措施建议。⑥饮用水和食品的放射性监测。参与饮用水和食品的放射性监测，提出饮用水和食品能否饮用和食用的建议。⑦卫生应急人员防护。卫生应急人员要做好个体防护，尽量减少受辐射照射剂量。

（苏　旭　张良安）

yìngjí jìhuàqū

应急计划区（emergency planning zone）　指为在事故时能及时、有效地采取保护公众的防护行动，事先在核电站或某些核设施周围建立的、制定有应急计划并做好应急准备的区域。在实际发生事故时，很可能仅局限于应急计划区的一小部分；但在发生极少见的严重事故时，也可能需在应急计划区的部分地区采取防护措施。

核事故应急计划区的类型　一般包括烟羽应急计划区和食入应急计划区。

烟羽应急计划区　是针对烟羽照射途径而建立的应急计划区。烟羽照射途径包括烟羽浸没外照射，吸入放射性物质的内照射，以及地面沉积的放射性物质的外照射。

食入应急计划区　是针对食入照射途径而建立的应急计划区。食入照射途径包括食入受放射性物质污染的食物和水的内照射。根据中国的有关规定，除了烟羽应急计划区及食入应急计划区外，还提出了应急撤离计划区，这是在烟羽应急计划区内的一个计划撤离的区域。它是核电站周围风险最高的区域，在事故时需最迅速地响应。

应急计划区的范围　国际原子能机构及许多国家，提出了确定核事故应急计划区的一般原则和方法，其中最重要的原则是，应考虑各种可能发生的事故，从很小的事故，到有严重场外后果的事故，要考虑到设计基准事故和超设计基准事故；应考虑事故发生的概率和可能的后果。各国采用的确定应急计划区的具体准则及方法有一定差别，规定的应急计划区范围也有所不同。中国有关部门对压水堆核电厂提出了核事故应急计划区范围如下：①烟羽应急计划区建议以核电厂反应堆为中心，7～10 km 为半径，在此范围内应根据实际情况做好防护措施准备。②食入应急计划区建议以核电厂反应堆为中心，30～50 km 为半径，在此范围内，应加强监测，并做好控制食物和饮水的准备。

针对上述应急准备的范围划定，不要求是圆形，而应该针对核电厂设计、位置、气象条件、主导烟羽和运行的方向、场区的特征及周围的社会情况等，提出实际的应急计划区。在确定核电厂应急计划区范围时，还应该考虑核电厂反应堆的功率大小，下页表1列出了全世界某些国家或地区核电厂应急计划考虑的应急计划区范围。

（苏　旭　张良安）

yìngjí zhǔnbèi

应急准备（emergency preparedness）　为保障人员的健康、生活质量、财产和环境安全，针对事故预期采取的应急行动的准备。这个行动能够有效地减轻核或放射事故的后果。

表1　核电厂应急计划区和计划实施各项应急措施区域的范围［用以反应堆为圆心的半径（km）表示］

国家或地区	烟羽应急计划区	撤离	隐蔽	服用碘	报警	食入应急计划区	食物控制	监测	避迁
芬兰		20	100	20	20	100			
法国		5	10						
比利时		10	20~40						
德国		10	25	10	25			25	
挪威		5						20	
西班牙	10	3~5	10	10		30	30		10
意大利		2~3	50	50			40		50
瑞典		12~15	12~15	12~15	12~15			50	20
荷兰*		5	30	15					
瑞士	10	7	20	7			~70		20
中国**	10	5	10	10		50	50		
前南斯拉夫	10	10	10			25	25		
南非	18	18	18			80	80		
美国***	16	16	16			80	80		
日本		8~10	8~10	8~10					
韩国		8~10	8~10						
中国台湾		5							
菲律宾	16	16	16			50~80	50~80		
英国	3			3			40		
加拿大	10~13	10~13							

注：＊这是荷兰大型核电厂（电功率≤1000 MW）应急计划区的大小；撤离、隐蔽和发放碘片或碘剂的计划范围对≤100 MW电功率的核电厂分别为0、4和7 km；对≤500 MW电功率的核电厂分别是5、10和20 km。＊＊这是中国大亚湾核电站采用的应急计划区。＊＊＊这是大型轻水堆核电厂的计划区大小。对于热功率小于250 MW的轻水堆和圣符仑堡气冷堆，烟羽应急计划区半径为8 km，食入应急计划区半径为48 km。

对于Ⅰ，Ⅱ或Ⅲ威胁类型的设施，从正常到事故的界限是很清楚的，主要看是否危及安全。每个人在事故应急的位置和责任要作为应急工作的一部分进行安排。应确保准备转化为应急响应的过程顺利，尤其在执行初始响应的行动时，不要影响那些按程序要求进行安全操作和干预行动的操作人员（如控制室的工作人员）的工作。对于Ⅰ或Ⅱ威胁类型，应急准备的安排必须使场外响应组织的应急响应与现场的响应协调。对不同威胁类型下的应急准备要求列在下页表1中。

在常规核和放射事故的应急预案中，国家和地方的响应应是统一的整体。核和放射事故的应急响应中，应组成一个统一的指挥和控制执行系统，这个系统包括进行协调活动，决策制定，解决响应组织功能，责任，权力，资源配置，优先等方面的问题。此外，为了给所有响应组织分配资源，必须收集和评估必要的相关信息。在表2中列出了部分国家和地方的对不同类别威胁响应的管辖范围。

对于Ⅰ或Ⅱ威胁类型的设施，应有能协调在预防控制区（PAZ）和紧急防护行动区（UPZ）内不同司法管辖区响应组织（包括其他国家）核和放射事故应急响应的准备安排。

（苏　旭　张良安）

yìngjí yǎnliàn

应急演练（emergency exercise）　对核和放射事故应急准备和响应进行的一种模拟性预演。目的是熟悉相关的程序，和完善检查应急准备和响应。

对Ⅰ，Ⅱ或Ⅲ类威胁的核设施，为确保应急响应中的所有功能能正常运作和不同应急组织的协调情况，应开展相关的演练；对Ⅳ或Ⅴ类威胁，应按国家制定的方案定期对其进行检查。这些方案应该包括管理部门所关心的尽可能多的参与一些演习。演习将进行系统评估，一些演习将由监管机构评估，演习方案应按照取得的经验进行更新。

表1 不同威胁类型下的应急准备要求

威胁类型	场区负责人响应责任	位置	场外负责官员响应责任
I 和 II	及时安排：应急分类；实施现场人员和现场响应人员的防护；减轻应急后果；通知场外官员，并提出保护公众行动的建议；获得场外帮助；开展设施附近的环境监测；协助场外官员保持对公众的信息告知	在应急区	在应急区内立即开展应急防护行动；开展环境监测；控制污染食品的消费；对场区提供应急服务；对已受到过量照射和污染的人员进行医学处理，为事后的随访按预定标准进行登记；将风险用简明的语言告诉公众和媒体，并告诉他们应采取的防护行动；对公众的不适当反应作出响应；将跨国应急报告给 IAEA；对 IAEA 通知作出反应；和需要时请求 IAEA 援助
III	及时安排：应急分类；实施现场人员和现场响应人员的防护；通知场外官员；获得场外帮助；确保不给场外带来危险；协助场外官员保持对公众的信息告知	在设施附近	立即对场区提供应急服务；给应急工作人员提供防护；对已受到过量照射和污染的人员进行医学处理，为事后的随访按预定标准进行登记；确认场外物风险；将风险用简明的语言告诉公众和媒体，并告诉他们应采取的防护行动；对公众的不适当反应作出响应；将跨国应急报告给 IAEA；对 IAEA 通知作出反应；和需要时请求 IAEA 援助

表2 国家和地方的对不同类别威胁响应的管辖范围

威胁类别	地方应急准备管辖权限的内容	国家应急准备管辖权限的内容
I	对在 PAZ 和 UPZ 区内的应急防护行动负责，关注农业和食品生产设施，对农产品和摄入进行地方管理	对 PAZ 和 UPZ 区实施管理，对潜在的污染食品和水进行控制和管理（包括位于其他国家的）
II	对在 UPZ 区内的应急防护行动负责	对 UPZ 区实施管理
III	有提供应急服务的责任，包括救火警察和医学服务	对此类的设施
IV	进行全面管理	进行全面管理
V	管理	管理

对 I，II 或 III 类威胁的核设施有响应责任的人员，应至少每年参与一次培训演习或演练。对 IV 或 V 类威胁的核设施有响应责任的人员应适当参与培训演习或演练。

对预防行动区（PAZ）和/或应急防护行动计划区（UPZ）内人群的防护行动负有决策作用的现场官员应参与防护行动策略方面的培训，并应该经常参加演习。

为了实现应急响应的实际目标，对 I、II 或 III 类威胁的核设施开展的演练，应按响应目标进行评估。

（苏 旭 张良安）

yìngjí fánghù cuòshī

应急防护措施 （ emergency protective measures） 对人员（主要是核设施周围的居民）采取某些具体防护措施，从而可减少这些人员受照剂量。但采取任何防护措施，在实施时都会带来一定的风险和代价，这不仅是对人员健康的直接影响，也包括对社会和经济的某些干扰破坏。因而决定是否采取某项防护措施的基本原则是：采取该项措施所致的社会代价和风险，应该小于不采取该措施所致的代价和风险。为此应对各项防护措施的利益、困难、风险和代价有较全面的了解。

不同的事故威胁类型应采取不同的防护措施，一般来说，仅在 I 和 II 类威胁时，才需要采取应急防护措施。应急防护措施可分为紧急防护措施和长期防护措施。紧急防护措施指在事故后短时间内就应作出启动这些措施的决定，这些措施包括：隐蔽，撤离，服用稳定性碘，控制进出口通道，临时准备的呼吸道防护，淋浴、洗澡及更换衣服，使用防护服。较长期的防护行动包括：临时性避迁，永久性重新定居，控制食品和饮水以及建筑物和土地消除污染等。

不同应急阶段的防护措施
应根据事故应急阶段和照射途径采取适当防护措施，一般中国将核事故分为三个阶段：①早期阶段。由出现明显的放射性物质释放的先兆（即开始认识到可能出现场外后果）到释放开始以后的最初几小时的这段时间。②中期阶段。从放射性物质开始释放后的最初几小时起一直延续几天到几星期的这段时间，一般本阶段开始时，大部分释放已经发生，而且大部分放射性物质可能已沉积于地面，除非释放的全是惰性气体。③晚期阶段。又称恢复期，自事故中期之后延续几周到几年的这段时间。

当有大量的放射性物质释放时，应根据事故不同阶段可能的照射途径采取相应的防护措施（表1）。

主要防护措施 包括以下措施。

隐蔽 隐蔽是让人们停留在房屋内，关闭门窗，关闭通风系统，再采取简易必要的个人防护措施。隐蔽对于防护放射性烟羽和地面沉积外照射非常有效，对减少吸入产生的内照射也有一定的效用。隐蔽也是场外应急状态时首先要采取的措施。

服用稳定性碘 服用稳定性碘，可以阻断人体对放射性碘131的吸收，其原理是让稳定性碘在甲状腺中呈饱和状态，则放射性碘就不能为甲状腺所吸收，从而排出体外。在吸入放射性碘前6小时之内或吸入放射性碘同时服药，防护效果在90%以上；吸入放射性碘6小时后服药，只有50%的效果；12小时以后服药已经无效。服用量是按成人在最初24小时服用一片（相当于100mg碘当量），一天后服用半片（相当于50mg当量），连续服用7～10天，总量不超过1g为准。儿童减半，婴儿再减半。

食物和饮水控制 对放射性污染的水和食物进行控制，即食物和饮水控制。对污染的水和食物进行控制是事故中后期（特别是后期）针对食入照射途径采取的防护措施，以控制或减少污染的水和食物产生的内照射剂量。在事故情况下，省核事故应急委员会将安排对可疑区环境中的各种食物及饮用水进行采样和测量分析，一旦发现超过控制标准就立即进行食物和饮用水控制。此时，公众对控制区范围内食品和饮用水应该采取不采收、不食用、不销售、不运输。

出入通道的管制 这是在核事故场外应急时必须采取的应急措施，主要是控制人员、车辆、船只进出受事故影响的地区，以防止或减少污染扩散。

撤离 根据气象条件，当估算和测量到某区域范围内的公众受到外照射剂量可能超过应急控制标准，可以组织公众暂时撤离该地区，避免或减少烟羽外照射、地面沉积外照射和吸入内照射给公众带来的严重危害。

去污 放射性去污指采用各种手段从被污染的表面去除放射性污染物的过程，以减少对人员的照射剂量，并使污染地区可以使用。核事故场外应急时，采取什么样的防护措施，是由事故的早中晚期核电厂释放的放射性物质对公众的不同的照射途径决定的。

发布应急信息命令的方法 核电厂事故进入场外应急时，省核事故应急指挥中心将各种命令和信息及时传给公众，以便使各有关专业组采取相应的应急措施，并使核电厂周围公众了解事故情况，做好应急准备。目前采取的方法有：①通过行政系统逐级发送应急命令。核电厂事故进入厂区应急时，各级应急组织的大部分都已启动工作，在场外应急状态时，全体启动工作（包括行政村），应急命令可以通过专用电话和会议逐级传达到广大公众。②电视播放。核电厂事故场外应急时，一般的信息和命令、核应急知识及需要公众采取什么行动，将通过当地的电视台播出，此时核电厂周围公众不管是白天和黑夜，应通过电视连续接收信息和命令。③电台广播。核事故时，利用应急计划区内的县级有线广播系统或无线广播，及时播放应急知识和信息，届时，公众立即进入室内打开收音机或有线广播即可收听。

（苏 旭 张良安）

yìngjí bǎozhàng

应急保障（emergency security） 应急保障应有广义和狭义之分，广义的应急保障指为了应对突发公共事件，国家、各级政府和单位在应急管理的减缓、准备、响应及恢复4个阶段中，针对每一阶段的特征，对应急管理实施所需的各种物资、资金、人力、信息和制度等资源，有针对性地实行全方位动态管理，将常态下的静态管理和局部调整同非常态下的动态资源调集和全局协调相结合，为应急管理提供有效实施的基础保障。狭义的应急保障则是仅指在突发公共事件的应急响应阶段，对所需的物资、资金、人力、信息技术和制度等保障资源，以追求时间效益最大化和灾

表1 不同事故阶段可能照射途径及相应的防护措施

事故阶段	可能的照射途径	防护措施
早期	来自核设施的外照射	隐蔽，撤离，控制通道
	来自烟羽的外照射	隐蔽，撤离，控制通道
	吸入烟羽中的放射性物质	隐蔽，服稳定性碘，撤离，控制通道
中期	皮肤和衣服受污染	隐蔽，撤离，人员去污
	来自地面沉积的外照射	撤离，避迁，地面和房屋设备去污
晚期	吸入再悬浮的放射性物质	避迁，地面和建筑物去污
	摄入受污染的食物和水	控制食物和饮水，使用未污染饲料喂养家畜

害损失最小化为目标的非常态的动态管理活动。直言之，应急保障作为一种应急资源管理活动，既包括物资、资金和信息技术等硬性资源保障，又包括法律法规、预案、人力和政策制度等软性资源保障，是软硬配套相结合的综合性应急资源管理。

意义 应急保障作为突发公共事件应急管理的重要组成部分，是应急管理的物质基础和力量源泉。《国家综合减灾"十一五"规划》明确了应急保障作为加强防灾减灾工作的重要支撑，提出要"充分利用各地区、各部门和各行业减灾资源，加强国家综合减灾管理体制和机制建设，加大减灾投入力度，加强抗灾救灾物资储备体系建设，加强减灾科技支撑能力建设，加强减灾专业队伍的培育和发展"等。《中华人民共和国突发事件应对法》也对各级政府担负的应急保障能力建设提出了具体要求。不容回避的是，当前中国应急保障建设还处于"有保障、无体系"的发展现状。当务之急需要建立具有中国特色、符合国情特点的应急保障体系，这对提高政府减灾救灾水平，预防和减少各类突发事件造成的损失，保障人民群众生命财产安全，维护社会稳定，具有重要的现实意义。

中国应急保障体系建设的现实选择 单一的政府组织难以对应急保障所涉及的各个方面、各种技术都有充分的了解，难以拥有所需的全部知识与资源，因而迫切需要在有较完善的相应法制体系的护航下，强调政府主导下的分权管理，最大限度地吸纳各种社会力量，形成多种行动主体共同参与的、跨地区、跨行业、跨部门统一协调、联手协作、权

责明晰及科学运作的应急保障网络，以不断变化的组织形式，适应不断发展的功能整合，最终在应急保障网络内实现资源的交叉自由流动，并以其所具有的各种核心优势而成为构建中国突发公共事件应急保障体系的现实选择。

建立健全法律法规体系 创设建立应急保障序列的单项立法；补充细化应急保障内容的程序性规定；提供专门应急预案实施的法律支撑。及时出台相关的法律、法规，为完善各类应急保障预案中多主体协同提供法律支撑，明确应急保障工作所涉及的各方主体，以及各方在突发公共事件应急活动中的角色和责任及其相互各种协作社会关系，实现常规法制和应急法制的协调和统一。在处理突发公共事件过程中，不仅要注重应急工作中的"防"的环节，还需建立比较全面地处理应急工作所涉及的各方面社会关系的法律制度，实行平时法制与应急法制的协调和统一；尤其要进一步加强法制建设，使应急预案体系的管理工作和操作演练工作逐步实现制度化和法制化。

加强和完善应急预案规范化、体系化和可操作化 修订和细化预案内容，加强各类预案的规范化；兼容和衔接预案标准，拓展相关预案的体系化；演习和演练预案程序，落实全部预案的操作化。通过演习和操练各类预案，使应急机构间配合、队伍人员间配合、百姓与政府的配合以及各类应急资源的有效整合落到实处，使统一指挥、功能齐全、反应灵敏和运转高效的应急机制落到实处。

积极培育多元化行动主体 创造多元行动主体进入到应急保障体系之中的客观环境和条件，运用法律支撑体系和政策网络工

具，明确行动主体彼此间责权利对等的协同与配合关系，并通过制度化的管理模式和信息共享平台来规范各主体的行为；确立公共服务信任合作的道德价值体系，实施对失信行为的处罚和对守信行为的奖励机制，建立应急保障管理多元合作的信任平台；转变政府职能，结合各行动主体的组织功能特征和运行优势，依法分权，进行资源的优化配置，将政府有限的公共资源真正用于应急保障服务的关键环节。

建立和完善纵横协调机制 建立分级管理、重心下移的应急处置机制；建立跨部门、跨区域及跨行业的横向信息交流和共享平台；建立政府与企业和社会之间的横向合作伙伴关系。加快建立以政府为主导、市场化运作的应急资源提供机制和方式，积极组织引导社会力量，将应急救援物资和设备制造企业纳入应急救援保障体系，在各类应急物资、应急设施、应急工程、应急技术、应急装备和应急平台等方面实现应急服务融资渠道的多源化、服务主体的多元化、服务方式的多样化及服务价值的社会化。

加快实施制度化管理 建立科学的管理制度；健全规范的作业流程；完善先进的技术标准。

总而言之，建立健全符合中国国情特色的应急保障体系是一个从无到有，从有到优的过程。在这一发展过程中，首要的前提是将应急资源保障建设经费列入各级政府财政预算，设置公共财政专项应急保障基金，以保障应急救援队伍的器材装备配备、教育培训、训练演练、培训基地建设以及应急救援处置等所需费用，不断建立健全应急保障资金投入、应急物资储备、应急装备和设备

和应急队伍后勤保障等方面的长效机制。

(苏 旭 张良安)

yìngjí jiùyuán

应急救援（emergency rescue）

针对突发、具有破坏力的紧急事件采取预防、预备、响应和恢复的活动与计划。

主要目标 对紧急事件做出的预警；控制紧急事件发生与扩大；开展有效救援，减少损失和迅速组织恢复正常状态。应急救援的对象是突发性和后果与影响严重的公共安全事故、灾害与事件。这些事故、灾害或事件主要来源于如下领域：工业事故、自然灾害、城市生命线、重大工程、公共活动场所和公共交通等突发事件。各类事故、灾害或事件具有突发性、复杂性和不确定性。

特点 应急救援应当迅速、准确和有效。

基本任务 事故应急救援的总目标是通过有效的应急救援行动，尽可能地降低事故的后果，包括人员伤亡、财产损失和环境破坏等。事故应急救援的基本任务包括下述几个方面。

立即组织营救受害人员 立即组织营救受害人员，组织撤离或者采取其他措施保护危害区域内的其他人员。抢救受害人员是应急救援的首要任务，在应急救援行动中，快速、有序和有效地实施现场急救与安全转送伤员是降低伤亡率及减少事故损失的关键。由于重大事故发生突然、扩散迅速、涉及范围广、危害大，应及时指导和组织群众采取各种措施进行自身防护，必要时迅速撤离危险区或可能受到危害的区域。在撤离过程中，应积极组织群众开展自救和互救工作。

迅速控制事态 迅速控制事态，并对事故造成的危害进行检测、监测，测定事故的危害区域、危害性质及危害程度。及时控制住造成事故的危险源是应急救援工作的重要任务，只有及时地控制住危险源，防止事故的继续扩展，才能及时有效进行救援。特别对发生在城市或人口稠密地区的化学事故，应尽快组织工程抢险队与事故单位技术人员一起及时控制事故继续扩展。

消除危害后果，做好现场恢复 针对事故对人体、动植物、土壤和空气等造成的现实危害和可能的危害，迅速采取封闭、隔离、洗消和监测等措施，防止对人的继续危害和对环境的污染。及时清理废墟和恢复基本设施，将事故现场恢复至相对稳定的基本状态。

查清事故原因，评估危害程度 事故发生后应及时调查事故发生的原因和事故性质，评估出事故的危害范围和危险程度，查明人员伤亡情况，做好事故调查。

事故应急救援体系的构成 包括事故应急救援系统的组织机构、重大事故应急救援体系的支持保障系统、重大事故应急救援体系响应机制和事故应急救援体系的响应程序。

事故应急救援系统的组织机构 重大事故的应急救援行动往往涉及多个部门，因此应预先明确在应急救援中承担相应任务的组织机构及其职责。比较典型的事故应急救援系统的机构构成包括以下10个方面。

应急救援中心 应急救援中心是整个应急救援系统的重心，主要负责协调事故应急救援期间各个机构的运作，统筹安排整个应急救援行动，为现场应急救援提供各种信息支持；必要时迅速召集各应急机构和有关部门的高级代表到应急中心，实施场外应急力量、救援装备、器材和物品等的迅速调度和增援，保证行动快速、有序和有效地进行。

应急救援专家组 应急救援专家组在应急准备和应急救援中起着重要的参谋作用，包括对城市潜在重大危险的评估、应急资源的配备、事态及发展趋势的预测、应急力量的重新调整和部署、个人防护、公众疏散、抢险、监测、清消和现场恢复等行动提出决策性的建议。

医疗救治 通常由三级救治医院、急救中心和军队医院组成，主要负责设立现场医疗急救站，对伤员进行现场分类和急救处理，并及时处理后把伤员送专科医院进行救治，对现场救援人员进行医学监护。

消防与抢险 主要由公安消防队、专业抢险队、有关工程建筑公司组织的工程抢险队、军队防化兵和工程兵等组成。其重要职责是尽可能、尽快地控制并消除事故，营救受害人员。

监测组织 主要由环保监测站、卫生防疫站、军队防化侦察分队和气象部门等组成，主要负责迅速测定事故的危害区域范围及危害性质，监测空气、水、食物、设备（施）的污染情况以及气象监测等。

公众疏散组织 主要由公安、民政部门和街道居民组织抽调力量组成。必要时，可吸收工厂、学校中的骨干力量参加，或请求军队支援，主要负责根据现场指挥部发布的警报和防护措施，指导部分离层住宅居民实施隐蔽；引导必须撤离的居民有秩序地撤至安全区或安置区，组织好特殊人群的疏散安置工作；引导受污染的人员前往洗消去污点；维护安全区或安置区内的秩序和治安。

警戒与治安组织 通常由公安部门、武警、军队和联防等组成，主要负责对危害区外围的交通路口实施定向、定时封锁，阻止事故危害区外的公众进入；指挥、调度撤出危害区的人员和使车辆顺利地通过通道，及时疏散交通阻塞；对重要目标实施保护，维护社会治安。

洗消去污组织 主要由公安消防队伍、环卫队伍和军队防化部队组成。其主要职责有：开设洗消站（点），对受污染的人员或设备、器材等进行消毒；组织地面洗消队实施地面消毒，开辟通道或对建筑物表面进行消毒，临时组成喷雾分队降低有毒有害物的空气浓度，减少扩散范围。

后勤保障组织 主要涉及计划、交通、电力、通信、市政、民政部门和物资供应企业等，主要负责应急救援所需的各种设施、设备、物资及生活、医药等的后勤保障。

信息发布中心 主要由宣传部门、新闻媒体和广播电视等组成，负责事故和救援信息的统一发布，以及及时准确地向公众发布有关保护措施的紧急公告等。

重大事故应急救援体系的支持保障系统 为保障重大事故应急救援工作的有效开展，应建立重大事故应急救援体系的支持保障系统，主要包括以下 5 个方面。

法律法规保障体系 重大事故应急救援体系的建立与应急救援工作的开展必须有相应法律法规作为支撑和保障，以明确应急救援的方针与原则，规定有关部门在应急救援工作中的职责，划分响应级别、明确应急预案编制和演练要求、资源和经费保障、

索赔和补偿、法律责任等。

通信系统 通信系统是保障应急救援工作正常开展的一个关键。应急救援体系必须有可靠的通信保障系统，保证整个应急救援过程中救援组织内部，以及内部与外部之间通畅的通信网络，并设立备用通信系统。

警报系统 应建立和维护可靠的重大事故警报系统，及时向受事故影响的人群发出警报和紧急公告，准确传达事故信息和防护措施。

技术与信息支持系统 重大事故的应急救援工作离不开技术与信息的支持，应建立应急救援信息平台，开发应急救援信息数据库群和决策支持系统，建立应急救援专家组，为现场应急救援决策提供所需的各类信息和技术支持。

宣传、教育和培训体系 在充分利用已有资源的基础上，建立起应急救援的宣传、教育和培训体系，一是通过各种形式和活动，加强对公众的应急知识教育，提高社会应急意识，如应急救援政策、基本防护知识、自救与互救基本常识等；二是为全面提高应急队伍的作战能力和专业水平，设立应急救援培训基地，对各级应急指挥人员、技术人员、监测人员和应急队员进行强化培训和训练，如基础培训、专业培训和战术培训等。

重大事故应急救援体系响应机制 重大事故应急救援体系应根据事故的性质、严重程度和事态发展趋势实行分级响应机制，对不同的响应级别，相应地明确事故的通报范围、应急中心的启动程度、应急力量的出动和设备、物资的调集规模、疏散的范围及应急总指挥的职位等。

事故应急救援体系的响应程序 事故应急救援系统的应急响应程序按过程可分为接警、响应级别确定、应急启动、救援行动、应急恢复和应急结束等几个过程。

意义 在任何工业活动中都有可能发生事故，尤其是随着现代工业的发展，生产过程中存在的巨大能量和有害物质，一旦发生重大事故，往往造成惨重的生命、财产损失和环境破坏。由于自然或人为、技术等原因，当事故或灾害不可能完全避免时，建立重大事故应急救援体系，组织及时有效的应急救援行动已成为抵御事故或控制灾害蔓延、降低危害后果的关键，甚至是唯一手段。

（苏　旭　张良安）

yìngjí xiǎngyìng

应急响应（emergency response）

为保障人员的健康、生活质量、财产及环境安全，针对事故采取的应急行动。应急响应也可为恢复正常的社会和经济活动提供基础。

应急响应的目标 在核和放射事故应急中，实际的应急响应目标是：①恢复情况的控制。②防止和减轻事故的后果。③防止工作人员和公众发生确定性健康效应。④给予急救和开展辐射损伤治疗。⑤防止和尽量降低人群中随机健康效应的发生。⑥防止和尽量降低人群中个体和群体中一些人非随机健康效应的发生。⑦尽可能进行防护，保护财产和环境。⑧尽可能为恢复社会和经济正常采取应急行动。

应急响应的建立 在核和放射事故应急中，应建立：①立即开展场内应急响应和管理，而又无损安全操作功能。②有效地管理场外应急响应，并注意与场内响应的协调。③协调所有响应组

织的应急响应。④为进行资源配置决策的必要信息应进行评估，评估应考虑整个应急工作。⑤在Ⅰ或Ⅱ类威胁设施的预防行动区（PAZ）和应急防护行动计划区（UPZ）的对于司法和响应组织（包括其他国家的），应协调他们之间的响应，并提供互相支援。

响应时间目标应该是响应能力的实施目标，也是演练评价标准的一个部分。这些时间目标值是按下列假设因素而制订的：①对导致严重情况的紧急情况加以分类，场外官员能在几分钟内得到通知。②在几分钟内就可能出现要求在现场采取防护行动的严重情况。③从威胁等级Ⅰ的设施出现了放射性核素释放，要求在1~2小时内实施紧急防护行动以防止在PAZ内出现确定性效应。④在释放后4~6小时内应要求在预防警戒区（UPZ）内实施监测，以确定何处需要附加防护行动。⑤新闻媒体将知悉事件，并在几小时内对公众发布，此将是信息的主要来源。表1给出了对威胁等级为Ⅰ、Ⅱ和Ⅲ的设施而言，不同响应行动在设施水平（F）、当地水平（L）和国家水平（N）的响应时间目标值。

应急响应行动 在核和放射事故应急中的应急响应行动如下：①当必须进行应急响应时，响应负责人应立即确定应急的类型或应急响应的水平，应该启动适当的场内行动，响应负责人应通知

表1　响应时间目标值（小于若干小时）

要素/任务	威胁等级Ⅰ的设施			威胁等级Ⅱ的设施			威胁等级Ⅲ的设施	
	F	L	N	F	L	N	F	L
建立应急管理作业（时间自设施运营者已对紧急情况作了分级时起计）								
向现场人员宣布谁是现场应急响应的负责人	0.25	–	–	–	–	–	–	–
启动应急作业设施和/或事故指挥所	1	1	–	1	1	–	–	2
应急作业设施和/或事故指挥所功能完整（所有部门到场）	2	2	–	2	2	–	–	3
识别、通知和启动（时间自紧急情况已被探测到时起计）								
紧急情况分类（宣布紧急情况）	0.25	–	–	0.25	–	–	0.25	–
在宣布后通知当地的主管部门（PAZ和UPZ所在地）	0.25	–	–	0.25	–	–	1	–
启动所有应急机构	2	6	12	2	6	–	2	–
通知在UPZ区内的所有国家	1	–	–	1	–	–	1	–
通知IAEA	–	–	2	–	–	2	–	–
实施缓解行动（时间自对紧急情况已作了分类时起计）								
启动缓解行动	0.25	–	–	0.25	–	–	0.25	–
运营支持中心具备功能	0.5	–	–	–	–	–	–	–
启动技术支持中心，向现场响应人员提供技术协助	1	–	–	–	–	–	–	–
提供现场损坏控制分队	0.5	–	–	1	–	–	1	–
获得场外应急服	0.5	–	–	0.5	–	–	0.5	–
采取紧急防护行动								
根据紧急情况分类建议启动对公众的紧急防护行动	0.5	–	–	0.5	–	–	–	–
决定采取紧急防护行动	0.5	0.5	–	0.5	0.5	–	–	–
全部实施设施防护行动	1	–	–	1	–	–	–	–
对公众提供信息、发布指令和警告（时间自发生通用紧急情况的设施发出最初的通知时起计）								
向PAZ和UPZ区内的公众警示和告之所要求的紧急防护行动	1	–	–	2	–	–	–	–
启动公众信息中心和在设施和场外官员之间协调向媒体召开新闻发布会	4	–	–	4	–	–	6	–
评估初期工作								
在设施附近实施环境监测	1	–	–	1	–	–	2	–
在设施附近的PAZ区内实施环境监	–	4	–					
在UPZ区内实施环境监测	–	12	12	–	12	12		
辐射监测与评估中心全功能运行	–	24	–	–	24			

注：表中"F"表示设施单位的行动水平；"L"表示地方的行动水平；"N"表示国家的行动水平。

场外信息点，并提供更新的信息。②为确保场外的响应，接受核或放射应急通知的场外信息点，应立即通知所有的相应的场外应急组织，接到通知的场外应急组织应立即启动预案，按响应的类型或应急水平开展适当的响应。③当接收到来自另一个国家，或 IAEA 关于一个潜在或实际的跨国影响到国家或其公民的应急事件通知，应立即启动适当的应急响应行动。④在跨国界的应急事件中，事件发生国应立即直接或通过 IAEA 通知受影响的国家，事件发生国应提供应急的性质和跨国界的情况，对其他相关国家的应急要求。

值得注意的是，应急响应的分级与国际核事件分级（INES）不是一回事，国际核事件分级仅用于向公众传递核事件的严重程度，它不能用于应急响应行动。

应急响应的协调 包括几个方面：①要协调设施单位、地方、区域和国家政府间应急响应的协调机制和网络接口协议，这些安排应把应急服务组织和常规的应急响应包括在里面，应以文件形式明确，而且使所有有关方面可用。②当不同组织或地区（或国家）期望有或开发工具、程序或标准（用于相同应急的），为了使对放射事故应急的污染、剂量、健康效益和其他任何相关的评价一致，不至于引起矛盾和混乱，应适当的作出协调的安排。③应做出安排以保证在应急响应区内的所有国家能得到适当的信息，以便他们制定自己的应急准备和及时响应，应签订适当的跨边界协调协议。这些安排应包括：为提供必要信息的安排和协议，制定一个通知、分类方式、干预标准、开始和撤销防护行动的标准

的协调措施以及公众信息和政府间决策信息交换的安排。对使用的语言和物理单位也应明确规定。有待建立适当的安排和协议，应关注地区或国家之间的演习，以减轻核和放射事故的后果。

（苏　旭　张良安）

shìgù xiànchǎng cǎiyàng

事故现场采样（sampling of the accident area）　对事故现场各类样品的收集活动。主要包括涉及事故释放的源相关采样，事故释放引起的环境变化的采样，事故释放引起的人员污染或受照的采样。

事故释放的源相关采样 这种采样通常是采用连续空气采样的方法。在事故排放的情况下，应当使用固定滤片系统，在抽样后，必须使用 HPGeγ 谱仪对滤片进行直接测量。用 α 谱仪分析要花费较长的时间，因此，在未进行任何化学处理和分离前应首先对滤片进行总 α 放射性测量。α 发射体的核素特殊分析应放在后期，这时会有更多的时间来进行这类分析。特殊情况下，α 在线探测器应考虑具有能量选择功能。值得注意的是，在上述采样系统上应使用一个活性炭滤片，这个滤片放在气溶胶抽样滤片之后，可用于元素形式和有机形式的碘同位素的采样。碘同位素可用 NaI 探测器测量。如果发生水体污染，还应该对污染的水体进行采样分析。

事故释放引起的环境变化的采样 就地采样即时测量对迅速确定沉积的 γ 发射体的数量和组分是很有用的。应当注意的是，沉积核素的组分随离源的距离是变化的，这是因为不同放射性核素有不同的物理特性（挥发性、粒径等）。就地测量可以提供这一

变化的信息。就地测量的 γ 谱仪要能转载在车上，可以移动。测量的 γ 谱仪的探头应是 HPGe，其探测效率为 10%～20%。效率太高，在污染水平很高时，由于死时间的问题，会导致技术困难。也可以用土壤采样及随后在实验室用 HPGeγ 谱仪进行分析的方法测量 γ 发射放射性核素的沉积量，测量前应使样品很好地混合。

事故释放引起的人员相关的采样 主要包括食品和农产品，事故现场材料样品，人员饰物及生物样品的采样。

食品和农产品的采样 事故释放后，植物通过直接沉积大气的放射性物质比通过根部摄入引起的污染要高几个数量级。这样，在有烟云通过时，应立即对叶菜类农产品进行采样监测，观察其是否超过规定的参考水平。应用这类监测结果要注意一些问题，如打算与同一个参考水平比较来判断农产品的污染水平，在监测前就不要清洗，但要进行剂量估算就应当清洗。另一种方法是，用一种适当的模式，采用沉积的数据来估计农产品的污染水平。

严重核电站事故的事件会导致放射性核素的大气排放，在排放后的前几周内的关键放射性核素是碘-131。这是因其可能被大量地释放，而且碘元素的沉积速度很高。短和长寿命的铯放射性同位素也很有意义，因其也是事故放射性物质向大气排放的主要部分。这两种元素沉积在牧草上，很容易转移到奶中。

农产品监测随事故发生的季节不同而不同，因为不同季节有不同的农产品。然而，作为一般的规律，监测的重点应是叶菜和奶。这样的采样监测也可以作为

其他植物和动物产品是否被污染的指示器。

事故现场和饰物材料样品 在可能引起严重外照射的情况下，凡是含有石英的材料（包括现场材料和饰物），都会保存有事故外照射的信息，只要通过适当的处理，就可以估算出事故现场的外照射剂量水平。因此尽可能采集含有石英的材料（包括现场材料和饰物）样品，对辐射损伤人员剂量估算和事故后果评价都有十分重要的意义。要特别注意，这类样品的采集必须标明地理位置（相对事故热点），采样时间，样品的类型及样品应分类、编号、造册、封存。

含有石英的材料主要是通过特殊的热释光方法进行测量，已使用的样品有手表红宝石、牙齿、骨髓、陶瓷和砖瓦等。在日本的原子弹爆炸幸存者剂量估算中，成功地使用了现场的陶瓷和砖瓦进行了剂量估算。在中国的一些事故剂量估算中也曾使用过，手表红宝石作为剂量重建的样品。

生物样品的采样 辐射损伤人员的排泄物、血液和牙齿等样品，对受照剂量的估算有极其重要的意义。在这些样品采集中，也应注意标明样品采集时间及样品分类、编号、造册和封存。

尿样和粪样对判断是否存在内照射污染有十分重要的意义，而且是体内存在 α 和 β 发射体核素时进行内照射剂量估算的相对可靠的间接测量方法。存在中子照射的情况下，血液样品中的钠-24 是一个剂量评价指标。

在 ESR 方法中，通过测定样品中由辐射引起的足够长寿命的自由基浓度变化来确定受照剂量。可供选择的样品有塑料制品、手表玻璃、含糖食品、药品、骨组织、牙釉质、毛发和衣物等。但相对而言牙釉质较为成熟。在生物样品的收集和处理中，必须按相应的国家标准的规范进行。

（苏 旭）

shìgù xiànchǎng xǐxiāo

事故现场洗消（decontamination of the accident area） 在应急防护行动规划区（UPZ）采取的污染监测和去污等应急防护行动。UPZ 适用于威胁等级 I 和 II 的核设施和源事故。UPZ 大小是基于不同情况（威胁等级 I 的设施、威胁等级 II 的设施、临界事件）做出的判断。

污染监测和去污的行动原则 威胁等级 I 和 II 的核设施和源事故情况下，应在离"预防警戒区"（PAZ）控制门尽可能近的 UPZ 区开展事故现场洗消行动。通常对从 PAZ 区撤离出来的人员，首先进行伤员分类和登记，除有生命危险必须及时救治者外，为防止污染扩散，都应立即对他们进行污染监测，对有污染的必须进行去污才能进入正常地区。

另外，对未进行污染监测和去污处理的有生命危险的伤员，应对可能受到污染的部位进行包扎覆盖处理，以防止污染的扩散。

在污染监测和去污行动中，总的原则是防止污染的进一步扩散，特别要防止放射性核素经呼吸道或皮肤伤口等途径侵入体内。

包括以下 12 点：若有生命危险应首选抢救生命；首选尽快确定污染部位、范围及程度；消除体外污染一般都是从最有效的行动开始，即脱去受污染的外衣，这样做通常可去掉大部分的表面污染；对人体体表创伤部位放射性核素污染的处理应优先于对健康体表污染的处理；伤口有污染时先从伤口处开始，如无伤口应先从污染轻的部位开始去污，防止交叉污染；先用湿毛巾、肥皂和香波擦洗污染局部，避免一开始就全是淋浴，以避免污染扩散和减少污水量；所有去污形成的固体废物的体积应尽量减少；去污时手法要轻，避免擦伤皮肤；宜用温水（约 40℃），不要用热水，以免因充血而增加皮肤对污染物的吸收，也不要用冷水，以免皮肤因毛孔收缩而将放射性污物陷在里面；适时、慎重选用含络合剂的洗涤剂，勿用硬毛刷和刺激性强的或促进放射性核素吸收的制剂；去污次数不宜过多，一般以不超过 3 次为宜，以免损伤皮肤；应该将避免污染放射性核素吸收和扩散作为贯穿整个去污过程的指导思想。

具体去污方法 包括以下 3 种方法。

局部去污方法 用塑料袋先将非污染部位覆盖，并用胶布把边缘贴牢。然后浸湿污染部位，用软毛刷、海绵等蘸中性肥皂、香波和洗涤剂等轻轻擦拭。洗涤应遵循以下顺序：先轻污染部位后重污染部位，从身体上面到下面，特别注意皮肤皱褶和腔隙部位的清洗。重复 2~3 次，并监测放射性活度至不再降低为止，但每次处置的时间不超过 3 分钟。使用同类稳定性同位素有助于该类核素去污效果。

初步去污后，对残留的放射性核素宜采用不同的专用去污剂。对稀土元素钚和超钚元素，可用 1% 二乙烯三胺五乙酸（DTPA）稀盐酸溶液（pH=1）。对铀污染宜用 1.4% 碳酸氢钠等渗液。对难以去除的不明放射性核素则可以采用：①5% 次氯酸钠溶液。②乙二胺四乙铵（EDTA）肥皂或 DTPA 肥皂。③6.5% 高锰酸钾水溶液刷或浸泡污染部位后，再用新配制的5%亚硫酸氢钠溶液（或10%~20%盐酸羟胺溶液）刷洗脱色。必要时可用弹力黏膏敷贴2~3小时，揭去黏膏再用水清洗，对去除残留性污染有较好效果。

鼻黏膜和口腔黏膜是放射性核素容易进入的部位。眼、口腔或鼻腔污染时，应用生理盐水或2%碳酸氢钠轻轻冲洗。鼻腔污染物用棉签拭去，剪去鼻毛。必要时向鼻咽部喷洒血管收缩剂或用生理盐水含漱口腔，可降低污染水平和对放射性核素的吸收。

清洗头发一般用肥皂和水，要特别注意防止肥皂泡沫流入眼睛、耳、鼻和口腔。当洗头不能充分去除污染时，可考虑将头发剪去。剪指甲有利于去污。要特别注意指甲沟、手指缝。对仍未能去除的局部污染宜用对皮肤无刺激的湿纱布或胶条封盖，以保护皮肤并避免污染扩散。粗糙有裂痕的皮肤污染较严重而又难以去除污染时，可用EDTA肥皂、5%柠檬酸钠或5%碳酸氢钠等去污。

全身去污方法 首先用浸湿的毛巾、海绵等擦拭2~3次，同时配制常用或专用去污剂，然后再淋浴。病情严重者，如情况允许亦可在抢救床、担架或手术台上酌情去污。反复进行浸湿-擦冲洗，并观察去污效果。

伤口去污方法 尽快用蒸馏水或无菌清水冲洗伤口。用生理盐水更好，但不要因为等待等渗液而延误时间。对稀土元素、钚或超钚元素污染的伤口，宜用弱酸性（pH3~5）的Ca-DTPA溶液冲洗。同时对污染创伤部位进行污染测量或做采样测量，以确定污染水平和污染放射性核素种类。

往往需要在2%利多卡因局部麻醉下进行伤口清创，一则清除污染，二则清除异物。擦破伤结痂时，残留放射性核素可能留在痂皮内。对刺破伤位于深部的污染物，要进行多维探测定位以便取出。对撕裂伤则要清整伤口，清除坏死组织。

清创手术除遵循一般外科手术原则外，尚应遵循放射性污染手术的处理规程，每进一刀，或更换刀片，或测量污染程度，避免因手术器械导致的污染扩散。

严重伤口污染，应留尿样分析放射性核素或做整体测量。对钚或超钚元素及稀土等污染，术中要用1g的Ca-DTPA和2%利多卡因10ml加入100ml生理盐水中冲洗。对一切清除的组织、纱布和初期冲洗液均留存做取样分析。对锶污染伤口，可在创伤部位撒布玫棕酸钾。对含可转移性放射性核素的严重伤口污染者，宜静脉应用螯合剂。

在已知有放射性内污染或怀疑有内污染时，必须尽快（最好在污染后4小时内）开始使用促排或阻止吸收措施。但应慎用有可能加重伤情的促排措施。

（苏　旭　张良安）

shìgù xiànchǎng chǔzhì

事故现场处置（disposal of accident area） 针对具体的装置、场所或设施、岗位所制定的应急处置措施。应急救援预案文本预案包括"综合预案""专项预案""现场处置方案"和"附近"等。现场处置方案应具体、简单和针对性强，现场处置方案应根据风险评估及危险性控制措施逐一编制，做到事故相关人员应知应会，熟练掌握，并通过应急演练，做到迅速反应、正确处置。

主要内容 事故现场处置主要内容包括：①事故应急处置程序：根据可能发生的事故类别及现场情况，明确事故报警、各项应急措施启动、应急救护人员的引导、事故扩大及同企业应急预案的衔接的程序。②现场应急处置措施：针对可能发生的火灾、爆炸、危险化学品泄漏、坍塌、水患和机动车辆伤害等，从操作措施、工艺流程、现场处置、事故控制、人员救护、消防和现场恢复等方面制定明确的应急处置措施。③报警电话及上级管理部门、相关应急救援单位联络方式和联系人员、事故报告基本要求和内容。

注意事项 事故现场处置时应注意以下事项：①佩戴个人防护器具方面的注意事项。②使用抢险救援器材方面的注意事项。③采取救援对策或措施方面的注意事项。④现场自救和互救注意事项。⑤现场应急处置能力确认和人员安全防护等事项。⑥应急救援结束后的注意事项。⑦其他需要特别警示的事项。

（苏　旭　张良安）

shìgù xiànchǎng yīxué chǔzhì

事故现场医学处置（medical treatments of the accident area） 对受到核辐射事故伤害的人员实施及时、有效的救治。又称事故现场的医学处理。核辐射损伤的医学处理是核辐射事故应急救援的重要内容和关键环节之一。包括核事故所致急性放射病、放射复合伤、放射性核素内污染、外伤和烧伤等伤员的早期伤情分类、诊断、治疗及远期生物效应的随访观察等。同时，还需对救援人员实施一定的防护措施，以免遭受不必要的伤害。因此，核辐射事故的医学处理是一项复杂的系统工程，需要多学科多专业人员参与，要求事先有充分的准备和预备方案，做到组织落实、技术落实和装备落实，以保证核事故医学应急救援工作有序、有效地进行，使受伤害者得到及时诊治，救援者得到有效防护。

首先应尽快消除有害因素的来源，同时将事故受照人员撤离现场，检查人员受危害的程度。并积极采取救护措施，及时向上级部门报告。根据事故的性质、受照的不同剂量水平和不同病程，迅速采取相应对策和治疗措施。在抢救中应首先处理危及生命的外伤、出血和休克等，对估计受照剂量较大者应选用抗辐射药物。对疑有体表污染的人员，应进行体表污染的监测，首先处理危及生命的外伤、出血和休克等，并迅速进行去污染处理，防止污染的扩散。

对事故受照人员逐个登记并建立档案，除进行及时诊断和治疗外，尚应根据其受照情况和损伤程度进行医学处理及相应的随访观察，以便及时发现可能出现的远期效应，达到早期诊断和治疗的目的。

外照射事故受照人员 可根据受照人员的初期症状、体征、外周血淋巴细胞绝对数和事故剂量重建计算机方法估算早期剂量，并参照其他物理剂量的估算结果，迅速作出病情的初步估计。有条件者可进行外周血淋巴细胞染色体畸变分析（适用剂量范围为 0.1~5.0Gy）和淋巴细胞微核测定（适用剂量范围为 0.25~5.0Gy）等作进一步的生物学剂量估算。

根据核与放射事故的分级救治要求，进行分级救治，全身受照射剂量小于 0.1Gy 者可作一般医学检查，确定是否需要治疗；受照剂量大于 0.25Gy 者应予以对症治疗；对受照剂量大于 0.5Gy 者应住院观察，并给予及时治疗；受照剂量大于 1Gy 者，必须住院严密观察和治疗；对受照剂量大于 2Gy 患者应送专科医院救治。

内照射事故受照人员 放射性核素可经呼吸道、消化道、皮肤伤口甚至完好的皮肤进入体内造成内照射损伤。内照射的判定可依据污染史（事故性质、事故现场放射性核素的种类、浓度、人体污染途径等），进行生物样品的放射性测定分析（如血、尿、粪及其他内容物等）和全身或局部体外放射性测量，用事故剂量重建计算机方法估算剂量，并结合临床表现等综合判定。

对放射性核素进入人体内时，应进行如下的医学处理：①尽早清除初始进入部位的放射性核素，包括彻底洗消体表污染和防止污染物的扩散；疑有吸入时，应清拭鼻腔、含漱和祛痰，必要时使用局部血管收缩剂，有摄入时，可催吐、洗胃及使用缓泻剂和阻吸收药物。②根据放射性核素的种类和摄入量，尽早选用相应药物进行促排治疗；有放射性碘进入体内，应服用稳定性碘；有氚进入体内时应大量饮水或补液。

对超过 5 个年摄入量限值（ALI）的放射性核素内照射人员应进行医学观察及相应的治疗；超过 20 个 ALI 者属于严重内照射，应进行长期、严密的医学观察和积极治疗，并注意远期效应。

（苏 旭 张良安）

shìgù xiànchǎng jiùzhì

事故现场救治（curing of the accident area）

在发生严重核和放射事故的情况下，对严重损伤甚至造成严重复合伤的一些人员进行现场救治的过程。这时抢救生命是第一的，因此必须进行现场救治。现场救治主要分两个方面，一是现场抢救；二是可延迟处理伤员救治。

现场抢救 为保护被抢救者与抢救者，若现场辐射水平较高，应首先将伤员迅速撤离事故现场，然后再进行相应的医学处理。暂且不管污染水平如何，用常规的急救方法抢救生命，如窒息、出血等。因为放射性污染不会立即危及生命。实施抢救时，先根据伤员的伤情做出初步（紧急）分类诊断。对危重伤员应立即组织抢救，优先进行紧急处理。

急救中，应着重注意以下几点：①灭火。应帮助重伤员脱离现场和灭火，如脱去着火衣服，用雨衣覆灭等，嘱咐伤员不要张口喊叫，防止呼吸道烧伤。②止血。有出血者（内、外出血）要及时止血。③固定。对伤员的骨折要做到切实固定。④包扎。一般创伤要及时包扎；烧伤一般不要包扎，保护创面，不受任何物品接触；对污染创面在现场不能清洗，只能简单擦拭后包扎（敷料应统一处理）。⑤抗休克。大出血、胸腹冲击伤、严重骨折以及大面积中、重度烧伤、冲击伤易发生休克，可给予镇静和镇疼药品，或用其他简单的防暑或保温方法进行防治，尽可能给予口服液体，输液时要做到"少量缓速"。⑥防治窒息。严重呼吸道烧伤、肺水肿和泥沙阻塞上呼吸道的伤员及昏迷伤员，出现舌后坠情况均可能发生窒息；应清除伤员口腔内泥沙，采取半卧位姿势，牵舌引出，加以预防；已发生窒息者，要立即做气管切开，或用大号针头在环甲筋膜处刺入，以保持呼吸道畅通。

现场伤员处置以抢救生命为

主要内容，其次才是防止"二次损伤"，或尽量减轻伤残及合并症。处置原则是简单易行，快捷有效。处置方法尽量采用无创措施，一般仅给予基础生命支持（BLS）；在关键情况下，给予气管插管和补液用药等生命支持（ALS）治疗手段。

在紧急处理伤员苏醒、血压和血容量恢复和稳定后，及时去污处理。有手术指征的伤员应尽快做早期外科处理，无手术指征的伤员可继续进行一般程序的治疗。

对合并化学损伤的伤员应优先处理。无危及生命的急症伤员经自救、互救和初步除污染后，应尽快使其离开现场，并到紧急分类站接受医学检查和处理。

可延迟处理伤员救治　需要做以下 6 方面处理：①进入紧急分类站前，应对全部伤员进行体表和创面放射性污染测量，若污染程度超过规定的控制水平，应及时去污直至达到或低于控制水平。②根据具体情况，酌情给予稳定性碘或抗辐射药。③询问病史时，要特别注意了解事故时伤员所处的位置和条件（如有无屏蔽物，与辐射源的距离，在现场的停留时间，事故后的活动情况等）。注意有无听力减退、声音嘶哑、皮肤红斑、水肿、头痛、腹痛、腹泻、呕吐及其开始发生的时间和次数等。怀疑有冲击伤的伤员，应进一步做 X 线检查及血红蛋白、血清谷丙转氨酶和谷草转氨酶活性测定。有皮肤红斑和水肿的，除逐一记录出现的部位、开始时间和范围外，应尽量拍摄彩色照片。受照人员尽可能每隔 12~24 小时查一次外周血白细胞数及分类、网织红细胞和淋巴细胞绝对数。④条件许可时，可抽取静脉血做淋巴细胞染色体培养，留尿样、鼻拭物和血液标本等做放射性测量；收集能用作估计伤员受照剂量的物品（如个人剂量计）和资料（包括受照前健康检查资料）等，以备日后做进一步诊断的参考。⑤伤员人数较多时，那些临床症状轻微、白细胞无明显升高和白细胞分类无明显左移，淋巴细胞绝对值减少不明显的伤员，不一定收入医院观察，但需在伤后 12、24 和 48 小时到门诊复查。临床症状，特别是呕吐和皮肤红斑、水肿较重，白细胞数明显升高和白细胞分类明显右移，淋巴细胞绝对值减少较明显的伤员，需住院治疗和观察，并应尽快后送到二级医疗救治单位。⑥伤情严重、暂时无法后送的伤员继续留置抢救，待伤情稳定后再根据情况处理。条件许可时，那些伤情较重或伤情难以判断的伤员可送往上级医疗救治单位。

临床症状明显的伤员可给予对症处理，但应尽量避免使用对淋巴细胞计数有影响的药品（如肾上腺皮质激素、抗辐射药及输血等）或进行 X 线检查。如需使用，应采血后再用，防止对诊断指标的干扰。体内放射性污染超过规定限值时，应及时采取促排或阻吸收措施。

要加强对伤员的心理疏导，伤员很容易受来自外界暗示的影响，应让伤员感到自己有康复的机会，给予良性的暗示通常有利于伤员的康复。为伤员在现场附近安排一个暂时没有危险的地方休息，使其暂时脱离受照的危险。短时间的生理上的放松和休息对心理上的康复也有很好的作用。要引导伤员的情感发泄，伤员的恐惧和焦虑常常加重伤情，适当的情感发泄与康复过程密切相关。

应当强调，放射性污染（无论是外污染还是内污染）绝不会危及生命，因此放射性评价或去污绝不能先于充分的医疗救治。以下按照其重要性顺序，列举出受污染和受伤病人的处理项目：急救和复苏；稳定病情；治疗严重损伤；防止或减少内污染；评价外污染并去污；治疗其他不太严重的损伤；防止对治疗区的污染和其他人受到污染；尽量减少对治疗人员的外照射；评价内污染；治疗内污染；评价局部放射损伤或放射烧伤；对受到严重全身照射或体内污染的病人进行长期、全面的随访观察；细心向病人和家属介绍可能出现的长期效应和危险。

（苏　旭　张良安）

jíxìng sǔnshāng bìngrén hòusòng

急性损伤病人后送　（evacuation of patients with acute injury）

将伤病员从前方送往后方的卫勤保障工作。损伤人员后送时，应将全部临床资料（包括检查结果、留采的物品和采集的样品等）随损伤人员同时后送；重度和重度以上损伤人员后送时，须有专人护送并注意防止休克。

运送损伤人员的方式应当适合每个伤员的具体情况。疏散被照射的病人，一般不需要特别防护，但应避免有的病人可能造成污染扩散，特别是在核设施现场没有进行全面辐射监测和消除污染的情况下。应将伤员适当地用床单毯子包裹。带有隔离单可隔绝空气的多用途担架及内衬为可处理塑料内壁的救护车等，是运送污染人员最理想的设备。

伤员运输途中还应注意下列事项：①严密观察伤员生命体征的改变，包括神志、血压、呼吸、心率和口唇颜色等。②随时检查具体损伤和治疗措施的改变情况，如外伤包扎固定后有无继续出血、肢体肿胀改变及远端血供是否缺乏、脊柱固定是否松动、各种引流管是否畅通、输液管是否安全可靠、氧气供应是否充足及仪器设备工作是否正常等。③对发现的问题及时采取必要的处理和调整，目的在于维持伤员在途中生命体征平稳。④在严密监控下适当给予镇静或镇痛治疗，防止伤员坠落或碰伤，适当保暖或降温，酌情添加补液或药品支持。⑤对于有特殊需要的伤病员采取防光、声刺激或颠簸等措施。⑥必要时停车抢救。⑦注意与清醒伤员的语言交流，除能了解伤员意识状态外，还可以及时给予心理治疗，帮助缓解紧张情绪，有利于稳定伤员生命体征。

安全转运伤员的一个重要条件是通信联络应当畅通可靠，包括车载电话和专用无线电台。指挥中心除了随时向急救车发布护送人员的指令外，还要及时通知事态变化、道路交通拥堵情况，并指点迷路司机；护送人员也需要及时向指挥中心汇报伤员伤情变化和任务完成情况，并需提前联络接受医院。目前，部分急救车还安装了卫星定位系统（GPS），有利于指挥者随时了解掌握车辆转运情况并就近调度派车。

转运陪护医务人员在出发前务必仔细了解前期抢救情况，聆听经治医生介绍，并认真阅读及携带早期病历。在转运过程中，须随时记录伤情变化、所给处理及反应结果和仍然存在的主要问题。到达指定医院后须向接诊医生认真交代病情，包括口头介绍和转交所有病历资料，交接双方还都应该在病历或记录表格上签字。

（苏　旭　张良安）

yìngjí zhǔnbèi hé xiāngyìng shǐyòng de biāozhǔn

应急准备和响应使用的标准

（criteria for use in emergency preparedness and response） 在防护行动和其他响应行动中，任何情况下为避免或减少严重的确定性效应，给出的急性剂量通用标准和限制应急工作人员受照的指导值。

急性剂量通用标准　采取预防紧急防护行动（即使在困难的条件下）当预期剂量低于急性剂量通用标准；提供公共信息和报警；开展紧急去污。当接受的剂量达到（或超过）内照射急性剂量通用标准，应立即执行体检、咨询，并明确医学处置方法；进行污染控制；开展促排；开展长期健康监护；提供全面的心理辅导。事故应急中，人员外照射受照时间 10 小时内接受的剂量（AD）称为外照射急性剂量。IAEA 规定的外照射急性剂量通用标准如下：

$AD_{红骨髓} \leqslant 1Gy$；$AD_{胎儿} \leqslant 0.1Gy$；$AD_{组织} \leqslant 25Gy$，表皮下深度为 0.5cm，广度为 $100cm^2$ 的组织；$AD_{皮肤} \leqslant 10Gy$，表皮下深度为 0.4mm，广度 $100cm^2$ 的真皮的剂量。

事故应急中，人员内照射摄入周期 30 天内引起的剂量（$AD(\Delta)$）称为内照射急性剂量。

IAEA 规定的内照射急性剂量通用标准如下：

$AD(\Delta)_{红骨髓} \leqslant 0.2Gy$　当放射性核素的原子序数 Z≥90；

$AD(\Delta)_{红骨髓} \leqslant 2Gy$　　　当放射性核素的原子序数 Z≤89；

$AD(\Delta)_{甲状腺} \leqslant 2Gy$；

$AD(\Delta)_{肺} \leqslant 30Gy$　　指肺泡间质区域；

$AD(\Delta)_{结肠} \leqslant 20Gy$；

$AD(\Delta)_{胎儿} \leqslant 0.1Gy$　　指在子宫内发育时期。

指导值　不同应急救援工作要求的限制应急工作人员受照的指导值是不一样的，表 1 中列出了 IAEA 规定工作人员受照指导值。

（苏　旭　张良安）

fàngshè sǔnshāng yīxué yìngjí jiùzhì

放射损伤医学应急救治

（medical emergency curing for radiological injury） 医疗救治的首要任务是将受照或可能受照的人员进行分类。分类的主要依据是估计的辐射损伤程度及所需的医疗类型和水平。一般可将受照人员分成 3 类。

第一类，是受到大剂量照射或可能受到大剂量照射的人员。这类人员若有危及生命的损伤症状，如创伤、外伤、出血、休克、烧伤和/或化学污染，应进行紧急医学处理，还应同时进行特殊检查（如血细胞计数、细胞遗传学检查和 HLA 配型取血样），以便

表 1　限制应急工作人员受照的指导值

救援任务	指导值
救生命行动	$HP(10) < 500$ mSv 对他人的预期效益明显大于紧急工人自己的健康风险时，可以超过这个值，并且采取的行动应是救援工作人员自愿的，了解和接受这种健康风险。
为防止严重确定性效应的行动和防止灾难性的条件发展可能显著影响人与环境的行动	$HP(10) < 500$ mSv
采取行动，以避免大的集体剂量	$HP(10) < 100$ mSv

估计损伤程度和提供最初的治疗依据。若条件许可，应尽快在现场进行必要的检查。

第二类，是可能已经受到外照射的人员、有体表或体内污染的人员或怀疑受到某种剂量水平的照射而需要进行一定等级医学处理的人员。对这类人员，需预先制定行动计划，并应在事故医学处理中心进行再分类。可把这些受伤人员再分成 3 个亚类，即全身受照者、身体局部受照者和受放射性核素污染者。同时应确定可供利用的地区级和/或国家级医疗设施。照后一段时间，多数受照者可由内科医师处理，以便进行适当的检查和随访。这些基本检查应按中国放射性疾病诊断标准进行。对损伤严重程度的进一步分类应主要根据临床和生物学指标。

第三类，是可能只受到低剂量照射而无其他损伤的人员，对这类人员应作为门诊病人登记，并定期进行观察。

损伤的严重程度取决于受照剂量和剂量率、身体的受照范围、有关组织的辐射敏感性以及器官系统的重要性。当全身受照时，损伤比较严重；同样的剂量，身体部分受照，对健康影响较小。吸收剂量在 3.5Gy 时，如不进行治疗，通常可导致 50% 的受照人员在两个月内死亡。进行适当的支持疗法，$LD_{50/60}$ 可增加到 5.0~6.0 Gy。

（苏　旭　张良安）

放射损伤三级医疗救治体系

（grade system of medical curing for radiological injury）　具体落实放射损伤分级医疗救治任务的健全的组织机构。各级医学应急组织在诊断和治疗放射损伤时，应依照国家的相关标准进行。对核事故中发生的非放射损伤和普通疾病，可按一般临床常规进行诊断和治疗。中国对核事故时受照人员的分级救治实行三级医疗救治体系。

一级医疗救治的组织机构和任务　包括以下几个方面。

组织机构　一级医疗救治又称现场救护或场内救治。一级医疗救治主要由事故发生单位的基层医疗卫生机构组织实施，必要时可请求场外支援。一级医疗救治可在组织自救的基础上，由经过专门训练的卫生人员、放射防护人员、剂量人员及医护人员进行。

主要任务　一级医疗救治的主要任务是发现和救出伤员，对伤员进行初步医学处理，抢救需紧急处理的危重伤员：①首先将受照人员进行初步分类诊断，对需要紧急处理的危重伤员立即进行紧急处理；对无需紧急处理的人员尽快使其撤离事故现场，到临时分类站接受医学检查和处理。②初步估计受照人员的受照剂量，必要时酌情给予稳定性碘和/或放射损伤防治药物。③对人员进行体表放射性污染检查和初步去污染处理，并注意防止污染扩散。④初步判断伤员有无放射性核素体内污染，必要时及早采取阻吸收和促排措施。⑤收集、留取可估计受照剂量的物品和生物样品。⑥根据初步分类诊断，确定就地观察治疗或后送，对临床症状轻微、血象无明显变化的可在就近门诊复查；临床症状较重、血象变化较明显的应住院观察治疗，并尽快送到二级医疗救治单位；伤情严重，暂时不宜后送的可继续就地抢救，待伤情稳定后及时后送；伤情严重或诊断困难的，在条件允许下可直接后送到三级医疗救治单位。⑦填写伤员登记表，并将有关临床资料随同伤员一起后送；伤情严重的应有专人护送，严密观察病情和随时注意防治休克。

在实施现场救护时，应遵循快速有效、边发现边抢救、先重后轻、对危重伤员先抢救后除染以及保护抢救者的原则。为适应一级救治的需要，对一级医疗救治单位的医务人员和管理人员等，需进行技术教育和培训；为保证应急响应的顺利进行，平时应对工作人员和家属进行普及教育。

一般实施程序　医学应急救援人员的准备：医学应急救援人员在核设施出现严重故障或核设施附近发生自然灾害，危及核设施安全，有可能发生事故时，应做好应急待命。一旦事故发生，抢救人员应迅速做好个人防护，如穿戴简易防护衣具、配备辐射剂量仪、酌情使用稳定碘和放射损伤防治药物等。根据地面照射量率和规定的应急照射水平，确定在污染区内的安全停留时间。进行严重损伤病人的现场抢救和救治。

二级医疗救治的组织机构和任务　包括以下几个方面。

组织机构　二级医疗救治又称地区救治或当地救治。二级医疗救治机构由核设施所在省、自治区和直辖市事先指定的应急医疗救治单位组织实施，必要时可请求三级医疗救治单位支援。二级医疗救治单位同样必须掌握一个多学科、可随时召集提供咨询和专业协助的专家名单，包括外科学、血液学、放射医学和辐射剂量学等方面的专家。二级医疗救治单位要做到让那些在该医院能够处理（如需实施外科手术）的危重病人得到及时住院和救治处理。为适应二级医疗救治的需要，二级医疗救治单位的医务人员和管理人员应接受专业教育与培训。

尽管在这一级机构不可能拥有大量专门处理核事故伤员的资源，不可能装备像隔离室、专门处理放射性污染伤口的手术室和应付突发性事故的救治条件，但也决不能忽视这部分卫生资源在核事故医学应急中的特殊作用。如承担核事故医学救治任务的医疗单位，可在现有条件基础上，为受放射性污染的病人设置随时可被启用的专门通道，直接通向放射性污染处理室；设置典型的无菌手术室，可开展常规手术；具有处理体外放射性污染并防止放射性污染扩散的条件等。

主要任务 其主要任务包括：①收治中度和中度以下急性放射病、放射复合伤、放射性核素内污染人员和严重的非放射损伤人员。②对有体表残留放射性核素污染的人员进行进一步去污处理，对污染伤口采取相应的处理措施。③对确定有放射性核素体内污染的人员，应根据核素的种类、污染水平以及全身和/或主要受照器官的受照剂量，及时采取治疗措施，污染严重或难以处理的伤员可及时转送到三级医疗救治单位。④详细记录病史、全面系统检查，进一步确定伤员的受照剂量和损伤程度，进行二次分类处理。将重度和重度以上急性放射病和放射复合伤病人送到三级医疗救治机构治疗；暂时不宜后送的，可就地观察和治疗；伤情难以判定的，可请有关专家会诊或及时后送。

三级医疗救治的组织机构和任务 包括以下几个方面。

组织机构 三级医疗救治由国家指定的设有放射损伤治疗专科综合性医院实施。三级医疗救治单位应当同时具有处理外照射辐射事故和放射性物质污染事故的能力。要做好这两类事故的救治工作，需要与相关研究单位或专业实验室密切合作。三级医疗机构的医务人员应当全面掌握有关核事故医学应急放射损伤防诊治方面的理论与技术，还要熟悉有关隔离和无菌处理技术。涉及的专业人员是多方面的，其中包括辐射剂量学家。辐射剂量学家除需及时判断受照射剂量外，还应提供关于事故受照剂量的空间和时间分布情况，这对于预后的判断十分重要。

主要任务 三级医疗救治的主要任务是收治重度和重度以上的急性放射病、放射复合伤和严重放射性核素内污染伤员，进一步作出明确地诊断，并给予良好的专科治疗。必要时，对一、二级医疗救治给予支援和指导。

实施二级和三级医疗救治时，应根据实际情况做好以下工作：①进行比较全面的放射性污染检查：根据本级救治任务和条件，对伤员作进一步体表放射性污染检测，为了解体内污染情况，除测量生物样品（鼻拭物、血、尿、便等）放射性或核素组成外，还可根据需要进行甲状腺或整体放射性测量，以确定体内污染水平及放射性核素组分。②进行血液学检查：对血细胞（白细胞总数及分类、淋巴细胞和网织红细胞）进行连续动态观察，尽可能每天一次，必要时应对淋巴细胞染色体畸变再次检查，以便对外照射损伤程度作出判断。③进行其他检查：必要时应对伤员进行全面的血液学、血液生化学、细菌学、脑血流图、骨骼X射线摄片、眼晶体和眼底以及精液检查，作为临床预后判断和远期效应对比分析的基础。④进行确定性诊断和治疗。

（苏 旭 张良安）

wàizhàoshè shìgù bìngrén jìliàng gūsuàn

外照射事故病人剂量估算

（patient dose estimation of the accident in external exposure） 在外照射事故中对病人受照剂量的估算过程。主要有 X 和 γ 射线外照射剂量、中子外照射剂量估算和电子外照射剂量估算。

X 和 γ 射线剂量的估算方法

X 和 γ 射线剂量的估算方法分为了两大类，即：有个人监测资料和无个人监测资料。

有个人监测资料 在有个人监测资料的情况下，器官剂量估算应优先使用这些资料，其重建模式为：

$$D_T = \frac{C_{kT} H_p(d)}{C_{kP}} \quad (1)$$

式中：D_T 为 T 器官的剂量，单位为 Gy；$H_P(d)$ 为个人剂量当量，单位为 Sv，对 X 射线和 γ 射线外照射，一般 $d = 10$ cm，当射线能量 <20 keV 应考虑 $d = 0.07$ cm 的情况，当考虑眼晶体辐射损伤时，$d = 3$ cm；C_{kp} 为从空气比释动能到个人剂量的转换系数，单位为 Sv/Gy，其值可以从 ICRP74 号出版物中查到，注意这个值是射线能量和入射角的函数；C_{kT} 为空气比释动能到器官剂量的转换系数，单位为 Gy/Gy，既是能量的函数，也是入射角的函数，常用器官剂量的转换系数可从 ICRP74 号出版物中查到。

无个人监测资料时的情况 这时，只要带电粒子平衡条件能得到满足，又有射线能量信息时，可用以下公式估算器官剂量。

$$D_T = C_{kT}\dot{K} \cdot \frac{(\mu_{en}/\rho)_w}{(\mu_{en}/\rho)_a} \cdot t \cdot (1-g) \qquad (2)$$

式中：$\dot{K}$ 为人员所处位置的空气比释动能率，单位为 Gy·h^{-1}；$(\mu_{en}/\rho)_a$ 和 $(\mu_{en}/\rho)_w$ 分别为空气与组织的质量能量吸收系数，常用值可以在一般剂量学书中查到；t 为累积受照时间，单位为 h；g 为电离辐射产生的次级电子消耗于韧致辐射的能量占其初始能量的份额。在空气中，对于钴-60 和铯-137γ 射线，$g = 0.3\%$，对于光子最大能量小于 300 keV 的 X 射线，g 值可忽略不计。

估算基础信息主要有以下几个方面：场所的剂量信息，这些信息有空气比释动能、周围剂量当量、定向剂量当量和注量的测量结果；源的信息，主要的源的活度，或离源 1 m 处的空气比释动能率；其他信息，如医用 X 射线工作者的工作量和防护情况等。

由于 ICRP74 号出版物仅给出了空气比释动能到器官剂量的转换系数，因此，不管是什么样的信息，都应首先估算出空气比释动能或空气比释动能率，再用它去估算器官剂量。在这些估算中，要特别注意信息的空间位置，最好应修正到与个人监测个人剂量计佩戴相对的位置。

中子外照射器官剂量的估算方法 中子外照射器官剂量的估算方法也分为了两大类，即：有个人监测资料和无个人监测资料。

有个人监测资料 在有个人监测资料的情况下，器官剂量重建应优先使用这些资料，其剂量估算模式与 X 和 γ 的情况类似，不过这时的转换系数是不同的。

有辐射场注量资料的情况 ①这时需要有辐射场注量和中子能量信息，可以用以下公式计算器官剂量当量。

$$D_T = C_{\phi T} \cdot \phi \qquad (3)$$

式中：$C_{\phi T}$ 为中子注量到器官剂量的转换系数，单位为 pGy cm^2；φ 为中子注量，单位为 cm^{-2}。②当有中子辐射场周围剂量当量监测数据和中子能量信息时，此时应基于周围剂量当量监测数据先计算出中子注量，再用公式（3）计算器官剂量。

有中子源发射量的信息 有中子源的发射参数时，可先计算出中子辐射场的注量，再用公式（3）计算器官剂量。

电子外照射器官剂量的估算方法 辐射防护实用量不能用于电子线束，因此没有个人剂量当量的信息。为此，在器官剂量的重建中仅用辐射场注量和定向剂量当量的监测数据。

当有电子辐射场注量和能量信息时，在 AP 照射条件下，可以用以下公式计算器官剂量当量。

$$D_T = C_{e\phi T} \cdot \phi_e \qquad (4)$$

式中：$C_{e\phi T}$ 为电子注量到器官剂量的转换系数，单位为 pGy cm^2，其值可以从 ICRP74 号出版物中查到；Φ_e 为中子注量，单位为 cm^{-2}。

当有电子辐射场定向剂量当量监测数据和中子能量信息时，可先计算出中子注量，再用公式（4）计算器官剂量。

（苏　旭　张良安）

nèizhàoshè shìgù bìngrén jìliàng gūsuàn

内照射事故病人剂量估算

（patient dose estimation of the accident in internal exposure）通过吸入、食入等途径引起的内照射事故病人的剂量估算。

内照射事故病人剂量估算方法 基本估算公式如下：

$$H_T(\tau) = I_0 h_T(\tau) \qquad (1)$$

$$E(\tau) = I_0 e(\tau) \qquad (2)$$

式中：$H_T(\tau)$ 为待积器官当量剂量，单位为 Sv；$E(\tau)$ 为待积有效剂量，单位为 Sv；I_0 为放射性核素的摄入量，单位为 Bq；$h_T(\tau)$ 为待积组织或器官的剂量系数，它是每单位摄入量引起的待积组织或器官剂量预定值，单位 Sv/Bq；$e(\tau)$ 为待积有效剂量系数，它是每单位摄入量引起的待积有效剂量预定值，单位 Sv/Bq。

ICRP 对 $h_T(\tau)$ 和 $e(\tau)$ 值进行了计算，并在其相应的出版物中公布出来。因此，原则上只要能估算出摄入量（I_0）再结合 ICRP 给出的 $h_T(\tau)$ 或 $e(\tau)$ 值，就可以方便地计算出待积组织当量剂量 $H_T(\tau)$ 或待积有效剂量 $E(\tau)$。

摄入量 I_0 的估算方法 摄入量 I_0 的估算方法主要有三种：一是通过人们对食物、水和空气的消耗量并结合对这些物质的放射性监测，对人们的摄入量进行估算（以下简称消耗量方法）；第二种方法是利用内照射个人剂量监测数据进行摄入量估算，这时包括特殊和常规个人剂量监测两种（简称个人监测方法）；第三种是核突发事件下（核恐怖和核电事故）依据核事故现场的实测资料建立了一套事故内照射剂量估算的经验公式（突发事件下使用的简单方法）。

（苏　旭　张良安）

zhíyè jiànkāng jiānhù

职业健康监护 （occupational health surveillance） 为保证放射工作人员参加工作时及参加工作后都能适任其拟承担或所承担的工作任务而进行的医学检查和评价。以预防为目的，根据劳动

者的职业接触史，通过系统地定期或不定期的医学健康检查和健康相关资料的收集，连续性地监测劳动者的健康状况，分析劳动者健康变化与所接触的职业病危害因素的关系，并及时地将健康检查和资料分析结果报告给用人单位和个人，以便及时采取干预措施，保护劳动者健康。改善作业环境或生产工艺，加强个人防护的建议和措施，预防职业暴露对劳动者健康损害的发生。职业健康检查是职业健康监护的主要方法，也是职业健康监护资料的主要来源。

职业健康检查是应用医学临床检查和相关的实验室检查对接触职业危害的群体进行筛检性的医学健康检查，其目的是早期发现个体与职业危害接触有关的健康损害、职业病或职业禁忌证，以便及时采取干预措施。职业健康检查作为职业健康监护的主要方法，强调其是预防性的健康检查，即是在劳动者出现明确的临床症状并寻求医生之前进行的健康检查。作为职业健康监护的主要内容和方法，职业健康检查是通过某一群体中个体的健康状况的变化，分析这种变化的趋势和倾向性及其发生、发展和分布的规律，反映群体可能的健康问题以及和作业环境接触职业病危害因素的关系。

中国职业健康监护相关法规中规定，职业健康监护包括职业健康检查和职业健康监护档案管理，职业健康检查包括上岗前、在岗期间、离岗时和应急健康检查，以及离岗后的医学随访检查。

目标疾病 职业病是由于在职业活动中接触职业病危害因素而直接引起的疾病，因此，职业病是职业健康监护的目标疾病。

职业禁忌证指劳动者从事特定职业或者接触特定职业病危害因素时，比一般职业人群更易于遭受职业病危害和罹患职业病，或者可能导致原有自身疾病病情加重；或者在从事作业过程中诱发，可能导致对他人生命健康构成危险疾病的个人特殊生理或者病理状态。在确定职业禁忌证时，必须遵循为劳动者提供充分就业机会的原则。

放射工作人员职业健康检查包括上岗前、在岗期间、离岗时、受到应急照射或事故照射时的健康检查，以及职业性放射性疾病患者和受到过量照射放射工作人员的医学随访观察。放射工作人员的职业健康监护应以职业医学的一般原则为基础，主要目的是评价放射工作人员对于其预期工作的适任和持续适任的程度。

放射工作人员职业健康检查的工作程序应符合 GBZ 188—2007 的规定。放射工作单位应当在收到职业健康检查报告的 7 天内，如实告知放射工作人员，并将检查结论记录在《放射工作人员证》中。放射工作单位对疑似职业性放射性疾病病人应当按规定向所在地卫生行政部门报告，并按照职业健康检查机构的要求安排其进行职业性放射性疾病诊断或医学观察。

放射工作人员的健康标准按照 GBZ 98 执行。核电厂操纵员的健康标准应符合 GBZ 98 和 GBZ/T 164 的要求。

放射工作人员职业健康检查 包括以下几个检查。

上岗前职业健康检查 上岗前职业健康检查应评价工作人员的健康状况和对预期从事工作的适宜性，还应确定哪些工作人员需要在工作过程中采取特别预防措施。应系统、仔细、准确地询问职业史和进行医学检查并详细记录，以便为上岗后定期或事故等健康检查提供基础信息。

上岗前职业健康检查中，应明确受检者对是否从事放射工作提出明确建议：①可以从事放射工作。②或在一定限制条件下可从事放射工作（如不可从事需采取呼吸防护措施的放射工作）。③或者不应（或不宜）从事放射工作。

在岗期间定期职业健康检查放射工作单位应当组织上岗后的放射工作人员定期进行职业健康检查。放射工作人员在岗期间职业健康检查的周期为 1～2 年，但不得超过 2 年。核电厂操纵员在岗期间职业健康检查每年一次。必要时，可适当增加检查次数。

在岗期间定期职业健康检查项目如发现异常，应根据实际情况，适当增加检查频度和必要的检查项目。需要复查时可根据复查要求增加相应的检查项目。

从事放射工作后的情况，应记录：①从事放射工作的工种、工龄、操作方式和工作量。②对放射工作的适任情况。③从事放射工作后，患过何种疾病及治疗、转归情况。④有无受到医疗照射、过量照射、应急照射和事故照射等情况。⑤上岗后至本次检查期间的累积受照剂量。

根据放射工作人员的职业史、医学史、症状及体征、放射工作类型、方式和靶器官的不同，在岗期间定期职业健康检查时应适当增加有针对性的检查项目。例如，疑有内污染可能，可根据放射性核素的理化性质和代谢过程进行相关的器官功能检查和核素测定；对于吸烟而且在粉尘和/或放射性气体、微粒暴露环境作业的放射工作人员，应进行痰细胞学检查；对于所受辐射照射或其他危险因素超过相关的限值的工作人员，应安排特殊检查和评价。

应将在岗期间定期职业健康检查结果与上岗前进行对照、比较，以便判断放射工作人员对其工作的适任性和继续适任性，发现疑似职业性放射性疾病。

上岗后定期职业健康检查中，对受检者是否从事放射工作提出相关建议：①可继续原放射工作。②或在一定限制条件下可从事放射工作（例如，不可从事需采取呼吸防护措施的放射工作）。③或暂时脱离放射工作。④或不宜再做放射工作而调整做其他非放射工作。

放射工作单位对职业健康检查机构认定不宜继续从事放射工作的人员，应及时调离放射工作岗位，并调换合适的非放射工作岗位；对需要复查和医学观察的放射工作人员，应当及时予以安排。放射工作单位不得安排怀孕的妇女参与应急处理和有可能造成职业性内照射的工作，哺乳期妇女在其哺乳期间应避免接受职业性内照射。

离岗时职业健康检查 放射工作人员脱离放射工作岗位时，放射工作单位应当对其进行离岗时的职业健康检查，以确定其停止放射工作时的健康状况。

应急照射或事故照射的健康检查 对受到应急照射或事故照射的放射工作人员，放射工作单位应当及时组织健康检查。

放射工作人员职业健康监护档案管理 放射工作单位应当为放射工作人员建立并终生保存职业健康监护档案。放射工作人员职业健康监护档案应包括以下内容：①职业史、既往病史和职业

照射接触史。②历次职业健康检查结果及评价处理意见。③职业性放射性疾病诊疗和医学随访观察等健康资料。

放射工作人员职业健康监护档案应有专人负责管理，妥善保存。应采取有效措施维护放射工作人员的职业健康隐私权和保密权。

（赵万欣　白羽）

fàngshèxìng jíbìng

放射性疾病（radiation induced diseases） 电离辐射所致损伤或疾病的总称。放射性疾病是个很宽泛的概念：从局部到全身；从轻微到严重。放射性疾病又分职业性和非职业性，放射工作人员在职业活动中由电离辐射所引发的疾病称职业性放射性疾病。总之，电离辐射所引起的不同类型、不同程度的损伤和疾病统称为放射性疾病。

病因 自19世纪末相继发现X射线、铀和镭，并向科学界提出了"放射性"这一概念后不久，人们就注意到射线对人体的危害，并陆续出现了人体损伤的报道。早期由于人们对放射性认识不足，缺乏基本防护知识和防护措施，致使部分职业受照人员受到不同程度的局部或全身损害。随着原子能事业的发展和放射性同位素的广泛应用，人们受到电离辐射照射的机会日益增加，因此，有关电离辐射对人体危害的研究也日益受到重视。尽管随着放射卫生防护工作的逐步加强和改善，这类危害正逐渐有所控制，但辐射事故仍时有发生，以致造成一定数量的事故受照人员的伤亡。由大剂量具有穿透性的高频电磁波（如X和γ射线）或高LET的中子引起，也可由亚原子粒子形成的带正、负电荷的粒子（如β

粒子）引起。在平时，放射事故照射可引起急性或亚急性放射病以及皮肤损伤。

接触放射线的人员不注重防护，长期受照于超过剂量限值的射线，也可得慢性放射病。可能发生慢性外照射放射病的工种有：从事射线诊断、治疗的医务人员，使用放射性核素或X线机探伤的工人，核反应堆、加速器的工作人员及使用中子或γ源的地质勘探人员等。特别是在核武器袭击和大规模核事故情况下，其后果更为严重，伤亡人数更多，伤情也更为复杂，除单纯放射损伤外，还往往复合有烧伤和/或冲击伤，即不同类型的放射性复合伤。如1945年8月发生在日本广岛和长崎的原子弹爆炸、1986年发生在苏联切尔诺贝利核电站的事故是至今为止造成人员辐射伤亡的最为严重的事例。

发病机制 受损伤的主要是细胞。组织受损的轻重取决于放射线剂量大小，受损伤的细胞多少、范围和受照部位的器官和组织的重要与否。剂量大，受照细胞多，特别是分裂增殖对放射敏感的细胞多，则细胞死亡快，组织器官，如淋巴组织、造血组织、生殖细胞、肠黏膜、皮肤等受损严重。剂量小，对细胞的损害就小，而且损伤可以恢复。一般认为，放射的直接损伤表现为细胞的死亡，不能再增殖新的组织，抵抗力降低，血管破裂出血，组织崩溃，出凝血时间延长等；放射的间接效应可以是引发肿瘤、白血病，寿命缩短，反复感染，贫血和溃疡等。

放射的局部损伤可在受照后几个月或几年后才出现，如慢性皮肤溃疡、剥脱、肿胀和恶性变等。全身性疾病只有在机体内几个器

官组织受损或全身受照时才发生。细胞受损伤后器官组织丧失功能，出现临床症状造成放射病。

临床表现 放射性疾病中各个疾病间既有其个性，又有其共性。其个性即各疾病的临床特点，在此不一一赘述。其共性主要是造血系统改变，多数患者有乏力、头晕、头痛、睡眠障碍、记忆力减退与心悸等自主神经系统功能紊乱的表现。有的出现牙龈渗血、鼻出血、皮下淤点、淤斑等出血倾向。部分男性患者有性欲减退、阳痿，女性患者出现月经失调、痛经、闭经等。

诊断 一般来说，外照射急性放射病的剂量-效应关系比较明确。在有明确的全身大剂量照射史的情况下，根据临床表现和剂量估算的结果，对其诊断并不十分困难。但在不明照射史的情况下，由于此类疾病尚未被广大一般医务人员所熟知，近年来国内外都曾有误诊的报道。这些病人皆非放射职业人员，在受到意外照射后的短时间内即使出现了胃肠症状，血常规变化和局部皮肤损伤等足以提示患有急性放射病的临床表现，但却被分别误诊为食物中毒、烈性传染病、接触性皮炎等。从而，既延误了病人的救治时机，又使放射源继续处于失控状态，使其他人继续受到照射，从而造成更加严重的后果。这是值得吸取的沉痛教训。在这种情况下，淋巴细胞染色体畸变分析往往可提供确诊的重要依据。还必须根据受照史，特别是受照剂量参数，全面分析其剂量-效应关系、临床表现、体征、实验室检查等并排除其他因素或疾病方能做出正确的诊断。

诊断依据 职业性放射性疾病的诊断应依据中国职业病目录给出的职业性放射性疾病进行诊断，包括的疾病种类有：①外照射急性放射病。②外照射亚急性放射病。③外照射慢性放射病。④内照射放射病。⑤放射性皮肤疾病。⑥放射性肿瘤。⑦放射性骨损伤。⑧放射性甲状腺疾病。⑨放射性性腺疾病。⑩放射复合伤。⑪根据《职业性放射性疾病诊断标准（总则）》可以诊断的其他放射性损伤。

治疗 根据病情，暂时脱离射线或调离放射工作。慢性放射性疾病出现各种血细胞减少和出血、凝血障碍，按血液病相应原则处理，出现的其他症状可按各自所属的专科进行处理即可

预防 放射性工作者应严格遵守操作规程和防护规定，以减少不必要的照射。辐射源与工作人员之间应按射线性质安置屏蔽物；操作要熟练，缩短接触放射源的时间；设法增加与放射源之间的距离，以减少照射剂量。应进行严格的就业前体检。活动性肺结核、糖尿病、肾小球肾炎、内分泌及血液系统疾病，均属接触射线的禁忌证。定期体格检查，建立个人健康和剂量档案资料。使用放射源时应设置醒目标志，以防意外。放射性疾病最为显著的特点就是，疾病前状态和疾病之间的密切关系，以及对疾病前状态的正确处理对防止和减缓疾病的发生和发展至关重要。这是由于辐射效应的宽泛性、滞后性和可逆性所决定的。如过量照射，仅是对受到超过剂量当量限值照射人员的状态描述，不构成疾病。若将其纳入长期有计划的随访观察，则有可能早期发现可能的远期效应，及时治疗，就可能挽救生命。再如放射性核素内污染，也仅仅是就体内放射性核素种类和/或数量的一种状态的描述，也不构成疾病。但及时地采取阻吸收和加速排出的治疗，减少放射性核素体内负荷量，从而减少其对靶器官的照射，就可能延缓或降低若干年后放射性肿瘤的发病率。放射性核素的体表沾染与放射性皮肤损伤及皮肤癌，也是同样道理。

（赵永成　姜恩海）

wàizhàoshè jíxìng fàngshèbìng

外照射急性放射病（acute radiation sickness from external exposure） 人体一次或短时间（数日）内受到大剂量照射引起的全身性疾病。当受到大于 1Gy 的均匀或比较均匀的全身照射即可引起急性放射病。

发病类型 一般分为骨髓型急性放射病、肠型急性放射病、脑型急性放射病三种类型。

骨髓型急性放射病（bone marrow form of acute radiation sickness） 是以骨髓造血组织损伤为基本病变，以白细胞和血小板数减少、感染、出血等为主要临床表现。又称造血型急性放射病（hemtopoietic form of acute radiation sickness）。具有典型阶段性病程的急性放射病。根据其受照剂量大小及病情的严重程度，又分为轻、中、重和极重度四度；具有初期、假愈期、极期和恢复期四阶段病程的急性放射病。

肠型急性放射病（intestinal form of acute radiation sickness） 是以胃肠道损伤（肠黏膜坏死脱落）为基本病变，以频繁呕吐、严重腹泻、腹痛以及水电解质代谢严重紊乱为主要临床表现，具有初期、假愈期和极期三阶段病程的严重的急性放射病。

脑型急性放射病（cerebral form of acute radiation sickness）

是以脑组织损伤为基本病变，以意识障碍、定向力丧失、共济失调、肌张力增强、抽搐、震颤等中枢神经系统症状为主要临床表现，具有初期和极期两阶段病程的极其严重的急性放射病。

病因 包括以下几种。

核武器所致的辐射 核武器是一种具有巨大杀伤力和破坏力的武器，其威力用"TNT 当量"表示，在核爆炸时，光辐射、冲击波、核辐射和放射性沾染是一种能在较长时间起作用的杀伤因素，近年来的研究证实，核爆炸时形成的震动力和强电磁辐射对人体也有一定的伤害作用；人员多同时或相继遭受两种以上性质不同杀伤因素的损伤而发生核爆复合伤，空爆时复合伤的发生率为 30% ~ 50%，而地爆时复合伤的发生率为 60% ~ 80%，复合伤一般分两类，一类称为放射复合伤，以放射损伤为主；具有明显的急性放射病的特征，病情进展快，症状出现早且严重，感染和休克发生率高，烧伤和创伤愈合延缓，死亡率高。另一类称为非放射复合伤，以烧伤、冲击伤为主。

异常照射或事故性照射 ①大型核设施事故所致的辐射。包括核电站、研究用核反应堆、核燃料加工厂、核燃料后处理厂等由于违反操作规程等原因可发生辐射事故，其中核临界事故很少见。核临界事故引发的急性放射病由瞬发中子和 γ 射线引起，但主要来自中子照射；2001 年小梅特勒（Mettler FA Jr）等综合报道了从 1945 至 1999 年发生于美国，前苏联，南斯拉夫，比利时，阿根廷和日本等国共 23 起核临界事故概况，导致 20 人死亡。②放射源失控引起的照射。辐射

技术已被广泛用于农作物育种、工业探伤、地质探矿、科学研究等领域，一般多采用小型 γ 射线放射源，由于管理不善、运输途中丢失、放置地点不安全、废物处理不当等原因，导致放射源被拾、被偷事故时有发生。③职业性辐射装置事故放射治疗机辐照装置、加速器等由于操作不当等原因导致放射工作人员受照。

医疗照射 包括：①肿瘤及其他治疗中的医疗照射。放射治疗是治疗某些恶性肿瘤和个别良性肿瘤重要治疗手段之一，常用的放射治疗机多用产生 γ 射线的钴-60 铯-137 铱-192 为放射源，近年来也用加速器。1972 年的武汉某医院钴-60 治疗机发生事故，放射源脱落在滤板上导致 20 名肿瘤病人受到意外照射，其中 15 人发生急性放射病。②造血干细胞移植中需行全身照射进行常规预处理。造血干细胞移植已被广泛用于急、慢性白血病及某些遗传性疾病和肿瘤性疾病的治疗，移植前免疫抑制预处理是重要的环节，其方法是大剂量射线全身照射和化疗药物的应用，大剂量射线全身照射可以导致急性放射病。

应急照射 即事先有计划可控制的超过剂量当量限值的照射，在事故救援时可发生应急照射，一般不会导致急性放射病，苏联的切尔诺贝利核电站事故导致部分参加救援和应急处理人员发生了急性放射病。

发病机制 急性放射病的发病特点是射线作为一种物理性致伤因素，与其他物理、化学、生物的致伤因素一样，在达到一定强度时可使机体发生形态学改变和功能障碍而致病，另外，射线具有很强的穿透能力，并可导致受照物质发生电离；因此，全身

受到大剂量照射所致的急性放射病有其独特的发病学特点：

病程具有明显的阶段性 以造血组织为主要损伤的急性骨髓型放射病，其临床经过表现为明显的阶段性，病程可分为初期、假愈期、极期和恢复期。当照射剂量增大而发生肠型或脑型急性放射病时，其病程分期虽不十分明显，但仍有一定的阶段性。

在一定受照剂量内，机体有自行恢复的可能性。实验研究表明，机体受到大剂量射线照射后只要保留 1% 的骨髓造血细胞，机体的造血功能就有可能恢复，动物接受致死剂量照射后，虽已死亡，但骨髓造血功能仍有恢复的迹象，这种自行恢复的潜力，表明治疗的可能性。

病理反应 各型放射病之间的病变不是截然分开，如骨髓型放射病以造血组织病变为主，同时也存在着胃肠道组织的病变；肠型放射病：以胃肠道病变为主，同时也存在着造血组织的病变，且比骨髓型放射病更严重；脑型放射病：以中枢神经系病变为主，但由于脑型放射病病程短，使造血组织及胃肠道组织的损伤未能发展下去。

组织细胞病变辐射损伤后，迅速发生细胞的变性、坏死，且累及广泛地组织器官。特别是敏感组织细胞，如淋巴细胞、造血细胞、生精细胞、肠上皮细胞，随着剂量的增大，敏感性较低的组织也发生细胞变性、坏死，其损伤病变往往同时发生。骨髓型放射病最早出现病理变化是淋巴细胞、幼稚造血细胞发生变性和坏死，出现细胞核固缩、核破裂、核溶解等改变，以后造血细胞迅速减少，肠腺和绒毛上皮细胞发生广泛变性坏死，肠绒毛裸露、

黏膜枯萎等病变。在脑型放射病中小脑颗粒细胞、脑神经细胞发生变性、坏死改变。

出血和血管病变小血管特别是毛细血管、细动脉，细静脉为辐射较敏感组织之一。照射后数小时即可出现小血管扩张、充血、血淤滞、微血栓、水肿和出血；血管内皮细胞变性以致坏死。急性放射病早期出血可能是小血管损伤所致，而极期的全身性出血主要是血小板数量、功能的异常，凝血障碍及小血管损伤等综合作用的结果；出血部位好发于血管丰富、代谢和功能活跃的脏器。出血多呈斑点状。某些疏松组织或脏器（如肺、皮下、黏膜下层等）易发生广泛或弥漫性出血。胃肠道和膀胱可见大量血性液体积聚或血凝块。因急性放射病各型的存活时间不同，出血病变也有较大差异，脑型放射病存活时间短，除脑内小出血外，一般少有出血病变；肠型放射病存活时间较长者，一些脏器可有明显出血；骨髓型放射病中重要脏器的出血可能是其死亡的主要原因。

继发性感染是急性放射病最严重的并发症，也是致死的主要原因之一。由于造血功能障碍、免疫功能的抑制、皮肤和黏膜的屏障功能的减弱，使机体抗感染的能力显著下降，导致大量致病菌的繁殖，而继发感染。感染主要来源于上呼吸道、消化道和破损皮肤。以口腔、肠道和肺感染为多见。辐射事故中受照剂量＞6Gy以上者，大多数都有口咽部黏膜炎的描述。肺感染最常见的是引起出血性坏死性肺炎。细菌从局部感染灶播散至血流，引起全身感染，可表现为败血症及脓毒血症。在病程早期以革兰阳性球菌为主，在较晚期以革兰阴性球菌为主，在病程后期以真菌感染为主。尸检的病例中，在许多脏器可见到真菌感染灶，其菌种主要为念珠菌、曲霉菌等。

骨髓型急性放射病 主要病变发生在造血组织，包括骨髓和淋巴组织，尤其是幼稚的造血细胞损伤更为明显，造血细胞坏死、出血和感染是骨髓型急性放射病中的基本病变，除此之外，其他系统也发生不同程度的改变。

肠型急性放射病 主要病变发生在胃肠系统，其中以肠道病变较重，而胃病变相对较轻；小肠最突出的病理变化为黏膜广泛水肿、出血和坏死脱落。受照后1~2天，小肠黏膜上皮发生变性、坏死和崩解，接着绒毛上皮发生广泛坏死，致肠壁变薄，黏膜枯萎、肠绒毛裸露，大量液体和血液从肠壁渗出，形成水样便或血样便，便中可见坏死脱落的肠黏膜。其他系统也有不同程度的变化，骨髓中的造血细胞消失，导致骨髓空虚，淋巴结萎缩。在其他组织器官中，也可见不同程度的变性坏死。如睾丸生精上皮细胞的坏死。根据有限的尸检病例，肉眼检查可见：①肠黏膜面呈黄绿色、凹凸不平、污秽状厚层"假膜"，部分可与肠壁脱离，漂浮在肠腔中。②肠黏膜面大范围的弥漫性出血或肠腔内积血。③肠黏膜表面平滑，绒毛和皱襞消失，肠壁菲薄，有散在片状或点状出血。显微镜检查可见：小肠黏膜上皮完全脱落，绒毛裸露或绒毛结构消失。黏膜内肠腺（隐窝）破坏，残存少许的坏死肠腺上皮细胞，且有畸形。有研究认为在黏膜上皮广泛坏死脱落的同时，出现畸形细胞是肠型放射病病理诊断的重要依据。黏膜下层水肿，血管扩张、充血、出血、小血管壁的纤维素性坏死也是常见病变。肠壁的平滑肌、肌间的神经细胞也有变性。结肠病变与小肠基本相似。此外，食管、胃黏膜变性、坏死，部分或全部脱落。

脑型急性放射病 主要病变发生在中枢神经系统，病变部位遍及大脑、小脑、间脑、脑干及脊髓，以小脑、基底核、丘脑和脑皮质等部位病变最显著，其他如胃肠系统、造血系统、淋巴组织和心血管系统等也有显著的病理改变，然而由于病程短，患者多于3天之内死亡，观察不到以后的演变过程。

临床表现 临床表现主要取决于受照剂量，受照剂量与放射病的分型、病程长短及病人预后都有密切关系。全身受照剂量10Gy以下时，造血组织损伤（如骨髓）是决定病情发展的主要损伤，主要表现为全血细胞减少、各种病原微生物的感染、多发性出血等表现；当受照剂量增大时胃肠道损伤为主要损伤，表现为严重的呕吐、腹泻，常出现血性腹泻（血水便）、脱水和电解质紊乱，受照者多在2周内死亡；当受照剂量进一步增大时中枢系统损伤为主要损伤，表现为意识障碍、共济失调、抽搐等中枢神经系统症状，受照者多在2~3内死亡。急性放射病根据其受照剂量大小、临床表现和基本病理特点，分为骨髓型、肠型、脑型三种类型。

外照射骨髓型急性放射病 骨髓型轻度急性放射病：全身受照剂量在1~2Gy之间．受照几天内可能会出现头晕、乏力、失眠、轻度食欲不振等症状。一般不发生脱发、出血和感染等临床表现，约有1/3的病人可无明显症状。

其造血系统损伤较轻，有些病人在受照后1~2天白细胞总数可出现一过性升高，此后逐渐减低，照后30天前后可降至3~4×10⁹/L；白细胞涂片检查可见少量的核棘突和核固缩现象，血小板、红细胞数量和血红蛋白值无明显变化。受照后2~3个月白细胞数可恢复至受照前的水平或有小幅度波动。

骨髓型中度和重度急性放射病：当人体受到2~4Gy和4~6Gy照射时，可发生中度和重度骨髓型急性放射病。两者临床经过相似，只是病情的严重程度有所不同。其临床经过可分为初期、假愈期、极期、恢复期。

初期反应期（照射当日至照后4天）：病人可有头晕、乏力、食欲减退、恶心呕吐，伴有颜面潮红、腮腺肿大、眼结合膜充血、口唇肿胀等局部表现。中度病人呕吐多发生在照射后2小时后，一般持续1天，呕吐3~5次，呕吐物为胃内容物；头部或上半身照射为主的病人，呕吐次数可增加致10余次，恶心和食欲减退可持续1~3天。照后数小时至照后1天白细胞数可有升高或减少，照后1~2天外周血淋巴细胞绝对值急剧下降且与伤情严重程度呈正比，中度病人可降至0.9×10⁹/L左右；而重度病人除上述症状外，常伴有心悸、失眠、发烧等表现，上述初期症状较早且重。重度病人外周血淋巴细胞绝对值急剧下降多降至0.6×10⁹/L左右。

假愈期（照后5~20天）：初期症状明显减轻或消失。此期一般持续2周左右，但是造血损伤仍在继续发展，表现在白细胞和血小板数持续减少，其下降速度与照射剂量和病情有关；在假愈期末开始有脱发表现，假愈期的长短是病情轻重的重要标志之一，中度病例假愈期可延续至照后20~30天，重度病例一般延续至照后15~25天。

极期（照后20~35天）：极期是各种临床表现明显出现的阶段。在造血功能严重受损的基础上，出血、感染是威胁病人生命的主要原因，口咽部是最常见的感染部位，还可能发生肺炎、尿路感染和肠道感染等，易导致败血症；部分中度病人可仅有出血倾向，但重度病人可发生严重的大出血。同时极期还伴有电解质紊乱。中度和重度骨髓型急性放射病的临床表现虽严重，但机体仍存在恢复的潜力，在极期末骨髓造血功能已开始恢复，只要给予积极合理的治疗，就可进入恢复期。极期开始的先兆：①全身一般状况进一步变差，如精神不佳、食欲变差、周身不适等。②出现明显的皮肤出血倾向。③有明显的脱毛脱发。④白细胞数≤2×10⁹/L，血小板降至≤20×10⁹/L。⑤血沉降率加快，如出现发热、明显出血、再度呕吐等临床表现。

恢复期（照后35~60天）：经治疗后一般都能度过极期而步入恢复期。骨髓造血功能开始恢复。各种临床症状得以改善。但性腺损伤恢复较慢。

骨髓型极重度急性放射病当人体受到6Gy以上照射时便可发生骨髓型极重度急性放射病。其临床经过和主要症状与骨髓型重度放射病大致相似，只不过临床症状更重、且死亡率高，至今还没有临床救治成功的文献报告。主要临床表现是：全血细胞减少、感染、出血、物质代谢紊乱、多脏器功能衰竭等。

肠型放射病 照射剂量在10Gy以上时，以胃肠道损伤为主，表现拒食、频繁呕吐、重者呕吐胆汁，腹泻血水样便，泻出物中含有肠黏膜脱落物，腹痛、大便失禁等。同时伴有脱水、血液浓缩、电解质紊乱等。部分病人可发生肠套叠、肠梗阻等严重并发症。肠型病人的造血损伤非常严重，已不能自身恢复。虽然经过给予各种优良的治疗和护理，最终仍死于造血衰竭（感染、出血等）及多脏器功能衰竭的并发症。受照后严重呕吐和腹泻，如伤后2~5天内血红蛋白上升至110%以上。应注意肠型急性放射病的发生。

脑型放射病 当照射剂量在>50Gy时，以脑损伤为主，表现站立不稳、步态蹒跚等共济失调表现，定向力障碍，眼球震颤、强直抽搐，角弓反张等征象；骨髓和肠道损伤均不能恢复。病人均在3天内死亡。实验室检查：血液浓缩、白细胞数升高后急剧下降。骨髓穿刺物为水样，细胞很少。

中子急性放射病的临床表现特点：①胃肠道损伤早而重，早期死亡率比同剂量γ射线急性放射病重。②造血损伤严重，外周血细胞下降迅速，感染出现早而重。③性腺损伤严重。④免疫系统损伤。⑤远后效应重，晶体的白内障，同比致畸率，远期癌症发生率明显提高。

诊断与鉴别诊断 外照射急性放射病的诊断主要依据：受照射史；主要临床表现；实验室检查；急性放射病新的诊断方法；除外具有相似临床表现的其他疾病。

受照射历史 收集放射源的种类、活度、不同距离的剂量率、接触放射源的累积时间、受照者的体位、与放射源距离、放射源屏蔽情况，有无佩戴个人剂量计。受照剂量的确定主要有物理剂量和生物剂量。前者有早期、快速、合理地提供受照者的剂量分布、器官剂量、全身剂量等参数。后者作为制订治疗计划的依据。

临床表现　受照早期没有物理和生物剂量数据，主要依据早期症状进行诊断，因此，早期分类诊断在受照后即刻进行，主要依据如下：初期的症状和体征（呕吐，腹泻，面部潮红、口唇疱疹、肿胀、腮腺肿大等体征，多次呕吐）；淋巴细胞变化（图1）。

在全面检查和严密观察病情发展的过程中，表1和下页表2进行综合分析，进一步确定临床分度及分期诊断。

骨髓型，肠型和脑型急性放射病的鉴别诊断　急性放射病分型诊断的要点是肠型与极重度骨髓型放射病的鉴别。根据受照后病人的临床表现、受照剂量及病程即可区分三型放射病（下页表3）。

关于急性放射病新的诊断方法　2001年，德国学者 Fliedner TM 等提出了一个新的急性放射病临床诊断策略。在这一临床诊断方案中，作者提出了损伤等级（response category）的概念，用以半定量地描述急性辐射损伤的严重程度。方案实施的步骤是先将极为复杂的急性放射病临床症状和体征分类，分别划归4个效应系统：神经血管系统（N）、造血系统（H）、皮肤系统（C）和胃肠系统（G）；其次是采用半定量的指标分别描述单个的体征或症状，每个症状均按严重程度划分为4个等级：1级为轻微损伤，2级为中度损伤，3级为重度损伤，

4级则为非常严重致命的损伤，如果某一器官没有出现可观察到的症状，则为0，最严重症状的损伤等级决定某一效应系统的损伤等级。综合4个早期效应系统的损伤等级评定结果，作为对患者

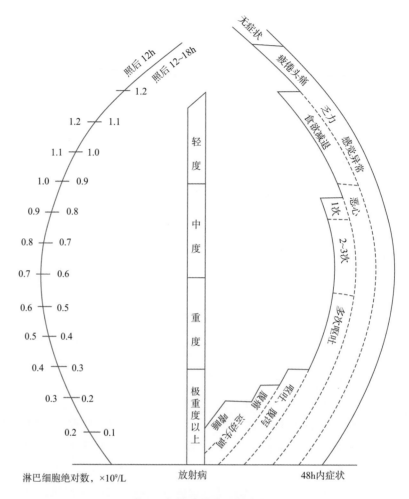

图1　急性放射病早期诊断图

注：按照后12小时或24~48小时内淋巴细胞绝对值和该时间内病人出现过的最重症状（图右柱内侧实线下角）作一连线通过中央柱，柱内所标志的程度就是病人可能的诊断；如在照后6小时对病人进行诊断时，则仅根据病人出现过的最重症状（图右柱内侧实线的上缘）作一水平横线至中央柱，依柱内所标志的程度加以判断，但其误差较照后24~48小时判断时大。第一次淋巴细胞检查应在使用肾上腺皮质激素和抗辐射药物前进行。

表1　骨髓型急性放射病的初期反应和受照剂量下限

分度	初期表现	照后1~2天淋巴细胞绝对数数最低值/(×10⁹/L)	受照剂量下限/(Gy)
轻度	乏力、不适、食欲减退	1.2	1.0
中度	头晕、乏力、食欲减退、恶心，1~2小时后呕吐、白细胞数短暂上升后下降	0.9	2.0
重度	1小时后多次呕吐，可有腹泻，腮腺肿大，白细胞数明显下降	0.6	4.0
极重度	1小时内多次呕吐和腹泻、休克、腮腺肿大，白细胞数急剧下降	0.3	6.0

表2 骨髓型急性放射病的临床诊断依据

分期和分度		轻度	中度	重度	极重度
初期	呕吐	−	+	++	+++
	腹泻	−	−	−~+	+~++
极期	照后，天	极期不明显	20~30	15~25	<10
	口咽炎	−	+	++	++~+++
	最高体温（℃）	<38	38~39	>39	>39
	脱发	−	+~++	+++	+~+++
	出血	−	+~++	+++	−~+++
	柏油便	−	−	++	+++
	腹泻	−	−	++	+++
	拒食	−	−	±	+
	衰竭	−	−	++	+++
	白细胞最低值（×10⁹/L）	>2.0	1.0~2.0	0.2~1.0	<0.2
受照剂量下限（Gy）		1.0	2.0	4.0	6.0

注：+、++、+++分别表示轻、中、重。

表3 3型急性放射病的临床鉴别诊断要点

项目	极重度骨髓型	肠型	脑型
共济失调	−	−	+++
肌张力增强	−	−	+++
肢体震颤	−	−	++
抽搐	−	−	+++
眼球震颤	−	−	++
昏迷	−	+	++
呕吐胆汁	±	++	+~++
稀水便	+	+++	+
血水便	−	+++	+
柏油便	+++	−~++	±
腹痛	−	++	+
血红蛋白升高	−	++	++
最高体温（℃）	>39	↑或↓	↓
脱发	+~+++	−~+++	−
出血	−~+++	−~++	−
受照剂量（Gy）	6~10	10~50	>50
病程，天	<30	<5	<5

注：+++表示严重，++为中度，+为轻度，−为不发生。

由照射诱发的主要临床症状和体征的加权描述，可以用作判断预后的指标。在急性放射病的治疗过程中，定期对患者进行各项检查并进行损伤等级的评估，有助于及时反映病程的发展，提示治疗所需要的重要信息。

除外具有相似临床表现的其他疾病 急性放射病曾被误诊为"食物中毒""蜂窝织炎""急性再生障碍性贫血"等疾病，因此，内科、外科、烧伤科或急诊科医生首诊遇到原因不明的呕吐、腹泻、皮肤红斑或急性全血细胞减少等病人时应想到急性放射病。如1992年山西忻州钴-60事故，不知道当地有放射源，3人先后有脱发、皮肤烧伤，误诊为丹毒。高热、出血、白细胞和血小板减少误诊为烈性传染病。只是在另一较轻病人来北京，初诊为再障，经会诊后查血淋巴细胞染色体畸变后，才确诊为急性放射病，再追查到放射源。

实验室检查 ①白细胞数的变化（表4）。②淋巴细胞绝对值的变化：随着受照剂量的增加照后1~2天的淋巴细胞绝对值也明显的减少。③血小板数也随着受照剂量的增加而明显地减少。常与白细胞减少大致平行。④照后早期血红蛋含量升高有助于肠型和脑型的诊断。⑤骨髓象的变化：骨髓受抑制程度与受照剂量密切相关。⑥淋巴细胞染色体畸变分析及微核率测定：人体受照早期，即可引起染色体的畸变，且畸变率与照射剂量有较好的量效关系，通过刻度曲线回归方程估算人体所受的剂量-即生物剂量，在早期诊断中十分有意义。微核率是与染色体畸变有同样意义的一项指

表4 骨髓型急性放射病白细胞变化

分度	减少速度（×10⁹/L·d）	+7d值（×10⁹/L）	+10d值（×10⁹/L）	<1×10⁹/L时间（+d）	最低值（×10⁹/L）	最低值时间（+d）
轻度		4.5	4.0		>3.0	
中度	<0.25	3.5	3.0	20~32	1.0~3.0	35~45
重度	0.25~0.6	2.5	2.0	8~20	<1.0	25~35
极重度	>0.6	1.5	1.0	<8	<0.5	<21

标，且更简便。⑦生物剂量诊断中还有早熟凝集染色体技术（premature condensation chromosome，PCC）和体细胞基因突变（hprt 基因、GPA 基因）、染色体荧光原位杂交等。

治疗 包括以下几个方面。

治疗原则 不同外照射剂量所致的各型放射病应采取不同的治疗措施。急性放射病分不同期也各有侧重，应针对各期的主要损伤采取不同的治疗。

骨髓型急性放射病：早期应用辐射防治药物、改善微循环和造血微环境等；合理应用造血生长因子，促进造血功能的恢复；根据不同分度与分期的特点，适度采用抗感染、抗出血、防止和纠正电解质代谢紊乱等综合对症支持治疗。对估计受照剂量 >8Gy，自身造血不能恢复的病人，做造血干细胞移植的准备与实施。

肠型急性放射病：早期应用可以减轻肠道损伤的药物；纠正脱水、电解质紊乱和酸碱平衡失调，积极给予合理的抗感染等综合对症治疗；尽早实施造血干细胞移植，以便重建造血功能。

脑型急性放射病：早期镇静解痉、抗休克、强心、改善微循环等对症治疗。

治疗措施 包括以下几个方面。

早期治疗 包括：①合理应用辐射防治药物：例如"500"针剂、"523"片、"408"片。②改善微循环和造血微环境：可酌情应用低分子右旋糖酐、复方丹参注射液、维生素 C、山莨菪碱等药物。

对症综合治疗感染是急性放射病主要并发症和致死原因，因此抗感染是急性放射病的重要环节。根据急性放射病不同的分型、

分期、分度建立不同的抗感染措施。①根据病情建立不同的消毒隔离制度，这是对抗外源性感染的有力措施之一。可分为简易保护性隔离、环境灭菌消毒隔离、全环境保护隔离（total environmental protection，TEP）后两种分别适用于中度偏重、重度的骨髓型急性放射病病人。全环境保护隔离包括层流病房和层流罩。②抗感染：急性放射病的感染主要是内源性与条件致病菌感染为主。疾病早期以皮肤、口腔及呼吸道革兰阳性菌居多，疾病后期多为革兰阴性菌，也常见混合感染，后期因菌群失调可出现一种或多种真菌感染，还可发生病毒、卡氏肺孢子虫及结核感染。应针对不同致病菌选择恰当的药物。在抗感染中早期应用大剂量丙种球蛋白是很有效的措施。输注经过 γ 射线照射 15～25Gy 的全血、血浆也有助于增强免疫功能和抗感染。

防治出血：急性放射病人的出血，尤其是重要脏器的大出血，也是导致病人死亡的重要原因。临床实践表明，出血大致分为 3 个阶段：①早期出血主要与微循环障碍和微血管损伤有关。②中期出血，发生在假愈期，主要与血小板减少和功能改变、微血管损伤和血液凝固状态改变有关。③极期的出血尤其在感染发热后，可能是在造血衰减、微血管损伤和血凝障碍基础上，因严重感染诱发而加重。目前有效的止血措施是输注新鲜全血或血小板悬液。卡巴克洛、维生素 C 及芦丁有改善毛细血管功能作用。纠正凝血障碍常用药物有 6-氨基己酸、维生素 K、凝血酶原复合物、纤维蛋白原、巴曲酶等。

特殊治疗 包括以下几种。

造血生长因子（HGF）的应用：近十余年来，应用造血因子改善辐射造血损伤取得良好的疗效。常用的造血因子有重组人粒-巨噬细胞系集落刺激因子（rhGM-CSF）、重组人粒系集落刺激因子（rhG-CSF）、巨核细胞系集落刺激因子（Meg-CSF）、红细胞生成素（EPO）等，其中以 rhM-CSF、rhGM-CSF 临床应用较成熟。美国国家战略储备辐射工作组于 2004 年对急性放射病使用造血因子提出以下建议：适用对象：①全身或身体大部分吸收剂量 3Gy～10Gy。②合并多处创伤或烧伤，吸收剂量 2Gy～6Gy。③小于 12 岁和大于 60 岁的病人吸收剂量 2Gy。使用时间：受照当天尽早使用。停用时间：中性粒细胞绝对数（ANC）大于 1.0×10^9/L，如果停用造血因子后 ANC 重新降至 0.5×10^9/L，可再用造血因子治疗。使用剂量：rhG-CSF（或 rhGM-CSF）300μg/d [6～10 μg/（kg·d）]，使用前注意做过敏试验，以免发生过敏性休克等过敏反应。IAEA 在《辐射损伤的诊断和治疗》中指出：当受照射后 48 小时内淋巴细胞 < 1.5×10^9/L，并伴有照后 5 小时内发生呕吐、腹泻、厌食、虚弱无力等症状时，应考虑使用造血因子。估计吸收剂量>2Gy 时，应尽早使用 G-CSF 或 GM-CSF 及 EPO，联合使用造血因子可有更好的效果，造血因子的副作用包括发热、头痛、血小板减少等。

造血干细胞移植治疗急性放射病：①当照射剂量过大时，导致骨髓严重受损，体内残存的造血干细胞太少，造血功能难以恢复，此时行造血干细胞移植是治疗急性放射病合理的积极选择。造血干细胞移植分为异基因移植、

同基因移植和自体造血干细胞移植，异基因移植受 HLA 限制；根据造血干细胞来源分为骨髓、脐带血和动员的外周血。②适应证：极重度骨髓型急性放射病和轻度肠型急性放射病是造血干细胞移植的适应证，SNSRWG 认为，在照射 7～10Gy 后，没有明显烧伤和其他重要器官损伤可以考虑骨髓移植，如果照射后 6 天粒细胞计数仍 > $0.5×10^9/L$，血小板计数 > $100×10^9/L$，说明体内有残存造血而不适宜造血干细胞移植。③造血干细胞移植预处理方法：有清髓性与非清髓性（小移植）造血干细胞移植两种方法。前者为传统的方法，临床应用的多，已积累了许多有益的经验。后者是近几年才在临床开展，其中关键是预处理中使用免疫抑制剂的剂量和种类如何掌握。④造血干细胞移植治疗急性放射病的时机：应当是越早越好，应选择照后 7 天内进行造血干细胞移植。而肠型急性放射病整个病程短仅约两周，因而更应在照射后头几天内进行。⑤移植造血干细胞的数量：移植足够数量的造血干细胞是移植成功或失败的关键条件，同种骨髓移植一般为 $(2～3)×10^8/kg$。HLA 单倍体相合或不全相合骨髓移植时采量宜更多。为确保移植骨髓细胞的质量，宜采用多点穿刺少量抽吸的采髓方法，以尽量减少外周血的混入。⑥造血干细胞移植后的并发症临床表现非常复杂，常见的并发症有出血性膀胱炎（HC），是由预处理中使用的药物（环磷酰胺）直接毒性或尿道病毒感染引起。还有急性移植物抗宿主病（aGVHD）是异基因移植重要并发症，是供者成熟 T 细胞和受者抗原提呈细胞（APC）相互作用导致靶器官受损

表现。一般发生在移植后 100 天内，靶器官多为皮肤、肠道、肝脏。发生率高达 70%～80%，死亡率为 20%～30%。皮肤：多始发于手掌及足跟，呈斑丘疹，重时可出现水疱，局部有瘙痒或疼痛。肝脏：胆管内皮受损引起胆源性肝病，可有黄疸。胆红素升高及 ALT 改变。胃肠道：表现为恶心及墨绿色水样便。腹泻可用来评价肠道 aGVHD 的严重程度。甲泼尼龙是治疗 aGVHD 的常规药，2mg/（kg·d）；与 CSA 联合治疗 2 周，如症状完全缓解可缓慢减量。除此外还有移植后感染、移植后神经系统并发症、移植后肺部并发症、肾脏并发症、心脏并发症、口腔黏膜炎、肝静脉闭塞综合征、植入综合征、弥漫性肺出血、感染等。预防早期并发症：在急性放射病基础上实施造血干细胞移植，势必会影响多种组织器官，造成各种并发症。

转归及预后 事故照射导致的急性放射病的病情和临床特点不但与受照剂量大小、剂量率有直接量效关系，且与均匀程度密切相关。在某些事故照射中，受照者身体与放射源之间处于变动状态，或受屏蔽，或有时放射源紧贴身体某一部位，因而全身各部位受照射的均匀程度不同。可以大致分为均匀照射或比较均匀照射、不均匀照射和极不均匀照射三大类。一般从国内外资料看，重度以下骨髓型急性放射病经过积极治疗均能存活，但到目前为止，无论移植或是细胞因子治疗，受照射剂量大于 8Gy 的放射病病例尚无长期存活的报道，肠型放射病存活时间 10～15 天。脑型放射病病情危重，病人一般在 2～3 天内死亡。

（赵永成　邢志伟）

外照射亚急性放射病（subacute radiation sickness from external exposure）　人体在较长时间内（数周—数月）连续或间断受到较低剂量率，较大累积剂量外照射所引起的一种全身性疾病。通常起病隐袭、分期不明显，临床上以造血功能障碍为主，可伴微循环障碍及生殖功能低下。根据临床表现及造血功能损伤程度分为轻、重两度。

病因　小型放射源（钴-60、铯-137、铱-192）失控，被拾、被盗，致使人体在较长时间内受到不规则、不均匀的连续或间断的照射；受照剂量率一般较小，通常低于 10cGy/min 或 mGy/min 水平，受照时间不易判断，物理剂量估计十分困难。

病理改变　本病的主要病理过程为造血组织损伤，表现为骨髓增生减低，常伴有纤维组织增生；肝脾、淋巴结髓外造血，生殖系统萎缩等改变。

临床表现　本病起病隐袭，无明显的恶心、呕吐或腹泻等初期反应，临床经过时相性不明显，见不到骨髓型急性放射病时所具有的临床分期。由于照射剂量率低，照射时间长，造血组织的破坏和修复相间进行。因受照剂量率、照射间隔、累积剂量和受照者体质状况的不同，临床上所造成的损伤程度和预后也各异，一般分为轻度和重度。

轻度亚急性放射病　①起病较缓慢，自觉症状及贫血、感染、出血较轻、血象下降较慢、骨髓有一定程度的损伤。②血象：血红蛋白：男 < 120g/L，女 < 100g/L；白细胞计数 < $4.0×10^9/L$；血小板计数 < $80×10^9/L$，早期可能只出现 1～2 项的异常。③骨髓象：骨髓

至少有一个部位增生低下，在粒、红、巨三系中任1系或2~3系细胞减少。④脱离射线，充分治疗，可望恢复。

重度亚急性放射病 ①起病较快，乏力、头晕、食欲减低，心悸气短等症状较明显，血细胞减少且进行性加重，常并发感染，出血。②血常规：血红蛋白<80g/L，网织红细胞<1%，白细胞<1.0×10⁹/L，中性粒细胞绝对值<0.5×10⁹/L，血小板<20×10⁹/L。③骨髓象：多部位增生减低，粒、红、巨三系细胞明显减少，非造血细胞增多，如增生活跃须有淋巴细胞比值的增加。④脱离射线，充分治疗后，恢复缓慢且不完全，或不能阻止病情的发展、恶化，有转化为骨髓增生异常综合征（MDS），白血病，或经MDS最终再转化为白血病的可能。

实验室检查 包括以下几个方面。

造血功能改变 ①外周血：表现为白细胞减少或白细胞和血小板减少；严重表现为全血细胞减少。经治疗血象恢复时往往白细胞最先回升，血小板迟迟不能恢复正常。中性粒细胞碱性磷酸酶活性升高，阳性率及积分均升高，向MDS转化时则下降。②骨髓：骨髓有核细胞减少，增生减低或重度减低，三系中1系或2~3系增生减低，红系抑制往往重于粒系，非造血细胞增加，粒细胞可见胞体肿大、核肿胀、染色质疏松、胞质空泡、胞质中颗粒分布不均、双核，红系细胞则可见双核、畸形核、点彩等形态学改变。有丝分裂指数低于正常（6.3~10.2‰，平均8.8‰），无论红系或粒系的分裂指数均降低。

免疫功能降低 E-玫瑰花结、淋巴细胞转化实验及T淋巴细胞亚群T4/T8比值降低。

微循环障碍 本病甲皱、球结膜、眼底血管、额部阻抗式容积波等微循环检查中均有明显异常，可见眼底出血、渗出；甲皱微循环管袢弯曲异常，细长、变粗、局部扩张、丛状排列、数量减少、个别管袢内可见红细胞聚集、血流缓慢；额部阻抗或容积波可见血管阻力增大或血管扩张。

细胞遗传学改变 ①外周血淋巴细胞染色体畸变率显著增高，在畸变类型中既有近期受照射诱发的非稳定期畸变（断片、双着丝粒、着丝粒环），同时又有早先照射残存的稳定性畸变（相互易位、倒位或缺失）。②外周血淋巴细胞微核率显著升高，其升高的程度与累积剂量的大小有关。

生殖功能障碍 男性患者病情轻者精子计数及活动度减少，重者可造成终生不育。

诊断与鉴别诊断 包括以下几个方面。

诊断原则 必须依据受照史、受照剂量、临床表现和实验室检查所见，结合健康档案综合分析，并排除其他疾病，方能作出正确诊断。在较长时间（数周~数月）内，连续或间断累积接受大于全身均匀照射剂量1Gy的外照射；外周血中血细胞（1~3系）减少并出现相关的临床症状；骨髓增生减低或至少有一个部位增生减低，如增生活跃须有巨核细胞的减少和淋巴细胞的相对增加；淋巴细胞微核及染色体畸变增高，既有近期受照诱发的非稳定性畸变，同时又有早期受照残存的稳定性畸变；可伴下列实验室检查的异常：①微循环障碍。②免疫功能低下。③凝血机制障碍。④生殖功能低下；除外引起血细胞减少的其他疾病；且一般抗贫血药物治疗无效。

鉴别诊断 需排除非放射线相关的原发性与继发性的白细胞减少、再生障碍性贫血、MDS中的难治性贫血（RA）及环形铁粒幼细胞性难治性贫血（RAS）、阵发性睡眠性血红蛋白尿症、急性白血病；骨髓纤维化、恶性组织细胞增生症等疾病相鉴别。

从发病条件、起病特点及病程经过看，亚急性放射病是介于急性与慢性放射病之间的一种疾病，因此，在诊断上需与急性和慢性放射病相鉴别。但是亚急性放射病在临床表现、实验室检查等方面有其自己的特点，尤其是细胞遗传学检查中染色体畸变有其特殊改变规律（下页表1）。

治疗原则 亚急性放射病的治疗多采用综合对症治疗，其中促进造血功能恢复是关键性措施。

一般治疗：病人应脱离射线的接触，注意休息，加强营养，给予高蛋白、高热量、高维生素易消化饮食；禁用或慎用不利于造血的药物；并进行对症和支持治疗；注意精神、心理护理等特殊治疗。

轻度病人可在门诊对症治疗，重度病人需住院治疗；当白细胞<1.0×10⁹/L时应进层流洁净病房，进行保护性隔离；为促进造血功能恢复可联合应用男性蛋白同化激素及改善微循环的药物；对有中度和重度贫血者可输注全血或其有形成分；重度病人可应用造血生长因子，但不宜多种长期应用。

增强机体免疫功能，可选用免疫增强剂，如多抗甲素、左旋咪唑，丙种球蛋白等；也可配合中医中药治疗。

预后 亚急性放射病人在脱

表 1　三种外照射放射病的区别

类型	急性	亚急性	慢性
受照射时间	一次或数日内	数周-数月	数年
剂量率	较大	较小	小
主要临床表现	一般有明显的临床分期表现恶心、呕吐、腹泻、发热、感染、出血，水电解质紊乱等	头晕、乏力、出血等全血细胞减少之相应症状	无力型神经衰弱综合征及血细减少之相应症状
染色体畸变类型	早期以非稳定性畸变为主	既有早期受照射诱发的非稳定性畸变，又有早先受照射残存的稳定性畸变	无特异变化，或以稳定性畸变为主
治疗	抗感染、抗出血，纠正水电紊乱支持治疗，早期应用造血生长因子	需特殊的刺激造血药物或造血生长因子	调节自主神经的功能，适当应用刺激造血药物或造血生长因子
预后	脱离射线，积极治疗，大部分骨髓型病例可较快恢复	脱离射线，积极治疗，不易恢复，远效应骨髓增生异常综合征或白血病发生率高	脱离射线，积极治疗，有时症状可顽固存在

离射线，虽经充分治疗后，恢复缓慢，也可能病情反复，有的不能阻止病情恶化，有转化为骨髓增生异常综合征或白血病的可能。因此，病情稳定后应进行严密的医学随访，注意可能出现的远期效应，及时做相应的处理，根据恢复情况可适当参加非放射性工作。

（赵永成　邢志伟）

wàizhàoshè mànxìng fàngshèbìng

外照射慢性放射病（chronic radiation sickness from external exposure，CRS）　放射工作人员在较长时间内连续或间断受到超剂量限值的外照射，达到一定累积剂量后引起的以造血组织损伤为主并伴有其他系统改变的全身性疾病。放射反应（radiation reaction）指接触射线时间不长（一般几个月到 2 年），受照剂量不大或短期超剂量照射，出现某些无力型神经衰弱症状，自身对照白细胞数增加或减少，或波动幅度较大，分类可有嗜酸性或嗜碱性粒细胞增加，而又无其他原因可寻者，短期脱离射线即可恢复。观察对象（observed case）系指放射工龄较长，受到一定剂量照射，具有某些无力型神经衰弱症状，实验室检查显示有某些改变但尚未达到外照射慢性放射病 I 度诊断标准者。暂时脱离射线，密切观察，对症治疗并定期随访。观察 1 年后，根据病情进行诊断和处理。

发病情况　中国对 CRS 的临床诊治工作起步于 50 年代，有关 CRS 病例报道始于 1963 年。除苏联和中国外，至今未见欧美和日本等国有关 CRS 的报道，国际放射防护委员会（ICRP）将某些损伤划入确定性效应之中，例如白内障、皮肤损伤和造血系统损伤。联合国原子辐射效应科学委员会（UNSCEAR）在 1994 年报告书中使用 CRS 一词，苏联早年文献以及近年公开披露的 1964 年在南乌拉尔玛亚克（Mayak）联合企业（PA）由于技术缺陷，在放射性废物处理上缺乏经验，造成该企业大量职工患 CRS（PA 有 1596 例），并进行长达 30～35 年随访。泰恰（Techa）河沿岸居民早期诊断 940 例，沿岸不同村落中诊断为 CRS 者从 0.5% 到 19% 不等，后确诊为 66 例。1990 年在前苏联《自然》杂志发表，引起科学界极大震惊。

据全国各省级放射性疾病诊断鉴定机构，在 1991～1998 年间所诊断的慢性放射性疾病病例分析。共诊断 290 例，其中 CRS 129 例，占 44.5%；慢性放射性皮肤损伤 84 例，占 29.%；放射性白内障 77 例，占 26.6%；与 1991 年前诊断的 371 例病种相比较，外照射慢性放射病病例仍占首位，其次为放射性皮肤损伤，但放射性白内障有增加趋势。据另一文献报道，1960～1999 年中，备案的各种放射性疾病总计 542 例，居前 3 位的仍为 CRS、慢性放射皮肤损伤、放射性白内障。

病因　X、γ 和中子等来自体外的贯穿辐射照射是 CRS 的特异致病因子。因为 CRS 属确定性效应，不但有剂量阈值，也有剂量率阈值。根据苏联有关 CRS 病人剂量和中国 CRS 的估算资料，年剂量在 0.1～0.15Gy 以下，一般不会发生 CRS，但也有报道最大年剂量在 0.12～0.28Gy 时 CRS 仍有 3.2%～6.8% 的患病率。当最大年剂量为 0.2Gy 和 0.25Gy 时，其患病率分别为 2.7% 和 3.8%；当累积剂量为 1.0Gy 和 1.5Gy 时，其患病率分别为 3.6% 和 7.5%。在中国也有 CRS 病人的平均年剂量在 0.1~0.18Gy 之间。在修订标准时，为了能够反映国际新趋势，又能结合中国 CRS 病人实际资料，故在 CRS 诊断中除继续要求累积剂量达到或超过 1.5Gy 以外，又增加了平均年剂量 0.15Gy 以上，或最大年剂量 0.25 Gy 的要求。

发病机制　包括以下几个方面。

慢性放射病病理改变　包括以下几个方面。

造血系统　包括以下几个方面。

外周血液：早于骨髓，白细胞数量变化：①增高型 $>11\times10^9/L$。②波动型。③减少型 $<4\times10^9/L$。

白细胞分类计数：①中性粒细胞减少。②淋巴细胞、嗜酸、碱粒细胞增高。有时伴有血小板减少、贫血、红细胞增多症（偶尔）。

骨髓：早期不明显，后以粒细胞系为主的增生低下/成熟障碍和巨核细胞减少。

其他：①外周血微核、双核淋巴细增高。②淋巴细胞染色体畸变率增高。③骨髓间接分裂指数减低，畸形分裂细胞增高。

生殖功能　部分男性病人精子数量减少，活动力减低，死亡和畸形精子增高；女性卵巢功能减低。

肾上腺皮质　对小剂量更敏感，部分病人肾上腺皮质功能减低或对 ACTH 应激反应减低，甲状腺功能低下。

物质代谢异常　蛋白质电泳，糖耐量曲线异常。

皮肤改变　干燥脱屑，角化过度，毛发脱落，色素沉着，指甲厚脆，皮肤萎缩，赘生物，溃疡，癌变。

临床表现　包括以下几个方面。

自觉症状　CRS 主要是以造血组织损伤为主伴随其他系统改变的全身性疾病，临床特点是症状多、阳性体征少，症状早于外周血象出现改变。主要是疲乏无力、头痛、头晕、记忆力减退、睡眠障碍、易激动、食欲减退、心悸、气短、多汗等，随着病情进展上述症状加重。同时伴随易激动、心悸、出汗等自主神经功能紊乱综合征表现。慢性放射病是以无力型神经衰弱症候群为主要表现，据国内统计 59.6% 症状出现在工龄 10 年以内。患者还可出现出血倾向、脱发，多有不同程度的性功能减退，男性患者出现阳痿，女性可有月经紊乱史，表现为经期延长，周期缩短、痛经，严重者可有闭经，不孕。

体征　包括以下几方面。

皮肤黏膜出血　毛细血管脆性增加等原因引起牙龈出血，鼻出血，皮下淤点，淤斑等出血倾向。做束臂试验多为阳性。

免疫功能下降　患者易发上呼吸道感染，出现咽痛、咳嗽、咳痰。引起泌尿系统感染出现尿频、尿急、尿痛等症状，感染反复发作。可见病毒、细菌、真菌感染，用抗生素疗效欠佳。

其他　CRS 患者可有肾上腺皮质、甲状腺、生殖等功能降低和物质代谢异常，这些脏器功能降低多见于较重病例。CRS 也可同时伴有慢性放射性皮肤损伤和放射性白内障。

实验室检查　包括以下几个方面。

造血系统　包括以下几个方面。

血常规　造血系统的变化是慢性放射病最常见的改变，外周血象变化早于骨髓，外周血中以白细胞变化为最早。接触射线后白细胞数逐渐减少，以后持续低于正常范围之下限。少数病例白细胞总数逐渐增多，以后持续在高于正常值波动，有的维持数月或数年。接受剂量较大的病例可看到血小板减少和贫血。白细胞分类也出现改变，主要为中性粒细胞比例减少，淋巴细胞相对增多，特别是大、中淋巴细胞增多，嗜酸性粒细胞，单核细胞亦可增多。此外，白细胞形态出现异常。

骨髓检查　早期骨髓象无改变，少数人骨髓增生活跃，稍晚期出现粒细胞成熟障碍，增生不良；晚期，粒红细胞及巨核细胞系增生低下。慢性放射病有 50% 以上为增生正常骨髓象，但外周血白细胞数可能处于正常低值或明显减少。有人认为，慢性放射病初期骨髓贮存池粒细胞释放障碍，或边缘池粒细胞分布增多，骨髓象增生活跃或正常，外周血白细胞却减少；病情进一步发展，多能干细胞向粒系祖细胞分化受阻，则出现骨髓增生不良。受慢性照射的人员停止射线接触后 1~3 年，骨髓象有所恢复。假如原来受照剂量较小，骨髓可有不同程度的造血代偿现象；如照射量较大，仍可处于较明显的增生低下。

内分泌系统　早期临床化验检查，内分泌系统无明显改变，稍晚期部分病人可出现肾上腺皮质和甲状腺功能减低。表现为尿中 17-酮类固醇或 17-羟类固醇排出量减少及血清皮质醇含量降低或对 ACTH 刺激反应减弱；甲状腺 TSH 增高、T_3 和 T_4 降低，吸碘率及基础代谢率低下。江波等人对 15 名慢放病患者的观察结果可见 T3、T4 降低，FSH 升高，皮质醇降低。

生殖系统 男性可见精子数量减少，精子活动度减弱，死精和畸形精子增多；对 15 名慢放病患者的观察结果可见，睾丸酮、雌二醇均低于对照组。

免疫系统 细胞及体液免疫功能低下，对 16 例慢放病Ⅱ患者的观察结果可见，IgA、IgG、IgM 仍低于对照组。

淋巴细胞染色体畸变及微核检查 可作为慢性放射病参考指标，慢性放射病患者中 92% 有较高的染色体畸变率，达正常参考值的 4~8 倍。上述两项的增高对慢放病的诊断有重要价值。刘强等人对 16 例慢放病患者的观察结果可见，患者细胞遗传改变仍存在明显异常，其中染色体畸变类型以断片为主。

诊断与鉴别诊断 包括以下几个方面。

诊断步骤 由于 CRS 临床症状多，阳性体征少，目前仍缺乏特异性诊断指标，所以必须根据超剂量当量限值照射史、个人剂量档案、受照累积剂量（含年剂量）、临床表现和实验室检查、结合健康档案进行临床综合分析，排除其他因素和疾病，方能做出诊断。

病史采集 必须有明确的长期接触超过剂量限值（年剂量经常大于 0.15Gy）且数年内累积剂量达到 1.5Gy 以上的历史。应详细调查病人接触射线的经历：射线性质、强度、工作条件、操作方法、防护条件、接触射线的实际工龄，同工种人员的健康情况，并估算出可能受照的剂量。参加放射工作前身体健康，工作一定时间后，首先出现神经衰弱症状，

以后相继出现血液、内分泌及代谢系统的改变或症状，常伴有出血倾向或皮肤营养障碍。这些症状的消长又与接触射线的多少相关。

体格检查 与常规内科查体相同。

辅助诊断 外周血多次动态观察证明造血功能异常，白细胞数自身对照有进行性降低，并较长时间（6 个月以上）持续在 $4×10^9/L$ 以下，或有血小板，血红蛋白降低。骨髓增生活跃或低下；或有细胞生成不良或成熟障碍。可伴有下列系统客观检查异常，肾上腺皮质功能、甲状腺功能、生殖功能、免疫功能降低或物质代谢紊乱。脱离射线和积极治疗后可减轻或恢复。

诊断要点 包括以下几点。

病史：病人接触射线的经历，参加放射工作前身体健康，工作一定时间后，首先出现神经衰弱症状，以后相继出现血液、内分泌及代谢系统的改变或症状，常伴有出血倾向或皮肤营养障碍。这些症状的消长又与接触射线的多少相关。

剂量：明确的长期接触射线超过剂量限值（年剂量经常大于 0.15Gy）且数年内累积剂量达到 1.5Gy 以上的历史。

典型临床表现：疲乏无力、头痛、头晕、记忆力减退、睡眠障碍、易激动、食欲减退、心悸、气短、多汗。随病情进展，可出现出血倾向、性功能障碍以及脱发等。

外照射慢性放射病诊断指标包括以下几点。

Ⅰ度外照射慢性放射病的诊断 ①有长期电离辐射射线接触史或间断性的超剂量限值受照射史，累积剂量达到 1.5Gy 以上。

②接触电离辐射射线数年后，出现无力型神经衰弱综合征，脱离射线接触后症状可以消失。③接触电离辐射射线前造血功能正常，接触射线数年后造血功能出现异常。外周血白细胞总数进行性下降，持续在 $4×10^9/L$ 以下，可伴有血小板和红细胞的减少。④肾上腺皮质功能、甲状腺功能、生殖或免疫功能都有降低的可能，物质代谢也有出现紊乱的可能。⑤脱离射线接触并进行积极治疗后，以上症状或功能异常可以减轻或得到恢复。

Ⅱ度外照射慢性放射病的诊断 ①与Ⅰ度外照射慢性放射病相同，有长期电离辐射射线接触史或间断性的超剂量限值受照射史，累积剂量达到 1.5Gy 以上。②有较顽固的自觉症状，并可有明显的出血倾向。③外周血白细胞总数持续在 $3×10^9/L$ 以下；白细胞总数持续在 $3~4×10^9/L$ 兼有血小板和血红蛋白含量持续减少。④骨髓增生低下。⑤肾上腺皮质功能、甲状腺功能、生殖或免疫功能降低，或物质代谢出现紊乱。⑥脱离射线照射及积极治疗后恢复缓慢。

鉴别诊断 在 CRS 诊断过程中，估算个人受照剂量多是回顾工作量，而且 60~70 年代没有个人剂量档案材料，所以估算个人累积受照剂量有一定难度，另外 CRS 临床表现和实验室检查又缺乏特异性，故必须和其他能引起相似临床表现的疾病鉴别，在排除其他疾病的基础上方能做出正确的诊断。其共同的鉴别要点是有长期接触超过剂量阈值的照射史，有稳定性和非稳定性染色体畸变率的增多等。造血系统的改变应与慢性苯中毒、白细胞减少症、血小板减少症、缺铁性贫血、

再生障碍性贫血、营养不良贫血、脾功能亢进等；以及病毒感染如流行性感冒、病毒性肝炎；某些药物和化学物质引起的血液学改变相鉴别。临床症状应与神经衰弱、内耳眩晕症、更年期综合征等疾病相鉴别。

再生障碍性贫血 系多种因素所致的造血功能障碍，以全血细胞减少为主要表现的一组综合征。分先天性和获得性两大类，以后者为常见。获得性再生障碍性贫血可分为原发性和继发性两型。在继发性再生障碍性贫血的发病因素中，药物和化学毒物排在前列，其次为电离辐射、病毒感染、免疫因素、遗传因素和其他。以上因素都可以引起全血细胞减少。Ⅱ度CRS应该与原发性和其他继发性再生障碍性贫血相鉴别。

骨髓增生异常综合征 简称MDS，是一组造血干细胞疾病，临床表现以贫血为主。可合并感染和出血倾向，血液学特点是外周血表现一系、二系或三系血细胞减少，骨髓大多增生活跃，少数病例增生减低，这些都很难与CRS鉴别，但MDS有两系或三系病态造血，部分病例最终进展为急性白血病，故曾命名为白血病前期。这些特点有利于鉴别诊断。

血小板减少性紫癜 有皮肤黏膜瘀点、瘀斑、束臂试验阳性。但本病特点是骨髓涂片检查可发现巨核细胞增多，而周围无血小板形成，慢性型女青年多见。而CRS时，首发白细胞进行性减少，骨髓中巨核细胞减少。由于CRS患者放射工龄一般较长，故常在中年以后发病。

缺铁性贫血 有需铁量增加而摄入量不足或多量失血史，为小细胞低色素性贫血，血清铁蛋白及血清铁降低，血清结合力增加，骨髓铁减少或消失。经补铁治疗效果好。而CRS则没有以上变化。

白细胞减少症 可分化学药物和物理、病毒等因素引起的白细胞减少，前者有苯类有机溶剂和氯霉素、磺胺类、氨基比林、硫氧嘧啶等多种化学药物所引起，后者虽找不出明确引起白细胞减少的原因，但可能与环境污染或不典型的病毒性肝炎病史等有关，检查染色体双着丝粒和环的畸变率不增多；白细胞减少与受照时间、剂量无直接关系。

感染性粒细胞减少症 病毒感染，如病毒性肝炎、传染性单核细胞增多症、伤寒、副伤寒等都有粒细胞减少，但由于感染大多有发热的症状，有时可查到病原体或抗体。病程短，抗菌素治疗有效。

脾功能亢进 分原发性和继发性两类，原发性患者多见于女性，有反复感染史，临床上有脾大、粒细胞轻度降低、骨髓象粒系增生，切脾后可迅速恢复。继发性患者常有肝硬化、何杰金氏病、系统性红斑狼疮以及肿瘤在脾脏浸润等致使脾窦扩大，引起了粒细胞的加速破坏。

神经衰弱 以兴奋性增高为多见，而慢性放射病一般表现为兴奋性低下，如乏力、记忆力减退、嗜睡等。神经衰弱的生殖系统表现以遗精、早泄、阳痿多见，慢性放射病患者以性欲减退、月经失调为主。自主神经检查前者以交感神经亢进为主，后者以副交感神经机制增强为多见。CRS症状之轻重和受照史相关，化验有白细胞数减少，染色体畸变率可能增多。

更年期综合征 早期可表现

类似神经衰弱或焦虑症的症状，但患者叙述症状时比较固执刻板，不宜受劝说。疾病继续进展，焦虑紧张、忧郁、疑病等症状就日渐突出。本病无血液改变，与射线史也无关联。

治疗原则 可根据病情按一般临床医学的经验和进展采用中西医结合的治疗措施，主要是控制感染、提高机体免疫力、促进造血恢复、恢复性功能和综合对症治疗，促进早日康复。

一般治疗 根据病情暂时脱离射线工作消除对疾病的顾虑，建立战胜疾病的信心，进行适当的体格锻炼，增强体质。

对症治疗 中西医结合对症治疗，对头晕、头痛者可给予镇脑宁、天麻胶囊等中成药。失眠、多梦、睡眠障碍者用镇静安定调节自主神经功能药如艾司唑仑、谷维素、脑复新；中药用酸枣仁、五味子、茯神、远志等。疲乏无力用五味子、黄芪、党参、白术、茯苓、熟地、当归等。如食少、腹胀者用多种维生素、多酶片、健脾丸等。

特殊治疗 提高免疫力、抗感染等治疗。

白细胞减少的治疗 轻者可给予肌苷片、辅酶 B_{12}、叶酸、中成药可用参芪片、贞芪扶正胶囊。此外丙酸睾酮、康力龙，也有一定疗效。长效丙酸睾酮 250mg/d 肌注每周2次可用2~3个月。如白细胞减少至 $1.0×10^9$/L 时可考虑应用造血刺激因子如 GM-CSF；G-CSF，应用后近期疗效好，但远期疗效欠佳。贫血者可根据血清铁监测给予右旋糖酐铁 25mg/d。

内分泌和性腺功能减弱的治疗 男性性欲减退者用睾酮脂类治疗是基本选择，建议首选安雄或丙酸睾酮。中药可用肾气丸或左，右归饮加减。肾上腺皮质功能低下者可用泼尼松、曲安西龙、用药时间较长者应注意副作用，甲状腺功能低下者服用甲状腺片，剂量可根据症状和甲状腺功能检查进行调节。

提高免疫功能 可给予静脉丙种球蛋白 2.5g 每月 1~2 次，胸腺肽 40mg 加入 10% 葡萄糖盐水 500ml 静滴每日一次，14 天为一疗程，用 3~4 疗程。可提高免疫力，使疲乏、无力等症状得以改善。高慎永等对 11 例慢放病患者试用了胸腺肽，使用结果表明，患者无力型神经衰综合征迅速好转，实验室检查 T 淋巴细胞百分率显著上升，其作用途径可能是提高 T 淋巴细胞百分率—增强了机体细胞免疫功能。

控制感染 CRS 患者多见呼吸道、泌尿系反复感染，病原菌可见病毒、细菌、真菌可根据细菌培养指导用药。但禁止用对造血功能有影响的药物。

改善微循环，降低血黏度 CRS 患者多为中老年人，经观察大多有微循环障碍和血黏度增高，可给予复方丹参，黄芪注射液等药物以改善微循环。

转归预后 包括以下几方面。

放射反应 一般脱离射线即可恢复。个别人员症状明显，白细胞数较长时间（6~12 个月）不恢复者，或两次出现放射反应者，应给予适当处理，并定期随访观察。

观察对象 部分患者脱离射线可恢复。部分患者脱离射线后，密切观察，对症治疗并定期随访。观察 1 年后，根据病情进行诊断和处理。

Ⅰ度慢性放射病 脱离射线，中西医结合对症治疗，加强营养，头两年每年检查一次，以后每两年全面检查一次，在此期间根据健康状况，可参加非放射工作。部分患者可缓慢恢复，恢复后，再继续观察一年，临床确认治愈则撤销外照射慢性放射病Ⅰ度的诊断。

Ⅱ度慢性放射病 一般很难完全恢复。脱离射线，住院积极治疗，全休。必要时进行疗养，定期随访，1~2 年全面复查一次，根据恢复情况可考虑参加力所能及的非放射性工作。待遇和处理办法：按照《中华人民共和国职业病防治法》有关规定办理。

（赵永成 江波）

nèizhàoshè fàngshèbìng

内照射放射病（radiation sickness from internal exposure）

因放射性核素内照射引起的全身性疾病。既有电离辐射作用所致的全身性表现，也有放射性核素靶器官的损害。分为急性内照射放射病和慢性内照射放射病。进入人体内的放射性核素作为辐射源对人体的照射，辐射源沉积的器官，称为源器官；受到从源器官发出辐射照射的最值得关注的器官，称为靶器官。急性内照射放射病（acute radiation sickness from internal exposure）指放射性核素在体内照射持续时间小于数月引起的全身或局部器官为主的损伤。其损伤的严重程度与内照射剂量有关，属于确定性效应。慢性内照射放射病（chronic radiation sickness from internal exposure）指放射性核素在体内照射持续时间大于数月，甚至在受到体内污染后数十年才出现的损伤效应。是放射性物质长期超量蓄积在体内引起的。

病因 人体一次或短时间（数日）内分次摄入大剂量放射性核素，使全身在较短的时间（几个月）内，均匀或比较均匀地受到照射而引起的全身性疾病。内照射急性放射病的发病原因是放射性核素通过食入、吸入、静脉注射或由皮肤伤口进入体内后，超过几十到几百个年摄入量限值时才有可能引起内照射急性放射病。

放射性核素长期超量蓄积在体内，可引起慢性内照射放射病。原因是在工业、农业、医学和科学研究等方面应用放射性核素过程中，不遵守操作规程，不注意安全防护规定或发生意外事故等，或者由于原子弹爆炸的放射性沉降物的污染。造成体内污染放射性核素的来源主要有核工业生产中的开采矿石、放射性核素生产中的各个工序，工、农、医等行业中应用放射性核素的各个环节，反应堆和核动力装置的运行和维修等方面。

放射性核素可通过消化道、呼吸道、伤口或皮肤黏膜，或由于诊治或科研需要由注射而引入体内。如放射性核素可随污染的食品、水经口进入消化道，或以气态、气溶胶或粉尘状态经呼吸道进入人体。大部分放射性核素不易透过健康皮肤进入人体，但有一些气（汽）态的放射性核素（如氚、氡、碘等）和某些可溶性的放射性核素（如磷、铝等）也可经健康皮肤进入体内，特别是当皮肤破损时，则可大大增加吸收的速度和吸收率，如铈-147（放射性铈元素）经擦伤的皮肤吸收率比正常皮肤高几十倍。

病理改变 包括以下几个方面。

组织细胞的变性坏死 辐射损伤后，迅速发生组织细胞的变性、坏死且累及广泛的组织器官，特别是敏感细胞组织，细胞变性、坏死往往同时发生。照射剂量越大病变出现得越早，越严重。敏感性较低的组织也发生细胞变性、坏死。

血管反应和出血　小血管特别是毛细血管、细动脉、细静脉属辐射较敏感组织之一，照射后数小时即可出现小血管扩张、充血、微血栓、水肿和出血，血管内皮细胞变性、坏死。早期出血可能是严重的血管壁形态和功能异常所致。出血好发部位以血管丰富、代谢和功能活跃的脏器多见。出血多呈斑点状。疏松组织脏器（如肺、皮下、黏膜下层等）易发生广泛或弥漫性出血。胃肠道和膀胱可见大量血性液体积聚或血凝块。出血范围最小的只能在显微镜下才能见到，大的可以包括整个脏器的大部分。出血产生的后果，根据发生部位和出血程度是不同的，重要脏器的出血可成为直接死亡原因。

继发性感染　继发性感染是最多见和严重的并发症，也是致死的重要原因之一。由于造血功能障碍、免疫功能抑制、皮肤和黏膜屏障功能削弱，使机体抗感染能力显著下降，导致致病菌的大量繁殖而发生感染。感染主要来源于上呼吸道、消化道和皮肤伤口。口腔、咽喉感染主要表现为出血性坏死性扁桃体炎、咽峡炎，肺部感染最常见的是出血性坏死性肺炎。细菌从局部感染病灶侵入血流，引起全身感染，可表现为菌血症、败血症、毒血症及脓毒血症。感染的菌种，于病程早期主要是革兰阳性球菌，较晚期则主要是革兰阴性杆菌。

临床表现　不同的放射性核素具有不同的理化特性，进入体内后，可引起全身的和/或局部紧要器官损害的双重表现。因此内

照射放射病的临床表现可能发生在放射性核素初始进入体内的早期（几周内）或/和晚期（数月至数年），或以产生与外照射急性放射病相似的全身性表现为主，或以该放射性核素靶器官的损害为主，并往往伴有放射性核素初始进入体内途径的损伤表现。归结起来，有以下几点。

均匀或比较均匀地分布于全身的放射性核素如氚、钠等，可引起全身性的放射性污染，其临床表现和实验室检查所见与外照射放射病相似或大体相同，可有不典型的初期反应、造血障碍和神经衰弱综合征等。

选择性分布的放射性核素则以靶器官的损害为主要临床表现，同时伴有神经衰弱综合征和造血功能障碍等全身表现。

靶器官的损害因放射性核素种类而异，如放射性碘参与机体的代谢，主要集中在甲状腺，可引起甲状腺功能低下，结节形成等，甚至诱发癌症。放射性镭、锶等为亲骨性核素，可沉积在骨骼而引起骨痛、骨质疏松，病理骨折、骨坏死甚至诱发骨肉瘤等，如使用荧光粉表盘涂料描绘仪表的工人，在 20～30 年或更长时间后可发生骨肉瘤。稀土元素和以胶体形式进入人体的放射性核素，可引起单核吞噬细胞系统、肝、脾、骨髓等的损害，如 X 射线诊断用的胶质二氧化钍造影剂，可损害肝脏，甚至引起肝癌。铀主要沉积在肾脏，损伤肾脏，铀矿工人长期吸入氡及其子体，可发生肺癌。

临床表现和实验室检查所见主要是该核素沉积部位的器官损害，并往往伴有急慢性外照射放射病相应临床所见。①均匀或比较均匀地分布于全身的放射性核

素引起的内照射放射病，其临床表现和实验室检查所见与外照射急性放射病相似，可有不典型的初期反应、造血障碍和神经衰弱综合征。②选择性分布的放射性核素则以靶器官的损害为主要临床表现，同时伴有神经衰弱综合征和造血功能障碍等全身表现。靶器官的损害因放射性核素种类而异：放射性碘引起的甲状腺功能低下、甲状腺结节形成等；镭、钚等亲骨放射性核素引起的骨质疏松、病理性骨折等；稀土元素和以胶体形式进入体内放射性核素引起的网状内皮系统的损害；分度：主要依据人体吸收剂量和临床表现及实验室检查。参考外照射放射病分型分度标准。

诊断　包括以下几个方面。

诊断标准　包括以下几个方面。经物理、化学等手段证实，有过量放射性核素进入人体，致其受照情况符合下述条件之一：①一次或短时间（数日）内进入体内的放射性核素，使全身在比较短的时间（几个月）内，均匀或比较均匀地受到照射，使其有效累积剂量当量可能大于 1.0Sv（依据个人剂量档案）。②在相当长的时间内，放射性核素连续多次进入体内；或者较长有效半减期的放射性核素一次或多次进入体内，致使机体放射性核素摄入量超过相应的年摄入量限值几十倍以上。

临床诊断要点　内照射放射病是极少见的疾病。其诊断的成立首先需经物理、化学等手段证实有过量放射性核素进入人体。其次，要有该放射性核素所致的特征性效应，应有相应靶器官损害的临床表现，同时伴有神经衰弱综合征和造血功能障碍等全身表现。最后还要有类似外照射放

射病的全身性表现，经综合分析，方能做出诊断。①一次或短时间内进入体内的放射性核素有效累积剂量当量大于 1.0Sv。②长期连续多次进入体内或较长时间有效半减期的核素多次进入体内，体内核素量超过年摄入限值几十倍。③临床表现可以与外照射急性放射病相似，以不典型的初期反应、造血功能障碍和神经衰弱综合征为主。④以该核素靶器官损伤为主，伴有核素进入体内途径损伤的表现。⑤排除其他类似的疾病。

实验室检查 包括以下几个方面。

放射性监测 是最有价值的诊断手段，包括体内活度直接测量、排泄物和其他生物物质的分析。①体内活度直接测量：常采用全身计数器和胸部计数器。②排泄物和其他生物物质的分析：包括尿、粪、血、呼出气、毛发、鼻拭物等样品。

脏器功能检查 针对放射性核素在体内选择性蓄积的脏器，做相应的脏器功能检查。①对亲骨性核素进行骨髓、血象检查和骨骼的 X 线检查。②对亲肾性核素进行肾功能检查。③对亲甲状腺核素进行甲状腺功能检查

细胞遗传学变化 人外周血淋巴细胞染色体畸变是公认的检测体内暴露电离辐射的指标。染色体畸变率高于本底水平提示淋巴细胞、骨髓造血细胞、干细胞或是增殖和分化成熟期间的细胞，曾经受到电离辐射暴露。α 粒子照射哺乳动物细胞可引起外周血染色体畸变和微核发生率增高。

治疗原则 内照射放射病的治疗，一方面要治疗全身情况，这基本同外照射放射病，另一方面要去除体内的放射性污染，尽快减少放射性核素的吸收和加速

其排出。对放射性核素进入体内的急救处理及适时的促排治疗是减少受照剂量、防止发生放射效应的重要手段，应贯彻"分秒必争"的原则。

急救 立即撤离现场，进行体表去污，记录和采集供剂量估算的生物样品，力争尽速做出体内核素量的初步估算。

迅速清除初始沾染部位的放射性核素 ①皮肤的洗消：洗消应在脱离放射性物质污染区后立即进行。伴有休克或严重复合伤时应先处理休克或复合伤，待病情平稳后再行洗消。局部洗消应用塑料单将非污染部位覆盖，并用胶带把边缘贴牢，然后浸湿污染部位，用软毛刷蘸中性肥皂或洗涤剂等轻轻局部擦洗 2~3 遍，最后用清水冲洗。洗涤应遵循以下顺序：先轻污染部位，后重污染部位，从身体上面到下面，特别注意皮肤皱褶和腔隙部位的清洗。

②眼的洗消：用大量的无菌生理盐水冲洗双眼；有异物时可用 0.5% 丁卡因或 1% 利多卡因滴眼，待麻醉后用无菌棉签擦除异物。最后用抗生素滴眼液滴双眼，涂抗生素眼膏保护眼球。

③鼻腔和口腔的洗消：鼻黏膜和口腔黏膜是放射性核素容易进入的部位，污染时应用生理盐水或 2% 碳酸氢钠溶液轻轻冲洗，鼻腔污染物用棉签擦拭，剪去鼻毛。必要时向鼻咽部喷洒血管收缩剂或用生理盐水含漱口腔，可降低污染水平和对放射性核素的吸收。④外耳道的洗消 全身洗消后，用棉签伸入耳道，旋转擦净异物，用 3% 的过氧化氢溶液清洗耳道。⑤在会阴部的洗消：全身清洗后，剔除阴毛，然后再进行淋浴。

减少胃肠道的吸收 已知有放射性核素进入胃肠道<2 小时，可以催吐或用 10% 活性炭水混悬液洗胃，如大于 4 小时需及时用泻药（如比沙可啶或磷酸钠灌肠）和吸附剂。

尽早开始应用特效药物进行加速排出治疗。常用药物（下页表1）。

对放射性核素进入体内造成严重内照射放射病患者，应进行长期系统的医学观察，特别是该放射性核素主要沉积的器官和系统，对发现的损害进行有效的治疗。特别要注意发生有关恶性疾病的可能性，努力做到早期诊断和阻断治疗。

原则上调离放射性工作，系统监测体内放射性核素积存量的变化，视病情和治疗情况适当休息和疗养（如半年至二年）。

预防措施 防止放射性核素对工作人员的内污染，应改进操作工艺，改善安全防护设备，同时应健全防护制度。严格遵守操作规程，做好个人防护，养成良好卫生习惯。工作前穿戴好个人防护用具，离开时，应先脱下防护用具，并进行洗澡及漱口。在放射性工作场所内严格禁止吸烟、进食或存放食具，对防护用具要定期进行检查和清洗。对可能摄入放射性碘者，可预先 24 小时服碘化钾或碘化镁 100mg，有较好的预防效果。也可服抑制甲状腺激素合成的药物（如硫脲嘧啶等）。在超过钚-239 允许浓度条件下工作时，可先在手、面等暴露部位涂凡士林，以便于去除污染的核素，必要时预防性地注射促排灵或螯核羧酚 0.5 克，可使尿钚-239 增加 2~50 倍，以减少体内的存留。有可能吸入钚-239 气溶胶者，事先可喷雾吸入 10%~

表 1 对核素（不含^{131}I）内污染常用治疗药物

核素	药物	途径	剂量和用法	疗程	注意事项
钚、镅、锔、钇、镎、钌、钍、钪、钴、锆、锕	Ca-DTPA	静脉	1g 溶于 NS 或 5% 的 GS250ml，输注 1~2 小时	15 天	静注时监测血压，肾病综合征或骨髓抑制时禁用，孕妇或无 Ca-DTPA 时用 Zn-DTPA
铀	碳酸氢钠	静脉	5%碳酸氢钠 200ml 加 NS1000ml	1 天	监测血 pH 值和电解质，防止低钾血症
铯-137 0.5g 2 ~ 3 次/天	普鲁士蓝	口服	1g，3 次/天，儿童	≥3 周	可用于孕妇
氢-3	水	口服	3~4L/d	3 周	
锶磷酸铝胶	口服	立即 100ml		1 次	
	氢氧化铝	口服	立即 60~100ml	1 次	
镭	氯化铵	口服	2g，3 次/d		代谢性酸中毒禁用
	硫酸钡	口服	300g	1 次	可引起轻度便秘
钌、钍	磷酸铝胶	口服	立即 100ml	1 次	
钴	Co-EDTA	静脉	0.6g（注完后立即注射 50%GS50ml）		可用 Ca-DTPA 代替，监测血压
铁	去铁胺	静脉	1g 加 NS100ml，1~2 小时		滴速过快可致虚脱

注：DTPA 为喷替酸；EDTA 为依地酸。

20%促排灵溶液。

预后 内照射放射病晚期可并发肿瘤、白血病等远期后果。恶性肿瘤大多发生于放射性物质选择性的器官和组织中。

急性内照射放射病后六个月检查一次；轻、中度者每年检查一次；重度以上者每半年检查一次，三年后可每年检查一次，10 年后平均每 2~3 年检查一次。

（江 波）

jíxìng nèizhàoshè fàngshèbìng

急性内照射放射病（acute internal radiation sickness） 放射性核素一次或短时间内数次摄入人体内引发的全身性疾病。患者全身在比较短的时间内（几个月）均匀或比较均匀地受到照射，其有效累积剂量当量大于 1.0Sv。

诊断 ①经物理、化学等手段证实，有过量一次或较短时间（数日）内进入人体的放射性核素，使全身在较短的时间（几个月）内，均匀或比较均匀地受到照射，使其有效累积剂量当量可能大于 1.0Sv，并有个人剂量档案和健康档案。②内照射放射病的临床表现，或以与外照射急性放射病相似的全身性表现为主，或以该放射性核素靶器官的损害为主，并往往伴有放射性核素初始进入体内途径的损伤表现。靶器官的损害因放射性核素种类而异。前述临床表现可能发生在放射性核素初始进入人体内的早期（几周内）。

治疗 除了一般治疗与外照射急性放射病相同外，主要通过减少放射性核素的吸收，加速放射性核素的排出，治疗“沉积器官”的损伤。

减少放射性核素的吸收 彻底清洗体表污染，防止污染物扩散。①疑有吸入时，应清洗鼻腔，必要时向鼻咽部喷血管收缩剂，如 0.1%麻黄素或 0.1%肾上腺素，然后用大量生理盐水冲洗、含漱和祛痰。②有摄入时，酌情催吐、洗胃：催吐要及早实施，可使刚进入胃内的放射性物质排出 80%~90%。在催吐不佳时，可用温水洗胃。以上措施应在放射性核素摄入 4 小时内进行，越早效果越好。③吸附剂、沉淀剂及缓泻剂：已知摄入放射性核素为钙、锶、钡和镭等二价元素时，可酌情服用下列一种沉淀剂：硫酸钡 50g 或磷酸铝凝胶 100ml 等，也可服医用活性炭吸附剂。在服用沉淀剂和吸附剂后约半小时，口服泻剂如硫酸镁 15g 等，以加速被吸附沉淀的放射性核素的排出。若摄入的放射性核素已超过 4 小时，应首先使用缓泻剂，促使较快随粪便排出。④较特异的阻吸收剂如以下几种。

褐藻酸钠（sodium alginate） 对锶有较特异阻吸收作用，在胃肠道内基本不被吸收，并能选择性与锶离子络合，形成褐藻酸锶盐从粪便排出。对锶的阻吸收效果可达到 40% ~ 80%。用法：对单次摄入者，首次 5~10g 溶于 250~500ml 水，制成 2%溶液后服用，此后每次 3g，每日 3 次，连用 3~5 天。对多次摄入者，每次 3g，每日 3 次，连用 7 天。注意事项：食用期间少食含锶食物，如茶、核桃和海产品等，并辅以粗纤维食物。有活动性消化溃疡的病人慎用。

普鲁士蓝（亚铁氰化铁，Prussian blue，PB）　对铯有较特异阻吸收作用。该药毒性低，在胃肠道内基本不被吸收，在肠道内与铯选择性的结合形成稳定性的亚铁氰化物，随粪便排出。用法：每日口服3次，每次为1.0g，连续5天为一疗程。

碘化钾（KI）　稳定性碘可阻止吸收入血的放射性碘进入甲状腺，可减少放射性碘在甲状腺的吸收和蓄积，提高其排出体外的速率。但服碘化钾的时机和剂量很重要，直接影响了对甲状腺防护效果。实践证明摄入碘-131的同时或提前8小时服用碘化钾130mg（含碘100mg），其防护系数在94%~97%以上。若2小时后服碘化钾，其防护系数约70%，4小时后约为40%，随服碘的时间后延，防护效果下降，至24小时后服碘基本无效。用法：在摄入放射性碘前24小时到摄入后4小时内，一次口服100mg。必要时可重复用药，1次/小时，连续用药不超过10次，儿童一次口服剂量为10~50mg。注意事项：钾过敏者禁用。

应用络合剂　见慢性内照射放射损伤。

增加水代谢　氢-3进入体内后能很快与体内水达到平衡，大量饮水（3~5L）或输液，同时加用利尿剂，尿氢-3排出量可增加10~20倍。

增加骨质代谢　对亲骨性放射性核素（锶、钡、镭）内污染早期，应采用高钙饮食或口服钙剂，减少放射性核素吸收和在骨内的沉积。一般在2周后用低钙饮食配合脱钙疗法，用甲状旁腺激素、甲状腺素和氯化铵等促使骨质分解代谢加强，使体内镭和锶等加速排出。

（赵万欣）

慢性内照射放射损伤（chronic internal radiation sickness）

放射性核素长期超量蓄积在体内或由急性转为慢性引发的全身性疾病。

临床表现　长期小剂量放射性核素进入体内，形成一定量的内污染，机体可无近期的放射损伤症状，而主要表现在远期效应上。主要以放射性核素靶器官的损害为主，并往往伴有放射性核素初始进入体内途径的损伤表现。靶器官的损害因放射性核素种类而异：①放射性碘引起的甲状腺功能低下和甲状腺结节形成等。②镭和钇等亲骨放射性核素引起的骨质疏松及病理性骨折等。③稀土元素和以胶体形式进入体内的放射性核素引起的网状内皮系统的损害。

诊断　经物理和化学等手段证实，有过量放射性核素进入人体，相当长的时间内，放射性核素多次进入体内；或者较长有效半减期的放射性核素一次或多次进入体内，致使机体放射性核素摄入量超过相应的年摄入量限值几十倍以上，并有个人剂量档案和健康档案。前述临床表现可能发生在放射性核素初始进入人体内数月至数年。

治疗　应用络合剂：络合剂在体内能与金属离子形成溶解度大、解离度小和扩散力强的络合物，加速金属离子自体内经肾排出；但对肾脏有损害作用，应注意肾功能变化，及时停药。列举以下几种络合剂：①喷替酸钙钠（促排灵，CaNa₃-DTPA）或喷替酸锌钠（新促排灵，ZnNa₃-DTPA）是一种高效广谱的促排剂，可加速镧、铈和锆等核素的排出。用法。1g溶于250ml生理盐水中静脉滴注，每日1次，连续3天，停4天为一疗程；用药时间较长，可出现乏力、咽干、口腔溃疡和毛囊炎等副作用，停药后可消失。②喹胺酸。对钍、锆、钷、铈和钇等皆有显著的促排效果，用法：0.5g溶于3ml生理盐水溶液中，肌内注射，每天2次，连用3天，停4天为一疗程有明显肝肾功能异常者忌用。③碳酸氢钠。铀中毒时给予碳酸氢钠有利于体内铀的排出，用法：5%碳酸氢钠溶液200ml静脉滴入，每日1次，连续2~3天。④二巯丁二酸。对钋和铈有较好的促排效果，用法：口服1次0.5g，3次/天，连用3天，停4天为一疗程；⑤促排锶的药物还有S186（酰胺丙二腾），该药为中国研制的放射性锶促排药，用法：0.5g注射用水溶解，肌内注射，2次/天，连续3天为一疗程。⑥中药鸡内金煎剂。可加速放射性锶的排出，30~50g/d的鸡内金水煎液，连服数日。综合对症治疗。

预后处理　长期脱离射线工作，病情稳定后进行严密医学随访观察和定期健康检查，注意可能发生的远期效应，并给予相应的处理，根据恢复情况可疗养、休息或安排适当工作。

（赵万欣）

急性铀中毒（acute uranium intoxication）

短时间内经不同途径摄入过量天然铀化合物，因化学损伤引起的以急性中毒性肾病为主证的全身性疾病。铀主要作为核燃料用于核武器和核反应堆。

在铀矿开采、铀的冶炼纯化、元件的加工制备以及核反应堆元件后处理等工序，可能接触铀。此外，铀可用于冶金工业炼制合金钢；在有机化学制备中用作催化剂；在玻璃、陶瓷和珐琅中用作着色剂等，以上各种应用铀及其化合物的场所，均可接触到铀。在生产中危害较大的是吸入铀的各种化合物气溶胶。

发病机制 天然铀是放射性元素，对机体的损伤效应为化学毒和辐射损伤两方面。可溶性铀化合物主要表现为对肾脏的化学损伤。铀化合物进入血液，形成铀酰-重碳酸络合物，可以由肾小球滤过，进入尿液。铀分布于近曲小管上皮，随上皮细胞坏死脱落则可到达亨氏袢部位、远曲小管、集合管以及蛋白管型上。肾小球未发现铀的沉积。浓缩铀随铀-234含量增加，其辐射效应也增加，晚期主要表现为致癌效应。在骨骼沉积部位可产生骨肉瘤，吸入时可引发肺癌。铀矿工肺癌主要由于铀的子代产物氡及其子体沉积肺脏、气管和支气管黏膜上皮的长期照射所诱发。

临床表现 急性铀中毒是以肾损伤为主的全身性损伤，引起中毒性肾病。最初表现为乏力、食欲下降，数小时至数天后症状加重，出现头痛、头晕、恶心、呕吐和巩膜黄染，尿量减少，尿中出现红、白细胞和管型，尿蛋白增多，尿糖和尿氨基酸氮排出增加，尿过氧化氢酶增高。可出现 BUN 增加，CO_2 结合力下降等肾功能衰竭表现。无尿期后，尿量开始增加，尿比重较低。如吸入 UF_6，由于 UF_6 水解产生 HF，可有一系列呼吸道刺激症状，胸痛、气憋、发绀、咳嗽和咳痰等，严重者可出现肺水肿而危及生命。

肾功能衰竭阶段过后，症状可逐渐好转，血和尿各项指标逐渐恢复正常。

临床分期 ①早期，暴露后 1~2 天；出现无力、厌食，肾脏早期损害检验指标阳性，并逐渐加重，尿量可一度增加以后减少。②极期，暴露后 3~7 天：全身状态逐渐恶化，肾脏功能障碍的检验指标阳性并逐渐加重或出现肝脏损害的异常所见，如合并大面积皮肤烧伤，将使病情更加严重；中毒极其严重抢救不力将发展为急性肾功能衰竭甚至导致死亡，如中毒较轻或抢救得力将转入恢复期。③恢复期，暴露后 7~30 天：病情好转，各项检验指标逐渐恢复正常。通常不会在远期遗留肾脏的持续性损害。

诊断 急性铀中毒主要是化学毒性，表现为肾衰竭。首先了解接触铀的职业史，参考尿铀值，再结合临床观察，根据尿量变化，尿比重低（肾浓缩功能障碍），尿蛋白定量和尿中过氧化氢酶升高，尿中氨基酸氮与肌酐比值升高，血中尿素氮升高等，可以诊断。

尿铀测定，只能作为铀进入机体的接触指标，没有发病的阈值。但尿铀值可以估算铀摄入量和体内铀含量，从而估算机体受损伤的程度。正常值尿铀在 $1\mu g/L$ 以下，当尿铀为 $100\mu g/L$ 时，应增加医学监督，超过 $300\mu g/L$ 时，应脱离铀的接触。

治疗 处理原则：①事故后尽快撤离现场，尽早收集 24 小时尿样以便估算肾内铀含量；②尽早开始药物促排治疗，根据尿内含铀量及其变化决定治疗持续时间，重度中毒开始进入极期时（中毒 2 天后）应慎用或不用能增加肾脏损害的铀促排药物。③合并铀或其他放射性核素体表污染

时应尽早清洗去污，监测体表污染水平，必要时局部清创切痂和植皮。④重度铀中毒时应采取各种有效手段，以阻断急性肾功能衰竭的发展，必要时早期开始透析治疗。⑤对症治疗，保肝治疗，防止发生合并症。

预防 天然铀的放射性活度很低（1mg 天然铀相当于 25Bq），故化学毒性比辐射损伤更重要。因此，在考虑职业人员防护时，应兼顾化学毒性与辐射损伤两方面。

（赵万欣 白 羽）

fàngshèxìng pífū sǔnshāng

放射性皮肤损伤（radiation induced skin injury） 电离辐射引起的皮肤及其附属器损伤。皮肤属于电离辐射敏感的组织。根据电离辐射的性质、剂量和暴露时间的长短，可发生急性、慢性放射性皮肤损伤和皮肤癌。

病因 包括以下几个方面。

致病条件 ①长期超剂量的职业性照射：如从事 X 射线诊断和骨科整形修复等医务工作者，防护条件不好或不注意防护时。②事故性照射：如放射源操作事故。③医源性照射：如肿瘤病人放射治疗或皮肤敷贴放射性核素治疗不当等。④核爆炸落下灰沾染体表。

影响因素 有以下几种。

受照剂量及射线的种类： 对于同一种射线，照射剂量越大，皮肤放射损伤越重，出现越早。不同种类的射线对皮肤的损伤除与照射剂量有关外，与射线的能量有重要的影响，β 射线和软 X 射线的能量较低，穿透组织的能力相对较弱，大部分能量被皮肤层吸收，产生皮肤放射损伤，而深层组织一般不出现严重损害。硬 X 射线和 γ 射线的能量较高，

穿透能力强，除造成皮肤层损害外，还往往伤及皮肤深层组织（血管、肌肉等），伤情明显加重。

剂量率和照射间隔时间：受照射时的剂量率高低对皮肤损伤的影响也较明显。一般，照射剂量率高，受照射时间短，对皮肤的放射损伤要比低剂量率较长时间照射更为严重。在照射总剂量相同的条件下，一次照射对皮肤的损伤效应要明显高于多次或分次间隔照射；而分次照射的次数越多，间隔时间越长，损伤效应也越轻。这是由于在分次照射的间隔期内，皮肤损伤有一定修复，损伤效应有所减轻。

受照面积和部位：皮肤受照射面积的大小对损伤效应有重要影响。受照面积大，皮肤损伤重且愈合的时间延后。由于人体不同部位皮肤的细胞更新速度和厚度不同，受射线照射后产生损伤效应有明显的差别。一般，不同部位皮肤的辐射敏感性有如下的规律：四肢的屈侧、胸部和腹部高于四肢伸侧和背部；颈前部高于颈后部；皮肤色素浅的皮肤高于皮肤色素深的皮肤；手掌和足底皮肤较厚，敏感性较低。皮肤血管丰富的部位辐射敏感性高于血管分布少的部位。

理化因素：如光、热、酸和碱等刺激引起皮肤充血，可增高皮肤对射线的敏感性。冷冻可降低皮肤对射线的敏感性。

生物因素：年龄、性别、肤色和部位不同，对辐射的敏感性亦不同。例如，儿童比成人敏感，女性比男性敏感，皮肤表面潮湿的部位较敏感。如某些疾病，肾炎、高血压、各种皮肤炎症和代谢性疾病（糖尿病、甲状腺功能亢进等），可增加皮肤对射线的敏感性。

辅助检查 红外线热成像技术、同位素标记、血流图、CT、核磁共振、高频超声和皮肤温度测定等无创技术，以及组织学和免疫化学等检测方法，对局部辐射损伤程度和范围能做出较确切的诊断。

诊断 皮肤放射损伤临床表现发展较缓慢，初期症状多不明显，容易漏诊或误诊，以至于影响及时治疗。在许多的核辐射事故中，皮肤可发生放射损伤，应根据受照射史和皮肤损伤的临床表现等综合判定病情，做出及时准确的诊断，以指导临床治疗。

皮肤受照史或放射性核素表面污染是诊断皮肤放射损伤的重要依据。应详细了解事故的经过及受照情况，包括射线的种类、能量、受照时间、剂量率及使用个人防护器材的情况等。在有放射性核素体表污染时，应了解核素种类、污染范围、持续时间和去污染的情况等。在询问皮肤放射损伤的同时，还应注意了解全身受照情况。

临床表现是诊断皮肤放射损伤的主要依据。在放射事故发生后，应对可疑受照人员进行全面细微的临床检查。观察皮肤的损伤变化，皮肤红斑、肿胀、灼痛和麻木等表现，注意损害的范围和消长变化，如发生二次皮肤红斑或形成水疱、溃疡、糜烂和坏死等表现，提示伤情加重。晚期注意观察局部皮肤色素沉着或脱失、粗糙，皮肤是否有角化过度、皲裂或萎缩变薄、毛细血管扩张及指甲增厚变形等。检查肢体活动情况、局部是否肿胀及有无压痛等。

（赵万欣 白羽）

jíxìng fàngshèxìng pífū sǔnshāng

急性放射性皮肤损伤 （acute radiation injury of skin）

身体局部一次或短时间（数日）内受到多次大剂量照射所引起的皮肤损伤。包括急性放射性皮炎（acute radiodermatitis）和急性放射性皮肤、黏膜溃疡等。

病理改变 细胞、组织发生不同程度的变性、崩解、坏死和萎缩。照射区内皮肤毛细血管和小血管发生血管内膜炎。管壁弹力纤维和肌纤维退变、断裂，导致血管闭合，栓塞形成，影响局部供血。

临床表现 根据损伤程度的不同，采用4度分类，根据病变发展，每一分度的临床表现又可以分为4期：初期反应期、假愈期、症状明显期和恢复期。

Ⅰ度皮肤放射损伤，毛囊丘疹和暂时性脱毛：①初期反应期：皮肤受照射当时，局部无任何症状，24小时后可出现轻微红斑，但是很快消失。②假愈期：局部皮肤无任何症状，此期一般可持续2~6周。③症状明显期：假愈期后，皮肤出现毛囊丘疹和暂时性脱毛。④恢复期：局部无任何改变，毛发可再生。

Ⅱ度皮肤放射损伤，红斑和永久性脱毛：①初期反应期。皮肤受照射当时，局部无任何症状，经3~5小时局部皮肤仅出现轻微的瘙痒、灼热感，继而逐渐出现轻度肿胀和充血性红斑，1~2天后红斑、肿胀暂时消退。②假愈期。局部皮肤通常无任何症状，此期一般可持续2~4周。③症状明显期。假愈期后，皮肤又出现轻微的瘙痒、灼热和潮红，并逐渐加重，直到又出现明显红斑、轻微灼痛，一般持续4~7天后转为恢复期。④恢复期。上述症状逐渐减轻，灼痛缓解，红斑逐渐转为浅褐色，出现粟粒状丘疹，皮肤稍有干燥、脱屑和脱毛，或伴有轻微的瘙痒等症状。以上症状一般2~3个月后可以消失，毛发不能再生。

Ⅲ度损伤，水疱或湿性皮炎：①初期反应期。受照射当时，局部皮肤可有一过性灼热、麻木感，24~48小时后相继出现红斑、灼痛和肿胀等症状。②假愈期。初期反应期经过24~48小时后，上述症状逐渐减轻乃至消失，无明显临床症状，但此期较Ⅱ度损伤稍短，1~2周。③症状明显期。假愈期后，受照射局部皮肤再次出现红斑，色泽较前加深，呈紫红色，肿胀明显、疼痛加剧，并逐渐形成水疱，开始为小水疱，3~5天后逐渐融合成大水疱，疱皮较薄，疱液呈淡黄色。④恢复期水疱或创面经适当的处理后，如无感染，一般4~5周后开始出现上皮生长；经一段时期后常转为慢性改变，如皮肤变薄、毛细血管扩张、皮肤色素减退与沉着相间呈"大理石"样；毛发脱落不再生长；排汗功能障碍。

Ⅳ度损伤，坏死和溃疡：①初期反应期。受照射当时或数小时后，局部皮肤即出现明显的灼痛、麻木、红斑及肿胀等症状，且逐渐加重。②假愈期。此期较短，一般2~3天，或仅于受照射后1~2天后局部皮肤红斑、肿痛等症状稍有减轻，但不能完全消失，通常2~3天后即进入症状明显期，重者可以无假愈期。③症状明显期。皮肤红斑反应明显，红斑颜色逐渐加深，肿胀加重，疼痛剧烈，并相继出现水泡和皮肤坏死区，形成溃疡。④恢复期。面积较小（直径≤3cm）或相对较浅的溃疡，经一段时期的治疗后可望愈合。面积大而深的溃疡逐渐扩大、加深，有时可深达肌肉、骨骼。溃疡愈合极为缓慢，有的完全不能愈合，位于功能部

位的严重损伤，常伴有功能障碍。

诊断 ①根据患者的职业史、皮肤受照史、法定局部剂量检测机构提供的受照剂量及现场受照个人剂量调查和临床表现，进行综合分析做出诊断。②皮肤受照后的主要临床表现和预后。因射线种类、照射剂量、剂量率、射线能量、受照部位、受照面积和身体情况等而异。依据下表做出分度诊断（表1）。③最后诊断。应以临床症状明显期皮肤表现为主，并参考照射剂量值。④辅助检查。见放射性皮肤损伤。

鉴别诊断 应与一般热烧（烫）伤、日光性皮炎、过敏性皮炎、药物性皮炎、甲沟炎和丹毒进行鉴别。

治疗 尽快脱离照射现场，对有放射性物质污染的病人，在离开照射现场后，及时进行全身系统的洗消。伤口有污染时，应行创面扩创去污处理。

全身治疗 对Ⅱ度以上皮肤放射损伤病人，尤其伴有全身照射的应进行综合治疗，如加强营养，改善微循环，防治感染，防止水、电解质紊乱，抗过敏和止痛等。

创面处理 是皮肤放射损伤治疗的重点，应根据损伤程度和病程发展不同阶段采取相应的治疗措施。

Ⅰ度损伤要注意防止受损局部皮肤受到强力摩擦、挤压和搔抓等机械性刺激，避免紫外线、

红外线照射，禁用刺激性强的药物。

Ⅱ度损伤避免紫外线、红外线照射，禁用刺激性强的药物。红斑反应明显时，可以选用清凉、止痒药物，以减轻皮肤红肿和灼痛等症状。疼痛明显时，可应用冷敷疗法。

Ⅲ度损伤初期和假愈期处理原则与Ⅱ度损伤基本相同。对损伤面积小、完整和散在的小水疱，只要张力不大，可以保留疱皮，让其自行吸收。对于较大或张力大的水疱应在无菌操作下行低位穿刺排液或者用无菌剪刀剪开一小口排液，然后加压包扎。如果疱液混浊，其周围有明显炎性反应或水疱已破溃时，都要剪除疱皮，以防加重感染。对糜烂性创面，可以选用维斯克溶液和复生膏等换药；有继发感染时，可应用庆大霉素和丁胺卡那霉素等有效抗生素溶液湿敷等。

Ⅳ度损伤治疗较为困难。损伤早期的处理基本上与Ⅱ和Ⅲ度损伤相同。在反应期主要根据病情发展过程采取相应措施，原则是镇静止痛、防治感染和促进创面愈合。有效的止痛是局部严重放射损伤早期处理的重要环节之一。早期封闭创面是解除疼痛的主要措施，以各种生物敷料（异体皮、辐照猪皮等）暂时覆盖创面，可以收到良好的镇痛效果；必要时，也可以薄的自体皮移植覆盖创面，术后疼痛即可缓解。

表1 急性放射性皮肤损伤分度诊断标准

分度	初期反应期	假愈期	临床症状明显期	参考剂量（Gy）
Ⅰ			毛囊丘疹、暂时脱毛	≥3~
Ⅱ	红斑	2~4周	红斑、永久性脱毛	≥5~
Ⅲ	红斑、烧灼感	1~2周	二次红斑、水疱	≥10~
Ⅳ	红斑、麻木、瘙痒、水肿、刺痛	2~3天	二次红斑、水疱、坏死、溃疡	≥20~

手术治疗：位于功能部位的Ⅳ度损伤或损伤面积大于 3 cm 的溃疡，应进行早期彻底手术治疗。但急性期不宜手术治疗，必要时进行简单清创，以生物敷料覆盖创面等。待恢复期后（1 个月左右）再施行完善的手术治疗。大面积局部重度损伤伴有全身放射病的情况下，争取在放射病极期之前使创面得以覆盖或大部分愈合，为放射病的治疗创造良好的条件。

远后效应医学随访原则　凡身体局部受到一定剂量的射线外照射后，要进行远后效应医学随访观察。

（赵万欣　白羽）

mànxìng fàngshèxìng pífū sǔnshāng

慢性放射性皮肤损伤（chronic radiation injury of skin）

由急性损伤迁延而来或由小剂量射线长期照射后引起的慢性放射性皮炎及慢性放射性皮肤溃疡。包括慢性放射性皮炎、慢性放射性皮肤和黏膜溃疡等。

病理改变　皮肤各层（包括附属结构）和血管逐渐发生不同程度的退变、萎缩和供血不良，亦可伴有角化过度及鳞状上皮细胞形态异常，细胞分裂增多，经过较长时间转化为鳞状上皮癌。

临床表现　根据损伤程度和病理变化的不同，临床上分为以下 3 度。

Ⅰ度损伤（慢性放射性皮炎）轻者损伤部位皮肤干燥、粗糙、轻度脱屑、皮肤纹理变浅或紊乱、轻度色素沉着和毛发脱落。重者局部皮肤萎缩、变薄和干燥，并可见扩张的毛细血管，色素沉着与脱失相间，呈"大理石"样改变，瘙痒明显，常出现皲裂或疣状增生。手部慢性放射性皮炎除皮肤病变外，伴有指甲增厚、灰暗、纵嵴和质脆，呈舟状改变。

Ⅱ度损伤（硬化水肿）　多见于四肢，常发生在照射后半年或数年，受损部位皮肤四周色素沉着，中央区色素减退，皮肤萎缩变薄，失去弹性；局部常逐渐出现非凹陷性水肿，触之有坚实感，深压时又形成不易消失的凹陷，有时局部疼痛明显。手部皮肤萎缩或角化过度，较多疣状突起物或皲裂，指纹紊乱或消失，指甲增厚变形。

Ⅲ度损伤（慢性放射性溃疡）在上述病变的基础上出现大小不一、深浅不等的溃疡。此类溃疡的特点是：溃疡边缘不整齐，基底凹凸不平，常有一层黄白色纤维素样物覆盖；溃疡四周色素沉着，形成瘢痕，使局部硬似"皮革状"。此类溃疡多伴有不同程度的细菌感染，溃疡常波及深部肌肉、骨骼或神经，疼痛剧烈。在手部常出现皮肤和软组织萎缩，散在溃烂；手指萎缩变细或有角质突起物，指端严重角化与指甲融合，肌腱挛缩，关节变形，造成手的功能障碍。

诊断　依据表 1，并参考急性放射性皮肤损伤进行诊断。

鉴别诊断　应与神经性皮炎、慢性湿疹、皮疣、上皮角化及其他非特异性溃疡进行鉴别。

治疗　创面处理：对于慢性放射性皮炎，注意避免各种物理、化学因素的刺激，局部可选用止痒、滋润皮肤的中性油质药物；过度角化应用中草药泡洗。对于慢性放射性溃疡，应加强换药，控制感染。根据溃疡渗出物细菌培养和药物敏感试验结果，选用有效的抗生素溶液换药。对于较小较浅的溃疡，待感染基本控制后可选用活血生肌、促进愈合的药物。

手术治疗：①对于较深、经久不愈的溃疡，一旦感染基本控制，争取尽早采取手术治疗。②局部皮肤病损伤疑有恶性变时，皮肤有角化、萎缩变薄、增生、皲裂或溃疡；损伤区因瘢痕畸形有碍肢体功能者，经久不愈的溃疡，其面积较大较深者，应手术治疗

远后效应医学随访原则①局部皮肤长期受到超过剂量限值的照射，皮肤及其附件出现慢性病变，更应该注意远后效应医学随访观察。②对于角化过度或长期不愈的放射性溃疡，应警惕放射性皮肤癌的发生。

（赵万欣　白羽）

fàngshèxìng jiǎzhuàngxiàn jíbìng

放射性甲状腺疾病（radiation thyroid disease）

电离辐射以内和/或外照射方式作用于甲状腺和/或机体其他组织所引起的原发或继发甲状腺功能或/和器质性改变。根据损伤的性质及特点可分为急性放射性甲状腺炎（acute radiation thyroiditis）、慢性放射性甲状腺炎（chronic radiation thyroiditis）、放射性甲状腺功能减退

表 1　慢性放射性皮肤损伤分度诊断标准

分度	临床表现（必备条件）
Ⅰ度	皮肤色素沉着或脱失、粗糙，指甲灰暗或纵嵴色条甲
Ⅱ度	皮肤角化过度，皲裂或萎缩变薄，毛细血管扩张，指甲增厚变形
Ⅲ度	坏死溃疡，角质突起，指端角化融合，肌腱挛缩，关节变形，功能障碍（具备其中一项即可）

（radiation hypothyroidism）、放射性甲状腺良性结节（radiation benign thyroid nodule）和放射性甲状腺癌（radiation thyroid cancer）。

急性放射性甲状腺炎 急性放射性甲状腺炎指甲状腺在短期内受到大剂量急性照射所致甲状腺局部损伤及其引起的甲状腺功能亢进症状。

病因 多由口服大量碘-131治疗甲状腺功能亢进症引起。引起急性放射性甲状腺炎的阈值剂量为200Gy。由外照射引起的急性放射性甲状腺炎病例尚未见报道。

临床表现 多在口服碘-131的12周内出现颈部发痒，甲状腺肿胀、触痛和压迫感，喉痛及咽下困难等局部反应；同时，出现心悸、出汗、头晕、手抖和消瘦等甲状腺功能亢进症状，但较少出现甲状腺危象。

实验室检查 血清三碘甲状腺原氨酸（thyroidothyronine，T_3）、甲状腺素（thyroxine，T_4）和甲状腺球蛋白（thyroglobulin，T_g）升高，血沉加快、白细胞减少、淋巴细胞染色体畸变率和微核率升高。

诊断 ①放射线接触史，甲状腺受照剂量在200Gy以上。②一般于照射后2周内发病。③具备上述症状和体征。④结合实验室综合判断。⑤参考指标。白细胞减少，红细胞沉降率加快，淋巴细胞染色体畸变率和微核率升高。

治疗 避免继续接触射线或摄入放射性核素，为促使体内放射性碘排出，尽快口服稳定性碘剂以促进体内碘-131的排出。对症治疗。若转变为甲状腺功能减退者，按甲状腺功能减退症处理。

慢性放射性甲状腺炎 慢性放射性甲状腺炎是指甲状腺一次或短时间（数周）内多次或长期受到射线照射后，导致的自身免疫性甲状腺损伤。

病因 内外照射均可诱发。受照后有抗原性的甲状腺蛋白和微粒体漏出，体内产生自身抗甲状腺抗体而引起的自身免疫性疾病。

临床表现 病程发展缓慢，甲状腺逐渐呈弥漫性增大，对称，表面光滑，质地较软，约50%以上患者有甲状腺功能减退。颈部局部有压迫症状。多在口服碘-131的12周内出现颈部发痒，甲状腺肿胀、触痛和压迫感，喉痛及咽下困难等局部反应；同时，出现心悸、出汗、头晕、手抖和消瘦等甲状腺功能亢进症状，但较少出现甲状腺危象。

实验室检查 甲状腺微粒体抗体（thyroi mitochondria antibody，Tm-Ab）和甲状腺素球蛋白抗体（thyroglobilin antibody，Tg-Ab）阳性，促甲状腺激素（thyroid stimulation hormone，TSH）增高。

诊断 ①有射线接触史，甲状腺剂量为0.3Sv以上。②潜伏期一年以上。③甲状腺肿大，多数无压痛。④甲状腺微粒体抗体和甲状腺素球蛋白抗体阳性，促甲状腺激素（thyroid stimulation hormone，TSH）增高。⑤可伴有甲状腺功能减退症。

鉴别诊断 ①原发性慢性淋巴细胞甲状腺炎。②单纯性甲状腺肿和甲状腺癌等。

治疗 ①脱离射线，补充甲状腺制剂，必要时可加用糖皮质激素。②合并甲状腺功能减退症者按放射性甲状腺功能减退处理。

放射性甲状腺功能减退症 放射性甲状腺功能减退症指甲状腺局部由一次或短时间（数周）内多次大剂量照射或长期超剂量限值的全身照射引起的甲状腺功能低下（甲低）。

病因 内照射（碘-131）和外照射（头颈部放射治疗）均可引起放射性甲状腺功能低下（甲低）。在一定剂量范围内，辐射剂量与甲状腺功能低下程度呈线性关系，阈剂量在10Gy以上。照后1年内发生者为早发甲低，1年以后发生者为晚发（永久性甲低），甲低为碘-131治疗甲亢的主要并发症。早发甲低是由于甲状腺细胞受损较轻，以后有所恢复或残留的甲状腺细胞代偿增生。晚发甲低是由于甲状腺大部分滤泡上皮细胞破坏甲状腺，甲状腺素合成减少，失去功能，而残存的部分甲状腺组织又不能代偿机体的需要而引起的。电离辐射对甲状腺直接损伤引起的甲低称为原发性。辐照下丘脑、垂体间接引起的甲低称为继发性甲低。如仅有实验室检查改变，无明显症状和体征者，称亚临床甲低。

分型 ①亚临床型甲状腺功能减退症又称潜在型或生化性甲状腺功能减退症，特点是仅有实验室检查改变，无明显的临床症状和体征。②临床型甲状腺功能减退症，除实验室检查改变外，有明显的甲状腺功能减退的症状和体征。

临床表现 早期甲低，症状较轻，不需处理即可自行消失。晚期甲低，主要表现怕冷、厌食、疲乏无力、便秘、表情淡漠、动作缓慢、反应迟钝、少汗、皮肤干燥、发稀且无光泽、脉缓、关节肌肉疼痛和水肿等。血清T_3和T_4降低，TSH升高（原发性）或降低（继发性）。TSH兴奋试验，延迟反应病变在下丘脑；低弱反应或无反应病变在垂体。

诊断 ①有射线接触史，甲状腺剂量为 10Gy 以上。②潜伏期，受照后数月、数年，甚至数十年。③血清 T_3 和 T_4 多次检查低于正常，TSH 升高（原发性）或降低（继发性）。④参考指标：甲状腺摄碘-131 率降低，促甲状腺激素释放激素兴奋试验（TRH-ST）可确定病变部位，头颈或上胸部外照射引起的放射性皮肤损伤和放射性口腔黏膜损伤，淋巴细胞染色体畸变率升高。

鉴别诊断 ①碘缺乏性甲状腺功能减退症。②先天性甲状腺功能减退症。③其他因素引起的甲状腺功能减退症。④低 T_3 和 T_4 综合征。

治疗 ①亚临床型甲状腺功能减退症：密切观察患者病情，每年复查一次（禁用核素显像检查），TSH 及血脂持续升高者给予甲状腺制剂替代治疗，并暂时脱离射线，恢复后可继续从事放射性工作。②临床型甲状腺功能减退症：脱离射线，甲状腺制剂替代治疗，每年定期复查，恢复后可继续从事放射性工作，持续不恢复者终身替代治疗。

放射性甲状腺良性结节 放射性甲状腺良性结节指甲状腺组织受到大剂量或长期超剂量限值的照射后诱发的良性结节性病变。

病因 内外照射（碘-131）和外照射均可诱发放射性甲状腺良性结节。通过对碘-131 治疗甲状腺功能亢进病人随访调查，诱发放射性甲状腺良性结节的剂量阈值为 0.5Gy。对核武器爆炸受害者多年追踪观察，由外照射放射性甲状腺良性结节的剂量阈值为 0.2Gy，其潜伏期为 10~22 年。可在甲状腺组织内产生结节性增生改变。儿童敏感性比成人高。

临床表现 甲状腺良性结节常见多个结节，逐渐形成，腺体表面光滑，质地较软，吞咽时活动度大，大部分无症状。

诊断 ①有明确的射线接触史，甲状腺剂量为 0.2Gy 以上。②潜伏期 10 年以上。③经物理学、病理学和临床实验室检查综合判定为良性结节。④参考指标：甲状腺制剂治疗后结节可变小，淋巴细胞染色体畸变率和微核率升高。

鉴别诊断 ①缺碘性甲状腺结节。②其他因素引起的甲状腺结节。③甲状腺癌。

治疗 ①脱离射线，甲状腺制剂治疗，每年复查一次（禁用核素显像检查）；癌变者手术切除，按放射性甲状腺癌处理。②合并甲状腺功能减退者按甲状腺功能减退症处理。

（赵万欣 白 羽）

fàngshèxìng shénjīng sǔnshāng

放射性神经损伤（radiation induced neurotoxicity）

由电离辐射（X 射线、γ 射线、中子及电子束辐射等）对神经系统产生的损伤。根据损伤的性质及特点可分为放射性脑损伤（radioactive brain injury）、放射性脊髓损伤（radioactive spinal cord injury）、放射性脑神经损伤（radioactive cranial nerve injury）和放射性视神经损伤（radioactive optic nerve injury）。经放射治疗后对正常的神经系统损害产生的症状，称为放射性神经损伤。

发病机制 放射治疗的急性神经系统损伤可能系放射线直接损害神经系统所致，引起神经水肿，水肿消退后症状可缓解。亚急性放射性神经损伤则由于放射线作用于神经组织，由于这些组织对射线敏感性较高，从而导致神经组织脱髓鞘改变，类似于多发性硬化。而迟发性神经损伤则由于神经血管损害，血管受损伤引起缺血性改变，脑和脊髓的软化坏死继发于血管改变之后，由于神经营养障碍进行性神经组织纤维化，也可因放射致细胞 DNA 破坏，而导致神经组织的坏死。

影像学改变 急性放射性神经损伤患者头颅 CT 扫描或 MRI 可显示脑水肿增加。慢性放射性脑损伤时，头颅 CT 示广泛白质低密度、不均匀强化、偶可见钙化；MRI 示 T2 像高信号，PET 显示低代谢的无血管占位区，"闪光（flash）" MRI 无增强效应。弥散型慢性脑损伤患者的 CT 及 MRI 示广泛性脑萎缩及脑室扩大。少数放射性脊髓病患者在放射线照射阶段，脊髓 MRI 可有脊髓束的萎缩或梭形性扩大，腰椎穿刺及脑脊液检查显示椎管通畅，部分病例 CSF 蛋白质含量轻度增高。放射性内分泌病者的血 T_3、T_4 和 GH 等激素水平降低。放射性脑血管病者的 CT 及 MRI 扫描常可显示脑梗死，脑血管造影有助于明确病因。

临床表现 放射损伤的分类：临床上根据放射治疗后放射性神经损伤发生时间的不同，分为急性、亚急性和迟发性 3 类。急性损伤发生在放疗后数小时至数周内，亚急性损伤发生在放疗后数周至数月内，而迟发损伤发生在放疗后数月至数十年。

急性神经损伤 以老年患者多见，放疗后易疲乏、嗜睡，是急性放射性脑病的特征表现，继之可出现新的或进展性局灶性缺失症状，头痛、恶心、呕吐、发热及痫性发作，多发生在放疗的最初 2 周内，如持续至放疗结束后 1~4 个月，则称为"早发的延迟性脑病（early delayed encephalopathy)"。

亚急性神经损伤　最常见的亚急性放射性神经损伤形式为亚急性脊髓病，发生于颈脊髓的放疗后。莱尔米特（Lhermitte）征（即屈颈时产生自颈部、脊柱向四肢放射的触电感）是其唯一的症状，神经系统检查正常。亚急性脊髓病症状在放疗后4~6个月达高峰，症状出现约4个月后可自行消失。霍奇金病进行放射治疗者的亚急性脊髓病发病率为15%。亚急性神经损伤的另一种形式为短暂性臂丛神经病，于放疗的数周至数月出现臂丛神经损伤。

迟发性放射性损伤　迟发性放射性损伤可发生在神经系统的各个水平，其发病率随放射剂量、治疗方案的不同阶段、患者的年龄、原发疾病、合并治疗及放疗结束后存活时间的不同而异；但剂量越大、部位越高及治疗的范围越大，发病率越高。

迟发性放射性损伤分型　迟发性脑坏死：迟发性脑放射性坏死常为头颈部肿瘤放疗后的颞叶受损，当患者接受辐射剂量 > 5 000 cGy 时的发病率为5%，起病隐袭，放疗结束后4个月~4年出现，少数可呈暴发型。典型的临床表现为头痛、人格改变，局灶缺失症状如偏瘫、失语、偏盲、痫性发作、视乳头水肿及其他颅压增高体征。

脊髓损伤　迟发性进展性脊髓病的发病率为1%~12.6%，多于放疗后3~30个月（平均14个月）产生，进行性发展达数周或数月以上常在胸腔、纵隔、颈和头部肿瘤接受放疗后出现。临床特征为一侧或双侧肢体远端上升性感觉异常、感觉减退或感觉消失，继之出现无力及脊髓受损体

征，不完全横贯性脊髓病或布朗-塞卡尔（Brown-Sequard）综合征及括约肌功能障碍。

臂丛及腰骶丛损伤　常见于头、颈、乳腺、甲状腺、睾丸、前列腺、结肠、直肠癌、霍奇金或非霍奇金淋巴瘤及某些妇科肿瘤放疗后，发病率为1%~3%，表现为肢体的感觉异常、感觉减退和渐进性乏力，与急性肿瘤的神经丛病不同的是无疼痛，放射性臂丛病表现为同侧淋巴水肿，放射性腰骶丛病为两侧性损害。

视神经病　放疗后3个月~3年发病（平均11个月），局部血供受损（如垂体肿瘤压迫）或同时给予5-FU、长春新碱和氨甲蝶呤化疗，其发病率增高。放射后视神经病见于视网膜、视神经、视交叉、垂体或颅内其他部位肿瘤放疗后，其特征表现为进行性、无痛性单眼视力丧失或视野缩小，患者常诉视物模糊或多斑状视力减退，如果出现疼痛或同向偏盲视野缺损则应高度怀疑本诊断。早期眼底检查可发现视网膜动脉狭窄、视盘水肿和视盘周围出血，最终发展为双侧视力丧失和视神经萎缩。

脑神经损伤　少见，除视神经外其他放射性脑神经病见于头、颈或眼内肿瘤，放疗后1~37年（平均5.5年），病变为进展性，永久存在。按易受损的顺序依次为Ⅻ、Ⅺ、Ⅹ、Ⅴ和Ⅵ，乳腺癌或肺癌放疗及甲状腺瘤碘-131治疗后喉返神经损伤，颈部软组织的明显纤维增生先于脑神经损伤数月~数年，表现为味觉、张口及唾液分泌障碍，放疗性脑神经损伤主要损伤其传入接收器而不是脑神经本身，听力减退则继发于耳蜗受损或浆液性中耳炎，前庭功能正常。

内分泌异常　放射性内分泌障碍通常为下丘脑基底部受损所致，最常影响生长激素（GH）合成和分泌，其次为促甲状腺激素和促肾上腺皮质激素。高泌乳素血症常见，并可自行恢复正常。糖尿病少见。临床表现包括睡眠、性欲、人格和食欲障碍，以及口渴和认知功能障碍等。甲状腺功能低下，出现全身乏力、易疲劳、体重增加和畏寒，儿童的内分泌放射损伤较成人更为敏感。

脑血管损伤　脑、鞍区、头颈及胸（廓）放疗可引起脑血管本身的损伤，临床表现与受照射血管的部位及损伤的类型有关，常见有短暂性脑缺血发作（TIA）、缺血、出血，TIA 和卒中，也可见于淋巴瘤、乳腺癌、升主动脉和颈动脉近端放射后，如患者基础疾病有高血压。

高脂血症和糖尿病　同时进行化疗，则更易导致血管损伤，出现威利斯（Willis）环的一个或多支动脉闭塞/烟雾病（moyamoya）样血管闭塞，颈部放疗后存活5年或5年以上的患者，颈动脉血流动力学异常为17%（超声诊断），症状性颈动脉狭窄或闭塞发生率为12%，卒中发病率为6.9%。

诊断及鉴别诊断　放射性神经病的诊断依据为：①有放射治疗史，神经系统症状出现在放射治疗过程中或经过一定潜伏期才出现症状。②大多数患者出现神经症状的病变区与放射治疗的照射部位相吻合。③脑脊液检查大多正常或有蛋白质的轻度增高。④头颅 CT 及 MRI 检查可有相应改变。⑤排除非放射治疗所致的其他病因，如肿瘤本身的神经系统表现：转移性肿瘤、癌肿的神经系统并发症（包括远隔症状）、

非肿瘤的其他病变或肿瘤的复发等。

治疗 放射性神经损伤目前尚无有效的治疗手段，预后欠佳，不同时期出现及不同类型的神经损害，应采用不同的治疗方法：①急性放射损伤的治疗。放射治疗过程中适当给予患者抗惊厥药物，尤其是苯巴比妥及镇痛药，有一定镇静作用；大剂量皮质激素逐渐缓慢减量，可以促进症状改善，部分患者在几个月后可自行恢复。②亚急性脊髓病及臂丛神经病。无需特殊治疗，约4个月后可自行恢复。③迟发性神经损伤。采用综合治疗，以缓解症状。

迟发性神经损伤的综合治疗：①皮质激素治疗对初期患者可给予皮质激素，如甲泼尼龙、地塞米松和泼尼松等治疗，症状减轻稳定1~2周后逐渐减量。②神经营养药物B族维生素、辅酶A，三磷酸腺苷和细胞色素C等，可缓解部分症状。③支持治疗，如少量多次给予全血、血浆、白蛋白和免疫球蛋白等对症支持治疗。④氨磷汀（amifostine）是当前最为有效的抗辐射药物，是有机硫代磷酸盐的细胞保护剂，选择性保护正常组织及受放疗毒性最小的器官，选择性对血液、肾脏及神经细胞有保护作用。⑤对神经系统有保护作用的生物制剂如细胞因子等可能成为今后放射性神经病的治疗手段。

（赵万欣　白　羽）

fàngshèxìng nǎosǔnshāng

放射性脑损伤（radioation induced brain injury）电离辐射照射超过确定性效应剂量阈值（分次照射累积剂量大于60Gy，一次或等效一次照射剂量大于10Gy）而导致的脑损伤。临床主要表现

为脑水肿所致的颅压增高症状和脑组织坏死所致的定位障碍。一般根据放射引起症状的时间可分为急性反应、早期迟发反应和晚期迟发反应。

发病机制 目前，对放射性脑损伤的发病机制尚缺乏系统研究。一般认为其发生机制有以下3个方面：①神经元和神经胶质细胞的直接损害。②脑供血血管损伤引起缺血性改变。③机体的自身免疫反应。

病理改变 ①早期迟发反应：早期迟发反应表现为脑白质的片状脱髓鞘，类似于脑多发性硬化的组织学表现，基本病变形式为白质内小斑片状病变伴有轴索水肿和髓鞘丢失。②局限性放射坏死：局限性放射坏死脑白质比灰质的损伤严重得多，小血管玻璃样变性和纤维性坏死是最有特异性的表现，同时伴有管腔狭窄和血管内膜增生等，白质主要是脱髓鞘改变和神经胶质凝固性坏死和空洞样改变。③弥漫性放射坏死：弥漫性放射坏死与局限性放射坏死基本相同，也表现为血管损伤，脱髓鞘，神经胶质萎缩和局部坏死或大面积坏死。

临床表现 ①急性期（照射后数天至1个月出现）：脑水肿表现为颅内压增高，包括头痛、恶心、呕吐和体温增高，甚至出现精神和意识的改变，局部神经症状的恶化或癫痫，一般可以恢复。②早期迟发反应（照射后1~6个月出现）：早期迟发放射损伤脑放疗后数周或3个月内出现暂时、可逆性的白质损伤，病因可能是照射所致的暂时性脑髓磷脂合成障碍，临床表现为嗜睡、恶心、呕吐、易怒、兴奋性高、食欲减退、兴奋性增高和学习记忆减退等，也可以出现一过性、自限性

的疲劳感或局部神经症状的恶化。③晚期迟发反应（常发生于照射6个月后出现）：局限性放射性脑坏死伴有局部神经组织异常和颅内压增高，临床表现如一侧肢体运动、感觉和/或神经反射障碍、失语、癫痫、意识障碍和精神异常等，临床表现一般在放疗后10个月至数年，约有70%的患者在放疗后2年出现症状；弥漫性放射性脑坏死临床特征是精神症状，包括人格改变、记忆力减退、精神错乱、注意力降低、学习困难和明显痴呆等，严重可致死，儿童表现为生长发育延迟和智力发育障碍。

影像学表现 CT表现为均匀的"指状"分布低密度病灶，边缘较模糊，有轻、中度占位效应，部分双侧不对称性病变或单侧病变可有脑室受压或扩大，中线向健侧移位，增强扫描无强化或轻微周边强化。晚期CT表现为边界较为光整的圆形或椭圆形低密度区。CT值常显示其中心部分为液性，此时占位效应多不明显，甚至可出现脑实质萎缩和中线向患侧移位等表现，增强扫描一般没有强化。MRI检查表现为T1WI大片不规则指状低信号，少数为等信号或无明显异常表现（但在T2WI上均有异常信号）。T2WI多为高信号，少数为高信号和等信号的混杂信号。T1WI+Gd-DTPA增强扫描可见强化。晚期T1WI表现为类圆形边界清楚的如脑脊液样低信号，T2WI为水样高信号或仍为低信号，T1WI+G d-DTPA增强扫描常无强化或囊壁有浅淡强化。与CT相比，MRI能更早发现小的及隐匿性损害。尤其是脑干型病变，由于病变小及CT受颅底骨伪影干扰，CT对脑干病变的检出率（27.3%）低于MRI

（35.5%）。MRI 还有助于鉴别是肿瘤复发还是放射性损伤或纤维病变。放射性脑损伤出现形态学改变时，病变已发展到较严重的程度。^{1}H-磁共振光谱仪（MRI）可检测放射性脑坏死的代谢情况，表现为 NAA、Cho 和 Cr 下降或消失，并可见一高耸 Lipid 峰。

诊断 分次照射脑累积剂量 ≥60Gy 一次照射或等效一次照射剂量 ≥10Gy；临床及影像学表现符合放射性脑损伤表现，即可诊断放射性脑损伤。

鉴别诊断 ①原颅内外肿瘤的复发。②颅内原发第二肿瘤。③恶性肿瘤颅内转移。

治疗与处理原则 凡在放疗过程中或局部大剂量意外受照后出现头痛、恶心、呕吐及体温升高等，应立即暂停放疗和脱离射线，并进行对症治疗。

（赵万欣　白羽）

fàngshèxìng jǐsuǐ sǔnshāng

放射性脊髓损伤（radioation induced spinal cord injury） 电离辐射确定性效应剂量阈值而引起的脊髓损伤。临床主要表现为脊髓相应部位的疼痛和功能障碍（包括肢体的运动、感觉及大小便功能障碍）。随着放射治疗学的发展，因射线所致的神经损伤也越来越多，许多病人不是死于肿瘤，而是死于放射性损伤。发病率报道不一，低者仅为 1.2%，高者可达 28.5%。

病因 放射性脊髓损伤的发生与正常的脊髓组织受到大剂量射线辐照有关。放射性脊髓损伤并不是由单一的细胞或单一途径引起。目前，认为少突胶质细胞及血管内皮细胞是潜在的靶细胞，两者在发病过程中有协同作用，相互作用大小由放射剂量等因素决定。少突胶质细胞的丢失可能

由于胶质祖细胞的杀伤而使其增殖停止；而与有丝分裂相关的死亡也认为是放疗诱导细胞死亡的一种模式，特别是脊髓这样的晚反应组织。单次照射大鼠的脊髓量大于 22Gy 时，用原位免疫组化显示是少突胶质细胞，而不是神经元和血管内皮细胞的大量凋亡。微血管的结构及通透性的改变在放射性脊髓损伤中亦被重视。用双嘧达莫增加血流速度、溶解血栓面，可减少并延迟共济失调的发生；而应用铁剂及去铁胺减轻再灌注损伤，同样减少并延迟共济失调的发生，证明血管损伤是放射性脊髓伤的重要途径，而再灌注会加重损伤。组织学上亦可见到大片的白质坏死而无血管损伤。因此现在认为两者对损伤均有作用，但对神经纤维网的关系并不清楚。

小胶质细胞及星形胶质细胞在放射后弥散或聚集在白质损伤区周围，这些细胞不只起到修复损伤及吞噬溶解作用。星形细胞的突起参与血脑屏障的组成，与神经元、突触和硬膜等有广泛的联系，放射损伤会破坏这种联系。小胶质细胞在放射后可能由残余的细胞及血管损伤后渗出的单核细胞组成，而单核细胞的炎症反应是人放射性脊髓伤的相对特征性改变。星形胶质细胞和小胶质细胞的反应先于脊髓病理改变，两者被认为是通过免疫学及生物化学的作用而对脊髓放射性损伤起间接作用。脊髓损伤亦有功能因子参与，细胞因子与细胞及组织相互作用而具有功能，其增加或减少可使正常的反应转变为毒性反应。肿瘤坏死因子（TNF）与许多脱髓鞘疾病有关。TNF 的升高与星形胶质细胞的扩增、脱髓鞘、少突胶质细胞及血管内皮

细胞的细胞毒作用相关。

临床表现 脊髓对放射线的敏感性是自上而下逐渐降低的。颈髓和上胸髓为放射性脊髓病好发部位，下胸部和腹部照射病人发生放射性脊髓病者很少，腰骶脊髓发生放射性脊髓病则更为罕见。

放射性脊髓损伤潜伏期长短不一，最短者在放疗后期就已出现，最长者在 20 年后才发病，平均潜伏期为 25.1 个月，大多数为放疗后 1~2 年发病。

本病起病一般隐袭，临床症状多种多样：①早期以感觉障碍多见，包括受损脊髓节段的各种感觉异常。②肢体瘫痪，此症状的出现常晚于感觉障碍，预后多较差，可以出现不同脊髓节段受损后的各种肢体瘫痪症状。③后期出现自主神经受损症状，由于直肠和膀胱括约肌功能障碍，表现为大小便潴留、失禁或性功能减退。

影像学检查 MRI 表现为脊髓水肿，T1WI 呈低信号，T2WI 呈高信号。Gd-DTPA 增强扫描可表现周边环形强化。

诊断 放射性脊髓损伤的诊断应符合以下 3 点：①具有脊髓受照史，受照剂量大于 50 Gy，潜伏期大于 6 个月。②脊髓的症状、体征与脊髓的受照部位相符。③脊髓 MRI 检查排除肿瘤转移或复发所致的实质性脊髓压迫以及脊髓空洞症等脊髓病。

剂量阈值：分次照射脊髓累积剂量 ≥45 Gy；一次照射或等效一次照射剂量参照放射性脑损伤。

鉴别诊断 放射性脊髓损伤根据既往脊髓受照史和 MRI 表现多可确诊，但要与急性脊髓炎、多发性硬化和脊髓转移瘤相鉴别：①急性脊髓炎。多有急性起病、病前感染史和疫苗接种史，MRI

显示病变部位脊髓增粗，T1WI 呈低信号，T2WI 呈较均匀弥漫高信号，MR 增强无或轻微强化，常成细条状强化。②多发性硬化。起病较急，T1WI 呈低信号，T2WI 呈斑点状稍高信号影，急性期可有脑室周围或脊髓白质内斑片状强化灶。③脊髓转移瘤。可发生在椎骨、硬脊膜、蛛网膜或脊髓等处，常为多发肿瘤灶，也可为颅内髓母细胞瘤、室管膜瘤向脊髓种植所致。MRI 显示脊柱破坏伴病理性骨折，脊髓推移受压，增强检查呈结节状或大片状强化等。

治疗 放射性脊髓损伤的治疗通常有以下几种：①内科保守治疗。②全身治疗。加强营养，注意水、电解质及酸碱平衡。③脑水肿的对症处理。④手术治疗。对上运动神经元受损导致的肢体痉挛瘫痪，肌张力明显增高时可行选择性脊神经后根切断术。

（赵万欣　白　羽）

fàngshèxìng nǎoshénjīng sǔnshāng

放射性脑神经损伤 （radiation induced cranial nerves injury）

电离辐射超过脑神经阈值量，而引起的临床主要表现为该神经支配部位的疼痛和功能障碍。放射性脑神经损伤是放射治疗后较为常见的并发症，可发生于放疗后数年，甚至数十年。

发病机制 大多数认为总体分为两个原因，一是放射线对神经组织的直接损伤，另一是神经周围组织的纤维化和神经营养血管损伤而导致神经组织的损伤。影响放疗后脑神经损伤发生的因素较多。放射性脑神经损伤发生与照射技术和剂量有明显的关系

病理改变 放射性神经损伤根据其发生的时间可分为急性损伤、早发延迟性损伤及晚发延迟性损伤。早期损伤主要表现为各种感觉的异常，可观察到神经生物电的改变、酶学改变、异常微管形成和照射后短期内出现的血管通透性改变；早发延迟性损伤可观察到神经的脱髓鞘和轴突的缺失；晚发延迟性损伤表现为神经鞘纤维化、纤维束取代了神经纤维和脱髓鞘改变，施万细胞与血管内皮的损伤，以及周围结缔组织的纤维化导致的神经轴突的皱缩和神经纤维的改变。

临床表现 任何一支脑神经均可发生放射性损伤：①嗅神经。对放射线较敏感，造成嗅觉减弱或丧失。②视神经对放射线较敏感，在常规分割照射中，剂量 45~50Gy 即可以出现视神经损伤。③动眼、滑车和外展神经共同支配眼球运动，损伤时可致眼球运动障碍。④三叉神经损伤出现面部感觉异常、缺失和咀嚼无力等症状。⑤面神经损伤出现表情肌麻痹、味觉减退和缺失。⑥听神经。耳鸣、高频区听力损失、晚期听力下降及听力丧失、眩晕、呕吐和平衡障碍。⑦舌咽神经的放射损伤发生较少，一般不出现或仅出现轻度的吞咽困难，临床上要确定舌咽神经是否受损比较困难，同时也难以与其他神经损伤相区别。⑧迷走神经是混合性脑神经，喉上神经受损时会出现呛咳、误吸，单侧喉返神经受损，患侧声带麻痹会出现声音嘶哑，如双侧喉返神经受损出现双侧声带麻痹，如声门裂小于 3mm 会出现窒息或吸气性呼吸困难，迷走神经损伤还会出现软腭瘫痪及悬雍垂偏向患侧。⑨副神经损伤时，胸锁乳突肌和斜方肌萎缩、无力及肩下垂，有时伴有慢性手臂疼痛；一侧病变，头向健侧转动困难，不能耸肩；双侧病变，头向下垂，仰卧时不能抬头。⑩损伤舌下神经后因单侧或双侧舌肌瘫痪可出现吞咽及构音困难。

辅助检查 ①脑神经检查。②眼底镜检查：前部充血性视神经损伤可见视神经盘水肿，伴三角形火焰状出血，视盘周围渗出，棉絮状改变及视网膜下积液；而球后部视神经损伤可无异常发现或视盘苍白。③MRI 具有良好的分辨能力，多参数成像及多方向断层，对颅底骨质侵犯的检测能力明显优于 CT，故对疑诊病例应行 MRI 检查；CT 因受颅骨亨氏暗区的影响，对脑干小的放射损伤病灶难以显示出来；MRI 增强扫描可见视神经的损伤段和视交叉的病理性增强，T1WI 和 T2WI 通常表现正常，也可有视神经受损段的水肿征象。④眼底血管造影：视盘上及视网膜内毛细血管无灌注。

诊断与鉴别诊断 分次照射脑神经（视神经除外）累积剂量≥60Gy 一次照射或等效一次照射剂量≥15Gy；分次照射视神经累积剂量≥55Gy 一次照射或等效一次照射剂量≥7Gy 临床有脑神经损害的表现可进行诊断。

放射性脑神经损伤的诊断最为关键的是需要与肿瘤复发相鉴别。放射性脑神经损伤以 Ⅸ~Ⅻ 脑神经损伤为多见，常不伴有头痛，病情进展缓慢，鼻咽及颈部未见肿物，颈部纤维化明显，常与其他放射损伤并存。对前组脑神经损害，同时伴有剧烈头痛，病情进展较快者，首先考虑为肿瘤。

治疗 脱离射线，对症治疗、营养神经及康复治疗。

（赵万欣）

fàngshèxìng shìshénjīng sǔnshāng

放射性视神经损伤 （radiation induced optic nerve injury） 电离辐射照射超过确定性效应剂量阈值而引起的视神经损伤。多为头部肿

瘤放射治疗引起的眼部并发症。

发病机制 辐射导致氧自由基增加，并影响酶系统及细胞代谢，造成组织血管损伤，引起继发病变；病理组织学检查发现神经系统内血管有多种病理学改变，包括血管内皮细胞增殖，血管壁变厚伴有纤维蛋白样坏死，血管变窄或闭塞。继血管损害之后，出现神经组织梗死、神经脱髓鞘、反应性神经胶质增生和轻度的慢性炎症、浸润等一系列神经组织改变。

临床表现 ①视力。头部放疗后数月至数年内出现急剧视力下降，甚至无光感，另一眼在数周或数月后出现视力下降，常在放疗后3年发病，1~1.5年内为发病高峰。②疼痛。无前额疼痛，无眼球和眼眶深部痛，眼球转动时无牵引痛。③光反射。瞳孔直接对光反射消失。④眼底改变。损伤前部视神经者，视盘水肿伴视盘周围出血，硬性渗出，棉絮状斑及视网膜下积液，视盘水肿持续数周至数月后变白，后部视神经病变的眼底表现为视盘色调正常或稍微变淡，如果早期视盘正常则在视力下降8周变苍白。⑤视野改变。多为中心暗点，旁中心暗点，象限性缺损，也可为双颞侧偏盲及高位神经纤维束缺损。⑥眼底血管造影。视盘上以及视网膜内毛细血管无灌注。⑦VEP振幅。振幅降低，潜伏期延长至熄灭型。⑧对比敏感度。对比敏感度检查，可见空间频率均下降。

诊断 根据临床表现及辅助检查，诊断不难确定：①头部放射治疗史。②单眼或双眼先后出现视力无痛性急剧下降至失明。③眼底视盘正常或出现水肿伴出血、渗出。④视野缺损多为中心

暗点，旁中心暗点，象限性或颞侧偏盲，眼底荧光造影为视盘上或视网膜内毛细血管无灌注区。⑤眼电生理VEP振幅降低，潜伏期延长，甚至呈熄灭型。⑥CT和MRI排除肿瘤复发。

鉴别诊断 ①球后视神经炎：视力剧降，常伴有眼球转动时疼痛、头痛和眼眶深部钝痛，视野变化多为中心暗点与生理盲点相连呈哑铃状的暗点。②继发性空蝶鞍综合征：见于蝶鞍肿瘤手术或放疗后，由于视交叉粘连疝入蝶鞍腔致视交叉移位或视交叉周边形成致密蛛网膜粘连。③放射性所致的蝶鞍旁肿瘤：最常见是垂体肉瘤，肿瘤的形成往往在放疗后3~20年间，CT和MRI有助于鉴别。④与急性后部缺血性视神经病变（posterior Isehemic Optic-neuropathy，PION）鉴别：PION患者多伴有高血压、糖尿病、高血脂、胶原疾病、偏头痛、红细胞增多症或严重贫血，因而在患者身上常可查到与上述疾病相关的症状。必要时，可做颈动脉造影和视网膜动脉压测定。

治疗与预防 高压氧是首选治疗方法。高压氧治疗时机：必须在一眼视力下降2周以前开始，且必须连续治疗至少14次以上，才有提高视力的可能。影响高压氧疗效的因素：①视力下降程度。视力下降轻者治疗效果好。②开始治疗的时间。越早效果越好。③患者的年龄。年轻患者治疗效果好，有更多的神经纤维和更好的血液供应。

高压氧加光量子照射自体血回输（UBI），高压氧1次/d，40~60 min/次，10~12次1个疗程，进舱前服血管扩张剂，压力1.5大气压。静脉血150~200 ml，体外抗凝，特定波长紫外线充氧

磁化再回输，每周2次，6~10次1个疗程。

复方樟柳碱Ⅱ号（703Ⅱ）行双侧颞浅皮下注射。

（赵万欣　白羽）

fàngshèxìng báinèizhàng

放射性白内障（radiation cataract） 由于电离辐射所致的晶状体损害。又称为电离辐射性白内障（ionizing radiational cataracta）。电离辐射致眼部组织的损伤包括眼睑、结膜、虹膜、睫状体、晶状体及视网膜等，其中晶状体最为敏感，晶状体也是全身对电离辐射最敏感的器官之一。

病因 可导致晶状体混浊的辐射粒子有中子、γ射线和X射线等，特别是中子对晶状体危害最大。β射线对晶状体不构成严重的危害，但用敷贴剂（如锶）治疗眼病时，也可引起晶状体混浊。α射线的穿透能力较β射线的穿透能力更小，对晶状体来说，一般不考虑其外照射效应。

发病机制 晶状体前囊下的上皮细胞具有分裂增殖能力，且对电离辐射十分敏感。放射线使组织产生自由基，并不断损伤晶状体生发区的上皮细胞，细胞核受损伤常引起染色体畸形、核碎裂，并抑制部分细胞的有丝分裂，导致细胞衰弱、死亡和晶状体纤维分化异常。这些损伤和变性的上皮细胞移行堆积在晶状体后部形成不透明斑点，进一步发展则堆积成不透明的环，形成晶状体混浊。亦有人认为是晶状体膜被氧化损伤后，其通透性发生改变，细胞内外离子平衡失调，引起晶状体混浊的一系列变化。

损伤机制 用钴-60γ射线照射兔眼，晶状体损伤阈剂量3.43Gy组的房水内前列腺素E_1（PGE_1）显著高于对照组，白内

障发生剂量 19.6 Gy 组的蛋白量远高于损伤阈剂量组。提示，PGE₁ 参与白内障形成的初期阶段，随着放射剂量加大眼组织损伤也越重。

代谢变化：用钴-60 γ 射线 20Gy 单次照射幼兔眼。经 11 周观察，随着白内障的点状至片状混浊逐渐加重，晶状体锌含量逐渐减少，铜含量则逐渐增加。锌含量减少可能系放射损伤使虹膜睫状体分泌功能降低，锌不能进入前房，是导致房水锌减少的缘故。铜增加则可能与视网膜脉络膜损伤后，铜积聚并扩散到玻璃体有关。分次照射研究亦发现晶状体混浊时锌含量明显低于对照组。

临床表现　电离辐射引起晶状体混浊的潜伏期长短相差很大，最短 9 个月，最长 12 年，平均为 2~4 年。年龄愈小，潜伏期愈短；剂量愈大，潜伏期愈短。其临床经过分为 4 个阶段：初期，在晶状体后极部后囊下皮层出现数个粉末状混浊小点，呈白色、灰色，或呈金色、虹彩色，并有小空泡，这个阶段不引起视力损害；第 2 期：经过一段时间，后囊下皮质的细点状混浊逐渐增多，聚积形成环状混浊，小空泡及细微线状混浊散在其间，新出现的空泡则向前面皮质内扩散，同时前囊下皮质可出现点状及线状的混浊，但比后极的变化轻微；第 3 期：时间更长，后囊下的混浊更多，渐次形成盘，外形不规则，混浊的外层密度加大，裂隙灯下可见后层混浊沿晶状体的弯曲度向后凸起，前层混浊则大致为平面状，也有时呈数层重叠形式，盘状混浊的外围有散在的小点状混浊，这时混浊逐渐向赤道方向及前面扩大；第 4 期：最后，晶状体全

部混浊，看不出前 3 个阶段的晶状体改变，不能和老年性白内障鉴别。

实验室检查　眼部检查的要求：使用国际标准视力表检查远近视力，远视力不足 1.0 者，需查矫正视力。40 岁以上者不查近视力。解剖顺序，依次检查外眼，借助裂隙灯检查角膜、前房、虹膜及晶状体。指触法检查眼压及未散瞳检查眼底，注意视盘凹陷，以除外青光眼。托吡卡胺或其他速散瞳剂充分散瞳，用检眼镜检查屈光间质及眼底，然后用裂隙灯检查晶状体，记录病变特征，并绘示意图。

诊断　诊断原则：晶状体有明确的一次或短时间（数日）内受到大剂量的外照射，或长期超过眼晶状体年剂量限值的外照射历史（有剂量档案），个人剂量监测档案记录显示累积剂量在 2Gy 以上（含 2Gy），经过一定时间的潜伏期，晶状体开始混浊；具有放射性白内障的形态特点；排除其他非放射性因素所致的白内障；并结合健康档案进行综合分析，方可诊断为放射性白内障。

电离辐射性白内障的形态特征与其他病因引起的白内障不易区别，如微波白内障、红外线白内障、电击伤白内障、药物（肾上腺皮质激素）或毒性物质（二硝基酚、萘和甾体类化合物）引起的白内障。此外，视网膜色素变性及高度近视和糖尿病引起的并发性白内障及起始于后囊下皮质的老年性白内障等。在诊断电离辐射性白内障时，应排除其他物理因素，化学中毒及代谢疾患所致白内障，排除并发性白内障及后囊下型的老年性白内障。在确诊电离辐射性白内障时，必须有辐射剂量材料作为根据。

鉴别诊断　排除其他非放射性因素所致的白内障：起始于后囊下的老年性白内障；并发性白内障（高度近视、葡萄膜炎、视网膜色素变性等）；与全身代谢有关的白内障（糖尿病、手足搐搦、长期服用类固醇等）；挫伤性白内障；化学中毒（如二硝基酚、萘和类固醇类化合物）及其他物理因素（如微波、红外线、电击等）所致的白内障；先天性白内障。

治疗　①眼部可试用谷胱甘肽溶液等治疗白内障的药物。②口服维生素 C、维生素 E 和维生素 B₁、B₂。③晶状体完全混浊，应施行白内障摘除术，如有条件可同时行人工晶体植入术。

预防　①必须根据不同能量的射线，使用不同厚度的铅屏蔽。②为了防止晶状体受辐射损伤，从事放射线工作者应戴铅防护眼镜。③头颈部放射治疗患者，眼部应加用有效的屏蔽防护。④就业前体格检查，如发现先天性发育性白内障、并发性白内障、早老性白内障及其他原因所致的白内障，不应在电离辐射现场工作。⑤就业后每年进行眼部检查，如确诊为放射性白内障，应调离岗位。

（赵万欣　白　羽）

fàngshèxìng gǔgé sǔnshāng

放射性骨骼损伤（radiation induced bone injury）　人体全身或局部受到一次或短时间内分次大剂量外照射，或长期多次受到超过剂量当量限值的外照射，所致骨组织的一系列代谢和临床病理变化。一般剂量大于 20 Gy，即可引起骨的放射损伤。长期小剂量照射，往往在 50 Gy 以上，才引起骨的损伤。职业性照射，一般见于事故性照射。临床上多见于各类肿瘤患者放射治疗后。

发病机制 ①射线直接作用于骨组织，如受到 50 Gy 照射，骨细胞即可全部迅速死亡。②骨的营养血管损伤，早期为微血管的功能性改变，晚期则发生血管壁增厚、管腔狭窄和血栓形成，最终导致血管腔闭塞，骨营养障碍。③电离辐射作用下骨组织本身和血管损害。大剂量照射早期主要造成骨组织细胞的死亡，晚期同时伴有周围软组织及营养骨的血管改变，加重骨损伤。小剂量照射损伤较轻且缓慢，血管变化早于骨组织变化。

病理改变 骨组织受到电离辐射后，常出现骨组织脱钙、细胞变性和坏死，造成骨质疏松。若继发细菌感染，易发生骨髓炎、病理性骨折或骨坏死。若发育期青少年的骨骺受到照射，则可造成骨发育障碍，以致骨长度变短，骨干变细，骨皮质变薄。

受到 20~30 Gy 或更大剂量照射时，骨骼变脆、致密呈大理石样不均匀畸形骨质肥厚。镜下观察，骨组织变化主要见于骨膜、骨内膜，哈氏管系统的血管及生长带中的成骨细胞。早期骨膜中血管扩张，胶原基质肿胀，纤维断裂，破骨细胞增多，骨膜可能肥厚。较晚则骨膜中细胞数目逐渐减少。

临床表现 放射性骨损伤发展较为缓慢。受照后早期常无明显症状，数年后才出现症状。骨损伤常伴有放射性皮炎、皮肤放射性溃疡等，且疼痛剧烈，一般镇痛剂无效。有时并发细菌感染成为骨髓炎。晚期可发生病理行骨折、骨坏死等。少年儿童受照射，尤其是骨干骺端受照，可发生骨发育障碍。儿童时期脊柱接受 25 Gy 照射后可有生长受阻。

临床上主要分为以下几种类型：①放射性骨质疏松。局部有放射性皮炎改变，X 射线检查轻者表现为骨小梁稀疏、粗糙。重者骨小梁网眼稀疏，有斑片状透光区，骨皮质显著增厚呈层板状或皮质白线消失。②放射性病理性骨折。骨折多发生在持重骨，局部有放射性皮炎或溃疡存在，X 射线检查在骨质疏松基础上，骨的连续性破坏，两断端有骨质疏松改变，骨折线一般较整齐。③放射性骨髓炎、骨坏死。局部有皮肤及软组织深达骨质的溃疡，伴有不同程度的细菌感染，局部疼痛明显，呈持续性。X 射线检查骨皮质密度减低、变薄、表面不光滑、有不规则骨质破坏伴附近骨质疏松，并可见不规则的斑片状透光区，在骨质疏松区内或骨折断端附近出现不规则的片状致密阴影，夹杂一些透光区。④放射性骨发育障碍。多见于受照射时骨骺呈活跃增生的儿童，X 射线检查骨与软骨生长发育迟缓，甚至停滞，长骨向纵向及横向生长皆有障碍，长度变短，骨干变细，骨皮质变薄。

诊断与鉴别诊断 必须依据射线受照史、受照射剂量、临床表现和 X 射线片特征进行综合分析，排除血行感染所致的化脓性骨髓炎、肿瘤骨转移或老年性骨质疏松症等。骨损伤的程度与照射剂量、照射次数、间隔时间和剂量率等因素有关。照射剂量大、间隔时间短，骨损伤出现时间早、程度重。受同等剂量照射时，一次大剂量照射比分次小剂量照射损伤重。最近研究显示，累积受照剂量超过 60 Gy 是引起放射性骨折的一个重要风险。

在头颈部肿瘤的放射治疗中经常发生颌骨的放射性损伤，可出现牙痛，随后牙齿松动、脱落、继而发生感染流脓甚至有瘘管形成及小块死骨排出，局部疼痛较剧烈。

治疗原则 ①给予富含钙和蛋白质的饮食，注意适当活动。②有条件者尽早应用高压氧进行预防和治疗。③应用改善微循环、益气活血的中药制剂或方剂。④应用促进骨组织修复、再生和含钙制剂药物。⑤注意避免骨损伤部位遭受外力打击、外伤或感染。⑥发生骨髓炎时，给予积极抗感染治疗，合理使用各类抗生素。⑦单个指骨或趾骨出现骨髓炎时，及时截指（趾）。如累及多个指（趾）而保留剩余个别指（趾）已无功能时，可慎重考虑截肢。截肢高度应超过损伤的近端 3~5cm。

(赵万欣 白 羽)

fàngshèxìng zhǒngliú

放射性肿瘤 （radiogenic neplasm）

接受电离辐射照射后发生的并与所受的照射具有一定流行病学病因联系的恶性肿瘤。对群体指接受电离辐射照射后人群中发生率或死亡率呈现显著增加的肿瘤。对个体指个体受电离辐射照射后所发生的与该照射具有一定程度病因联系的肿瘤。

病因及发病机制 恶性肿瘤指增生失控并能侵入周围组织或向远隔部位转移的肿瘤，其实质细胞（瘤细胞）特性是增殖失控和分化不足，并把这种特性传给后代细胞。使正常细胞转变为恶性细胞最后发展为癌症的因子称为致癌因子（carcinogen），包括化学、物理（包括电离辐射）和生物因子。电离辐射诱发人和动物恶性肿瘤发生与发展的作用称辐射致癌（radiation carcinogenesis，radiation oncogenesis）。到目前为止，人们普遍认为癌是单细胞起源和多阶段（始动-促进-发展）发生，电离辐射作为基因和染色体的诱变剂，既是始动因子，又是促进和发展因子。辐射致癌效应可以是由 X 射线、γ 射线、中子等的外照射作用的结果，也可以是发生放射性内污染后由放射性核素发射 α 射线内照射作用的结果。

流行病学特点 电离辐射可在大部分组织和器官诱发癌症，诱发的癌症与人群自发的这些癌症并无可鉴别的临床和病理特征，辐射并不诱发特征性的癌症，而是使自然发生的某些癌症的发生率增加，超出本底（基线）发生率。辐射致癌作用是通过流行病学的方法与参照人群相比较而被认知的。研究辐射致癌的主要流行病学方法是队列（定群）研究（cohort study）和病例-对照研究（case-control study）。辐射致癌群体效应的结论主要来自职业照射、医疗照射、原子弹爆炸幸存者、受环境高辐射照射的居民等人群的流行病学研究。日本原爆幸存者流行病学研究发现，癌症发病率明显增加的有白血病、膀胱癌、乳腺癌、结肠癌、肺癌、多发性骨髓瘤、卵巢癌、食管癌、胃癌、甲状腺癌、肝癌、骨癌和皮肤癌。中国医用诊断 X 射线工作者流行病学研究，发现癌症发病率显著增加的有白血病、皮肤癌、膀胱癌、女性乳腺癌、肺癌、甲状腺癌、肝癌和食道癌。以上两项研究均未发现的有慢性淋巴细胞白血病、子宫颈癌、霍奇金病。由内照射引起的癌症有氡致矿工肺癌、镭-226 夜光粉涂表工人、镭-224 注射病人的骨肉瘤、核试验落下灰碘-131 所致的甲状腺癌和钍造影剂注射所致肝癌。

放射病因判断 电离辐射只是诱发人类肿瘤众多因素之一，对其个体致癌效应的病因判断常采用流行病学中的概率论病因（probabilistic cause），凡是能增加其效应发生概率的病因就是概率论病因。概率论病因不一定是必要或充分病因。当代流行病学研究统计分析经常发现的与疾病有关联的因素就是概率论病因，故也称为统计学病因。1985 年美国国立卫生研究院提出用病因概率（Probability of Causation，PC）方法来评价癌症和曾受辐射之间的关系，用于个体癌症的放射病因判断。PC 指所发生的某种癌症起因于既往所受照射的概率，它是一定剂量照射后癌症概率的增加额与癌症总概率之比。PC = 辐射所致的危险/（基线危险+辐射所致危险），由于辐射致癌超额相对危险（excess relative risk，ERR）= 辐射所致危险/基线危险，因此，PC = 超额相对危险（ERR）/[1+超额相对危险（ERR）]，可见 PC 是 ERR 的函数，计算 PC 需要确定 ERR。由于辐射致癌的随机性，ERR 的估计主要基于辐射流行病学的研究。通过建立辐射致癌 ERR 数学模型，依据现有的辐射流行病学数据进行拟合得到相关参数，从而计算 ERR，进一步计算 PC。通常认为 ERR 和受照剂量、性别、受照年龄、发病年龄以及照后时间等因素有依赖关系，研究所用流行病学数据主要有日本原子弹爆炸幸存者终身随访——寿命研究（LSS）数据、核工业从业人员数据以及高辐射本底地区的研究数据。在中国制定的现行放射性肿瘤判断标准 GB 97—2009 中就采用了 PC 方法，标准中规定进行病因判断的恶性肿瘤有接受氡子体照射后发生的肺癌、接受 X 或 γ 射线照射后发生的白血病（除外慢性淋巴细胞白血病），甲状腺癌、女性乳腺癌、食管癌、胃癌、肝癌、结肠癌、膀胱癌和接受镭-226α 射线照射后发生的骨和关节恶性肿瘤，标准规定当 95%可信限上限 PC ≥ 50%者可判断为放射性肿瘤。

（何 玲）

fúshè zhì rǔxiàn'ái

辐射致乳腺癌 （radiation induced breast cancer）

接受电离辐射照射后发生的并与所受的该照射具有一定流行病学病因联系的乳腺癌。乳腺癌是女性常见恶性肿瘤。主要表现为乳腺肿块，通常具有质地较硬，边界不清，表面可能不光滑等特点。偶见男性乳腺癌，其预后差于女性。

流行病学特点 对 1958 ~ 1998 年日本原爆幸存者实体癌病例进行寿命研究，不同部位或器官的实体瘤危险估计表明，女性乳腺癌的辐射致癌超额相对危险（excess absolute risk，EAR）系数（ERR/Sv）为 0.87（0.55 ~ 1.3），辐射致癌超额绝对危险系数（EAR/Sv）为 9.2（6.8 ~ 12），归因于辐射的癌症危险（AR%）为 27.1，乳腺癌的危险估计在实体癌中最高，且 ERR/Sv 随受照时的年龄和发病时年龄的增大而降低，辐射致乳腺癌危险的剂量效应呈良性的线性函数线性相关。同时显示，除辐射因素外，乳腺癌发病与第一次足月妊娠的时间、生育数和累积哺乳的周期等因素有关，这些因素与辐射致乳腺癌之间的联合作用符合相乘模型。在对患良性乳腺疾病妇女治疗人群中发现，放射治疗组妇女乳腺癌发病率高于非放射治疗组，乳腺癌危险增高与放射剂量有关。国内学者对中国医用诊断 X 射线工作者 1950 ~ 1995 年恶性肿瘤危险分析研究表明，X 射线工作者女性乳腺癌发病率明显增高，辐射致癌相对危险（RR）为 1.3，相对危险明显增高见于开始放射工作 25 年以后，最高相对危险见于 25～29 岁开始放射工作者。研究显示，辐射致乳腺癌与剂量之间的关系适用线性模型，女性年轻者更易感，无论受照时年龄大小，均倾向于在高龄时发病。

放射病因判断　辐射诱发人类乳腺癌被大量的辐射流行病学调查资料所证实，但对于个体则需要在明确乳腺癌临床诊断后，对其进行肿瘤放射病因概率判断。中国制定的现行放射性肿瘤判断标准 GB 97—2017，给出了射线致女性乳腺癌病因概率（PC）判断方法，根据个体乳腺受照剂量、受照年龄、乳腺癌发病年龄，可用美国国立卫生研究院（NIH）和日本人的数据两种方法，计算辐射所致乳腺癌的病因概率（PC），取最大值。标准规定当 95% 可信限上限 PC≥50% 者可判断为放射性乳腺癌。

（何　玲）

fúshè zhì báixuèbìng

辐射致白血病（radiation induced leukemia）　接受电离辐射照射后发生的并与所受的该照射具有一定流行病学病因联系的白血病。白血病是一类造血系统的恶性疾病。特点为白细胞及其幼稚细胞在骨髓和其他造血组织中失控的异常增生，进而浸润人体组织器官，致使正常白细胞生成减少，外周血液中有白细胞数量和质量的变化。

流行病学特点　人体造血系统中红骨髓是辐射损伤高度敏感组织，电离辐射对其致癌效应的具体表现，就是诱发人类白血病发生发展。辐射致白血病被国内

外大量辐射流行学研究资料所证实，在对 1950～1990 年日本原爆幸存者寿命队列研究中，白血病是第一个与辐射有关的恶性肿瘤，在所有的癌症中，它相对危险最高。1996 年皮尔斯（Pierce）等估计，在受到剂量超过 0.005Sv 的原爆幸存者中，白血病死亡率 44% 是由辐射引起，在 0～2.5Sv 的剂量范围内，它的超额绝对危险（EAR）随剂量的增高而增大。用线性平方模型表示时，每 Sv 的超额危险大约是 0.1Sv 时的 3 倍。白血病发病时间的最大超额危险通常出现在随访的早些时间，年龄 30 岁以下的受照者，几乎所有的超额死亡危险都出现在 1975 年以前。年龄较大的受照者超额危险持续发生在整个随访期内。儿童时受照者的超额危险高于成人受照。男性受照者的白血病危险随时间降低的趋势比女性更快。原爆幸存者中发生的白血病分成四个亚型，分别是急性淋巴性白血病、急性骨髓性白血病、慢性骨髓性白血病和成年 T 细胞白血病。瑞典学者对接受 X 射线治疗的 20024 例强直性脊柱炎的病人平均随访 25 年，估计红骨髓的平均剂量为 0.39Gy，观察到白血病的发病率和死亡率升高与放射治疗有关。中国学者在对 24 个省、直辖市、自治区 1950～1980 年在职的 27011 名医用诊断 X 射线工作者和 25782 名医院其他科室医务工作者 1950～1995 年白血病的发病资料分析研究显示，X 射线工作者白血病发病率明显高于对照，相对危险（RR）为 2.17，95% 可信限 1.58～2.91。白血病的 RR 以 1960 年前开始从事放射工作和开始从事放射工作时年龄小于 20 岁者最高，且其发病年龄也明显提前。研究结论为医用诊

断 X 射线工作者患白血病的危险与职业 X 射线照射有关，当 X 射线照射剂量累积到一定水平时，可导致患白血病的危险明显增高。研究显示，辐射致白血病与剂量之间的关系适用线性平方模型。

病因　辐射只是诱发人类白血病的因素之一，虽然大量人群的辐射流行病学调查资料证实辐射可致白血病发生发展，但对于个体则需要在明确白血病临床诊断后，对其进行放射病因概率判断。中国制定的现行放射性肿瘤判断标准，给出了除了慢性淋巴细胞白血病以外射线致所有白血病病因概率（PC）判断方法，根据个体性别、红骨髓受照剂量、受照年龄、发病年龄，选用标准中提供的相应参数，计算辐射所致白血病的 PC 值。标准规定当 95% 可信限上限 PC≥50% 者可判断为放射性白血病。

（何　玲）

fúshè zhì jiǎzhuàngxiànái

辐射致甲状腺癌（radiation induced thyroid cancer）　甲状腺接受电离辐射照射后发生于甲状腺滤泡上皮或滤泡旁细胞的恶性肿瘤。它是一类与电离辐射照射有一定流行病学病因联系的恶性肿瘤。

流行病学特点　甲状腺是对辐射致癌高度敏感的器官，辐射诱发甲状腺癌从 20 世纪 50 年代提出，并被 1960 年以来日本原爆幸存者中甲状腺癌发病率增加而进一步证实。自 1986 年苏联切尔诺贝利核事故后 20 年间，陆续有许多文献介绍，事故当年居住在白俄罗斯、俄罗斯联邦和乌克兰受污染最严重地区的人们中，甲状腺癌的发病率大幅度上升。据 1990～1997 年，来自俄罗斯、白俄罗斯和乌克兰 3 国的调查报

告，事故当时不满 18 岁的儿童、青少年共发生甲状腺癌 1420 例，按发病率统计，比事故前增加 5~10 倍；0~18 岁儿童（在事故期间）人群中发生甲状腺癌病例和甲状腺剂量 0.2~4.0 Gy 之间呈线性关系。儿童甲状腺癌超额绝对危险系数为 1.9~2.6 例/10^4 人年·Gy。而来自另一份 1987~2000 年的调查报告表明，白俄罗斯共发生 4 400 例辐射导致的甲状腺癌（其中 692 例儿童，其余为青年和成人），这期间死亡 350 例，甲状腺癌超额绝对危险系数为 2.5~5.0/10^4 人年·Gy。最近来自联合国切尔诺贝利论坛卫生专家小组的报告，在白俄罗斯、俄罗斯和乌克兰，在事故发生时年龄在 18 岁以下的儿童中迄今诊断出近 5 000 例甲状腺癌，预期因切尔诺贝利事故引起的甲状腺癌的发病率的上升还将延续多年。切尔诺贝利甲状腺癌发生的特点是：多发生在受照时年龄为 15 岁以下的儿童，年龄越小发生率越高；以前的研究表明，甲状腺癌发生率增高主要在照后 6~8 年出现，且将持续到照后 20 年，而这次事故后约 4 年就开始出现甲状腺癌发病率的增高；切尔诺贝利地区发现的甲状腺癌具有侵袭性，常表现为腺体向外周生长，并发生远距离转移；白俄罗斯和乌克兰所发现的儿童甲状腺癌中，有一大部分都具有侵袭性：48%~61% 的病例观察到甲状腺外生长，59%~74% 有淋巴结转移，7%~24% 有远隔部位（主要是肺）转移；甲状腺癌类型，大多为乳头状腺癌；治疗非常有效，一般愈后良好。研究显示，辐射致甲状腺癌与剂量之间的关系适用线性模型，其潜伏期大于 4 年，平均 20 年。

放射病因判断 中国制定的现行放射性肿瘤判断标准 GB 97—2017，给出了个体辐射致甲状腺癌的放射病因判断方法，根据个体性别、甲状腺受照剂量、受照年龄、发病年龄，选用标准中提供的相应参数，计算射线所致甲状腺癌的 PC 值。标准规定当 95% 可信限上限 PC≥50% 者可判断为放射性甲状腺癌。

（何 玲）

fúshè zhì shíguǎn'ái

辐射致食管癌（radiation induced esophagus cancer） 接受电离辐射照射后发生的并与所受的该照射具有一定流行病学病因联系的食管癌。食管癌是发生在食管上皮组织的恶性肿瘤。

流行病学特点：食管癌占所有恶性肿瘤的 2%。全世界每年约有 20 万人死于食管癌，中国是食管癌高发区，因食管癌死亡者仅次于胃癌居第 2 位，男性多于女性，发病年龄多在 40 岁以上，并随着年龄的增长而增加，但近年来 40 岁以下发病者有增长趋势。辐射流行病学调查证实低 LET 辐射外照射可致人群食管癌发病率和死亡率增高，国外学者对 1958~1998 年日本原爆幸存者实体癌病例进行寿命研究，在对幸存者不同部位或器官的实体癌危险估计表明，食管癌的超额相对危险系数（ERR/Sv）为 0.52，超额绝对危险系数（EAR/Sv）为 0.58。

放射病因判断：射线诱发人类食管癌虽然被辐射流行病学调查资料证实，但对于个体则需要在明确食管癌临床诊断后，对其进行肿瘤放射病因概率判断。中国制定的现行放射性肿瘤判断标准 GB 97—2017，给出了射线致食管癌病因概率（PC）判断方法，根据个体受照剂量、受照年龄、发病年龄，计算射线所致食管癌的病因概率（PC），取最大值。标准规定当 95% 可信限上限 PC≥50% 者可判断为放射性食管癌。

（何 玲）

fúshè zhì zhīqìguǎn fèi'ái

辐射致支气管肺癌（radiation induced lung bronchogenic carcinoma） 接受电离辐射照射后发生的并与所受的该照射具有一定流行病学病因联系的支气管肺癌。支气管肺癌是指原发于支气管的癌症，肿瘤细胞源于支气管黏膜上皮或腺体，常有区域性淋巴转移和血行播散。

流行病学特点：辐射流行病学调查证实低 LET 辐射外照射和高 LET 辐射内照射可致人群支气管肺癌发病率和死亡率增高。低 LET 辐射外照射的证据主要来源于国外学者对 1958~1998 年日本原爆幸存者实体癌病例进行寿命研究，在对幸存者不同部位或器官的实体癌危险估计表明，肺癌危险与性别密切相关，根据发病率的数据分析，超额相对危险系数（ERR/Sv）女性：男性之比为 1∶4.8，两性平均为 0.81（0.56~1.1），其危险似乎随着受照时的年龄增大而增高，辐射与吸烟的联合作用呈明显的亚相乘模型，与相加模型相符。高 LET 辐射内照射的证据主要来源于对开采铀矿或其他有色金属伴生铀矿工人的调查，矿工因为呼吸铀矿中释放出的氡及其子体，造成呼吸道内照射而诱发肺癌。研究发现，肺癌危险随矿工受到氡的累积暴露量的增大而增高，肺癌的超额相对危险（ERR）与用工作水平月（working level month, WLM）估计的氡子体累积照射量呈线性关系。小细胞癌一直被认为是铀矿工人肺癌的特点。

放射病因判断：射线诱发人类支气管肺癌虽然被辐射流行病学调查资料证实，但对于个体则需要在明确支气管肺癌临床诊断后，对其进行肿瘤放射病因概率判断。中国制定的现行放射性肿瘤判断标准，给出了射线致支气管肺癌病因概率（PC）判断方法，根据个体受照剂量、受照年龄、发病年龄，计算射线所致支气管肺癌的病因概率（PC），取最大值。标准规定当95%可信限上限PC≥50%者可判断为放射性支气管肺癌。

（何 玲）

fúshè zhì gǔzhǒngliú

辐射致骨肿瘤 （radiation induced bone tumors） 接受电离辐射照射后发生的并与所受的该照射具有一定流行病学病因联系的骨肿瘤。骨肿瘤指发生于骨组织（骨、软骨和骨膜）或其附属组织（骨髓、脂肪、脉管和神经）的肿瘤。可分为良性和恶性两类。辐射诱发的骨肿瘤为恶性的骨肉瘤。

流行病学特点：电离辐射可诱发人类恶性骨肿瘤的发生与发展，其随机效应的证据主要来自受到高LET辐射内照射职业人群的辐射流行病学调查。在20世纪初，美国大约有5000多名以女性为主的员工从事涂镭表盘工作。在1988年BEIR Ⅳ报告中指出，在4 775名经测定有镭内污染的人员中，有85人发生了大约87个骨肉瘤。在2 403名有骨剂量估计资料的人员中，有64人发生了66个骨肉瘤。迈斯（Mays）在收集了美国镭表盘女工骨肉瘤及其剂量的详尽资料后，证实骨肉瘤发生时间与骨累积剂量有关，确认镭-226是诱发表盘女工骨肉

瘤的职业因素。对2 772名在1948~1958年期间在苏联马雅克核工厂从业人员测定，钚内污染人占80%，其有23例诊断为骨肿瘤，其中16例为骨肉瘤、3例软骨肉瘤、4例是软组织肿瘤。研究显示，辐射致骨肿瘤与剂量之间的关系适用线性模型，其潜伏期是4~11年。

放射病因判断：中国制定的现行放射性肿瘤判断标准，给出了个体射线致骨肿瘤的放射病因判断方法，根据个体性别、局部骨组织受照剂量、受照年龄、发病年龄，选用标准中提供的相应参数，计算射线所致骨肿瘤的PC值。标准规定当95%可信限上限PC≥50%者可判断为放射性骨肿瘤。

（何 玲）

fàngshèxìng pífū'ái

放射性皮肤癌 （radiation induced skin cancer） 在电离辐射所致皮肤放射性损害基础上发生的皮肤癌。

病因与发病机制 放射性皮肤癌属确定性效应，是在急性和慢性放射性皮肤损伤基础上发生的组织癌变。急性放射性皮肤损伤指身体局部受到一次或短时间（数日）内多次大剂量（X、γ和β射线及中子等）外照射所引起的急性放射性皮炎及放射性皮肤溃疡。慢性放射性皮肤损伤指由急性放射性皮肤损伤迁延而来或由小剂量射线长期照射（职业性或医源性）后引起的慢性放射性皮炎及慢性放射性皮肤溃疡。其发生放射性皮肤癌发病率的报道很不一致，有关慢性放射性皮肤损伤演变为放射性皮肤癌的发病率为20%~30%，有关肿瘤病人放疗后增加皮肤癌变的发病率为0.06%~10%。癌变的发病机制目

前主要存在两种学说。一种是电离辐射直接致癌学说，认为射线直接作用于皮肤组织细胞中致癌靶分子DNA，造成细胞内DNA损伤，引起DNA双螺旋结构的复制发生紊乱和错误，因细胞突变而形成癌肿。另一种是慢性刺激学说，认为慢性溃疡在皮肤癌的发生中具有重要意义，慢性放射性皮肤炎或溃疡长期受到炎症刺激，既是一种致癌因素，又是一种促癌因素。溃疡边缘鳞状上皮细胞的反复退变和再生，即可诱发鳞状上皮细胞的突变，也可促使原来有突变基础的表皮细胞癌变，最终演变为癌。近年对慢性放射性溃疡和放射性皮肤癌研究发现，癌基因以及抑癌基因蛋白功能异常可能与放射性皮肤癌的发生有关。放射性皮肤癌国内以鳞状细胞癌最为常见，尤其发生在职业性慢性放射损伤病例，多为恶性程度较低的高分化鳞状细胞癌。但国外也有对日本原爆幸存者发生基底细胞癌的报道。王继先等对中国医用X射线工作者1950~1990年间恶性肿瘤危险分析表明，X射线工作者皮肤癌发病率增加与职业X射线照射有关。

临床表现 无论是事故性、职业性照射或放疗后易诱发的放射性皮肤癌均发生在受照射部位或非原发癌的照射野内。职业性照射主要发生在骨科医师、放射科医师或长期接触放射性物质的工作人员，病变常发生在双手或手指，在慢性皮肤损伤的基础上发生恶变，临床表现为受损部位皮肤萎缩变薄、粗糙。角化过度、皲裂、角质突起或形成溃疡，反复发作，经久不愈。病理类型以高分化鳞状细胞癌为主。潜伏期一般较长，多在10年以上。放疗后诱发的皮肤癌主要表现为在照

射野内皮肤经久不愈的溃疡，溃疡表面经常附有较厚的干痂，痂下时有分泌物溢出，溃疡边缘出现高低不平的结节状新生物，也有表现为蕈状增生，突出体表。病理类型不同于原发肿瘤组织学分类，以鳞状细胞癌或纤维肉瘤多见。其潜伏期长短不一，为19~267月，也有报告为2~32年。

临床诊断　必须根据放射性职业史、皮肤受照射史、射线种类、受照射剂量及病人的临床表现、病理学结果等检查所见，进行综合分析，并排除其他原因造成的皮肤癌，方能诊断。主要有以下标准：①要有确切的电离辐射接触史和皮肤受照史。②肿瘤发生在受电离辐射损害部位皮肤并排除皮肤转移癌的可能性。③有潜伏期，时间长短不一。④癌前表现为射线所致的慢性皮炎、角化增生或长期不愈的溃疡。⑤有组织病理学证据。

预防与治疗　放射性皮肤癌应以预防为主，对已确定为电离辐射引起的皮肤组织损害的患者，应脱离放射线工作；对已受到电离辐射引起皮肤损害区域涂抹防护油膏，避免皮肤皲裂、破溃；对不易愈合或有明显肿物增生的放射性溃疡应尽早手术切除。同时加强对慢性放射性皮肤损害患者定期医学随访和病理性检查，做到早期诊断。治疗放射性皮肤癌主要有以下措施：①尽早采用手术治疗，除切除癌变组织外，还应连同放射损伤病变皮肤一并切除，应用游离皮片移植或皮瓣转移修复创面。②发生在四肢（或指）的放射性皮肤癌需要截肢（指）时，应慎重。若肿瘤未侵犯骨膜应尽量避免截肢（指）。③怀疑有淋巴结转移时，应进行淋巴结活检手术，一旦证实有淋巴结

转移应行淋巴结清扫手术。④检查发现其他器官有肿瘤转移可能，应手术或穿刺活检证实，若转移病灶影响重要器官功能，应予手术切除。⑤放射性皮肤癌对常规化疗药物不敏感，应对切除的肿瘤组织进行细胞培养后筛选敏感的抗肿瘤药物进行治疗。⑥有条件的可应用免疫调节剂治疗。

（何　玲）

wàizhàoshè fánghù yàowù

外照射防护药物　（radioprotectant against external exposure damage）　一般指能抑制辐射损伤的原初阶段，如具有在机体内减少由于辐射作用所产生的自由基，降低氧分压以减轻辐射损伤的氧效应，保护生物敏感分子等作用的物质或在照射后早期使用能减轻辐射损伤的发展，促进损伤恢复的药物。又称抗辐射损伤药物。核辐射、放射治疗和放射性核事故会造成人员辐射伤害，由于受照剂量的不同，受照人员可发生慢性、急性放射病以至死亡。辐射损伤防治药物是救治与防护最为有效和直接的手段之一。在接触放射性物质前使用，能预防射线对人体的损伤；受到照射后使用，能减轻放射病的临床症状，促进早期恢复。

发展历史　早在1942年戴尔（Dale）在缩肽酶等稀水溶液中加入胶质硫的悬液，证明可以减轻X射线对酶的灭活作用，后来把所用的防护物质扩展到某些有机硫化物。1949年，帕特（Patt）等首先在哺乳动物证明半胱氨酸有确切的辐射防护效果。1951年，根据氨基酸脱羧后药理作用增强的观点，发现半胱氨酸脱羧后的半胱胺（MEA）及其双硫化物即脱胺是十分有效的防护药。2-氨基乙基异硫脲（AET）是半胱氨

的前药，实验证明具有明显的辐射防护作用。20世纪50年代末至70年代初，合成了一系列以半胱氨酸、半胱氨、2-氨基乙基异硫脲、四氢噻唑衍生物为主的氨基硫醇类以及硫醚、异硫脲等其他硫化物，并进行了效价试验和作用机制的初步探讨。在此时期，美国沃尔特·雷德（Walter Reed）陆军医学研究所及其组织单位，合成和筛选了冠以WR代号的化合物达4 400种之多，其中S-2-（3-氨基丙胺基）乙基硫代磷酸酯是较为有效的辐射防护药。法国军医研究所合成和筛选了四氢噻唑衍生物数百种。另外对5-羟色胺、雌激素、多离子聚合物、维生素、氨基酸、多糖类、核酸类及疫苗进行了辐射防护作用的研究。中国研制出2,2-二甲基四氢噻唑、N,N-二乙基硫辛酰胺、硫辛酸二乙氨基乙酯、炔雌醇以及中药有有效成分和中成药。20世纪之初，开始了基于辐射损伤的分子机制进行辐射损伤防治药物的研究，这期间研制出CBLB502，同时对美洛昔康、雷米普利、卡托普利进行了辐射防护作用的探索。

发展趋势　包括以下几个方面。

基于辐射损伤机制进行新型药物的研制是今后辐射损伤防治药物研究的重要方向　随着对辐射损伤分子机制的进一步了解，辐射相关的基因和蛋白逐渐被发现和了解，与辐射效应有关的信号转导通路不断被认知。针对辐射效应相关的分子靶标，采用计算机虚拟筛选等手段设计出先导化合物，针对先导化合物采用组合化学等手段合成系列化合物，采用化学基因组学手段在细胞模型上对化合物进行特异性和有效

性的筛选和优化，对优化的化合物在动物模型上进行辐射防护活性及毒副作用的筛选和评价。通过此过程研制的新药，较传统辐射防护药的研究具有作用机制明确，作用效果明显的优势，是今后新药研究的方向。

细胞因子、特异性的免疫球蛋白以及疫苗等生物制剂的研究　细胞因子具有毒性小、效价高，可通过基因工程方法大量获得，放射病早期使用大量的细胞因子治疗具有明显的效果。因此，细胞因子研究应是今后辐射防护药研究的重要组成部分。

特异性免疫球蛋白以及疫苗等生物制剂的研究初见效果，随着生物制药领域的快速发展，辐射防护的生物药是今后的发展趋势。

中药在辐射防护药物中研究应更加深入　中药的研究应该突破过去对中药复方和有效成分在动物模型上进行药效学筛选的研究模式，针对辐射效应相关的分子靶标，采用高通量的方法进行有效性的筛选，可以更加快捷和经济。另外，对确实有疗效的中药进行辐射防护作用机制的研究可以为发现更多的新药提供一定理论依据。

药物组合研究应当重视　辐射损伤，往往是多细胞、多器官、多系统受到累及，其修复也牵涉到方方面面。辐射引起的相关疾病，病理情况复杂多样，单一的化学防护剂在辐射损伤治疗中很难达到预期的效果。因此，有必要根据放射病的特点，结合辐射损伤防治药物的作用机制，研究不同作用机制药物联合用药，不同类型放射病治疗的最佳药物组合，对于辐射损伤的预防和治疗会起到更加明显的作用效果。

种类　研究较多的辐射损伤防治药物主要包括含硫化合物、激素类、植物药、细胞因子以及基于辐射损伤机制研究的新型药物。

含硫类辐射防护药（thiol-containing radioprotectant）　含硫类辐射防护药最具代表性的有：半胱氨酸、氨乙基异硫脲、胱氨酸、S-2-（3-氨基丙胺基）乙基硫代磷酸酯、抗放利、N, N-二乙基硫辛酰胺、硫辛酸二乙氨基乙酯。含硫辐射防护剂的缺点是毒副作用明显。

激素类辐射防护药（hormone-based radioprotectant）　甾体激素类药物主要包括雌激素类：戊酸雌二醇、环戊烷丙酸雌二醇、棕榈酸雌二醇双酯、苯甲酸雌二醇、炔雌醇。雄激素类：雄烯二醇。非甾体激素类药物：己烯雌酚、褪黑激素。该类药物的药理作用主要是升高白细胞，保护淋巴细胞染色体等。

植物类辐射防护药（radioprotectant derived from natural plant）　在对中药抗辐射作用的研究中发现，许多中药成分能够抗氧化，保护造血组织，改善微循环，增强免疫，促进细胞增殖抑制细胞凋亡。按化学结构分为：①多糖。当归、柴胡、银耳、灵芝、亮菌、海带、石松、茜草。②生物碱。苦参、苦豆子、胡椒碱、川芎嗪、骆驼蓬碱。③酚类。茶多酚、儿茶素、鸡血藤总酚。④皂苷。人参皂苷、大豆皂苷。⑤香豆素类。

细胞因子（cytokines）　G-CSF（粒细胞集落刺激因子）、GM-CSF（粒-巨噬细胞集落刺激因子）和 IL-3，这些因子在促粒细胞生长中的作用非常明显，但是在促巨噬细胞生长方面的效果

却很不佳。IL-6、IL-11、血小板生成素 TPO 和巨核细胞生长发育因子（MGDF），这些细胞因子的特点都是能够有效刺激血小板的生成。IL-4、IL-7、fms 样酪氨酸激酶 3（FLT-3）、干细胞因子受体配体、胸腺基质淋巴细胞生成素和角化细胞生长因子（KGF），是有利于受照后免疫重建的细胞因子。

（徐文清）

nèizhàoshè fánghù yàowù

内照射防护药物（internal radionuclide contamination treatment agent）　能够减轻进入体内过量的放射性核素对人体产生的内照射引起的全身性损伤的药物。包括阻止吸收和促进排除的药物。正常人体内有某些宇生放射性核素（如碳-14 和氢-3）、原生（天然的）放射性核素（如钾-40 和铀系与钍系及吸入的氡及其衰变产物），因数量极微，对人体无害。由于某种原因，由外界进入人体内的放射性核素超过自然存在的量时，过量的放射性核素作为辐射源对人体产生的内照射引起全身性损伤，既有电离辐射作用所致的全身性表现，也有该放射性核素靶器官的损害。针对放射性内照射对人体产生的损伤，临床上采用阻止吸收和促进排泄的药物给予治疗。

阻止放射性核素吸收的药物（radionuclide uptake-reducing agent）　根据放射性核素的类型、化合物的物理化学性质，以及进入人体的途径不同，采用适当的药物，减少或阻止放射性核素进入体内，达到减轻放射性内污染对人体危害的目的。这些药物统称为阻止放射性核素吸收的药物。常用的阻止吸收的药物：①阻止锶-90 吸收的药物。褐藻酸钠，是褐藻酸

的钠盐，从褐藻的细胞壁中提取得到的一种胶体物质。由 1,4-聚-β-D-甘露糖醛酸和 α-L-古罗糖醛酸组成的一种线型聚合物。无毒，在胃肠道不被吸收，对 Sr、Ra 有特殊亲和力。能与胃肠道内的锶-90 起络合反应，进而起到阻止吸收的作用。②阻止铯-137 吸收的药物。亚铁氰化物，基本上不被胃肠道吸收，属于低毒物质。可与 1 价的阳离子起离子交换作用。例如，其钾、镍、铜、铁、钴等盐，均能与放射性铯-137 选择性地结合。当它在肠道遇到铯时，即形成难溶性的 $Cs_xFe_4[Fe(CN)_6]_3$，从而阻止 Cs 吸收。在各种亚铁氰化物中，其三价的铁盐又称为普鲁士蓝与亚铁氰化镍最为常用。③阻止碘-131 吸收的药物。碘制剂（KI，NaI），甲状腺对碘的滞留具有高度的亲和性，对碘的摄取又有饱和性。因此，预防或治疗性服用碘制剂（KI，NaI），使甲状腺被稳定性碘饱和并封闭甲状腺，阻断放射性碘参与代谢环节，从而有利于阻止甲状腺对放射性碘的摄取与滞留，使进入人体的放射性碘大部分以无机碘化合物的形式经肾排除。

加速放射性核素排除的药物（radionuclide decorporation agent） 利用络合剂与放射性核素配位结合，减少放射性核素在体内的滞留量或缩短滞留时间，尽可能降低放射性核素内污染照射造成损伤的药物。

络合剂（chelating agent）是能提供电子配对的配位基化合物，能与金属离子配位络合成稳定的、水溶性络合物。用于促排体内金属放射性核素的络合剂，多是有机化合物，可与血液、组织内的多种放射性核素配位结合成溶解度大、解离度小、扩散能力强的络合物，故易于经肾随尿排出，或经肝胆系统随粪便排除。

发展趋势 放射性核素的理化特性不同，人体沾染后的医学处理也各异。放射性碘、碱族元素铯和碱土族元素锶，其化合物呈可溶性，易被机体所吸收，为此对这些核素沾染后需采用阻吸收措施，以达到减少其吸收及其在体内的滞留。稀土元素（铈、钇等）和锕系元素（天然铀、钍及钚、镅等），除铀外极易水解成氢氧化物，在胃肠道内吸收甚少，主要蓄积于骨、肝，对这类核素需及时应用促排药物，加速体内核素的排除。碘化钾、普鲁士蓝、褐藻酸钠已确认为放射性碘、铯和锶的阻吸收药物。以往的研究表明，凡对锕系核素促排有效的药物，如 DTPA 等对稀土核素铈-144、钇-91、铈-147 和锆-95 等都呈现有较好的促排效果，因此研究促排药物的主要核素以钚、镅和铀为主。目前，研究合成的螯合剂重点类型已有吡啶酮类、邻苯二酚类和多羧多胺类螯合剂，还正在不断改进结构，有的已取得可喜成绩。邻苯二酚基有清除自由基的作用，设想合成的螯合物既有促排核素又有清除自由基的双重作用，减轻核素对机体的生物效应。还需指出，合并用药，保持高效、缓解副作用的产生是药理研究的一个重要方面。另外，中国有丰富的中药资源，中草药在防治核事故内污染导致机体损伤上的研究应当引起重视。

（徐文清）

zǔxīshōu

阻吸收（preventive absorption） 根据放射性核素的类型、化合物的物理化学性质，以及进入人体的途径，采取特定的措施，减少或阻止放射性核素进入体内，达到减轻放射性内污染对人体危害的过程。

阻止胃肠道内吸收 包括以下几个方面。

非特异性措施 包括以下几种。催吐：可用洁净的钝器刺激咽部引起呕吐，或服用催吐剂，如 1% 硫酸铜 25ml，或皮下注射吗啡 5~10mg。如果应用及时，可获得良好效果。洗胃：可用温水、生理盐水或弱碱性液体（如苏打水）洗胃，也可用含活性炭的温水，禁止用能促进放射性核素溶解和吸收的酸性药液。以上措施在放射性核素摄入人体 4 小时内有效。缓泻：当放射性核素摄入已达 4 小时，应当服用缓泻剂，例如稀土族核素及其他放射性核素的难溶性化合物，尽管胃肠道的吸收甚微，也应当服用缓泻剂，除可以减少吸收外，还可缩短放射性核素在肠道内的滞留时间。

特异性措施 包括以下几种。

褐藻酸钠 对锶-90 的阻吸收 褐藻酸钠是褐藻酸的钠盐，从褐藻的细胞壁中提取得到的一种胶体物质。具体见褐藻酸钠。

亚铁氰化物 对铯-137 的阻吸收 亚铁氰化物基本上不被胃肠道吸收，属于低毒物质。可与 1 价的阳离子起离子交换作用。具体见亚铁氰化物。

稳定性碘制剂 对放射性碘的阻吸收 甲状腺对碘的滞留具有高度的亲和性，对碘的摄取又有饱和性。具体见碘化钾和碘化钠。

阻止呼吸道内吸收 当吸入放射性核素时，应尽快除去上呼吸道内沉积的核素。具体措施有：用棉签擦拭鼻腔内的污染物，剪去鼻毛；向咽喉部喷血管收缩剂，如 0.1% 的肾上腺素或 1% 麻黄碱溶液，然后用生理盐水反复冲洗鼻腔和咽喉部；服用祛痰剂如氯化氨 0.3g 或碘化钾 0.25g，每日一次，加速放射性核素地清除。吸入难溶性的放射性核素时，可考虑及时服用缓泻剂，以加速排除由呼吸道转移到肠内的核素。

洗肺疗法（lavage-lung treatment）：用洗液将滞留在肺内的难溶性放射性物质或其他有害物质，随同肺泡内溶物一并洗出，以减少放射性物质或其他有害物质在肺内滞留量的方法。具体见洗肺疗法。

阻止皮肤和伤口吸收　皮肤被放射性核素污染时，应尽早用肥皂水擦洗，或用大量的温水冲洗。除污时应避免污染面积扩大，严防皮肤擦伤，忌用促进放射性核素吸收的酸性制剂等。当去污效果不佳时，可针对放射性核素的性质，选用表面活性剂、络合剂如柠檬酸钠和 DTPA 等。眼、鼻、口腔受到污染时，应尽快用大量生理盐水或普通洁净水冲洗。伤口受到污染时，应根据伤情和部位采取适宜的去污措施。一般用生理盐水反复冲洗。如果受到稀土或锕系放射性核素污染时，可考虑立即用 DTPA 制剂对伤口局部进行处理。当伤口污染较重，冲洗效果差时，应尽快进行外科扩创术，扩创范围与深度受部位而定，以不影响功能为原则；一次扩创效果欠佳时，可分次进行，但应争取时间。若外伤严重，应先急救，待病情稳定后再酌情处理，对于危害性大的放射性核素（如钚），手术前可注射 DTPA，以防止钚在体内滞留。

（周新文）

hèzǎo suānnà

褐藻酸钠（sodium alginate）

褐藻酸的钠盐，从褐藻的细胞壁中提取得到的一种胶体物质。由 1,4-聚-β-D-甘露糖醛酸和 α-L-古罗糖醛酸组成的一种线型聚合物。外观呈白色或浅黄棕色的纤维粉末。分子式是 $(NaC_6H_7O_6)_n$（图 1）。结构单体的理论分子量 198.11，实际平均分子量为 222。酸碱度 pKa 值 1.5～3.5。在水中溶解缓慢，形成黏性胶体物，吸收水的能力可达自身重量的 200～300 倍。不溶于甲醇和乙醇。

功能　稳定剂，增稠剂，螯合剂，胶凝剂，悬浮剂。

作用　是一种很好的螯合剂，能够与体内的放射性毒物中的放射性核素，如碘-131 和锶-90 螯合，并载带后排出体外。在胃肠道不被吸收，对 Sr、Ra 有特殊亲和力。能与胃肠道内的碘-131 和锶-90 螯合起络合反应，进而起到阻吸收的作用。在放射毒理学中作为促排剂使用。

（周新文）

yàtiě qínghuàwù

亚铁氰化物（ferrocyanide）

亚铁氰化阴离子与钾、镍、铜、铁、钴等金属形成的盐。在水溶液条件下，亚铁氰化阴离子非常不活泼。最常见的是亚铁氰化钾，其分子式为 $K_4Fe(CN)_6$。尽管许多的氰化物毒性非常大，但其铁盐和亚铁盐的毒性非常低，主要是氰根离子和铁及亚铁离子结合得非常稳定，致使氰根离子难以释放出来。亚铁氰化物还可以发生重要的氧化还原反应 $[Fe(CN)_6]^{4-} = [Fe(CN)6]^{3-} + e^-$。其三价的铁盐又称为普鲁士蓝。在 535nm 处，吸光度最大，吸收系数为 21 600 $M^{-1}·cm^{-1}$，可以用来测定铁盐的浓度。

亚铁氰化物基本上不被胃肠道吸收，属于低毒物质。可与 1 价的阳离子起离子交换作用。例如，其钾、镍、铜、铁、钴等盐，均能与放射性铯选择性地结合。当它在肠道遇到铯时，即形成难溶性的 $Cs_xFe_4[Fe(CN)_6]_3$，从而阻止 Cs 吸收。例如，成年男性口服 1.85kBq 的无载体铯-137 后 10 分钟，口服亚铁氰化镍 1g，4 小时，8 小时各服用 0.5g 在摄入铯-137 后的第一天，粪中排出的铯-137 比不给药时高出 60 倍。在切尔诺贝利核电站事故中，受到污染的人员中，事后 32～113 天和 240～271 天，经过三个疗程的普鲁士蓝治疗，多数人 Cs 的生物半衰期缩短了 54～101 天。用法为口服普鲁士蓝每次 10g，3 次/天，连续六天为一个疗程。

（周新文）

diǎnhuàjiǎ hé diǎnhuànà

碘化钾和碘化钠（potassium iodide and sodium iodide）　碘化钾化学式 KI，摩尔质量 166g/

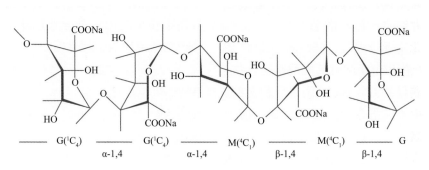

图 1　褐藻酸钠

mol，外观为白色晶体，密度 3.13g/cm³，熔点 681℃，沸点 1330℃，溶解度 128g/ml，极易溶于水、乙醇、丙酮和甘油，水溶液遇光变黄，并析出游离碘。味咸、带苦。碘化钾水溶液呈中性或微碱性。微毒物质。碘化钠化学式 NaI，摩尔质量 149.89g/mol，外观为白色晶体，密度 3.67g/cm³，熔点 660℃，沸点 1 304℃，溶解度 184g/ml。

甲状腺对碘的滞留具有高度的亲和性，对碘的摄取又有饱和性。因此，在预防或治疗性服用碘制剂（KI，NaI），使甲状腺被稳定性碘饱和并封闭甲状腺，阻止放射性碘参与代谢环节，从而有利于阻止甲状腺对放射性碘的摄取与滞留，使进入人体的放射性碘大部分以无机碘化合物的形式经肾排除。在事故应急中，可服用 100mg KI，3 天内有 98% 的放射性碘被排除。此外，事故前 12 小时或发生放射性碘事故的同时，服用稳定性碘，防护效果最好。事故 4 小时后服用 KI，效果减低。

碘化钠结晶中添加铊，NaI（Tl），当受到电离辐射时，会放出光子（闪烁），因此应用于闪烁探测器、传统的核医学、地球物理学、核物理学和环境测量等方面。NaI（Tl）是使用最广泛的闪烁材料，而且具有最高的光输出。碘化钠晶体通常附有光电倍增管，并密封于密封的装置中，因为碘化钠具潮解性。微调部分参数（辐射硬度、余辉、透明度），可获得不同条件的晶体生长。结晶中添加物的比率较高时，可用于高光谱品质的 X 光探测器。在此应用中，碘化钠可同时作为单晶体和多晶体使用。

（周新文）

fàngshèxìng hésù de jiāsù páichúfǎ
放射性核素的加速排除法

（accelerating removal of radionuclide） 促排或通过调控机体物质代谢的平衡功能，从而影响代谢的某个环节或条件达到减少放射性核素在体内的滞留量或缩短滞留时间，尽可能降低放射性核素内污染照射的损伤效应的促排方法。促排方法主要包括络合剂促排法、脱钙疗法、致酸剂促排法和利尿疗法。

络合剂促排法 络合剂（comlexing agent）是能提供电子配对的配位基化合物，能与金属离子配位络合成稳定的、水溶性络合物。用于促排体内金属放射性核素的络合剂，多是有机化合物，可与血液、组织内的多种放射性核素配位结合成溶解度大、解离度小、扩散能力强的络合物，故易于经肾随尿排出，或经肝胆系统随粪便排除。

络合剂分类 络合剂可分为氨基羧基络合剂（amino-carboxyl comlexing agents）如乙烯二胺四乙酸钙钠盐（Ethylenediamine-tetraacetic acid，EDTA-CaNa₂）和二乙烯三胺五乙酸钙钠盐（Diethylenetriamine-pentaacetic acid，DTPA-CaNa₃）；羟基羧基络合剂（hydroxyl-carboxyl comlexing agents）包括柠檬酸、乳酸和酒石酸等体内天然存在的代谢产物；巯基型络合剂（mercapto-complexing agents），如二巯基丙醇（british antilewisit，BAL，2,3-dimercaptopropa-nol）、二巯基丙烷磺酸钠（unithiol）、二巯基丁二酸钠（DMS-Na）；氨烷基次膦酸型络合剂；二羟基甲酰胺型络合剂。

使用方法与副作用 氨羧基型络合剂对锕系核素如钚-239、镅-241、镉-242、锎-252 和钍-228

有很好的促排效果，对钴-60、锌-65、铯-137、钪-46 和铀也有疗效。二乙烯三胺五乙酸钙钠盐（DTPA-CaNa₃）的效果要好于乙烯二胺四乙酸钙钠盐（EDTA-CaNa₂），并且毒副作用小。

用药时间和用药方法 应用时间越早越好。在早期处理严重的内污染时，用量应大，并连续用药，早期的促排效果与用药量成正比。而晚期宜减少用药量，间隔或连续用药均可以。

临床用法 5% 的 DTPA-CaNa₃，20ml 加 5% 的葡萄糖盐水 500ml 静滴，隔日一次，十天为一个疗程，总量不超过 5g。口服吸收率低，效果差。不建议使用。用 DTPA-CaNa₃ 气溶胶吸入方式来预防或治疗。具有用药量小，使用方便和副作用小的优点，由于吸入法在肺部可维持较高浓度，药效作用时间长，作为吸入性内污染的预防和治疗的首选给药途径。

禁忌事项 经口摄入放射性核素时，在其未从胃肠道完全排空前，切忌口服氨羧型络合剂，避免放射性核素的吸收。同时也避免经肝胆系统排至肠道内的放射性核素重新吸收。

毒副作用 氨羧型络合剂进入人体后，在体液 pH 条件下，不但能络合放射性核素，而且也能与钙及机体必需微量元素如 Zn、Mn、Co 等络合，因而引起血钙降低及某些微量元素缺失，导致代谢环节障碍，进而引起一系列的毒副作用，如毛囊炎、咽喉炎、口腔炎、扁桃体炎、阴囊炎等。严重者伴有发热或尿蛋白和镜下血尿。研究表明，络合剂引起的机体内源性 Zn 的减少，导致与 Zn 有关的许多酶的活性受到影响，是此类络合剂毒副作用的主要原因。如应用 DTPA-CaNa$_3$ 时，用 ^{3}H-TdR 作细胞动力学观察，发现肾和消化道黏膜细胞中的 DNA 合成能力下降，若改为 DTPA-Zn-Na$_3$ 时，上述现象消失。DTPA-CaNa$_3$ 对胎儿有致畸的影响。患有肝、肾和消化道疾病者及妊娠的内污染者禁用 DTPA-CaNa$_3$。

脱钙疗法　采用促进骨质分解代谢的药物、激素或控制膳食等，使已沉积在骨骼无机质部分的放射性核素如锶-90、镭-226 和钡-140 等向血液转移，从而达到加速其排除的方法。见脱钙疗法。

致酸剂促排　致酸剂为氯化铵。见致酸剂。

利尿促排　应用利尿剂或其他加速水代谢的方法，加速均匀分布于体液的放射性核素的排除。

（周新文）

zhìsuānjì

致酸剂 （acidfier）

致酸剂为氯化铵。它是一种强酸弱碱物质，进入人体后被分解，铵离子在肝脏中被合成为尿素，氯离子使体内碱储备降低，导致体液及尿液酸化，甚至引起代谢性酸中毒。这种状况下，可使骨质分解代谢增强，有利于锶-90、镭-226 等由骨骼释放出来，进而随尿排除。对放射性锶污染时，9g/d，连续 5 天为一个疗程。在第 10～12 天时，可见尿中锶的排除量增加 1 倍左右。口服氯化铵，同时静脉注射葡萄糖酸钙，治疗较晚期的放射性锶污染也有疗效。肝肾功能不全者禁用；在镰状细胞贫血患者，可引起缺氧或/和酸中毒。溃疡病、代谢性酸血症患者忌用。氯化铵过量可致低钾及低钠血症；肝功能不全时，因肝脏不能将铵离子转化为尿素而发生氨中毒；口服氯化铵可有胃肠道反应。剂量过大时有呕吐，恶心，可引起胃肠道刺激或不适。

（周新文）

xǐfèi liáofǎ

脱钙疗法 （decalcification therapy）

tuōgài liáofǎ

采用促进骨质分解代谢的药物、激素或控制膳食等，使已沉积在骨骼无机质部分的放射性核素如锶-90、镭-226 和钡-140 等向血液转移的治疗方法，从而达到加速其排除的目的。

甲状旁腺素能使骨质分解，血中 Ca^{2+} 浓度升高，并使肾小管对磷酸酸根重吸收减少或分泌增加导致低血磷；甲状腺素是基础代谢增强的同时，使骨钙释放，并随之使沉积在骨内的锶-90、镭-226 和钡-140 等释放至血液中，达到促排的目的，低钙饮食使血钙浓度降低，促使骨钙释放的同时，将锶-90、镭-226 和钡-140 等移出骨骼，用脱钙疗法可以尿镭的排除增加 4～8 倍。沉积在骨盐晶体表面的放射性锶可通过的钙离子交换而从骨盐结晶中释放出来。

（周新文）

洗肺疗法 （lavage-lung treatment）

用洗液将滞留在肺内的难溶性放射性物质或其他有害物质，随同肺泡内溶物一并洗出，以减少放射性物质或其他有害物质在肺内滞留量治疗方法。

洗肺方法　使内污染者或动物处于麻痹状态下，用叉头胶皮管通过气管插入一侧肺叶，用洗液进行灌肺，另一侧肺维持正常的呼吸功能，也可以用泵将氧气输入，灌洗时，先缓慢注入与体积与肺有效余气量相当的洗液，经反复抽吸与注入，估计达到预期效果时将所有液体吸出，恢复该侧肺的呼吸功能。随后在交替灌洗另一侧肺叶。

洗液与灌洗次数　一般常用 37℃ 的生理盐水或 DTPA 的生理盐水 （pH7.2）。灌洗次数为 10～20 次不等。一般两侧肺交替进行，间隔 2～3 天或更长时间，有的在同日内进行左右两肺的灌洗。通常首次洗肺疗效最好，随时间的延长疗效渐差。

灌洗的最佳时间　掌握适宜的灌洗时间是取得满意疗效的关键。由于难溶性的放射性核素进入肺泡内数小时，即大部分被肺内的巨噬细胞所吞噬，吸入后两天，几乎所有的放射性粒子都可以被吞入到巨噬细胞内。所以，洗肺的最佳时间，一般在吸入后的 1～2 天。洗肺时间过早，可将放射性核素颗粒冲洗致肺的底部，影响肺对放射性核素的早期清除和巨噬细胞地吞噬效果，故疗效不佳；而洗肺过迟，可因巨噬细胞已转移至淋巴结内，使洗肺效果降低。尽管如此，迟至吸收后 6 个月，洗肺仍有一定的效果。

洗肺疗效　1 例吸入难溶性 ^{239}PuO$_2$ 的人员，在事故后第 3 天洗右肺一次，第 11 天洗左肺一次，第 17 天有洗右肺一次，3 次共洗出 ^{239}PuO$_2$ 粒子活度为 2.2kBq，占肺滞留量的 13%。实验表明洗肺疗法对吸入铈-144、钚-239、钷-147 都有好的疗效，并可以减少放射性的滞留量以及降低肺炎发生的概率。

洗肺疗法的副作用与禁忌　主要是轻微机械性损伤、小支气管和肺泡灌水肿、细胞浸润和局限性渗出，数日即可恢复。其他的严重副作用少，潜在的危险主要来自麻醉作用。

洗肺疗法的适应证　严重事故后，吸入钚及超钚元素或其他难溶性放射性颗粒的内污染者。

应用时除了考虑放射性核素本身的特性外，还应当考虑内污染者的年龄、体质状况和各种脏器（肺、心脏、肝、肾）是否可以接受麻醉等因素。

（周新文）

fàngshè wèishēng guǎnlǐ

放射卫生管理（radiation health management）

依据国家的相关法规和技术标准，对相关单位实施的放射卫生监督和管理。

法律依据 《中华人民共和国职业病防治法》《放射性同位素和射线装置放射防护条例》《放射诊疗管理规定》《放射工作人员职业健康管理办法》等法规和《电离辐射防护与放射源安全基本标准》（GB 18871—2002）等技术标准和规范。

管理对象 开展放射诊疗工作的医疗卫生机构，包括使用放射性同位素和射线装置进行诊断、治疗和健康检查的各类医院、卫生院、妇幼保健院、门诊部及诊所和疾控中心等诊疗单位；生产和经销企业，如生产、经销同位素的公司；各类加速器，放射源生产厂家；射线防护器材生产厂家、含放射性物品（如建筑材料、磷肥等）的生产厂家和辐射应用单位。

对用人单位的监督和方法 包括以下几步。

预防性监督 包括：职业病危害放射防护预评价报告、防护设施设计和竣工验收。

日常监督 包括：一般用人单位的监督内容、个人剂量监测、放射性标志、放射工作人员健康监护、教育培训和档案管理。

监督程序和方法 包括以下几步。

现场监督活动准备工作 包括掌握用人单位的基本信息，熟悉相关法律、法规，制定监督计划并列好相关表格和选择调查取证工具及应用方法。

现场监督查阅相关资料及文件，含以下内容：①规章制度应急计划，落实记录。②人员资格证明。③个人剂量监测、健康监护和教育培训档案。④检测报告等资料。现场监测和检查、监测检查内容包括：①工作场所辐射水平。②工作人员佩戴个人计量计情况。③工作人员放射卫生防护知识掌握情况。④放射性标志。⑤连锁装置，防护设施。⑥个人防护用品、剂量监测仪表和报警仪表等

放射工作单位卫生许可 包括以下几个方面。

许可证的审核 ①放射性同位素、射线装置工作许可申请表。②新建、改建、扩建放射工作场所，已经卫生行政部门设计审查与竣工验收同意。③涉及放射性废水、废气、固体废物排放的。④申领放射工作人员证所需的材料或已持有放射工作人员证的清单。⑤设置放射防护管理机构，配备专职或兼职管理人员。⑥放射防护规章制度。⑦符合放射卫生法规、规章、规定的其他卫生要求。

放射工作场所现场审核 ①生产、销售使用的放射线同位素、辐射源、放射装置及其他含放射性产品符合放射防护要求。②放射工作场所符合规定的有效隔离。③有符合规定的放射防护措施和防护检测仪的设备。④放射设备、放射工作场所辐射剂量符合国家卫生标准。⑤设置醒目的警示标志和中文说明。

许可证核发 ①提供有效的预防性卫生审核意见及竣工验收证明。②放射工作场所的辐射水平符合国家有关卫生标准要求。③放射工作人员持有放射工作人员证。④按规定要求制定相应的放射防护制度。⑤卫生行政部门要求的其他证明资料。

许可证验证，换证和变更 卫生监督机构对持证单位每二年进行核查并验证一次，每五年换证一次。对申请变更字号、法定代表人、地址、场所，许可范围等做出审核决定。

放射卫生现场监督检测、采样工作 依据《中华人民共和国职业病防治法》、《放射性同位素和射线装置放射防护条例》《放射诊疗管理规定》《放射工作人员职业健康管理办法》等法规和《电离辐射防护与放射源安全基本标准》（GB 18871—2002）等技术标准和规范，开展放射卫生现场监督检测、采样工作。

对不同工作场所，应有不同的要求，例如：①对于工业探伤、辐照加工装置、放射治疗、生产销售放射性同位素单位等重点放射场所，每年必须监督现场检测，不少于一次，其他放射场所的监督覆盖率按照相关的法律、法规执行。②在放射工作场所监督时，依情况应当进行现场辐射剂量水平检测，对于非密封型放射工作场所还应检测表面污染水平。③按相关标准开展各类放射工作场所监督、现场检测的核查。

放射工作人员的卫生监督 具体如下。

放射工作人员的健康监护 ①就业前健康检查：参加放射工作的人员，临时和短期参加放射工作的人员都必须进行健康检查，未经检查不准参加放射工作。②就业后定期检查：从事放射工作的人员一年体检一次，必要时可增加检查次数。③特殊健康检

查按《放射卫生防护基本标准》执行。④建立放射工作人员健康管理档案。

放射工作人员培训 ①培训内容。放射防护基本知识，放射防护设施，放射事故预防和应急处理，放射法规和放射标准。②新就业人员必须接受就业前培训，已就业人员每2年复训一次，经培训考核合格者，才能从事放射工作。

放射工作人员管理 ①放射工作人员的上岗实行《放射工作人员证》制度。②放射工作人员证每年复核一次，每5年换证一次。

放射事故的调查处理 ①接到事故报告后，应当立即组织有关人员携带仪器设备赶赴事故现场，核实事故情况，估算受照剂量，判断事故类型级别，提出控制措施及救治方案，迅速进行立案调查。②发现人员受超剂量照射时，应迅速安排受照人员接受医学检查或在指定的医疗机构救治，同时采取应急安全处理措施。③发生放射源的丢失，被盗事故时，配合公安机关进行调查、侦破、技术上予以支持。④建立放射事故管理档案，如处理事故的技术资料，调查事故的证明材料和取证资料，事故危害影响评价资料，放射事故报告表、登记表、人员受照剂量、医学处理等资料。⑤严格执行事故报告制度、放射事故发生后，按规定逐级上报，严重或重大事故按《突发公共卫生事件信息报告管理工作》规定时间和方式上报。调查处理后，及时书写《放射事故结案报告》在30日内报卫健委。

放射工作档案管理 ①应掌握辖区放射工作单位数、按行业分类统计非密封源，密封源及射线装置应用单位数。②放射工作人员数：性别、年龄、工种、放射工龄、职称、防护知识培训，健康检查及个人剂量监测等情况。③密封放射源的种类：活度、数量；非密封源和种类，年用量及等效年用量等。④射线装置的数量、类型、产地、防护合格数、防护措施、监测情况等。⑤放射工作单位的防护机构及专（兼）职防护人员数，防护用品及监测仪的配备情况。⑥放射工作单位预防性卫生监督、发放或核查许可证，经常性监督抽检的基本档案。

放射卫生行政处罚 如发生如下情况，应进行放射卫生行政处罚。①违反放射建设项目和工作场所"三同时"管理规定案。②违反许可制度案。③放射工作场所设备不符合卫生防护要求案。④对患者和受检者进行不必要医疗照射案。⑤违反放射工作人员健康管理规定案。⑥生产、销售、转让不合格放射产品案。⑦放射性同位素保管、存放、处置不符合要求案。⑧进口放射性同位素或含放射性设备及射线装置未经登记案。⑨放射性物质运输不符合要求案。⑩发生放射事故案。

（苏　旭　张良安　杨　霞）

fàngshè wèishēng fǎguī yǔ biāozhǔn

放射卫生法规与标准 (radiological health regulations and standards)

中国的放射防护的法规基础体系就是由相关的法律、法规、规章、技术标准和规范组成的。见放射卫生法规、放射卫生标准。

（苏　旭　张良安　杨　霞）

fàngshè wèishēng fǎguī

放射卫生法规 (radiation health laws)

《职业病防治法》和《放射性污染防治法》是中国目前放射卫生法律体系中的主要法律。

放射卫生法律体系由法律、法规和部门规章等几部分组成。

放射卫生法规历史沿革 包括以下几个阶段。

第一阶段（1956～1989） 1956年国家将同位素应用研究列入十二年科技发展规划。1960年国务院《放射性工作卫生防护暂行规定》，是中国第一部放射卫生防护法规。国务院所属部委参考国际上放射卫生防护管理的措施和经验，相继制定并发布了有关同位素管理、工作人员管理、医疗照射管理、食品卫生管理及核工业卫生管理的若干单项法规。

1987年国务院发出《关于加强放射性同位素和射线装置放射防护管理工作的通知》。

第二阶段（1989～2001） 1989年国务院发布了《放射性同位素与射线装置放射防护条例》。监督部门进行放射卫生监督的主要依据。1989～1999年期间根据《条例》陆续制定和修订了20多项部门规章和规范，形成了比较完善的法规体系。

第三阶段（2001～） 依据《国务院关于全面推进依法行政的决定》，进一步完善了《职业病防治法》配套规章，技术标准和规范，形成了较完善的法规体系。

放射卫生法规体系 下页图1是中国目前的放射卫生法规体系。

现行有效的法律和法规 现行有效的法律和法规分别有：职业病防治法；放射性污染防治法；放射性同位素与射线装置安全和防护条例；核电厂核事故应急管理条例；突发公共卫生事件应急条例。

现行有效的卫生部令 现行有效的卫生部令有《放射工作人员职业健康管理办法》《放射工作卫生防护管理办法》《放射防护

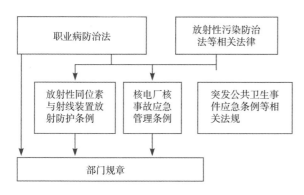

图 1 中国目前的放射卫生法规体系

器材与含放射性产品管理办法》《核设施放射卫生防护管理规定》《大型医用设备配置与应用管理暂行办法》《国家职业卫生标准管理办法》《职业病危害项目申报管理办法》《建设项目职业病危害分类管理办法》《职业健康监护管理办法》《职业病诊断与鉴定管理办法》《职业卫生技术服务机构管理办法》《放射诊疗管理规定》。

（苏　旭　张良安　杨　霞）

fàngshè wèishēng biāozhǔn

放射卫生标准（radiation hygiene standards）

中国从 20 世纪 60 年代初期，就开始了放射卫生标准的制定工作，早在 1960 年就发布了《放射性工作卫生防护暂行规定》，并相继制定了《电离辐射的最大容许量标准》《放射性同位素工作的卫生防护细则》和《放射性工作人员的健康检查须知》三个配套的标准。1974 年由国家建设委员会、国防科工委和卫生部联合发布了《放射防护规定》GBJ 8—74 放射防护基本标准。在 1984～1988 年间，由于历史原因，当时出现了《放射卫生防护基本标准》GB 4792—1984 和《辐射防护规定》GB 8703—1988 两个国家放射防护基本标准。到 2002 年，中国现行有效国家基本标准的形成，即颁发了《电离

辐射防护与辐射源安全基本标准》GB 18871—2002。中国放射卫生法律与标准体系见图 1。

放射卫生标准防护标准体系

现行放射卫生标准分为九大类，即：基础标准（包括基本标准等）、职业照射、医疗照射、公众照射、应急准备与响应、检测规范与检测方法、防护设施与器材、管理（包括医用设备和技术准入）和其他。

（苏　旭　张良安　杨　霞）

tiānrán fúshè shuǐpíng

天然辐射水平（the level of natural radiation）

人类受到来自外层空间的宇宙射线和地壳中的原生放射性核素的照射水平。自古以来天然辐射无处不在，人

类就无时无刻地不受到天然辐射的照射。人们所受天然辐射照射的大小是与人类生活的地点和方式相关的。此外，人们所受天然辐射照射的大小也是随时间、地点和社会发展情况而变化的。

天然辐射对中国公众产生的年有效剂量（下页表 1）。①由该表可以看出：中国公众现在所受天然辐射照射平均年有效剂量为 3.1 mSv，高于同期世界平均值 2.4 mSv。与以前（20 世纪 90 年代初）估算值 2.3 mSv 的差异，主要原因是：现在氡及其短寿命子体的数据比 20 世纪 80 年代末的估算值约高 70%。②以前估算值中其他放射性核素产生的剂量，采用的是 UNSCEAR 报告中的世界典型值，现在的估算值是采用了中国的研究结果。即用每年 315 μSv 取代了以前每年 170 μSv 的数值。③采用 UNSCEAR 2000 年报告中的中子有效剂量每年 100 μSv，取代了以前每年 57 μSv 的数值。表 1 中所列数据基本上反映了 20 世纪 80 年代末后 20 年以来中国有关天然辐射水平的研究成果。

20 世纪 90 年代初估算的中国室内氡照射剂量是根据 20 世纪 80 年代的调查数据综合估算得到的。

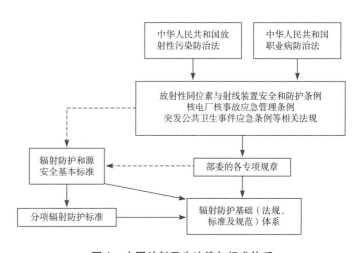

图 1 中国放射卫生法律与标准体系

这些数据中有些结果明显偏低。表2列出了中国和世界空气中氡活度浓度和土壤中镭-226活度浓度平均值的比较。中国和世界室外、室内空气中氡活度浓度平均值比值为1.4和0.6，土壤中镭的活度浓度比值为1.2。在20世纪80年代之前中国建房用材料主要来自土壤和岩石，这种情况与世界上大多数国家是一致的，室内空气中氡活度浓度比值仅为0.6是不合理的。21世纪初，一些研究工作者对中国居室内氡活度浓度开展了进一步的调查工作，这些调查结果表明：中国居室内氡活度浓度可能比20世纪90年代初的调查结果高约70%，其原因可能是：①20世纪氡的测量方法基本上是采用抓取方法进行的，取样时间又多在白天上午9点到下午5点之间，这个时间段内室内氡活度浓度通常较低。②近20年来中国新建了大量住房，建材中利用工业废渣的比例在不断升高，而工业废渣中放射性核素的

含量大部分明显地高于一般建材。③空调的普遍使用和建筑物密封性的提高。

（苏　旭　张良安　杨霞）

zhíyè zhàoshè shuǐpíng

职业照射水平（the level of occupational exposure）职业照射范围内人员所接受的剂量水平。职业照射是除下列情况以外的工作人员在其工作过程中所受到的所有照射：①被排除的照射和从豁免源及含放射性物质的豁免活度引起的照射。②任何医疗照射。③常态本地的本底辐射。这个水平值不但可以反映职业人员受照的趋势，中国职业人员辐射防护的基本情况，而且可以作为政府管理部门制定管理政策的依据，也可以作为相关管理标准的制定依据。

职业照射水平的资料是UNSCEAR定期向联合国总部报告的重要内容。在中国2010出版的由潘自强院士等编写的《中国辐射水平》已对中国2002年以前职业

照射水平进行了详细的汇总和分析，这里将基于上述资料做一概括性的介绍。为此主要以1999年的情况为例进行概括性的说明。

下页表1给出了1999年中国放射性职业照射的基本情况。年人均有效剂量高的职业人群是隧道施工，年剂量高达30 mSv/a，其次是核燃料循环系统的铀矿冶，其值也高达25.8mSv/a，相对而言，医用辐射职业人员接受剂量水平不高，基本上都在1.6mSv/a以下。地下煤矿的集体剂量最大，这是由于这类人群很大所致。值得注意的是，集体剂量和年有效剂量大的非铀矿山和隧道施工人群，至今未纳入放射职业工作人员管理，这不但对职业人员的健康管理存在问题，而且，太大的集体剂量也会增大全民剂量水平，从而对全国的人口素质产生不利的影响。

下页图1是目前中国纳入放射职业人员管理的不同职业人群的人群大小分布情况。就职业人群大小分布而言，医用辐射职业人群最大，约占放射性职业人群总数的61%，有12.16万人，第二大职业受照人群是核燃料循环系统的职业人员，工业探伤也是一个不应忽视的职业人群。

就目前纳入放射职业人员管理的人群而言，中国总的职业照射所致集体剂量约为425人·Sv，按人口平均，每个中国人所受到的有效剂量为0.35μSv/a，比医疗照射造成的居民年均剂量（0.1mSv）低二个数量级以上。

在392页表2中，列出了不同国家职业照射人员1986～2000年期间核燃料循环系统职业受照情况的比较。在这个表中的年集体有效剂量和年有效剂量仅列出了有个人剂量监测的结果，未列出用其他测量方法估算的职业受

表1　公众所受天然辐射照射年有效剂量/μSv

类型	射线源	中国估算值		世界均值
		现在	20世纪90年代初	
外照射	宇宙射线-电离成分	260	260	280
	宇宙射线-中子	100	57	100
	陆地γ辐射	540	540	480
	氡及其短寿命子体	1560	916	1150
内照射	钍射气及其短寿命子体	185	185	100
	钾-40	170	170	170
	其他核素	315	170	120
	总计	约3100	约2300	2400

表2　中国和世界空气中氡活度浓度和土壤中镭-226活度浓度的比较

项目		中国	世界	比值（中国/世界）
氡*	室外/(Bq/m³)	14	10	1.4
	室内/(Bq/m³)	24	40	0.6
镭	土壤/(Bq/kg)	38.5（按人口加权）	32（按人口加权）	1.2

注：*中国氡浓度为20世纪80年代末估算值。

表 1　1999 年全国放射性职业照射基本情况统计

职业照射类型	年集体有效剂量（人·Sv）	年人均有效剂量（mSv）
核燃料循环系统	190.7	8.60
铀矿开采	170.3	25.8
铀矿冶*	4.79	1.25
核燃料浓缩转化	0.90	0.27
核燃料制造	2.32	1.90
核电	1.66	0.59
退役和核燃料再处理	4.50	3.53
医用辐射	158.1	1.30
X 射线诊断	142.7	1.31
核医学	9.17	1.52
放射治疗	6.58	0.93
非铀矿山	–	–
地下煤矿	$2.88×10^4$	4.8
地下有色金属	$>9.6×10^2$	16
地下铁矿	–	12.8
工业应用	–	–
工业探伤	21.5	1.15
同位素生产	10.6	5.07
工业辐照	0.64	0.98
油田测井	1.03	0.36
隧道施工	–	30
地质测井	15.0	1.76

注：* 为 1990 年数据。

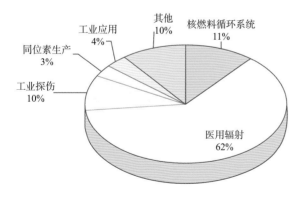

图 1　不同职业类型的人群分布图

照结果，因此表中的年集体有效剂量和年有效剂量并不是相应总人群的结果。在表中也列出了不同类型、不同时期中国职业照射的年有效剂量的变化情况，从这些变化中可以明显地看出中国核燃料循环系统职业照射防护水平的改进。但从表中的比较看，对核燃料循环系统的职业照射类型，中国的年有效剂量不但比发达国家高得多，比全球平均水平也要高，而且比印度这样的发展中国家也要高，从辐射防护的角度，这是一个值得重视的问题。

393 页表 3 中列出了不同国家医用辐射职业人员受照情况比较，应当说明的是表中的年有效剂量仅是个人剂量的监测结果。从表中可以看出：不论是平均年有效剂量水平，还是剂量分布情况，中国虽在发展中国家中还可以，但比全球的平均水平差，比发达国家差距更大，因此医用辐射防护还有很多工作需要做，才有可能在这方面赶上发达国家的水平。

（苏　旭　张良安　杨　霞）

yīliáo zhàoshè shuǐpíng
医疗照射水平（the level of medical exposure）　在医疗照射范围内人员所接受的剂量水平。医疗照射是患者因自身医学诊断或治疗（包括牙科）所受到的照射；在支持和安抚患者方面自愿进行帮助而受的照射；以及在包括照射的生物医学研究计划中志愿者所受的照射。这个水平值不但可以反映医疗照射中的患者受照的趋势，患者辐射防护的基本情况，而且可以作为政府管理部门制定管理政策的依据，也可以作为相关管理标准的制定依据。

1981 年中国医学科学院放射医学研究所受卫生部委托在全国开展医疗照射频度和剂量水平调查研究。在这些工作的基础上制定了全国医疗照射剂量水平研究的总体方案，1983 年在福建省漳州市通过了总体方案的论证，按总体方案要求，各省市制定了具体实施方案，在这些实施方案通过审定后，于 1984 年 6 月开始到 1987 年现场患者剂量监测工作结束。

20 世纪末，为了掌握中国各种医疗照射的基本情况和发展趋

表 2　不同国家核燃料循环系统职业人员受照情况比较

职业照射类型	国家	年被监测人数（千）	年集体有效剂量（man.Sv）	平均年有效剂量（mSv）	NR_{15}	SR_{15}	数据时期
铀矿开采	中国	6.68	126.3	18.6			1986~1990
	加拿大	6.28	31.6	4.80	0.21	0.67	1985~1989
		2.43	8.69	3.58	0.04	0.18	1990~1994
	印度	1.35	15.2	11.3			1985~1989
		0.34	8.1				1990~1994
	全球	260	1100	4.4	0.25	0.52	1985~1989
		69	310	4.5	0.10	0.32	1990~1995
铀矿冶	中国	3.94	5.45	1.38			1986~1990
	加拿大	0.83	1.30	1.56	0.01	0.01	1985~1989
		0.35	0.64	1.84	0.00	0.00	1990~1994
	印度	0.58	3.40	5.86			1985~1989
	全球	18	116	6.3			1990~1994
		6	20	3.3			1985~1989
核燃料浓缩转化	中国	1.95	0.56	0.29			1986~1990
		3.54	0.58	0.16			1991~1995
		3.40	0.78	0.23			1996~2000
	加拿大	0.33	0.29	0.88	0.00	0.00	1990~1994
	法国	1.77	0.003	0.002	0.00		1985~1989
		4.04	0.08	0.02			1990~1994
核燃料制造	中国	0.30	0.94	3.11			1991~1995
		1.10	2.19	1.99	0.002		1996~2000
	加拿大	0.43	1.02	2.37	0.00	0.01	1985~1989
		0.33	0.66	2.01	0.00	0.00	1990~1994
	全球	28	22	0.78	0.00	0.02	1985~1989
		21	22	1.03	0.00	0.11	1990~1994
核电反应堆	中国	1.74	0.99	0.48	0.001	0.029	1993~1995
		2.93	2.06	0.70	0.0003	0.017	1996~2000
	法国	29.7	78.9	2.65	0.05		1985~1989
	日本	18.6	33.5	1.80	0.01	0.12	1985~1989
		22.6	26.4	1.17	0.00		1990~1994
	全球	230	500	2.20	0.03	0.32	1985~1989
		310	415	1.34	0.00	0.07	1990~1994
退役和核燃料再处理	中国	2.01	9.30	4.22	0.05	0.34	1986~1990
		1.48	5.28	3.55	0.06	0.41	1991~1995
		1.30	4.06	2.42	0.05	0.35	1996~2000
	法国	9.28	12.5	1.35	0.01	0.12	1985~1989
		13.0	4.72	0.36	0.00		1990~1994
	印度	1.66	5.53	3.34	0.05	0.31	1985~1989
		1.66	5.53				1990~1994
	全球	17.0	36	2.46	0.05		1985~1989
		45.0	67	1.49		0.13	1990~1994

注：NR_{15} 是年剂量超过 15mSv 的人员数占该人群总人数的分布比；SR_{15} 是年剂量超过 15mSv 的集体剂量占该人群总集体剂量的分布比。

表3 不同国家医用辐射职业人员受照情况比较

职业照射类型	国家	年被监测人数（千）	年集体有效剂量（manSv）	平均年有效剂量（mSv）	NR$_{15}$	SR$_{15}$	数据时期
X 射线诊断	中国	18.3	206.6	2.20	0.018	0.294	1986~1990
		30.3	122.4	1.52	0.009	0.136	1991~1995
	法国	12.4	20.3	0.33	0.004		1985~1989
	印度	5.2	3.54	0.34	0.001	0.14	1985~1989
		2.14	2.58	0.24	0.00	0.12	1990~1994
	秘鲁	0.74	5.10	3.45			1985~1989
		1.90	4.94	2.60	0.06		1994
	全球	106.5	970	0.91	0.015	0.40	1985~1989
		190	470	0.50	0.00	0.19	1990~1994
核医学	中国	0.98	9.26	1.58	0.01	0.175	1986~1990
		2.19	4.72	1.12	0.009	0.164	1991~1995
	法国	3.21	1.03	0.32	0.003		1985~1989
	印度	0.61	0.52	0.85	0.005		1985~1989
		0.17	0.54	1.82	0.00	0.06	1990~1994
	秘鲁	~	0.35	2.75			1985~1989
		0.03	0.15	5.00			1994
	全球	15.9	85	1.04	0.006	0.17	1985~1989
		23	90	0.79	0.00	0.10	1990~1994
放射治疗（1986~1990）	中国	0.48	10.3	1.33	0.007	0.147	1986~1990
		2.15	4.05	1.01	0.011	0.190	1991~1995
	法国	6.49	3.97	0.61	0.006		1985~1989
	印度	4.17	3.94	0.95	0.007	0.23	1985~1989
		0.90	3.15	0.70	0.00	0.17	1990~1994
	秘鲁	0.094	0.48	5.17	0.00		1985~1989
		0.05	0.24	5.0	0.00		1994
	全球	18.8	16.6	0.88	0.007	0.21	1985~1989
		24	65	0.55	0.00	0.15	1990~1994

势，加强卫生监督管理，提高医疗照射防护水平，受卫生部的委托，由原卫生部工业卫生实验所负责，开展了全国第二次医疗照射调查。此次调查研究工作的重点放在了查清从事各种医用辐射工作单位、设备和人员的基本状况，1996 年和 1998 年 X 射线诊断、放射治疗和临床核医学三大医疗照射的应用频率及其分布等。

第一次调查的主要结果 下页表 1 中列出了 1984~1987 年间不同医用诊断 X 射线检查类型的频度调查结果，其中频度最大的是胸透检查，每年为 64.3 人次/千人口。所有类型医用 X 射线诊断照射的每年总频度为 145 人次/千人口。

下页表 2 中列出了这期间不同临床核医学类型的频度调查结果，其中频度最大的是甲状腺吸碘胸透检查，每年为 0.261 人次/千人口。所有核医学诊断照射的每年总频度为 0.621 人次/千人口。

下页表 3 中列出了这期间不同放射治疗类型的频度调查结果，其中频度最大的是鼻咽癌治疗，每年为 0.023 人次/千人口。所有放射治疗照射的每年总频度为 0.090 人次/千人口。

下页表 4 中列出了 1984~1987 年间不同医用诊断 X 射线检查类型的患者入射体表剂量（ESD）调查结果，其中患者剂量最大的是消化道检查，其值达每人次 51.6 mGy。

下页表 5 中列出了不同临床核医学类型的患者剂量调查结果，其中患者剂量最大的是甲亢治疗，

表1 不同医用诊断X射线检查类型的年频度

诊断X射线照射类型	频度（人次/千人口）	诊断X射线照射类型	频度（人次/千人口）
胸透	64.3	肾盂造影	0.3
群检	25.5	胸片	11.9
腹透	11.3	腹片	1.4
消化道	6.0	脊柱片	4.0
胆囊造影	0.4	骨盆片	1.3
心导管造影	0.2	四肢片	11.5
心血管造影	0.3	牙科	2.1
尿路膀胱造影	0.3	其他	4.3

表2 不同临床核医学诊疗类型的年频度

核医学诊疗照射类型	频度（人次/千人口）	核医学诊疗照射类型	频度（人次/千人口）
脑扫描	0.003	肾图	0.152
甲状腺吸碘	0.261	甲亢治疗	0.006
甲状腺扫描	0.065	甲状腺治疗	<0.001
心血管扫描	0.001	皮肤病治疗	0.018
肝/脾扫描	0.087	其他	0.026

表3 1984~1987年间不同放射治疗类型的年频度

放射治疗照射类型	频度（人次/千人口）	放射治疗照射类型	频度（人次/千人口）
宫颈癌	0.009	其他头部肿瘤	0.005
鼻咽癌	0.023	乳腺癌	0.012
食道癌	0.018	其他	0.023

表4 不同医用诊断X射线检查类型的患者入射体表剂量

诊断X射线照射类型	ESD（mGy/人次）	诊断X射线照射类型	ESD（mGy/人次）
胸透	10.4	胸片	1.1
群检	5.2	腹片	22.1
腹透	8.5	脊柱片	32.5
消化道	51.6	骨盆片	11.0
胆囊造影	26.8	四肢片	2.3
肾盂造影	1.2	牙科	2.1
心血管造影	25.5	–	–

表5 不同临床核医学诊疗类型的患者剂量

核医学照射类型	剂量（mGy/人次）	核医学照射类型	剂量（mGy/人次）
脑扫描	1.79	肝/脾扫描	21.7
甲状腺吸碘	1.54	肾图	0.006
甲状腺扫描	93.8	甲亢治疗	$2.60×10^3$
心血管扫描	0.02	皮肤病治疗	14.8

其值达每人次2.6 Gy。

下页表6列出了当时中国主要医疗照射类型中每次检查的平均器官剂量及有效剂量水平。

下页表7列出了当时中国X射线诊断人均剂量当量水平。

下页表8列出了当时中国主要核医学检查类型的施用活度调查和剂量估算结果。

第二次调查的主要结果 中国X射线诊断单位、工作人员和主要设备数见下页表9；中国临床核医学单位、工作人员和主要设备数见396页表10；中国放射治疗单位、工作人员和主要设备数见396页表11。

1996年和1998年中国X射线诊断年频率（人次/千人口）见396页表12。

396页表13给出了1996年和1998年中国临床核医学检查年频率（人次/千人口）。

1996年和1998年中国放射治疗年频率（例/千人口）列在396页表14中。

396页表15~表17给出了受检者ESD典型调查结果。

两次调查结果比较 397页表18是第二次医疗照射调查结果与20世纪80年代调查患者受检者入射体表剂量监测结果比较。从表18可以看出，90年代期间受检者的ESD较80年代有了明显的降低。

（苏　旭　张良安　杨　霞）

gōngzhòng zhàoshè shuǐpíng

公众照射水平（the level of public exposure） 在公众照射范围内人员所接受的剂量水平。公众照射是辐射源对公众成员产生的照射，不包括任何职业或医疗照射，也不包括正常地区的天然辐射照射。这个辐射水平值不但可以反映公众成员受照的趋势，公众辐射防护的基本情况，而且

表6   中国主要医疗照射类型中每次检查的平均器官剂量/(mGy/人次)

医疗照射类型	红骨髓	骨表面	甲状腺	肺	性腺 男	性腺 女	乳腺	其他器官	有效剂量	性别
胸透	0.27	0.65	0.03	0.06	<0.01	<0.01	0.06	0.38	0.22	
群检胸透	0.14	0.34	0.02	0.30	<0.01	<0.01	0.03	0.19	0.11	
消化道	6.06	15.2	0.15	4.08	0.26	1.06	1.08	14.6	8.1	(M)
									8.2	(F)
腹透	0.17	0.43	<0.01	0.01	0.01	0.17	<0.01	0.16	0.13	(F)
腰椎	1.82	4.55	<0.01	1.88	0.10	5.86	0.01	3.35	2.0	(M)
									3.2	(F)
腹平片	1.63	4.07	0.04	0.38	0.02	0.17	0.84	1.94	1.2	(M)
									1.2	(F)
胸片	0.04	0.11	<0.01	0.19	<0.01	<0.01	0.02	0.10	0.08	
骨盆片	1.04	2.60	0.01	0.02	0.87	5.23	<0.01	0.90	0.73	(M)
									1.61	(F)

注：其中有效剂量已用 ICRP 60 建议书的 W_T 修正。

表7   中国 X 射线诊断人均剂量当量水平/(μSv/a)

诊断 X 射线照射类型	CMD	H_E	GSD	LSD	SSD
胸透	17.4	18.7	0.39	17.0	14.2
群检胸透	3.45	3.70	0.07	3.38	3.00
腹透（女性）	1.92	1.40	0.45	0.89	1.31
消化道	36.6	45.7	1.22	34.0	30.1
胆囊造影	0.48	0.63	0.04	0.48	0.63
胸片	7.32	10.7	3.9	6.83	6.96
腰椎片	0.55	0.84	0.04	0.52	0.65
四肢片	1.15	0.71	0.02	1.15	0.71
骨盆片	2.05	2.05	3.15	2.05	2.05
腹部平片	1.49	1.96	0.14	1.49	1.96
心血管	0.35	0.46	0.31	0.35	0.46
其他 X 射线诊断	0.89	1.23	0.08	0.89	1.18

注：CMD 代表人均骨髓剂量当量；SSD 代表有躯体效应意义的剂量当量；GSD 代表有遗传意义的剂量当量；LSD 代表有白血病意义的剂量当量。

表8   主要核医学检查类型的施用活度调查和剂量估算结果

检查类型	施用活度/(MBq/人次)	受检者有效剂量/(mGy/人次)	频度/(人次/年)	集体有效剂量/(人·Gy/年)
肝扫描（$^{99}Tc^m$）	138	1.79	$1.03×10^3$	1.84
甲状腺吸碘（^{131}I）	0.096	1.54	$2.66×10^5$	410
甲状腺扫描（^{131}I）	5.86	93.8	$6.29×10^4$	$5.90×10^3$
（$^{99}Tc^m$）	23.2	0.3	$2.06×10^3$	0.62
心血管（^{131}I）	1.49	0.024	$2.00×10^2$	0.005
肾（^{131}I）	0.365	$5.80×10^{-3}$	$1.55×10^5$	0.90

表9   1996~1998 年间中国 X 射线诊断单位、工作人员和主要设备数

类型	单位	工作人员	X 射线机	专用 X 射线机 牙科	专用 X 射线机 乳腺	专用 X 射线机 碎石	CT
X 射线诊断	41896	126173	58385	2447	750	459	3712

表 10　1996~1998 年间中国临床核医学单位、工作人员和主要设备数

类型	单位	工作人员	PET	SPECT	γ 相机	扫描机	肾图仪	吸碘仪
核医学	862	5675	13	226	96	165	393	437

表 11　1996~1998 年间中国放射治疗单位、工作人员和主要设备数

类型	单位	工作人员	医用加速器	钴、铯治疗机	X 射线治疗机	γ-刀	X-刀	后装机
放射治疗	795	11442	420	550	207	28	84	381

表 12　1996 年和 1998 年中国 X 射线诊断年频率/(人次/千人口)

序号	省份	1996 年			1998 年		
		普检	CT	合计	普检	CT	合计
合计	174	12.6	186	181	15.6	196	

注：表中的普检主要指普通 X 线摄影和透视检查。

表 13　1996 年和 1998 年中国临床核医学检查年频率/(人次/千人口)

序号	省份	核医学诊断		核医学治疗	
		1996 年	1998 年	1996 年	1998 年
全国平均		0.520	0.581	0.041	0.060

表 14　1996 年和 1998 年中国放射治疗年频率/(例/千人口)

序号	省份	放射治疗年频率	
		1996 年	1998 年
全国平均		0.343	0.396

表 15　1996 年和 1998 年 X 射线诊断所致受检者 ESD 水平/(mGy/人次)

检查类型	监测例数	$x \pm s$
门诊胸透	1254	3.0±2.4
群检胸透	949	2.5±1.4
胸片正位	1112	0.36±0.14
胸片侧位	773	1.5±1.2
腰椎正位摄影	756	5.8±1.8
腰椎侧位摄影	618	12.5±4.2
腰骶关节摄影	284	5.4±3.1

表 16　1996 年和 1998 年牙科及三种造影致受检者 ESD 水平/(mGy/次)

检查类型	监测例数	ESD
牙口内摄影	336	8.29
心血管造影	55	14.3
脑血管造影	40	7.13
尿路造影	412	11.9

可以作为政府管理部门制定管理政策的依据，也可以作为相关管理标准的制定依据。公众照射主要包括：核试验、核电站及其燃料循环、核技术应用和人为活动引起的天然辐射增强。

核试验　下页图 1 描绘了核试验对中国居民产生的年平均剂量负担。中国的测量是从 1963 年开始的，1986 年后全国监测网停止运作，其后的数据是根据 UNSCEAR 的数据推算的。核试验对中国居民产生的年平均剂量负担最高值在 1959 年和 1963 年，分别约为 203 μSv 和 202 μSv，到 1995 年已经下降到 0.67 μSv。大气层核试验对中国居民产生的平均有效剂量负担约为 923 μSv。除核试验场附近外，总的趋势是北方较高，太原最高为 1 780 μSv；南方较低，福州为 447 μSv。相差约 4 倍。中国大气层核试验对居民产生的平均剂量负担所占份额甚小。即使在中国核试验场下风向 400~800 km 地区，居民外照射有效剂量负担平均也仅 4.86 mSv，远低于天然本底辐射照射。而在中国核试验场上风向的天池、伊宁地区的外照射有效剂量分别为

表 17　1996 年和 1998 年五种 X 射线诊断所致受检者 ESD 水平/（mGy/次）

检查类型	监测例数	ESD
腹部摄影	263	3.23
乳腺摄影	158	3.57
髋关节摄影	129	2.70
骨盆摄影	97	1.70
四肢摄影	374	0.39

表 18　两次医疗照射调查受检者 ESD 水平比较/（mGy/次）

检查类型	80 年代		90 年代		A/B
	例数	ESD（A）	例数	ESD（B）	
门诊胸透	17408	10.4	1254	3.04	3.4
群检胸透	6394	5.2	949	2.49	2.1
腰椎正位摄影	3321	18.9	756	5.78	3.3
腰椎侧位摄影		46.2	618	12.5	3.7
腰骶关节摄影	52	29.1	284	5.40	5.4
腹部摄影	88	22.1	263	3.23	6.8
骨盆摄影	35	11.0	97	1.70	6.5
髋关节摄影	58	11.2	129	2.70	4.2
心血管造影	6	25.5	55	14.2	1.8
脑血管造影	5	6.8	40	7.13	0.95

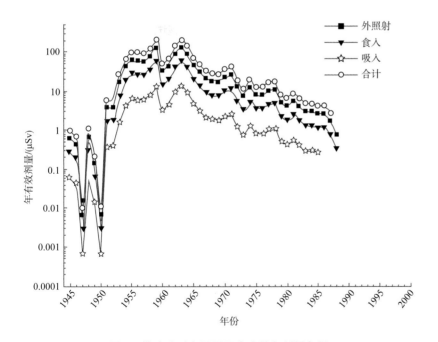

图 1　核试验对中国居民产生的年剂量负担

30 mSv 和 17.3 mSv，平均值为 23.6 mSv，远高于下风向的水平，这是由于前苏联塞米巴拉金斯克核试验场的核试验所引起的。

核燃料循环　下页表 1 列出了中国核燃料循环设施放射性流出物归一化排放量。下页表 2 列出了中国核燃料循环设施放射性流出物所致公众归一化集体有效剂量。从表中可见，中国核燃料

循环设施放射性流出物归一化排放量及其所致公众归一化集体有效剂量，从总体上说呈逐年下降的趋势，但是与世界各国核设施相比，除铀矿采冶外，铀转化、浓缩、元件制造和核电站的归一化排放量和归一化集体有效剂量与国际水平大体相同。中国铀矿冶设施与活动所致公众归一化集体有效剂量比国际典型值约高 5 倍。从铀矿冶本身来看，归一化集体有效剂量也是呈下降的趋势，归一化集体有效剂量从 1991～1995 年期间的 1.73 人·Sv/GWa 下降到 2001～2005 年期间的 0.81 人·Sv/GWa。在此期间，加强了对矿井水和选冶废水的处理，选冶废水实行了槽式排放。推进了对废石场和矿渣库的治理。但与国际水平相比仍有相当大的差距，应该在进一步治理废水和矿渣库的同时，采取有效措施降低矿井氡的排放量。在这里还需要说明的是，中国铀矿冶归一化集体剂量较高的重要原因之一是，铀矿冶企业周围人口密度远高于世界同类企业。

中国核电站对公众所致个人有效剂量和集体有效剂量虽与国际水平大致相同，但与先进水平相比仍有相当差距。气态流出物中碘-131 气溶胶和液态流出物中除氚外核素的归一化集体有效剂量明显高于 1998～2002 年期间全球平均归一化集体有效剂量。有必要遵循废物最小化和尽量采用最佳可用技术的原则，进一步减小废水和废气排放量。中国核电站废水处理工艺基本上还停留在 20 世纪 70 年代的水平，100 万 kW 级核电站排放的银-110m 较高，对水中氢-3 和碳-14 排放量也未作最小化分析。对气态流出物中碘-131 和气溶胶放射性活度，

表 1　中国核燃料循环设施放射性流出物归一化排放量/（GBq/GWa）

辐射源	主要核素	放射性流出物归一化排放量			
		1986～1990	1991～1995	1996～2000	2001～2005
铀矿采冶	氡-222	−	$6.16\times10^{4\,a}$	3.08×10^{4}	3.96×10^{4}
铀转化	U	−	−	−	0.14^{b}
铀浓缩	U	−	0.14	0.55	0.14^{b}
元件制造		192^{c}	2.30^{d}	0.70	−
PWR 反应堆运行					
气载释放	氢-3		$5.54\times10^{2\,e}$	7.80×10^{2}	7.28×10^{2}
	惰性气体		$3.10\times10^{4\,e}$	7.55×10^{3}	1.42×10^{3}
	碘		$8.38\times10^{-1\,e}$	4.40×10^{-2}	1.19×10^{-2}
	其他粒子		$5.96\times10^{-2\,e}$	1.45×10^{-2}	4.19×10^{-3}
液态释放	氢-3		$1.24\times10^{4\,e}$	1.76×10^{4}	2.32×10^{4}
	除氚外核素		$3.60\times10^{1\,e}$	3.64	1.30
HWR 反应堆运行					
气载释放	氢-3				$2.29\times10^{4\,f}$
	惰性气体				$1.39\times10^{3\,f}$
	碘				$3.04\times10^{4\,f}$
	其他粒子				$1.92\times10^{-2\,f}$
液态释放	氢-3				$1.55\times10^{4\,f}$
	除氚外核素				$5.65\times10^{-1\,f}$

注：a 1994～1995 年平均值；b 2001～2004 年平均值；c 1988～1990 年平均值；d 年平均值；e1993～1995 年平均值；f 2003～2005 年平均值。

表 2　中国核燃料循环设施放射性流出物所致公众归一化集体有效剂量一览表/（人·Sv/GWa）

辐射源	归一化集体有效剂量			
	1986～1990	1991～1995	1996～2000	2001～2005
铀矿采冶	1.46	1.73	1.11	0.81
铀转化				3.50×10^{-4}
铀浓缩		1.99×10^{3}	4.87×10^{-3}	4.81×10^{-3}
元件制造	8.29×10^{-3}	7.31×10^{1}	2.09×10^{-3}	−
PWR 反应堆运行		6.94×10^{-2}	2.23×10^{-2}	2.91×10^{-3}
气载释放		2.49×10^{-3}	4.94×10^{-4}	3.19×10^{-4}
液态释放		6.69×10^{-2}	2.18×10^{-2}	2.59×10^{-3}
HWR 反应堆运行				1.84×10^{-1}
气载释放				1.84×10^{-1}
液态释放				2.98×10^{-5}
总计			1.88	1.16

应在进一步分析和提高测量数据准确性的基础上，分析放射性核素的来源，然后采取相应的措施。

放射性同位素应用　下页表 3 列出了中国医用碘-125 和碘-131 应用所致公众集体有效剂量。其他应用所致公众集体有效剂量，目前尚没有数据。从表 3 中可以看出，中国医用碘-125 和碘-131 应用所致公众集体有效剂量为 0.36 人·Sv，其中医用碘-125 的贡献为 0.037 人·Sv，医用碘-131

应用的贡献为 0.32 人·Sv。目前碘-125 在医学中的应用主要是微粒种子源和放免药盒标记物，其对公众照射主要是在生产环节。医用碘-131 应用中所致公众照射主要来源于甲状腺诊断期间的气载流出物环境释放。

核研究设施　表 4 列出了1986~2005 年期间中国原子能科学研究院气态流出物释放所致周围公众集体剂量。该表给出了自1986 年以来每 5 年期间中国原子能科学研究院所有核设施运行和科研生产活动对厂址周围半径 80km 范围内公众所产生的集体有效剂量。20 年来总的集体有效剂量约 7 人·Sv，总体年均值 0.36人·Sv。总体上讲，中国原子能科学研究院气载流出物释放所致公众照射主要来源于 101 重水反应堆运行和放射性碘同位素生产的环境排放。绝大多数年份关键核素是氩-41，少数年份钋-210、碘-131 和碘-125 是关键核素。

1986~2005 年期间每 5 年统计均值变化范围是 0.18~0.63人·Sv，1996~2000 年期间的集体有效剂量最小 0.92 人·Sv，而2001~2005 年期间的集体有效剂量最大 3.16 人·Sv。引起这种较大变化的主要原因是：①1987 年9 月静电消除器生产转移到新的工作箱进行，但该新工作箱没有安装密闭罩，且同时该工号的排风过滤器又失效，该年度钋-210排放量显著增加。②氩-41 主要来源于 101 重水反应堆的运行。1997 年 101 重水反应堆大部分时间处于停堆状态，进行电器系统改造。1998 年 1 月 101 重水反应堆发生工艺管断裂事件，全年一直处于停堆状态，此年度氩-41排放量主要来源 49-2 堆的运行。2003 年以前 101 重水反应堆辐照单晶硅一直采用真空驱动控制抓具，但因该驱动方式拒动率较高导致非计划停堆次数较多，检修人员受照射剂量较多。因此，从2003 年开始改为充气驱动控制抓具，但这种驱动方式导致垂直辐照孔道空气流量增加，进而导致氩-41 产生量增加。2003 年、2004 年、2005 年氩-41 环境排放量增加了 1~2 倍。③自 1988 年同位素生产线除碘工号正式投入运行，碘的环境排放量明显降低。

人为活动引起的天然辐射水平变化致公众产生的剂量　下页表5 列出了人为活动引起的天然辐射变化所致公众辐射照射。从该表可以看出，人为活动引起的天然辐射变化，既可以增加公众辐射照射也可以减少公众辐射照射。

中国燃煤电厂气载流出物排放所致电厂周围半径 80 km 范围居民的归一化集体有效剂量为16.5 人·Sv/GWa。中国主要石煤电厂气载流出物排放所致电厂周围居民的归一化集体有效剂量约为 7.0×10^3 人·Sv/GWa，明显高于一般燃煤电厂的贡献，高出 400倍以上。全国石煤碳化砖建筑物引起居民年集体有效剂量约 3.3×10^3 人·Sv。因此，在中国石煤开发利用过程中应重视其环境辐射影响。人类活动不仅可以引起居民照射增高，有些人类活动也可以降低居民辐射照射。钢筋混凝土建筑物减少的照射最大，减少约80%，其次是饮用自来水，减少约14%。

公众有效剂量　下页表 6 给出 1986~2005 年期间中国居民所受人工辐射源照射的集体有效剂量。由该表可以看出，核武器试验是最大的剂量贡献者，其次分别是切尔诺贝利事故、核燃料循环、核科学技术研究和核与辐射技术应用。

（苏　旭　张良安　杨　霞）

fàngshèyuán 'ānquán guǎnlǐ

放射源安全管理（safety management of radioactive sources）

对使用、备用的开放型放射源，停止运行的辐照设备的密封型辐射源，或是暂时以及长期不使用的放射源的安全防护管理。避免

表 3　医用碘-125 和碘-131 对公众产生的集体有效剂量/（人·Sv/a）

核素	来源	照射途径	有效剂量
碘-125	生产	气载途径	0.037
碘-131	生产	气载途径	0.14
	诊疗	液态途径	0.002
		气载途径	0.18
总计			0.36

表 4　中国原子能科学研究院气态流出物释放所致公众集体有效剂量/（人·Sv）

时段	集体有效剂量	
	5 年期间累计	5 年期间均值
1986~1990 年	1.87	0.37
1991~1995 年	1.19	0.24
1996~2000 年	0.92	0.18
2001~2005 年	3.16	0.63
合计	7.14	0.36

表5　人为活动引起的天然辐射变化对公众所致集体剂量/（人·Sv）

人为活动	集体有效剂量	备注
燃煤电厂	16.5 人·Sv/Gwa	按电厂装机容量加权平均值
石煤电厂	$7.0×10^3$ 人·Sv/GWa	
石煤碳化砖建筑物	$3.3×10^3$	
运输工具	$~5.5×10^2$	
火车	$~2.8×10^2$	1988 年
汽车	$~1.6×10^2$	1988 年
轮船	$~1.11×10^2$	1988 年
其他活动	$~7.9×10^3$	
混凝土建筑物	$~7.8×10^3$	1988 年
饮用自来水	$~1.36×10^2$	1990 年

表6　1986~2005 年期间中国居民所受人工辐射所致集体有效剂量/（人·Sv）

人工辐射来源	时段				
	1986~1990	1991~1995	1996~2000	2001~2005	合计
核武器试验	$9.48×10^3$	$4.10×10^3$	$3.13×10^3$	$2.95×10^3$	$1.97×10^4$
切尔诺贝利事故					$5.68×10^3$ *
核燃料循环	5.92	5.44	11.5	16.3	39.2
核与辐射技术应用			0.81	1.51	2.32 **
核科学技术研究	1.87	1.19	0.92	3.16	7.14

注：＊按照 1986 年人口估算，切尔诺贝利事故所致中国居民集体有效剂量负担；
＊＊因没有 1986~1995 年的数据，仅是 1996~2005 年集体有效剂量的合计。

可能发生意外的放射事故，由于对放射源的管理不善，国内外曾发生过多起放射源丢失的事故，造成环境放射性污染，甚至人身伤亡。特别值得注意的是，预有准备的放射安全管理工作尤其在突发事件情况下显得极为重要。

安全管理措施　为预防辐射事故，保障放射源安全，2003 年中国发布了《中华人民共和国放射性污染防治法》，为贯彻执行这一法律，国务院颁发了《放射性同位素与射线装置安全和防护条例》（国务院令 449 号），这些法规为中国放射源安全给出了基本法律准则。为加强放射源安全管理，生产、使用、运输、储存放射源的单位应建立如下的安全管理措施。

①放射源辐射的安全与防护应符合国家电离辐射防护与辐射源安全基本标准（GB 18871）的相关要求。②在购置新源时，应与放射源生产单位（或原出口国或废源集中贮存设施）签订废弃放射源贮存和处置协议，新购放射源应有国家统一编号。③新建、扩建、改建的放射源建设项目，建成调试后，在试运行三个月内，必须经环保部门验收合格后方可使用。④配备必要的检查或监测设备，受辐射剂量较高的技术和操作维修人员要配备带报警个人剂量计。⑤对运行中含放射源的装置和场所，应适当配置剂量监测和报警装置，并定期检验，确保辐射防护设施完好与含源装置性能的稳定。放射源的使用场所应有相应的辐射屏蔽，安装带报警的剂量测量仪器。⑥建立辐射安全管理组织，建立单位法人负责制度。⑦放射源实行专人保管，实行管理、使用分离的原则，杜绝"以使带管"现象，防止放射源失控现象发生。建立放射源使用登记制度，贮存、领取、使用、归还放射源时应当进行登记、检查，做到账物相符。⑧制定放射源使用操作程序，责任到人，并在工作场所悬挂。⑨存放和使用放射源场所应当设置放射性警示标志。附近不得放置易燃、易爆、腐蚀性物品。⑩辐照设备或辐照装置应有必要的安全联锁、报警装置或者工作信号。⑪放射源的包装容器上应当设置明显的放射性标志并配有中文警告文字。⑫建立安全保卫制度，落实防火、防盗、防丢失、防泄漏。发生放射源丢失、被盗、火灾和放射性污染事故时，应在第一时间内向当地政府、环保、公安部门报告。

源安全管理技术标准　为能更好地进行安全管理，中国还发布了相关的源安全管理技术标准，其中比较主要的有：《电离辐射防护与辐射源安全基本标准》《密封放射源一般要求和分级》《含密封源仪表的放射卫生防护要求》《油（气）田测井用非密封型放射源卫生防护标准》《油（气）田测井用密封型放射源卫生防护标准》《放射性物质安全运输规程》。

（苏　旭　张良安　杨　霞）

fàngshè jǐnggào biāozhì

放射警告标志（radiation warning signs）　以各种电离辐射警示图形标志，提醒人们远离电离辐射的危险警告标志。注意实施安全警示是培植辐射防护安全文化素养的重要组成部分。

发展历史 中国的国家标准早就有了放射警告标志，例如 GB 2894《安全标志》、GB 16179《安全标志使用导则》等，统一规范了各行各业包括电离辐射标志在内的各类安全标志的形状、结构、颜色及其使用要求。旨在让广大公众在不安全的危险因素前一目了然地望而却步或尽快远离，从而起到防范伤害事故的作用。

现行标志和警告标志 中国放射防护新基本标准 GB 18871-2002《电离辐射防护与辐射源安全基本标准》，已经强制要求放射工作场所在控制区的进出口及其他适当位置处应设立醒目的、符合标准附录 F 规定的警告标志。不仅大型核设施和核企业以及各类放射性产品生产单位，而且众多的各地各级医院的放射科、核医学科与放射治疗科，或利用放射性物质进行各种科学研究的实验室，以及各种射线探伤、检测作业，或者工农业应用电离辐射照射技术等部门或单位，都必须认真贯彻实施法规标准有关电离辐射警示标志的规定。GB 18871-2002 的附录 F 共有两条，即 F 1 条电离辐射标志（图 1）和 F 2 条电离辐射警告标志（图 2）。

三叶形电离辐射标志在世界各国已通行（图 1），图中的 D 是电离辐射标志图形黑色内圆的直径，可等比例缩放使用，以根据不同场合实际需要，分别粘贴于放射性物质的外包装上、各种射线装置上或者带有电离辐射的工作场所。

电离辐射警告标志采用通用的正三角形几何图形（图 2），把三叶形电离辐射标志包围于内三角形中，并在正三角形下用黑色的粗等线体注明醒目的"当心电离辐射"六个字。它旨在警示人们注意到该处可能存在的电离辐射危险，告诫人们远离该处。警告标志的大小应根据观察距离 L 来选取正三角形的外边 a_1（$a_1 = 0.034L$）和内边 a_2（$a_2 = 0.700a_1$）。国家标准 GB 18871—2002 要求警告标志的三叶形图形与三角形边框用黑色；三角形背景用黄色；正三角形下面长方形框内书写六个黑字的背景用白色。所有涉及放射性物质与射线装置的相关单位，都必须认真遵照有关放射防护与安全法规、标准要求，正确使用电离辐射标志和警告标志。

新增警示标志 2007 年 2 月，国际原子能机构（IAEA）和国际标准化组织（ISO）联合宣布启用一个新增加的电离辐射防护与安全的警示标志（图 3）。编号为 ISO 21482 的这个新增警示标志，由传统三叶形电离辐射标志不断发射的电离辐射波、骷髅头和奔跑的人等三部分整合在三角形内组成，旨在对广大公众更加形象和醒目地警示电离辐射的潜在危险，警告人们当接近有较大潜在危险的放射源时应快速远离之。显然这是为了尽可能让普通公众成员，更直观了解与认知电离辐射危险，以有利于努力避免或者减少广大公众受到有较大危险性放射源的意外伤害。

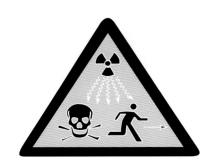

图 3　新增电离辐射警示标志

这个新增的电离辐射防护与安全警示标志主要用于按 IAEA 分类的第 Ⅰ、Ⅱ、Ⅲ 类密封放射源。重点加强对可能导致较大危险的第 Ⅰ、Ⅱ、Ⅲ 类放射源的严格监督管理势在必行，所以增加此新警示标志对防范意外事故等很有必要。

（苏　旭　张良安　杨　霞）

ānquán biāozhì

安全标志（safety indicator）以红色、黄色、蓝色、绿色为主要颜色，辅以边框、图形符号或文字构成的标志。用于表达与安全有关的信息。

适用范围 工厂、医院、办公室、商场（店）、影剧院、娱乐厅、体育馆、饭店、旅馆、网吧

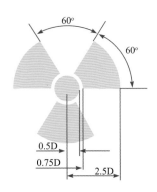

图 1　三叶形电离辐射标志

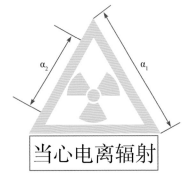

图 2　电离辐射警告标志

等在公共场所及部分相关场所，除规定张贴上述安全警告标贴外，还应根据实际情况及危险等级设置相应的提示及警告标志。

安全标牌的设置 包括以下几个方面。

在相关的场所设置安全标志 例如：①在有电离辐射危险的场所，设置"当心电离辐射"。②在配电室、开关等场所设置"当心触电"。③在易发生机械卷入、轧压、碾压、剪切等伤害的机械作业车间，设置"当心机械伤人"。④在易造成手部伤害的机械加工车间，设置"当心伤手"。⑤在铸造车间及有尖角散料等易造成脚部伤害的车间，设置"当心扎脚"等。

在需要采取防护的相关车间门口设置强制采用防范措施的图形标志 例如：①在易发生飞溅的车间，如焊接、切割、机加工等车间，设置"必须戴防护眼镜"。②在噪声超过85dB的车间，设置"必须戴护耳器"。③在易伤害手部的作业场所，如易割伤手的机械加工车间，易发生触电危险的作业点等，设置"必须戴防护手套"。④在易造成脚部砸（刺）伤的车间，设置"必须穿防护鞋"等。

用警示条纹带区分不同的工作场所 例如：①重要的或危险的生产加工区可用红黄斑马带圈定，并在显著位置加贴"危险"警示标志，以示说明。②一般的工作区或临时仓储区等，可用黄黑斑马带圈定，加贴"警告"标志。③其他区域，如安全通道，OFFICE等区域的警示标志可加贴"注意""小心"等标志，以示说明等。

逃生路线及应急设备 例如：①用圆点和箭头标出逃生路线的方向。以最近的"出口"为准。②用标贴贴于有棱角，坡度，扶手和把手等位置，以显出层次感。③有台阶，坡度或易滑的位置，可使用防滑贴加以预防。④所有"出口"都应在显著位置加贴"出口"标志（有要求可安装应急灯或采用荧光标志）。⑤在配电房，空压房等设备室房门上加贴"不准进入"和其他警示标志，以示说明。⑥在所有应急设备旁，如"119""消火栓""洗眼站"等，加贴说明标志等。

管道标志 在各种管道上加贴标签，标明层次、管道中的介质以及流向。

安全标志材料的选择 ①在表面不平整，或过分粗糙的墙面，应使用聚丙烯板材。②平整表面可采用自黏性不干胶。

安全标牌（标志）的用色标准 明确统一的标志牌是保证用电安全的一项重要举措，但由于导线的众多，颜色的不统一，在操作时，容易引发电气事故，所以，要规范操作，保障工作人员的人身安全。标志分为颜色标志和图形标志。颜色标志常用来区分各种不同性质、不同用途的导线，或用来表示某处安全程度。图形标志一般用来告诫人们不要去接近有危险的场所。为保证安全用电，必须严格按有关标准使用颜色标志和图形标志。中国安全色标采用的标准，基本上与国际标准草案（ISD）相同。一般采用的安全色有以下几种：①红色。用来标志禁止、停止和消防，如信号灯、信号旗、机器上的紧急停机按钮等都是用红色来表示"禁止"的信息。②黄色。用来标志注意危险。如"当心触电""注意安全"等。③绿色。用来标志安全无事。如"在此工作"

"已接地"等。④蓝色。用来标志强制执行，如"必须戴安全帽"等。⑤黑色。用来标志图像、文字符合和警告标志的几何图形。

按照规定，为便于识别，防止误操作，确保运行和检修人员的安全，采用不同颜色来区别设备特征。如电气母线，A相为黄色，B相为绿色，C相为红色，明敷的接地线涂为黑色。在二次系统中，交流电压回路用黄色，交流电流回路用绿色，信号和警告回路用白色。

（苏 旭 张良安 杨 霞）

ānquán cuòshī

安全措施（safety measure）为了达到保障人民生命财产安全、维护社会公共秩序稳定、防范生产安全事故发生等目的而采取的举措与行动。

准则 安全规程是电气设计、安装、运行和检修人员必须共同遵循的准则。又称安全法规。例如，中国颁布的《电业安全工作规程》和《电力工业技术管理法规》是各电业单位和用电单位制订各自安全规程的依据。各单位在上述两个规程的基础上根据自己特点增加相应内容。安全规程内容包括安全技术措施和安全组织措施。

主要内容 安全措施包括：①电工设备安全技术。②厂房和工作场所安全技术。③电工设备操作安全技术。④电工设备运行维护和检修试验安全技术。⑤防雷防火安全技术。⑥触电紧急救护方法。

安全组织措施主要内容有：①安全措施计划。②建立安全工作制度。③建立安全资料。④进行安全教育和培训。⑤组织事故分析。

安全色标 为了保证人身安

全和设备不受损坏、提醒工作人员对危险或不安全因素的注意、预防发生意外事故而采用的标志。安全色标是一门科学技术，属于人机工程学范畴。近年来国际上组织了研究讨论并提出了国际标准草案（ISO）。中国的安全色标采用的标准，基本与国际标准相同，分为安全色和安全牌两种。

安全色　用不同颜色表示不同信息，使人们能迅速发现或分辨出安全标志和不安全因素，预防发生事故。①红色：表示禁止，如紧急停机按钮，禁止触动，禁止靠拢。②黄色：标志注意危险，如"当心触电""注意安全"等。③绿色：标志安全无事，运行正常，如"在此工作""已接地"等。④黑色：标志文字、图像、符号和警告的几何图形。电网中母线和引下线规定 A 相为黄色，B 相为绿色，C 相为红色，也是为了防止运行和检修人员的误操作。

安全牌　由不同几何图形和安全色构成，并加上相应的图像、符号和文字。安全牌提醒人们"当心电离辐射""当心触电""注意安全""禁止烟火""禁止开动"等。

安全工具　为确保人身安全，在进行电离辐射源操作、检修时所用的工具，例如，个人防护设备，警报式个人剂量计等。又如在进行电工设备操作、检修时所用的工具，分为绝缘和非绝缘两种。

绝缘安全工具　有的绝缘安全工具能长期承受电工设备的工作电压，可与带电部分直接接触，如绝缘棒、绝缘夹钳、验电器和携带型电压/电流指示器等。有的绝缘安全工具本身的绝缘强度较低，不能保证安全，但与前者配合使用时能保证工作人员免受接触电压（见触电）或跨步电压的危险。在低电压设备上工作时使用这种安全工具也能保证安全，如橡胶绝缘手套、绝缘垫、绝缘台和绝缘靴等。

绝缘夹钳　用电木、胶木或亚麻仁油中浸过的木材制成。用于安装或拆卸高压保险器或做其他类似的工作。通常只用于 35 千伏及以下电压级。

绝缘手套和绝缘靴　用特种橡胶制成，并经过严格的耐压试验。为了使用方便，在设备现场至少备大号和中号的绝缘手套和绝缘靴各一双。

绝缘垫和绝缘台　绝缘垫用特种橡胶制成，铺在配电装置地上时，操作人员站在绝缘垫上操作可增强对地绝缘，防止接触电压和跨步电压对人体的伤害。铺在低压开关设备附近地面时，操作人员站在上面操作，可以不戴绝缘手套和绝缘靴。绝缘台用木纹直而无节的木条拼成，用绝缘瓷瓶做台脚。可用于室内或室外，代替绝缘垫或绝缘靴。

非绝缘的安全工具　不具有绝缘性能的安全工具。主要用来防止停电工作的设备突然来电或出现感应电压，防止误碰带电设备，防止电弧灼伤等。如携带型接地线、隔离板、临时遮拦、安全工作牌和护目眼镜等。

（苏　旭　张良安　杨　霞）

ānquán píngjià
安全评价（safety assessment）

应用安全系统工程原理和方法，对工程、系统中存在的危险、有害因素进行辨识与分析，判断工程、系统发生事故和职业危害的可能性及其严重程度的过程。又称风险评价或危险评价。从而为制定防范措施和管理决策提供科学依据，以实现工程、系统安全为目的。安全评价既需要安全评价理论的支撑，又需要理论与实际经验的结合，二者缺一不可。

法律基础　①《中华人民共和国安全生产法》有如下规定：第二十五条矿山建设项目和用于生产、储存危险物品的建设项目，应当分别按照国家有关规定进行安全条件论证和安全评价。第六十二条承担安全评价、认证、检测、检验的机构应当具备国家规定的资质条件，并对其做出的安全评价、认证、检测、检验的结果负责。②《安全生产许可条例》有如下规定：第二条国家对矿山企业、建筑施工企业和危险化学品、烟花爆竹、民用爆破器材生产企业（以下统称企业）实行安全生产许可制度。企业未取得安全生产许可证的，不得从事生产活动。第六条企业取得安全生产许可证，应当具备下列安全生产条件：建立、健全安全生产责任制，制定完备的安全生产规章制度和操作规程；安全投入符合安全生产要求；设置安全生产管理机构，配备专职安全生产管理人员；主要负责人和安全生产管理人员经考核合格；特种作业人员经有关业务主管部门考核合格，取得特种作业操作资格证书；从业人员经安全生产教育和培训合格；依法参加工伤保险，为从业人员缴纳保险费；厂房、作业场所和安全设施、设备、工艺符合有关安全生产法律、法规、标准和规程的要求；有职业危害防治措施，并为从业人员配备符合国家标准或者行业标准的劳动防护用品；依法进行安全评价；有重大危险源检测、评估、监控措施和应急预案；有生产安全事故应急救援预案、应急救援组织或者应急救援人员，配备必要的应急救援器材、设备；法律、法规规定的其他条件。

目的 安全评价目的是查找、分析和预测工程、系统存在的危险、有害因素及危险、危害程度，提出合理可行的安全对策措施，指导危险源监控和事故预防，以达到最低事故率、最少损失和最优的安全投资效益。

安全评价的分类 安全评价方法是进行定性、定量安全评价的工具，安全评价内容十分丰富，安全评价目的和对象的不同，安全评价的内容和指标也不同。目前，安全评价方法有很多种，每种评价方法都有其适用范围和应用条件。在进行安全评价时，应该根据安全评价对象和要实现的安全评价目标，选择适用的安全评价方法。根据《安全评价通则》分类，将安全评价分为如下4种

安全预评价 根据建设项目可行性研究报告的内容，分析和预测该建设项目可能存在的危险、有害因素的种类和程度，提出合理可行的安全对策措施及建议。

安全验收评价 在建设项目竣工、试运行正常后，通过对建设项目的设施、设备、装置实际运行状况及管理状况的安全评价，查找该建设项目投产后存在的危险、有害因素，确定其程度并提出合理可行的安全对策措施及建议。

安全现状综合评价 针对某一个生产经营单位总体或局部的生产经营活动的安全现状进行安全评价，查找其存在的危险、有害因素并确定其程度，提出合理可行的安全对策措施及建议。

专项安全评价 针对某一项活动或场所，以及一个特定的行业、产品、生产方式、生产工艺或生产装置等存在的危险、有害因素进行的安全评价，查找其存在的危险、有害因素，确定其程度并提出合理可行的安全对策措施及建议。

(苏 旭 张良安 杨 霞)

shìgù yǐnhuàn

事故隐患（accident potential）

作业场所、设备及设施的不安全状态。人的不安全行为和管理上的缺陷，是引发安全事故的直接原因。重大事故隐患是可能导致重大人身伤亡或者重大经济损失的事故隐患，加强对重大事故隐患的控制管理，对于预防特大安全事故有重要的意义。1995年原劳动部颁布了《重大事故隐患管理规定》，对重大事故隐患的评估、组织管理、整改等要求作了具体规定。

事故隐患分为一般事故隐患和重大事故隐患。一般事故隐患是危害和整改难度较小，发现后能够立即整改排除的隐患。重大事故隐患指危害和整改难度较大，应当全部或者局部停产停业，并经过一定时间整改治理方能排除的隐患，或者因外部因素影响致使生产经营单位自身难以排除的隐患。

按《重大事故隐患管理规定》规定：重大安全事故隐患指可能造成一次死亡10人以上（含10人）30人以下，或者直接经济损失500万元以上（含500万元）1 000万元以下事故的隐患。特大安全事故隐患，是指可能造成一次死亡30人以上（含30人）或者直接经济损失1 000万元以上（含1 000万元）事故的隐患。

重大事故隐患。事故隐患与危险源不是等同的概念，事故隐患指作业场所、设备及设施的不安全状态，人的不安全行为和管理上的缺陷。它实质是有危险的、不安全的、有缺陷的"状态"，这种状态可在人或物上表现出来，如人走路不稳、路面太滑都是导致摔倒致伤的隐患；也可表现在管理的程序、内容或方式上，如检查不到位、制度的不健全、人员培训不到位等。重大危险源指长期地或者临时地生产、搬运、使用或者储存危险物品，且危险物品的数量等于或者超过临界量的单元（包括场所和设施）。分生产型和储存类型。

事故隐患的分类与事故分类有密切关系，根据避免交叉的原则，根据事故起因可将事故隐患归纳为21类，即火灾、爆炸、中毒和窒息、水害、坍塌、滑坡、泄漏、腐蚀、触电、坠落、机械伤害、煤与瓦斯突出、公路设施伤害、公路车辆伤害、铁路设施伤害、铁路车辆伤害、水上运输伤害、港口码头伤害、空中运输伤害、航空港伤害和其他类隐患等。

(苏 旭 张良安 杨 霞)

yīxué wùlǐshī

医学物理师（medical physicist）从事临床诊断和治疗的物理和技术支持、教学和科研工作，特别是在诊疗新技术的开发和应用、质量保证（QA）和质量控制（QC）以及保健物理和辐射防护等方面的人员。医学物理师和临床医生配合，在肿瘤放射治疗（radiation oncology）、医学影像（medical imaging）、核医学（nuclear medicine）以及其他非电离辐射如超声、核磁共振、激光等各个工作领域发挥着极其重要的作用。

在发达国家，医学物理师早已成为医疗机构的重要岗位。医学物理学科毕业的学生同时是精通物理和熟悉医学的复合型人才。从就业的人数来看，在临床工作

的医学物理师、医疗仪器和设备产业的工作人员将是医学物理专业学生就业的主要领域。

医学物理师是肿瘤放射治疗中不可或缺的重要成员。特别是随着近年来肿瘤放射治疗设备和技术的飞速发展，物理师在保证辐射安全，提高治疗技术水平，为患者提供高质量服务等方面所起的作用也越来越重要。在欧美国家医院里的肿瘤放疗科，物理师作为一个职业已有很长的历史，从事物理师职业的人数也由于设备和精确放疗技术的发展不断增加，同时所担负的责任也越来越重。在肿瘤放射治疗中，放射肿瘤学医师无疑将对整个放射治疗过程负责，基于这样一个角色，他或她的责任就是确定一个合适的能胜任工作的物理队伍，在这个队伍中不同人员（包括物理师，剂量师或其他人员）的职责是明确指定的。没有足够的物理师支持，就无法为患者提供高标准的治疗和服务。而物理师则必须领导物理组的工作，对应用于患者的所有物理数据和过程负责，不管这些过程是否由物理师本人直接实施。每一个放射治疗部门都需要不断提高自己的治疗水平，这就意味着需要不断引入新的治疗技术和手段，同时有选择地保留原有的治疗项目。在这个过程中，物理师都扮演了重要的角色。例如在近 30 年里，加速器技术的发展、CT 成像、三维治疗计划、适形和动态治疗、远程后装近距离照射、调强放射治疗以及立体定向治疗等新技术的相继出现和发展，都不断地改变着物理师的工作内容和职责范围。由于每家临床医院的肿瘤放射科所拥有的治疗设备各不相同，治疗水平和开展的项目也不一样，所以工作

在不同医院里的物理师的具体工作和职责也就不尽相同。在具备大多数先进的放射治疗设备的肿瘤放疗科里，物理师这个职业的具体任务大致包括以下几个方面。

针对放射治疗设备方面的工作 物理师有责任对本单位需要购买的放射治疗设备进行性能价格比方面的选择，就如何开展该治疗项目提出自己的建议，并提出厂家的设备需要满足的指标和条件。

设备的验收检测、机器数据测量、调试和校准都是医学物理师的工作。对每种放疗设备来说都可列出正式的验收检验条目，其指导原则是用于患者的任何设备都必须经过检测以确保满足使用要求和安全标准。

质量保证（QA），是一个临床机构进行高质量放射治疗服务的必要条件。每台放疗设备都需要有每天应该做的质量保证内容，每月应该做的质量保证内容以及每年应该做的质量保证内容，并将其列在文档中，按时间安排人员逐一实施。一些常规的质量保证任务由物理师来完成，物理师必须建立质量保证的内容条目和步骤，指导整个过程并检查最后的结果。

放射治疗计划方面的工作 放射治疗计划系统硬件和软件的验收检验、数据测量、日常的系统和数据维护都需要物理师来完成。对硬件系统的检验内容包括检查数字化输入和输出设备的精度和线性度；对软件系统的检验就是选择一系列治疗条件，检查在这些条件下计算数据和测量数据相比的精确度，如在三维水箱中可进行的各种计算和测量数据的比较。另外一个重要的方面是对治疗计划系统中的各种算法进

行检验，如它们的精确度、限制条件和特点等等。这里医学物理师的职责是保证治疗计划系统能够得到正确的使用。

其次，放射治疗计划过程一定需要物理师的参与。虽然患者的治疗方案由放射肿瘤学医师全面负责，但具体的治疗计划则由放射肿瘤学医师和物理师共同来完成，因为治疗计划过程中许多方案的设计和优化包含复杂的物理概念。在整个过程中，放射肿瘤学医师和物理师都应该是密切配合的。在很多治疗中心，一般的治疗计划是由剂量师完成的，同样需要遵循以上的步骤，物理师主要起监督和指导的作用，当涉及复杂的治疗计划时，则由物理师来完成。

另外，物理师还有一个重要的任务，那就是对治疗计划的质量保证。物理师每隔一周左右检查治疗记录，发现问题及时纠正。为了尽量不出错，上述的检查一般需要由两名物理师进行双检。如果患者的治疗计划是一个调强放射治疗计划（IMRT），那么需要对它进行专门的质量保证过程。每个放射治疗部门可根据本部门的设备条件制定 IMRT 的质量保证内容。例如，对一个 IMRT 治疗计划，可以把该治疗计划应用于一个固体水的体模中，计算得到在这个体模中每个射野的等剂量分布；同时用 Mapcheck 实际测量每个射野的等剂量分布，其中每个射野由几十个甚至上百个子野组成。将计算值和测量值进行比较，如果 80% 的点的剂量误差在 5% 以下，那么这个计划就得以通过，可进行下一步的治疗。

培训和研究方面的工作 由于放射治疗技术本身的复杂性和飞速发展，每一个放射治疗部门

不仅要求有一支能满足临床任务的物理师队伍，而且对其人员的不断培训也非常重要。这些培训不仅包括常规的临床训练，同时也包括对新的技术和治疗方式的逐步掌握。医学物理师的职业培训应该是一个长期的继续教育和自我培训的过程。这样才能保证治疗设备处于良好的工作状态，为患者的诊断和治疗提供最佳的技术支持。另外，物理师还负有培训本单位的剂量师和治疗师在物理方面的知识的责任。

(苏　旭　张良安　杨　霞)

jiànshè xiàngmù fàngshè zhíyè wèishēng píngjià

建设项目放射职业卫生评价

（occupational health evaluation of construction projects put） 建设项目职业病危害评价是国家预防为主、防治结合职业病防治工作方针的体现，也是从源头预防和控制职业危害的一项重要管理措施。《中华人民共和国职业病防治法》明确规定：①新建、扩建、改建建设项目和技术改造、技术引进项目（以下统称建设项目）可能产生职业病危害的，建设单位在可行性论证阶段应当向卫生行政部门提交职业病危害预评价报告。未提交预评价报告或者预评价报告未经卫生行政部门审核同意的，有关部门不得批准该建设项目。②建设项目在竣工验收前，建设单位应当进行职业病危害控制效果评价。建设项目竣工验收时，其职业病防护设施经卫生行政部门验收合格后，方可投入正式生产和使用。《建设项目职业病危害分类管理办法》进一步明确了建设项目职业病危害的分类方法及其审批程序。

为了贯彻实施《中华人民共和国职业病防治法》及其配套法规、规章对建设项目职业病危害评价的有关规定，迫切需要制定职业病危害评价的技术标准，以便规范职业卫生技术服务机构的评价行为、评价内容与格式，保证并不断提高评价质量。放射性作为特殊危害之一，应当制定放射防护评价的技术标准。该标准应包括职业病危害（放射防护）预评价和职业病危害（放射防护）控制效果评价两部分评价内容。

(苏　旭　张良安　杨　霞)

jìshù fúwù

技术服务 （technical services）

拥有技术的一方为另一方解决某一特定技术问题所提供的各种服务。如进行非常规性的计算、设计、测量、分析、安装、调试，以及提供技术信息、改进工艺流程、进行技术诊断等服务。

主要内容　技术服务包括7个方面的内容。①信息服务。技术服务组织应与有代表性的用户建立长期、稳定的联系，及时取得用户对产品的各种意见和要求，指导用户正确使用和保养产品。②安装调试服务。根据用户要求在现场（或指导用户）进行产品的安装调试工作。③维修服务。维修服务一般分为定期与不定期两类。定期技术维修是按产品维修计划和服务项目所规定的维修类别进行的服务工作。不定期维修指产品在运输和使用过程中由于偶然事故而需要提供的维修服务。④供应服务。向用户提供产品的有关备品配件和易损件。⑤检测服务。为使产品能按设计规定有效运转所进行的测试、检查、监控工作，以及所需要的专用仪器仪表装置。由于检测服务的工作量日益繁重，各种专用仪表也日益增多，检测服务趋向于建立各种综合性或专业性的测试中心。⑥技术文献服务：向用户提供产品说明书、使用说明书、维修手册以及易损件、备件设计资料等有关技术文件。⑦培训服务：为用户培训操作和维修人员。培训内容主要是讲解产品工作原理，帮助用户掌握操作技术和维护保养常识等，有时还可在产品的模拟器或实物上进行实际的操作训练。

组织措施　随着现代科学技术的发展，产品结构日益改善，技术精度和复杂程度不断提高，技术服务已从单纯的售后服务发展为售前服务，即在新产品的设计论证阶段就将技术服务的要求列为一项重要内容，并随着设计、试制和生产阶段的进行而逐步具体化，因此在产品交付使用时就能提供一整套基本完善的技术服务。但对一些结构和使用维修比较简单的产品，一般仍采取售后服务的方式。技术服务的组织形式，视产品使用复杂程度和市场占有率而定。企业一般设立专职的或兼营的技术服务机构。对于使用复杂程度高、工作量较大的产品，还可建立服务公司或服务中心。为提高技术服务质量，企业技术服务组织应及时把来自用户的各种信息反馈到设计、工艺和检查等专业部门，形成不断循环、不断提高的信息反馈系统。

特点　技术服务具有以下特点：①是提供技术服务的被委托方为科研机构、大专院校、企事业单位的专业科技人员，他们掌握专门科技知识和专门技艺，可同时或先后为多家委托方提供技术服务。②是技术服务确立的一种特殊的知识型劳务关系，受托方提供的是一种可重复性的智力劳务，不具有科技开发、技术专利所要求的保密性，受托方为委托方解决特定技术问题，收取一定报酬。

功能与作用 技术服务的作用是充分利用社会智力资源，解决科研和生产建设中的技术难题，促进科学技术进步和生产发展，从而促进社会经济的发展。

技术服务合同文本 技术服务通过签订技术服务合同来实施，技术服务合同文本由标题、正文、落款等部分组成。

标题 直接注明技术服务所涉及的技术标的项目名称。

正文 技术服务合同的正文部分有以下几部分内容：①技术服务合同标的及其特征，明确技术服务所要达到的具体技术经济指标。②技术服务合同履行期限、地点和方式。③委托方向受托人提供背景资料和必要的工作条件。④报酬和支付方式。⑤验收标准和办法。⑥双方在合作中需要对方协作的具体问题。⑦违约责任和解决办法。

落款 委托方和受托人名称、地址、邮政编码、电话、电子邮箱等。

技术服务合同注意事项 签订技术服务合同要注意以下几点：①技术服务合同内容要明确、具体地注明当事人双方的权利、义务和违约责任。在技术服务合同履行过程中，受托方利用委托方提供的技术资料、工作条件所完成新的技术成果和创造发明，除另有所约外，属于受托方。同样，委托方利用受托方的工作成果完成新的技术成果和创造发明，除另有所约外，属于委托方。②技术服务合同文字表达要准确、严密，语言要简洁、规范，不能出现有歧义的词语，以避免不必要的争议。③技术服务合同签订后要进行法律公证，以保证合同的

监督和执行。

（苏　旭　张良安　杨　霞）

fàngshèxìng yuánxiàng

放射性源项（radioactive source term） 源监测中的重要术语，特别是核设施的排放的源监测，简称为源项。它也是环境影响和放射职业卫生评价中一个重要的术语。在源监测中，源项主要关心源的类型、形态、活度、和组分以及释放随时间变化等特征。在环境影响和放射职业卫生评价更多关心的是源的类型、能量、活度、剂量及剂量分布、LET及释放随时间变化等特征。

在核设施事故的源监测中，不同类型的核设施发生事故时，向周围环境释放的放射性核素的种类也不同。铀矿山和核燃料加工厂发生事故时，向环境释放的主要是天然放射性核素，如天然铀、镭-226、氡及其子体核素；而反应堆、核电厂则以裂变产物和中子活化产物为主；核燃料后处理厂既有裂变产物及活化产物，也有更具危害性的钚等超铀核素。最关心的核事故类型是：反应堆（包括核电厂和后处理厂）安全壳失效或不失效的堆芯熔化事故；具有粒子密封外壳的反应堆堆芯熔化事故；核燃料后处理厂的释放事故；钚燃料制造厂的释放事故。这4种可能的事故都释放出大量放射性核素，现对这些核素种类简介如下。

安全壳失效或不失效的反应堆堆芯熔化事故 事故第1天主要释放的特点是以惰性气体为母核的各种放射性核素，挥发性核素以及不易挥发和难溶的微小粒子气溶胶态核素为主。其半衰期长于6小时的核素有：钇-90、锶-91、钇-93、铌-96、锆-97、钼-99、铑-105、钯-109、银-111、镉-115、

锡-121、锡-125、锑-127、碘-131、碘-132、碲-131m、碲-132、碘-133、碘-135、镧-140、铈-143、钡-146、钕-147、钷-149、钷-151、铕-152m、钐-153、钐-156、铕-157、镎-239。

事故第1周主要释放的是半衰期长于1d的放射性核素：铷-86、锶-89、钇-90、钇-91、铌-95、锆-95、铌-96、钼-99、铽-160、钌-103、铑-105、银-111、钯-112、镉-115m、锡-121、锡-124、锡-125、锑-127、碘-131、碘-133、碲-131m、碲-132、铯-136、钡-140、镧-140、铈-141、铈-143、镨-143、钕-147、钷-149、钷-151、钐-153、镎-239。

半衰期较长的放射性核素构成环境污染的主要贡献者，对人的内照射剂量也有意义，它们是：氢-3、锶-89、锶-90、钇-91、铌-93m、铌-95、钌-103、银-110m、镉-113m、镉-115m、锡-121m、锡-123、锑-124、锑-125、碘-129、铯-134、铯-137、铈-141、铈-144、钷-147、铽-160、钚-238、钚-239、钚-240、镅-241、钚-241、镅-242、钚-242、镅-243、锔-244。

具有粒子密封外壳的堆芯熔化事故 主要核素有：氢-3、铷-88、锶-89、锶-90、钇-90、钇-91、锶-91、钌-103、铑-105、钌-106、碘-121、碘-131、碘-132、碘-133、碘-135、铯-136、铯-137、铯-138、铯-139、钡-139、钡-140、镧-140。

核燃料后处理厂意外释放事故 主要放射性核素有：锶-90、铌-95、锆-95、锝-99、钌-103、钌-106、碘-129、碘-131、铯-134、铯-137、铈-141、铈-144、钚-238、钚-239、钚-240、镅-241、钚-241、镅-242、钚-242、镅-243、锔-244。

钚燃料制造厂意外释放事故

主要放射性核素有：钚-238，钚-239，钚-240，镅-241，钚-241，钚-242。

此外，核事故时有大量惰性气体放射性核素释放到大气中，它们有：氪-85（$T_{1/2}$ 2.84 h），氪-85m（$T_{1/2}$ 4.48 h），氪-87（$T_{1/2}$ 1.27 h），氪-88（$T_{1/2}$ 2.84 h），氙-133（$T_{1/2}$ 5.25 d），氙-135（$T_{1/2}$ 9.09 h）等。惰性气体核素不在人体内吸收和滞留，也不在皮肤上沉积，只构成烟羽对皮肤的浸没 β 外照射。此外，这些核素分析方法难度大，故一般不对其进行核素分析，只测量空气中 β 剂量即可反映其污染程度。

（苏　旭　张良安　杨　霞）

zhíyè yǒuhàiyīnsù

职业有害因素（occupational hazardous factors）

职业环境中存在的不良因素。与职业因素有关的疾病，常由于人们在生产劳动中接触到职业有害因素所致。职业有害因素按其来源可以分为以下几种。

生产过程中的有害因素　生产过程中的有害因素包括：①化学因素。各种有毒物质可以多种形态（固体、液体、气体、蒸气、粉尘、烟或雾）及各种形式（原料、中间产品、辅助材料、成品、副产品及废弃物等）出现。大多数有毒物质可通过呼吸道吸入，有些能通过皮肤进入体内，也有小部分从消化道摄入。②物理因素。异常的气象条件，如由于生产过程中释放出大量热量和水蒸气，形成高温、高湿环境；异常的气压，如潜水、高山作业环境所致的高低气压；噪声、震动；电离辐射及非电离辐射产生的 α、β、γ、X 射线和紫外线、红外线、微波以及激光等。③生物因素。如附着于动物皮毛上的炭疽杆菌、蔗渣上的霉菌等。上述这些不良因素均可在一定条件下对工人引起职业性危害。

劳动过程中的有害因素　如劳动组织和劳动制度不合理，劳动强度过大或生产定额不当，长时间处于某种不良体位或使用不合理工具，个别器官和系统过度疲劳或紧张所致。

生产环境中的有害因素　厂房建筑或布置不合理，甚至与工艺流程相悖；生产环境中缺乏必要的防尘、防毒、防暑降温等设备，造成生产过程中有害因素对生产环境污染。在实际生产场所中常同时存在多种职业危害因素，对人体健康产生联合作用。

（苏　旭　张良安　杨　霞）

zhíyè wèishēng yùpíngjià

职业卫生预评价（pre-assessment for occupational health）

在建设项目可行性论证阶段，对辐射源利用可能对工作人员的健康造成影响，和采用的降低和控制职业危害措施进行的评价。又称职业病危害（放射防护的）预评价。

目的　通过对建设项目可能产生的辐射危害因素、辐射强度，拟采取的防护措施，工作人员可能受到的照射和健康影响进行预测性分析、评估，论证建设项目的可行性，为管理行政部门的防护设施设计审查提供依据，为建设单位改进防护设施设计和完善职业卫生管理提供指导性意见。

内容　应包括基础信息（任务来源，评价的目的、范围、内容、目标和依据），建设项目概况和工程分析，辐射源项分析，防护措施分析，辐射检测计划，辐射危害评价，应急准备与响应，职业健康监护与放射防护管理，评价结论和建议。

预评价报告书（表）　职业病危害放射防护预评价报告书（表）的编制单位应持有职业卫生技术服务机构资质证书，并取得建设项目职业病危害放射防护评价资质。按此规定，虽然有职业卫生技术服务机构资质证书，但是仅取得职业卫生评价资质而无放射防护评价资质的编制单位不应作为主要承担单位，开展核设施、密封源工作场所、非密封源工作场所和射线装置工作场所建设项目评价报告的编制工作。此外，根据卫生部有关规定，由国家相关部门审批的建设项目的评价单位应当具备建设项目职业病危害放射防护评价甲级资质，其他建设项目的评价单位资质要求由省级相关行政部门确定。评价报告编制人员包括评价和编制项目负责人及主要参加人员，这部分人员原则上应当是评价单位的人员。但是建设项目职业病危害放射防护评价涉及不同专业技术领域，评价单位可以邀请其他单位具备资格的人员参加，并且不要求其他人员的所在单位具备评价资质。

《按建设项目职业病危害分类管理办法》第十条规定，职业卫生服务机构应当根据建设项目是否存在严重职业病危害因素，工作场所可能存在职业病危害因素的毒理学特征、浓度（强度）、潜在危险性、接触人数、频度、时间、职业病危害防护措施和发生职业病的危（风）险程度等进行综合分析后，对建设项目的职业病危害进行严重、一般和轻微的分类。编制单位对建设项目编制评价报告书（A 类）或评价报告表（B 类、C 类）。

职业病危害建设项目分类　国家对职业病危害建设项目实行

分类管理。对可能产生职业病危害的建设项目分为职业病危害轻微、职业病危害一般和职业病危害严重三类。①职业病危害轻微的建设项目，其职业病危害预评价报告应当向管理行政部门备案。②职业病危害一般的建设项目，其职业病危害预评价应当进行审核、竣工验收。③职业病危害严重的建设项目，除进行前项规定的审核和竣工验收外，还应当进行设计阶段的职业病防护设施设计的卫生审查。对存在或可能产生职业病危害因素的建设项目的职业病危害预评价报告实行专家审查制度。

预评价审核材料 建设项目职业病危害预评价审核需提供以下材料：①申请建设项目职业病危害预评价审核或备案的公函。②建设项目职业病危害预评价审核（备案）申请书。③建设项目职业病危害预评价报告。④建设项目职业病危害预评价报告专家评审意见（含复核意见、专家签名）。⑤职业病危害预评价报告修改说明。⑥委托申报的，应提供委托申报证明。

（苏　旭　张良安　杨　霞）

zhíyè wèishēng shèjì shěnchá

职业卫生设计审查 （design review of occupational health）

对经预评价报告审核可能产生严重职业病危害的建设项目，国家有关管理部门对该项目的设计进行的专项的审查。

法律依据 ①《使用有毒物品作业场所劳动保护条例》。新建、改建、扩建建设项目和技术改造、技术引进项目（以下简称建设项目）可能产生职业病危害的，应当依照职业病防治法的规定进行职业中毒危害预评价，并经卫生部门审核同意；可能产生职业中毒危害的建设项目的职业中毒危害防护设施应当与主体工程同时设计、同时施工、同时投入生产和使用；建设项目竣工，应当进行职业中毒危害控制效果评价，并经卫生部门验收合格。②《建设项目职业病危害分类管理办法》。可能产生一般职业病危害的建设项目，应进行可行性论证阶段职业病危害预评价的卫生审核、竣工验收时的职业病危害控制效果评价及职业病防护设施的卫生验收。

申请条件 经预评价报告审核可能产生严重职业病危害的建设项目。

需递交下列材料 ①申请建设项目职业病防护设施设计审查的公函。②建设项目职业病防护设施设计审查申请书。③建设项目职业病防护设施设计职业卫生专篇。④建设项目职业病防护设施设计单位的资质证明（影印件）。⑤建设项目职业病危害预评价报告的批复（复印件）。⑥委托申报的，应提供委托申报证明。

办理程序 申请者提出申请并提供资料→受理→审核→审批→办结→取件。

（苏　旭　张良安　杨　霞）

zhíyè wèishēng kòngzhì xiàoguǒ píngjià

职业卫生控制效果评价

（control validation assessment for occupational health） 在建设项目可竣工验收阶段，为验证放射防护措施和设施是否符合国家法律、法规、标准和预评价报告的要求进行的评价。又称职业病危害（放射防护的）控制效果评价。

目的 确认放射防护设施的防护效果和采取的防护措施是否符合法律、法规的规定与相关标准的要求，保证正常运行时工作场所的辐射水平、工作人员的受照剂量不超过标准规定的限值，降低发生潜在照射的可能性，保障工作人员的健康与安全。为管理行政部门的建设项目验收审查提供依据。

内容 职业卫生控制效果评价应包括基础信息（任务来源，评价的目的、范围、内容、目标和依据），建设项目概况和工程分析，辐射源项分析，防护措施评价，辐射检测与评价，辐射危害综合评价，应急准备与响应评价，职业健康监护与放射防护管理评价，评价结论和建议。

评价报告书（表） 职业病危害放射防护控制效果评价报告书（表）的编制单位应持有职业卫生技术服务机构资质证书，并取得建设项目职业病危害放射防护评价资质。按此规定，虽然有职业卫生技术服务机构资质证书，但是仅取得职业卫生评价资质而无放射防护评价资质的编制单位不应作为主要承担单位，开展核设施、密封源工作场所、非密封源工作场所和射线装置工作场所建设项目评价报告的编制工作。此外，根据卫生部有关规定，由国家相关部门审批的建设项目的评价单位应当具备建设项目职业病危害放射防护评价甲级资质，其他建设项目的评价单位资质要求由省级相关行政部门确定。评价报告编制人员包括评价和编制项目负责人及主要参加人员，这部分人员原则上应当是评价单位的人员。但是建设项目职业病危害放射防护评价涉及不同专业技术领域，评价单位可以邀请其他单位具备资格的人员参加，并且不要求其他人员的所在单位具备评价资质。

按《建设项目职业病危害分类管理办法》规定，职业卫生服务机构应当根据建设项目是否存在严重职业病危害因素，工作场所可能存在职业病危害因素的毒理学特征、浓度（强度）、潜在危险性、接触人数、频度、时间、职业病危害防护措施和发生职业病的危（风）险程度等进行综合分析后，对建设项目的职业病危害进行严重、一般和轻微的分类。G 编制单位应对建设项目编制评价报告书（A 类）或评价报告表（B 类、C 类）。

职业病危害建设项目分类　国家对职业病危害建设项目实行分类管理。对可能产生职业病危害的建设项目分为职业病危害轻微、职业病危害一般和职业病危害严重三类。①职业病危害轻微的建设项目，其职业病危害控制效果评价报告应当向管理行政部门备案。②职业病危害一般的建设项目，其职业病危害控制效果评价应当进行审核、竣工验收。③职业病危害严重的建设项目，除进行前项规定的审核和竣工验收外，还应当进行设计阶段的职业病防护设施设计的卫生审查。而且对存在或可能产生职业病危害因素的建设项目的职业病危害控制效果评价报告实行专家审查制度。

评价审核材料　建设项目职业病危害控制效果评价审核需提供以下材料：①申请建设项目职业病防护设施竣工验收或备案的公函。②建设项目职业病防护设施竣工验收（备案）申请书。③建设项目职业病危害控制效果评价报告。④建设项目职业病危害控制效果评价报告的批复或备案通知单。⑤建设项目职业病防护设施设计的批复（复印件）。

⑥委托申报的，应提供委托申报证明。

（苏　旭　张良安　杨　霞）

gàilù fēngxiǎn píngjià

概率风险评价（probability risk assessment，PRA）　根据零部件或子系统的事故发生概率，求取整个系统的事故发生概率的过程。概率风险评价是评价和改善技术安全性的一种方法。用这种方法可建造导致不希望后果的事件链（称为事件树）或事故树，用来分析事故原因。通过估计事件发生概率或事故率以及损失值，可定量表示危险性大小。损失值通常用生命损失、受伤人数、设备和财产损失表示，有时也用生态危害来表示。在核工业中，概率法用来替代传统的决定论方法评价工厂的安全性。使用概率危险评价方法便于设计冗余安全系统和高度防护装置。

发展历史　本方法以 1974 年拉姆逊（Rasmussen）教授评价民用核电站的安全性开始。继而有 1977 年的英国坎威岛（CanveyIsland）石油化工联合企业的危险评价，1979 年德国对 19 座大型核电站的危险性评价，1979 年荷兰雷杰蒙德（Rijnmond）六项大型石油化工装置的危险评价等都是使用概率评价方法。这些评价项目都耗费了大量的人力、物力，在方法的讨论、数据的取舍、不确定性的研究以及灾害模型的研究等方面均有所创建，对大型企业的危险评价方法影响较大。系统结构简单、清晰，相同元件的基础数据相互借鉴性强，如在航空、航天、核能等领域，这种方法得到了广泛的应用。另一方面，该方法要求数据准确、充分，分析过程完整，判断和假设合理。对于化工、煤矿等行业，由于系统复杂，不确定性因素多，人员失误概率的估计十分困难，因此，这类方法至今未能在此类行业中取得进展。随着模糊概率理论的进一步发展，概率风险评价方法的缺陷将会得到一定程度的克服。

应用范围　使用概率风险评价方法需要取得组成系统各零部件和子系统发生故障的概率数据，其应用范围主要包括：①提供某种技术的危险分析情况，用于制定政策、答复公众咨询、评价环境影响等。②提供危险定量分析值及减小危险的措施，帮助建立有关法律和操作程序。③在工厂设计、运行、质量管理、改造及维修时提出安全改进措施。

概率危险评价可进行不同层次的分析。核工业中进行三级概率危险评价：一级评价仅考虑反应堆芯熔化的概率；二级评价分析释放到环境中的放射性物质浓度；三级评价分析事故产生的个体和群体危险。后者常称作综合性或大规模危险评价。

步骤　概率危险评价一般由 3 个步骤组成：①辨识引发事件。②建立已辨识事件发生的后果及概率的模型。③进行危险性量化分析。

（苏　旭　张良安　杨　霞）

huánjìng yǐngxiǎng píngjià

环境影响评价（environmental impact assessment，EIA）　对规划和建设项目实施后可能造成的环境影响进行分析、预测和评估，提出预防或者减轻不良环境影响的对策和措施，进行跟踪监测的方法与制度的过程。简称环评。

环境影响评价的根本目的是鼓励在规划和决策中考虑环境因素，最终达到更具环境相容性的人类活动。

环境影响评价的过程包括一系列的步骤，这些步骤按顺序进行。在实际工作中，环境影响评价的工作过程可以不同，而且各步骤的顺序也可变化。

一种理想的环境影响评价过程，应该能够满足以下条件：①基本上适应所有可能对环境造成显著影响的项目，并能够对所有可能的显著影响做出识别和评估。②对各种替代方案（包括项目不建设或地区不开发的情况）、管理技术、减缓措施进行比较。③生成清楚的环境影响报告书，以使专家和非专家都能了解可能影响的特征及其重要性。④包括广泛的公众参与和严格的行政审查程序。⑤及时、清晰的结论，以便为决策提供信息。

环境影响评价分为：环境质量评价、环境影响预测与评价、环境影响后评价。环境影响评价的功能：判断功能、预测功能、选择功能与导向功能。按照对象分为：建设项目环境影响评价，规划环境影响评价，战略环境影响评价。按照环境要素分为：大气环境影响评价，水环境影响评价，噪声环境影响评价，固体废物环境影响评价等。按照时间分为：环境质量现状评价，环境影响预测评价，环境影响后评价。

（苏　旭　张良安　杨　霞）

索 引

条 目 标 题 汉 字 笔 画 索 引

说 明

一、本索引供读者按条目标题的汉字笔画查检条目。

二、条目标题按第一字的笔画由少到多的顺序排列，按画数和起笔笔形横（一）、竖（丨）、撇（丿）、点（、）、折（乛，包括丁乚乚等）的顺序排列。笔画数和起笔笔形相同的字，按字形结构排列，先左右形字，再上下形字，后整体字。第一字相同的，依次按后面各字的笔画数和起笔笔形顺序排列。

三、以拉丁字母、希腊字母和阿拉伯数字、罗马数字开头的条目标题，依次排在汉字条目标题的后面。

五　画

九　画

条 目 外 文 标 题 索 引

S

内 容 索 引

说 明

　　一、本索引是本卷条目和条目内容的主题分析索引。索引款目按汉语拼音字母顺序并辅以汉字笔画、起笔笔形顺序排列。同音时，按汉字笔画由少到多的顺序排列，笔画数相同的按起笔笔形横（一）、竖（丨）、撇（丿）、点（、）、折（乛，包括丁乚㇄等）的顺序排列。第一字相同时，按第二字，余类推。索引标目中夹有拉丁字母、希腊字母、阿拉伯数字和罗马数字的，依次排在相应的汉字索引款目之后。标点符号不作为排序单元。

　　二、设有条目的款目用黑体字，未设条目的款目用宋体字。

　　三、不同概念（含人物）具有同一标目名称时，分别设置索引款目；未设条目的同名索引标目后括注简单说明或所属类别，以利检索。

　　四、索引标目之后的阿拉伯数字是标目内容所在的页码，数字之后的小写拉丁字母表示索引内容所在的版面区域。本书正文的版面区域划分如右图。

a	c	e
b	d	f

拉丁字母

本卷主要编辑、出版人员

执行总编　谢　阳

编　　审　郭亦超

责任编辑　李元君

索引编辑　王小红

名词术语编辑　王晓霞

汉语拼音编辑　潘博闻

外文编辑　吕　超

参见编辑　周艳华

责任校对　张　麓

责任印制　王　昊

装帧设计　雅昌设计中心·北京